U0296170

实用运动营养学

CLINICAL SPORTS NUTRITION

中文翻译版(原书第6版)

主 编　〔澳〕路易丝·伯克　　〔澳〕维基·迪金
　　　　〔澳〕米歇尔·迈尼汉

主 译　常翠青　艾 华

科学出版社

北 京

图字：01-2023-2171

<h1 style="text-align:center">内 容 简 介</h1>

本书内容涵盖目前运动营养领域的最新研究理论及实践技术方法，涉及运动生理及其分子机制、运动的能量和营养素需要及检测方法、不同状况下（赛前、赛中、赛后）营养需求及策略、不同环境条件下（旅途中、冷、热、高原等）运动营养需求及策略，以及特殊运动人群（青少年、素食者、老将运动员、残奥运动员、糖尿病运动员）营养需求及策略等。与第5版相比，第6版增加了实践应用中解决具体问题的方法，以及一些当今社会的热点话题，如运动营养与可持续发展，割舍了一些深奥的分子生物学机制内容，使本书更加实用，同时也赋予读者更广阔的视角和想象。译者团队来自我国权威的运动医学专业机构——北京大学第三医院运动医学研究所，译文流畅，内容全面，条理清晰，实用性很强。

本书可作为运动科学与营养学等相关专业本科生、研究生的参考书，也适合运动营养师、运动营养专业人员，以及运动营养爱好者、教练员和运动员参考阅读。

图书在版编目（CIP）数据

实用运动营养学：原书第6版/（澳）路易丝·伯克（Louise Burke），（澳）维基·迪金（Vicki Deakin），（澳）米歇尔·迈尼汉（Michelle Minehan）主编；常翠青，艾华主译 . —北京：科学出版社，2023.9

书名原文：Clinical Sports Nutrition，6e

ISBN 978-7-03-076207-8

Ⅰ . ①实… Ⅱ . ①路… ②维… ③米… ④常… ⑤艾… Ⅲ . ①临床营养－营养学 Ⅳ . ① R459.3

中国国家版本馆 CIP 数据核字（2023）第 156831 号

责任编辑：高玉婷 / 责任校对：郭瑞芝
责任印制：赵 博 / 封面设计：吴朝洪

科 学 出 版 社 出版
北京东黄城根北街 16 号
邮政编码：100717
http://www.sciencep.com

北京画中画印刷有限公司 印刷

科学出版社发行 各地新华书店经销

*

2023 年 9 月第 一 版 开本：787×1092 1/16
2023 年 9 月第一次印刷 印张：29
字数：687 000

定价：238.00 元
（如有印装质量问题，我社负责调换）

译者名单

主 译　常翠青　艾　华

译 者　（以姓氏汉语拼音为序）

艾　华　北京大学第三医院，北京大学运动医学研究所

常翠青　北京大学第三医院，北京大学运动医学研究所

陈燕波　爱吃爱动（宁波）健康科技有限公司

丁　一　国家康复辅具研究中心附属康复医院

郭成成　北京大学人民医院

韩　晶　首都医科大学附属北京佑安医院

黄贤仁　北京知富科技有限公司

靳沙沙　北京小汤山医院

李　斌　北京大学血管健康研究中心

李　莉　中国健康教育中心

李　显　天津市天津医院

李筱雯　北京大学第三医院

刘　伟　北京大学第三医院，北京大学运动医学研究所

刘　阳　北京大学第三医院北方院区

温悦萌　赛诺菲巴斯德生物制品有限公司

吴一凡　国家心血管病中心健康生活方式医学中心

王静霞　上海市静安区闸北中心医院

谢　岚　北京大学第三医院，北京大学运动医学研究所

玉应香　北京大学第三医院

袁　伟　上海市静安区闸北中心医院

张建刚　兰州大学基础医学院

张晓圆　北京大学体育教研部

张志达　北京大学第三医院，北京大学运动医学研究所

原著主编简介

路易丝·伯克（Louise Burke）OAM，PHD，BSC，GRADDIPDIET，FSMA，FACSM，APD

路易丝是一名运动营养师，有40年精英运动员教育和咨询经验。她在澳大利亚体育学院工作了30年，先是担任运动营养系主任，后是担任营养战略主管。她是1996～2012年夏季奥林匹克运动会澳大利亚奥运代表团的队内营养师，发表同行评审期刊论文和编写书籍章节350多篇，是几本运动营养教科书的作者或编辑。她是《国际运动营养与运动代谢杂志》（*the International Journal of Sport Nutrition and Exercise Metabolism*）的编辑，澳大利亚运动营养师协会的创始成员，也是国际奥委会运动营养文凭部的主任。

2014年，路易丝被任命为墨尔本澳大利亚天主教大学Mary MacKillop健康研究所的运动营养专业主任，并于2020年全职担任该职位。2009年，她获得了美国运动医学会颁发的引文奖和澳大利亚政府颁发的澳大利亚勋章（OAM），以表彰她在运动营养方面所做的工作。

维基·迪金（Vicki Deakin）MSC（RESEARCH），BSC，GRADDIPNUTRDIET，DIPED，DIPT

维基现已半退休，是一名兼职副教授，曾任堪培拉大学营养与膳食学专业主任，在堪培拉大学开设营养与饮食和运动营养学本科和研究生课程。她与精英运动员的合作可以追溯至1985年，在澳大利亚体育学院开始营养服务工作，并在2017年之前一直负责ACT体育学院的营养与运动能力工作。

维基还指导年轻的专业人士，继续帮助非营利组织开展增加社区体育活动。她的研究兴趣包括铁缺乏、膳食调查方法及不同人群食物选择与体育活动行为影响因素。

米歇尔·迈尼汉（Michelle Minehan）PHD，MNUTRDIET，BAPPSC，GRAD-CERTHIGHERED，APD，ADVSD

米歇尔是具有20多年经验的运动营养师，分别在澳大利亚体育学院、ACT体育学院和堪培拉大学工作过。她与各种各样的个人和团体运动队一起工作，特别擅长残奥会运动员和体重管理项目的营养服务。

主 译 简 介

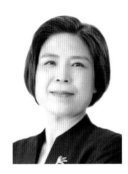

常翠青　医学博士，研究员，博士生导师，注册营养师

现任北京大学第三医院、北京大学运动医学研究所运动营养研究室主任。兼任中国营养学会副理事长，运动营养分会主任委员；中国体育科学学会运动营养分会副主任委员；中国康复医学会心血管病预防与康复专业委员会副主任委员；中国女医师协会健康管理分会副主任委员；中华预防医学会健康传播分会委员；中国科学技术协会第十届全国委员会委员等。

主要从事运动、营养与慢性病，运动人群合理营养，健康促进和健康管理研究工作。同时，开设肥胖医学和运动营养门诊。先后负责承担国家自然科学基金项目、国家科技支撑计划项目等20多项。发表中英文论文70余篇，主编、主译、副主编运动营养相关专著6部，参编30多部。发明专利转让产业化2项。作为专家委员会委员和执笔人，参编《中国居民膳食指南》《中国成年人身体活动指南》等国家指南7部。获省部级科技成果奖和科学技术进步奖一等奖各1项。

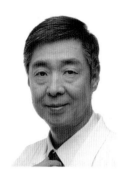

艾　华　医学博士，研究员，博士生导师，注册营养师

　　工作单位为北京大学第三医院、北京大学运动医学研究所营养研究室。从事专业学术研究工作40年，专业特长为运动、营养与肥胖等慢性病。获得国家自然科学基金等研究基金12项，已发表论文110余篇，主译《实用运动营养学》（第5版），参加编写学术著作17部。《国家标准运动饮料》（GB 15266—2009）第一起草人。兼任中国营养学会运动营养分会秘书长、中国体育科学学会运动营养分会委员、国家市场监督管理总局食品审评中心保健食品评审专家、全国特殊膳食标准化技术委员会委员、中国食品科学技术学会运动营养食品分会理事会理事等学术团体工作，并担任《中国运动医学杂志》《中国实验动物学报》等杂志编委。

译 者 前 言

运动营养学是一门研究运动人体特别是竞技体育运动员如何通过合理营养维护健康、促进恢复、增强运动训练效果、提高运动能力、预防运动损伤及运动性疾病的交叉学科。《实用运动营养学》（*Clinical Sports Nutrition*）第6版涵盖了目前运动营养领域的最新研究证据及实践技术方法，全面且实用。书中内容涉及运动生理及分子基础、运动的能量和营养素需要及其检测方法、不同运动状况（赛前、赛中、赛后恢复）下营养需要及策略、不同环境条件（旅途中、冷、热、高原等）下运动营养需要及策略、特殊运动人群（儿童青少年、素食者、老将运动员、残奥运动员、糖尿病运动员）营养需要及策略、运动相关的特殊医学问题解决方案（减控体重、胃肠道功能紊乱、食物过敏和食物不耐受、进食障碍、损伤、运动员三联征等）、运动营养补充剂和运动食品、运动员的膳食保障等。每章都包括基础理论、研究证据和应用提示，并针对热点和焦点问题在相应的章节进行述评，使读者不仅能够了解运动营养的前沿理论知识，还能够学到运动营养实操的技巧和方法。与第5版相比，第6版割舍了一些深奥的分子生物学机制内容，增补了实践应用中解决具体问题的方法，使本书更加倾向于实用性。此外，还新添了一些当今社会的热点话题，如运动营养与可持续发展，赋予读者更广阔的视角和想象。

本书可作为运动科学与营养学等相关专业本科生、研究生的教材或参考书，也特别适合运动营养师、运动营养专业人员和运动营养爱好者、教练员、运动员和健身爱好者作为实践应用中的操作手册。

健康中国，运动和营养先行！在健康中国大背景下，在后疫情时代，健身运动风起云涌，除了日常的身体活动和到处可见的广场舞外，群众性马拉松运动如火如荼，健美、公路和山地自行车、铁人三项、冰雪运动等也备受青睐。在进行促进健康的体育运动时讲究合理营养，才能获得真正的健康效益，增强身体素质，造福国民，造福社会。希望本书的出版可以助力健康中国，助力中国的运动营养事业。

感谢科学出版社对本书出版给予的帮助，感谢本书的各位译者在繁忙的工作之余完成本书的翻译工作。感谢中国营养学会运动营养分会给予的大力支持。

在翻译过程中，译者们在忠于原文的基础上力求语言表达准确、通畅。但由于时间紧张及水平有限，虽经逐字逐句翻译、校对及审核，书中仍不免有错误，敬请读者批评指正，以便及时修正。

常翠青　艾　华
北京大学第三医院
北京大学运动医学研究所
2023年5月

原书前言

　　《实用运动营养学》（现在是第6版）是从循证角度提供运动营养科学信息和实践的经典参考教科书，特点是将最佳研究证据与运动营养师的专业知识技能进行整合。本书内容由国际公认的专家进行广泛修订，纳入了与精英运动员相关的最新研究成果。在每一章的结尾，由经验丰富的运动营养师提供应用策略，将研究转化为实践。

　　本书内容包括运动生理学和分子基础；运动员营养评估；体质测量方案；减重和增重；比赛前、比赛期间和恢复期营养策略；分期微量营养素需要和铁耗竭；能量可利用性、运动中相对能量缺乏（RED-S）、测量方案和进食障碍等概念；运动诱导的胃肠道问题；补充剂和运动食品；特定运动员群体（如儿童青少年、素食者、老将运动员）的需求；针对不同环境条件（如旅行、寒冷、高温、高原）的营养和生理需要。

　　自第5版以来，由于某些术语发生了变化，对几个章节进行了大篇幅更新，并重新命名，包括低能量可利用性和RED-S、营养分期、肠道问题、食物不耐受和过敏、补充剂、增重。此外，还增加了一篇关于运动员可持续性饮食的新述评。

　　本书针对的读者对象是对运动营养职业感兴趣的学生，也适用于需要将理论转化为与运动员和教练一起实践的运动营养专业人员。我们祝愿你们所有人通过努力取得优异成绩，希望《实用运动营养学》可以帮助你们实现这一目标。

路易丝·伯克

维基·迪金

米歇尔·迈尼汉

目　录

第4章　运动员的蛋白质需求 ………………………………………… 44

Daniel Moore，Nicholas Burd，Gary Slater

第5章　能量需要和能量消耗测定 …………………………………… 56

Melinda M Manore

第14章 比赛补液和补糖 …………………………………………… 214
Asker Jeukendrup，James Carter

第15章 训练和比赛后恢复期营养 ………………………………… 241
Louise Burke

第16章　增强有氧运动中脂肪氧化的营养策略 ························· 269
Louise Burke and John Hawley

第17章　体育运动补充剂和运动食品 ································· 288
Louise M Burke，Gary Slater

第18章　年轻运动员的营养问题：儿童和青少年 ····················· 311
Ben Desbrow，Michael Leveritt

第19章 老将运动员的营养问题 ⋯⋯⋯⋯⋯⋯⋯⋯⋯⋯ 327
Peter Reaburn，Thomas Doering，Nattai Borges

第20章 特殊需要：糖尿病运动员 ⋯⋯⋯⋯⋯⋯⋯⋯ 342
Barbora Paldus，Steve Flint，David O'Neal

第21章　运动性胃肠综合征、胃肠道紊乱、食物不耐受和过敏 ……………… 359

Stephanie Gaskell，Ricardo Costa，Dana Lis

第22章　残奥会运动员的特殊需求 ……………………………… 378

Elizabeth Broad，Siobhan Crawshay

第1章
运动生理学

Ronald J Maughan, Susan M Shirreffs

1.1 引言

生理学是研究人体功能如何运作的学科，包括单个细胞、组织和器官如何独立工作，以及它们在整个生物体内如何以一种连贯的方式相互作用。了解生理学对医学及所有相关的健康科学都至关重要，包括营养学。同样重要的是要认识到现代生物化学及其所有分支，包括分子生物学和各种组学技术，都是从生理学发展而来的。生物化学，即生命的化学，是营养和新陈代谢的基础，作为生理化学的一个分支发展起来，是发生在活体动物体内的过程的化学。生理学的范围涵盖了从分子水平（如肌肉如何收缩或细胞如何感知营养）到器官和系统水平（如大脑、心血管和呼吸系统），以及它们如何调节和适应应激或改变（例如，对运动或极端环境的反应，比如太空飞行中的微重力）。生理学注重分子、细胞、系统和全身功能的整合。了解正常的功能可以预测生物体如何对受到的刺激做出反应。

运动生理学是研究身体功能如何应对运动这个挑战，这包括研究细胞、组织和器官如何工作，特别是在运动准备期、运动中和运动后恢复期。对运动生理学的研究已经使人们对运动训练和运动营养相关的广泛主题有所了解。运动表现生理学建立在运动生理学的基础上，包括对精英运动员进行研究，了解运动表现生理学相关内容，有助于他们在不同运动中获得成功的生理特点及其影响因素（如训练和营养），这些因素可以优化生理特点，因此对不同的运动能力具有决定性影响。运动生理学还包括对各种临床人群的研究，这些研究可以阐明各种器官的功能障碍如何限制运动能力。

1.2 稳态

稳态是指维持人体内环境的相对恒定，是人体生理过程的主要特征。这些生理过程旨在逆转施加的变化，以维持恒定的内环境。这些机制的存在使人体能够应对远超出通常所能遇到的情况；通常，我们在正常的日常活动中只使用一小部分功能。一次大强度的运动很可能是健康个体遇到的影响体内稳态的最大威胁之一。如果运动过于剧烈、时间过长，会导致组织中氧分压、血容量和血压、温度、酸碱平衡、渗透压及其他诸多参数发生变化。虽然其中一些变化可能有利于运动表现，但如果变化太大，会导致系统衰竭。稳态机制的作用可限制这些变化，以便运动能继续下去。

所有运动都会增加活动肌肉的能量利用率。如果不能满足肌肉的能量需求，那么运动就无法持续进行下去。在高强度运动和长时间运动中，如果能量供应不能满足需求，将会产生疲劳。满足运动需求需要全身主要器官做出综合反应。限制因素取决于活动的性质和个体的生理特征，但是运动不能持续超过身体可以调整的范围（一个相当窄的保持生理内环境稳定的范围）。在这种情况下唯一的选择是降低运动强度或完全停止运动。

1.3   对运动的急性反应

1.3.1   代谢

在舒适的环境休息状态下，人体每分钟消耗200～300ml氧气。氧气为化学反应提供能量，维持生理功能。当完全休息时，我们不对外做工，但化学反应仍在进行，维持细胞膜上的电、化学梯度，持续进行各种生物合成和分解代谢反应，在这些过程中使用的所有能量表现为热量，使人体能够维持恒定的体温。在运动过程中，肌肉需要额外的能量来产生力量或做功，心脏必须更加努力地工作以增加血液供应，呼吸肌面临着进出肺的空气需求增加的问题，因此代谢率必须相应增加，相应的产热速率也增加。在持续运动时，不得不保持运动中及运动后的一段时间内能量转换速率增加（因此产生的热量增加），这时的能量转换速率可能是静息代谢的5～20倍，主要取决于任务量和个体的体质水平。在高强度的活动中，尽管如此强烈的用力只能持续很短的时间，但对能量的需求可能超过静息水平的100倍。虽然代谢活动发生了巨变，身体的内环境却变化不大，因为有效的缓冲系统可以控制任何变化。

所有人体细胞都需要不断输入能量来维持体内的稳态，包括维持细胞膜跨膜离子和化学梯度及细胞内部之间的离子和化学梯度，支持生物合成化学反应过程及其他耗能过程。所有这些反应的最终能量来源都是我们摄入的食物中的化学能。存在于食物中的脂肪、碳水化合物（CHO）、蛋白质和乙醇通过氧化使能量可以被利用，在这个过程中产生的降解产物主要是二氧化碳和水。人体细胞的直接能量来源于高能磷酸化合物三磷酸腺苷（ATP）的末端磷酸盐键的水解，释放一个磷酸基团，得到二磷酸腺苷（ADP）和能量（图1.1）。ATP是一个大分子，它以非常少的量储存在细胞中，因此面临的挑战是如何利

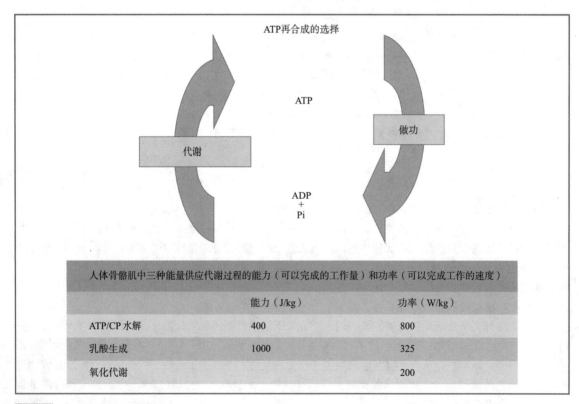

人体骨骼肌中三种能量供应代谢过程的能力（可以完成的工作量）和功率（可以完成工作的速度）

	能力（J/kg）	功率（W/kg）
ATP/CP 水解	400	800
乳酸生成	1000	325
氧化代谢		200

图1.1   ATP再合成的选择

注：这些数值以每千克肌肉表示。它们仅为近似值，受训练状态和其他因素的影响。ATP.三磷酸腺苷；CP.磷酸肌酸

用摄入的食物中的能量或储存的能量，使ATP再生达到ATP消耗的速度。在一些细胞中，ATP的使用速度大致恒定，但是在其他组织，特别是骨骼肌，休息时的能量需求相对较低，活动时ATP的需求量非常高。所有这些ATP消耗的总和决定了总能量转换率或代谢率。

从ADP再生ATP需要能量的输入，并且有3种主要方式可以提供这种能量（图1.1）。这3种方式对细胞来说都有优点和缺点，但它们一起可以使肌肉在短时间内产生很高的功率，或者长时间维持较低功率输出。肌肉细胞含有大量的肌酸，实际上肌肉中肌酸总量的95%左右存在于骨骼肌中，这就解释了为什么肉是膳食肌酸的良好来源。储存的肌酸降解为肌酐是一种不可逆的反应，每日自发发生率约为1.6%（一般人为2g/d，但与总肌肉量成比例），产生的肌酐随尿液排出体外。这个反应是恒定的，因此尿肌酐排泄量可以作为衡量肌肉量的一个标志物。通常非素食饮食的动物肌肉每日可提供约1g肌酸，剩余的需求量可以由饮食中摄入的氨基酸（甲硫氨酸、精氨酸和甘氨酸）合成。

静息时，2/3的肌酸以磷酸肌酸（CP）的形式存在，并且一个磷酸根（Pi）可以从CP转移到ADP以形成游离的肌酸（C）和ATP，由肌酸激酶催化的反应如下：

$$ATP \rightleftharpoons ADP + Pi$$
$$CP + ADP \rightleftharpoons ATP + C$$

这种单酶反应在高浓度CP情况下可以非常迅速地发生（图1.1），但是CP的储存有限，对于非常高强度的运动只能维持几秒钟，便很快下降，就好比100m短跑，在接近比赛结束时速度通常也会降低。在非常高强度的运动中，肌肉CP浓度在30～60秒降至非常低的水平，但可以维持ATP浓度。在低强度运动中，很少使用CP，大部分能量来自有氧代谢。

以上对发生的反应的描述并不完整，它忽略了在高强度运动中这种反应在细胞内的重要缓冲作用。质子在该反应过程中被吸收，当高速率的无氧酵解发生时可以有助于缓冲产生乳酸时释放的质子，反应如下：

$$CP^{2+} + ADP^{3-} + H^+ \rightleftharpoons ATP^{4-} + C$$

重要的是要认识到运动中使用的大部分能量是由线粒体中的氧化磷酸化产生的，而在肌肉收缩过程中ATP的利用发生在细胞质中。CP穿过线粒体膜上的磷酸基团，作为空间缓冲剂通过细胞分配能量。通过膳食补充剂补充肌酸几日（10～20g/d）或几周（3～5g/d）来增加肌肉肌酸（即CP）含量，可以提高高强度运动表现。

产生能量的2个关键要素是可及的功率（工作的效率）和体系的能力（工作的量）。CP水解是高功率输出，因为这种机制的ATP再合成速度非常快，但其产能低，所以很快出现疲劳（图1.1）。另一个能量来源是糖酵解将CHO（主要储存在肌细胞中的糖原）分解为丙酮酸，丙酮酸进一步转化为乳酸（即使在生理pH下解离为乳酸阴离子和氢阳离子，也通常称为乳酸）。糖酵解将1个六碳葡萄糖分子转化为2个三碳分子，在该反应过程中释放的一些能量以ATP中的高能磷酸键的形式保存。在一系列反应的每个阶段作为热能损失的化学能通常被称为热损耗，但这种能量损失对于确保反应仅在一个方向上进行至关重要，即当反应需要逆转时，ATP中的能量必须被反馈至代谢体系中。糖原分解为丙酮酸的同时伴随着这条通路上的主要辅酶烟酰胺腺嘌呤二核苷酸（NAD）转化为NADH（NAD的还原形式）。丙酮酸转化为乳酸时再生NDA（NAD在细胞中仅以非常低的浓度存在），从而维持细胞内的NAD浓度，使糖酵解继续进行。对于每个转化为乳酸的葡萄糖残基，如果糖原是起点，则形成3个ATP分子；如果葡萄糖是起点，则形成2个ATP分子。肌肉pH随着乳酸的积累而下降，对肌肉产生多种影响，如抑制一些关键酶催促反应（尽管它们的速率因为细胞内发生的其他化学变化而通常保持高水平）、通过影响钙结合直接干扰肌肉收缩过程，或剧烈运动后产生肌肉特有的不适感。尽管pH下降有这些负面作用，但无氧糖酵解所提供的能量可以支持更高强度的运动。这是无氧代谢供能途径之一（在再生ATP的过程中没有氧分子参与）。

　　另一条途径，丙酮酸被氧化成CO_2和H_2O，而不是被代谢为乳酸。如图1.1所示，这条途径是一个非常缓慢的过程，但它能产生更多的能量，并且可以几乎不受限制地产生能量。体内储存的用于氧化的内源性燃料量［包括肌肉和肝中的糖原，肌肉和脂肪组织中的三酰甘油（又称甘油三酯），以及一些氨基酸的碳骨架］很大，并且在运动过程中可以摄入含有这些物质的食物来补充。1分子葡萄糖完全氧化成CO_2和H_2O产生38分子的ATP。1分子棕榈酸（典型的脂肪酸），氧化产生127分子ATP。蛋白质在一天中的氧化供能通常等于膳食摄入的蛋白质对每日总能量的贡献（如果要保持稳定状态，则必须如此）。然而，如果可用的CHO有限，蛋白质氧化供能增加，将会发生蛋白质净丢失，除非增加蛋白质摄入量来平衡。在持续超过几分钟的运动中，有氧代谢占主导地位。在长时间运动中，如马拉松比赛，无氧代谢仅在能量需求短暂增加的高能量需求期间对总能量供应有显著贡献（如上坡，或者在中间冲刺或终点冲刺时）。团队运动由多个短冲刺组成，无氧供能很重要，但每个冲刺之后必须有有氧恢复：在恢复期间，有氧代谢可以纠正细胞内ATP浓度下降，恢复肌肉CP储存，氧化产生的乳酸。只有完成这些过程，后续的冲刺表现才不会受到影响。实质上，氧化代谢的能力是无限的，因为即使在运动过程中系统也会不断补充燃料。

　　有氧代谢可以产生的能量在个体之间差异很大，其特征是最大氧耗量（VO_{2max}）不同。VO_{2max}可以用绝对值（每分钟消耗氧气的升数）或相对值（每千克体重每分钟消耗氧气的毫升数）表示。当必须考虑绝对输出功率时前者更相关，但当运动中必须克服自身重力时，后者变得更相关，如跑步或骑自行车上坡。可以达到的最大耗氧率个体之间差异很大，受遗传天赋、训练和健康状况、性别、年龄、身体成分及其他因素的影响（表1.1）。

表1.1　不同受试者的VO_{2max}值	
受试者	VO_{2max}值
功能受损者	$15 \sim 25$ ml/（kg·min）
典型的静坐者	$30 \sim 40$ ml/（kg·min）
休闲娱乐活动者	$40 \sim 60$ ml/（kg·min）
优秀耐力运动员	$65 \sim 85$ ml/（kg·min）

注：男性的值通常比女性的值要大一些（5%～15%）。

　　耐力活动需要高有氧代谢率，这可以通过最大有氧能力和在最大有氧能力下工作来实现。随着运动持续时间的增加，可持续的有氧能力逐渐下降。用时少于130分钟完成比赛的优秀男性马拉松运动员全程平均使用80%～85%的VO_{2max}，而最慢（用时5小时甚至更长）的参与者，无论是男性还是女性，可能只使用60%～65%的VO_{2max}（Maughan & Leiper，1983）。然而，在100km的比赛中，世界纪录是6小时左右，参赛的优秀运动员全程使用60%～65%的VO_{2max}。在这种长时间的运动中，高VO_{2max}对于成功并不是必需的，因为利用高VO_{2max}的能力可以得到补偿。从事仅持续几分钟运动（中距离跑、划船、追逐自行车）的运动员往往比耐力运动员有较高的VO_{2max}。

　　如果氧气供应有限，有效利用可获得的氧就非常重要。在这方面，CHO是一种比脂肪更好的燃料：每升氧气中，CHO作为燃料可以获得21.1kJ的能量，但脂肪氧化只产生19.5kJ的能量。这种差异看起来很小，而且在很大程度上可能被忽略，但是对于尽可能达到极限的比赛很重要，特别是当限制因素是氧气供应而不是底物可用性时。如果CHO对底物氧化的贡献增加，则以固定速度跑步或步行的氧气消耗降低，它为确保CHO充足供应提供了令人信服的理由。近50年来，运动营养学一直强调通过增加脂肪对能量代谢的贡献来节省CHO。但更合适的方法是确保尽可能多的CHO可用，以提高运动表现最大化效率。

　　各种为肌肉提供能量的方式并不是独立运作的，而是通过完全整合各种方式尽可能确保满足能量需求，同时对细胞内稳态威胁最小。即使在100m的冲刺中，也有一些能量（可能约10%）是由氧化代谢提供的, 主要是使用储存在组织中的氧气。中途加速的马拉松运动员几乎可以肯定会利用无氧代谢产生的一些ATP。表1.2显示了在不同距离的比赛中无氧代谢供能和有氧代谢供能的相对贡献, 这些值仅为近似值, 但可以发现随着运动持续时间的增加, 能量供给平衡的变化。

表1.2　无氧和有氧能量供给对不同距离跑步比赛总能量需要的大概贡献			
距离	时间（分钟∶秒） 男性, 女性	无氧供能（%）	有氧供能（%）
100m	0∶9.58, 0∶10.49	90	10
400m	0∶43.03, 0∶47.60	70	30
800m	1∶40.91, 1∶53.28	40	60
1500m	3∶26.00, 3∶50.07	20	80
5000m	12∶37.35, 14∶11.15	5	95
10000m	26∶17.53, 29∶17.45	3	97
42.2km	121∶39, 134∶04	1	99

注: 运动时间以（分钟: 秒）表示。对应每个距离的时间是当时（2020年8月）比赛的男性和女性世界纪录。

运动的代谢反应很大程度上取决于肌纤维的生物化学特征及其募集模式。在低强度运动时, 只有少数运动单位被激活, 主要是Ⅰ型肌纤维。Ⅰ型肌纤维具有高氧化能力、相对较低的糖酵解能力和良好的氧气供应能力。Ⅰ型肌纤维所需的大部分能量来源于脂肪酸的氧化, 这些脂肪酸来源于储存量相对大的脂肪释放到血浆的三酰甘油或储存在细胞内的少量三酰甘油。CHO分解供能对这些肌纤维的能量需求贡献很小。随着越来越多的运动单位被募集, 那些脂肪氧化能力较低和更多依赖CHO作为燃料的运动开始启动。最终达到一个点, 即使氧化型Ⅰ型肌纤维仍有贡献, 被募集的一些肌纤维将糖原分解为丙酮酸的速度快于它在线粒体中被氧化的速度。这些过量的丙酮酸一部分转化为乳酸, 在细胞质内再生辅酶NAD, 使糖酵解继续进行。其中一些乳酸从肌细胞中扩散出来, 使血乳酸浓度逐渐升高。

因此, 底物使用的模式主要是由运动强度决定的。然而, 它并不是固定的, 会随着时间的推移而发生变化, 因为在运动开始时募集的肌纤维变得疲劳, 并且受到许多因素的调节, 包括先前的饮食和运动、体质状况和环境条件。通过进食几日高CHO饮食增加肌糖原含量, 静息时和运动时糖酵解速率增加, 即血液中乳酸水平将升高, CHO氧化也增加。同样, 高脂肪、低CHO饮食会改变代谢, 有利于脂肪氧化（甚至禁食几小时也会有类似的反应）。由于耐力训练而增加的有氧体适能水平具有许多心血管和代谢效益, 但其中一个主要的适应性改变是增加肌肉的氧化能力, 特别是增加氧化脂肪酸的能力, 这导致底物使用模式的显著改变有利于脂肪氧化。但是, 如上所强调的, 这意味着在任何给定的功率输出情况下将增加氧气的需求。在非常长时间的运动中, 这种少量的氧气需求增加很容易得到满足, 但当运动强度较高时, 如超过个体VO_{2max}的80%～85%时, 将会加速疲劳的产生。

1.3.2　肌肉

在正常男性中, 骨骼肌约占体重的40%; 在正常女性中, 骨骼肌约占体重的35%, 但这个比例会因运动水平和运动员个体而不同。成功的健美运动员肌肉量特别高, 体内脂肪含量极低。相扑运动员和橄榄球前排前锋也有很高的肌肉量, 但也有相对较高的体脂肪量。肌肉是一个高度可塑性组织, 对使用或废用会做出迅速反应。肌肉质量和肌肉构成（及因此而形成的功能特性）对训练和停训都会做出相应反应。这些变化通常取决于特异的训练刺激, 并与训练负荷成比例。

每块肌肉包含数百甚至数千个单肌细胞。这些特殊的细胞长且细, 通常被称为纤维而不是细胞。肌肉的主要蛋白是肌动蛋白和肌球蛋白, 这两种蛋白质的相互作用使肌细胞产生力。在骨骼肌纤维内这些蛋白质排列成长的重叠的微丝, 这些微丝相对滑过使肌肉缩短, 并相互作用产生力量。许多其他的蛋白质参与调节这些细丝的相互作用，精确控制活动和放松。部分肌球蛋白分子作为ATP酶发挥功能，分解ATP，为肌肉活动提供动力。

肌肉收缩的单位称为肌节。肌肉产生的最大力量与其生理横截面积密切相关（例如，与平行的肌节数量密切相关）；收缩的峰值速度与肌纤维长度成正比（例如，与连续排列的肌节数量成正比）（Maughan et al. 1983和图1.2）。然而，关节的力量取决于许多生物力学参数，如肌肉起止点与轴心之间的距离和肌肉大小。肌肉通常以相对的肌群排列，当一组肌群收缩时，另一组作用于同一关节的肌群放松，以便在牵拉时不对抗拉长。这意味着传递到肌肉的神经冲动不可能刺激2个拮抗肌肉同时收缩。

所有的运动都需要激活几个肌群。激活的程度取决于要产生的力或运动速度对肌肉的需求。在大多数任务中，并不是所有的肌纤维都工作，只要可以产生必要力量即可。需要的力量越大，需要激活的肌纤维数量也越多。最低阈值激活（即首先被募集的）的纤维是低速收缩且具有良好抗疲劳性的纤维；这是有道理的，因为在日常任务中最常用到这些纤维。当移动的重量增加或输出功率增加（如跑步或骑车时增加速度），被募集的运动单位数目也逐渐增加。在非常大的力量下，所有的肌纤维都可能被激活。在长时间的运动中，一些早期募集的纤维可能会疲劳，并停止发挥作用，继而被其他肌纤维取代。

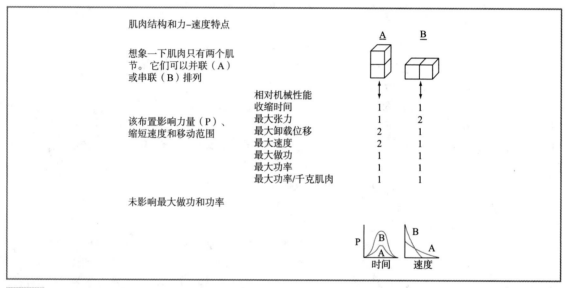

图1.2   **肌肉结构和力-速度合成**

肌肉和肌腱中的受体可以感知肌肉的长度及所产生的力，使大脑知道需要募集的肌纤维的数量及如何协调募集不同肌肉。已有研究证明，训练有素且活力十足的个体肌肉会最大做功——向神经或直接向肌肉添加电刺激不会产生任何额外的力。

通过适当的训练，肌肉会适应，但其适应性取决于所施加的训练刺激。尽管个体的肌肉纤维分布在某种程度上有遗传特征，但是训练可以改变单个肌纤维的大小及其收缩特性。

肌纤维类型

根据最大收缩速度、生化特性和抗疲劳性，人体肌纤维可以按多种方式进行分类。肌纤维内肌动蛋白和肌球蛋白纤维之间的相互作用产生收缩，而收缩的速度主要由肌球蛋白的ATP酶活性决定，ATP水解释放能量越快，产生的收缩速度越快。通常认为骨骼肌中有3种主要的肌纤维，但重要的是要认识到不同种类的肌纤维的某些特征可能存在重叠，并且训练可以诱导肌纤维发生实质性的改变。优秀马拉松运动员的Ⅱ型肌纤维可能比短跑运动员的Ⅰ型肌纤维具有更高的氧化能力，但是它们仍然与存在于相同肌肉中的Ⅰ型肌纤维不同。主要的肌纤维类型如下。

► I型缓慢氧化肌纤维：也称慢收缩或抗疲劳纤维。这些肌纤维由于其肌红蛋白含量高和毛细血管密度高而呈深红色，含有许多线粒体，因此具有较高的氧化能力、缓慢的峰值收缩速度及相对抗疲劳性。姿势肌肉中存在较多的I型纤维。优秀的耐力运动员的I型肌纤维数量比正常人多。

► IIA型快速氧化肌纤维：也称快收缩A纤维或抗疲劳纤维。这些肌纤维也具有较多的肌红蛋白和较高的毛细血管密度，含有许多线粒体，因此具有较高的氧化能力，但是它们能够以高速率水解ATP，因此具有较快的收缩速度。它们可以抗疲劳，但不如I型纤维作用明显。

► IIX型快速糖酵解肌纤维：也称快收缩B纤维或易疲劳纤维。这些肌纤维肌红蛋白含量低，毛细血管密度低，含极少线粒体；可以高速水解ATP，因此具有快速的峰值收缩速度。它们具有高活性糖酵解酶并含有大量的糖原。当需要高功率输出时，它们非常有用，但很快会疲劳。优秀的短跑运动员的肌肉中这类肌纤维的比例较高。

1.3.3　呼吸

影响大多数运动表现的一个关键要素是个体的VO_{2max}。它决定了人体可以达到的最高有氧能力，任何超过这个能量输出所需的能量必须完全来自无氧代谢。VO_{2max}对于马拉松等耐力项目的运动员的重要性在于，耐力能力在很大程度上取决于有氧能量代谢速率，它可以持续很长时间：必须使用的有氧能力的比例越高，给定速度可以维持的时间越短。提高运动表现需要增加VO_{2max}，增加在比赛期间可维持VO_{2max}的比例，或减少跑步的能量消耗。在实践中，所有这些都可以通过适当的训练和营养策略来实现。值得注意的是，从事很长时间运动的运动员可以通过使用高比例有氧能力在一定程度上补偿较低的VO_{2max}。对于中距离跑步者和其他持续几分钟运动（如赛艇、自行车追逐赛）的运动员，高VO_{2max}是最佳运动表现的绝对要求。

VO_{2max}的限制因素，多年来一直在讨论和争论。争论的部分原因是限制因素可能因不同运动类型、环境和个体而异。通常情况下，在平原，在没有肺部疾病的情况下，认为肺不是限制运动表现的因素，所以主要应关注心血管系统运输氧气的能力或参与运动的肌群自身利用氧的能力。然而，在高原，随着海拔的升高，吸入空气中的氧气含量下降，导致动脉血氧饱和度逐渐下降，氧气输送减少，VO_{2max}降低。这就解释了海拔在1500m以上时，持续超过几分钟的项目的运动表现通常会下降的原因。然而，一些训练有素的跑步者，即使在平原进行极限运动时也可显示动脉血氧饱和度低（这是肺功能受限的明显证据），相反，通过呼吸具有更高氧气含量的空气可使VO_{2max}增加。这种效应通常不会在受过训练但非优秀的跑步者中看到，表明受过耐力训练的优秀跑步者可能存在肺功能限制，这是因为他们对氧气运输链中的其他环节都已经适应（Powers et al. 1989）。

吸气肌对训练反应的研究也支持可能存在肺功能限制的观点。例如，吸气肌肉训练30min/d，4周后在功率自行车上以77%VO_{2max}测定运动耐力时间，未经训练的受试者在相同输出功率下的耐力时间从训练前的26.8分钟增加到训练后的40.2分钟；经过训练的受试者，绝对输出功率较高，耐力时间从22.8分钟增加到31.5分钟（Boutellier et al. 1992）。然而，值得注意的是，并不是所有的研究结果都一致，因此目前的情况并不完全清楚。正如其他研究发现不同结果一样，这可能与运动任务或具体受试者有关。

1.3.4　心血管

心血管系统的功能是将氧气和营养物质输送到全身的各组织，从这些组织带走代谢产物，控制身体内的热通量，将激素从其生产部位循环送到发挥作用的部位。VO_{2max}是受到向活动肌群输送氧气的限制还是受这些肌群利用氧气的能力的限制仍存在争议。通常当存在争议和不确定性时，在不同情况下可能会有不同的答案。例如，越野滑雪运动是涉及大肌肉量还是只涉及小肌肉量，若只涉及小肌肉量，心脏显然能够输送比肌肉所能容纳的更多的含氧血液；但若涉及大肌肉量，供氧有限可能更容易让人相信。涉及上肢、下肢及上下肢联合的运动实验研究表明，VO_{2max}随着肌肉量的增加而增加。当只有上肢运动时，心脏能够提供的氧气输送量显然比肌肉可以利用得更高。

有强有力的实验证据支持，在大多数全身运动情况下氧气输送主要受心血管系统的限制，可能包括任何一个或多个阶段。心脏的大小特别是左心室的大小也很重要，因为这决定了每搏输出量（心脏每次收缩所射出的血量）。由于最大心率变化不大，因此取决于心率与每搏输出量的心输出量主要由每搏输出量决定。横断面调查结果显示，与久坐者比较，不同运动项目、不同运动能力的运动员可达到的最大心输出量和最大摄氧量与耐力表现密切相关。在优秀耐力运动员中，心输出量可以超过40L/min，而久坐人群可以达到的最大值仅约20L/min（表1.3）。由于最大心率变化不大，这种差异几乎完全是由于耐力运动员的每搏输出量更大。每搏输出量高也是耐力运动员在休息时表现出的特征性心率低的原因。优秀运动员与久坐人群的静息心输出量相同，如果每搏输出量较高，心率可以低得多。高血容量也对耐力运动员有利，通过帮助维持中心静脉压力，从而保持每搏输出量（Coyle et al. 1990）。

表1.3　不同耐力水平下休息和最大运动时的心血管特征			
	心率（次/分）	每搏输出量（ml）	心输出量（L/min）
久坐			
休息	70	70	5
最大	200	100	20
中等训练			
休息	40～60	100	5
最大	200	150	30
耐力好			
休息	30～40	150	5
最大	200	200	40

血液的携氧能力也很重要，这受血红蛋白浓度和总血量的影响。血液中几乎所有的氧都被转运到血红蛋白上，每克血红蛋白可以结合一定量的氧（1.34ml）。男性血红蛋白平均浓度（约140g/L）比女性（约120g/L）高，因此血液在离开肺时，血液中的氧含量男性比女性多约15%。这种差异可以部分解释为什么男性运动员的有氧运动能力通常较高，也可以解释运动员为了提高血液中血红蛋白含量而采取各种策略，如高原训练、使用制剂如使用红细胞生成素刺激新的红细胞生成，以及在比赛前输血的原因。尽管世界反兴奋剂机构（WADA）禁止使用其中的一些策略，但一些运动员使用过这些策略，并且几乎可以肯定仍有一些运动员在使用这些策略。在较老的文献中，低血细胞容积被认为是血浆容量不成比例的扩张，被描述为耐力运动员的特征之一。然而近年来，成功的耐力运动员通常血细胞比容高，至少对于自行车运动员，反兴奋剂条例规定血细胞比容大于50%将导致运动员不能进行比赛。氧气向肌肉的输送也受肌肉内毛细血管网密度及单个肌纤维大小的影响。毛细血管或较小肌纤维数量的增加意味着氧气（和底物）从毛细血管扩散到使用它的肌肉内的线粒体的距离更小。依靠有氧代谢的肌肉通常具有较小的肌纤维和大量毛细血管，在耐力训练的反应中，毛细血管密度可以相应增加。

1.3.5　体温调节

在大多数运动形式中，代谢能转换为外部做功的效率仅约20%，从底物分解中获得的近80%的能量表现为热量。在寒冷的环境中，这对于维持体温和保持肌肉功能非常有用，但在一些情况下这也成为一个问题，如长时间在湿热环境下进行剧烈运动，热量产生很快，散热更难。实验室研究表明，环境温度和湿度的增加都会限制耐力运动的能力。这与皮肤和核心温度升高，心血管压力增大有关。一个经常被忽略的重要观察结果是，在炎热和潮湿的环境中，即使在运动的早期阶段自觉用力程度也很大，如果在低水合状态下开始运动或逐渐缺水，也会看到同样的主观反应。一些关于天气条件对马拉松跑步表现影响的深入分析证实了这些发现，因此建议优秀的马拉松运动员跑步时的最佳气温不超过10℃，而对于速度较慢的运动员气温较高时运动更好。

运动过程中的热应激对心血管系统是重大挑战，因为需要持续向参与运动的肌肉、大脑和其他组织供应血液，同时对皮肤血流量的需求也明显增加。如果没有有效的促进散热机制，体温会迅速上升。例如，如果身体没有散热，优秀马拉松运动员产生的大量热量可使体温每 10 分钟就增加 1℃ 左右。即使在温暖的环境中，在整个比赛过程中体温上升也不会超过 2～3℃，以确保有效的散热。保持皮肤温度以确保足够的蒸气压使汗液从皮肤表面有效蒸发似乎是一个关键问题。这需要增加心输出量，也意味着大部分血液被分配到皮肤，因此中心血流量减少。减少流向非重要区域的血流量会有所帮助，但是当对心输出量的需求很高时，这些作用相对较小，如流向内脏区域的血流量减少可以最多贡献 1L/min 的心输出量。当对心输出量的需求达 30L/min 甚至 40L/min 时，这个额外的 1L/min 的贡献是有用的，但只是总需求量的一小部分。反过来，外周血池可减少血液回流到心脏，导致每搏输出量下降。如果不能增加心率来补偿，心输出量就会下降。如果发生这种情况，流向肌肉的血液必将减少，从而减少氧气和底物的供应，或减少血液流向皮肤的量，这将减少散热，加速体温升高。看起来大脑的温度是最相关的参数，但似乎没有必须终止运动的设定温度，发生疲劳的核心温度范围较大。允许核心体温适度增加对于通过增加核心到皮肤及皮肤到环境的温度梯度来促进散热很重要。已经证明通过运动前控制体温对在温热环境下运动保持体温的重要性。通过在高温环境下或浸入温水中增加体温会降低运动能力。相反，通过在冷空气或冷水中或通过饮用冷饮或冰镇饮料而进行每次运动冷却可改善热应激条件下的耐力表现。

汗水从皮肤表面蒸发促进热量散发，并限制核心温度的升高。这种情况下，虽然汗液都是低渗体液，会发生身体水分和电解质（特别是钠）的丢失。体内水分的丢失会导致所有身体水分组成部分（细胞内液、细胞间液和血浆）的水含量下降，最直接的影响可能是血浆量丢失。血容量下降，导致心脏充盈下降，必须通过增加心率来维持心输出量。低水合时一个直接的影响就是自觉用力程度增加——运动感到困难（即使在长时间运动的早期阶段）。如果足够严重，低水合和高热都会损害身体和认知功能，但是低水平的水合不足对大多数运动的影响可能较小（Judelson et al. 2007）。通过在运动期间摄入足够的液体可以抵消出汗脱水引起的一些不利影响，应将脱水量控制在体重丢失的 2%～3% 或以下（Sawka et al. 2007）。在大多数运动中，汗液中的盐分损失小，可以通过运动后的饮食和饮水补充。但是，有些运动员可能会丢失大量盐，从而引起肌肉痉挛（至少在某些运动中会这样）。

1.3.6 疲劳

无论是什么样的运动，也无论环境或个人的训练状况如何，如果运动足够激烈或持久，不可避免地会引起疲劳。疲劳发生的本质还不是很清楚，任何单一因素都不可能直接导致疲劳。然而，有一些干预措施可以提高运动表现，提示可以影响疲劳过程中的特定方面，这些观察结果会给出一些关于限制因素的线索。在 1～2 分钟即可导致疲劳的非常高强度运动中，随着高能磷酸盐基团转移到 ADP 以维持肌肉 ATP 浓度，细胞内的 CP 浓度迅速下降。ATP 浓度只是轻微下降，但 ADP 浓度增加可损伤肌肉的收缩性。运动前通过摄入肌酸补充剂数日来增加肌肉 CP 含量可引起较高的功率输出和延迟疲劳，表明 CP 对能量供应的下降是疲劳的一个因素。在 1～10 分钟发生疲劳的运动中，由于非常高速率的无氧糖酵解使氢离子快速生成，超过了肌肉的缓冲能力，导致肌肉细胞内出现明显的酸中毒。增加身体缓冲酸度的能力（通过运动前摄入碳酸氢盐或枸橼酸盐）可以使细胞内 pH 下降之前形成大量的乳酸。与之前的观点，即乳酸生成是引起疲劳的"坏事"相反，现在学者认为如果不生产乳酸，就没有足够的动力来实现高功率输出。

在长时间的运动中，确定可能导致疲劳的单一因素更为困难。我们知道，在持续 1～3 小时的自行车测试中，可以通过增加肌糖原储存来改善运动表现，而如果在糖原耗尽状态下开始运动，则运动表现受损（Bergstrom et al. 1967）。在这类运动中，摄入 CHO 也可以延缓疲劳，这些发现表明代谢成分对疲劳有影响。我们还知道，当环境温度升高 10℃ 以上时，这类运动的表现会逐渐减弱（Galloway &

Maughan, 1997）。当温度很高时, 疲劳时肌肉里似乎仍然有足够的糖原, 这表明糖原耗竭不太可能是在高温环境中长时间运动产生疲劳的原因, 即使在低温环境下也是如此。但运动前几日摄入高 CHO 饮食可以提高运动员在热环境中的耐力表现, 即使在糖原供应不受限制的情况下, 因此可能涉及其他因素（Pitsiladis & Maughan, 1999）。通过浸入冷水或饮用冷饮进行运动前降温可以改善运动员在温热环境下的耐力表现, 主要是通过延迟核心温度显著升高的时间。适应能力通过多种机制来改善高温环境下的运动表现, 包括提高出汗的敏感性, 增加血浆容量及降低运动前基础核心体温（Nielsen et al. 1993）。

19 世纪后期进行的肌肉疲劳研究则认为疲劳发生部分是参与活动的肌肉的局部表现, 但在终止运动或至少在引起不可逆的损害之前降低运动强度时, 大脑也起主要作用。这一结论的基本原理是, 即使肌肉无法自主活动, 对肌肉或其运动神经的直接电刺激仍然可以产生强烈的收缩。技术的发展使得可以采集和分析肌肉样本, 这可能是 20 世纪注重肌肉疲劳研究发展的主要因素, 但仍然很难研究大脑内发生的事件。例如, 肌肉活检分析结果显示, 至少在长时间的骑行运动中, 肌糖原储备的耗竭与疲劳发生之间存在明确的联系。然而最近, 人们重新认识到大脑在疲劳中的作用, 尽管机制仍然不确定。大脑被描述为"中央行政官"的作用, 为优化运动表现而调节步伐和用力（Swart et al. 2009）。这让人联想到 Lagrange 的工作, 他在 1889 年将疲劳称为"调节器, 警告我们已经超出了有益运动的范围, 而且很快就会变得危险"。这里提到的危险是对肌肉或其他组织的不可逆转的伤害, 体温过高是一个真正令人担忧的问题。

已有研究显示, 药物干预会影响运动表现, 没有任何明显的心血管或代谢影响可以解释这一点。例如, 包括安非他明在内的一系列兴奋剂药物可以增强运动表现: 通过使用多巴胺作为神经递质作用于大脑神经元, 似乎可对此做出解释（Roelands & Meeusen, 2010）。帕罗西汀是一种使用 5-羟色胺作为神经递质作用于神经元的药物, 可以降低运动表现（Wilson & Maughan, 1992）, 而其他具有相反作用的药物可能会提高表现。使用这些药物的危险之一是可能会掩盖疲劳感, 发生 Lagrange 提到的结果。安非他明似乎就是这种情况, 在热环境下剧烈运动可能会导致致命的高热, 正如 1967 年环法自行车赛中的 Tom Simpson 所发生的情况。

1.4 运动训练适应

运动训练的目的是（或至少应该是）增加功能, 改善特定的运动表现。训练会影响身体的每个器官和组织, 但应是有针对性地刺激训练和肌肉训练。设计合理的力量训练对耐力几乎没有影响, 反之亦然; 一条腿可以专门训练力量, 另一条腿可以训练耐力, 双侧相对较少交叉。因此, 训练设计应有针对性, 能够解决限制运动表现的特殊问题因素, 这将因人而异、因事而异。然而, 值得注意的是, 训练不是完全特定的, 因为运动员无论是跑步、骑自行车还是进行任何其他涉及大肌肉的活动, 对心血管系统的影响都是相似的。运动表现的提高通常与训练负荷（即训练强度, 持续时间和频率）成正比。一般来说, 运动员训练越努力, 改善效果就越大。然而, 训练有一个限度, 进一步增加训练会导致运动表现更差, 这通常被称为过度训练综合征, 但很少有运动员达到这个训练水平。如果发生这种情况, 过度训练与运动表现受损、慢性疲劳导致无法维持训练计划, 以及感染性疾病风险增加有关（Foster, 1998）。

过去认为运动员膳食营养的主要作用是通过促进训练后恢复来支持连续、强化的训练。毫无疑问, 恢复是一个重要因素, 但人们越来越认识到营养也在促进每次训练后肌肉和其他组织发生适应性改变中发挥着关键作用。训练为启动功能蛋白表达的基因提供刺激, 即力量训练引起更多的肌动蛋白和肌球蛋白合成, 使肌肉变得更大、更强壮, 而耐力训练引起更多的氧化酶合成和所有其他耐力表现所必需的组分合成。选择性刺激蛋白质合成和降解必须发生。这种反应受到营养、代谢和激素调节, 并且可以通过训练前、中、后的食物摄入进行调整。有证据表明, 在训练后摄入少量的蛋白质或必需氨基酸就可以刺激训练后长达 24 小时的蛋白质合成（Morton et al. 2018）。早期的研究侧重于测量蛋白质合成或转化率，但最近越来越多的研究转化为功效研究。然而如果没有训练刺激，肌肉不会发生这种适应性改变。训练的目的应着眼于解决限制运动表现的因素，去除这些障碍以获得更好的表现。力量训练时，特别是在早期阶段，重要的适应性改变发生在神经系统内，如在肌肉结构发生任何可检测到的变化之前，仅仅几次训练之后力量就会提高。耐力训练时，中枢循环和肌肉本身都发生了大量的适应性改变。每搏出量增加，主要是由于左心室容量增加。血容量和红细胞质量均增加，因此总的携氧能力增加。在经过耐力训练的肌肉中，新的毛细血管生长，缩短了血液循环和肌纤维之间氧气和营养物质的扩散距离。线粒体数量增加，伴随着与CHO和脂肪氧化有关的酶活性增加。特别是经过训练的肌肉氧化脂肪的能力增加，从而减少运动时对CHO的依赖，尽管这种适应可以在一定程度上通过高CHO饮食来逆转。如上所述，当CHO的可利用性有限时，这可能是有益的，但是在其他情况下是有争议的，因为这将导致运动能量成本增加。组织通过训练引起的可逆的中枢和周围适应性应对中止。中止反应，不再有反应。

有规律的训练对大脑也有重要作用，但是对这些作用的了解不如对许多外周适应性改变了解得多。一个重要的习得反应是判断速度的能力，以便能够在整个运动期间均匀分配用力，这不是一个天生的能力，但可以通过重复的经验而习得。经验少的运动员常犯的错误就是前期用力太快而在后期严重无力或结束时还保存太多体力。这种情况下限制运动表现的因素明显不同于有经验的运动员。

小结

运动生理学本身就是一门科学学科，与运动营养的许多方面有着内在的联系。深入了解人体在静息、运动中及运动后恢复期的生理变化，是了解运动个体对多方面营养需求的关键，并且无论是在训练适应、运动表现还是运动后恢复方面，对确定可能有助于运动个体实现运动目标的营养因素都非常重要。

应用提示
Adam Zemski

▶ 全面了解运动生理学是制订营养策略计划的基础，可帮助运动员使有利的训练适应最大化，提高比赛成绩。

▶ 为特定运动员量身定制建议，需要了解他们在团队中的个人角色或在团体环境中的独特特征。

▶ 运动营养师应该意识到运动员的营养需求和目标不是一成不变的，而是在一个大周期的不同组分内、在整个赛季及在他们的职业生涯中的每一天都在发生变化。训练周期是现代运动员应对的主要因素，营养方案应体现周期性。对营养周期化的关键问题的总结和综述包括Mujika等（2018）和Burke等（2018）的工作。

▶ 运动营养师列表记录一些关键信息概括个体运动员的营养需求和挑战很有用。可用于确定这些信息的内容见框1.1（训练）和框1.2（比赛）。

框1.1　确定优化运动员训练效果和日常健康目标的营养问题和挑战
基础思想
• 是否有证据表明这项运动（或其中进行的个别训练课程），训练前、训练中和训练后的特别能量补充、恢复、补水或补充剂使用策略可能有助于提高训练成绩或训练适应？
• 是否有证据表明运动员的运动任务会改变营养需求，或者他们的日常饮食习惯可能会使他们产生与营养有关的问题？

训练概述

- 运动员进行哪些类型的训练课程及他们在这些课程中使用哪些能量系统?
- 运动员是否进行特殊的训练计划,如高原训练、热适应?
- 这些训练的频率、持续时间和强度是多少?
- 如何安排1周、1个月、1个季度和1年的周期性训练课程?
- 训练期间是否有机会摄入饮料/食物,如何实现的?

能量和碳水化合物的需求

- 基于训练计划的考虑,训练的总能量需求是什么?在整个1周、大周期和季度中,能量需求有不同吗?
- 是否有其他问题(如生长、减体重、活跃的工作、生活方式)需要考虑能量需求?
- 基于训练计划的考虑,训练所需的一般碳水化合物(CHO)是什么?应针对哪些关键训练给予特殊能量补给?在训练前、训练中、训练后,运动员应如何摄入额外的CHO以满足关键训练对CHO的额外需求?在整个大周期和赛季中,应如何调整摄入量?
- 赛前集训期间摄入CHO的量和时机是什么?在训练期间是否有必要或机会使用比赛能量补给策略?
- 是否有必要和机会进行暴露于低CHO可用性的训练,以增强训练适应能力(如禁食训练、每日2次训练或在恢复期或第二次训练期间故意进行糖原消耗的"睡眠不足"方案)?进行此类训练是否存在需要应对的缺点?如何及何时将此类训练纳入计划?

水合考虑

- 训练环境是什么,包括室内/室外、一日中的什么时间、夏季还是冬季?
- 在不同类型的训练中,一般汗水流失多少?
- 在训练期间有什么途径可以补充液体?

身体成分考虑

- 身体成分对这项运动的表现有多重要?
- 这项运动中优秀运动员的典型身体特征(包括体重、瘦体重、脂肪量、瘦体重和脂肪量的分布区域)是什么?
- 运动员目前的体格是怎样的?他们过去的体格变化情况是怎样的?
- 基于过去的情况和其他意见,运动员的理想身体成分是什么?
- 运动员需要在整个赛季还是在特定比赛的短时间内保持这种状态?

运动中的营养文化

- 这项运动中的营养意识和知识的一般水平是什么?
- 运动员通常在哪里寻求营养建议?
- 这项运动中是否有传统采用特定的营养策略、营养补充或营养助力?

实用性和食物可利用性考虑

- 运动员的家庭状况如何?谁来买菜和做饭?
- 运动员是否有其他的任务:工作、学习、通勤训练?
- 运动员在一日中的什么时间训练?这是否会在管理日常饮食计划方面造成困难?
- 其他因素是否影响营养选择,包括经济限制、宗教/社会习俗、素食主义?

健康考虑

- 这项运动中的运动员发生营养相关问题的一般风险是什么?营养素缺乏(特别是铁和维生素D)、月经功能障碍、骨骼健康受损、进食障碍?
- 运动员是否有营养缺乏的特殊风险?
- 运动员是否有限制他们饮食食物多样化的原因(如烦躁、食物不耐受,诊断出的腹腔疾病、过敏）？
- 在特定时间，有胃肠道或食欲问题限制食物摄入量吗？

框1.2 确定有助于提高比赛成绩的营养策略

基础思想
- 限制这项赛事/运动成绩的因素是什么，即在整个赛事期间，能够解释疲劳发生或运动表现下降的生理因素是什么？
- 有证据表明在运动前、运动中、运动后的特定能量补充、恢复、补水或补充剂使用策略可改善比赛成绩吗？

赛事特点
- 比赛的频率是什么？运动员需要多久才能达到最佳状态？他们多久实行一次营养战术？
- 进行比赛的一般环境条件是什么，包括温度多少、室内还是室外、一日中的什么时间？
- 比赛进行形式是一次性活动、一系列活动（热身和决赛）、每周固定还是其他形式？
- 运动员在同一日参加多项赛事吗？
- 干扰运动后恢复进食的因素是什么（如媒体任务、恢复策略）？

能量补给考虑
- 比赛的能量需求是什么？
- 比赛中运动持续的时间和强度是多少？
- 能量需求是否因活动姿势、风格、策略或其他变量而有所不同？
- 是否有证据表明低CHO可利用性可能会限制运动表现，或者提高CHO可利用性可以改善表现？
- 运动员是否有机会在比赛期间摄入含有CHO的饮料或食物以提供额外能量？

水合考虑
- 比赛期间一般的汗液流失和体液亏空是多少？
- 是否有证据表明脱水可能会影响这项比赛的成绩？
- 在比赛期间，运动员是否有机会摄入液体，目前他们是否正在很好地利用这个机会？

身体成分考虑
- 这项运动是否涉及体重级别而要求运动员在比赛之前称重？
- 如果是，什么时候称重？多久称重一次？称重和比赛之间的时间间隔有多久？

实用性和食物可利用性考虑
- 运动员是处于熟悉的环境中还是必须长途前往比赛地？
- 比赛期间会提供食物和液体，还是需要运动员自己准备？
- 运动员是否实施了一套比赛所需的液体/饮食计划，并充分考虑他们可能需求和可利用的进食/饮水机会？

肠道舒适
- 运动员是否会遇到胃肠问题或肠道不适（这可能会限制运动表现或在比赛期间遵循营养计划的能力）？

营养助剂
- 是否有证据或较强的假说支持营养助剂（如咖啡因、碳酸氢盐、甜菜根汁/硝酸盐）可以提高这项比赛成绩？
- 如果同时使用2种或2种以上补充剂（如咖啡因和碳酸氢盐），是否需要考虑补充剂的相互作用？
- 在多日比赛或预赛/决赛中反复使用补充剂是否存在生理或实际问题？
- 运动员已经试用过此类产品吗？

► 运动营养师可能很难对某项运动/比赛有深刻的了解，故不能够对框1.1和框1.2中的问题做出回答。表1.4总结了关于运动的生理需求和动态变化的信息获取来源。从不同渠道收集信息将有助于构建更全面的认识。

表1.4 有关运动生理需求的信息来源	
来源	贴士
期刊搜索引擎 （如PubMed、Google Scholar）	• 各种参考文献和摘要的综合数据库，可通过开放式互联网或专门的图书馆服务获得 • 了解各种数据库的优点和缺点非常有用，如PubMed提供了更广泛的检索策略，而谷歌学术搜索（Google Scholar）则可以访问"灰色文献"，如预印本档案、会议录和机构知识库 • 可以使用有关如何最大限度提高检索效率的教程，如通过PubMed或借助图书馆资源
同行评审的期刊文章和综述	• 文章可以使用上面提到的期刊检索引擎找到。要想了解某篇文章是否经过同行评审，需要阅读发表期刊的编辑指南 • 综述文章对已经发表的有关某项运动的文献进行总结，还有一些作者的见解。他们会提供全面的有关同一主题文章的参考文献，这可作为一个资源或交叉检查自己的检索策略 • 不幸的是，不可信的或未经过同行评审的掠夺性开放获取期刊变得更加普遍。这些都造成了推广拙劣科学信息的危害。一些互联网资源汇编了掠夺性出版商的名单，以帮助读者区分不可靠的信息来源
教科书和运动百科全书	• 教科书和运动百科全书对于获得某项运动/比赛规则和情况的历史或总结很有用。这通常是了解这项运动的良好开端 • 尽管教科书很快就会过时，但许多教科书提供了有关体育运动及其科学基础的长期参考资料 • 维基百科也可能提供不断更新的有关体育/赛事的历史和当代的信息来源，但可能会不准确，取决于条目的维护情况
国家和国际联合会、管理机构	• 大多数运动都有一个官方网站，包含有关运动的信息、链接和联系细节，有助于进一步研究 • 许多重要体育比赛（如奥运会、世界锦标赛）也会整理有关其赛事的开展和特点的信息
直接联系教练、运动员和运动科学家	• 与合格的运动科学/医学专业人员和（或）高水平运动员的管理者和教练进行直接交流非常有用。他们会提供当前文献中尚未提供的见解和重要的新知识 • 许多运动员对他们的运动也很有见地，可能提供有关更强背景和他们自身问题的知识 • 认识到由单个教练、运动员或其他运动相关人员提供的信息的局限性非常重要。许多人可能是"老派"，或他们对运动的看法毫无根据。虽然轶事和证明提供了一些有趣的信息，但应该认识到这些材料的局限性
社交和大众媒体	• 现代世界关注运动表现或体育科学的各种大众媒体和社交媒体平台扩展和分散。网站和应用程序通过发布播客、讲座、博客、文章和许多其他形式，提供从科学到轶事的各种信息。尽管有时很难辨别证据的水平，这些可获取的资源可以提供关于体育科学和营养实践的宝贵见解 • 熟悉有关体育科学/营养的非传统或替代信息是很有用的，即使是为了收集运动员和教练可能接触到的信息。了解各种体育运动中流行的信念/做法可能会很有价值，能够去探究这些问题，或准备好回应同行评议的请求

（张晓圆 译 常翠青 校）

述评1:

运动的分子生物学观点
MARK HARGREAVES

20世纪初期，新兴的生物化学方法被应用于解决运动生理学问题。哥本哈根的August Krogh和Johannes Lindhard评估了碳水化合物和脂肪对运动代谢的相对贡献，并且与剑桥的科学家就运动过程中能量的来源进行了辩论。这些剑桥的科学家包括AV Hill，他因肌肉收缩的生物物理学研究工作、收缩时糖原产生乳酸和"氧债"假说而闻名。

1947年，英国医学研究委员会在剑桥建立了生物系统分子结构研究所，最初的研究重点是蛋白质结构，特别是胰岛素和血红蛋白结构。随着研究活动的多样化，该所研究重点逐渐包括了DNA结构、肌肉收缩的分子机制和病毒结构，并因此成为现代分子生物学的发源地之一。1962年开放了一个新的分子生物学实验室。多年来，该所开创了分子生物学领域使用的多项基本技术，其中包括对人类基因组计划至关重要的测序方法，其研究成果获得了10项诺贝尔奖。

1967年，John Holloszy教授发表了一篇重要论文，该论文描述了耐力运动训练对肌肉线粒体和氧化能力的影响（Holloszy，1967）。近50年来，他和他的博士后及合作者为我们理解运动对肌肉影响的细胞和分子基础做出了巨大的贡献，包括对健康和运动表现的影响。线粒体、新陈代谢、葡萄糖转运和葡萄糖转运蛋白4（GLUT4）表达及胰岛素作用都是他们所研究的一些主题。来自这个实验室的博士后Frank Booth教授率先应用不断扩大范围的分子生物学技术来研究肌肉对运动训练的适应性和废用性问题（Booth，1988）。

在20世纪60年代后期，Jonas Bergstrom和Eric Hultman利用经皮穿刺活检技术获取运动前、运动中、运动后的人体肌肉样本，检测肌肉代谢物。这项技术很快在运动科学训练中普及，很多研究人员，特别是David Costill、Phil Gollnick和Bengt Saltin，检查了急性和慢性运动对肌纤维类型组成、形态、代谢酶活性和底物利用率的作用。这类研究表明，碳水化合物或糖原负荷是一个重要的运动营养实践。随着分子生物学技术的发展和在人类肌肉样本中的推广应用，更多的研究证明了急性和慢性运动对众多参数的影响，如基因和蛋白质表达、关键信号激酶和通路的激活、细胞内表达和关键转录因子和共激活因子定位、基因转录、蛋白质合成和代谢动力学（Egan & Zierath，2013）。

通过示踪剂技术的应用，运动学家已经可以检测到血液中底物和代谢物的周转及肌肉中的底物氧化。运动营养学的一个例子是对代谢和可能的营养助力，摄入多种碳水化合物在改善碳水化合物（和液体）的生物利用度和耐力运动表现方面的作用有了更深的认识（Currell & Jeukendrup，2008）。这些结果对运动员训练及商业产品开发都有影响。

当我回首自己的科学之旅时发现运动领域的发展是显而易见的。作为一名在20世纪80年代早期与David Costill教授一起工作的研究生，使用间接测热法测量底物氧化，检测肌肉活检样品中肌糖原的水平，研究运动过程中摄入碳水化合物对代谢和运动表现的影响（Hargreaves et al. 1984）。作为一个在墨尔本工作的初级教职人员，McCoy等检测了未受过训练、受过训练和停止训练的人的肌肉样本中的葡萄糖转运蛋白GLUT4的表达，GLUT4是促进肌膜葡萄糖转运的载体蛋白，在肌肉收缩和胰岛素刺激下发挥作用（McCoy et al. 1994）。描述了一次运动对肌肉 *GLUT4* 基因表达的影响和运动诱导的GLUT4转录分子调节（Flores-Opazo et al. 2020）。现在普遍接受的是，重复训练后基因表达的短暂改变对训练后骨骼肌中关键蛋白的表达增加（Egan et al. 2013；Perry et al. 2010）及翻译增强（Robinson et al. 2017）至关重要。Egan等现在对急性及慢性运动的反应及适应的分子和细胞机制有了更多的了解（Egan & Zierath，2013），以及它们如何受到特定干预措施如营养干预的影响，以优化运动适应（Hawley et al. 2018）。

现在在进行训练与营养相互作用的研究中，运动学家检测基因转录、蛋白质翻译和（或）骨骼肌中蛋白质活性的变化已经成为常规。这些检测通常可以帮助解释功能方面变化的机制，如肌肉形态、耐力和力量或运动表现；然而，重要的是要认识到，许多研究从分子角度报道了肌肉的特征性变化，却没有伴随运动表现的变化。这再次强调运动表现的复杂性和多因素特性，以及从这种肌肉检测外推到运动表现时需要谨慎。

随着对运动适应分子基础的认识增加和生物技术和生物工程的进步，发展出了具有增强运动表现和改善健康结果的转基因小鼠。例如，肌肉特异性转录共激活因子PGC-1α的过表达导致肌肉氧化能力和跑步耐力增加（Calvo et al. 2008）。系统地递送携带特异性靶向骨骼肌基因的腺病毒的能力，提高了增强健康的新治疗策略的可能性（Williams & Kraus，2005），但也是提高运动成绩的"基因兴奋剂"。事实上，目前世界反兴奋剂机构的禁止清单不包括"核酸或核酸类似物聚合物的转移"和"正常或基因修饰细胞的使用"（WADA，2020）。另一个发展建立在对运动反应和适应的分子基础了解加深，对所谓的"运动药丸"感兴趣，其可能在药理学上重现一些或许多运动的有益作用（主要在健康方面）。虽然存在很有希望的候选分子，但其中一个分子不可能完全复制再生运动效果（Hawley et al. 2019）。

最后，长期以来人们一直关注运动领域的"先天"与"培养"的相对重要性（Tucker & Collins，2012），检查遗传性和生理运动表现特征的潜在遗传基础，以及基因检测应用于运动的可能性（Roth，2012）。许多研究小组采用候选基因的方法，一个与运动表现相关的重要基因是α-actinin 3，至少在澳大利亚学者看来，它与优秀的冲刺表现有关（MacArthur & North，2005）。另一个有趣的发展是更好认识了个体对训练计划的反应及其生物学基础（Bouchard & Rankinen，2001），以及预测这种反应的可能性（Timmons et al. 2010），以便更好地提供"个性化训练"（Buford et al. 2013）。

由于人类基因组计划的推动，基因测序技术迅速发展，使全基因组和外显子测序快速且便宜。越来越多的潜在的"运动基因"和全基因组关联研究已经出现，而且这项技术的确超越了生物学。其挑战是连接和整合大量基因组和分子数据与生理和运动表现的传统表型测量。同样重要的是认识到环境影响如运动训练和饮食，可以通过不涉及基本基因序列变化来修饰基因表达并最终改变表型：表观遗传学。运动已被证明会影响DNA甲基化、组蛋白修饰和微RNA表达（McGee & Hargreaves，2019）。

其他"组学"方法，如蛋白质组学、磷酸蛋白质组学和代谢组学，以及基因组学和转录组学，已被使用，并将在未来几年继续使用，以更全面地了解运动适应的分子基础（Sanford et al. 2020）。利用这些数据集，将复杂的数学和统计技术及"系统生物学"方法应用于运动生物学的问题研究，将有助于理解支撑运动和运动表现的各种基因-环境相互作用（Ghosh et al. 2013）。正如MacArthur和Lek（2012）指出的一样。

"仅DNA测序方法的进展还不够，当然，人类不仅仅是基因组的产物。真正的预测医学需要整合遗传和环境来源的风险因素……幸运的是，有一台机器可以准确地将遗传和环境风险整合在一起，即人体本身"。

教练员、运动学家和运动营养师长期观察和检测运动员的表现，这是多种因素的最终结合。分子生物学的发展提供了令人兴奋的新机会，可更好地理解这种运动表现的生物学基础，至少有可能来提高这种运动表现。

（张晓圆　译　常翠青　校）

参考文献

第 2 章
运动员营养评估：研究和应用

Deborah Kerr, Cesar Ramos Garcia, Carol Boushey

2.1 引言

本章重点聚焦于营养评估主要方法的应用、优点和局限性，特别是在工作实践中和专项研究中评估膳食摄入量，以及在运动员应用中的特点。本章将说明膳食评估方法在研究和应用中的主要差异，并介绍改进膳食评估方法的新技术。

2.2 营养评估流程

目前，对运动员进行营养评估，以及体检、肌肉骨骼评估和心理评估已成为许多体育组织的常规工作。对于营养师来说，营养评估是营养诊疗流程（Nutrition Care Process）中四个步骤的第一步。营养诊疗流程是营养师向患者、客户、团体或社区提供营养诊疗的必要环节，也适用于运动员（Academy of Nutrition & Dietetics 2018）。营养评估是完成营养诊疗流程 4 个阶段的基础。

（1）营养评估和再评估。

（2）营养诊断。

（3）营养干预。

（4）营养监测与评价。

美国营养与饮食学会（Academy of Nutrition and Dietetics，AND）为运动营养师对运动员进行营养评估制订了专业化标准，包括对具体指标的详细描述（Steinmuller et al. 2014）。

膳食评估（也称为食物和营养相关史）是运动员个人营养评估的关键组成部分（参见 2.7 相关内容）。该项资料可以进一步通过补充能量消耗分析（在训练和比赛中）、体质评估、生化数据和健康史等信息来完善。

对于一名健康的运动员来说，如果出现嗜睡、疲劳、运动能力差、注意力不集中、大强度训练期间恢复缓慢等状况，可能与营养有关。运动损伤或感染的发生率增加，体重大幅度下降，也可能与营养素摄入不足或能量失衡有关。通常情况下，如果比赛和训练过程中运动员发挥失常，这可能是传递给教练的一个信号，需要运动营养师为运动员进行营养评估。营养评估数据资料（也称为营养评估指标）来自以下几方面。

▶ 食物和营养素摄入史。

▶ 体质评估（身体成分和人体测量）。

▶ 生化数据、医学检查。

▶ 营养问题溯源性询查。

▶ 运动员健康史。

运动营养工作需要具备所有相关领域的知识和技能，以及开展循证医学研究的能力，来帮助运动员实现与运动成绩相关的目标（Thomas et al. 2016）。专业培训后的运动营养师应能诊断营养相关问题，同时兼顾影响运动员成绩和健康的生理、医学、社会和心理问题，并据此制订运动员的营养干预和监测评估方案。

营养评估的主要目标和营养诊疗流程的第一步是：

▶ 发现需要营养支持来恢复或维持良好营养状态的运动员（如有营养相关健康问题风险的运动员），并确定是否存在营养问题。

 ▶ 确定是否需要获得其他相关信息。

 ▶ 在可行的情况下，将评估的数据与对应的参考标准进行比较。

 ▶ 提供适当的营养干预（例如，有助于行为改变的个人饮食策略）。

 ▶ 监测膳食干预的进度和效果，以及对运动成绩的影响。

2.2.1　营养问题的溯源性检询

营养问题溯源性检询的目的是发现导致营养状况不佳的任何原因。查询涉及任何食物过敏或食物不耐受的情况，以及任何影响食物摄入、消化和代谢的疾病性原因或生理性因素。近期疾病或远期慢性疾病、焦虑、抑郁和一些药物的使用均会干扰营养素的吸收，从而影响机体的营养状况。查询时，营养补充的情况也应该考虑其中。腹泻、食欲缺乏、胃肠道紊乱和体重下降可能与潜在疾病有关。心理社会压力也会影响食欲和饮食行为。然而，食欲缺乏对于一些运动员来说是一种正常的生理反应，在剧烈运动后可能持续1～2小时。一些运动员在剧烈运动前摄食也会引起不适或恶心，应该避免在训练前2小时或更长时间进食。这种进食行为不利于运动员的体力恢复，也不利于运动员每日营养素和能量的摄入和利用。

2.2.2　生化测试

如果血液中某微量营养素含量低，可能会反映饮食中该微量营养素摄入量少、吸收不良、消耗量或排泄量增加等情况。许多营养素作为生物标志物具有较大的日间变化（如血清铁）或处于严格的稳态控制（如钙），这些指标的测量结果有可能引起误判。本书其他章节详细讨论和解读了与运动员相关的生物标志物，如维生素和矿物质（详见第12章）、铁（详见第11章）、蛋白质（详见第4章）、钙和维生素D（详见第10章）。

应研究比较某微量营养素几种不同水平的诊断标准，建立某运动员个体的该微量营养素诊断标准。根据一次性检测结果，即使发现营养素生物标志物较低，也未必就能做出临床诊断或亚临床诊断。如果可能的话，应该使用多项指标进行多次检测，才有可能获得个体营养状况的有价值的信息，才有可能揭示营养状况变化的趋势。当发现检测的生化指标严重偏离个体的正常水平或人群参考水平时，该营养素不足或缺乏的诊断可以确认。

2.2.3　体质评估

体质评估通过物理测量法评价人体的尺寸、体型、比例、体成分、发育成熟情况和总体功能。包括身高、体重、皮褶厚度和腰围的身体测量，是公认的可用于现场测量的指标，可对运动员进行评估和监测。评估身体成分的实验室方法，如双能X射线吸收测定法（尽管主要在研究中使用），越来越多地用于运动员的测量和评估（详见第3章）（Hind et al. 2018）。这些身体测量数据可间接用于估计身体成分或预测能量需求。将身高或体重参数与"理想值"或"参考标准"进行比较，如体重指数（body mass index，BMI）[BMI＝体重（kg）/身高（m）^{2}]，对于许多运动员来说是不合适的。根据这些标准，那些肌肉量大的运动员会被归类为超重，或者在某些情况下被归类为肥胖，尽管这些运动员的体脂很低。儿童和青少年的BMI表和生长发育图可用来证明体型精瘦的运动员没有超重。

若干点位皮褶厚度之和是一种实用、廉价和可靠的方法，可用于估计身体脂肪或监测运动员身体成分随时间的变化。因此，对运动营养师来说，皮褶测量是一项特别有用的技能。在对运动员进行体格评估之前，强烈建议运动营养师进行相关培训，如国际人体测量学会（International Society for the Advancement of Kinanthropometry，ISAK）提供的培训。测量身体成分的其他方法将在第3章进行介绍。

2.3 调查膳食摄入量的原因

表2.1 调查膳食摄入量的目的和应用

目的	应用的内容
确定营养状况	计算运动员不同组别的营养素平均摄入量 根据普通人群营养素摄入量标准，计算个体和群体运动员营养素摄入不足的比例 将膳食摄入状况与其他参数（如生化、人体测量及医学检查）相结合，评估个体或群体运动员的营养状况
评估运动成绩、膳食和健康状况之间的关系	将营养状况的指标与健康问题的发生率和患病率或群体运动成绩指标进行比较
评价营养教育和干预的效果	提供关于饮食干预效果的反馈
评估不同饮食方案对运动成绩指标或代谢反应的效果	确定膳食、膳食组分或补充剂的潜在增力作用
评估不同训练周期或强度对膳食摄入的影响	结合其他参数，确定不同训练强度和持续时间对不同营养素周转率的影响

表2.1解释说明了调查运动员膳食摄入量的许多用途。调查运动员个体或群体膳食摄入量的主要目的是评价营养素摄入是否不足或食物选择是否不当，进而确定是否对不合理饮食及行为进行干预及评价干预的效果。膳食调查也有助于提高运动员对饮食习惯的正确认识，从中受到基础性营养教育。如表2.2所示，每种调查方法在研究和工作环境中应用时都有不同的应用方式、优势和局限性。有关膳食调查方法的全面综述，请参阅线上资源《膳食评估入门》（*Dietary Assessment Primer*）（NCI，2020）。

2.4 适用于研究的膳食调查方法

用于研究目的的主要膳食调查方法包括膳食记录法、食物频率问卷法（FFQ）、24小时膳食回顾法和膳食筛查法（也称短期膳食调查工具）。过去几年中，表2.2列出的许多传统的基于论文和访谈的膳食调查方法已被创新的网络和移动技术修改为自我报告形式，以互动式的计算机（如本章稍后讨论的ASA24）或手机软件为依托。随着移动设备的广泛使用，现在已有几个免费的膳食评估应用程序可以使用。有关移动设备上膳食评估方法，可参见Gemming等（2015a）和Boushey等（2016）的综述。应该在工作应用和专项研究应用中去验证运动员专用的新型膳食评估软件的有效性。与这些新方法相关的误差来源可能与传统方法相似（参见2.5相关内容）。评估方法对不良进食行为（一种常见错误）的改变作用称为"反应性"（reactivity）（Thompson & Subar，2017）。以下章节概述了膳食调查评估方法及其优点和局限性。

表2.2 群体和个人膳食摄入量调查方法的对比

	食物频率问卷法（FFQ）	24小时膳食回顾法	膳食记录法	基于图像的食物记录法
概述	受访者根据一份有份量或无份量的固定食品清单，回忆规定的时间段内食物和饮料的进食频率	受访者回忆过去24小时内食用的所有食品和饮料通过当面、电话、网络进行调查	被调查者通过使用家庭测量中的称重法或估算法来记录摄入的食物和饮料，通常持续3～7日 书面记录或电子记录	受访者使用应用程序和相机拍摄进食前后所有的摄入食物和饮料的图像，通常持续3～7日

	食物频率问卷法（FFQ）	24小时膳食回顾法	膳食记录法	基于图像的食物记录法
应用/目的	提供特定时间段内总摄入量的估计值 可根据被调查者营养素、食物、食物类别和膳食模式的状况，对其进行排序或分类	主要用于大规模人口膳食调查 单次24小时膳食回顾可提供营养素、食物、食物类别、饮食模式的人群平均摄入量 对于个体评估，则需要多次24小时膳食回顾	可记录和评估每餐的摄入量 可用于估计人群或个人的营养素、食物、食物类别、膳食模式	实时评估摄入量 可用于估算人群或个人的营养素、食物、食物类别、膳食模式 图像提供了附加的进食前后食物及数量的信息
所需培训	最少 受访者可自填问卷，或由调查者询问并填写问卷	很少 对于调查者，培训仔细提问的方法（如多次通过法） 对于被调查者，培训基于网络的使用方法	很少 对于被调查者，培训书面记录方法或使用应用程序记录方法	很少 对于受访者，培训应用程序使用、如何抓拍图片和放置标尺（如果使用的话）
受访者负担	低 15～30分钟完成，取决于问卷的长度	低至中等 30～60分钟完成，具体取决于调查方式（例如面谈或网络）	高 每次进食时都需要记录（书面或电子） 食物称重和记录会增加额外负担	低至中等 需要拍摄每次摄入的食物和饮料的图像
数据收集负担	低，尤其可使用扫描仪或通过网络实施的情况下	高，数据收集和录入需要经过培训的工作人员 低，通过网络实施	高，对于书面记录，需要经过培训的员工来处理和输入数据 低，对于电子记录，如果原始数据来源于应用程序并链接到食物成分数据库	低，如果可自动分析并链接到食物成分数据库 中度，如果聘用经过训练的分析师链接食物成分数据库
优势	非常适合人口调查 受访者负担低 管理和执行成本相对较低	采用面试方法时，受访者文化水平不影响结果 受访者负担低	可提供食物摄入详细和准确的信息 对于电子记录，当链接到食物成分数据库时，研究人员/临床医师分析负担低	提供实时膳食评估及进食前后的连贯信息 提供食物量的精确自动估算（使用某些程序） 不依赖受访者的文化水平
局限	测量误差的可能性高 易受回忆偏差影响 受访者难以量化所摄食物 如果不在食物清单上，则可能无法想起偶尔摄入的食物	易受回忆偏差影响 前一日摄入的食物可能不具有代表性 需要多日的回顾才能获得"平时"的食物及摄入量 偶尔摄入的食物可能无法想起并记录	潜在的受访者产生抗拒心理的可能性很大 高负担，尤其是记录高能量摄入的受访者 无法验证记录时间（如进食以后才记录）	潜在的抗拒心理还有待充分测试 图像食品及体积自动识别系统尚未研发完善

2.4.1　膳食记录法

膳食记录通常在4～7日进行，使用称重法、估算法或家庭测量。传统上，研究中用于评估运动员当前膳食摄入量的最常用方法是家庭测量书面记录食物（Burke et al. 2001，2003）。尽管要求受访者在进食时记录所摄食物及摄入量（因此可不依赖于记忆），但证据表明，一些受访者却只在当日结束时才通过回忆进行记录（Boushey et al. 2009）。加权的食物记录，虽然看起来比家庭测量更准确，但这种方法更容易导致日常饮食摄入失真。在决定使用膳食记录法之前，研究人员需要考虑可能降低数据准确性的因素，如记录膳食摄入时的心理负担、受访者依从性差、饮食习惯的有意或无意改变等。一篇关于运动员膳食评估方法有效性的系统性综述显示，这些方法缺乏可靠的研究证据（Capling et al. 2017）。

2.4.2　基于图像的食物记录法

尽管使用移动设备（Rollo et al. 2015；Boushey et al. 2017；Simpson et al. 2017）和手机的相机功能（Gemming et al. 2015b）来改进食物记录数据收集的创新技术仍在发展中，但这些技术很可能提高膳食记录的准确性（Thompson et al. 2017）。这些技术不仅可实时记录膳食摄入量，还可减轻受访者的负担。

有2种类型的应用程序可用：数字式食物记录和图像式食物记录。数字式食物记录能链接到食物成分数据库，要求受访者从下拉菜单中选择食品或饮料及摄入量。一些应用程序具有扫描条形码的功能。此方法要求受访者了解食物，并能准确选择适量的食物份额。对于图像式食物记录，要求受访者拍摄他们所摄食物和饮料的图像。

有一种膳食评估技术辅助系统（technology-assisted dietary assessment，TADA），包括移动设备的食物记录（mobile food record，mFR）应用程序，可在移动电话上运行，并与基于云的服务器连接，用于存储图像、元数据、图像处理和分析（Zhu et al. 2015）。使用可移动食物记录应用程序，参与者可在进食前后拍摄食品和饮料的图片。图片中放置标尺和已知标志物（如颜色标识），有助于识别图像中的食物和食物的体积或重量（Zhu et al. 2010）。这些图像通过无线网络或3G/4G/5G网络自动上传到服务器。这些图像内容由受过训练的人类分析员或具有视觉和机器学习技术（如深度学习）的电脑进行确认（Fang et al. 2019）。食物图像分析和体积估算的信息一起被链接到营养素数据库，以估计能量和营养素的摄入情况。TADA应用程序在澳大利亚和美国的社区居民中已经完成了测试（Kerr et al. 2016；Boushey et al. 2017）。

迄今为止，利用数字图像式膳食记录方法对运动人群进行研究的数量有限（Costello et al. 2017）。Pelly和Thurecht（2019）在英联邦运动会自助式餐厅使用数字图像评估运动员的食物选择。这种方法有助于评估运动员的膳食习惯，并可为餐饮业者和运动员提供未来赛事的食物选择建议。

2.4.3　24小时膳食回顾法

对于24小时膳食回顾法（24HR），受访者被要求记住并描述过去24小时（即昨天）所摄食物和饮料及其数量，可能还包括一日三餐和零食的时间、饮食环境和食物准备情况。在研究中，24HR采用一种结构化方法，即由美国农业部食品调查研究小组开发的五步多通道方法。该方法提供了一种结构化的会面形式，包括五层结构化的膳食调查流程（Conway et al. 2004）。第一步，在不打断参与者的情况下，要求参与者提供一份"快速名单"，列出所有摄入的食物和饮料的信息。第二步，参与者被问及遗忘的食物，而调查者会遵循一套标准化的调查步骤。第三步，详细说明每种食物的摄入时间和食用场合。第四步，称之为细节环节，遵循标准调查流程，获取食品和饮料的种类及数量等详细信息。第五步，调查任何被遗忘的食物或饮料。通常情况下，24HR以面对面询问或电话询问的方式进行。24HR的一种派生版本ASA24将在后面进行讲述。

24HR主要用于流行病学研究或全国人群膳食调查，用来估计群体而不是估计个体的营养素或食物摄入量。当24HR被随机重复多次应用时，其结果可用于评估日常营养素摄入量，详细信息参见《膳食评估入门》（NCI，2020）。Carroll等（2012）根据美国成年人样本（$n = 965$）的膳食摄入量预测模型，发现4～6次重复使用24HR对于大多数营养素和食物种类的调查结果最佳。重复使用24HR，有助于将人群的膳食模式分类，或根据膳食摄入量将人群分类，如果获得足够次数的膳食调查信息，也可以对个体食物摄入情况进行准确评估。

2005年，美国国家癌症研究所开始将24HR方法应用于基于网络、自动化、自我操作的软件工具。该工具被称为"自动自助24小时膳食回顾"（Automated Self-Administered 24-hour dietary recall，ASA24），它减少了使用训练有素的专业人员收集大规模人群数据的负担和成本（Subar et al. 2012）。ASA24是基于多通道方法修改的版本，进入该软件后，受访者通过步步引导，回答每一餐所摄入的食物和饮料的相关提问，包括回答每餐食物快速清单、回答食物摄入详细信息、最终审核及回忆遗忘食物等步骤。除了美国ASA24，澳大利亚和加拿大也有类似的版本，可以分别链接到其国家食物成分数据库。迄今为止，在运动员中使用HR的研究还是比较有限（Baker et al. 2014）。

2.4.4 食物频率问卷法

食物频率问卷法（food frequency questionnaire，FFQ）包含一份预先确定的食物清单，清单中食物或有份量或没有，再加上提供给受访者的食物频率选项，报告每种食物的食用频率。FFQ还可以提供一种选项，报告清单上未列出的食物，也可以报告与食物制备、补充剂使用及其他和食物相关的行为。FFQ易于在线使用和分析，可自行操作，不需要受访者经过昂贵的培训后或聘请受过培训的人员来完成。

由于具有受访者负担低且分析快速的优势，FFQ大多应用于大型流行病学队列研究。它们允许对最近或远期（24小时至20年）所摄入的营养素、特定食物或选定的食物种类进行回顾性评估。最常用于评估过去6～12个月不同人群的日常饮食。FFQ经过调整和验证，可在研究中适用于新的用途和（或）其他不同用途，而不仅仅是获取日常食物的摄入，例如，FFQ可作为筛选工具，对一种或多种营养素、食物或选定食物种类的摄入进行调查或排序，比较或记录干预试验期间营养素的摄入情况。

FFQ很少用作运动员膳食的调查方法。用于运动员膳食调查或干预试验的FFQ研究数量有限，这些研究主要是对先前验证过的问卷进行修改（如Fogelholm & Lahti-Koski，1991；Telford et al. 1993；Hinton et al. 2004；Ward et al. 2004；Heaney et al. 2010）。迄今为止，有3个FFQ专门为运动员设计：新西兰的FFQ（Braakhuis et al. 2011）、日本的FFQ（Sunami et al. 2016）和巴西的FFQ（Godois et al. 2020）。Braakhuis等（2011）开发了一个FFQ，将其作为抗氧化剂摄入量的指标，并以113名男女赛艇运动员为受试者进行了验证。在近期一项针对巴西运动员的探索性研究中，利用一款研发的FFQ，发现通过56种食物，可以预测13种营养素的日常摄入量（与2次24HR的结果相比），尽管该工具还需要进一步验证（Godois et al. 2020）。

从研究的角度来看，之前为特定人群开发并验证过的FFQ如用于不同的人群，则需要重新进行验证。这对于评估运动员的膳食习惯尤为重要，因为他们的日常饮食摄入和摄入量与普通人群有所不同。任何针对一种新的膳食摄入评估方法的有效性测试都是复杂的，不仅需要与另一种膳食评估方法进行比较，最好还能包括作为膳食测量客观指标的生物标志物。验证所涉及的试验设计、数据收集和保证样本量适当等，都需要大量的组织工作。这些都解释了为什么运动员使用FFQ受到很大限制。Cade等（2004）和其他人（Molag et al. 2007；Lombard et al. 2015）提供了相关指南，以期在新FFQ的设计、应用和验证上，或修改现有FFQ以供不同人群的使用上，对研究人员有所帮助。

2.4.5 膳食筛选法

膳食筛选法包括一系列评估膳食行为的问题或简短的FFQ，通常没有食物份数大小的选项。筛查人员的目的主要是评估特定时间段内的膳食行为或有限的食物和饮料的摄入情况（NCI，2020）。应用于运动员人群的食物筛选案例包括36项条目的运动员食物选择问卷（Athlete Food Choice Questionnaire）（Thurecht & Pelly，2019）、患者快速进餐评估调查（Rapid Eating Assessment for Patients Survey，Kurka et al. 2014）和针对超耐力运动员开发的食物选择问卷调查（Food Choice Questionnaire）（Blennerhassett et al. 2019）。还有一项运动员膳食指数（Athlete Diet Index）正在进行有效性测试（Capling et al. 2019）。与FFQ类似，筛选法能够快速执行并吸引研究人员和参与对象，但与一些FFQ不同的是，筛选法不能提供膳食总摄入情况的评估。

2.5 膳食评估方法中的误差来源

所有饮食调查方法都会存在固有错误和信息偏差。在研究和工作应用中，当收集和分析膳食摄入数据时，识别和减少这方面的错误至关重要。如果属于研究性质，那么错误的程度应在饮食摄入的研究报告中予以声明，尽管这点经常被忽视［有关综述请参见Livingstone 和 Black（2003），Thompson 和 Subar（2017）］。已有综述列举了当评估运动员能量可利用性时，在估算能量摄入的方法中存在的瑕疵，并分析了其可能的影响（Burke et al. 2018；Holtzman & Ackerman，2019）。

2.5.1　所有膳食数据收集方法的误差来源

膳食摄入数据收集和解读方法存在局限性，但并不总会在工作应用或期刊论文中给予充分解释或描述。膳食摄入数据采集中的最大误差来源是被调查者回忆或报告实际食物摄入量的不准确（Block，1989）。任何被调查者，包括运动员，提供准确膳食摄取数据的能力取决于他们的动机、识字能力、记忆力、沟通能力及对食物摄取的认知力。被调查者对食物种类和数量的感知能力，对成功收集数据至关重要。运动员可能会有意给出偏差的反馈，因为他们可能不想向教练或营养师透露他们不适当的食物选择，或者因为他们想给人留下好印象。在对普通人群的调查中，最常见的偏差来自时尚社会推崇的食品，如新鲜的水果和蔬菜，并不是来自甜食或油腻食品（Worsley et al. 1984）。在运动员中，这种情况可能很相似甚至更加明显。营养师的个性、提问的方式、不适当的沟通技巧、未能建立融洽的关系及未获得运动员的信任等均会导致额外的数据反馈偏差。

大多数膳食调查方法都低估了能量和营养素的摄入量（表2.2）。用于审核研究工作或实际调查中低报及其程度的一些技术性问题将在2.6相关内容进行讨论。

2.5.2　食物记录中的误差

被调查者中鲜有记录食物摄取量和提供准确食物记录的专家。积极性较强和受过良好教育的志愿者能够提供准确和可靠的食物摄入数据（Black et al. 1991）。如果有人（如相关教练或家长）要求运动员去寻求营养师帮助，那么运动员不太可能会产生积极性或了解记录食物摄入量的重要意义。自我记录食物摄入量还会改变饮食行为。在完成食物记录的过程中，会停止吃零食，抑制自发性、冲动性的食物选择，摄取混合膳食等，最终使过去真实的食物摄入情况产生扭曲。在一项研究中，超过50%完成称重食物记录的被调查者都坦率地承认改变了他们平时的摄入量。主要原因是觉得会产生麻烦、下意识行为和感到难为情（Macdiarmid & Blundell，1997）。运动员通常由于太忙而无法完成称重法的食物记录，尤其是当他们对营养重视程度较低，并且没有主动寻求膳食帮助时。

对于忙碌的运动员来说，自我记录饮食摄入量或使用手机应用程序的家庭测量方法比称重饮食记录更合适。应指导运动员学会较为准确估量每份食物的方法，然后在分析和判断之前进行交叉核对录入，这很有必要。移动设备上基于图像的食物记录方法可以减少量化食物份量时的误差。

与普通人群膳食调查的其他方法相比，无论是有意还是无意，食物记录法中少报的情况最为常见（Buzzard，1998）。运动员也有类似的情况，不过，针对运动员饮食记录方法进行有效性和偏差性评估的高质量研究数量有限。有关这些研究的评议，请参见Capling等（2017）的综述。

2.5.3　回顾法中的误差

与膳食记录法相比，膳食回顾法倾向于高估低能量摄入者的摄入量，而低估高能量摄入者的摄入量（Gersovitz et al. 1978）。然而，还未见到任何有效性研究对运动员使用食物回顾法的数据结果进行分析，来证实或反驳这种说法。

FFQ用于评估日常膳食营养素的摄入，因与膳食记录法和24HR相比，其准确性较低而受到批评。造成准确性较低的主要原因有记忆偏差、被调查者对过去摄入膳食和摄入量的记忆能力不同等。被调查者一直难以准确量化所摄食物，特别是没有按份标出重量的肉类和早餐谷物。据报道，运动员在此方面与普通人群没有区别（Fogelholm & Lahti Koski，1991）。我们发现，无论运动员的年龄和性别如何，他们对食物重量和饮料容积的感知，与实际重量和容积相比，存在巨大差异。

2.5.4   使用食物成分数据库和膳食分析应用程序将食物转变为营养素时的误差和限制

将食物转变为营养素是膳食调查误差的主要来源，误差的程度也反映了使用者的技能和知识、数据采集方法及食物成分数据库的情况。充分了解食物成分，掌握数据收集和分析技能，是进行这项工作的必要条件。复合性误差源自缺乏对所摄食物和摄入份量的特征性描述，源自对常规烹饪方法、可食部分、单位容积的重量、如何处理不能立即与食物成分数据库匹配的食物等相关知识了解不足。

食物成分数据库中并未包括大量在实际生活中食用的食物，因此有可能选择不适当的食物作为替代，甚至发生食物漏算和猜测性计算等，这些都严重干扰了数据的准确性。研究显示，在分析数据前制订切实可行的食品替代方案来解决这些问题，对于最大限度减少误差至关重要。虽然研究人员通常会在发表的文章中报告在研究中使用的食物成分数据库，但很少会承认其他因素可能影响营养素分析的准确性。应认识到存在以下限制因素。

①食物成分数据只是营养素成分的估计值。基于食物成分数据计算出的营养素摄入量仅为估算值。对于任何特定食物，即使是在同一环境里生长产出，其原生单体食物的营养素含量都不一样。微量营养素的变化程度就更大，尤其是β-胡萝卜素、维生素C和硒。对于同一原产地生产的食物，营养素含量的变化也较大。自然、生物、地理和农业等因素都影响食物的营养素含量，不同的烹调和加工技术也带来较大的差异。虽然数据库可能包括一些商业化食品，但这些食品中的添加成分和品牌名称可能不会记录在库。

②食物成分数据特用于食物原产国。因为物种变异、农业生产模式和食品法规等方面的差异，某一国的食物成分数据库的营养素数值并不适用于其他国家的食物。因此，来自某国的食品成分数据库并不适用于分析居住在另一个国家的运动员的膳食摄入数据。

③营养素和食物的信息不完整。由于动植物育种、食品法规和食品加工技术的变化，食物成分数据出现快速发展和变化，因此食物成分数据库不可能含有可供消费的所有食物或所含营养素。市面上供应食品的不断变化及测试费用的不断升高，阻碍了食物成分数据库的及时更新。可利用移动设备应用程序扫描食品条形码，但只能得到食品营养标签上所列入的那些营养素成分。利用移动设备应用程序扫描食品营养标签，并将其营养素信息添加到食品成分数据中，这种方法不能用在研究工作中。

④可利用替代食品。如果食品成分表或数据库中没有某一特定的食物或配料，就不得不利用相似食物进行替代。替代的食物越多，结果的不准确性就会越大。食物成分表中没有的食物，也许是因为该食物对膳食构成没有多大贡献（即人们几乎不吃）。尽管一种匹配较为完满的替代食品依然有牵强的意味，但比完全忽略不计此食物更接近于事实。

⑤食物份量大小难以标准化。运动员（和大多数人）吃的一份食物的量不一定符合食品标签和膳食分析软件中的份量。使用默认的食物份量并不合适，因此需要手动更改程序中的食物重量或体积，以避免系统性错误。

⑥选择最佳替代食物时可能存在的误差。缺乏经验和未经训练的人，如运动员，在输入食物进行营养素分析时会出现许多错误。如上所述，并非所有的食物都可以在食物数据库中找到，因此就有可能选上那些在能量和营养素上与所替代食物不太匹配的食物。虽然受过训练，但是因人不同，输入的食物数据也会出现较大的差异，这也是一个问题。有报道称，不同的有经验的运动营养师，在输入来自1997年澳大利亚奥林匹克运动队的自我记录的膳食摄入数据时，出现了很大的差异（Braakhuis et al. 2003）。虽然被调查者在记录食物摄入量时要求按统一的步骤严格操作，但是这些调查者输入数据时，却没有统一的规定，而是各行其是。膳食数据输入中的这种错误源自不同的运动营养师对某食物及其替代食物的不同理解和判断。该研究的结果说明了建立统一的替代食物清单方案和相互之间进行交叉检查的重要性，有助于减少这方面的误差。

⑦使用膳食应用程序。在手机和互联网上广泛使用的公共膳食分析软件，引起了人们对食物摄取数据误用和误判的进一步担忧。某应用程序可能与另外一个国家的食物成分数据库相连，而那个国家的食

品供应、食品成分和食品法都可能与本国不尽相同。这些应用程序一般设计用于普通大众，研究性质不强，因此不需要一致性数据的输入。

2.6 用于检测食物摄入少报的方法

几乎每一种膳食调查方法都天生存在误报的问题。当用更准确的指标进行验证时，大多数膳食调查方法显示出在能量摄入方面存在较高的少报率（及随后的营养素摄入量少报）。有若干外部指标或标准可用于确定膳食摄入量少报的严重程度，包括双标水方法、生化检测指标（如24小时尿素氮试验）、能量摄入/基础代谢率比值（energy intake/basal metabolism rate，EI/BMR）等。已有学者对上述方法及其他外部验证方法做过全面性综述（Livingstone & Black，2003；Freedman et al. 2014，2018）。

2.6.1 用双标水法验证总能量摄入

双标水法（doubly labelled water method，DLWM）（$^2H_2{}^{18}O$）被认为是测定社区居民能量消耗量和验证其他能量摄入评估方法的金标准。研究中受试者需喝下含一定量稳定同位素［氘（$^2H_2$）和氧（^{18}O）］的水，然后按时留取尿液样本，测量这些同位素的清除率。该方法成本昂贵，需要专门仪器和培训研究人员。

2.6.2 能量摄入与基础代谢率的比值

有报道称，有一种比双标水法和尿素氮更便宜的能量摄入测评方法，用能量摄入（energy intake，EI）与基础代谢率（basal metabolic rate，BMR）的比值（EI∶BMR）表示，最初由Goldberg及其同事们在1991年首先报道，现一般称为Goldberg方法。近期有学者用Goldberg方法评价先前分别用食物频率问卷调查、2次24HR和双标水法获得的结果，在没有对运动热效应（thermic effect of exercise，TEE）进行客观测量的情况下，发现Goldberg法表现出少报的特征（Tooze et al. 2012）。EI∶BMR的最终可用来判断用食物记录法得出的一个人的能量摄入量是否与其在正常生活状态下（非卧床）真实的能量摄入量一致。该比值可分别由全身能量测定法所测的最小临界值和双标水法测量值的最小临界值来表示（Goldberg et al. 1991）。EI∶BMR的临界值上下限可根据膳食调查的样本数量和调查时间的长短进行调整（Goldberg et al. 1991）。这些研究人员定义了两类临界值：①基于习惯性或平时摄入量的临界值（临界值1）；②基于经过一段特殊的记录食物时期、饮食行为发生改变后的实际摄入量的临界值（临界值2）。例如，样本量为1人，进行为期3日的饮食记录，可以使用临界值2来评估。基础代谢率可用预测公式来估算。对于运动员来说，在能得到瘦体重（lean body mass，LBM）或去脂体重（fat-free mass，FFM）数据的情况下，Cunningham方程是最好的预测公式。当只有身高和体重数据时，建议使用Harris-Benedict预测方程。

总之，EI∶BMR较为粗略，并且是基于BMR的估值，而BMR本身就不准确。不过，该方法却被广泛用在研究和实际工作中，用于检测个体和群体膳食摄入量调查中的少报问题。

2.7 适用于实际工作的膳食评估方法

膳食评估是总体营养评估的一部分，不应将其作为数据的唯一来源。例如，膳食评估可能提示膳食铁摄入量低，但还需要对机体铁状况进行额外的生化测量。在实际应用环境中，运动营养师应了解与运动文化相关的不同运动员群体的饮食习惯、食用量及饮食观念和宗教信仰。这包括使用营养补充剂和特定运动要求（如"控制体重"的要求或减少体脂的压力）。最近，可替代饮食和时尚饮食在运动员中变得很流行（Arenas-Jal et al. 2019）。了解运动员尝试各种饮食的原因很重要。同样重要的是，使用面谈技术来识别对食物摄入量的误报或限制食物摄入的行为，这种情况常见于在那些试图减肥或控制体重的人（Hill & Davies，2002；Fudge et al. 2006）。由于多种原因，食物称重记录法特别容易出现误报和依从性差的情况（参见2.4.1相关内容）。详细的饮食评估也可能会让一些对体重敏感的运动员感到烦躁不安（Thompson & Subar，2017），特别是必须将其作为运动能量相对不足（RED-S）部分诊断依据的时候。

膳食评估包括收集食物和饮料摄入量数据，然后依据按年龄、性别和国家制定的人群营养素参考标准，来评估营养素和能量是否充足或食物类别的摄入量。对于大多数营养素，运动员可以使用相同的参考标准。然而，收集准确的食物和饮料摄入量数据，并与人群参考标准进行比较并不是一个简单的过程（对于未经培训的观察者来说可能是这样），而是一个认真、仔细的过程，需要熟练技能和专业知识。虽然运动员可能与非运动员有相似的饮食习惯，但他们对某些营养素和食物的需要量通常较高。当评估运动员群体食物或营养素摄入量时，膳食数据收集的方法和营养素摄入参考标准可能需要调整。

2.7.1   膳食史法

膳食史法是24HR和食物频率问卷法的结合，调查目的是确定平时的饮食模式。日常饮食摄入不稳定或不一致的情况在运动员中并不罕见，24HR构成了应用膳食史法对日常食物摄入进行更广泛或更详细评估的基础。虽然膳食史法提供了对日常饮食的总体评价及季节性的影响，但要花费较长的时间，这取决于调查者的技能熟练程度，还取决于被调查者的记忆力和配合程度。膳食史法的着重点是对膳食模式和日常食物摄入量进行评估，需要约20分钟来完成。大多数营养师在实际工作中首选该法来评估受访个体过去日常的膳食摄入情况。这种方法现在很少用于研究。除了评估训练或比赛期间的饮食摄入量，膳食史法是一个探索社会、行为和医学对食物选择的影响，并有调查运动员的知识、信念和态度的机会。膳食史法除了可对运动员训练或比赛期间的膳食摄入量进行评估外，还可探究影响运动员挑选食物的社会、行为和医学因素，同时还可了解运动员在饮食上的知识、信仰和观念。

2.7.2   实际工作中的饮食记录法

饮食记录法在实际实践中很有用，可以为饮食评估和后续咨询提供基准。保持饮食记录习惯是一种自我监测方式，有助于提高人们对饮食习惯和膳食模式的认识。饮食记录法的目的主要是调查影响膳食摄入的因素，而不是获得准确的记录。运动员仍然需要相关指导，明确进食时如何记录食物摄入量（参见本章的"应用提示"和2.4.1相关内容）。

2.7.3   膳食监测

目前膳食监测和能量跟踪应用程序更加易于使用，在实际工作中的应用也不断增加。约1/3受访的运动营养师在职业工作中使用手机应用程序，并认为它们有助于评估和跟踪运动员的饮食（Jospe et al. 2015）。大多数应用程序都是用于饮食记录的数字方法，具有食物下拉菜单、条形码扫描或图像拍摄等功能。移动设备的应用程序通常可链接到所在国家的食物成分数据库应用程序上，并允许自动上传到服务器或通过电子邮件传送给营养师，营养师随后就可以上传到兼容软件中。

对于饮食的自我监测，移动应用程序通常比传统的纸质版方法更受欢迎（Lieffers & Hanning，2012；Hutchesson et al. 2015）。运动员仍然需要接受培训，从而能够使用相关设备准确记录膳食摄入，同时还需要后续预约来交叉检查数据输入、食物份量和调查未记录的遗忘食物。数字应用程序的错误率很高，尤其是在选择合适的食物替代品方面（参见本章的"应用提示"）。

2.7.4   食物频率问卷法

FFQ对评估个人的日常饮食摄入量没有帮助，但更适用于大群体的研究（参见2.4.4相关内容）。虽然FFQ可以提供能量摄入的估计值，但在估计能量摄入时并不准确（Willett，1998）。在实际工作中，FFQ更适合于其他目的，如深入了解整体膳食的质量和筛检营养素摄入不足的风险。一些在线的FFQ提供了关于膳食质量的反馈，这可能有助于提升对膳食模式的认识［参见澳大利亚饮食调查（Australian

Eating Survey）案例]（Collins et al. 2014）。

2.8　评判膳食摄入状况的标准

目前有几种用于评判膳食摄入数据的标准。膳食指南和饮食指导提供了定性评估的方法，并可用于对运动员和普通人群进行食物选择方面的教育。普通人群营养素参考摄入量标准可用于评判大多数运动员的膳食和营养素摄入量，但对于某些营养素，如铁、碳水化合物、蛋白质等，运动员有特定的标准，且用绝对值表示，这些内容会在其他相关章节中进行详细的讨论。

2.8.1　运动员营养素摄入量标准或目标

现在一般用碳水化合物和蛋白质摄入的绝对定量值（以 g 表示）作为运动员这两种营养素的推荐量标准和评判标准。这些营养素推荐摄入量标准根据运动员的体重、体型、体力活动强度和持续时间而有所不同（详见第 4 章和第 14 章）。

在运动员的膳食调查报告中，表述碳水化合物（包括其他能量营养素）摄入量的形式多种多样：有的用绝对值，单位通常为 g/d；有的用碳水化合物能量占总能量的百分比；还有最近常用的碳水化合物（g）/体重（kg）；还有用营养素密度表示，如碳水化合物（g）/1000kJ。应该利用能量或体重等参数，对碳水化合物等进行标准化调整，使运动员与普通人对照组的比较更有意义。

2.8.2　膳食指南

膳食指南（dietary guideline）是基于循证研究的政策性膳食指导方针，从膳食（和生活方式）的主要方面为健康人群提出定性式膳食建议，以满足其营养和生活的需求，如多吃蔬菜、豆类和水果；多进行体育锻炼；根据能量需求进食等。膳食指南可指导消费者在实际生活中选购食品。现如今已有许多国家的政府颁布了膳食指南（参见 FAO 2020）。膳食指南的预期目标是减小营养相关性慢性疾病的风险，改善大众的营养健康。为了协助膳食指南的执行，许多国家制定了健康膳食模式。膳食模式的定义是膳食中不同食物、饮料和营养素在数量、比例、种类上的组合，还包括人群习惯性使用的频率（USDA，2014）。许多国家都采用这种方法来促进高质量的饮食。

膳食指南为消费者提供了开展营养教育的权威性基础信息。这些信息也适用于运动员的营养教育。当营养师评估膳食营养素密度和建议运动员如何选择食物时，可利用膳食指南并结合食物选择指导。

2.8.3　食物选择指导

食物选择指导（food selection guide）为每类食物的摄入份数提供了参考建议，这建立在不同身高、活动水平、年龄、性别的人群组别营养素需要量的估值上。食物选择指导可用来计划和选择符合膳食指南的某种营养素密度的饮食，形成既有利于运动员健康又有利于训练的膳食基础。大多数国家都已为其国民制订了针对食物供给、营养素推荐摄入量和饮食文化的食物选择指导。食物选择指导的示例包括《澳大利亚健康饮食指导》（*Australian Guide to Healthy Eating*）（NHMRC & DHA，2013）和美国 2011 年推出的《我的餐盘》（*My Plate*）（USDA n.d.）。

2.9　普通人群营养素摄入量标准：与运动员相关吗？

人群的营养素摄入量标准有不同的名称，在澳大利亚和新西兰称为营养素参考值（nutrient reference values，NRV）（Commonwealth Department of Health and Ageing et al. 2006），而在美国称之为膳食参考摄入量（dietary reference intakes，DRI）（Institute of Medicine，2000a）。人群的营养素摄入量标准包括宏量营养素和微量营养素，发布后时常修订。维生素 D 和钙（Ross et al. 2011），以及钠和钾（Oria et al.

2019）的DRI已经进行了修订。营养素参考值（即NRV/DRI）内含不同水准的营养素摄入量标准，包括4个基于营养素摄入量临界参考值（表2.3）。

表2.3 DRI/NRV评估个人和群体营养素摄入量的推荐用途		
评价标准名称	个人应用	群体应用
EAR	通过应用统计学方法，评估某一营养素日常或平均摄入量不足的可能性。EAR是对个人需求的最佳估计	使用概率法或EAR临界点法，估算群体营养素摄入不足的发生率
RDA/RDI	某营养素摄入的平均摄入量或日常摄入量达到或高于此标准，该营养素不足的可能性很低	既不能用于评估某群体营养素摄入的充足性，也不能用于推断某群体营养素摄入不足。换句话说，不能作为评价群体的某营养素摄入水平的标准
AI	平均摄入量或日常摄入量达到或高于此标准，某营养素不足的可能性很低。对于具有AI标准的营养素，无法估计个体该营养素的需求	某营养素平均摄入量或日常摄入量达到或高于此标准，某营养素不足的可能性很低。但由于没有足够的证据来确定EAR，因而此标准的用途有限
UL	如果平均摄入量或日常摄入量超过此标准，则个体将面临过量摄入该营养素带来可能的不利风险	估计摄入过量营养素可能产生不良影响的风险人群比例

注：AI.适宜摄入量；DRI.膳食参考摄入量，美国和加拿大使用；EAR.估计的平均需要量；NRV.营养素参考值，澳大利亚和新西兰使用；RDA.推荐膳食供给量；RDI.推荐膳食摄入量，澳大利亚、新西兰使用；UL.可耐受最高摄入量，美国、加拿大、澳大利亚、新西兰使用。

来源：改编于文献 Institute of Medicine，2000b。

尽管营养素摄入量标准有多个证据级别，而且各国之间的术语也有差异，但在应用方面都是相似的。对于个体与群体来说，估计的平均需要量（EAR）被认为是某营养素需要量的最佳估计值（Institute of Medicine，2000b；Murphy & Poos，2002）。虽然估计的平均需要量不经过某些调整可能不适用于运动员，但它可作为一个基准参考值，来评估运动员个体或团体日常营养素摄入量"充足"或"不足"的可能性（Institute of Medicine，2000b）。如果某一营养素没有设立EAR标准，那么，可利用适宜摄入量（AI）来评价该营养素，但只能用于个体。当某营养素摄入量等于或高于推荐膳食摄入量（RDI）或AI，这提示摄入不足的可能性较低（Commonwealth Department of Health and Ageing et al. 2006）。AI在评估营养素摄入量充足性方面的价值有限，不应该用于评估营养素不足的发生率（Murphy & Poos，2002）。

当使用膳食参考摄入量（DRI）评估个人和群体营养素摄入量是否充足的时候，有关DRI的建立、应用、局限和解读的详细信息，请参见相关文献（Institute of Medicine，2006）。

利用DRI/NRV作为营养素摄入量标准，为运动员个体或集体设计膳食，比利用DRI/NRV对运动员个体或集体膳食营养素摄入的充足情况进行评价更为复杂，需要一套不同的方法步骤，这超出了本章的范围。有关指南请参见相关文献（Murphy & Barr，2005；Institute of Medicine，2006）。

如果某项目运动员群体的身材特征和能量需求显著偏离一般人群，那么应用一般人群的营养素摄入参考值来评价这些运动员的营养素摄入是否充足则多少有些牵强。例如，参与剧烈耐力训练的运动员或大体重的运动员，其微量营养素的推荐摄入量一直都没有确立，当然其推荐摄入量可能比一般人群的估计平均需要量（EAR）要高。已有证据表明，与非运动员相比，参加高强度耐力训练的运动员对某些微量营养素的需求略有增加，因为运动引起这些营养素的周转率加速和自由基形成增加（参见述评4）。然而，这些证据主要基于微量营养素的生化和生理指标检测结果，而这些微量营养素的需要量在运动员个体之间变化很大，通常难以判断（参见第12章）。

有大量证据表明，耐力项目运动员比非运动员需要更多一些的宏量或产能营养素，即蛋白质和碳水化合物（参见第4章和第13章）。对于耐力型运动员和力量型运动员，这两种产能营养素都有其特定的推荐摄入量标准，定量很明确，建议优先使用，而不是使用一般人群的摄入量标准或目标。

总之，由于营养素推荐摄入量有很宽的安全范围，普通人群的微量营养素DRI/NRV也适用于大多数运动员（American College of Sports Medicine，2010）。对于能量高消耗的运动员或营养素生物利用率较差的膳食（如素食餐饮），有些营养素的推荐摄入量需要进行调整。例如，因为生物利用率低的原因，运动员和素食者（非运动员）铁的EAR分别比普通人高1.3～1.7倍和1.8倍（Institute of Medicine，2000a）。

小结

运动员营养状况数据的收集对于解释营养、健康和运动成绩之间的关系非常重要。准确数据的收集需要训练有素的专业人员，应熟悉数据收集的方法步骤、不足之处及评价判断方法。

为了提高食物摄入量数据收集的准确性，研究人员和营养师需要熟悉运动员的饮食习惯，以便使运动员所摄食物的计量资料更加准确。即使使用了食物模型和其他技术来提高数据收集的准确性（如进行培训、使家庭食物称量标准化、熟悉应用程序），但是在所有的膳食调查方法中，少报和误报仍是一个主要问题。基于图像的食物记录应用程序可能会提高依从性和数据的准确性，但针对运动人群中生物标志物的验证仍在进行中。

营养素摄入和生物标志物的人群标准可以应用于运动员，但要谨慎，且需注意少数例外的情况。由于对运动员碳水化合物和蛋白质摄入量的大量研究，这两种营养素的平均每日摄入量的具体推荐量已经建立。为了建立微量营养素（除铁外）的推荐摄入量标准，还需要对不同项目的运动员群体进行研究。碳水化合物、蛋白质和铁的推荐摄入量数值代表着这些营养素实际需要的上限值，因为这些数值来自实验室或场地研究，研究对象大多是参与定期训练和经常进行高强度训练的精英或亚精英运动员。训练项目强度不是太大，或参与间歇性训练（如团队项目）的运动员，则不太可能需要达到这些上限值。

可利用不同运动项目的世界级精英运动员和国家级水平运动员的体格和皮褶厚度测量数据库（来源详见第3章），与所服务的个体运动员进行比较。将个体运动员皮褶厚度与其他优秀运动员群体数据进行比较时，需要慎重判断，因为存在较大的标准差。不同运动项目组间或同一运动项目组内也存在较大的标准差，表明运动员个体之间存在着较大差异。有些运动员，虽然体格数据不符合上述数据库数值，但拥有适合其运动项目的最佳体质，仍然有可能成为世界冠军。因此，这些数据库数值不应该成为某些指标如体重和皮褶厚度的必达标准，因为很多人达不到。

总之，对营养素摄入量和充足性进行精准评价是针对运动员个体（或群体）而言，而不是运动爱好者。然而，由于使用的膳食调查方法不管是对研究工作还是实际应用，可能都不够精确，因此需要根据专业性知识并结合生物医学和医学检查的指标结果来进行综合评价判定。

参考的网址

http：//andevidencelibrary.com/category.cfm？ cid＝2&cat＝0
美国营养和饮食学会（Academy of Nutrition and Dietetics）、国际社会营养诊疗流程（Nutrition Care Process for the international community）

www.health.gov/our-work/food-nutrition/2015-2020-dietary-guidelines
美国膳食指南2015～2020（US Dietary Guidelines，2015～2020）

www.eatforhealth.gov.au
澳大利亚膳食指南和澳大利亚健康饮食指导（Australian dietary guidelines and Australian guide to healthy eating）www.fao.org/ag/humannutrition/nutritioneducation/fbdg/en
各国膳食指南，世界粮农组织（FAO）网页

https：//epi.grants.cancer.gov/asa24//

自动自助24小时膳食评估工具（Automated Self-Administered 24-hour dietary assessment tool，ASA24）网页

应用提示
Vicki Deakin

信息收集

▶ 从各种来源（如家庭、生物化学和医学）收集有关个人饮食行为和影响饮食行为因素的一系列信息，可能有助于更准确地评估。这种全面的营养评估并不总是适当、必要或可行的。营养评估可实施最低限度的全面筛查，也可为单个运动员或团队量身定制。

运动员个人的膳食咨询

▶ 在咨询初始确定运动员饮食咨询的原因。通常，运动员不情愿让教练（或家长）推荐营养师。营养师对饮食评估的预期结果进行初步评判，了解运动员通过咨询营养师想要获得什么，这些准备对评估是有帮助的。

▶ 了解运动员对营养和运动的态度和信念。信念通常基于其他运动员的证言或教练的信任。

▶ 询问运动员训练计划的类型、强度和持续时间，并确定训练对饮食习惯、进食时间和食物准备的影响（例如，清晨训练可能意味着运动员漏过早餐；晚饭时间训练说明运动员不在运动员餐厅就餐而可能对外卖食品的依赖有关）。

▶ 即使在寒冷气候下，也要评估每日的液体摄入量。学生运动员在学校和训练前经常不能饮用足够的液体，然后在训练期间和训练后倾向于大量饮水以弥补不足。水合试剂盒可用于检查尿液颜色和水合状态，在精英运动员训练中心也常规使用。

▶ 在膳食咨询过程中，需要对维生素和矿物质补充剂的使用，以及其他运动食品补充剂进行调查。通常，这些补充剂不是必需的，且使用不当。

▶ 营养评估表（如膳食记录表、FFQ和特定营养素自我评估清单）有助于调查过程。在实际工作中，膳食史调查是评估膳食的最常用方法。一份4～7日的饮食记录和一份训练日记，有助于充分了解训练任务、进食时间和饮食习惯。运动员准确报告摄入量的依从性较差，尤其是在记录4日后。尽管通常的膳食摄入可能被扭曲或少报（参见2.6相关内容），但对于提供一个了解进食习惯的窗口是有用的，尤其是对那些饮食不规律的运动员而言。

▶ 营养监测应用程序可以监测食物摄入数据的收集（和分析）。

    — 需要谨慎使用可直接记录食物摄入量并向运动员显示营养素和膳食能量含量的设备（如手机应用程序），尤其是那些对食物或能量摄入情况高度敏感的运动员。

    — 如果食品的营养素含量是通过使用手机应用程序扫描条形码得出的，请谨慎使用，因为食品标签上的营养素含量并不完整。

▶ 运动员需要具体的训练和指导，以了解如何使用应用程序或纸质方法准确记录进食时的食物摄入量。向运动员清楚地解释准确记录各个方面情况的必要性（例如，如何记录混合菜肴和食谱、浪费的食物量和估计每份食物的重量）。为了提高准确性，准备的食品知识内容应包括涉及烹饪或未烹饪食品的书面烹调指南、烹饪类型（如烤制或烘烤）、脂肪去除的程度、糖的添加、品牌名称、食品描述（如减少的或调整的脂肪）、烹饪和饮料中油/脂肪的类型和数量。还应明确规定每周的收集日和数据收集的天数。

▶ 商业食品或膳食分析程序中的食物份量通常不适用于运动员。一份标准份量的早餐麦片或一碗早餐麦片对于运动员来说可能只是一小份。当使用手工记录食物时，需提供标准的量杯、勺子和（或）校准秤，或使用标尺、食物照片或食物模型，而不是依赖受访者的感觉。

▶ 在面谈中，使用膳食分析软件进行饮食分析，与被调查者互动，可提高运动员对食物成分的认

知，展示改变日常饮食习惯后的效果。这对后续咨询特别有用。

▶ 运动补剂和运动食品是有用的教育工具；然而，在咨询室展示它们可能会适得其反，使运动员从会谈中分心，并可能不适当地影响运动员寻求"额外优势"或"快速解决之道"。

▶ 析因法（factorial method）可用于估计平均能量需求量（参见第5章），包括估算基础代谢率（BMR）和确定一个活动因子（activity factor），即身体活动水平（physical activity level，PAL）或任务代谢当量（metabolic equivalent，MET）。该因子可表示为平均能量需要量与BMR的比值。PAL比值的详细介绍可参见Commonwealth Department of Health and Ageing et al（2006）或Institute of Medicine（2002）文献。上述计算只是粗略估算，仅作为粗线条介绍。其他可穿戴设备也可用于测量能量消耗，但也有局限性（参见第6章）。

▶ 谨慎使用营养素参考标准（DRI/NRV），尤其是在评估营养素摄入不足可能性的时候。EAR/RDA临界值或标准值可能不适用于体重大且能量消耗非常高的运动员。在规划饮食或评估摄入量时，蛋白质、钙和铁的临界量可能需要进行调整（参见第4章、第10章和第11章）。

临床观察和病史

▶ 发现身体存在的健康问题很有必要。运动员通常不会向医生提及他们的较轻症状，却有可能会向营养师透露慢性胃肠道症状、训练后食欲下降、反复出现的轻度感染、恶心、头痛、疲劳、肠道或月经方面的问题。即便如此，他们也不愿意寻医就诊。

生化检测

▶ 通过单次血液测试结果而判定营养状况可能产生误导性，尤其是当运动员在采血时处于脱水状态而测试的营养素又处于稳态控制之下时。脱水会导致血液黏稠，引起测试读数虚高（即假阳性结果）。

体质测量

▶ 体成分测评技术和标准可参见第3章。在实际工作中，常需测量身高、体重，有时需要测定身体形状和皮褶厚度。很少有营养师能使用双能X射线吸收测定法（DXA）来测量身体成分。不建议测量快速生长发育的年轻运动员或青少年运动员的皮褶厚度，尤其是在月经之前。皮褶厚度测量值的突然增加会对青春期少女产生破坏性的心理影响。她可能会觉得自己突然变得很胖，而皮褶厚度测量值的增加只是正常生长发育的反映。如果皮褶厚度测量方法能够恰当使用，或由有经验的人体测量专家进行测定，那么皮褶厚度这一指标则比体重更为准确，借此还可以为运动员设定符合实际情况的体重调整目标，这在不同的运动项目中有所不同。把国家级或世界级精英运动员的皮褶厚度或体重的平均值或范围作为目标，也许对某些个体运动员并不适合，也不现实（参见第3章），但可以成为一个团队的目标。

▶ 许多优秀运动员都非常关注自己的体重和体成分。把体重指数（BMI）图表挂在一个显眼的地方，可能会对那些身材高大的肌肉型的运动员产生不必要的心理压力。但运动员们也不必过于放在心上，因为普通人群的BMI参考标准对于许多运动员并不适用。不过对于那些自认超重的瘦体型运动员来说，BMI图表倒是有一用处，可以提示他们并未超重。

▶ 有一种方法可用来减弱运动员对于每日称体重的过度关注，那就是让运动员连续1～2周记录他们每次训练前后的体重。训练前后体重会有1kg或更多的上下波动，持续性训练日和休息日之间体重也会有大幅度波动，这些都很常见。这样做不久运动员就会意识到，每日及每周都会有体重的大幅度波动，很难解释体重的变化，而食物摄入也许并不是体重变化的唯一原因。

（李　斌　译　艾　华　校）

参考文献

第3章
运动员体质评估

Greg Shaw，Alisa Nana，Elizabeth Broad

3.1 引言

几个世纪以来，人体一直是艺术家和科学家的兴趣所在。虽然人体形态已经被广泛地测量和描述，但在过去的一百年里，科学家们对通过饮食和运动来调控人体的身体成分越来越关注，尤其是对运动员在特定运动中的最佳身体形态和身体成分感兴趣，因为这样有可能获得最佳的运动成绩。同时，对精确测量人体形态和成分变化的技术方法也给予了很大关注。而人体形态和身体成分受遗传学、生长发育、训练水平和营养状态的影响。

在20世纪的一段相当长的时间里，为了提高运动成绩，对运动员身体成分构成和饮食干预的研究主要聚焦在身体脂肪方面。这归因于测量技术的获得（水下称重测体脂法、皮褶厚度法等）和当时的营养焦点（Drinkwater & Ross，1980）。在20世纪初，人类学家Jindřich Matiegka描述了一种将身体成分分为3个组分的方法学（Matiegka，1921）。许多年以后又增添了新的技术（Drinkwater & Ross 1980）。新的技术可以可靠地测量身体组成的各个部分。现在，运动科学和营养专业人士在测量和讨论身体成分和运动表现时，不再只关注脂肪量（fat mass，FM）。运动营养师需要了解新技术并了解营养干预如何影响身体结构的各种成分。

3.2 进行体质评估的原因

随着时间的推移，运动表现与特定体质特征之间的关系已在许多运动中得到了证明（Novak et al. 1968；Sprynarova & Parizkova，1971；Raven et al. 1976；Fleck，1983；Farmosi et al. 1984；Olds，2001），包括游泳（Siders et al. 1993；Carter & Ackland，1994；Anderson et al. 2008）、田径运动（Kyriazis et al. 2010；Watts et al. 2012；Black et al. 2020；Legaz & Eston，2005）、赛艇（Cosgrove et al. 1999；Slater et al. 2005；Kerr et al. 2007）、短跑、独木舟和皮划艇（Ackland et al. 2003）、场地自行车运动（McLean & Parker，1989）及难美技能类运动（Douda et al. 2008）。已知影响运动成绩的体质因素包括身材体态和身体质量，以及肌肉、脂肪和骨骼的绝对含量和相对含量，还有一些其他指标包括肢长、围度、骨宽和不同部位的组成（Kumagai et al. 2000；Legaz & Eston，2005）。总之，根据Kerr和Ackland（2010）的观点，从体育科学角度进行体质评估有4项基本应用要求。

1. 明确和了解对运动成绩至关重要的体质特征。
2. 评估和监测运动员的生长发育，特别是天才运动员的生长轨迹。
3. 监督训练计划和营养干预措施的有效性。
4. 确定体重分级项目运动员安全可达的身体成分。

3.2.1　体质特征是影响运动成绩的重要因素

能够达到奥运会或世界级水平的运动员，是种族、遗传和环境因素的最佳结合，可以创造最佳的运动成绩（Carter，1984）。通过身体分形法（somatotyping）（Carter & Honeyman-Heath，1990）和身材比例法（proportionality）（Ross & Wilson，1974）的描述，人们已经知道身体特征在运动项目之间甚至项目内存在差别。身体分形法是一种根据内胚层体型（相对肥胖型）、中胚层体型（相对肌肉型）和外胚层体型（相对瘦长型）通过三维（3D）系统同时描述身体形态和身体成分的方法。

随着时间的推移，大多数的运动员可观察到身体形态的优化（Norton et al. 1996），这使得在各种运动项目间和项目内，身体形态和身材比例的差异变得不那么明显，因此需要更细致的身体成分测量方法才可测出变化。与成功相关的身体属性在不同的运动中，如臂展和游泳能力的关系（Carter & Ackland，1994），不太可能受训练或营养干预的影响。毫不奇怪，从生理和技能的角度来看，身体成分如脂肪或瘦体重都与运动表现有关（Spratford et al. 2019）。在形态优化和一个赛季内体格的预期变化方面，也可能存在种族差异（Zemski et al. 2015，2019）。新技术的整合使人们更加了解身体的特定部位和组分对运动表现的影响（Lee et al. 2009）。鼓励研究人员去发现一系列可以量化身体成分变化的技术，包括在训练和比赛年度中不同时间段运动员体形和身体特定部位组分的变化。

3.2.2　人才选拔的身体测评

随着对身体特征与运动成绩关系的了解和认知加深，许多体育机构试图采用身体测评作为选拔运动员人才的方式。许多人体测量指标已被认为是选才的标志。例如，身高增长峰值速度已被用作估计发育年龄的一种方法（Mirwald et al. 2002）。然而，使用人体测量指标进行人才选拔，最重要的是了解青春期后可能发生的身体成分变化，特别是女性。因此，采用人体测量指标选拔体育人才时需要慎重，最好不要在青春期发育完成之前进行测评。

3.3　评估身体成分的方法

一些技术和方法能够测量和追踪运动员身体成分的变化。详细了解方法的有效性和可靠性，对于确保这些方法适当使用至关重要。虽然研究人员可以使用一系列直接和间接技术，但许多技术仅在准确测量身体成分的一个特定组成部分时被认为是可靠和有效的。

3.3.1　全身体质评估

全身体成分评估的最终和唯一的真正金标准方法是尸体解剖，然而这种技术有明显的局限性。一个使用该法但样本量较少的研究汇总数据（$n=51$，年龄在 16～94 岁），已被用于推导出许多关键身体成分的估计数据，而这些估计数据成为间接测评身体成分的基础数据（Clarys et al. 1999，2005）。随着计算机断层扫描（CT）和磁共振成像（MRI）等医学成像技术的进步，已经研发出侵入性较小的体成分测量参考方法，并通过了验证（Heymsfield et al. 1997），且已用于小规模的研究。然而，由于单次全身扫描的成本很高，非临床使用受到限制。CT 扫描也会使受试者暴露于高水平辐射，可能不适合那些已经接触过其他高水平辐射暴露源的运动员［如旅行，使用双能 X 射线吸收测定法（DXA）进行全身体成分扫描，运动损伤后做医学成像诊断］（Cross et al. 2003；Orchard et al. 2005）。在这些技术还没有得到广泛应用且具有较小的辐射风险之前，它们还不可能成为体格检测的常规方法。

3.3.2　体质评估的四成分模型

虽然直接测量体质很困难，但综合性技术已经促进了多成分模型（multi-compartment model）的发展，用于评估活体的身体成分（图 3.1）。四成分模型（four-compartment model，4C）目前被认为是身体成分评估的标准方法（Withers et al. 1999）。这个模型中，通过水下测量法（underwater weighing，UWW）或气体置换体积描记法（air displacement plethysmography，ADP）测量身体密度，然后估算脂肪和无脂肪质量（fat-free mass，FFM），通过氘稀释法（deuterium dilution）测量体水总量（total body water，TBW），通过双能X射线吸收测定法（DXA）测量总骨矿含量（total bone mineral content，BMC）（Lohman & Going，1993；Wang et al. 2002）。完整的4C评估可能既耗时又昂贵。近期，在4C模型的应用上，研究人员一直在寻找更加简便和可重复的方法，通过利用较少的技术对体质及其变化进行估算和跟踪（Ng et al. 2018；Smith-Ryan et al. 2017；Wilson et al. 2013）。下一部分将讨论每种成分的测量和正在验证的替代方法，利用这些方法既可获得准确可靠的4C体质模型数据，又可减少所需的技术数量。

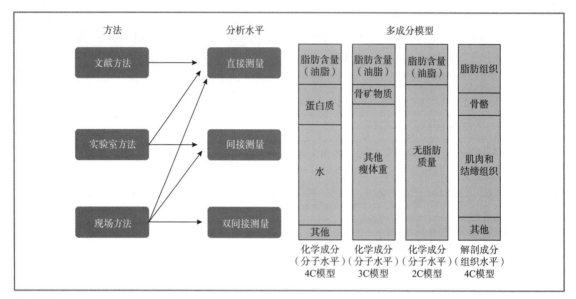

图3.1   身体成分分析方法的可能分类水平

资料来源：改编自 Ackland et al. 2012.

（1）身体密度：水密度测定法（Hydrodensitometry）（更广为人知的名称是水下称重法）传统上用于测量身体密度并估计体脂百分比，该法属于二成分（2C）模型（二成分指脂肪组织和非脂肪组织）。该法要求受试者让全身浸入水中同时完全呼出肺中气体。该法不能用于年幼的孩子、老人及对全身没入水中感到不适的人们。目前此法已经不再常规使用。

比水下称重法更为流行的一种替代方法是空气置换体积描记法，测定原理基本相似，通常使用一种名为BodPod的装置进行测量。受试者在装置内的衣着不同（Shafer et al. 2008；Peeters & Claessens，2011）或身体晃动（Tegenkamp et al. 2011）会增加身体成分测量的明显误差。这2种方法都事先假设：残余肺容量是固定的，脂肪和非脂组织的密度也是相似的。这将导致以下后果：将身体密度转换为体脂百分比时，准确性会受到影响，也限制了方法的使用（Withers et al. 1999；Ellis，2000）。

一种可用于测量身体体积的新技术是三维（3D）光子扫描。三维扫描仪使用激光或白光，结合一系列相机来捕捉反射光，绘制出由单点组成的云图，每个点都带有X、Y、Z三维坐标（Schranz et al. 2010；Stewart，2010）。该三维模型可用计算机软件提取人体测量数据进行分析（Schranz et al. 2010），并且已经证明可有效预测体脂百分比（Wang et al. 2006）。虽然三维扫描仪与密度测量法一样，都有假设和误差上的问题，但三维扫描仪提供了一个快速的、受试者受影响较小的替代方法。

最近，研究人员开发了数学模型，通过二维DXA扫描，估算三维体积和身体密度，来完成4C模型测量（Wilson et al. 2012，2013；Smith-Ryan et al. 2017）。这些数学模型已在一系列人群中使用，证明与传统的身体体积测量方法有很好的一致性（Tinsley，2018；Blue et al. 2018；Smith-Ryan et al. 2017）。然而，这些数学模型估算瘦体重及体脂百分比的价值，还需要进一步的验证，其后才能推荐用于常规测量（Tinsley，2018）。

（2）体水总量：评估体水总量，需要将2C模型中的瘦组织（瘦体重）进一步分成两组分。估算体水总量的金标准是氧化氚，需要一个控制良好且详细的方法。简言之，受试者需要摄入与体重成比例的标准量的氚，然后需要保持坐姿和放松4～6小时，此时氚开始进行代谢平衡，进入身体各种含水组织中。平衡后，收集尿液或唾液样本进行分析。此法所花的费用和时间都很多，意味着该技术仅适用于研究环境。然而，生物电阻抗分析法（bioelectrical impedance analysis，BIA）和多频生物电阻抗光谱法（multi-frequency bioelectrical impedance spectroscopy，MF-BIS）已被用于测量三成分（3C）和四成分（4C）模型中的体水总量（Kerr et al. 2015）。许多研究人员已经报道，在正常人群和运动人群中，用MF-BIS测量体水总量与氚稀释法相比，有良好的一致性（Moon et al. 2008；Kerr et al. 2015）。这种更简单、负担得起且易于使用的技术为快速准确地评估体水总量提供了一个可行的选择。结合其他技术，它可以通过对身体内高度可变成分的变化进行详细分析，提高体质测量的准确性和可靠性。

（3）骨量测评：双能X射线吸收测定法（DXA）主要用于临床环境，以测量特定骨骼部位的骨矿含量和密度，以诊断骨量减少和骨质疏松症，被认为是此类评估的黄金标准技术（Blake & Fogelman，2009；Lewiecki，2005），因此可用于4C模型中的骨矿含量评估。在运动方面，国际奥林匹克委员会共识声明建议对能量可用性低、饮食紊乱（disordered eating）、进食障碍（eating disorders）或闭经超过6个月的运动员用DXA进行骨密度评估（Mountjoy et al. 2014）。

3.3.3 现场方法

任何评估身体成分的工具最重要的方面之一是它的实用性，包括它在现场的实地可用性。运动营养师可有多种选择。虽然4C模型比较理想，但2C和3C评估模型仍然可提供有关体质关键组分变化的重要信息。

（1）双能X射线吸收测定法（DXA）：可进行快速测量（约5分钟），不仅能够测量骨密度，还可同时详细测量整体和局部脂肪和瘦体质，由于这些特点，该法已成为一种流行的身体成分评估技术。该法已经通过验证，可以在控制生物和技术误差的情况下提供准确可靠的3C体成分测量（参见本章"应用提示"）。

然而，DXA仪器有效扫描的区域大小是有限制的，这对于运动员群体中的某些人来说显然是有问题的，尤其是那些身高体宽的运动员。不过，一些研究已经探讨了适应高大身材运动员的实际解决办法（Evans et al. 2005；Rothney et al. 2009；Nana et al. 2012b）。

（2）生物电阻抗分析法（BIA）：应用广泛，投资成本相对较低，并且在某些体质模型测定中具有便携性的额外好处。然而，BIA体质测评随受试者水合状态（无论是由于运动还是食物和液体摄入）而变化，因此需要标准化测量实施方案来控制这一点（Kyle et al. 2004a，2004b）。与全身磁共振成像法（MRI）或双能X射线吸收测定法（DXA）相比，学者认为商业性BIA仪器对身体成分的测评并不准确（Bosy-Westphal et al. 2008）。此外，在使用不同的连接方法测量阻抗时，检测数值会出现一些变化。例如，测量通常为50 kHz的单频BIA时，一般将表面电极连接在手和脚之间，如果是常用的小型便携仪器，则从脚连接到脚或手连接到手（Kyle et al. 2004b）。相比之下，多频BIA使用多个频率的阻抗，应用线性回归方程来估算水和不同组织成分；而多频生物电阻抗光谱法（MF-BIS）使用数学建模和多重方程计算（Kyle et al. 2004a）。

（3）体表人体测量：皮褶厚度、四肢长度、围长和骨（架）宽度的测量是一种高度便携和快速的测评方法，但与无脂肪质量（FFM）估值的相关性很差（Roche，1996），几乎无法测量总体肌肉量或局部肌肉量的定量变化（Cisar et al. 1989；Stewart & Hannan，2000）。这种方法的一个优势是其具有相关国际机构的标准化测量程序（Esparza-Ros et al. 2019）。国际人体测量促进学会（International Society for the Advancement of Kinanthropometry，ISAK）提供了详细的测量步骤，有助于减少测量者自身和测量者之间的技术误差。可用多元回归方程将皮褶厚度测量值转化为2C体成分数值，但这些方程具有高度的人群特异性，并且包含固有参数，这些参数会在将皮褶厚度测量绝对值转换为体脂百分比时出现误差，因此不鼓励研究人员使用这种方式。

一些研究人员曾经试图验证一些现场测量中常用的指标，以解释瘦体重比例随时间的变化。瘦体重指数（lean mass index，LMI）是一个经验性公式，测量人员可根据体重和皮褶厚度的变化，跟踪受试者瘦体重比例的变化（Slater et al. 2006）。这个指数要求测量人员仅仅通过计量体重及7处皮褶厚度之和，就可以跟踪瘦体重的相对变化。然而，由于存在体重和水合状态变化不定等限制性因素，以及瘦体重指数仅在男性人群中得到过验证，该指数还应谨慎使用。

（4）超声波：超声装置已被用于测量皮下脂肪厚度，类似于皮褶测量（Muller et al. 2013a，2013b）。超声波可准确测量未施压的皮下脂肪组织，然而对于该方法，训练有素的技术人员才能应用正确的声速，准确检测组织层边界。已经注意到，并非所有的皮褶部位都适合超声测量。根据皮褶数据（涉及双层脂肪和皮肤的测量，而不是超声测量的单层皮肤）建立的回归方程目前不适合用来估算全身体脂（Muller & Maughan，2013）。专门设计用于测量身体成分的超声装置，在测量特定皮肤部位的皮下脂肪时，可能具有高度准确性，但把这些数据用于推算全身脂肪则无效。

3.4　什么时候用哪种技术方法？

在选择评估工具时，应考虑实用性、有效性、可靠性和可重复性。有效和可靠的技术对于准确和可重复地测量身体成分的变化至关重要。

在将某方法作为常规体质监测方法之前，应解决以下问题。

▶ 该方法是否准确地测量了您打算监测的身体成分变量？是否可以：
- 提供一次性测量以获得某个时间点位的横断面数据。
- 重复性测量来追踪体特定身体成分的变化。
- 评价干预措施的有效性。

▶ 测评方法是否有效且可靠？有效性，即测量值与其真实值之间的一致性（Hopkins，2000），单次测量的准确性对于有效性非常重要。可靠性，即重复测量中测量值的再现性（Hopkins，2000），来自单次测量的高精度，有助于观察同一个运动员连续检测值之间的变化。如果在运动员的身体发育成熟阶段或训练阶段或某特别干预的整个过程中，都使用某测评方法对运动员的体成分进行测量，那么方法的可靠性就是一个非常重要的考虑因素。

▶ 测量方法是否需要熟练的技术人员？是否需要额外的培训？例如，国际人体测量促进学会（ISAK）制订了人体测量评估的国际标准。如果使用双能X射线吸收测定法（DXA）扫描测定，技术人员就需要完成一个有关密度测量的培训课程，获得相关测量资格，而该资格在全球范围内有所不同。该课程不会只对体成分分析技术进行培训。

▶ 受试者进行试验有哪些需求，包括他们的舒适感？例如，体表人体测量要求受试者穿最少的衣服，因此对身体形象暴露或因宗教/文化信仰比较敏感的受试者，可能不会接受这样的测量选择。此外，在某些人群中，男性不能测量女性，反之亦然。

▶ 测量装置是否具备？是否容易操作？测量方法（例如，双能X射线吸收测定法、生物电阻抗分析法、气体置换体积描记法）需要严格的标准化流程吗？

▶ 测量方法的费用是多少？费用包括最初购买仪器或工具的费用、仪器运行费用（维护、校准或电力）、消耗性费用等。

▶ 测量需要多长时间？必须考虑测量的所有方面，例如，校准仪器所需的时间，进行测量的时间、分析和解释结果并对仪器进行维护（如清洁、重新校准）的时间。一些测量（如三维光子扫描法或双能X射线吸收测定法）需要对高大体形受试者进行附加扫描分析，每人要额外增加5～30分钟。还要考虑对一个运动队或一组运动员同时进行测评的组织后勤工作所花的时间。要有足够的时间完成测量和分析，这很重要。

▶ 需要哪些标准化程序？对标准化的控制不力可能会导致严重的测量误差问题，从而降低解释测量值变化的效力（Nana et al. 2016；Kerr et al. 2017）。运动员以前的训练状况、身体水合水平、最近的食物和液体摄入等方面，都会影响测量结果的可重复性，了解这些，对控制所有误差源至关重要。

表3.1列出了测评身体成分的各种方法、原理和注意事项。

表3.1 当前身体成分的常用测量方法概览						
方法	测量	优势	不足	检验		
				实用性	可靠性	有效性
尸体解剖法	组织解剖测量（皮肤、肌肉、脂肪组织、骨骼和器官）化学成分检测（水、脂肪、蛋白质、矿物质）	被认为是金标准	基于小样本研究标本间变异大，例如年龄和性别差异（Clarys et al. 1999）测试费用昂贵复杂伦理上存在问题结果不适用于个体	无	无	有
多成分模型法	脂肪含量、体水总量、骨矿物质和残留物（蛋白质、一些非骨矿物质，一些糖原和必需脂质）	目前作为标准方法	最初的设备支出昂贵测试复杂、耗时	无	有	有
水密度测定法（或水下称重法，UWW）	身体密度（通过回归方程，从身体密度估算体脂百分比）	最先接受的方法	最初的设备支出昂贵测试时间很长受试者心理负担较高（水下需要呼气）假设脂肪组织密度和无脂肪组织密度恒定不变，而假设来自样本量非常小的数据（Brozek et al. 1963）残余肺容量的估值存在误差回归方程不适合把身体密度测量值转换为身体成分，特别是运动人群	否	是	是
气体置换体积描记法（ADP），通过BodPod测定	身体总体积（通过回归方程，从身体总体积估算体脂百分比）	测试速度快，受试者心理负担少于水下称重（更适合儿童和老人）	最初的设备支出费用昂贵在方法中一些问题需要标准化，如服装选择、可调控的室内温度和湿度假设脂肪组织密度和无脂肪组织密度恒定不变残余肺容量的估值存在误差回归方程不适合把身体密度测量转换为身体成分，特别是运动人群一些研究发现，身体脂肪的计算值与水下称重不同	是	是（按照标准化步骤操作）	是

方法	测量	优势	不足	检验		
				实用性	可靠性	有效性
双能X射线吸收测定法（DXA）	总骨和局部骨矿物质含量（骨组织），脂肪量（总脂肪组织）和瘦体重（无脂肪软组织量）	测试很快并提供局部体成分估计值（如左右两侧的上肢和下肢，以及躯干）	设备的初始支出费用昂贵 需要经过培训的技术人员 可使受试者暴露于少量辐射的方法 测试步骤需要标准化（受试者体位、受试者在扫描仪上的定位、分析技术） 对于高宽体型运动员，扫描仪可能较小，无法使用	是	是（按照标准化步骤操作）	是
体表人体测量（皮褶厚度、长度、周长、宽度）	皮褶厚度：双层皮肤的厚度（皮下组织被压紧） 可以使用分部位测量法，结合长度、周长和宽度的测量，估算身体总脂肪和总瘦体重	设备的初始费用便宜 便携式并且适用于现场测量	间接测量绝对的脂肪质量和肌肉质量 脂肪组织压紧性测量存在不确定性 测试时间取决于被测变量的数量，并且需要训练有素的技术人员 定量测定局部肌肉质量较为粗糙	是	是（按照标准化步骤操作）	是
多频生物电阻抗法（MF-BIA）：0kHz、1kHz、5kHz、50kHz、100kHz、200kHz至500kHz 或多频生物电阻抗光谱法（MF-BIS）：频率范围更广，模型更复杂	体液组分（体水总量、细胞外液、细胞内液）和瘦体重 单频BIA（50kHz）不测量体水总量，而是测量细胞外液和细胞内液电阻率的加权和	最初的设备支出便宜 测试很快，便携式，现场使用方便	结果受水合状态的影响很大，运动人群应用的效果不明 需要对方法细节进行标准化 当把BIA的测定结果与其他方法如DXA比较时，可能会出现混乱的结果	是	是（按照标准化步骤操作）	不确定
超声波	组织厚度测量（真皮、皮下脂肪组织、筋膜、肌肉）	最初的设备支出便宜 测试很快，便携式，适合现场使用 测量未施压的皮下脂肪组织	需要经过培训的技术人员正确应用声速并检测组织层边界 并非所有皮褶部位都适合测量	是	是（按照标准化步骤操作标准化）	是

3.5 使用身体成分测评方法来监控训练过程

具有监测整体瘦体重和脂肪量变化的技术方法，对于确定干预是否成功不可或缺，无论是训练干预还是营养干预。但是，如果测量方法的标准化和对照建立不足，会导致测量精度不够，或会过度夸大身体成分的微小变化。例如，如果个体在轻度脱水状态下用生物电阻抗法测量瘦体重，那么则可能出现测量误差。由于没有考虑这种情况下水合状态的变化，测定结果可能会错误地显示有明显的瘦体重丢失。这可能会对一名正在通过训练和营养手段达到目标的运动员造成莫须有的压力，并使其丧失对专业人员制订的饮食干预处方的信心。对于测量体质特征的实验室方法或现场方法来说，受试者和测量仪器也需要某种形式的标准化。

在标准化问题面前，皮褶厚度的总和相对来说久经考验非常可靠，并且被认为是肥胖的有效参考性指标，特别是那个还没有转化为体脂百分比的皮褶厚度和数值（Kerr & Stewart，2009）。将皮褶总和与体重和身体关键部位的周长变化相结合，可以有效地评估个体运动员过去一段时期的体质变化及训练或饮食干预的有效性。过去，针对各种运动项目的精英级运动员和上升期运动员提出了皮褶总和的规范数据，但这些数据中的大部分现在已经过时，因为数据来源的受试者很少，人种更是不全，不能被认为是真正的规范数据。此外，在许多运动中，随着规则的改变或运动变得更具竞争力，精英运动员的体质随着时间而演化发展，因此运动员的体质目标可能需要改变。笔者建议读者检索与运动、性别、种族、年龄组和运动员水平相关的最新出版物，以获取比较性数据（例如，Higham et al. 2013；Gutnik et al. 2015；Landers et al. 2013；Phomsoupha & Laffaye，2015；Reale et al. 2020；Santos et al. 2014；van der Zwaard et al. 2019；Zemski et al. 2015），或随时间建立一套自己的比较性数据。

3.6　确定体重分级运动的最佳身体成分

身体成分测量是评估个体运动员既安全又可实现的体重级别的核心，可使运动营养师、教练和运动员确定那个体重级别是否真的适合那个运动员。例如，根据双能X射线吸收测定法（DXA）扫描，体脂低于7%且体重为75kg的男性赛艇运动员可能无法仅通过减少体脂达到72kg的轻量级标准，可能需要减少瘦体重才能达到这个目标。

在体重分级项目中与运动员一起工作的专业人员应鼓励使用身体成分评估来确定运动员安全和可实现的比赛体重级别，要与教练协商，要认识到使用各种方法降体重时可能存在的局限性和误差。

3.7　人体测量的潜在影响

教练员、运动营养师和运动科学研究人员应该意识到，测量运动员的身体成分或身体形态特征，无论选择什么测量方法，都有可能给运动员带来压力，引起焦虑。只有存在正当理由并经运动员同意的情况下，才能进行身体成分测量。要告知运动员测量的基本原理、预期的测量过程、测量结果如何被使用、测量值如何有助于确立干预目标等，这样做有助于转移许多运动员潜在的压力和焦虑。在可能的情况下，不要在公共场合或在一群同龄人面前进行体质评估。在对未成年人进行测量时，房间内应始终有另一个人。同时需要考虑在多大的范围内与教练或其他支持人员共享身体成分数据。

使用或对双能X射线吸收测定法（DXA）或3D等技术生成的测量图像进行报告时，也需要谨慎行事。一些运动员可能对似乎有些夸张的自身形体图像也会感到敏感（例如，当平躺在DXA扫描床上时，臀部会出现夸张的图像；再如，面对一个暴露人类形体所有方面的3D化身时）。第一次对运动员进行这种评估时，可能需要对评估的各个方面特别慎重，需要多加解释，特别是那些经验较少的运动员。

国际奥委会医学委员会身体成分、健康和运动成绩特设研究工作组（the IOC Medical Commission Ad Hoc Research Working Group on Body Composition，Health and Performance）为评估身体成分提供了有用的相关指导（Sundgot-Borgen et al. 2013）。澳大利亚体操协会身体积极指南（Gymnastics Australia Body Positive Guidelines）（详见 https：//www.gymnastics.org.au/Ga/Athletes/Body_Positive.aspx）提供了监测身体组成的步骤及示例，语言通俗易懂，随后附有讨论。

小结

对运动员的身体形态和身体成分进行测评，是运动科学专业人员和运动营养师的重要工作。有许多测评方法可以选择，对于专业测量人员来说，重要的是理解和认识这些方法的不足，才有可能合理向运动员和教练员解释测量数据的时间变化。因此，鼓励专业测量人员在测量中使用严格的标准化步骤，确定合适的测量时间频率，并给予教练、体育科学家和运动员相应的预期数据。

应用提示

Alisa Nana，Greg Shaw，Elizabeth Broad

体质测量的有效性、可靠性和实用性

▶ 运动营养师需要了解用于测量身体成分方法的有效性、可靠性（可重复性）、实用性和误差类型。了解方法的局限性可以更切实地解释结果。

▶ 理想的测量仪器或技术应具有良好的可靠性和有效性，但是在身体形态和身体成分测量方面，事实并非总是如此。不过，体重和身高却可以有效和可靠地进行测量（使用高质量且定期校准的体重秤和测距仪）。在测量和监测体成分变化时，测量的可靠性比有效性更为重要。因此，制订使测量误差最小化的策略很重要。

▶ 按严格的步骤操作时，双能X射线吸收测定法是一种有效且可靠的身体成分测量方法。测量时要求运动员禁食，正常水合和充分休息（即测量前没有运动训练）。大多数双能X线扫描仪的扫描床对于许多身高体宽的运动员来说可能太小了，因此需要修改测量方案。一种选择方案是先进行分段局部扫描，然后汇总，这就需要比正常操作更长的时间，并且需要在体成分扫描方面经验丰富的技术人员进行细致精准的扫描。由于分段局部扫描会增加每次扫描的总体时间，从而增加辐射暴露的风险（Nana et al. 2012b）。还有另一种选择方案，可以利用反射技术（reflection technique），只扫描身体的一半，然后将身体成分测量值加倍。但是，此技术需要假定身体的两侧是对称且相同的。对于运动员采取这一独特方式，许多人很感兴趣，在选择反射技术之前应仔细考虑。

▶ 皮褶厚度不是测量身体绝对脂肪量的有效指标，但具有良好的可靠性，在检测脂肪量变化时具有非常高的实用性，尤其是当测量人员是一名国际人体测量促进学会（ISAK）认证的人体测量专业人员时。不鼓励使用预测方程通过皮褶测量估算总脂肪量和体脂肪百分比，这是因为预测方程中存在固有假设，如果这样做，潜在的误差将扩大。

测量身体形态和身体成分时，了解并尽量减少测量误差

▶ 身体形态和身体成分测量值的变异性或误差来自2个主要来源：技术性测量误差（仪器之间的差别和测量人员的操作差别）和生物性误差（日常性变化/随机性误差）。技术性差异的一个例子是测量仪器的固有差别。例如，进行皮褶厚度测量时，即使2次测量卡钳放置部位有微小的不同，也会导致不同的测量结果，这就是测量人员的操作误差或变异的例子。损坏的卡钳或旧的卡钳可能测出错误的数值，这可以代表机器的误差。导致人体测量误差的生物因素包括身体水合状态、月经周期、昼夜变化、身体活动、生长发育、食物摄入、糖原含量和改变细胞内含量的补充剂，如肌酸。其中一些变量可以进行控制或最小化，还有一些为不可控因素（如生长、昼夜变化），可影响测量的有效性。

▶ 任何测量工具的技术性误差（或测量值的变异性）的大小称为测量的技术性误差（technical error of the measurement，TEM），可以通过短时间的可靠性研究来计算。在这个研究中，通过对一个或几个受试者的重复测量（如皮褶厚度），可以确定变异值。理想情况下，当由新技术人员操作时，需要对用于体成分测量的仪器/机器进行标准化（表3.2）。总之：

— 技术性测量误差（来自仪器/机器或技术人员重复测量的误差）可转换为变异系数（coefficient of variation，CV），用重复测量的标准差（standard deviation，SD）与测量或分数的平均值之比的百分数表示，即SD/平均值×100。然后可以使用技术性测量误差来确定测量的置信限度，这对于解释测量值变异至关重要，例如，可以解释皮褶厚度测量值的改变是真的变化，还是因为技术性测量误差所致。

— 因此，技术性测量误差和变异系数是重复性测量内标变化的可靠性度量。

— 国际人体测量促进学会（ISAK）认证的人体测量专业人员在进行ISAK课程和再认证时，可以计算本人的技术性测量误差（参见https：//www.isak.global/FormationSystem/

AccreditationScheme）。为了达到认证标准，每个ISAK级别的内部测试仪（Inter-tester）技术性测量误差要求必须满足才行。

— 使用双能X射线吸收测定法测量体成分时，每台仪器和技师的技术性测量误差和变异系数可以通过连续扫描一组目标受试者至少2次来计算，并且在2次测量之间重新定位受试者（如让受试者站起来然后躺下再进行第二次扫描）。

— 用于计算技术性测量误差、变异系数和置信限度的其他信息和方法可参考www.sportsci.org/resource/stats/index.html。上述网址提供了一个模板，使用Excel电子表格输入原始数据，然后通过电脑进行统计处理（请参阅站点上电子表格的可靠性www.sportsci.org/resource/stats/xrely.xls）。

— 运动员身体成分测量报告和科学期刊论文中，应该始终提供技术性测量误差的数据。

人体测量值的有价值改变

▶ 对身体成分测量值差异或变化进行解释时，需要考虑与运动员相关的临床或运动能力的最小价值改变（请注意，这一改变可能没有统计学意义，也正如统计上显著的变化可能没有实际价值一样）。这个改变被定义为可以影响结果的最小有价值变化，如运动表现、力量、代谢功能、保持在某体重级别。

▶ 当对个体运动员提供饮食建议或进行人体测量评估时，教练员（和运动员）经常会对体重、瘦体重或皮褶厚度的目标提出特定的要求。在某些情况下，这些目标对于那个运动员本人来说是不可实现的，也没有任何价值，甚至检测不到对运动能力的如何改善作用（甚至还有可能反过来降低运动能力）。

▶ 在运动能力是否改善的结果可检出之前，需要一些相关测量值发生较大的变化或差异（不属于技术性测量误差）。例如，在腿部力量的变化/差异能被检测出来之前，需要腿部瘦体重发生相对较大的变化/差异；在蹬车上坡所需的做功发生明显改变之前，需要躯干脂肪量发生大的变化。

▶ 或者，可能存在一些体成分测量值，其中的微小变化/差异（相对于技术性测量误差）很可能会对运动能力造成影响（例如，体重非常小的差异可能导致运动员不能满足比赛的目标体重级别的要求）。

标准化程序

为了使测量误差最小化，每项测评方法都应执行如上所述的标准化程序或要求。当前流行的人体测量方法的标准化程序或要求示例见表3.2。

表3.2 主要身体成分测评方法的标准化程序或要求的总结

体表人体测量[a]	DXA	BIA
• 设备已校准 • 受试者穿着合适服装，通常是内衣，女性最好穿比赛用露腰腹短上衣 • 可以在一日中的任何时间进行测量。如果追踪变化，应在一日的同一时间进行测量。如果皮肤易出汗，最好在运动之前测量。应在大重量负荷训练之前测量，以避免围长改变。应在油性皮肤物理治疗前测量 • 方法需要使用ISAK标准化指南。测量人员报告结果时还需报告本人的TEM（Marfell-Jones & Stewart, 2012）。（很小的测量部位变化，假如离ISAK规定的皮褶测量部位只有1cm远，就会造成显著的测量误差（Hume & Marfell-Jones, 2008）	• DXA机器已校准（根据制造商提供的指南） • 受试者需要禁食、休息和水合状态正常 • 受试者按标准化体位要求躺在扫描床上，由一位经验丰富的技师进行局部体成分扫描和分析 • 对于纵向追踪性测量，只能使用同一台扫描仪，以进行前后比较。最好也由同一个技师进行测量和分析 • DXA应与体表测量相结合，以增强两种评估方法的理解，并有助于解释不一致的结果 • 有关标准化方案的详细信息，可参考相关综述（Nana et al. 2014）	• BIA已校准（根据制造商提供的指南） • 受试者禁食、禁酒精、不运动，均>8小时 • 对于纵向追踪测量，应该在一日中的同一时间进行 • 受试者测量之前仰卧5～10分钟 • 需要更加详细的研究，确定新型多频生物电阻抗测量仪包括站立式和手握式设备的标准化程序要求 • 更加详细的信息，请参阅相关综述（Kyle et al. 2004b）

注：BIA.生物电阻抗分析法；DXA.双能X射线吸收测定法；ISAK.国际人体测量促进学会；TEM.技术性测量误差；[a].包括体重、围长、皮褶厚度（ISAK规定位点）、骨骼宽度和长度，以及身高。

人体成分变化的解读

体表人体测量

▶ 皮褶厚度、围长、四肢长度和骨（架）宽度的测量比较稳定，不受水合状态的影响（Norton et al. 2000）。相反，体重测量则可能变化（例如，一日中测量的时间、月经周期的不同阶段、脱水/过度水合），这些因素可能会干扰对体重变化的准确解释。在可能的情况下，这些因素需要根据表3.2列出的标准化方案要求进行控制。理想情况下，体重测量应在一日的同一时间与体表人体测量一起进行，以解决和提高测量的可靠性。表3.3汇总了体重和皮褶厚度变化的走向和可能的原因。

表3.3　体重和皮褶厚度发生变化的原因解释

变化			原因解释		
体重		皮褶厚度	肌肉重量		身体脂肪
增加	+	未变	增量	+	无变化
减少	+	未变	减量	+	无变化
未变	+	增加	减量	+	增量
未变	+	减少	增量	+	减量
增加	+	增加	可能增量	+	增量
增加	+	减少	增量	+	减量
减少	+	增加	减量	+	增量
减少	+	减少	可能减量	+	减量

来源：Tanner & Gore，2013。

▶ 将某个体运动员的皮褶厚度测量值总和与其他精英运动员的数据进行比较应慎重。不应该将精英运动员群体的数据设立为个人，特别是发育中的青少年运动员的具体目标。这些数据仅作为参考。

▶ 应使运动员确信，体成分只是影响运动成绩的一个因素，要帮助他们减少对身体形态的过度关注。大多数运动员对体成分都十分敏感。因此，运动营养师应该提倡饮食干预，鼓励慢速减少脂肪量（或皮褶厚度），监测体脂变化的同时，也监测运动能力和健康指标的变化。

▶ 体重减少率（和脂肪量减少率）与皮褶厚度总值减少率的关系表明，运动员之间的个体差异性很大。作为一般指南，当皮褶厚度较大时（7处位点的总和＞80mm），减轻1kg体重，相当于减少皮褶厚度总和约10mm；当皮褶厚度总和较低时（7处位点的总和＜80mm），减轻1kg体重而减少的皮褶厚度远小于10mm（Kerr & Ackland，2010）。但是，有些运动员有很高的腹腔脂肪/皮下脂肪比值，对于这种情况，腰围和体重的变化比单独的皮褶厚度能更好地估算身体脂肪的减少。

▶ 虽然上述的皮褶厚度和值可作为判定指标，粗略地确定某一特定体重目标是否可行，但双能X射线吸收测定法才是预测总脂肪量的更好指标，是在重量分级运动中评估运动员适合哪一特定体重级别的首选方法。

双能X射线吸收测定法

▶ 在解释双能X射线吸收测定法检测的体成分估值变化时，需要得到所使用的特定双能X线扫描仪的技术性测量误差（TEM），以确定所测变化是真实的，还是因误差所致（参见上文的"测量误差"相关内容）。一般来说，根据研究报告，所测的体成分中，具有最低变异系数（CV）的是骨矿物质含量（0.7%～1.2%），其次是瘦体重（0.8%～1.7%）；具有最高变异系数的是全身总脂肪量和局部体成分估值（1.5%～5%）（Nana et al. 2012a）。建议每个中心自己建立一套变异系数参数，因为变异系数值可能会受到许多因素的影响，如DXA技术人员的专业水平（Persson et al. 2019）或定位方法（Shiel et al. 2018）。生物性变异引起的误差对双能X线吸收法所测瘦体重的准确性影响特别大。尽管标准化方案最大限度地减少了此类误差，但肌糖原含量、月经周期和水合状态等生物性因素仍可能影响结果的解释。例如，碳水化合物或肌酸负荷会改变肌肉中代谢物和水分的含量，进而改变DXA对瘦体重的检测估值（Bone & Burke，2016）。

人体测量的频次

▶ 进行人体测量的频率取决于个体运动员真实测量值变化的幅度。当体成分的变化超过测量误差或变异系数时，那么这个变化才被认为是真实的。例如，根据经验法则，用双能X射线吸收测定法在标准化扫描规程下测量的瘦体重变化为500g，才被视为真正有了变化，因为特定双能X线扫描仪计算的总瘦体重的变异系数约为250g（Nana et al. 2012a）。

▶ 因此，如果运动员进行饮食干预，目标是每周增加瘦体重约250g，那么就不必在2周内进行第二次双能X线扫描。如果瘦体重增加1kg以上才认为有价值，那么4周内就不必进行第二次双能X线扫描。

▶ 身体成分评估的最佳时机因运动员而异。在下述重要时间节点可考虑测评：在高强度力量或耐力训练阶段的前后，身体突然生长发育，出现较大体重丢失或增加，比赛的前后、运动能力测试的同时。

▶ 对于存在潜在安全风险（如辐射暴露）的测量设备，测量频率应尽可能减少，使对运动员健康的影响最小化。总体上讲，每年的辐射暴露（特别是随时间的纵向监测）对运动员的影响不容小觑，因为运动员可能因其他诊断成像技术接受过电离辐射（Cross et al. 2003；Orchard et al. 2005），频繁的空中旅行（宇宙辐射），那些身高体宽的运动员可能会被双能X线扫描仪多部位重复扫描而使辐射量增加。

▶ 运动营养师的一个重要作用是教育运动员、教练和其他体育服务人员有关测量运动员身体特征的好处和潜在的弊端；当决定何时、如何测量及如何与运动员交流检测结果时，运动营养师应参与其中。

（温悦萌 译 艾 华 校）

参考文献

第4章
运动员的蛋白质需求

Daniel Moore, Nicholas Burd, Gary Slater

4.1 引言

蛋白质由20种不同的氨基酸组成，这些氨基酸通过羧基和氨基末端之间的肽键连接在一起，形成不同氨基酸序列和长度的多肽链。氨基酸的特定序列由信使RNA模板确定，并最终决定蛋白质的最终形状和功能。蛋白质具有广泛的结构功能和调节功能，这对于正常的细胞代谢和功能至关重要，对运动员来说也是极其重要的。蛋白质的功能举例如下。

▶ 收缩性肌原纤维蛋白（如肌动蛋白和肌球蛋白），可将化学能转换成机械能，使骨骼肌和心肌收缩。

▶ 结构蛋白质（如胶原蛋白），为肌肉细胞提供物理支架，可将力传递到骨骼。

▶ 高能线粒体蛋白，可共同作用产生三磷酸腺苷（ATP）能量，ATP对于所有的细胞功能都是至关重要的。

▶ 调节酶蛋白，可催化代谢中多种化学反应（如ATP的水解和合成），为细胞功能所必需。

▶ 血液中的蛋白，对氧气输送（如红细胞）和血浆容量（如血浆白蛋白）很重要。

虽然一个人要想在其所选运动中脱颖而出，其体内所有的蛋白质（包括免疫系统、心脑血管系统等）必须比例恰当，可以高质、高效地发挥功能，但是骨骼肌中的蛋白质对于运动员来说是首要的，因为骨骼肌的组成通常决定了运动员的成功与否（这关系着运动强度和耐力）。因此，虽然优化全身蛋白质平衡很重要，但本章主要关注促进骨骼肌蛋白质修复和重塑的营养需求，这有助于提高运动员的运动成绩。

4.2 蛋白质转化

人体内的蛋白质处于高度动态转化过程中，它们不断被分解为氨基酸，同时以游离氨基酸池内的氨基酸为原料不断重新合成。被破坏的蛋白质（如通过氧化、亚硝基化、机械力等作用）可被泛素-蛋白酶体系统不断降解。这些从蛋白质（特别是从人体主要的氨基酸储存库——骨骼肌中）中分解释放出来的氨基酸有以下几个作用。

（1）作为新的肌肉蛋白质合成的底物被再利用，这个程度在运动后被低估。

（2）从细胞中输出，以维持其他重要的机体功能（如合成血液循环中的蛋白质或参与糖异生）。

（3）转氨基，然后用作燃料来源（如支链氨基酸，包括亮氨酸、异亮氨酸、缬氨酸），或作为骨骼肌线粒体内三羧酸循环的中间体。

除了儿童的生长发育期，维持肌肉量和瘦体重的关键是日常蛋白质合成和分解的平衡。然而，如果一个运动员的目标是增加肌肉，则需要肌肉蛋白质转向正平衡（肌肉蛋白质的合成大于分解）（Phillips，2014）。最终，蛋白质合成和分解之间的差值决定了肌肉（或特定的肌肉蛋白质库）是处于正平衡（即新蛋白质增加）、平衡（即蛋白质库没有变化）还是负平衡（即蛋白质减少）。然而，在身体或肌肉蛋白质没有净变化的情况下，较高的蛋白质周转率（合成和分解）对于运动员去除旧的和损坏的蛋白质，并在相应位置合成新的蛋白质也可能是重要的。因此，虽然本章讨论的大部分内容都与实现线粒体质量增加（主要是耐力训练的结果）或肌原纤维蛋白（主要是抗阻训练的结果）的新肌肉蛋白质的净增加有关，但对于任何旨在促进运动恢复和适应的运动员来说，保持高蛋白质合成率（净蛋白质平衡中受更严格调控的变量）的饮食策略是最佳的方法。应该认识到，肌原纤维和线粒体蛋白质的合成并不是相互排斥的，可以在一定程度上沿着一系列训练模式同时发生，这取决于运动刺激的性质（即基于抗阻还是耐力）（Wilkinson et al. 2008；Burd et al. 2012；Di Donato et al. 2014）。

通常情况下，人体内蛋白质转化是通过使用稳定同位素标记的氨基酸来测量的，这些氨基酸比正常的氨基酸"重"一些，这是由于其某些原子中的中子数量比天然存在的亲本同位素数量更多（如 ^{13}C 和 ^{12}C、^{15}N 和 ^{14}N、^{2}H 和 ^{1}H）。标记的氨基酸通常经静脉注射或口服摄入，使用灵敏的质谱仪测量不同的生物体液（如血液、肌肉或其他蛋白质）中的含量，可以在数小时内准确地了解它们的新陈代谢。间接评估肌肉蛋白质合成的变化，最常见的方法有测量运动肢体（如腿部）的血液和肌肉中蛋白质的浓度和丰度，而测量肌肉蛋白质分解则不太常见。也可以通过测量感兴趣的肌肉蛋白质部分（如肌原纤维、线粒体、混合肌）中同位素的含量，直接确定肌肉蛋白质合成的相对速率。随着最新的先进方法的涌现，以致重水（如 $^{2}H_2O$）的使用有所增加，受试者可以像平时那样随意生活，测量几日至几周的肌肉蛋白质合成（Brook et al. 2017）。不管所应用的是何种稳定同位素方法，肌肉蛋白质合成的直接测量可用于评估靶组织（即骨骼肌）对运动干预的基本反应，尽管在某些情况下，最大化全身蛋白质合成和净平衡，对于运动员优化全身训练适应能力也是重要的。虽然本章主要讨论促进骨骼肌蛋白质重塑和适应的饮食方法，但在相关的情况下也包括对全身蛋白质转化的介绍。

4.3　蛋白质转化与运动训练

抗阻训练可以增强肌肉力量和围度，并增加瘦体重，该过程伴随着骨骼肌的重塑。如前所述，运动恢复过程中蛋白质合成的变化（而不是分解）被认为是驱动蛋白质净平衡日常变化的主要变量。事实上，运动介导的蛋白质合成和重塑的加强，可以持续到运动后恢复期的 1～2 日（Phillips et al. 1997；Burd et al. 2010；Burd et al. 2012）。重要的是，运动后蛋白质合成速率的提高，主要是通过肌肉内部的局部机制来调节的，因为外周循环系统中的"合成代谢"激素的生理浓度，如生长激素、胰岛素样生长因子Ⅰ和睾酮，对肌肉快速重塑（West et al. 2011）或肌肉慢性生长（West et al. 2010；Morton et al. 2016）的作用并不大，这与其中一些激素的药用剂量引起的合成作用相比，可以忽略不计（Bhasin et al. 1996）。

运动后蛋白质周转率的增加，特别是产生能量的线粒体蛋白质（Wilkinson et al. 2008），这是耐力训练后恢复的一个特征（Harber et al. 2010）。与抗阻运动不同，耐力运动会引起氨基酸氧化消耗增加，在恢复过程中，最终必须通过膳食来补充（Mazzulla et al. 2017）。虽然在抗阻运动和耐力运动后，肌肉蛋白质的合成都会提高，但在缺乏蛋白质摄入的情况下，肌肉蛋白质的分解也会相应增加，以便为合成代谢提供氨基酸底物（Carraro et al. 1990；Phillips et al. 1997）。因此，在不摄入蛋白质的情况下，肌肉净蛋白质平衡虽然相对于休息状态有所改善，但仍然是负平衡，没有新的净蛋白质合成。因此，从肌肉蛋白质重塑的角度来看，运动后恢复最重要的措施之一就是摄取蛋白质，增加血液中氨基酸的浓度，增强蛋白质转化和净蛋白质平衡。

4.4　氨基酸代谢

碳水化合物（CHO）（包括内源性储存和外源性摄入）是有氧运动中主要的能量代谢物质，在运动强度较低或运动时间较长时，脂类也有重要贡献。这些宏量营养素通常是帮助耐力运动员从运动中恢复

（即支持随后的运动表现）的最重要的营养素。然而，氨基酸氧化供能比例在有氧运动中可提供能量总消耗的2%～6%（Tarnopolsky，2004），而当碳水化合物（特别是肌糖原）可利用性较低时，这一比例可能增加到10%（Lemon & Mullin，1980）。这种增强的氨基酸氧化在很大程度上来自于肌肉蛋白质合成的抑制和肌肉蛋白质分解的小幅度提高，而释放出来的氨基酸（Howarth et al. 2010）随后可被用作糖异生的底物，作为燃料的直接来源在肌肉线粒体内被氧化，（这就是支链氨基酸，特别是亮氨酸的主要代谢去向），或者通过回补反应补充三羧酸循环的中间体（Gibala，2001）。内源性氨基酸的氧化可以通过各种因素来加强，如更大的运动强度、更长的运动时间（Lamont et al. 2001）、低肌糖原储备（Howarth et al. 2010）、高蛋白饮食［即≥1.8g/（kg·d）］饮食（Bowtell et al. 1998）和低雌激素水平（Phillips et al. 1993）。此外，在运动中通常摄入外源性碳水化合物的做法可能会在一定程度上减弱氨基酸氧化，但比例仍然显著高于休息期间（Bowtell et al. 2000）。事实上，亮氨酸是在蛋白质代谢中起关键调节作用的氨基酸（见下文），在运动员进行中等强度（约60%）运动时，亮氨酸的氧化速度可达8mg/（kg·h），导致2小时内全身氧化消耗约1.2g亮氨酸（Bowtell et al. 1998）。假设肌肉蛋白质中亮氨酸的含量为9%，这就相当于消耗了13g蛋白质，即只需做中等强度的运动，这13g蛋白质要么不能合成，要么直接分解代谢，如果运动持续时间更长或者强度更大，这个过程蛋白质的消耗可能会进一步增加。因此，有氧运动会大量消耗体内的氨基酸作为代谢能量来源，这通常被认为是耐力训练增加蛋白质需求的根本原因（Tarnopolsky，2004；Kato et al. 2016），特别是支链氨基酸，如亮氨酸、缬氨酸和异亮氨酸（Kato et al. 2018）。鉴于这些被氧化的氨基酸（尤其是亮氨酸）大量从体内消耗，无法参与正常的蛋白质代谢（如恢复过程中增加肌肉蛋白质的合成），似乎它们必须通过饮食来补充（Mazzulla et al. 2017）。

4.5　蛋白质转化的营养调节与运动训练

　　静脉输注胰岛素可提高运动后肌肉蛋白质合成和分解率（Biolo et al. 1999），这使得人们认为运动后需要摄入大量的碳水化合物（可提高血液中的胰岛素浓度）才能最大限度地提高肌肉合成代谢的水平。早期的研究支持该观点，这些研究发现，碳水化合物无论是单独使用（Borsheim et al. 2004），还是复配相对少量的外源性氨基酸混合使用（Miller et al. 2003），都主要通过胰岛素诱导的蛋白质分解抑制，而不是增加蛋白质合成，来增强运动后恢复期间的净蛋白质平衡。然而，研究表明，当蛋白质或必需氨基酸摄入量较高时，额外的碳水化合物补充对运动后刺激肌肉蛋白质合成或增强净蛋白质平衡的作用并不大（Glynn et al. 2010；Staples et al. 2011）。因此，肌糖原含量低并不影响饮食中摄入的蛋白质促进运动后肌肉蛋白质合成的能力（Camera et al. 2012）。因此，虽然摄入额外的能量（通常以碳水化合物的形式）对于运动后肌肉的完全恢复是必不可少的（如使糖原再合成最大化），但肌肉蛋白质合成的增强主要取决于摄入的蛋白质的必需氨基酸含量。

　　Robert Wolfe研究小组有影响的研究表明，摄入晶体氨基酸特别是必需氨基酸，可以提高肌肉蛋白质的转化和净蛋白质平衡（Rasmussen et al. 2000；Tipton et al. 2001）。在大多数情况下，净蛋白质平衡的增强主要是通过刺激肌肉蛋白质合成的增加，这可在一日中增加3～4倍，而不是抑制肌肉蛋白质分解（Rasmussen & Phillips，2003）。摄入必需氨基酸引起运动后净蛋白质平衡增加超过3个小时，其增加量被证明相当于24小时反应的累加量（Tipton et al. 2003）。该研究表明这种急性（即3～4小时）净蛋白质平衡的增强可持续一整日，也许是抗阻训练实现肌肉质量缓慢增加的一个必要条件。然而，很少有人支持在运动后关键的"窗口期"（即运动后0～60分钟）立即摄入关键的膳食蛋白质，以最大限度地提高训练适应性（Burd et al. 2011；Schoenfeld et al. 2013）。有证据表明，运动结合饮食的方法，在运动后24～48小时的恢复期内可最大限度地提高肌肉（尤其是肌原纤维）蛋白质的合成，这与肌肉增长相互促进（Damas et al. 2016）。因此，对运动员来说，最佳促进合成代谢的可能的营养策略是，在长时间的恢复期内经常食用富含蛋白质的食物。因此，本章之后部分将概述关键的饮食因素，因为它们与蛋白质和氨基酸的摄入有关，可增加肌肉蛋白质的周转率，促进骨骼肌的重塑，有利于随后的恢复和适应。

4.6　蛋白质数量

膳食蛋白质（特别是必需氨基酸）的促合成代谢作用，在抗阻运动（Borsheim et al. 2004；Tang et al. 2007）和有氧运动（Levenhagen et al. 2002）之后摄入相当于10g左右蛋白质的食物就可以观察到，这表明即使是少量的零食也有助于骨骼肌重塑。因此，任何旨在增强运动后恢复的运动员都应该最大限度地刺激肌肉蛋白质的合成。剂量反应研究表明，在平均体重约80kg的年轻男性进行抗阻运动后，20g优质蛋白质（如鸡蛋或乳清蛋白）足以最大限度地刺激肌肉蛋白质合成（Moore et al. 2009；Witard et al. 2014）。重要的是，将蛋白质摄入量增加1倍至40g，对肌肉蛋白质合成没有进一步促进作用，而是导致膳食氨基酸被直接氧化分解代谢（Moore et al. 2009）和生成尿素（Witard et al. 2014），这是人体摄入超过蛋白质合成需要量的蛋白质的正常反应。因此，"最佳"蛋白质摄入量可定义为可最大限度地刺激肌肉蛋白质合成，同时最低限度地增加氨基酸氧化，此最佳蛋白质摄入量最近被估计约为每千克体重0.3g，且不受性别或全身活跃肌肉总量的影响（Moore，2019）。

之前的研究发现，对于训练有素的人（Breen et al. 2011）或者经常运动的人群（Lunn et al. 2012）来说，有氧运动后补充约20g蛋白质就可以强烈刺激肌肉蛋白质的合成。最近的一项剂量反应研究表明，在训练有素的运动员进行90分钟的耐力训练后，需要约0.5g/kg的蛋白质来最大限度地促进肌原纤维蛋白质的合成（Churchward-Venne et al. 2020）。有趣的是，饮食蛋白质对线粒体蛋白质合成的总体速率没有影响，这进一步证明了在运动后早期（＜5小时）恢复过程中，这一重要细胞器的蛋白质合成不受氨基酸供应的影响。然而，使用"固有标记"蛋白质，即稳定性同位素直接结合到蛋白质基质中的方法，揭示了饮食中的氨基酸可被直接用于合成新的肌原纤维和线粒体蛋白质（Churchward-Venne et al. 2020），突出了在恢复过程中提供足够合成前体的重要性。尽管全身蛋白质合成为负平衡（Lunn et al. 2012）或平衡状态（Levenhagen et al. 2002），但低蛋白质摄入（为10～16g）仍可以增加蛋白质合成和肌肉水平的净蛋白质平衡，这突出显示了耐力运动后机体对蛋白质的需求。这表明，运动后提供的膳食氨基酸优先被运动肌肉利用，以促进修复和重塑，可能以相对牺牲全身（即非肌肉或非工作肌）蛋白质转化为代价。与抗阻运动相比，有氧运动后对蛋白质的需求似乎更大，用以快速增强肌肉重塑和恢复，并补充运动引起的蛋白质氨基酸氧化供能损失。以后的研究需要更好地定义不同的运动方式、强度和持续时间对所需蛋白质摄入量的影响，通过及时、适量地补充蛋白质，不仅可强烈刺激运动后肌肉蛋白质的合成，同时还可最大限度地减少氨基酸的氧化损失。运动员和研究人员应该明白，"一刀切"的方法不太可能是运动员的最佳选择。

4.7　蛋白质摄入的时间

摄入食物以支持运动员训练和恢复的时机，通常可以被认为发生在与运动相关的三个时间段：运动前、运动中和运动后。运动后可以说是摄入食物的最佳时机，可以最大限度地发挥食物摄取和肌肉运动对肌肉蛋白质合成的双重刺激作用。然而，单次性运动后蛋白质周转率（特别是肌肉内的蛋白质周转率）可能会持续长达24～48小时，这表明肌肉对运动引发的营养敏感性有持续效应（Phillips et al. 1997；Burd et al. 2011）。这就意味着，对于那些连续几日反复多次训练的运动员来说，在每次训练之后摄入营养素按理可归入"运动后"摄入，但由于每日进行多次训练，"运动后"和"运动前"之间的界限已经变得模糊。对于如何在上述3种进食时机中优化摄入膳食蛋白质，以及目前学者对其研究情况，介绍如下。

4.7.1　运动前

人们首次观察到，在一次性抗阻运动之前摄入晶体氨基酸（而不是在运动后即刻摄入），致使肌肉净蛋白质平衡在运动后3小时内更大，这种影响可能是通过运动引起充血导致更多的氨基酸输送到工作肌而介导的（Tipton et al. 2001）。随后的研究未能重复这些最初的发现：与运动后摄入蛋白质或必需氨基酸相比，没有观察到运动前摄入这些营养素在增强肌肉蛋白质平衡或蛋白质合成方面的明显优势（Tipton et al. 2007；Fujita et al. 2009）。如果运动持续的时间相对较短（如≤60分钟），那么运动前蛋白质类的摄入可能会提供一种氨基酸来源，可促进运动后肌肉蛋白质的立即重构，因为需要时间来消化蛋白质，并使其消化产物氨基酸出现在循环中（Tipton et al. 2007；Coffey et al. 2011）。这也可以比作"事先把氨基酸池准备好"，以便有底物支持运动诱导刺激的肌肉蛋白质合成。不过这种方法增强抗阻训练适应能力方面的有效性值得怀疑（Schoenfeld et al. 2013）。如果运动员在运动前摄入的食物应符合能量物质补充的一般原则，那么运动前立即摄入特定的蛋白质可以说没有什么价值。

4.7.2　运动中

如前所述，有氧运动会增强氨基酸（特别是支链氨基酸）的氧化分解，这是导致蛋白质合成抑制的主要原因，并可能轻微增加肌肉组织的分解，这是由工作肌的氨基酸净外流所体现的（Howarth et al. 2010）。因此，有氧运动在肌肉内产生净分解代谢环境，在全身水平上反映为负蛋白质平衡（Mazzulla et al. 2017）。对于进行较长时间训练的运动员（如≥1.5小时）和每日进行多次训练的运动员，在训练过程中补充蛋白质，可形成外源性氨基酸来源，可能有助于限制内源性氨基酸作为能量来源，从而在运动中改善全身蛋白质平衡（Koopman et al. 2004；Beelen et al. 2011）。运动期间摄入蛋白质是否可以改善运动中肌肉蛋白质平衡和肌肉蛋白质重塑尚不确定。单独的研究报告称，运动期间补充蛋白质，蛋白质合成要么增强（Beelen et al. 2011），要么没有变化（Hulston et al. 2011）。然而，有氧运动中摄入蛋白质引起的内源性蛋白质节约效应，可能会潜在地改善运动员的营养状况，因此运动后的任何蛋白质摄入都可以更容易地被用来促进肌肉蛋白质的重塑。

与有氧运动中工作肌稳定的ATP高消耗相反［这种环境通常不利于支持耗能巨大的蛋白质周转过程（Rose & Richter, 2009）］，抗阻运动通常会在训练期间被不同持续时间的休息间歇所打断。这些短暂的"休息"（即恢复阶段）在适当的营养条件下，可能成为启动骨骼肌重构的机会。研究报告表明，在相对较长的抗阻训练期间（约2小时），由于在整个训练过程中不断摄入蛋白质，肌肉中蛋白质合成速率增加（Beelen et al. 2008）。对于训练时间较短和代谢强度较高的运动员（如循环训练），由于较短的间歇休息时间，运动中摄入蛋白质具有不确定的生理价值，这是因为肌肉蛋白质的重塑主要发生在运动后几日内，而不是在训练过程中两组运动之间的几分钟休息时间内。

4.7.3　运动后

毫无疑问，运动后摄入蛋白质可促进所有形式的运动后肌肉蛋白质合成和净蛋白质平衡，并应被视为所有运动员营养"恢复"的核心和关键组成部分（Phillips & Van Loon, 2011；Moore, 2015）。虽然对于运动员来说，应在运动后尽快摄入蛋白质以最大限度地促进肌肉重建，但即使在一场运动后24小时内摄入蛋白质，也有助于增强骨骼肌的重构（Burd et al. 2011），因为运动（尤其是抗阻训练）的"刺激"作用是相当持久的。这得到了一项荟萃分析的支持，并得出结论，在运动前后一段时间内（如在运动前2小时内和运动后2小时内）摄入蛋白质，对增强抗阻训练适应能力的好处微乎其微，如瘦体重或力量的增加（Schoenfeld et al. 2013）。因此，除了运动前/运动后的即刻进食期，在这个潜在的"合成代谢机会窗口"之外摄入蛋白质，可能对延长12～24小时恢复期中骨骼肌重塑的能力有更大的影响，如下所述。

研究表明，蛋白质摄入的模式（而不仅仅是绝对量）会影响在长达12小时恢复期间内肌肉蛋白质重塑的有效性。例如，在一次性抗阻训练后12小时恢复期中，每3小时重复摄取20g蛋白质，与摄入数量相同但方式不同的蛋白质相比，即每1.5小时摄入10g"零食"蛋白质或每6小时摄入40g"正餐"蛋白质，可引起更高的肌原纤维蛋白合成率和更大的全身蛋白正平衡（Areta et al. 2013；Moore et al. 2012）。虽然还没有在有氧运动后进行类似的研究，但在这类运动后，类似的蛋白质摄入模式（数量和频率）也可能支持最大的肌肉蛋白质合成率。这些建议与西方饮食不一致，西方饮食的典型特征是蛋白质在白天的摄入分布不均衡，早餐摄入量最少，晚餐摄入量最大（Gillen et al. 2017）。考虑到许多优秀运动员经常以3～4小时为间隔定期进食，以确保足够的能量摄入，因此，可能只需要多加关注每餐蛋白质的含量即可。最后，旨在寻找其他替代性"进食时间"的运动员，特别是那些在晚上训练的运动员（由于日程安排或偏好），也可以考虑睡前摄入蛋白质，以支持在夜间恢复期间提高肌肉蛋白质合成率（Snijders et al. 2019）。由于睡前摄入蛋白质可以在禁食的一整晚提供氨基酸，有一些建议认为，如果不影响睡眠质量，可摄入比白天最大有效剂量更多的蛋白质（如高达0.6g/kg），可能更有利于支持肌肉蛋白质合成重塑的睡间速率（sleeping rate）（Snijders et al. 2019）。考虑到耐力运动和抗阻运动后摄入蛋白质对于肌肉蛋白质合成和净蛋白质平衡具有类似增强效果，那些旨在获得最大肌肉重塑率的运动员，将受益于运动后即刻和之后每3～4小时摄入目标量蛋白质的补充方案。

4.8　蛋白质的膳食来源

食物蛋白质的氨基酸组成和消化速度有所不同，这是影响蛋白质质量评分的变量（Burd et al. 2019a）。例如，分离大豆蛋白质和动物性蛋白质如牛肉、鸡蛋和乳制品（如可溶性乳清蛋白、不溶性酪蛋白）与植物性蛋白质（如大米和豆类）相比，具有相对较高的必需氨基酸组成。另外，酸溶性蛋白质如乳清蛋白和大豆蛋白的消化率（即消化一种蛋白质，其结构氨基酸出现在血液中所需的时间）最快，而胶束状酪蛋白最慢（可在酸性的胃环境中凝结成块）。一般来说，富含必需氨基酸（特别是亮氨酸）并被快速消化的蛋白质具有更高的蛋白质质量分数（Burd et al. 2019a），并且能够在运动后刺激肌肉蛋白质合成更快速地上升（Tang et al. 2009；West et al. 2011）。这使得人们认为血液或肌肉细胞内必须达到一定的"亮氨酸阈值"才能最大限度地激活肌肉蛋白质合成（Phillips，2011）。这一理论概念似乎特别适用于分离的蛋白质来源（如乳清蛋白），最终导致食物氨基酸快速但短暂地进入血液循环，但对于可最大限度刺激肌肉蛋白质合成速度所需的餐后血液亮氨酸绝对浓度，目前还没有确切的定论。

人们越来越重视了解全食物（whole food）摄入对骨骼肌适应性反应的影响（Burd et al. 2015；van Vliet et al. 2017）。这一话题是有意义的，因为全食物而不是单一的营养素，是健康饮食模式的组成部分。此外，运动员的运动餐盘以混合的全食物组合为基础，提供各种所需的微量和宏量营养素，以支持从训练和比赛中获得最佳恢复。事实上，与分离的蛋白质组分相比，混合蛋白质来源和全食物通常具有明显不同的氨基酸模式和餐后血液氨基酸谱（Burke et al. 2012）。特别是，与分离的蛋白质（如乳清蛋白）相比，全食物来源的蛋白质通常具有较低的亮氨酸（以总氨基酸含量计）和更长时间的餐后氨基酸血象。尽管如此，摄入全食物（如鸡蛋、红肉、鱼）能够刺激运动后肌肉蛋白质合成反应（Burd et al. 2015；Beals et al. 2019；Burd et al. 2019a）。事实上，描述食物物理和化学动力学的食物基质效应可能在优化膳食蛋白质的利用以支持骨骼肌适应性反应方面发挥重要作用（Burd et al. 2015；Beals et al. 2019；Hodgkinson et al. 2018）。例如，研究表明，影响食物结构的不同烹饪方法会影响蛋白质质量评分（Hodgkinson et al. 2018）。此外，食物基质效应可能会影响蛋白质消化和吸收动力学（Burd et al. 2015；van Vliet et al. 2017）及营养素的合成代谢特性（Burd et al. 2015；Abou Sawan et al. 2018）。总的来说，营养素和蛋白质密集的食物应该是运动员饮食的基础，以确保最佳的恢复和饮食质量。然而，分离蛋白质补充剂可以作为健康饮食模式的补充策略，因为它们提供了必需氨基酸的方便来源，以帮助实现每日蛋白质摄入量目标和蛋白质的多次定时定量摄入，特别是那些每日有多个训练课程或比赛和繁忙旅行计划的运动员。此外，遵循纯素食饮食的运动员可以从蛋白质补充（即植物蛋白混合物）中受益，因为与动物饮食相比，植物性食物通常需要更高的能量摄入，以达到支持骨骼肌适应性反应的必需氨基酸需求。还有，纯素食运动员可能受益于在用餐时间通过植物性食物蛋白质互补（即大豆类和谷物同时食用），改善膳食蛋白质的质量（Rafii et al. 2020），并借此促进肌肉修复和恢复。

4.9 运动训练的影响

运动训练可以通过一方面减弱运动后肌肉整体蛋白质周转率的增加，同时另一方面增强特定肌肉蛋白组分的合成，从而改善运动训练的重塑效果，如通过抗阻运动训练持续刺激肌原纤维蛋白合成（Kim et al. 2005；Wilkinson et al. 2008），通过有氧运动训练优先重构线粒体蛋白质（Wilkinson et al. 2008）。据报道，对于训练有素的个体，训练后摄入饮食蛋白质增强运动后混合肌肉蛋白质合成的效应，在训练后恢复期的前段（即4小时内）最明显，但不会持续到28小时（Tang et al. 2008）。这可能表明，训练有素的运动员比未训练者更应该在训练结束后立即优先摄入蛋白质，以充分利用这段合成代谢增强的敏感期。然而，在训练状态下，肌原纤维蛋白合成的增加可持续至少24小时（Damas et al. 2016），这提示这种肌肉蛋白的合成不太依赖于运动后立即摄入蛋白质。然而，这种对膳食蛋白质明显增强的运动后敏感性不会影响最大化肌肉蛋白质合成所需的蛋白质剂量（即0.3g/kg），因为之前进行剂量反应研究的受试者就是经过训练的人群（Moore et al. 2009；Witard et al. 2014）。

4.10 蛋白质的一般需要量

普通人群对蛋白质的需要量，不同机构的建议值通常不一，但普遍在0.8～0.9g/（kg·d）的范围内，这是为了降低缺乏的风险而制订的。在加拿大和美国，推荐的膳食营养素供给量（recommended dietary allowance，RDA）定义为"满足几乎所有健康个体（98%）营养素需求的平均每日摄入量"（Institute of Medicine，2005）。美国医学研究所（the Institute of Medicine）的专家组还指出，"对于进行抗阻或耐力运动的健康成年人，不建议摄入额外的膳食蛋白质"（Institute of Medicine，2005）。这也许是真的，推荐的蛋白质每日摄入量可以满足人群，甚至大多数最大运动强度训练的运动员对蛋白质的基本"需求"。然而，有必要问一下，由于存在运动的适应性过程，这种蛋白质摄入水平是否会导致氨基酸代谢反应的下调，而这种适应性变化是否会损害运动员的某些运动目标。然而，这并不是一个容易回答的问题。一些综述（Tarnopolsky，2004；Phillips et al. 2007）和立场声明（Thomas et al. 2016）都得出结论，运动员需要更高的蛋白质摄入量。因此，当提到运动员时，蛋白质"需要量"可能是一个不恰当用词，更准确的术语也许应定义为运动员群体的最佳蛋白质摄入量，而不是达到氮平衡的蛋白质摄入量（即需要量）。在能量不足的时候，这种观点可能尤其正确，因为至少从运动员的角度来看，选择摄入哪种宏量营养素可能更加关键。然而，在能量需求得到满足的情况下，很少运动员会有蛋白质摄入量低于RDA的风险（Burke et al. 2003；Gillen et al. 2017）。

采取以"肌肉为中心"（muscle-centric）的方法来优化膳食蛋白质摄入量，经过抗阻训练的运动员的目标是均衡饮食模式：4日间餐＋1睡前餐，共5餐；日间餐蛋白质每餐摄入量达到满足程度，为0.3g/kg；睡前餐膳食摄入量略多，蛋白质摄入量约为0.5g/kg；总计每日蛋白质摄入量约为1.7g/kg。此外，一项荟萃分析得出的结论是，上述蛋白质摄入量将接近通过抗阻训练使瘦体重增长最大化的蛋白质平均需求量估值（Morton et al. 2018）。虽然人类有能力在一餐中和24小时内消化更多的蛋白质，但将膳食氨基酸同化为身体新蛋白质的能力是有限的，当蛋白质摄入量超过1.7～2.0g/（kg·d）时，同化能力将达到饱和，会导致氨基酸分解代谢和不可逆转的氨基酸氧化（Malowany et al. 2019；Mazzulla et al. 2020），而不会进一步合成到肌肉蛋白质中（Gorissen et al. 2017）。虽然这可能不会损害运动员的健康（另见下文）（Antonio et al. 2016），但长期过量的蛋白质摄入可引起一种适应性状态，即机体氨基酸氧化能力增强，结果在这些运动员中导致蛋白质"需要量"的人为增加（Tinline-Goodfellow et al. 2020）。对耐力运动员采用类似的方法，但在运动后摄入较多的蛋白质，约为0.5g/kg，将导致近1.9g/（kg·d）的蛋白质摄入量，而这一摄入量与这些运动员近期最大化全身蛋白质合成和蛋白质净平衡的蛋白质日常需要量相一致（Kato et al. 2016），即使这样，蛋白质能量也仅占总能量的约15%。还需要更多的研究来确定蛋白质长期摄入不足对耐力训练适应和运动表现的远期影响，因为这可能发生在高达50%的耐力训练人群中（Gillen et al. 2017）。而且，即使短短4日的蛋白质急性摄入不足，也足以影响运动能力和运动表现（Williamson et al. 2019）。

4.11 能量负平衡

肌肉蛋白质转化过程对能量的消耗十分惊人，因此在限制能量期间蛋白质转化通常会受到抑制（Pasiakos et al. 2010；Areta et al. 2014）。对于那些既想主动降体重又想维持肌肉质量和运动表现不变的运动员来说，这可能是一个需要仔细考虑的问题。虽然抗阻训练有助于在负能量平衡时保持肌肉质量，但已经证明，运动后摄入蛋白质对于急性抗阻训练后恢复期间肌肉蛋白质合成的增加是必需的（Areta et al. 2014）。现有证据表明，在能量负平衡时，如果想最大化刺激肌肉蛋白质合成，运动后膳食蛋白质的摄入量可能要略大于能量平衡时所需的蛋白质摄入量，即约0.4g/kg（Moore，2019）。这种膳食蛋白质较大摄入量的作用与一些长期性研究的结果大体一致。这些研究显示，在饮食和运动诱导的负能量平衡期间，当蛋白质摄入量≥1.6g/（kg·d）时，可使运动机体保持更大的瘦体重（Mettler et al. 2010；Pasiakos et al. 2013；Longland et al. 2016）。还有一项系统综述（尽管基于少量的研究）表明，当运动员的蛋白质摄入量目标达到每日≥2.3g/kg瘦体重（或相当于约每日1.9g/kg体重，而运动员的平均体脂为15%）时，有助于运动员在减体重期间保持肌肉质量（Helms et al. 2014）。需要指出的是，上面所提到的这些相对简化的蛋白质摄入量建议并没有考虑到引起肌肉蛋白质合成最大速率的最佳饮食模式。因此，想要在能量限制期间保持肌肉质量的运动员，应注重每日蛋白质摄入的均衡分布，使每餐膳食蛋白质摄入量略高（即0.4g/kg体重），以增加每日蛋白质的总摄入量，有利于增强肌肉蛋白质的合成。较多的膳食蛋白质摄入量的另一个好处，可能是它对膳食饱腹感的有利影响，这对试图促进负能量平衡的运动员来说是一个理想的结果（Davidenko et al. 2013）。

4.12 高蛋白饮食：是否对健康产生风险？

很难定义运动员饮食中蛋白质含量多高就算是高蛋白饮食。根据"宏量营养素可接受范围"（Acceptable Macronutrient Distribution Range，AMDR）的界定，蛋白质应占总能量摄入的10%~35%，那么对于一个90kg的人来说，在满足能量基本需求的情况下，这相当于0.6~2.1g/（kg·d）的蛋白质。然而，运动员根据他们的训练和比赛安排，能量的摄入量范围通常变化很大。因此，对于一名体重为90kg的运动员来说，在高强度训练或能量正平衡期间，饮食中含有2倍RDA的蛋白质[即1.6g/（kg·d）]，其能量可能只占总能量的14%左右；在体重稳定、能量平衡期间，蛋白质约占总能量的20%，而在减体重时的能量负平衡期间，约占28%。因此，约2倍于RDA的相对蛋白质摄入量，被认为是运动员"高"蛋白质饮食的合理下限值（Martin et al. 2005）。

有一种普遍流行的观点认为，高蛋白饮食对肾功能是有害的，对那些蛋白质长期摄入量超过RDA的人会构成严重的健康风险。据推测，这种观念源于肾功能受损的临床人群，这个群体显然可从低蛋白饮食中获益。然而，对于肾功能正常的健康人（当然包括运动员，如果不是全部，也是绝大多数），没有证据表明蛋白质摄入与肾损伤之间存在联系（Martin et al. 2005）。这个观点在美国医学研究所食品和营养委员会（Food and Nutrition Board，Institute of Medicine，2005）和世界卫生组织（World Health Organization，2007）的国际专家共识声明中均有所体现。除了使用宏量营养素可接受范围（AMDR）作为蛋白质摄入量的上限外，有学者建议以亮氨酸摄入量的上限[可高达550mg/（kg·d）]作为推荐量（Pencharz et al. 2008），这相当于5.5g/（kg·d）的蛋白质。很明显，这一摄入量远超过了本文的推荐摄入量，也远超过了大多数运动员蛋白质的习惯性摄入量[即1.4~1.9g/（kg·d）]（Burke et al. 2003；Gillen et al. 2017），甚至那些更极端的形体运动，如健美[即≥3g/（kg·d）蛋白质]（Tarnopolsky et al. 1988）。然而，关于运动员当前蛋白质摄入量的最新数据似乎表明，运动员膳食越加倾向于优先选用蛋白质这一能量营养素，使其能量占到了每日总能量摄入的1/2，即约3.8g/（kg·d）蛋白质（Rossow et al. 2013）。尽管小规模试验表明，接受抗阻训练的运动员在长达一年的时间内每日摄入2.5～3.3g/kg蛋白质，并没有观察到健康不良的后果（Antonio et al. 2016），不过仍需要更多的人体研究来了解长期（如>1年）极高蛋白质［如4～5g/（kg·d）］饮食的潜在健康风险（如果有的话）。有趣的是，在某些项目运动员群体中可以观察到摄入极高量蛋白质的情况，他们大脑中总认为摄入蛋白质"越多越好"，尽管没有任何科学证据表明这种饮食行为具有促进运动能力的作用。

小结

　　运动员的蛋白质需求仍是运动营养领域引起争议和备受瞩目的话题，目前更多关注的是促进训练后肌肉蛋白质合成的饮食策略，而不是以前重视的氮平衡指标。目前相关的指南建议为：在关键训练课后和全天各餐摄入0.3g/kg高生物价的优质蛋白质，不过在耐力运动训练后即刻和睡前餐可能需要摄入稍微高于0.3g/kg的蛋白质。未来的研究可能会继续完善运动员蛋白质摄入指南，但事实已经证明，根据目前的指南摄入蛋白质，可以快速增加身体组织和肌肉蛋白质合成率，有利于组织重塑，为增加肌肉质量、力量和运动能力提供了基础。

应用提示
Gary Slater

▶ 很少有营养素比膳食蛋白质和特定氨基酸更能吸引普通大众、健身爱好者和运动员的眼球。价值数十亿美元的蛋白质补充剂产业正在蓬勃发展，再加上高调宣扬高蛋白摄入种种好处的当前流行饮食趋势，进一步增强了膳食蛋白质的神秘感和吸引力。虽然力量型运动员多年来一直如此，但现在耐力型运动员也越来越重视高蛋白饮食，目的是加快身体恢复和控制身体成分。鉴于此，运动营养师不但要深刻理解与蛋白质摄入有关的科学证据，而且在制订膳食计划时要考虑优化蛋白质的摄入并贯彻执行于实践中，这两点都非常重要。

▶ 如果要使运动训练的适应性和恢复性达到最佳状态，那么就必须满足力量型运动员和耐力型运动员大强度训练增加的蛋白质需求。幸运的是，大多数运动员食物摄入量都比较高，可以确保充足的蛋白质摄入，不过通常都远高于运动员一般规定的需求量。

▶ 仅通过日常蛋白质总摄入量来评估运动员膳食蛋白质摄入量的充足性就过于简单化了。对于任何给定的蛋白质摄入量，其代谢反应取决于其他因素，包括全天蛋白质的摄入分布、每餐或零食中摄入的蛋白含量、所摄蛋白质的氨基酸组成，以及蛋白质消化率和总能量摄入量。在评估蛋白质需求时，还应考虑所进行的训练类型、训练的期望结果以及运动员的训练状态。如果需要改变身体成分，无论是试图增量骨骼肌还是减量体脂肪，都会影响膳食蛋白质的指导摄入量。

▶ 蛋白质摄入的时间点可能与一日中蛋白质的总摄入量一样重要。由于任何一次性大量摄入蛋白质只会刺激蛋白质氧化供能，因此应该把高生物价蛋白质分配到全天各正餐和零食中去，这种少食多餐供应蛋白质的方法有助于增强适应性。表4.1中的膳食计划举例说明了运动员蛋白质摄入分布的两种情况：一种比较常见，属于蛋白质摄入分布不均，大部分蛋白质在晚餐中；一种是全日蛋白质摄入比较均匀的情况。鉴于训练通常是在下午晚些时候进行，因此高蛋白晚餐和加餐被纳入最佳蛋白质分配方案。有证据表明，含有最佳剂量蛋白质的睡前两餐，可能比一餐导致更好的适应性。每餐膳食方案中，约3/4的蛋白质来自高生物价来源，一般认为是动物性食物来源。

▶ 运动期间中补充氨基酸在运动员中变得越来越时髦，这种现象的驱动力主要来自补充剂生产企业的宣传炒作，而非来自强有力的科学证据。应该优先考虑更加直接、业已证实的补充需要，如在长时间、大强度运动中需要补充碳水化合物。此外，持续运动过程中补充高蛋白与胃肠道不适的发生率增加有关。

▶ 由于在训练后餐或加餐中加入碳水化合物不会影响蛋白质的合成反应，因此通常主张运动后碳水化合物与蛋白质一起摄入，这将有助于恢复肌糖原储备，尤其是恢复时间较短时。此外，运动后蛋白质（0.3g/kg）和碳水化合物共同摄入，可使促进肌糖原最大恢复速率所需的碳水化合物量减少约1/3，这对于能量需求较小的运动员可能特别有吸引力。在训练后餐/加餐中摄入蛋白质，也可能有助于减缓运动后的食欲，这对于关注体重的运动员是有吸引力的。

▶ 由于训练会影响蛋白质代谢长达24～48小时甚至更长，因此应该鼓励运动员在一周内遵循蛋白质均匀分布的膳食计划，而不仅仅是在训练日。

▶ 畜肉、家禽、海鲜、蛋类和乳制品等生物价高的蛋白质提供了典型西方饮食中约2/3的蛋白质，但其他来源，如面包、意大利面、大米、豆类和早餐谷物等谷物产品，提供了约1/3的每日蛋白质（尽管生物价低）以及其他重要营养素（表4.2）。理想情况下，每餐或加餐中推荐的单次蛋白质摄入量在0.25～0.3g/kg体重范围内，而且应该来自高生物价蛋白质食物源。如果一餐中低生物价蛋白质食物来源占主导地位，则应该上调该餐或零食的蛋白质目标摄入量，要达到本指南的上限，即0.3g/kg。同样，执行低能量食谱的运动员可能需要适当增加蛋白质摄入量，特别是试图使骨骼肌损失量最小化时。采用指南范围的上限值是可取的，但增加蛋白质，不仅要考虑总能量预算的允许范围，还要考虑对某些营养素的影响，这些营养素对体内能量物质补充和运动后恢复非常重要。

表4.1	1名体重90kg运动员的两种膳食计划（食谱），其总营养价值相似（约14000kJ能量，190g蛋白质，110g脂肪，420g碳水化合物），但全天蛋白质摄入分布不同		
充足的蛋白质：分布不均		充足的蛋白质：分布理想	
餐次	蛋白质（g）	餐次	蛋白质（g）
早餐 2杯麦片＋低脂牛奶 2片吐司面包＋果酱和人造黄油	28（10）	早餐 3个荷包蛋 4片吐司面包，2片果酱和人造黄油	37（21）
上午加餐 1根谷物棒	1（0）	上午加餐 希腊酸奶200g 水果1个	21（20）
午餐 2份火腿（90g）＋奶酪（30g）和沙拉卷橙汁（300ml）	37（24）	午餐 2份火腿（60g）＋奶酪（40g）和沙拉卷橙汁（300ml）	34（21）
下午加餐 2片水果面包	5（0）	下午加餐 2片水果面包	5（0）
训练时 水、运动饮料（600ml）	0（0）	训练时 水、运动饮料（600ml）	0（0）
训练后	0（0）	训练后 2个水果	2（0）
晚餐 400g瘦牛排（熟） 2杯米饭 1杯蔬菜	116（108）	晚餐 150g瘦牛排（熟） 2杯米饭 1杯蔬菜	49（40）
睡前餐	0	睡前餐 200g低脂希腊酸奶 20g分离乳清蛋白	38（38）

注：括号内数值为每次进食时高生物价蛋白质的量（g）。

表 4.2　蛋白质的常见食物来源，包括低或高生物价来源的食物

食物	量	蛋白质（g）	能量（kJ）	费用（澳元）
牛奶（脱脂）	600ml	22	900	0.75
大豆饮料	900ml	33	1600	1.8
奶粉（脱脂）	60g	22	880	0.39
奶酪（减脂切达干酪）	70g	22	770	1.1
奶酪（松软干酪）	140g	25	530	0.9
酸奶（脱脂，希腊）	200g	20	500	1.42
酸奶（脱脂，风味）	400g	21	1290	1.72
分离乳清蛋白	17g	16	290	0.88
鸡蛋（全蛋）	3个	19	890	0.73
鸡蛋白	175g	20	350	1.17
牛肉、家禽、海产品（生）[a]	120g	25	640	1.80
杏仁	130g	26	3200	2.60
豆腐	400g	48	1900	2.56
四季豆（煮熟沥干）	350g	23	1300	1.39
小扁豆	380g	18	820	1.39
面包	9片	28	3000	0.84
米饭（白米，熟）	6杯	26	6000	1.42

注：每种指定量的食物均可提供约3g亮氨酸，相当于20～25g来自高生物价来源的蛋白质。本表还提供了这些指定量食物的相关能量和消费成本，因为在选择蛋白质来源时，这些可能是重要的考虑因素。

[a] 如果用烧烤或油炸等传统方法烹饪，红肉、家禽和其他动物肉的重量会减少约25%。

▶ 通常建议运动员的摄入量为1.2～2.0g/（kg·d），大多数运动员的日常蛋白质摄入量很容易达到这个目标，但有些人则摄入超过4g/（kg·d），因为他们相信这将进一步促进运动的适应性。目前的研究表明，蛋白质摄入的这种极端高值既不必要也没有益处，因为过量的膳食蛋白质会被简单地氧化以产生能量。然而，长时期的高蛋白饮食似乎不会对健康个体的肾功能产生负面影响，也不会对水合状态或骨骼健康产生显著影响。对运动员来说可能的不利影响是，高蛋白质摄入可能会取代其他支持运动员训练比赛需求的重要营养素，并增加他们的每周食物费用支出，还会对身体产生更大的酸性负荷，可能对代谢产生不利影响。这种不利影响可以通过增加摄入富含钾盐的食物，特别是水果和蔬菜而有所改善。

▶ 在许多健身房、体育杂志、健康食品商店和网上推广的产品上，带有情感色彩的标签确保了氨基酸和蛋白质补充剂在运动员中非常受欢迎。虽然有令人信服的证据表明摄入高生物价的蛋白质有益，但在运动后，依然要把重点放在全食物蛋白质来源的选择上，以促进有利的代谢性适应，同时也可满足机体对其他营养素的需求。应指导运动员选择可同时满足蛋白质和其他营养素需求的膳食组合。在主动减肥期间，用分离蛋白质强化全食物的膳食计划可能是必要的，膳食中能量摄入要减少，但蛋白质摄入量要增加，目的是保持肌肉的质量和功能，同时还提升更大的饱腹感。例如，将15g乳清蛋白添加到200g天然酸奶中，可使该营养食品的蛋白质含量增加1倍，而额外增加的能量仅为200kJ或50kcal。试图增肌的运动员可能会变得过度关注膳食蛋白质摄入量。制订促进增肌的膳食计划时，蛋白质摄入的剂量、分布和来源是要考虑的重要变量，与此同时，对运动员能量摄入的评估也至关重要。当蛋白质摄入量一定时，增加膳食中的能量，将增强氮平衡。这对一些运动员来说可能是一个挑战。频繁和长时间的训练会限制餐次和零食的机会，而高强度训练可能会抑制运动员的食欲。可能需要采取新的方法措施，如增加对高能量密度零食和饮料的依赖，以克服这些能量不足的问题。对于试图增肌的运动员，以下提示可能有助于提高膳食的能量密度。

　　— 增加用餐或吃零食的频率。当用餐频率增加而不是膳食和零食的食物量增加时，肠道的耐受

性通常较高。即使在繁忙的日子里，多频次进食也应该成为优先事项。应该鼓励在一日中有五餐或更多次进餐和零食（包括训练前后的零食）的膳食计划，在大多数用餐中应包含0.3g/kg高生物价蛋白质。

— 选择能量密度高的饮料［如冰沙、奶昔、粉冲液体餐补充剂、超高温瞬时灭菌（UHT）纸盒包装调味牛奶］和其他高能量食物（如酸奶、麦片、运动棒、水果面包、干果、坚果或什锦坚果）。商业化的液体餐补充剂对正在运动中的跑步运动员补充能量是一种方便的选择。有维生素和矿物质强化再加上碳水化合物和蛋白质的组合产品是最合适的。另外，自制牛奶饮料可以加入脱脂奶粉以增加额外的蛋白质和能量。这些饮料对于训练之前或之后不能耐受固体食物的运动员或由于饮料饱腹感较低而具有较小食欲的运动员特别有用。

▶ 运动营养师应确保短期和长期的体重增加目标是可实现的。体重每周增加0.25～0.5kg是可能的，但取决于运动员的遗传背景和抗阻训练基础。有这种可能性，一开始增重明显，无可避免，而后期增重逐渐减少。增重率如果太明显，有可能包括身体脂肪储量的增加，后期还不得不减少。确保身体成分的总体目标是可实现的，这也很重要。有太多运动员想要同时既增加肌肉质量又减少体脂。对于许多训练有素的运动员而言，这是很难实现的，因为这两个目标是相互排斥的，一个需要增加能量可利用性，而另一个需要减少能量可利用性。应先确立优先目标，然后制订相应的饮食干预措施。

▶ 增加1kg肌肉量所需的能量可能因人而异（取决于当前的训练状态、饮食情况和遗传特征），对于一个体重稳定的运动员（因此推测其能量处于平衡状态），每日至少需要多摄入1500～2000kJ（360～480kcal）的能量，这是一个合理的起点。然而，对于某些运动员而言，每日多摄入4000kJ（960kcal）能量或更多，也可能是必要的，特别是如果必须考虑到抗阻训练所消耗的能量（如果运动员之前没有进行过常规抗阻训练）。定期的体重和体成分监测将为进一步调整能量摄入促进增肌提供宝贵的反馈。有关体格评估工具的详细研究，请参阅第3章。

▶ 许多运动员需要关于生活方式和时间管理的建议，以便使他们获得足够的时间去进食、睡眠、训练和进行其他日常活动。规划当日的食物摄入：吃什么，什么时间吃，可以帮助一些运动员在手头备好合适的食物和饮料，需要时就可以摄入。在储物柜或训练袋内准备好不易腐烂变质的零食可能是一个好主意，例如，纸盒包装的超高温瞬时灭菌（UHT）调味牛奶或果汁、谷物棒、粉冲液体餐补充剂和运动饮料。运动营养师应该评估运动员所处的环境，是否可以购买到合适食物，或是否可以储存从家里带来的零食。

（黄贤仁　译　艾　华　校）

参考文献

第5章
能量需要和能量消耗测定

Melinda M Manore

5.1　引言

　　大多数人，包括运动员，在很长一段时间内能保持稳定的体重（body mass，BM），而很少去注意每日所摄入的能量或消耗的能量。然而，对于希望通过改变体重和（或）体成分构成来达到改善运动表现或满足运动需要的特定体重的运动员，必须要关注能量平衡。当能量摄入不能满足能量的消耗时，肌肉和脂肪将被用于供能，导致大部分的训练可能无效。此外，如果能量摄入受限，也将直接影响其他营养素的摄入，如碳水化合物（CHO）、蛋白质、脂肪、维生素和矿物质等，这些都是最佳运动能力和健康所必需的营养素。

　　许多运动员，特别是女性运动员，受到教练、父母、同伴和自己的压力而减体重。为了保持较低的体重，这些运动员即使能量消耗很高，也会限制能量摄入。任何年龄段的运动员都必须摄入足够的能量来满足日常生活的能量需要、运动的需要及建造和修复肌肉组织的需要。育龄妇女还必须满足月经消耗和生育的能量需要，年轻运动员必须满足生长发育的额外需要。本章将简要回顾能量平衡的动态特征及其影响因素，如有助于运动员或活跃的个体能量平衡的宏量营养素平衡。有关个体运动员增重或减重的能量平衡操控见本书其他章节。

5.2　能量平衡

　　首先，能量平衡的概念看起来简单明了。为了维持体重，体内总能量（energy in，包括摄入的总千焦或千卡与体内储存能量之和）必须等于消耗的能量。在这个条件下，个体被认为处于能量平衡状态。这个概念可以用以下公式表示，其中"体内总能量"代表"可代谢能量"（摄入的能量减去粪便和尿中丢失的能量）。对于大多数人来说，可代谢能量占能量摄入量的90%～95%（Murphy et al. 1993；Hall et al. 2011）。

　　当 $E_{in} = E_{out}$ 时，能量处于平衡状态。E_{in} 为体内总能量（kJ/d 或 kcal/d），E_{out} 为能量消耗（kJ/d 或 kcal/d）。

　　然而，身体调节体重的范围很窄，保持能量平衡远比起初看起来更复杂。能量平衡是一个动态的过程，改变能量平衡方程中的一个组分（如能量摄入或膳食组成或膳食形式）就能够以不可预知的和无意识的方式影响另一个生理和生物组分（如能量消耗，EE）（Galgani & Ravussin，2008；Hall et al. 2011；Hall et al. 2019；Manore et al. 2017）。因此，整体能量平衡受到一些内部因素（如遗传、表观遗传、代谢、激素、神经）和外部因素（如环境、社会、行为）的影响，这些因素可能因人而异（Galgani & Ravussin，2008；Stensel，2010；Howe et al. 2014）。这个概念如图5.1所示。例如，许多饮食因素会影响总能量摄入量，如膳食构成、营养素摄入时间、运动的时机和强度，以及摄入的食物类型（如高能量或低能量密度食物）。能量消耗也是如此。影响能量消耗的因素很多，包括膳食构成、运动强度和影响静息代谢率的因素。因此，

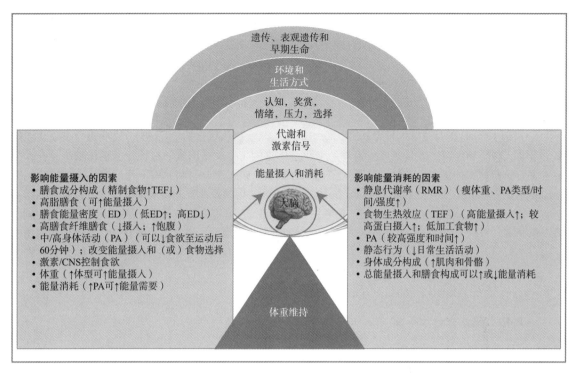

图 5.1　调节和影响能量平衡的因素：可影响后代的环境变化（如遗传和表观遗传学），以及当前影响膳食和身体活动的习惯性生活方式因素

注：CNS.中枢神经系统；ED.能量密度；PA.身体活动；RMR.静息代谢率；TEF.食物生热效应。

来源：引自 Galgani & Ravussin，2008；Manore et al. 2017.

确定每个因素对能量摄入和消耗的确切影响对于任何一个人都是不可能的，因为这些因素是可变的，每日都在变化，并且机体具有潜在的代谢控制机制来调节能量平衡，以维持体重稳定性。

如果一个运动员试图增加体重，那么 E_{in} 必须大于 E_{out}。相反，如果一个运动员试图减少体重，E_{out} 必须大于 E_{in}。这样，引起 E_{in} 和 E_{out} 之间的不平衡将导致体重巨变。然而，如上所述，除了特定的影响能量摄入和消耗的运动训练和膳食因素外，还有许多影响 E_{in} 和 E_{out} 的因素。这些无法量化的因素使得人们很难确定一个人如何对特定的饮食和（或）常规训练做出准确反应，或者如果同时实施这些，它们将如何相互作用并相互影响。

如上所述，能量平衡方程是动态的，受时间影响，并且允许能量储存的变化随着时间的推移影响能量消耗。Swinburn 和 Ravussin（1993）给出的下述例子，说明了这一点。如果一个人决定在 40 年内每日额外摄入 413kJ（100kcal），将会发生什么？此时额外摄入的能量相当于约 600 万 kJ 或 150 万 kcal。如果假设体内脂肪为 31786kJ/kg（7700kcal/kg），那么在这 40 年间体重的理论增加量将为 190kg，但实际增加约为 2.7kg。经过一段时间的正能量平衡后，额外的能量摄入会导致体重增加（包括脂肪和瘦体重）。较大的体型会导致能量消耗增加，最终会平衡额外的能量摄入。当然，体重实际增加的量将取决于额外摄入的能量的量，并且在较小的程度上取决于摄入的能量的组成（脂肪、碳水化合物、蛋白质或酒精的量）和整体的能量消耗。因此，体重的增加是初始正向能量平衡的结果，但也可能是一种机制，即最终在更高的体重和能量需求下恢复能量平衡。

5.3　宏量营养素平衡

膳食中的宏量营养素成分也会影响体重及其构成的长期变化。我们现在知道，随着时间的推移，体重和身体成分的维持需要 $E_{in} = E_{out}$，蛋白质、碳水化合物、脂肪和酒精的摄入量等于它们的氧化速率（Jequier & Tappy，1999；Astrup，2011）。因此，宏量营养素平衡发生在下列情况时：

蛋白质$_{in}$＝蛋白质$_{oxidation}$

碳水化合物$_{in}$＝碳水化合物$_{oxidation}$

脂肪$_{in}$＝脂肪$_{oxidation}$

酒精$_{in}$＝酒精$_{oxidation}$

其中蛋白质$_{in}$是蛋白质摄入量（g/d），蛋白质$_{oxidation}$是蛋白质氧化的量（g/d）。这些符号也适用于碳水化合物、脂肪和酒精。能量摄入或消耗的变化是体重的主要决定因素。在检查长期体重维持时，必须考虑宏量营养素的摄入量和类型变化（蛋白质、脂肪、碳水化合物和酒精）及其在体内的氧化情况（Flatt，2001；Astrup，2011；Hall & Guo，2017）。在正常的生理条件下，碳水化合物、蛋白质和酒精不容易转化为体脂（Swinburn & Ravussin，1993；Flatt，2001）。增加非脂肪营养素的摄入量会按比例刺激其氧化速率。相反，增加膳食脂肪摄入量并不会立即刺激脂肪氧化，过量摄入膳食脂肪反而增加脂肪储存的可能性（Astrup，2011；Schutz，2004a；Westerterp，1993）。这样，所吃的食物和饮料类型决定了每日的能量摄入量（Hall et al. 2019；Traversy & Chaput，2015）和消耗量（Acheson et al. 1984；Swinburn & Ravussin，1993；Schutz，2004a；Galgani et al. 2010）。

5.3.1　碳水化合物平衡

在能量平衡条件下，碳水化合物平衡被精确调节，使得碳水化合物摄入与氧化相匹配（Acheson et al. 1984；Flatt，2001；Jebb et al. 1996；Galgani et al. 2010）。摄取碳水化合物可刺激糖原贮存和葡萄糖氧化，并抑制脂肪氧化。没有以糖原形式储存的葡萄糖直接以几乎相等的平衡量被氧化（Flatt et al. 1985）。除了非生理情况下（Acheson et al. 1984，1987；Schutz，2004b；Hellerstein，1999），在正常体重人群中，过量的膳食碳水化合物和蛋白质转化为三酰甘油（脂肪新生或DNL）受限制。然而，如果连续几日摄入大量碳水化合物，并且$E_{in} > E_{out}$，则脂肪以三酰甘油的形式生成（Acheson et al. 1988）。Strable 和 Ntambi（2010），以及 Hsiao 和 Guertin（2019）详细综述了碳水化合物摄入量对脂肪平衡和DNL的影响。

5.3.2　蛋白质平衡

与碳水化合物一样，人体通过改变膳食蛋白质的氧化速率来适应各种蛋白质摄入量。在满足身体蛋白质需求后，任何过量氨基酸的碳骨架被转移到能量底物池中用于供能。总能量摄入量特别是碳水化合物摄入量的充足程度似乎会显著影响这一过程。能量或碳水化合物摄入不足会导致蛋白质的负平衡（Hudson et al. 2019）。相反，过量摄入能量或碳水化合物会节约蛋白质。蛋白质可用于支持短暂的蛋白质积累，直至蛋白质库扩展至新的平衡点。此时，内源蛋白质的降解与可用的外源蛋白质相匹配。摄入过量的蛋白质或通过蛋白质节约获得的蛋白质可能促进脂肪储存，通过将膳食脂肪转化储存起来。这样，蛋白质将优先用于供能，使剩余的过量膳食脂肪储存为脂肪组织。

5.3.3　脂肪平衡

脂肪平衡不如碳水化合物和蛋白质平衡那样调节精确（Schutz，2004a；Galgani et al. 2010）。随着膳食脂肪摄入量的增加，短期脂肪氧化并不总是按比例增加（Schrauwen et al. 1997；Galgani et al. 2010；Astrup，2011）。另外，当能量消耗固定和蛋白质保持不变时，碳水化合物和脂肪氧化之间存在精确的反比关系。在这种条件下，碳水化合物氧化比例越大，脂肪氧化就越少（Schutz，2004a，2000b；Galgani et al. 2010）。长期来看，由于从可口的高脂膳食中摄入过多的能量，脂肪正平衡将导致总体脂储存量逐渐增加，因为身体试图实现能量平衡（Schutz，2004a）。强有力的数据支持这样一个假设，即体脂储存的增加是由于相对于脂肪摄入量的低脂肪氧化率（Flatt，2001；Astrup，2011）。随着脂肪储存的增加，血液中游离脂肪酸的浓度增加，这是由于这些储存的三酰甘油持续流通。血液循环中游离脂肪酸的增加可能会稍增加脂肪氧化；因此，较大的脂肪组织促进脂肪氧化的增加。当新的脂肪氧化率等于脂肪摄入率时，个体会达到脂肪平衡，从而达到能量平衡，但体重明显增加（Schutz，2004a）。

5.3.4　酒精平衡

摄入酒精引起酒精氧化迅速增加，直到所有酒精从身体中清除。乙醇优先用作能源，优于其他能量底物，可抑制脂肪氧化，其次是蛋白质和碳水化合物氧化（Shelmet et al. 1988；Suter，2005）。酒精不会转化为三酰甘油储存在脂肪组织中，也不会形成肌肉或肝糖原。然而，它可能通过为身体提供替代的和优选的能源间接地将膳食脂肪转移到脂肪库储存起来（Suter，2005）。酒精的能量密度约为29kJ/g（7kcal/g），因此对每日总能量摄入量有显著贡献。Yeomans（2010）对酒精影响能量摄入的文献回顾发现，作为酒精的能量摄入是食物能量摄入的额外添加，到目前为止，近60%的研究未能显示在饭前或饭后摄入酒精后，食物摄入会减少。因此，在短期内，酒精摄入通常会增加总能量摄入，但对长期能量平衡的影响并不清楚。为了保持能量平衡，饮酒的人必须考虑酒精对其他饮食成分能量的影响。Traversy和ChaputSuter（2015）的综述更全面地描述了酒精对体重增加和肥胖症的影响。

5.4　能量消耗

确定能量平衡需要直接测量或估计能量进入（从膳食和储存的能量中摄入）和能量消耗。这部分回顾了能量消耗的各个组分及其测量方法，并讨论身体活动如何影响这些组分。我们还将介绍基于年龄、性别和体型来预测能量消耗的方法。

5.4.1　能量消耗组分

每日总能量消耗的组成部分通常分为三大类（图5.2）：

（1）基础能量消耗或基础代谢率（basal metabolic rate，BMR）。

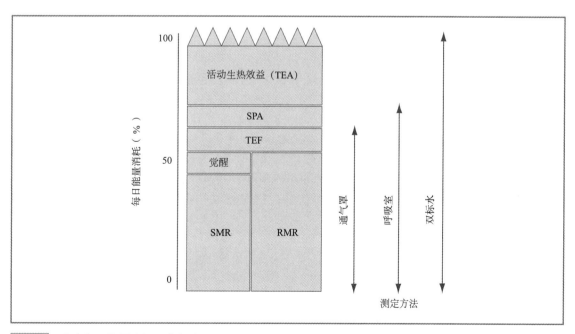

图5.2　人类每日能量消耗组成部分

注：SPA.自主身体活动；TEF.食物热效应；SMR.睡眠代谢率；RMR.静息代谢率

来源：引自Ravussin & Swinburn，1993.

（2）食物的热效应（thermic effect of food，TEF）。

（3）在计划身体活动和非运动活动产热（non-exercise activity thermogenesis，NEAT）中消耗的能量，涵盖活动的热效应（thermic effect of activity，TEA）。燥热的能量消耗又被称为自主身体活动（spontaneous physical activity，SPA），也包括在总TEA中。BMR和TEF以外的所有活动有时被称为与能量消耗相关的活动。这些术语根据研究和测量的内容不同而有所变化/不同。

BMR是维持身体系统和调节静息体温所需的能量。BMR是个体在禁食过夜后的早晨在床上休息时测量获得的。个人必须在舒适情况下，没有压力、药物或任何其他会增加代谢活动的刺激。此外，测量BMR的房间必须安静、控制温度，并且不受干扰。由于BMR评估要求个体在实验室过夜，许多研究人员在被称为静息代谢率（resting metabolic rate，RMR）的条件下测量基础代谢。评估RMR，个体通常在家中睡觉，开车或被车接到研究实验室休息一段时间后再测新陈代谢率。与测BMR一样，受试者需要禁食过夜，在评估前一日避免剧烈运动，并在安静的、温度受到控制的室内测量。一般来说，BMR通常会低于RMR 10%。在本章中，我们将使用经常测量的RMR术语（除非研究报告特别报道测量的是BMR）。应该指出的是，虽然有些人可以互换使用这些术语，但事实上，他们的测量标准不同。

在大多数久坐不动的健康成年人中，RMR占日常能量消耗总量的60%～80%（Ravussin et al. 1986；Ravussin & Bogardus，2000）。但是，在活跃的个体中，这个百分比会有很大的差异。许多优秀运动员在运动中能量消耗很容易就达到4100～8300kJ/d（1000～2000kcal/d）。例如，Thompson等（1993）报道，在代谢室测量的24名优秀男性耐力运动员的RMR只有每日EE的38%～47%。最近，使用双标记水（DLW）测量的优秀男性运动员数据（Silva et al. 2017a，2017b；Smith et al. 2018；Morehen et al. 2016）显示，RMR占每日总EE的35%～51%。在女性耐力运动员中，主要是跑步者，RMR占总EE的42%～54%（Guebels et al. 2014；Beidleman et al. 1995；Schulz et al. 1992；Silva et al. 2017a，2017b）。在重复、激烈比赛的日子里，如超长马拉松，RMR可能占EE的不到20%（Rontoyannis et al. 1989）。

TEF有时又称饮食诱导产热（diet-induced thermogenesis，DIT），是由于一日内进食食物而导致的RMR能量消耗额外增加。TEF包括食物在体内消化、吸收、运输、代谢和储存的能量消耗。TEF通常占每日总EE的6%～10%。然而，对于个体而言，TEF取决于一日中所吃的饮食或食物的能量含量、食物的类型、膳食中宏量营养素的组成及肥胖程度（Westerterp et al. 1999）。虽然TEF经常与膳食中的热效应（TEM）互换使用，但它们并不是同义词。TEM是指进食一餐后RMR代谢率的额外增加。由于评估一日内摄入所有食物累积能量消耗有难度，大多数研究人员测量TEM代替TEF。因此，大多数研究文献检查活跃个体的能量消耗都是报告TEM，除非使用代谢室收集数据。

TEA是人类能量消耗最多变的组成部分。它指RMR和TEF以外的日常活动的能量消耗，如有计划的运动锻炼（如跑步、游泳和举重）及步行或骑自行车等活动。TEA还包括有目的的日常生活活动（如穿衣、购物、烹饪、站立）。这类日常生活活动也被称为非运动活动产热或NEAT（non-exercise activity thermogenesis）。现在的研究表明，对于一些个体而言，NEAT中消耗的能量可在帮助维持能量平衡方面发挥重要作用（Levine et al. 2005；Levine，2007）。最后，TEA还包括非自主肌肉活动（SPA）的能量消耗，例如颤抖和烦躁（SPA）。久坐者的TEA可能只有日常总EE的10%～15%，但活跃人群可高达50%。有关总EE及其组成部分的变化，请参见Donahoo等（2004）对此的综述。

许多因素可以使EE增加超过正常基线水平，如寒冷（通过寒战）、高温、恐惧、压力和各种药物（如咖啡因、酒精、吸烟）（Manore et al. 2009）。这些因素引起的热效应通常被称为适应性产热（adaptive thermogenesis，AT）。AT代表产热暂时增加，可能持续数小时甚至数日，这取决于刺激持续的时间和程度。对于运动员，严重的身体损伤、对突发事件的应激、到更高的海拔高度、在极端环境温度下的运动或训练，或使用某些药物，都可能会使RMR增加到正常水平以上。有关减肥和反弹对AT的影响及节食后AT的改变怎样使节食后体重反弹，请参阅Müller等（2016），Müller和Bosy-Westphal（2013），

Westerterp（2013）和Dulloo等（2012）的著作。

（1）影响RMR的因素：多种因素可以影响特定个体在任何一日的RMR，然而，有些因素似乎影响更大。

▶ *年龄、性别和体型*　据记载，RMR受年龄、性别和体型的影响，包括个体的去脂体重（FFM）和脂肪量。事实上，这些因素通常包含在RMR的预测方程中。其中年龄、性别和FFM 3个变量通常可解释RMR变异性的80%（Bogardus et al. 1986）。由于FFM，尤其是器官组织，具有很强的代谢活性，因此FFM的任何变化都会对RMR产生显著影响（Henry，2000）。一般来说，男性的RMR比女性更高，因为他们有更大的体型和更多的FFM；然而，除性别外，可能还有其他影响RMR差异的因素（Blanc et al. 2004）。Ferraro等（1992）报道，即使控制了FFM、脂肪量和年龄差异，女性的BMR也低于男性（413kJ/d或100kcal/d）。相反，对于老年男性和女性（70～79岁），Blanc等（2004）发现在控制FFM后RMR没有性别差异。已知年龄影响BMR，从生命周期的第二个十年到第七个十年，BMR估计每十年下降1%～2%（Keys et al. 1973）。这种RMR减少归因于随年龄增长器官质量减少和FFM丢失，尤其是久坐生活方式的人（Henry，2000；Manini，2010）。

▶ *遗传*　RMR也具有遗传成分，这意味着家族内的个体可能具有相似的RMR。例如，Bogardus等（1986）发现，当他们检查了来自54个家庭的130名非糖尿病西南印第安人成人，家庭成员身份可解释11%RMR的变异性（$P < 0.0001$）。Bouchard等（1989）也发现，在调整年龄、性别和FFM后，遗传可解释加拿大双胞胎和父母－子女中约40%的RMR变异性。

▶ *能量平衡*　一个人的能量平衡状态也可以改变RMR。有充分的证据表明，严重的能量限制，无论是来自低能量摄入、高EE还是联合使用，都可以降低代谢率。这一现象体现在《最强减肥》节目的数据中，该节目中，肥胖者严重限制能量摄入，并参与高强度身体活动（≥3h/d）。对减肥比赛前后及6年后RMR变化的评估显示，基于体重，RMR比预测RMR（kcal/kg FFM）降低了20%（Johannsen et al. 2012；Hall，2013；Fothergill et al. 2016）。然而，来自减肥文献的证据也表明，如果能量限制不太严重，规律的身体活动可能有助于防止因节食减肥而导致的RMR降低。Redman等（2009）报告，在6个月内，通过限制热量摄入，自由生活的健康个体平均体重减少10%～14%，其每日总EE显著下降；在干预组中，每周5次适度热量限制（减少12.5%）与有氧运动相结合，尽管与仅限热量组相比体重减轻了相同的体重，但每日总EE没有减少。尽管参与这项研究的不是活跃的个体或竞技运动员，但这些结果表明，在减肥期间进行身体活动可能会保护一些人免受由于严重的能量限制而导致的RMR降低。

与摄入足够能量的运动员相比，能量摄入低、EE高的瘦而健康的运动员RMR也下降。例如，Thompson等（1995）将男性耐力运动员置于代谢室中24小时，结果发现，与摄入充足能量的运动员相比，摄入低能量的运动员的RMR、睡眠代谢率和SPA显著降低，表明低能量摄入的男性运动员24小时EE显著降低。

这种每日静态的EE的降低部分解释了为什么摄入低能量的运动员可以参加剧烈运动而不会减轻体重。

▶ *运动*　可能会间接或直接改变RMR。首先，运动可以通过增加个体的FFM间接增加RMR，这是决定RMR的一个重要因素。研究充分证明，活跃的个体，特别是精英运动员比较瘦（体脂百分比较低），FFM比久坐的人更高。因此，对于一个特定的体重，体脂较低和FFM较高的运动员将具有较高的RMR。其次，假设运动训练对RMR也有影响；然而，当受试者（运动员和静态对照）的体型和FFM相匹配时，比较运动训练和久坐两者的RMR数据，没有发现RMR持续增加（Manore et al. 2009）。这些结果的不一致可能是由于许多因素造成的，这些因素包括体质状况、运动训练计划的形式、用于测量RMR的方法和能量流通水平（每日运动消耗的能量与摄入的能量相比）（Bullough et al. 1995；Manore et al. 2009）。最后，剧烈运动可能会导致肌肉组织损伤，需要在运动结束后进行建造和修复，从而间接导致RMR增加。

▶ *高强度运动*　一次剧烈运动也被假设为直接影响RMR。据观察，剧烈运动后RMR可增加一段时间（几分钟或几小时），这种现象被称为运动后过度耗氧（excess post-exercise oxygen consumption，EPOC）。运动结束后氧耗如何快速恢复到基线取决于许多因素，包括训练水平、年龄、环境条件及运动的强度和持续时间。看来为了使EPOC显著增加，运动强度必须很高和（或）运动持续时间必须很长。一次正常的中等强度（50% ～ 65%VO$_{2max}$）运动30 ～ 60分钟结束后的任何时间内EPOC不会显著增加（Manore et al. 2009）。在这种运动之后，氧水平通常在1小时内恢复正常。然而，如果运动（有氧训练或力量训练）强度高或持续时间长，运动后EPOC似乎会升高数小时（Chad & Quigley，1991；Melby et al. 1993；Gillette et al. 1994）。

▶ *月经周期*　也可能影响RMR，进而影响总能量平衡。尽管目前的研究结果模棱两可，但有些研究报道称RMR值在卵泡期（周期开始时）最低，在黄体期（周期结束时）最高（Solomon et al. 1982；Bisdee et al. 1989）。估计这2个阶段的RMR相差413 ～ 1238kJ/d（100 ～ 300kcal/d）；然而，适应性能量摄入似乎可解释RMR的变化。一项Barr等（1995）研究报道显示，女性在月经周期的黄体期期间摄入的能量比卵泡期高约1238kJ/d（300kcal/d）。因此，由于在黄体期的RMR更高，增加的能量消耗在此期间通过增加能量摄入得到补偿。相反，Li等（1999）报道，月经周期对排卵期年轻女性的RMR没有影响。未见针对运动活跃女性的研究。

▶ *月经紊乱*　有大量的研究调查运动诱导的月经紊乱对EE和健康的影响（Loucks & Nattiv，2005）。如前所述，当能量摄入低和EE高时，RMR降低，但月经紊乱对女运动员RMR的影响模棱两可。例如，Lebenstedt等（1999）和Reed等（2011）发现，与报告月经周期正常或通过记录排卵期来确认月经状态（每年有12个月经周期）的活跃的对照者相比，运动诱导的月经紊乱的女运动员RMR显著降低（约111 ～ 125kcal/d）。当Reed等（2011）将数据用kcal/FFM/d表示时，这些差异仍然存在。相反，Guebels等（2014）发现，运动性月经紊乱的耐力运动员（1514kcal/d）和月经正常的耐力运动员（1491kcal/d）之间的RMR没有差异。然而，当这些数据用kcal/FFM/d表示时，运动性月经紊乱的女运动员RMR实际上较高（$P = 0.015$）。导致研究文献中关于运动性月经紊乱对RMR的影响结果不一致的一个因素可能是RMR测量的时间。由于运动员通常每日训练1次，有时一日训练2次，所以很难找到一个24小时或更长的时间不运动来测量RMR。许多运动员不愿意24 ～ 48小时不运动，以便测量RMR。因此，较高的RMR值可能是由于运动对RMR的延迟性影响（Bullough et al. 1995）。因此，为解决这些问题，应记录女性特别是活跃女性的月经状态和月经周期阶段，使用的激素类型和（或）RMR测量数据或能量摄入情况。

（2）影响TEF的因素：许多因素会影响我们的身体进食食物时的代谢反应。TEF可以在餐后持续几个小时，这取决于所摄入的膳食的能量及其组成（蛋白质、脂肪和碳水化合物所占的能量百分比）。一般来说，混合餐的热效应估计为每日总能量摄入量的6% ～ 10%。然而，总TEF还取决于膳食宏量营养素的组成。例如，葡萄糖的产热效应为5% ～ 10%，脂肪为3% ～ 5%，蛋白质为20% ～ 30%（Flatt，1992）。脂肪的热效应较低是由于将脂肪以三酰甘油的形式储存起来，所需的能量低于将氨基酸合成蛋白质或将碳水化合物合成糖原。

5.4.2　日总能量消耗的测量

日总能量消耗或其组分可以在实验室中测量或使用预测方程式进行估算。本部分将讨论用于测量能量消耗各组分的最常用的实验室技术。当没有实验室设施可利用时，可使用预测方程式来估算日总能量消耗。

（1）间接测量法：人体能量消耗通常使用间接测热法进行评估。间接测热法是测量休息时或运动时的氧气消耗量（L/min）与二氧化碳产生量（L/min）的比率，可以计算二氧化碳产生量（VCO$_2$）和氧消耗量（VO$_2$）之间的比率（VCO$_2$/VO$_2$）。当在细胞水平考虑时，该比率被称为非蛋白呼吸商（respiratory quotient，RQ），表示碳水化合物和脂质两者之间的氧化比率。知道了每种能源物质的氧化量、氧气消耗量及二氧化碳的产生量，就可以使用各种公布的公式估算总能量消耗。通常如果是蛋白质、脂肪和碳水化合物的混合物氧化，消耗1L氧气可以产生约19.86kJ（4.81kcal）的能量。由于RQ不能直接在人体的细胞水平上确定，因此通过测量经口呼吸的气体交换来进行间接测量。通过这种方法测得的VCO_2/VO_2被称为呼吸交换率（respiratory exchange ratio，RER）。在稳态条件下，RER被认为可以准确反映RQ。使用间接测热法，人们可以在代谢室中测量日总能量消耗，或者通过使用面罩、头罩或吸嘴收集和分析特定时间内的气体来测量RMR。有关间接测热法的更多信息，请参见Westerterp（1993）、Shephard和Aoyagi（2012）及Fullmer等（2015）的文献综述。

RER值取决于利用的底物，范围为0.7（仅氧化脂肪）～ 1.0（纯碳水化合物氧化）。大多数个体摄入的都是蛋白质、脂肪和碳水化合物的混合饮食，休息时的RER值为0.82～0.87。然而，在高强度运动时，RER会增加至接近1.0，而在空腹或低能量摄入时，RER会下降并接近0.7。因此，RER取决于摄入食物的组成、身体对能量的需求以及是否维持BM。

（2）双标水法：由于间接测热法要求将个体限制在实验室环境或代谢室内，因此不能测量个体的自由生活能量消耗。用于人体的双标记水（doubly labelled water，DLW）（$^2H_2{}^{18}O$）法的发展已成为测量自由生活能量消耗很好的工具（Speakman，1998）。这种方法首先开发用于动物并最终应用于人类（Schoeller et al. 1986）。DLW方法是一种间接测热法，通过服用负荷剂量的$^2H_2$和^{18}O这两种稳定同位素标记的水，然后检测体内水中特异$^2H_2$和^{18}O的不同清除。$^2H_2$作为水被排出，而^{18}O作为水和二氧化碳被排出。这两种元素清除率之间的差异可以衡量二氧化碳产量（Speakman，1998；Schoeller，2002）。这种方法不同于传统的间接测热法，传统的间接测热法只测量二氧化碳的产量而不测量氧气的消耗量。这种方法的一个优点是它可以用来测量自由生活受试者3日至3周的能量消耗，并且只需要采集试验期间尿液测量同位素清除率（Westerterp，2018）。另一个优点是它没有偏差，而且受试者可以从事正常的日常活动和体育活动，而不会中断记录活动或佩戴心率监测器。这种方法已经成为验证其他较便宜的现场测量能量消耗方法的有用工具，如加速度计（参见本章"应用提示"）。这种技术的主要缺点是费用高。另一个缺点是，在估计能源消耗方面存在着五倍的潜在误差，因为它仅使用二氧化碳的能量当量而不是氧气的能量当量（Jequier et al. 1987）。最后，DLW技术在成年人实验中的变异性似乎很高（5%～8.5%）（Speakman，1998；Ainslie et al. 2003）。当用该技术在同一个体和个体之间重复测量时，这种变异性很高（Goran et al. 1994；Scagliusi et al. 2008）。

（3）估算日总能量消耗：当无法用实验室设施评估总能量消耗时，可以通过预测方程来估算RMR，然后将RMR乘以适当的活动因子来估算。已经开发了许多预测方程来估计RMR（表5.1），是根据不同年龄、性别、肥胖程度和活动水平开发的适用于不同人群的预测方程。一般来说，最好使用最具有人群代表性的或最能代表工作性质的一个预测方程。表5.1总结了一些常用的RMR预测公式和这些公式来源的人群（Manore et al. 2009；Schofield et al. 2019）。应该指出的是，大多数预测方程是根据静坐或低身体活动水平的人研发的。因此，需要研制适用于特定运动员的预测方程式（Schofield et al. 2019）。为了确定哪些方程最适合活跃的个体和运动员，Tompson和Manore（1996）将实验室测得的实际RMR值与使用表5.1中列出的公式计算的RMR值进行比较。他们发现，对于活跃的男性和活跃的女性，Cunningham（1980）方程预测该人群的RMR最好，其次是Harris-Benedict（1919）方程。图5.3显示了这些方程式预测一组耐力训练的男性和女性RMR的相关程度。由于Cunningham（1980）方程需要以千克为单位测量瘦体重（lean body mass，LBM）或FFM，所以Harris-Benedict（1919）方程更易于在不能直接测量FFM时使用。

一旦估算出RMR，就可以通过各种不同的因子方法来估算日总能量消耗。这些方法的不同之处在于他们如何使用的劳动强度及应用对象的负荷水平。Manore等（2009）详细描述了这些方法。用于评估总能量消耗的最简单的方法是将RMR乘以适当的活动因子，结果就是日总能量消耗值。这个因子的范围，对于卧床不起的个体可以低至10%～20%（0.10～0.20）RMR，对于一个非常活跃的个体可高达＞100%（＞1.0）。尽管许多实验室在其特定的研究环境建立了各自的活动因子，但用于静坐或仅做

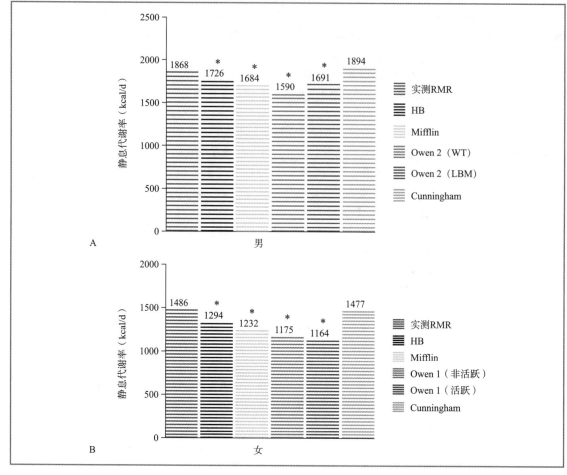

图5.3　24名男性（A）和13名女性（B）训练有素的耐力运动员的实测和预测静息代谢率（RMR）之间的平均组间差异

注：*表示与实际测得的RMR值有显著差异（$P < 0.05$）。

HB. Harris-Benedict方程（1919）；Mifin. Mifin等方程（1990）；Owen 1. Owen等使用活跃和非活跃女性制订的方程（1986）；Owen 2. Owen等使用男性体重（WT）或瘦体重（LBM）制订的方程（1997）；Cunningham. 表5.1列出的Cunningham（1980）方程。

来源：改编自Thompson & Manore，1996。

轻体力活动的个体通常使用活动因子为1.3～1.6。活跃个体的PAL水平在2～2.4，而运动员的PAL值可能超过5.0（Westerterp，2018）。使用活动因子方法，RMR乘以指定的身体活动水平或PAL（physical activity level）。一个活动因子可以应用于全天，或可以确定加权活动因子。然后这个活动因子乘以RMR来表示24小时的能量消耗。例如，如果一个个体的RMR为6192kJ/d（1500kcal/d），活动因子为1.5，那么日能量消耗将高于RMR 50%，即为9288kJ/d（2250kcal/d）（6192kJ×1.5＝9288kJ/d）。

最近，Barringer等（2018）开发了一个针对特种作战部队中男性军事人员的每日总能量预测方程（$n = 133$）。EE用DLW确定，RMR使用Cunningham（1991）估计。参与者的PAL水平用日EE除以RMR来确定。对于这些士兵来说，当他们参加"城市作战"训练时，与身体活动相关的日总EE百分比可能超过58%（PAL＞2.75）。结果表明，PAL与BM或FFM是最能预测总EE的因素。这项研究尚未应用于其他体育项目。

医学研究所食品和营养委员会（2005）也公布了估计能量需要量（Estimated Energy Requirements，

表5.1　估算健康成年人静息代谢率（RMR）方程式

Harris-Benedict（1919）[a]

男：RMR（kcal/d）= 66.47 + 13.75（wt）+ 5（ht）-6.76（age）

女：RMR（kcal/d）= 655.1 + 9.56（wt）+ 1.85（ht）-4.68（age）

Owen 等（1986）[b]

活跃女：RMR（kcal/d）= 50.4 + 21.1（wt）

非活跃女：RMR（kcal/d）= 795 + 7.18（wt）

Owen 等（1987）[c]

男：RMR（kcal/d）= 290 + 22.3（LBM）

女：RMR（kcal/d）= 879 + 10.2（wt）

Mifin 等（1990）[d]

RMR（kcal/d）= 9.99（wt）+ 6.25（ht）-4.92（age）+ 166×（性别：男= 1，女= 0）-161

Cunningham（1980）[e]

RMR（kcal/d）= 500 + 22（LBM）

世界卫生组织（1985）[f]

按性别和年龄范围推导RMR方程式（kcal/d）：

男：18 ～ 30岁（15.3×wt）+ 679	女：18 ～ 30岁（14.7×wt）+ 496
30 ～ 60岁（11.6×wt）+ 879	30 ～ 60岁（8.7×wt）+ 829
＞60岁　（13.5×wt）+ 487	＞60岁　（10.5×wt）+ 596

Schofeld（1985）[g]

男：（18 ～ 30y）：BMR（mJ/d）= 0.063（wt）+ 2.896

　（30 ～ 60y）：BMR（mJ/d）= 0.048（wt）+ 3.653

女：（18 ～ 30y）：BMR（mJ/d）= 0.062（wt）+ 2.896

　（30 ～ 60y）：BMR（mJ/d）= 0.034（wt）+ 3.538

注：age.年龄（岁）；BMR.基础代谢率；ht.身高（cm）；LBM.瘦体重（kg）；RMR.静息代谢率；wt.体重（kg）。

[a]. Harris 和 Benedict（1919）基于136名男性［平均年龄（27±9）岁；平均体重（64±10）kg］和103名女性［平均年龄（31±14）岁平均体重（56.5±1.5）kg］（239名受试者）。包括训练有素的男运动员。研究表明方程经常过高预测RMR＞15%（Frankenfeld et al. 2005）。测量单位表示为基础能量消耗（basal energy expenditure，BEE），但使用的方法是RMR。

[b]. Owen 等（1986）使用44名瘦和肥胖的女性；8名女性是训练有素的运动员（年龄18 ～ 65岁；体重范围48 ～ 143kg）。在研究期间所有妇女没有月经来潮，体重稳定至少1个月。

[c]. Owen 等（1987）使用了60名瘦和肥胖的男性（年龄18 ～ 82岁；体重范围60 ～ 171kg）。所有体重均稳定至少1个月。没有纳入运动员。

[d]. Mifin 等（1990）使用了498名健康的瘦和肥胖受试者（女性247名，男性251名），年龄18 ～ 78岁；女性体重46 ～ 120kg,男性体重58 ～ 143kg。没有记录身体活动水平。在肥胖和非肥胖个体中，这个方程式估算的RMR值误差在10%以内（Frankenfeld et al. 2005）。

[e]. Cunningham（1980）使用了1919年Harris和Benedict数据库中223名受试者数据（男性120名，女性103名）。他们剔除了16名被认定为训练有素的男运动员。在这项研究中，LBM可以解释BMR变异的70%。年龄影响不大，因为年龄范围很窄。在Harris-Benedict方程中没有LBM，所以他们根据体重（kg）和年龄估算了LBM。

[f]. 世界卫生组织（1985）从BMR数据中推导出这些方程。

[g]. Schofeld（1985）使用7393名受试者（约65%男性）。

来源：改编自 Manore，Meyer & Thompson，2009。

EER）方程，以预测日总EE。这些方程式是：

$$成年男性：EER = 662-（9.53×AGE）+ PA×（15.91×WT + 539.6×HT）$$

$$成年女性：EER = 354-（6.91×AGE）+ PA×（9.36×WT + 726×HT）$$

其中AGE是年龄（岁），PA是基于人PAL的身体活动水平，WT是以kg为单位的体重，HT是以m

为单位的身高。如果PAL为1.0～1.39，则PA等于1.0；如果PAL为1.4～1.59，则PA为1.11；如果PAL为1.6～1.89，则PA为1.25；如果PAL为1.9～2.49，则PA为1.48。

最近，美国国立卫生研究院开发了一种基于动态能量平衡方法预测能量需求的数学模型（Hall et al. 2011）。这个基于网络的工具（体重计划http：//bwsimulator.niddk.nih.gov）可用于帮助估计个人能量需要和EE。计算器使用上面列出的活动水平或PAL值。可以设定体重增加或减少的目标，用不同的场景来修改活动水平。基于这些输入，该模型将估计并绘体重将如何随时间而变化。这个工具可以用于运动员，因为它可以根据他们决定要改变的生活方式，为改变体重所需的时间提供指导。该模型允许输入体脂和RMR的实际测量值，而不是使用估计值。然而，这个模型不是使用运动员或高活跃个体的数据建立的模型。更多信息可以查阅Hall（2010）和Hall等（2012）的文献。

无论用于计算EE的方法如何，应该注意的是，所有的值都是估计值。这些值的准确程度取决于活动记录或报告的精确程度，用于生成每项活动能量消耗的数据库的准确性，以及完成所需计算的准确度。

小结

本章讨论了动态能量平衡，包括能量摄入组分（膳食能量加体内储存能量贡献部分）和能量消耗。此外，讨论了如何测量EE的每个部分。对于一个个体，影响能量平衡的因素有很多，包括性别、年龄、家族史、膳食选择、日常活动水平和应激。如果一个个体希望永久地改变体型，那么在很长一段时间内需要改变能量平衡的一个或多个组成部分。第7章将讨论这些方法。

应用提示

Kate Pumpa

概述

▶ 测定能量消耗（EE）可用于确定总能量需要和特定身体活动的能量需要。

▶ 测定日总EE和验证其他EE测定技术方法的金标准是双标水法（Speakman，1998），双标水法费用昂贵，需要专门的设备和经过培训的研究人员进行测定（Schoeller & Hnilicka，1996）。因此，这个方法主要用于研究。

▶ 传统基于实验室的用于估算短期EE和全天EE的方法包括直接测热法和间接测热法。这些方法主要用于精英运动员的研究或生理测试，并且仅限于跑步机、自行车或划船测力计。在应用于其他运动项目时有局限性，不能真正反映出在场地上进行的体育活动的EE，特别是那些反复加速、减速和改变方向项目的运动员。

▶ 为估算个体运动员或群组运动员的日总EE，可以参考使用来自总体人群数据［即营养素参考值（nutrient reference value，NRV）/膳食营养素参考摄入量（dietary reference intake，DRI）］。这些使用预测方程［基于基础代谢率（BMR）和身体活动水平（PAL）］计算出来的粗估计值，是使用直接或间接测热法或双标水法测定人群（通常是久坐的个体）而得到的值（医学研究所2005；NHMRC2006）。

▶ PAL因个体活动水平不同而异。联合国粮食及农业组织、世界卫生组织和联合国大学共同倡议将PAL分为三类：1.40～1.69，为静态或低活动水平生活方式；1.70～1.99，为活跃或中等活动水平生活方式；2.00～2.40，为高活跃活动水平生活方式（FAO/WHO/UNU2004）。精英运动员（如环法自行车赛选手和试图步行到达北极的个体）PAL值超过5.00（Westerterp 2018）。评估现场或现实生活条件下的EE越来越普遍，因为设计用于评估EE的设备数量急剧增加。如便携式间接能量测定仪、腕式或臂式活动监测器、计步器、加速计、全球定位系统、心率监测器和光电体积描记心率传感器。

▶ 用活动监测器估计的EE的准确性因设备和所进行的活动类型而异。结合加速度测量和生理测量（如HR）的设备可提高大多数活动中EE估计值的准确性（O'Driscoll et al. 2020）。

▶ 在测量EE的同时，活动监测器也被用于跟踪睡眠。尽管用于估计EE的活动监测器已被广泛研究（O'Driscoll et al. 2020），此类设备的睡眠跟踪能力很少应用睡眠评估的黄金标准——多导睡眠图进行验证。使用活动监视器评估睡眠的准确性在不同设备之间似乎有所不同，特别是如果应用的睡眠－唤醒阈值不正确；然而，总体而言，一些活动监测器似乎是测量精英运动员睡眠多导睡眠图的有效替代方案（Sargent et al. 2016；Kubala et al. 2020）。

▶ 运动员可方便使用活动监测器评估EE，同时也为运动营养师提供了负担得起的工具，以准确量化特定的和不同的活动EE，包括睡眠。

▶ 在选择最适合个人或团体运动员的方法或装置之前，应该考虑表5.2列出的问题。

表5.2　测定运动员能量消耗的基本原则	
测定运动员能量消耗（EE）的目的是什么？	• 评估能量需要量 • 测定平均每日EE（>3～4日） • 评估训练、比赛、休息/恢复之间每日总能量变化 • 重塑身体构成 • 确定特殊活动的能量消耗 • 评估睡眠类型
最适合运动员及其运动项目的评估方法是什么？	• EE评估应具有运动项目特异性 • 当试图确定团体项目运动运动员的EE时，在实验室中使用代谢车估算运动员的EE是不可行的或没有运动特异性 • 确定自行车运动员的EE，间接测热法（如在实验室中使用代谢车）是最准确的方法，且具有运动项目特异性
这个评估方法的方便性/可行性如何？	• 有与评估相关的成本需要吗？ • 是否需要专业设备？ • 有经费支持和可利用的设备和技术人员吗？

用预测方程计算能量需要

▶ 与其他方程相比，Cunningham方程是估算RMR和使用PAL值计算日EE的最佳预测方程，因此是估算运动员日总能量需要的最佳方法。

▶ 第二个最佳估算EE的方程是Harris-Benedict方程。这个方程可以用最少的信息进行计算，如运动员的性别、体重、身高和年龄。

▶ 确定PAL值时，最高值应是那些每日进行多场训练或从事全职的劳动者或每日进行一次或多次训练的运动员。估算一项特定活动或训练课程的EE并不合适，但可用作设计个人膳食计划总能量值或范围的基准。从计算的能量需要中增加或减少千焦（能量）可帮助改善体成分构成，塑造体型。

▶ 为了提高PAL值的准确性，可利用有效的身体活动检测器估计运动员EE。结合了加速计和其他生理测量的活动监测器是最准确的。有关当前可用的活动监测器，请参见O'Driscoll等（2020）的全面综述。

用其他方法计算能量消耗

呼吸交换法

▶ *代谢车*　是实验室最常用的间接测热法。代谢车通过测量一个运动周期的耗氧量与二氧化碳产生量的比率来计算RMR和EE。

▶ *便携式间接测热系统*　是一种实验室外评估O_2消耗量和CO_2产生量的方法。便携式系统为非跑直线或非骑自行车运动员提供有效可靠的EE测量方法。例如，可以测试抗阻训练（Reeve et al. 2014）、反复冲刺（Zanetti et al. 2014）或在室内或户外活动的EE，如篮球（Taylor et al. 2018）和滑雪（Doyon et al. 2001）。

身体活动监测仪

▶ 心率监测仪　通常用于估算运动员EE，监测训练强度。运动员最常用的是胸带，基于电极的心率监测器；然而，腕式HR监测仪越来越普遍。对高于BMR和低于最大功输出量的活动，心率与耗氧量呈线性关系（Livingstone et al. 1990）。对于高强度训练的运动员，这种方法的有效性及其对EE的估计是有问题的。无论是胸带，基于电极的心率检测仪还是腕式活动监测仪都一样（Pasadyn et al. 2019；Boudreaux et al. 2018）。其他影响心率监测器有效性的因素还有情绪压力、高温高湿环境、脱水、姿势和疾病，以及运动正在使用的肌肉量（Ainslie et al. 2003）。这些因素可能会引起运动员心率的变化，但不会增加氧耗量，因此会导致高估EE。

▶ 光体积描记术（PPG）　是一种非侵入性光学技术，用于检测皮肤表面下的微血管组织床的血容量变化。PPG传统上用于医疗领域测量心率、血氧饱和度和心排血量（Allen，2007），但最近用于运动员监测心率，进而计算EE。尽管在运动人群领域的研究有限，但初步证据表明，该特定设备可用于有效准确地监测心率（Biswas et al. 2019；Hermand et al. 2019；Spierer et al. 2015）。

▶ 加速度计　是客观的测量设备，通过对轻微、中等或剧烈的身体活动时间分别进行定量来估计个体消耗多少能量（Crouter et al. 2006）。最常用的评估身体活动的加速度计之一被称为Actigraph（活动记录仪），它可以检测身体活动的强度、频率和持续时间，也可以检测睡眠。已经开发了几个回归方程用于这个工具来预估EE；然而，没有一个Actigraph方程可以有效预估所有活动。Actigraph和其他类似的加速度计在预测高强度身体活动EE时都有低估的倾向（Crouter et al. 2006）。虽然Actigraph是研究中最常用的加速度计设备，但仍有许多商业设备可供运动员使用估计EE。当加速度计与其他生理传感器相结合时，从这些商用设备计算的EE的精度是最准确的。

▶ 全球定位系统（global positioning system，GPS）技术　最初设计用于提供军事人员的位置信息（Aughey，2011）。这些设备已被改装用于量化运动员的训练负荷。当从至少4颗地球轨道卫星接收到信号时，便可确定位置。记录有关位置和时间的信息，用于计算距离和速度。GPS手表已经在精英和业余运动员中流行起来。这些时间、位置、速度和高度的测量值可以转换为EE估算值。早期的研究提示，与参考方法相比，GPS手表低估了EE（Brown et al. 2016；Hongu et al. 2013）。然而，最近对高负荷工作的军事人员的研究表明，可以使用Pandolf-Santee方程准确计算EE（Potter et al. 2018）。

▶ 表5.3总结了可用于测量能量消耗的方法和设备的特点、优点和缺点。

表5.3　能量消耗测量方法和设备的优缺点			
方法	特点	优点	缺点
预测方程式	基于一般人群数据，估计个体能量需要	• 成本低，可以用运动员的基本信息如年龄、体重、身高和身体活动水平来计算 • 可以估计运动员的EE，与他们的运动无关	• 最准确的方程式需要瘦体重，这需要DXA扫描测量。DXA扫描需要使用昂贵的设备和有执照的技术人员操作 • 预测方程式不如直接或间接测热法准确
代谢车	间接测热，在实验室通过测量O_2耗量与CO_2产生量之比估计个体能量需要	• 在实验室可以准确测定呼吸交换率，从而确定氧化的燃料类型（碳水化合物和脂肪） • 评估自行车和跑步运动员的EE最为有效、可靠，因为可以准确实施该特定运动方案	• 仅限于实验室，因此无法评估自由生活的EE • 通常仅限于跑步机和自行车测力计，因此对于某些运动员来说没有运动特异性 • 需要昂贵的设备和合格的技术人员 • 代谢车常见于大学或高级运动科学研究中，因此运动营养师不容易接触到

续表

方法	特点	优点	缺点
便携式间接测热系统	能在实验室外通过测量O_2耗量和CO_2产生量估计EE	• 便携式系统可以在实验室外更准确地确定EE • 与代谢车和Douglas袋系统比较，便携式系统被认为是有效、可靠的（Dufeld et al. 2004；McLaughlin et al. 2001） • 便携式系统可用于计算非接触式活动中的EE，如抗阻训练、滑雪、户外公路跑	• 便携式测热仪系统价格昂贵，完成评估需要有专业知识 • 运动员穿着该装置时不能摄入任何液体，因此如果评估长时间运动EE时会影响水合状态 • 有报道，影响平衡和周边视野（Reeve et al. 2014）
心率监测仪	利用测心率来估计EE是基于以下假设：心率和O_2消耗在高于BMR和低于最大功率间呈线性关系	• 易于操作，成本低，可重复使用 • 提供准确的心率测量值，可以用来了解整个身体活动的总体情况	• 心率受运动以外的因素影响，但不一定增加氧需和EE。这可能会高估EE • 仅涉及上肢活动（例如手摇自行车）的心率会较高。由于单纯上身运动时使用较少的肌肉，EE可能再次被高估
光体积描记术	通过检测皮肤表面下微血管组织床的血容量变化，测量心率和氧饱和度	• 操作方便，成本相对低，可重复使用 • 初步证据表明，可准确地检测HR，进而计算EE	• 在运动人群中，证据有限 • 证据仅限于特定的设备
加速度计	通过量化轻、中等或剧烈的身体活动中花费的时间，来估计个体能量消耗	• 低成本，可再利用 • 评估旨在增加身体活动干预措施的绝佳手段 • 利用睡眠-觉醒域，可以准确评估睡眠	• 有低估高强度运动EE的倾向 • 三轴加速度计测量垂直、水平和前后平面的加速度，提供有关身体活动更多有意义的信息，但精度较低
全球定位系统	将时间、地点、速度和海拔测量值转换成能源消耗估计值	• GPS手表易于操作、经济，提供有关位置、速度和海拔高度信息	• 通常低估高强度活动EE，因此不是评估EE的精确方法。

注：DXA.双能X射线吸收测定法；EE.能量消耗；GPS.全球定位系统；HR.心率。

（常翠青　译　常翠青　校）

参考文献

第6章
低能量可利用性：测量和应对的挑战与方法

Louise Burke, Ida Fahrenholtz, Ina Garthe, Bronwen Lundy, Anna Melin

6.1 引言

在过去的30年里，我们对运动员能量缺乏问题的理解发生了演变。首先是1997年美国运动医学会对女性运动员三联征的定义（图6.1A），倡导识别女性运动员饮食紊乱、闭经和骨质疏松/骨损伤的常见表现及其相互关系（Otis et al. 1997）。2007年，女性运动员三联征联盟成立和美国运动医学会进一步完善三联征模型（Nattiv et al. 2007），让人们意识到，三联征的每个角落都涉及健康与疾病之间的变化（图6.1B）。此外，每个运动员都可以在不同的时间以不同的速度沿着每个连续体"旅行"，有必要关注导致健康不佳的活动，而不是等待临床诊断。其他的见解包括扩展饮食对三联征的贡献，并认识到是能量缺乏而不是饮食紊乱本身造成的激素和代谢紊乱，而可能是由一系列情况引起的。更清楚地表明，三联征中特定类型的能量缺乏是低能量可利用性（LEA）；特殊类型的生殖障碍是功能性下丘脑月经紊乱（以下称为月经紊乱）；而特殊类型的骨骼损伤是骨转换的解耦合，骨吸收率增加，骨形成率降低（Loucks, 2015）。

国际奥林匹克委员会特别工作组（Mountjoy et al. 2014，2018）建立了一个扩展模型，将LEA和其他健康问题关联，并将男性运动员纳入定义的风险人群（图6.1C）。女性运动员三联征联盟对这些概念有争议（de Souza et al. 2014a），该三联征模型于2018年重新发布，其中包括男性运动员（de Souzaet al. 2019）（图6.1D）。虽然目前的三联征模型与运动中相对能量不足（RED-S）之间仍然存在差异或不同观点，但一致认为对运动员健康和运动表现的一系列损害可以归因于LEA，或至少与LEA相关。这些模型的支持者都全面论述了LEA对激素、代谢和身体功能的干扰机制（Mountjoy et al. 2018；de Souza et al. 2019）。最近的一篇综述（Areta et al. 2021）总结了LEA在体育运动中的历史和当前的理解，同时提出了一些仍未解决的问题。

对与LEA相关的问题的诊断和管理是一项多学科活动，包括运动营养师、运动医学医师、内分泌专家、心理学家/精神病学家及教练。本书有关章节对处理进食紊乱/饮食失调（第9章）和骨骼健康（第10章）问题提供了最佳实践。

本章的目的是识别运动员发生LEA的原因，或者至少在运动中发生LEA的情况。此外，还提供了一个识别LEA的最新挑战，并管理在竞技运动员正常和必要的可用能量减少与有害的限制之间的平衡。最后，确定了研究和开发/更新最佳实践方案的优先事项。

6.2 低能量可利用性：一种解释

运动员能量可利用性（EA）的概念是由安妮·劳克斯（Anne Loucks）教授首次推广普及（Loucks, 2004；Loucks et al. 2011）。它体现了她的经典实验室喂养研究结果、女性运动员三联征观察结果及对哺乳类动物生物能学经典模型理解之间的交叉。如第5章所述，膳食能量摄入（EI）用于基本生理过程，包括维持细胞功能、体温调节、生长、繁殖、免疫和运动。生物能学的原理告诉我们，花费在其中一

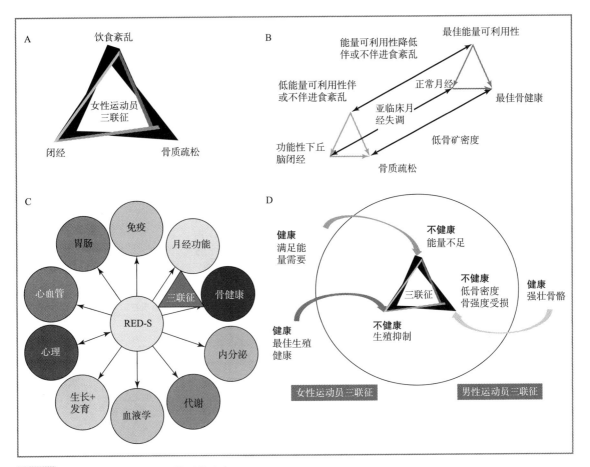

图6.1　运动员能量不足相关模型的演变

注：A.女性运动员三联征——常见因素之间的相互关系（1997）；B.更新的女性运动员三联征——认识每个系列的连续性（2007）；C.运动中相对能量不足——认识男性运动员问题并扩展研究结果范围（2014）；D.三联征——认识对男运动员的关注。

来源：A.美国运动医学会（Otis et al. 1997）；B.美国运动医学会和女运动员三联征联盟（Nattiv et al. 2007）；C.国际奥林匹克委员会（Mountjoy et al. 2014）；D.男女运动员三联征联盟（the Female and Male Athlete Triad Coalition，2020）。

个过程中的能量是不可用于其他过程的，在膳食能量摄入不足的情况下，神经内分泌系统减少能量需求活动（如雌性生殖）（Wade & Jones，2004）。EA在生物能学中被定义为膳食EI减去特定代谢需求的能量成本。因此，在运动生理学和运动营养的具体情况下，EA被定义为膳食EI减去运动中消耗的能量（EEE）（注意，在许多运动员中，后者可能比所有其他过程都要大得多）。EA表示在扣除了用于训练和比赛的能量后，为支持身体的健康和功能过程而剩余的能量。由于去脂体重（FFM）比脂肪体重具有更大的能量消耗能力，因此直观地表示是EA相对于FFM［或瘦体重（LBM）］而不是总体重，从而得出以下等式（Loucks，2004）：

$$EA =（EI\text{-}EEE）/FFM$$

　　计算运动员EA在实践中进一步演变为在运动期间的EEE中减去静态活动的能量消耗（Loucks et al. 1998；Loucks，2014）。然而，对于长时间进行中等能量消耗运动的运动员，该方法可能会明显高估EEE及低估真实的EA。

　　由于大多数人更熟悉能量平衡（EB）的概念，了解EB和EA之间的理论和实践差异非常重要。图6.2说明了这两个概念，并定义了每个术语和内涵，指出了EA的几个优点。首先，与EB相比，EA的数学推导在理论上比较简单。具体来说，估算EA不需要计算总能量消耗（TEE），因此不需要基于昂贵

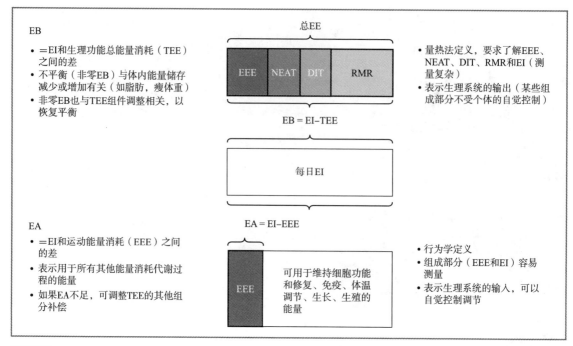

图6.2　能量平衡（EB）和能量可用性（EA）概念概述

注：总EE＝EEE＋NEAT＋DIT＋RMR（在某些个体，生长没有显示在图中）。运动也可能产生EPOC（这里没有考虑）。EA.能量可利用性；EE.能量消耗；EEE.运动能量消耗；EI.能量摄入；DIT.食物诱导生热；EAT.非运动活动产热；RMR.静息代谢率；TEE.总能量消耗。

和专业技术的信息，如双标记水（Capllng et al. 2017）；计算静息能量消耗（REE）的各个组成部分，其中REE＝静息代谢率（RMR）乘以24小时；食物的热效应；非运动活动产热；以及TEE的其他贡献者。尽管本章将探讨这些困难，但EA是一个更直观、不太复杂的度量标准，可用于评估和实施变更。事实上，与RMR不同，EA概念的主要组成部分EI和EEE受运动员的行为控制，食物的热效应和非运动活动产热可通过生理控制进行调节（Loucks et al. 2011）。因此，该模型实用且好用，因为如果发现LEA的场景会损害健康或运动表现，使用比EB的所有组成部分都更好的可视化和跟踪指标，从业者和运动员可以通过实施策略来操纵EEE和（或）EI（Burke et al. 2018）。

重要的是，尽管运动员体重稳定，体重或体脂水平不太低，但他们仍可能遭受LEA继发的生理功能受损的影响。健康的EA并不等同于（零）EB，LEA也不总是与降低体重相关。当EB为负（EI＜TEE）时，能量不足通过身体能量储备（如脂肪组织、身体蛋白质）的贡献和（或）与其他身体功能相关的能量消耗的守恒来纠正（Wade & Jones，2004）。长期的负EB最终会导致适应，通过减少各种生理功能的能量消耗来防止体重进一步减轻，并促进生存，使身体恢复到较低的EB水平（EI＝TEE）。

6.3　历史认识：与低能量可利用性相关的内分泌和代谢紊乱

我们对不同水平EA对运动员内分泌和代谢功能影响的理解来自于短期实验室研究瘦的静态女性EA改变的结果，有关长期影响结果主要来源于人群横断面研究，这些研究提供了EA与健康和运动表现的各种功能指标损伤的相关性或结果。简言之，使用前一种方法的文献包括有良好对照的EA及其对下丘脑-垂体-甲状腺轴（Loucks & Heath，1994a）、下丘脑-垂体-卵巢轴（Louks & Thuma，2003）及对骨吸收和骨形成的血液标志物（Ihle & Loucks，2004）的影响的研究。这些研究为建立约125kJ（30kcal）/kg FFM/d的"阈值"奠定了基础，该阈值大致相当于RMR，低于RMR会破坏正常的激素环境，从而创建一个简化的EA"区域"模型，可用于运动员膳食和运动实践（表6.1）。正如本章后面所解释的，该模型和用于识别最佳和有问题的EA状态的通用模型概念存在一些局限性。同样重要的是，要了解历史实验室研究结果与观察到的运动员LEA的健康和运动表现之间的联系。

表6.1　能量可利用性区域分类		
EA范围	EA区域和评论	举例
>189kJ（>45 kcal）/kg FFM	• 支持BM增加 • 高能量可用，用于生长或增重（Loucks et al. 2011）	运动员A：65kg，体脂20% • FFM＝80%×65kg＝52kg • 每周训练＝23.5 MJ（5600kcal），高于静态能量消耗 • 每日能量摄入＝14.7MJ（3520kcal） • EA＝（14.7-3.4）/52＝217kJ（52kcal）/kg FFM
～189kJ（～45 kcal）/kg FFM	• 理想 • 健康能量可用，EB/体重维持，为所有生理功能提供足够的能量（De Souza et al. 2014）	运动员B：65kg，体脂15% • FFM＝85%×65kg＝55kg • 每周训练＝23.5MJ（5600kcal）高于静态能量消耗 • 每日能量摄入＝13.8MJ（3285kcal） • EA＝（13.8-3.4）/55＝189kJ（45kcal）/kg FFM
125～189kJ（30～45kcal）/kg FFM	• 亚临床或减少 • 短期内可耐受，如构建良好的减重计划（Loucks et al. 2011）	运动员C：55kg，体脂20% • FFM＝80%×55kg＝44kg • 每周训练＝23.5MJ（5600kcal）高于静态能量消耗 • 每日能量摄入＝9.8MJ（2340kcal） • EA＝（9.8-3.4）/44＝145kJ（35kcal）/kg FFM
<125kJ（<30 kcal）/kg FFM	• 低 • 健康受影响，许多身体系统受损，包括训练适应和运动表现（Mountjoy et al. 2014，2018；De Souza et al. 2014a，2019）	运动员D：55kg，体脂25% • FFM＝75%×55g＝41kg • 每周训练＝23.5 MJ（5600kcal）高于静态能量消耗 • 每日能量摄入＝8.3MJ（1980kcal） • EA＝（8.3-3.4）/41＝120kJ（29kcal）/kg FFM

注：BM.体重；EA.能量可利用性；FFM.去脂体重。
来源：摘自Loucks et al. 2011和Burke等更新，2018.

　　EA的关键研究涉及代谢室状况，健康（正常月经，体重稳定）、年轻、静态的女性在此通过调节EI和（或）EEE暴露于4日的充足EA［约每日189 kJ（45 kcal）/kg LBM/d］或LEA［约每日42 kJ（10 kcal）/kg LBM/d］（图6.3）。在这项研究中，无论LEA的起因如何，都发现了激素节律的严重损害（Loucks et al. 1998）。与当代的观点相反，运动本身并没有干扰激素节律，除了对次优EA的潜在影响。事实上，由于高训练负荷导致的LEA似乎比单独的饮食限制更少引起激素水平紊乱（Loucks et al. 1998）。

　　来自同一组的一系列实验室研究调查了不同水平的LEA对相似女性人群其他身体系统的影响（Hilton & Loucks，2000；Ihle & Loucks，2004；Loucks et al. 1998；Loucks & Heath，1994a，1994b；Loucks & Thuma，2003）。正如Areta等（2021）总结的那样，保持健康和体重的平均EA定为约189/kJ/kg（45kcal/kg）LBM/d，通过运动、饮食限制或两者结合4～5日出现LEA［为40～125kJ/kg（10～30kcal/kg）LBM/d］。LEA被发现可以降低血糖水平，提高皮质醇，增加生长激素和抑制代谢激素［如胰岛素、胰岛素样生长因子-1（IGF-1）、瘦素、三碘甲状腺原氨酸（T_3）］和生殖激素（如雌二醇、促性腺激素释放激素、黄体生成激素）的正常浓度或节律（Hilton & Loucks，2000；Ihle & Loucks，2004；Loucks et al. 1998；Loucks & Heath，1994a，1994b；Loucks & Thuma，2003）。此外，LEA可改变骨转换标志物［如降低骨钙素和Ⅰ型前胶原羧基末端前肽（CTX-1），增加尿N-末端肽（P1NP）］（Loucks & Thuma，2003；Ihle & Loucks，2004；Papageorgiou et al. 2018）。随后的研究还报道，尽管信号蛋白和基因表达没有变化（Smilese et al. 2015），但短期LEA会导致静息肌肉蛋白质合成减少（Areta et al. 2014），

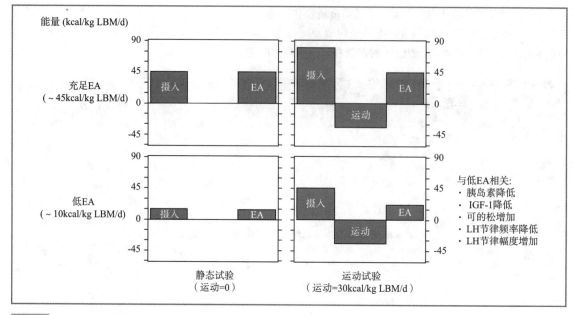

图6.3 低能量可利用性的激素效应

注：在本研究设计中，将EA控制在约189kJ/kg（45kcal/kg）LBM/d的健康水平，或通过严格的饮食限制或大量训练达到约42kJ/kg（10kcal/kg）LBM/d的低水平，4日。2种低EA的治疗都导致LH激素浓度和节律的变化。EA.能量可用性；IGF-I.胰岛素生长因子-I；LBM.瘦体重；LH.黄体生成素

来源：摘自Loucks et al. 1998.

糖原合成减少（Ishibashi et al. 2020）。在男性中，睾酮的短期影响几乎没有受到关注，结果相互矛盾，静息睾酮水平没有发生变化（Koehler et al. 2016）或减少（Kojima et al. 2020），而分析表明，一些男性可能比其他男性更容易受到LEA的负面影响（Papageorgiou et al. 2018）。总之，这些研究表明，一系列身体系统和器官的激素和代谢功能受到了干扰和损害。

将这些发现外推到慢性LEA，可以预测各种身体系统的功能损伤，这是男性及女性运动员三联征和RED-S模型的基础（de Souza et al. 2014a，2014b，2019；Mountjoy et al. 2018）。其中，月经功能和骨骼状态的损害描述的最好，对健康和运动表现有影响（Areta et al. 2021；de Souza et al. 2014a，2014b，2019；Mountjoy et al. 2018）。这些文献的主要依据是运动员的横断面调查及对各种健康和功能指标损害的观察研究。由于实践或伦理问题，不可能对LEA进行长期干预研究，以证明所有推定结果的因果关系。然而，对运动人群的纵向队列研究偶尔会观察描述健康和问题发生的自然历史，特别是当队列中的亚组自行选择充足的EA或LEA时（van Heest et al. 2014；Woods et al. 2017）。重要的是，从获得运动员的关注而言，此类研究已经能够描述长期LEA对运动表现的损害（van Heest et al. 2014）。

6.4 运动员低能量可利用性的原因

三联征的早期特征是饮食紊乱，具体地说是神经性厌食症，是该综合征的饮食组成部分（Otis et al. 1997）。在理论和实践中，随着理解的发展，人们认识到LEA可以在不同情况下产生，在EI和运动能量消耗之间产生不平衡。Loucks等（2011）认为，LEA可以由3个独立的原因来解释：强迫、故意和无意。事实上，强迫性（饮食紊乱/进食障碍）仍然是LEA的一个常见基础；这通常多发生在"瘦身材"运动（如耐力、审美或按体重分类的项目）中的女性运动员（Sundgot-Borgen & Torstveit，2004；Torstveit & Sundgot Borgen，2005；Gibbs et al. 2013），但也发生在这些项目中的男性运动员中（Filaire et al. 2007；Chatterton & Petrie，2013；Sundgot-Borgen & Torstveit，2004）。LEA的故意原因是针对项目来控制或管

理体重及其构成（通常是善意的），运动员可能试图达到一个合理的目标，但策略不佳，包括长期和极端的饮食限制。同时，LEA 的无意原因是大量训练/高强度训练抑制食欲的结果，使运动员不能摄入足够的能量，或者至少运动员没有意识到风险（Loucks et al. 2011）。在该领域，从业者经常观察到与 LEA 相关的更大范围和细微差别的因素或场景。表6.2总结了这些问题，注意同一个人可能同时存在一些问题，而有些问题不易归入这三类原因。

表6.2　运动员低能量可利用性的各种原因

主要原因	常见情况/场景	示例和注释	应对策略概述
强迫	DE/ED	• LEA常见原因 • 正如LEA的某些病例与DE/ED无关，并非所有DE/ED病例都与LEA有关	• DE/ED与高发病率和死亡率相关 • 早发现DE/ED患者，并接受包括一名运动营养师在内的多学科团队的专门治疗
食物获取/供应受限	为运动成绩减体重/体脂	• 低BM和体脂肪与许多承重和美学运动项目的表现有关 • 一些运动员需要长时间的LEA来试图达到或保持一个理想的BM/体脂水平，既不"自然"也不健康	• 运动员应与运动营养师合作，以实现"最佳表现"的身体构成，这可以通过定期的EA管理计划实现，也关系到长期健康、幸福和运动成绩
	为健康减体重/体脂	• 在某些运动项目中，运动员可能超重/肥胖或患有相关问题（如相扑选手、某些位置的足球运动员） • 虽然减BM可能是合理的，但由于营养知识不足，实现BM的尝试可能会被误导	• 为恢复健康需要减体重/体脂 • 应该在运动营养师的帮助下进行，并制订一项计划，管理EA减少对健康和运动成绩的影响
	为审美减体重/体脂	• 由于"运动身体"与文化理想之间的身体形象有差别，一些运动员试图改变体脂/BM特征 • 这可能会增加人们对古怪/时尚饮食的兴趣	• 运动员应该与一个适当的支持团队合作，包括一名运动营养师，以实现作为一名运动员的健康身体形象，并了解最佳的营养和EA管理
	控体重	• 分体重运动项目中的惯例是运动员采用慢性减重（能量不足减体重）和急性快速减重（脱水、减少肠道内容物）策略组合来减少BM，以达到比赛体重目标	• 分体重项目运动员应与包括运动营养师在内的多学科团队合作，选择合适的体重管理方法。BM管理应包括慢性和急性策略，实现长期健康、幸福和运动成绩保障
	受伤期间为避免体重增加减少能量摄入	• 一些运动员在受伤时会大幅减少能量摄入，他们担心由于活动水平降低而增加BM/体脂 • 许多人可能不了解损伤修复的营养支持，或步行（拐杖、轮椅）或康复计划的实际能量需要	• 修复和康复的最佳营养支持需要摄入足够的能量和蛋白质 • 受伤运动员应与多学科团队合作，包括一名运动营养师，制订一个计划，包括充足的能量支持，实现近期目标
无意的	突然增加运动消耗	• 强化训练时或比赛（如多阶段耐力赛）可能需要极高的能量 • 在长时间的训练/赛事中（如赛艇手）无法进食或对增加的需求缺乏了解，可能会阻碍能量摄入	• 运动员应与运动营养师合作，了解他们在挑战时期的能量摄入目标 • 除了为每位运动员制订个性化计划外，运动营养师还可以与运动团队合作开发餐饮服务和营养支持，使食物在运动员的环境中更容易获得（例如，厨师在团体运动场或在阶段赛期间为专业自行车队提供定制服务；为多日旅行计划提供营养支持）
	基础代谢率急性增加	高原训练	• 运动员应与运动营养师合作，制订高原饮食计划，包括额外的营养支持（例如，晚上吃富含能量和蛋白质的零食），以满足额外的基础能量需求

主要原因	常见情况/场景	示例和注释	应对策略概述
食欲与能量需求不匹配	• 许多运动员没有从食欲中获得足够的反馈来指导摄入量，特别是在大量训练期间或高强度训练后 • 慢食者/挑食者/限食者可能吃不到足够的食物，或无法满足他们的摄入量，以在有限的时间内摄入所需要的能量	• 与运动营养师一起制订饮食计划，帮助运动员了解他们的能量需求，并找出相应的饮食方式和食物选择，满足摄入量需要 • 帮助有食物过敏和不耐受症的运动员，找到其可食用的专门的食物来源，满足需要
饮食文化可能限制能量摄入	• 有些运动员摄入高纤维和低能量密度的饮食，这很难增加能量摄入 • 有些运动员每日在一个小进食窗口或有限的用餐时间内进食	• 传统文化可能倾向于一日吃几顿饭，并专注于低能量密度/高纤维食物摄入 • 重要的是找到符合文化的策略，提供可替代的饮食方式 • 有些运动员选择采取被认为是健康的做法（全食品、未加工食品）或可能是时尚的做法（限时进食） • 运动营养师应与这些运动员协商，保留他们饮食习惯中有用的方面，同时寻找增加能量密度或进食频率的方法
食物供应减少/供应不足	• 由于饮食文化的差异、就餐机会与运动员偏好的时间表或预算问题之间的冲突，旅行可能会改变运动员的饮食环境 • 受限的生活环境（如大学）可能无法提供适合运动员需求的餐饮服务	• 运动营养师应与运动员一起解决食物供应面临的挑战，并制订替代食物选择计划 • 从家中带的食物可以补充旅行中的食物供应，并且可以通过额外的资源来安全地储存/准备食物
营养素养/知识差	• 有些运动员不知道他们的营养需求，也不知道如何准备或选择食物来满足他们的需求	• 营养教育，包括烹饪、购物和菜单规划方面的实践经验，可以帮助运动员提高能量（和总体）摄入
食物无保障	• 有些运动员没有钱购买食物来满足能量（和其他运动营养需求）	• 虽然有时这是一个具有挑战性的问题，但运动营养师可以帮助个别运动员（或团体）提供预算建议或获得食物援助服务

注：BM.体重；DE.饮食紊乱；EA.能量可利用性；ED.进食障碍；LEA.低能量可利用性。

6.5 直接评估能量可利用性的挑战

LEA在自由生活运动员的健康、功能和表现受损的概念化发展方面非常有用，并提供了一个框架，允许系统研究能量不足对许多生理系统的影响。尽管这些建议有助于指导和监督运动实践，但对自由生活的运动员来说，EA的科学和应用存在一些局限性。尽管表6.1中的示例说明了理论上存在不同水平的EA的情景，但对自由生活运动员的EA的实际评估是具有挑战性的。

6.5.1 缺乏评估自由生活环境中能量可利用性的单一方案

缺乏公认的和标准化的评估EA的方法，目前的做法在评估期和用于测量EA方程的每个成分的技术方面有所不同。通常，研究人员/从业者会尝试观察3～7日的行为，反映运动员生活中的一个单元（如训练小周期或社会日历周期）或运动员可以接受的遵守记录的时间段。这些时间段既不能反映运动员的习惯做法，也不能反映运动员能量守恒的时间跨度。表6.3总结了2010～2020年有关对运动员人群进行EA评估的研究及各种评估方案。不同人群中LEA患病率及程度的差异，以及EA与身体功能受损测量之间的差异，可能是由于评估方案的方法不同及估计的EA与其结果之间相关性的实际差异（Burke et al. 2018）。

表6.3　2010～2020年测量运动员能量可利用性研究

文献	研究对象	方法						备注	EA（kJ/kg FFM/d）
		能量摄入	运动能量消耗	运动定义	饮食紊乱	生殖功能	骨矿密度		
Hoch et al. 2011	职业女芭蕾舞者（n=22），年龄（23.2±4.7）岁	3日标准份膳食记录	通过加速度仪实时记录，自选2个运动强度进行单独校准	所有身体活动	EDE-Q	月经史和性激素	是	低/-EA定义为负值；EEE没有用SA调整；EA没有用FFM调整；测定内皮功能（FMD）	77%低EA
Reed et al. 2011	休闲活跃的女性：MD（n=12），EUM（n=13）	2×3日膳食记录	基线时7日内的HR和活动日志；METs计算没有HR监测的运动	所有>10分钟的运动，HR>90/分钟，但不是SA	EDI, TFEQ, 心理学家确认	月经史和性激素	-	EEE没有用SA调整；FFM用DXA测定；测量RMR和饱腹感（PYY）；估计食物种类和能量密度	MD: 121; EUM: 176
Schaal et al. 2011	跑步和铁人三项运动员；男（n=6），年龄（31.0±4.3）岁；EUM（n=6），年龄（29.8±2.5）岁	7日称重膳食记录	活动日志，心率和10分RPE；用训练中RPE和HR估计EEE；在实验室测定氧耗量和RER	自我定义的训练，由RPE标化的	EDE-Q	月经史和医师确诊	-	EEE没有用SA调整；FFM用DXA测定；测定儿茶酚胺和血压；POMS问卷	MD: 75; EUM: 121
Koehler et al. 2013	混合运动运动员，男（n=167），女（n=185），年龄11～25岁	7日膳食记录，附193种食物标准份	活动记录，包括一系列不同强度运动相关活动和METs	运动相关的活动	-	NA	-	用EE的年龄因素校正EA；FFM用生物阻抗法测定；瘦素、IGF-1、T₃和胰岛素测定	女性运动员：126, 51% LEA。男性运动员：125, 56% LEA
Reed et al. 2013	女足（n=19），18～21岁	3×3日膳食记录，（使用比例图估计分量大小）	团队运动HR；个体运动HR和活动日志；MET计算，无HR监测的运动	团队运动和有目的的运动	EDI-2	月经史	-	EEE没有用SA调整；FFM用DXA测定；T₃测定	赛季前：180（26%LEA），赛季中：146（33% LEA），赛季后：188（12%LEA）
Woodruff & Meloche, 2013	年龄（n=10），19～23岁	基于家庭测量的7日膳食记录	加速度仪和METs，根据训练日期和时间，热身	排球练习，热身和比赛	-	月经史	-	EEE没有用SA调整；FFM用空气置换体积描记法测定	178
Guebels et al. 2014	耐力训练女性；MD（n=8），EUM（n=9）	2×7日称重膳食调查	活动日志，加速度仪和METs	1.所有计划的运动 2.所有有计划运动+交通活动 3.运动≥4MET 4.运动>4 MET	EDI	月经史和重复性激素	是	EEE没有用SA调整；FFM用DXA测定；RMR测量	MD: 142; EUM: 158

续表

| 文献 | 方法 | | | | | | | EA（kJ/kg FFM/d） |
	能量摄入	运动能量消耗	运动定义	饮食紊乱	生殖功能	骨矿密度	备注	
Lagowska et al. 2014a	7日膳食记录，附食谱图片参照	HR监测3日。每个受试者建立HR与VO₂关系，包括仰卧位、静坐、静站、连续不同级别功率自行车运动	运动	—	月经史、性激素，妇科超声检查	—	EEE没有用SA调整；测量RMR；生物阻抗法测FFM	118（基线）150（3个月）
Lagowska et al. 2014b	7日膳食记录，附食谱图片参照	HR监测3日。每个受试者建立HR与VO₂关系，包括仰卧位、静坐、静站、连续不同级别功率自行车运动	运动	—	月经史、性激素，妇科超声检查	—	EEE没有用SA调整；测量RMR和瘦素；生物阻抗法测FFM	运动员：150～221 芭蕾舞者：91～156
van Heest et al. 2014	7×3日称重膳食记录和24HR	7日运动日志和游泳特异EE表	游泳练习	—	12周前瞻月经周期记录，0周和2周末性激素	—	EEE没有用SA调整；FFM用测皮褶厚度计算；12周训练后评估运动表现；测量RMR、T₃、IGF-1	MD：42～50 EUM：117～155
Cialdella-Kam et al. 2014	2×7日称重膳食记录	加速度计和运动日志；通过间接量热法评估EEE	MET>4	EDI-2	每日测量月经史和排卵状况≥1个月+性激素	是	EEE没有用SA调整；FFM用DXA测定；测量RMR、T₃、维生素、力量/爆发力、骨质蛋白质代谢标志物；POMS	EUM：160 MD：154（基线），190（6个月末）
Melin et al. 2015	7日称重膳食记录	活动日志和HR；通过运动HR估测EEE；在实验室测量氧耗量和RER	运动	EDI-3和EDE-16	月经史、性激素，妇科超声检查	是	FFM用DXA测定；测量葡萄糖、胰岛素、瘦素、IGF-1、皮质醇、T₃和血脂；完成LEAF-Q	MD：162（67%LEA或EA减少）EUM：172（56% LEA或EA减少）
Silva & Paiva, 2015	24小时记录	特征问卷和METs	运动	—	月经史	—	EEE没有用SA调整；用BIA测定FFM	152 37%EA减少，45% LEA

续表

文献	研究对象	能量摄入	运动能量消耗	运动定义	饮食紊乱	生殖功能	骨矿密度	备注	EA（kJ/kg FFM/d）
					方法				
Viner et al. 2015	竞技耐力自行车手：女性（n=5），男性（n=6），年龄29~49岁	一个骑行赛季，每1个月3日膳食记录	活动日志，包括速度、自觉疲劳度和HR区域及METs	MET>4	TFEQ	NA	是	FFM用DXA测定	赛季前、比赛和休赛期分别为70%、90%和80%；女性：110、107、100；男性：79、82、91
Lagowska & Kapszuk, 2016	MD女运动员：铁人三项、花样游泳运动员（n=31），年龄（18.1±2.6）岁；芭蕾舞演员（n=21），年龄（17.1±0.9）岁	7日膳食记录，附食谱图片参照	HR监测3日。每个受试者建立HR与VO₂关系，包括仰卧位、静坐、静立、连续不同级别功率自行车运动	运动	—	月经史、性激素、妇科超声检查	—	EEE没有用SA调整；FFM用BIA测定	运动员：119 芭蕾舞演员：91
Muia et al. 2016	优秀女运动员（n=56）和非运动员（n=45），年龄16~17岁	5日称重膳食记录	活动日志，Borg 20分 RPE和METs	运动	EDI-3和TFEQ	月经史	是，超声检查	EEE没有用SA调整；FFM用皮褶厚度测定	运动员：153（18%有LEA）非运动员：165（2%有LEA）
Schaal et al. 2017	女优秀花样游泳运动员（n=9），年龄（20.4±0.4）岁	3×4日膳食记录，使用智能手机拍照	活动日志和HR；EEE＝[(5.95×HRaS)+(0.23×age)+(84×1)]−134 J/4186.8	运动	—	NA	—	EEE没有用SA调整；FFM用皮褶厚度测量；测量唾液瘦素、胃饥饿素和皮质醇	基线：105 中点：93 结束：75
Brown et al. 2017	女专业喷嗵芭蕾舞者（n=25），年龄（21±2）岁	7日称重膳食记录+24h IR	加速度仪，不戴时活动日记补充	所有身体活动	TFEQ	月经史	—	EEE没有用SA调整；FFM用皮褶厚度测定	100
Silva & Silva, 2017	男曲棍球运动员（儿童n=38，青少年n=34）和对照组（儿童n=43，青少年n=36），年龄8~16岁	基于家庭测量的3日膳食记录	特征性问卷和METs	曲棍球训练和体育教育课	—	自我报告性成熟阶段	—	EEE没有用SA调整；FFM用皮褶厚度测定	运动员儿童200，青少年225；对照儿童208，青少年231；10%青少年运动员EA减少

续表

文献	研究对象	方法						备注	EA（kJ/kg FFM/d）
		能量摄入	运动能量消耗	运动定义	饮食紊乱	生殖功能	骨矿密度		
Silva et al. 2017	优秀运动员（n=57），手球、排球、篮球、铁人三项和游泳，男性（n=39）和女性（n=18），年龄（18.7±3.3）岁	使用 EB + EE，通过 DXA 和 DLW 估算，间隔1周	身体活动 EE = TEE - 0.1（TEE）- REE，总 EE 通过 7 日 DLW 估算	所有身体活动		NA	-	EEE 没有用 SA 调整；FFM 用 DXA 测定 EA 未用 FFM、RMR 调整	女性：179 男性：164
Torstveit et al. 2018	男性耐力运动员 RMR 正常（n=11）和 RMR 低（n=20），年龄 18~50 岁	4~6 日称重膳食记录	训练日志和 HR，EEE = [5.95×HRaS) + (0.23×age) + (84×1) - 134]/4186.8	运动		-	-	FFM 用 DXA 测定；测定 RMR 葡萄糖，皮质醇，睾酮和 T_3	正常 RMR：172 低 RMR：155
Silva et al. 2018	杂技体操运动员：男性（n=21），女性（n=61），年龄（12.8±3.1）岁	基于家庭测量的 3 日膳食记录	特征问卷和 METs	体操训练		月经史	-	EEE 没有用 SA 调整；睡眠时间评估；FFM 用皮褶厚度和生物阻抗测定	女性：儿童 192，青少年 137；男性：儿童 223，青少年 189
Black et al. 2018	休闲女性运动员（n=38）：有低 EA 风险（n=24），无低 EA 风险（n=14），年龄（22.6±5.6）岁	3 日称重膳食记录	训练日志和 METs	运动		月经史	-	EEE 没有用 SA 调整；FFM 用 BIA 测定；测定血脂，皮质醇，睾酮，孕酮和 T_3；完成 LEAF-Q	有 LEA 风险：152；没有 LEA 风险：199
Braun et al. 2018	优秀女足运动员（n=56），年龄（14.8±0.7）岁	7 日标准份膳食记录	活动日志和 METs	运动相关活动	-	NA	-	EEE 没有用 SA 调整；FFM 用 BIA 测定；铁和 VD 状况	126；53% 有 LEA
Zanders et al. 2018	女大学篮球运动员（n=13），年龄（19.8±1.3）岁	4 日标准份饮食记录，在 5 个训练期间	加速度仪和 HR	TEE-RMR	NA	NA	是	EEE 没有用 SA 调整；FFM 用 DXA 测定；RMR	5 个训练期间的 EA 无差异

续表

文献	研究对象	方法						备注	EA（kJ/kg FFM/d）
		能量摄入	运动能量消耗	运动定义	饮食紊乱	生殖功能	骨矿密度		
Cherian et al. 2018	国家级足球运动员 男性（n=21），年龄（11.7±1.5）岁；女性（n=19），年龄（12.1±1.3）岁	3日称重食物记录	活动记录，所有训练课程、心率监测仪和间接测热法（Oxycon mobile）	训练课	NA	NA	—	EEE用RMR调整；通过皮褶测量从体重中减去脂肪获得的FFM	40%有LEA；男性：42.2±17.60，U12：56.6±13.87，U16：29.1±5.80；女性：27.1±14.44，U12：31.7±10.10，U16：24.1±12.32
Lane et al. 2019	男性竞技耐力运动员，受过训练的休闲耐力运动员（n=108），年龄（38.6±13.8）岁	3日标准份饮食记录	活动记录（类型、持续时间、强度、自觉疲劳程度、心率、代谢当量）	训练课	NA	—	—	根据预测RMR调整EEE	47.2%被列为LEA风险（≤30kcal/kg FFM/d），33.3%中度风险（30~45kcal/kg FFM）
Civil et al. 2019	职业女芭蕾舞演员（n=20），年龄（18.1±1.1）岁	7日称重膳食记录、24HR	加速度计，包括任何活动和训练活动期间HR监测	运动活动=HR>79次/分，矢量幅度计数>1.95I/分的平均EE	TFEQ	月经史	是	EEE没有用SA调整；FFM用DXA测定；VD水平；完成LEAF-Q	44%EA 30~45 kcal/kg FFM/d；22%EA<30 kcal/kg FFM/天；40%的MD和65%的LEA风险
Costa et al. 2019	女花样游泳运动员（n=21），年龄（20.4±1.6）岁	4日标准份食物记录	活动记录和METs	活动EE保守估计为1674~2512kJ/d	NA	NA	是	EEE没有用SA调整；FFM用DXA测定；RMR	
Zabriskie et al. 2019	NCAA二级长曲棍球女运动员（n=20），年龄（20.4±1.8）岁	4×4日My Fitness Pal应用程序	加速度计和HR（Actiheart）	活动EE（TEE-Schofield方程预测的RMR）	NA	NA	是	EEE没有用SA调整；FFM用4点皮褶、7点皮褶厚度平均计算和DXA测定；RMR	淡季 I：30±11，淡季 II：26±11；赛季前：23±9，赛季 I：29±10，赛季II：29±9

续表

文献	研究对象	方法						备注	EA（kJ/kg FFM/d）
		能量摄入	运动能量消耗	运动定义	饮食紊乱	生殖功能	骨矿密度		
McCormack et al. 2019	越野跑步者：男性（n=27），年龄（19.7±1.2）岁，女性（n=33）岁，年龄（20.3±1.8）岁；男性对照（n=23），年龄（20.0±0.8）岁，女性对照（n=24），年龄（19.8±0.6）岁	2014年食物频率调查问卷，记录每月、每周或每日每种食品和饮料的消费频率	活动日志和METs	强度METs＞4.0的所有活动	EDE-Q	NA	是	EEE用预测RMR调整；FFM用DXA测定	男性（36±16），女性（37±21）；男性对照组42±15，女性对照组40±21

注：BIA. 生物电阻抗分析；DXA. 双能X射线吸收测定法；EA. 能量可利用性；EB. 能量平衡；EDE. 进食障碍检查；EDE-Q. 进食障碍问卷；EDI. 进食障碍检查问卷；EEE. 运动能量消耗；EUM. 正常月经；FFM. 去脂体重；HR. 心率；IGF-1. 胰岛素生长因子-1；LEAF-Q. 女性低能量可利用性；LEA. 低能量可利用性；MD. 月经功能障碍；MET. 代谢当量；POMS. 情绪状态；PYY. 肽YY；REE. 静息能量消耗；RER. 呼吸交换比；RMR. 静息代谢率；RPE. 自觉用力程度；SA. 静态/久坐活动；T_3. 三碘甲状腺原氨酸；TEE. 总能量消耗；TFEQ. 三因素饮食问卷。

6.5.2　测量能量可利用性组成部分的挑战

根据基础方程，评估EA需要个人的FFM、EI和运动训练计划的能量消耗信息；每一个方面都有赖于准确的测量工具和明确定义应该测量什么。第3章概述了评估身体成分的方法，尽管双能X射线吸收测定法（DXA）等技术可以快速准确地测量身体成分，但许多运动员无法获得这些资源。如果可行，应使用最佳实践方案，以尽量减少水合状态、最近运动或食物/饮料摄入等因素对FFM估计值的严重影响（Nana et al. 2016）。尽管不同技术之间甚至使用相同技术的不同仪器之间仍然可能存在误差和差异，但与其他方法相比，这些误差对EA的估计值的影响相对较小。

第2章总结的饮食调查文献描述了在运动员习惯性或特定时期的饮食习惯中获取有效可靠的EI信息的困难。EA研究中的大多数EI评估都有赖于使用食物记录的前瞻性调查方法（表6.3），这容易导致低报错误，也无法获得长期摄入量的真实或具体情况（Burke et al. 2001；Capling et al. 2017）。通过书面记录、电子工具和（或）照片评估完成的食物日记与通常摄入量的变化、遗漏、份量记录不足、低报被认为"不健康"的食物和高报被认为营养丰富的食物有关（Burke et al. 2001；Capling et al. 2017）。尽管已经使用了各种技术来试图提高记录的准确性（如与其他评估技术的交叉参考，称量食物）或可靠性（如分析多个时间点），但在个体运动员和团体的EI估计中仍然存在较大的剩余误差。一项Meta分析发现，与双标记水方法测量TEE相比（Capling et al. 2017），自我报告EI平均低估了19%[（−2793±1134）kJ/d]。此外，此类评估给运动员（影响依从性）和从业者/研究人员（需要大量时间和资源来处理数据）带来了巨大负担。运动营养师的资质和技能直接影响这个过程，进一步增加了可变性和错误，例如，将关于食物摄入的信息编码到食物成分数据库中（Braakhuis et al. 2003）。很少有研究对发布EA的膳食摄入数据的有效性进行评估（Schaal et al. 2011；Woodruff & Meloche，2013；Melin et al. 2015），甚至是通过使用基于"常识"的简单标准界限方法（Goldberg et al. 1991；Black，2000），只有Silva等（2017）使用生物标志物或双标记水法对测量的TEE进行了更严格的评估（Capling et al. 2017）。

测量EEE还涉及显著误差、大量的研究观察者和参与者负担。许多（但并非所有）运动员都可以使用GPS装置、心率监测仪和功率计等技术，这些技术可以个性化检测简单的运动任务（如跑步、骑自行车）的能量消耗。然而，关于更复杂或基于场地的运动活动（如抗阻训练、团队运动、游泳）的数据很少。如表6.3所示，现有文献中估计EEE的方案各不相同。虽然一些研究使用了训练记录和心率监测器，通过实验室测试确定的心率和O_2消耗/呼吸交换率之间的关系来估计EEE，但许多研究使用加速计监测身体运动或这些组合方法（表6.3）。

对于特定的运动活动，通过间接测热法同时测量EEE，可以提高监测设备的精确度和准确度，因为加速度计可能低估了更剧烈运动的EEE（Abel et al. 2008）。迄今为止，只有Cherian等（2018）在年轻足球运动员的所有训练过程中使用便携式间接测热法测量了EEE。另一种经常使用的方法，虽然不太精确，是根据运动能量消耗表或使用代谢当量（MET）计算EEE（Ainsworth et al. 2000）（表6.3）。

EEE计算中的另一个重要差异是误解了既定原则，即该指标应仅涵盖因运动活动而额外消耗的能量。换言之，根据EA的原始定义（Loucks et al. 1998；Loucks，2014），在运动期间的EE应减去静态活动的能量消耗。如果不这样做，对长时间进行中等能量消耗运动的运动员，可能会严重高估EEE，并低估真实的EA。这些调整还包括方法上的考虑，如REE的测量与使用预测基础代谢率的标准方程；后者可能会高估代谢适应运动员的REE，从而低估EEE和高估EA。然而，如表6.3所示，只有少数研究针对静态活动对EEE进行了调整。

最后，对于自由生活运动员的运动定义缺乏标准化。一些评估方案在计算EA时仅包括有目的的训练/比赛课程，而其他方案则增加了涉及运动锻炼的休闲或交通活动，或使用任意水平的负荷量/强度来确定活动是否可以被视为"运动"。如表6.3所示，现有研究中使用了不同的术语和定义，从所有运动或锻炼课程到任何身体活动，再到除日常生活活动（如打扫房子、遛狗）外的所有身体活动。需要一个标准化的指南，因为在同一人群中使用不同的参数会导致对EA充足性的不同计算和解释（Guebels et al.

2014）。总之，估算EA给运动员带来了收集数据的承诺和依从性负担，而根据这些数据计算EA是一项时间密集型活动，需要营养和运动生理学方面的资源和专业知识（Burke et al. 2018）。在此过程中出现了效度和信度的显著误差。

<h2>6.6　确定能量可利用性范围的现实挑战</h2>

"EA区"的概念（表6.1）提供了一个简单的模型，以确定EA范围，它可能支持：①生长/体重增加；②EB和最佳功能；③短期可耐受能量不足；④需要急性内分泌、代谢和生理调节的病理性能量不足。虽然这个模型很直观，但真正定义这些区域是有问题的。例如，使用自我报告营养数据进行的现场横断面研究未能发现EA与能量守恒或健康损害的客观指标［如代谢激素紊乱（Koehler et al. 2013）和月经紊乱（Reed et al. 2013；Williams et al. 2015；Melin et al. 2015；Lieberman et al. 2018）］之间的明确阈值或关联。在自由生活运动员中测量EA所涉及的主要困难和误差在很大程度上导致了这个问题，包括未能在模拟LEA问题出现的时期评估EA。EA与运动员健康关联的理论和实践之间存在额外的差异。

<h3>6.6.1　阈值的个体差异</h3>

对现场环境中的EA进行评估困难重重，因为不准确和与病理生理学表现不一致。然而，有证据表明，在较好的对照情况下，125kJ（30 kcal）/kg FFM的EA并不是功能最佳与受损的通用阈值，无论是对运动员个体还是对所有健康、福祉和运动表现问题。本文提出了几个考虑因素。

第一，确定阈值使用了一种复杂但不精确的方法，该方法研究了女性生殖周期激素的变化，在EA中存在渐变差异（Loucks & Thuma, 2003）。患有月经失调、体重稳定、静态的女性暴露于189kJ（45kcal）/kg LBM 5日，评估EA，然后将其随机分配到189kJ（30kcal）/kg LBM、84kJ（20kcal）/kg LBM和42kJ（10 kcal）/kg LBM组，分别评估EA。尽管群体反应显示，低于125kJ（30kcal）/kg LBM的明显"切点"，但未考虑个体间差异。来自同一实验室的类似设计研究表明，育龄期不同女性对EA从189kJ（45kcal）/kg FFM降至42kJ（10kcal）/kg FFM的反应不同（Loucks, 2006）。De Souza等（2019）回顾了对运动女性进行的横断面研究，以及连续3个周期EA对诱发月经紊乱的影响的随机对照试验。尽管随着EA的减少，月经紊乱的风险会增加，但缺乏设定阈值的证据。此外，男性生殖系统对LEA的敏感性似乎与女性生殖系统不同，男性在暴露于能量不足时更具弹性，在EA正常化时恢复更快（De Souza et al. 2019）。

第二，对类似的EA减少对其他身体系统的研究（Loucks & Thuma, 2003；Ihle & Loucks, 2004）表明，功能下降的性质存在差异和不同的"阈值"，低于这些阈值就会发生明显的量的减少或临床损伤。图6.4说明了基于这些研究的骨骼代谢急性标志物和不同代谢方面的明显变化，表明不同的身体系统受到不同的影响。系统研究EA减少对身体健康和运动表现的其他要素的影响是可取的，并应扩展到不同的人群，包括男性和训练有素的运动员。同时，一项针对抗阻训练运动员的对照研究发现，男性和女性在暴露于189kJ/kg（45kcal/kg）与125kJ/kg（30kcal/kg）FFM/d 5日后，示踪剂测定的吸收后肌肉蛋白质合成率同样出现下降（Areta et al. 2014）。在这里，男性似乎与女性表现出不同的反应。一项针对男运动员EA的剂量反应研究，侧重于空腹激素浓度而非每日激素的波动，比较4日暴露于168kJ/d（40kcal/d）与63kJ/d（15kcal/d）/kg FFM的EA，发现一些激素（瘦素和胰岛素）而不是所有激素（T₃、睾酮、IGF-1、ghrelin）发生变化（Koehler et al. 2016）。另一项研究（Papageorgiou et al. 2018）比较了5日给予189kJ/d（45kcal/d）与63kJ/d（15kcal/d）/kg LBM的EA，结果显示活跃女性的骨形成减少和骨吸收增加，但男性的结果模棱两可。例如，11名男性中有3名对LEA的反应是骨分解血液标志物CTX-1增加，而11名男性中有6名的反应是骨形成标志物P1NP浓度降低。有3名的反应是CTX-1增加和P1NP减少。不同研究结果之间的差异在多大程度上反映了真实的性别差异、个体间的差异或其方法设计上的差异，这一点很

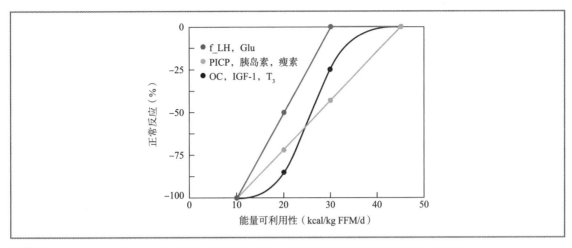

图6.4 能量可利用性（EA）对骨代谢急性标志物和代谢不同方面的剂量反应效应关系

注：该图显示了EA对LH节律（f_LH）、血糖（Glu）、骨蛋白合成（PICP）和矿化（OC）标志物及调节骨形成的合成代谢激素 [胰岛素、瘦素、三碘甲状腺原氨酸（T_3）和胰岛素样生长因子-I（IGF-1）] 的剂量反应关系。

来源：摘自 Loucks & Thuma，2003；Ihle & Loucks，2004.

难确定。

第三，EA阈值和LEA研究的原理是基于相对于LBM/FFM的EA线性关系的假设。事实上，在确定了生殖功能受损的EA阈值 [189kJ（30 kcal）/kg FFM] 后，它近似于平均体型健康运动员的RMR值（Loucks et al. 2011）。然而，由于重要器官和骨骼肌的代谢率不同，测量的睡眠代谢（Westertrp，2003）和相对于FFM的EA的线性关系存在不同的截距。这一发现的实际意义是189kJ（30kcal）/kg FFM的"阈值"不适用于所有体型运动员，分别是高估，特别是低估大体型和小体型运动员的RMR。同样FFM但不同体型的运动员之间是否存在差异也应予以考虑，因为在比较身材高与身材矮小但肌肉发达的运动员时，一般的衡量标准可能无法解释组织代谢特征的差异。运动员，尤其是精英运动员，有一系列的不同的体格，因此深入了解这些体格很重要。

6.6.2 自由生活的运动员和受控实验室状况之间的差异

潜在的假象源于研究LEA对代谢和激素影响的实验室条件与运动员真实生活实践的差异。建立EA概念的研究通常在短时间（4～7日）内对饮食和运动进行仔细人为控制，在此期间内，每日规定的EI均匀分布，并每日标化（Loucks & Heath，1994a，1994b；Loucks et al. 1998；Ihle & Loucks，2003）。此外，每日重复监测运动负荷。相比之下，在现场研究期间，或影响健康的长时期内，自由生活的运动员每日进行不同的训练，并以各种模式摄入含能量的食物和液体。EI与日间和日内消耗之间的时机或饮食质量特点可能会削弱或夸大LEA的影响。有初步的研究证据支持这一假设。

在EA研究中，基本上忽略了EI的周期性（日内和日间）及与运动消耗的相关性。计算一段时间内的平均EA可能会掩盖大量的变化，这些变化假设可能会改变身体的生理应激程度（表6.4）。例如，几日之间的进食间隔可能会产生高EEE和能量摄入支持之间长时间不匹配。运动员的初步数据显示，1日内能量不足可以改变生理结局。跑步和体操运动员体内EI与消耗更大的不匹配与较高的体脂肪水平相关，这可能归因于RMR的适应性降低（Deutz et al. 2000）。同时，在一组女性耐力运动员中，1日内能量缺乏较多与功能性下丘脑闭经和代谢紊乱的临床标志物有关（Fahrenholtz et al. 2018），而男性耐力运动员的RMR和分解代谢标志物受到抑制（Torstveit et al. 2018）。

表6.4	实验室条件和真实世界运动之间的差异可能导致能量可利用性计算的平均结果相同，但产生的代谢应激水平不同
实验室条件下4～7日研究EA	示例：自由生活个体的不同能量摄入和消耗模式可能会导致一周内的平均EA相同
每天能量摄入和消耗相等，1日内摄入量均匀	• 5日非常严格控制的饮食和2日暴饮暴食 • 7日相同的EI，但每日训练负荷波动较大 • 能量消耗高时，早/中EI很少，而大部分EI在不活动的晚上摄入 • 限时进食，能量摄入分散在1日的6～8小时
与EA实验室研究相关的膳食摄入	示例：自由生活运动员饮食中常与低EA相关的营养特征
宏量营养素摄入量基于健康膳食指南，至少有中等量的碳水化合物可用，微量营养素摄入量满足营养素参考值	• 与培训课程相关的低碳水化合物摄入和低碳水化合物可利用性 • 蛋白质摄入不足和1日蛋白质三餐分配不佳或与训练有关 • 非常高的膳食纤维摄入和低能量密度意味着需要摄入大量的食物 • 大量饮水、人工甜味饮料和其他非能量饮料 • 大量摄入咖啡因（可能还有其他兴奋剂）
与EA的实验室研究相关的外部因素	示例：自由生活运动员与低EA相关的生活方式和环境特征
• 在实验室环境中，从现实生活责任中获得短期的"喘息" • 尽管移除常规生活活动/资源可能会有一些不适，但实验室可能提供一种舒适的体验	• 竞争和成绩压力：持续或周期性的成绩压力 • 满足"理想"身体成分构成的外部或自我压力 • 因致力于竞技体育而非就业产生的经济压力 • 因食物不安全或食物供应不足而造成的压力 • 工作或学习压力

注：EA.能量源可利用性；EI.能量摄入。

来源：改编自Burke et al. 2018.

最后，饮食组成和与饮食相关的心理压力可能因运动员而异，并影响代谢/激素结果。月经失调或代谢紊乱的运动员在饮食行为问卷上的"饮食节制"或"减肥"值通常高于正常运动员（Gibbs et al. 2011，2013；Melin et al. 2016）。有学者认为，心理社会压力协同作用加剧代谢应激对神经内分泌健康的影响（Pauli & Berga，2010）。此外，运动员饮食中可能缺少或存在的各种营养特征元素（表6.4）会直接调节LEA的代谢/激素，或进一步损害与之相关的功能。例如，低碳水化合物可利用性可能是能量缺乏的一个因素（Viner et al. 2015）；运动诱导的LEA，由于节约糖原使用而保持碳水化合物状态，被认为可以减少由饮食限制引起的相同LEA导致的激素损伤（Loucks et al. 1998）。EA对生殖激素的损害阈值反映了血糖浓度变化的阈值，表明其对大脑代谢有潜在影响（Loucks & Thuma，2003）。就加重LEA对身体系统的影响而言，蛋白质或钙摄入不足可能会分别增加瘦体重或骨骼的损害。在患有LEA或月经功能障碍的女性运动员研究中，观察到的其他饮食模式包括大量摄入非热量咖啡因饮料，低膳食能量密度，以及大量摄入膳食纤维、蔬菜和调味品（Barron et al. 2016；Reed et al. 2011；Melin et al. 2016）。这些和其他饮食因素是否直接导致LEA或其次要问题是未来研究的一个领域。尽管应用食物记录定量评估EA存在误差，但该过程可能会增加从业者（医师和营养师）和运动员之间的互动，从而对食物选择、异常饮食行为和对食物的过度压力进行定性评估。

6.7 低能量可利用性的间接指标

作为EA评估的替代或补充，对运动员经常进行与RED-S或三联征相关的生理症状筛查可能有益。

6.7.1 月经功能障碍

低能量和葡萄糖可利用性与月经功能障碍相关的内分泌紊乱之间的因果关系，特别是在年轻女性中，已经有很好的文献论述（Loucks，2006；Mountjoy et al. 2014；De Souza et al. 2014b）。据报道，月经过少/FHA是精英运动员饮食紊乱/饮食行为紊乱的良好预测因素（Sundget-Borgen & Torstveit，2007），因此可用于女性运动员LEA风险识别。月经功能紊乱常见于女性运动员，尤其是在要求苗条的运动中，如耐力运动员月经功能障碍率为60%～63%（Pollock et al. 2010；Melin et al. 2014），尽管增加过早骨质疏松风险（Nattiv et al. 2007；Mountjoy et al. 2014），但通常被忽视。多囊卵巢综合征（PCOS）也见于女性精英运动员（Hagmar et al. 2009；Melin et al. 2014）。由于PCOS的病因与能量缺乏无关，因此月经过少/FHA的临床诊断需要熟练的妇科医师对性激素进行评估和超声检查，以确定月经功能紊乱是否为下丘脑−垂体−卵巢轴的抑制所致（De Souza et al. 2014a）。然而，已有报道PCOS和FHA共病，具有PCOS样特征的FHA可能是下丘脑受抑制导致，且似乎是可逆的（Carmina et al. 2018）。

6.7.2 静息代谢率降低（mRMR：pRMR比率）

大多数女性运动员都很瘦，但体重和体成分在正常范围内，不影响生殖功能（Redman & Loucks，2005）。在长期LEA期间，体重似乎保持不变，这涉及多种代谢机制，如RMR降低（Redman et al. 2009；Shetty，1999），因此体重稳定可能不是女性运动员EA水平的可靠指标。一些研究表明，RMR在月经周期中变化高达10%（Solomon et al. 1982；Meijer et al. 1992；Henry et al. 2003），在黄体期的最后阶段（月经前7～10日）增加，随后在早期卵泡期（出血的第一日）突然下降，并在7～10日后逐渐恢复到正常水平（Solomon et al. 1982）。RMR的变化被认为是由于孕酮的变化（Solomon et al. 1982）；此外，黄体期增加的能量消耗可以通过随后10日卵泡期内食物摄入量的增加来补偿（Dalvit，1981）。对19名绝经前妇女整个月经周期的RMR进行测量的结果显示，个体间变异为12%，个体内变异差别较大［变异系数（CV）为2%～10%）（Henry et al. 2003）。其中10名受试者RMR的变异性较小（CV为2%～4%），另9名受试者的变异性较大（CV为5%～10%），表明特定受试者月经周期期间RMR存在显著差异。

基础代谢率可以使用标准方程进行预测，如Harris-Benedict（Harris & Benedict，1919）或Cunningham方程（包括FFM）（Cunningham，1980）。由于FFM是RMR的主要决定因素（Speakman & Selman，2003），Cunningham方程是女性运动员RMR的最佳预测方程（Thompson & Manore，1996）。第5章对此进行了更详细的介绍。据报道，在神经性厌食症患者中，与FFM相关的测量RMR（mRMR）和预测RMR（pRMR）之间的比率（RMR比率）较低（0.60∶0.80）（Platte et al. 2000；Marra et al. 2002）。在计算RMR时，预计预测误差为10%（Cunningham，1980）。因此，RMR比率的预期正常范围为0.9～1.1（Sterling et al. 2009），在一些女性娱乐活动（De Souza et al. 2007；De Souza et al. 2008；Schneid et al. 2009；Gibbs et al. 2011）及男性耐力运动员（Torstveit et al. 2018）的研究中，RMR比值＜0.90被用作LEA的指标，而不是评估EA。

在实验室中测量RMR，禁食过夜后使用通风开放式罩系统，根据VO_2和VCO_2进行计算（Weir，1949）。直接测量单个运动员的RMR会得到一个特定的估值，但可能会因以下因素而产生偏差。

▶ 高强度运动后RMR可能急剧增加（Westerterp et al. 1992） 与同样FFM静态受试者相比，训练有素的耐力运动员训练后RMR升高可以保持1～2日（Sjodin et al. 1996）。因此，与非精英运动员相比，精英运动员的RMR可能或多或少地持续升高。

▶ 测量缺乏标准化 由于某些个体的RMR在月经周期的不同阶段发生了显著变化（Solomon et al. 1982），因此在月经正常运动员中进行测量需要标准化。有些研究报道月经正常运动员和休闲活动多的女性，在早期卵泡期（月经周期的第0～6天）RMR最低时测量RMR（Thompson & Manore，1996；De Souza et al. 2008；O'Donnell et al. 2009；Schneid et al. 2009；Melin et al. 2014a），而其他研究则在更长的跨度时间内（月经周期的第0～10天）测量RMR（Myerson et al. 1991；Biedleman et al. 1995；Lebenstedt et al. 1999；Doyle-Lucas et al. 2010；Guebels et al. 2014）。

▶ 月经功能障碍的运动员可能因代谢适应导致RMR降低 有研究证实，月经正常活动多的女性和运动员的RMR高于活动多的月经稀发/FHA的女性和运动员（124～134kJ/kg FFM/d vs 110～124kJ/

kg FFM/d）（Lebenstedt et al. 1999；Reed et al. 2011；Thompson et al. 1996；Doyle-Lucas et al. 2010；Melin et al. 2014a）。据报道，在一组女精英耐力运动员中，当前 EA 低或减少的受试者和月经稀发/FHA 受试者 RMR 比值都低于当前 EA 正常和月经正常者（Melin et al. 2014）。因此，具有月经功能障碍的运动员（Loucks et al. 2011）及当前能量缺乏的运动员可能因代谢适应性导致 RMR 低于预期。

因此，RMR 比值降低似乎是当前和长期能量缺乏的好用指标，可用于识别处于三联征或 RED-S 风险运动员。然而，在评估运动员的 RMR 时，需要一个标准化的程序，包括评估前一日限制运动时间和食物摄入量。此外，在评估女运动员的 RMR 时，应在月经周期的同一时间（例如早期卵泡期）进行测量，以便控制变异性。

6.7.3 强迫瘦身分数

进食紊乱，在第9章有详细描述，会增加男女运动员限制 EI 和过度 EEE 的风险（Filaire et al. 2007；Goltz et al. 2013；Bratland-Sanda & Sundgot-Borgen，2013；Mountjoy et al. 2014）。一些研究发现，与月经正常的运动员相比，月经功能紊乱的运动员通过自我报告的饮食紊乱问卷-2（EDI）测量的追求瘦身分数（DT）提高或限制膳食增加（Lebenstedt et al. 1999；Warren et al. 1999；Cobb et al. 2003；Gibson et al. 2004；Nichols et al. 2006；Reed et al. 2011；Gibbs et al. 2011）。De Souza 等使用 DT 升高作为运动女性能量缺乏的代用指标，发现升高 DT 与正常 DT 运动女性的当前 EI 没有差异，而 DT 分数升高女性月经功能紊乱患病率高于 DT 正常的人（De Souza et al. 2007）。这些结果表明，月经稀发/FHA 的运动员更关心体重。然而，DT 分数往往不是病态的高，因此仅仅饮食紊乱行为可能不足以作为筛选三联征或 RED-S 风险运动员的敏感指标。

6.7.4 其他生物标志物

筛查复发性损伤和胃肠道问题可能有助于识别 LEA 风险运动员。一项针对年轻女运动员的前瞻性研究报告，限制进食行为和月经稀发/FHA 的运动员受伤的风险增加（Rauh et al. 2010）。作者得出结论，限制进食行为和月经稀发/FHA 也会增加骨骼健康受损和应力性骨折及肌肉和关节超负荷的风险。据报道，限制 EI 和饮食行为紊乱的女性通常会出现不规律进食、脱水、摄入高膳食纤维和食物选择不灵活（Nattiv et al. 2007）。LEA 与这些限制和（或）不规律饮食模式相结合也可引起胃肠道症状，包括腹胀、痉挛和便秘（Black et al. 2003；Bonci et al. 2008；Melin et al. 2014）。

低血压是神经性厌食症的典型心血管并发症（Meczekalski et al. 2013），但也与低 EA/EA 减少和正常 BMI 运动员月经稀发/FHA 相关（Melin et al. 2014）。亚临床或临床低水平 T_3 和 IGF-1，低血糖和低瘦素/kg 脂肪，以及 LDL-胆固醇和皮质醇水平升高，可以作为男女运动员 LEA 的指标（Mountjoy et al. 2014）。

筛查工具可用于筛选运动员 LEA 的风险，并有助于指导临床医生制订管理计划。LEAF-Q（Melin et al. 2014）是一份在成年女性耐力运动员中验证过的简短问卷，使用月经功能障碍、损伤和胃肠道问题作为 LEA 风险的主要指标。该问卷快速易行，可用于大群体运动员，以确定需要进一步评估的人群，如临床检查、RMR 或血液指标。

6.8 提高运动员能量可利用性的常见策略

没有任何药物能充分纠正代谢或内分泌异常，这些异常会损害 RED-S 和三联征运动员的健康和运动表现。尽管需要多学科方法和医疗干预来诊断和治疗此类问题，但 LEA 的逆转是治疗的基石（Nattiv et al. 2007；de Souza et al. 2014a；Mountjoy et al. 2018）。由于饮食紊乱在医学上和心理上都很重要，因此应优先考虑早期治疗和专家治疗。读者可参考第9章，对运动员进食障碍和饮食紊乱有更全面的论述。LEA 的故意原因与运动员为了表现、健康或审美目标而试图操纵控制体重和体成分有关。所涉及的需求和策略因个人及其活动而异。即使结果是合理、有益的，许多运动员在体重控制实践中采用的能量限制或EA减少的持续时间或幅度方面都不是最佳的。为了更深入地了解体重管理，读者可以参考第7章和第8章相关内容。本章关注LEA的非故意原因见表6.2。

高训练负荷运动员有相对能量不足的风险增加。有证据表明，EI并不总是能满足高水平或不习惯的运动能量消耗，这就是一种无意的LEA情况（Stubbs et al. 2004）。高强度运动已被证明对食欲有急性抑制作用（Larson-Meyer et al. 2012）。生活方式或实际因素可能加剧增加EI的困难，包括疲劳阻碍获取食物和准备食物所需的努力。此外，很难大量摄入富含膳食纤维的食物，而且在大量时间用于训练的日子里，往往会减少与食物摄入活动相关的机会（Burke et al. 2018）。

在运动员的运动季节，由于训练方案的变化，也由于日常生活习惯的变化，改变了食物的可利用性（如旅行）及准备食物所需的时间，因此能量可利用性会发生变化。因此，根据运动员的生活方式，膳食计划需要基于易于准备和食用的食物，在许多情况下，这些食物是便携式的。从运动员那里收集到的关于他们以前饮食模式的信息很重要，包括社会经济状况、习惯性膳食频率、食物摄入量、食物偏好及禁忌，以及对不同膳食的感觉（如恢复膳食、独自用餐、在训练营用餐）。了解这些因素有助于规划营养干预成功所需的所有不同要素和认知发展。如表6.2所示，了解能量摄入不足的原因可以通过制订特定的策略来规避这些挑战。

就特定的饮食特征而言，据报道，患有FHA的女性运动员和娱乐活动活跃女性EI低于月经正常者，主要原因是脂肪摄入量较低（Deuster et al. 1986；Nelson et al. 1986；Kaiserauer et al. 1989；Myerson et al. 1991；Thong et al. 2000；Tomten & Høstmark，2006；Reed et al. 2011）。患有FHA的运动女性吃的食物能量密度低（Reed et al. 2011）。尽管Laughlin & Yen（1996）和Melin等（2015）发现患有FHA的女运动员与月经正常运动员的EI和训练量相似，但FHA运动员的饮食特点是脂肪含量较低，膳食纤维较高。低能量密度、低脂肪和高纤维摄入可增加饱腹感和延缓饱腹感，会使运动员EA更难达到188kJ/d（45kcal）/kg FFM以上，尤其是在高负荷训练时期。

6.8.1　支持体重敏感运动员提高能量可利用性

由于许多运动对身材的要求和（或）进食障碍/饮食紊乱，许多运动员担心体重增加，因此可能不愿意增加EI或降低EEE。为了帮助运动员改变不健康的饮食和节食行为，让教练对体重、健康和表现等现实目标达成共识很重要。如果没有教练的支持，以提高EA为目标的营养治疗计划的依从性很容易大打折扣。在内分泌和代谢功能恢复之前，体重可能会有小幅增加。因此，对于正常体重的运动员，建议逐步增加EA，以避免不必要的体重增加。研究表明，神经性厌食症患者再次进食可能导致腹部脂肪过多（Mayer et al. 2005）。对于体重不足的运动员，我们建议每周体重缓慢增加不超过0.5～1kg，可以通过增加EI至1250～2500kJ/d（300～600kcal/d）、减少训练负荷或两者的组合实现。用力量训练代替一些耐力训练也可能对EEE和骨量都有好处。一般来说，如果体重增加包括部分FFM，从而增加力量和爆发力，运动员更容易接受体重增加。

当EA需要增加以满足≥188kJ/kg FFM/d（≥45kcal/kg FFM/d）目标时，营养需要应根据个人目标和特定运动训练方案的TEE、碳水化合物和蛋白质需求［g/（kg·d）］进行计算（Thomas et al. 2016）。然后可以根据总能量添加膳食脂肪。为了帮助提高能量密度，减少膳食纤维摄入量（g/MJ或g/1000kcal）通常很有用，建议不超过25～35g/d。如果运动员在一日中难以摄入更多的食物，那么使用液体食品替代可能会更容易，比如在两餐之间添加液体餐或冰沙，在进餐时用果汁代水。也可用频繁用餐模式，在两餐之间提供能量密度高的零食和饮料，而不是几顿大餐。

6.9　优先深入研究事项

尽管有关LEA的知识和实践不断增长，但仍有一些尚未解答的问题需要解答和深入探讨。核心问题是必须考虑保障运动员的健康、福祉和表现。然而，也必须承认，对于包括运动员在内的所有人来说，能量不足是一种不断发生的短暂状态。无论是有意的（如有计划地控制身体成分）还是无意的（如在运动负荷增加的强化训练阶段），EA降低都是不可避免的，并且有助于运动员的目标。因此，目标应该是在运动员的年度或职业计划中优化和定期整合，以最大限度地提高该价值并最大限度地减少任何不利因素。病史通常可以显示此类管理的示例（Stellingwerff，2018），但可以通过以下主题的研究提供帮助。

▶ 更深入地了解身体不同系统对EA减少反应的自然过程，这可能有助于制订策略，以管理期望/不可避免的EA减少期的"EA负荷"，从而实现长期锻炼活动中（如超耐力比赛、极地或高山探险）的体成分控制或营养支持等目标，并达到可接受的生理调整。"EA负荷"的周期性特征可能包括暴露于减少的EA的频率和持续时间、EA减少的幅度、其他饮食特征，如1日内EA、蛋白质摄入量、碳水化合物可利用性及心理社会和环境特征。

▶ 对LEA和再进食的反应存在性别差异，深入了解男性在发生LEA后出现生理紊乱的明显恢复力，以及EA正常化时生化/激素异常的快速逆转过程。

▶ 标记对LEA反应的个体变异性，以应对LEA的暴露，允许运动员对EA周期进行个性化计划管理。

▶ LEA诱导的生物紊乱进展为功能损害的时间过程和其他特征（如饮食和运动特征、心理社会压力、遗传学、EA负荷特征）。制订LEA管理的优化计划可以得到以下原则的支持：生物可塑性可以使个人适应一定程度的压力暴露，但其他因素也参与了功能损伤的进展，这可能是不可逆转和（或）有害的。

▶ 诊断工具，用于早期识别LEA问题，以逆转问题及其结局。

▶ 在出现LEA问题后，运动员重新进食的最佳做法。

小结

通过在一个旨在实现长期目标的阶段性训练计划中管理EA，运动成绩得到最佳改善，生殖和骨骼健康得到最佳保护。其中一些目标将要求提高EA，其他目标将要求降低EA，但有一个级别不应低于EA。运动营养师在帮助患有饮食紊乱的运动员获得适当护理、帮助其他运动员以健康的方式实现减肥和减脂目标，以及帮助其他运动项目的运动员避免意外的能量不足方面发挥着重要作用。

（常翠青　译　常翠青　校）

参考文献

第7章
运动员与减重

Helen O'Connor, Lachlan Mitchell, Gary Slater

7.1 引言

一般来说，运动员之所以想要减重或减脂，要么是为了达到预先指定的体重，去参加某一特定重量级别的比赛（如赛马、轻量级赛艇、拳击、举重），要么是为了达到某一特定的体成分，改善动作功效比（Bunc，2000）或体温调节（Dervis et al. 2016）等运动生理指标，以提高运动成绩。此外，在如体操、跳水和花样滑冰等运动项目中，拥有一个理想的形体之美仍然认为很重要（Douda et al. 2008）。当今的社会倾向就是鼓励男性与女性以瘦为美，这种观念也体现到竞技体育中（Tantleff-Dunn et al. 2011）。不幸的是，这种现象在体育运动中正日益发酵，拥有美妙的身材意味着竞技加分或广告代言。通过展示健美形象或者身着凸显体形的服饰，运动员们或者运动项目本身常能够获得可观的经济回报（Simmers et al. 2009）。

鉴于运动员每日消耗的总能量较高（Burke et al. 2003），可以推测正是由于他们大负荷的训练方式（及由此而消耗的能量），可以防止出现正能量平衡，使体内脂肪含量增加。在高强度训练期间可能如此，而在赛前训练逐渐减量期（Mujika et al. 2004）、伤病期（Myer et al. 2014）及休赛期（Bilsborough et al. 2017）等中等训练强度期间，脂肪含量则会大量增加，因此后续需要进行减重及减脂干预。

很显然，许多运动员过度关注体重和体脂水平，然而它们对运动成绩的影响还缺乏足够的实证。不过在受重力影响的长时间耐力运动项目中，体脂较大所预测的运动成绩确实也会较差，这些项目如长跑（Tanda & Knechtle，2013；Alvero-Cruz et al. 2019）、铁人三项（Landers et al. 2000）、越野滑雪（Larsson & Henrikkson-Larsen，2008；Stöggl et al. 2010）及公路自行车（Haakonssen et al. 2016）等，然而性别不同（Knechtle et al. 2011）或肥胖程度不同（Tanda & Knechtle，2015），效应也不同。由于竞技体育的好成绩往往取决于极小的差距，因此相对于其他因素如天赋和训练，很难测试出特定的体格特征对运动成绩的独立影响。此外在高水平竞技体育中，一项运动的特定体质属性范围相当狭窄。因此，为了研究体重或体脂含量对运动成绩的影响，必须仔细研究设计出足够灵敏的方法来评估体形体脂对竞技比赛成绩的独立作用。还没有确定的研究证据表明减脂会提高运动员的运动成绩。至于哪条路最适合运动员，需要运动员、教练和运动营养师共同的专业知识和经验予以确定。

可能有学者认为运动员有目的地减重风险很小，但是如果长期能量摄入明显不足，可能会对生理、心理及新陈代谢带来不利影响。因此，必须考虑能量可利用性（energy availability），该术语是指所摄入能量除去训练或运动需要部分外，可用于身体及生理过程（如生长、免疫功能、日常身体活动及体温调节）的剩余能量部分。无论是通过限制饮食，增加运动能量消耗，还是两者结合，均会导致低能量可利用性（low energy availability，LEA）（详见第6章），从而对健康造成重大影响。如果长期持续下去，LEA可能会引起代谢率降低，性激素水平下降，免疫功能缺陷，骨健康受损，蛋白质合成减少，而且可能还会出现电解质失衡（Mountjoy et al. 2018）。若尝试减重的方法欠妥，有可能导致抑郁和饮食失调（Bratland-Sanda & Sundgot-Borgen，2013）。若是能量摄入恢复正常，一些负面影响［如代谢率的降低、激素水平、电解质水平及免疫功能的变化，还有瘦体重（LBM）的减少］可以逆转，而骨骼健康及负面的心理后果（尤其是饮食失调）可能不会完全逆转，或者说难以恢复正常。无论采用哪种饮食方法减脂，对能量和产能营养素的控制基本都差不多，但是对于运动员，还需要加上完成训练任务所需的能量，这些都需要在饮食方案中予以考虑。无论减脂或降低体重目标是多少，运动训练所需要的能量要维持不变。因此，需要采取分段方法来减少运动员的脂肪，一方面能满足训练强度和训练量所需的能量，另一方面还能制造出能量负平衡的机会。这种方法需要根据训练计划，在能量和产能营养素摄入方面每日都有所调整和变化。如果不采用分段方法，运动员可能会面临训练和恢复能量不足的风险，这将最终降低运动能力，并影响对训练的适应性（Woods et al. 2017，2018）。

7.2　运动员体重及体脂增加的风险因素

个体之间脂肪含量的差异性很大，一部分归因于遗传因素。流行病学研究发现，体脂和体成分的遗传具有差异性；尽管如此，同卵双生子、异卵双生子及收养子女的体重指数相关性研究表明，这种遗传可能性仍达50%～90%（Barsh et al. 2000）。通过短期和长期干预，并对同卵双胞胎体内的能量平衡进行配对研究，结果发现摄食过多引起的体重和体脂的增加受到基因的显著调控，双胞胎体重和体脂的增长量，对间变异（不同双胞胎之间的）是对内变异（2个同卵双胞胎之间的）的3倍（Bouchard et al. 1990）。一些研究在相反的情况下也有类似的发现，双胞胎经过一段时间的摄食不足并增加活动后，每对双胞胎中，2人脂肪的减少量也大致相同（Bouchard & Tremblay，1997）。

许多基因都与人类肥胖相关。这些易感基因增加了肥胖的风险，但其表达量不一定增加。拥有大量易感基因的个体如果携带有缺陷或不利的等位基因，与携带有较少量易感基因从而可能更具肥胖抗性的个体相比，罹患高度肥胖的风险将更高（Bouchard，1993）。还有一种假说认为，人的肥胖可能是一种受基因调控的神经行为疾病，这些基因与下丘脑通路有关（Pritchard et al. 2002）。

虽然大多数运动员的脂肪含量都低于一般人，但决定其能否达到精英运动员所要求的体重或体脂量的关键因素是基因组成。运动员能否成功达到并维持理想的体成分，最终受基因的影响。此外，基因之可变因素不仅会影响运动员的体成分状况，还会影响他们对干预的反应（Ivey et al. 2000）。

赛前逐步减量式训练（tapered training）能够促进体力恢复和能量储备恢复，这可能会导致能量消耗大幅度减少，进而提高瘦体重丢失及体脂增加的风险（McConell et al. 1993；Margaritis et al. 2003）。有趣的是，虽然不同项目组别的运动员在进行逐步减量训练后体重都有所增加，但这些结果并不一致（Houmard et al. 1990；Flynn et al. 1994；Dressendorfer et al. 2002）。尽管如此，在减量训练期间，一些运动员的体重可能会增加，体脂增加的潜在风险也会提高。本章在应用提示里会给出一些实用性策略，用于逐步减量训练期间的体重管理。

运动损伤可改变能量消耗，有可能引起体脂增高。训练量及日常活动量的减少会减少活动性能量消耗，而损伤恢复期间的代谢反应会增加能量消耗。考虑到整体能量消耗的这些变化，如果不注意饮食摄入问题，运动员可能很容易增加脂肪含量（Myer et al. 2014）。因此，在损伤康复期间，仔细考虑能量和产能营养素的摄入非常重要。同样，非赛季期间的运动能量消耗通常也会显著减少。在此期间如果未能根据训练强度的变化对运动员的能量摄入进行调整，运动员可能会面临体脂含量增加的不必要风险（Bilsborough et al. 2017）。

最近人们已经意识到食品加工对食物摄入的影响，过度加工食品可能会降低饱腹感，导致血液生化指标变差，并促进体重增加（Laster & Frame，2019）。随着工业化进程不断加深，食品加工已经变得越来越精细，食品也越来越便宜，越来越方便。此外，许多用于训练前、训练中及训练后的运动食品都属于加工食品。这些食品对营养素吸收的影响还有待观察。其中许多食品是运动饮料，有利于运动机体的水合状态，但其饱腹感可能很差（Mourao et al. 2007）。

7.3 运动员减重减脂的饮食方法

目前众多旨在减重、减脂的饮食方法和流行食谱都是针对普通人群的。对其有效性评价的研究，大多数都是在超重和肥胖受试者中而非运动员中进行的。本节将讨论常见的减重方法和减重饮食的实用性和有效性，以及这些方法用于想要减重、减脂的运动员身上的可能性。当营养师制订一种饮食方法用于运动员减脂时，还需要考虑其他因素和要求，包括保持瘦体重、有利饱腹感、达到期望减脂量的时间目标、一周或一个训练周期内随训练强度变化调整相应的能量摄入、保持训练水平以提高适应性等。当能量摄入受到限制，同时还要提高运动水平时，可考虑采用一些特殊的饮食策略，包括饮用咖啡和含漱糖溶液等方法（Schubert et al. 2014；Deighton et al. 2016；Lane et al. 2013）。

无论采用何种饮食干预进行减脂，瘦体重的保持都很重要，能做到这一点，可称之为健康减重（Hector & Phillips，2018）。对运动员们来说，由于训练和比赛的要求，考虑这样做可能更为重要。无论采用什么方法，减脂通常都伴随着瘦体重的丢失。相对于减脂量，瘦体重丢失的比率取决于以下因素：能量限制的严重程度、饮食中产能营养素，尤其是蛋白质的含量（Mettler et al. 2010）、营养素摄入的时间和分布，以及抗阻训练是否纳入（Heyward et al. 1989）等。为了安全起见，推荐非运动员每周减重 0.5～1kg。对于大多数运动员来说，这一限制范围可能也是合理的。丢失的体重相当于每日缺失 2100～4200kJ（500～1000kcal）的能量，这些能量缺失可通过饮食、训练或两者结合的方法都可以实现。

由于运动员之间能量需求存在个体差异且与基因有关，还与训练计划周期性变化引起每日能量消耗改变有关，因此估计单个运动员的能量适宜摄入量是极具挑战性的。此外，量化训练时的能量消耗，尤其是对于通常要进行高强度训练的运动员来说，这本身也是一种挑战。运动员的限制能量饮食，不仅要满足各种营养素的需求，还要提供足够的能量，以支持高水平的训练和恢复。这就需要咨询运动营养师，以确保能量限制在适当的水平，确保安全减体重速率，不至于影响到代谢功能。而运动营养师要想更好地了解训练计划和能量消耗，则需要运动队全体人员（如主教练、体能教练）的协助。

7.3.1 产能营养素处方

由于要对运动员每日总能量摄入进行限制，那么蛋白质、碳水化合物和脂肪的适当分配将很重要，会对新陈代谢、食欲和产热形成不同的影响（Bo et al. 2020）。目前有明确的证据表明，减重期间摄入较多的蛋白质有利于更好地维持瘦体重（Mettler et al. 2010；Longland et al. 2016）。高蛋白饮食也会对饱腹感产生有利影响（Holt，1995）。根据对能量限制的严重程度及所进行的训练类型和强度，目前推荐运动员减重期间蛋白质摄入量为 1.6～2.4g/（kg·d）（Hector & Phillips，2018）。把摄入的蛋白质平均分配到 3 顿主餐和 1～3 份加餐（或零食）中，其中每餐含蛋白 0.25～0.3g/kg，这有助于维持骨骼肌的蛋白质合成（Moore et al. 2015）。应优先考虑包括动物性食物蛋白质在内的具有较高生物价的蛋白质，一方面是因为它们有利于机体蛋白质合成，其食物来源具有较高营养素密度（Hector et al. 2015）；另一方面是因为其食物来源所含蛋白质比例较高，食物单位蛋白质所含能量较低。提倡对包括乳制品在内的多种来源的富蛋白食品进行策略性整合，不仅满足整体营养素的需求，还可以帮助促进减脂，维持瘦体重（Abargouei et al. 2012；Chen et al. 2012）。高乳制品摄入量有益于减重的生物学机制尚不确定，但已有研究提出一些可能的机制。其中包括细胞内钙在调节脂肪细胞脂质代谢和三酰甘油储存中的作用（Shi et al. 2001）。有研究观察到高钙饮食具有增加肠道脂肪排泄的作用，请详见相关综述（Major et al. 2008）。可问题是，常有报道称，努力减重减脂的运动员的钙摄入不足（Barr 1987）。

低碳水化合物饮食作为普通人群的首选减肥方法日益受到人们的青睐（Yancy et al. 2015），而运动员很可能容易受到这种趋势的影响。低碳水化合物饮食的特点是碳水化合物供能比下降，通常代之以脂肪和蛋白质供能，但蛋白质的替代比例要小得多。碳水化合物减少的程度可因人而异，从低于宏量营养素可接受范围（Acceptable Macronutrient Distribution Range，AMDR）（碳水化合物供能比＜45%）的中等程度限制，并用中等量的脂肪和蛋白供能，如南滩减肥法（the South Beach Diet）、区域减肥法（the Zone Diet），到极低水平限制（碳水化合物供能比＜10%），同时脂肪摄入不受任何限制，蛋白质摄入适量，如阿特金斯减肥法（Atkins Diet）、生酮饮食减肥法（Ketogenic Diet）。极低碳水化合物（碳水化合物供能＜10%）和高脂肪的饮食会导致酮症，该饮食法自20世纪初以来，一直被用于治疗顽固性癫痫。

低能量低碳水化合物干预研究显示，与高碳水化合物饮食相比，短时期（6个月）内的体重减轻幅度更大；而在长期（2年）干预中没有观察到差异（Kirkpatrick et al. 2019）。低碳水化合物饮食通过糖原分解和尿量增加引起体内水分丢失进而达到早期减重。极低碳水化合物饮食或生酮饮食的能量消耗可能高于高碳水化合物饮食。在代谢房内进行的一项4周的对照研究中，Hall等（2016）发现，与高碳水化合物饮食（碳水化合物供能50%）相比，超重和肥胖人群中采用极低碳水化合物饮食（碳水化合物供能5%）者的能量消耗较高。能量消耗增高的机制还不清楚，可能与儿茶酚胺和甲状腺激素水平的变化有关。也有对照研究发现限制碳水化合物摄入后，受试者的食欲下降，这可能有助于体重的减轻。食欲下降可能是酮体及其氧化产物的影响，或是胃肠激素［如瘦素、生长激素释放肽或饥饿素（ghrelin）、缩胆囊素］的水平变化所致，然而这些研究的结果并不一致［详见相关综述（Kirkpatrick et al. 2019）］。由于限制碳水化合物的摄入，引起血糖负荷降低（Ebbeling et al. 2003），甚至食物选择简单化及单一化（Astrup et al. 2004），都有可能导致短期内减重明显成功。尽管如此，与所有的饮食方法一样，持之以恒才是减重成功的关键因素。长期饮食干预后发现，与较高碳水化合物饮食相比，极低碳水化合物饮食可能会很难坚持下去（Kirkpatrick et al. 2019）。

值得担忧的一点是，限制碳水化合物后会导致内源性蛋白质（如生糖氨基酸）降解以维持血糖稳态和葡萄糖氧化，所以此类饮食可能会导致瘦体重丢失。有一些研究（但不是全部）不同意这一结论，并且证明瘦体重是能够保持的，这可能是一个机体适应的结果（Layman et al. 2003）。总的来说，与高碳水化合物饮食相比，低碳水化合物饮食丢失的瘦体重会稍微多一些，尽管这可能反映了糖原含量较低对瘦体重的影响，也反映了研究人员采用了极低能量的方法（Tinsley & Willoughby，2016）。瘦体重的任何丢失都会对运动员产生不利的影响，可导致肌肉爆发力和肌力下降。对那些因比赛而需要减重（也称为"控体重"）的运动员进行研究发现，当限制能量摄入时，低碳水化合物高蛋白饮食能够有助于维持瘦体重（Helms et al. 2014）。通常情况下，用于比赛控体重的推荐饮食不会像生酮饮食中碳水化合物那么低，这点也许可以解释可以维持瘦体重效应的原因（详见第8章）。

很少有研究评估极低碳水化合物饮食在优秀运动员中的效果（Paoli et al. 2012）。研究表明，以增强脂肪氧化（通过对脂肪的适应）、提高运动耐力为目的设计的低碳水化合物饮食，通常无益于运动水平的提高（详见第16章）。极低碳水化合物饮食在短期内出现的典型副作用（如头痛、疲劳、恶心）不太可能让运动员完成高水平的训练（Sumithran & Proietto，2008）。也缺乏足够证据保证长期采用低碳水化合物饮食的安全性。最近有证据表明，该饮食会导致全因死亡率的风险增加（Noto et al. 2013）。慢性酮症也可能危害健康，可能会引起如下远期后果：高脂血症、中性粒细胞功能受损、视神经病变、骨质疏松，还有认知功能的改变（Denke，2001；Sumithran & Proietto，2008）。虽然近来有研究报道肥胖人群采用低碳水化合物饮食后发生心血管疾病的风险因素下降，但这可能应归功于体重减少，而非饮食中的宏量营养素组成。高体力活动水平可能对机体有一定的保护作用，可减少心血管疾病发生的风险（Sarna & Kaprio，1994），并克服其潜在的负面影响。然而，这只是一种推测，并没有直接的证据支持。

低碳水化合物饮食另一担忧之点是微量营养素可能摄入不足，特别一些富含碳水化合物的食物种类（粮谷、水果、多淀粉蔬菜）受到限制时，可能会导致营养不良的风险。对20种流行的减肥餐谱进行综述后发现，在实施阿特金斯饮食期间，摄入营养素与成年男性的每日营养素摄入量推荐标准（recommended dietary intake，RDI）进行比较，膳食纤维只有RDI的13%，维生素B_1 47%，维生素B_2 77%，维生素C 72%，钙89%，镁54%，铁72%（Williams & Williams，2003）。限制奶制品、谷物、水果和淀粉类蔬菜等食物的摄入，也会减少植物化学物和抗氧化成分的摄入量，而这些功能成分能够给健康和运动能力带来益处（Ralph & Provan，2000）。

研究表明，当摄入的饮食与通用膳食指南一致时，可具有与等能量低碳水化合物饮食等效的减重效果（Naude et al. 2014），并且饮食依从性对减重效果的影响比膳食计划组成更大（Dansinger et al. 2005）。鉴于此，有学者建议根据个人和文化偏好来为个体量身订制饮食计划，从而为减重的长期成功创造最佳条件（Sacks et al. 2009）。然而运动员人群既渴望拥有高质量的减重效果，又需要满足训练的代谢需求，这就需要在两者之间做好平衡。事实上，哪怕是短时期的低碳水化合物高脂饮食，也会影响耐力运动员强化训练的适应性（Burke et al. 2017；Burke et al. 2020）。要认识到不同的训练对碳水化合物的需求有所不同（Impey et al. 2016），要根据训练负荷的差异，把碳水化合物摄入量定为推荐摄入量范围的低值（Bartlett et al. 2015），造成较小的能量短缺，因此可以用一句俗语来概括："干多少，吃多少"。在满足了碳水化合物和蛋白质的需求后，剩余的能量便可由饮食中的脂肪来提供。初步研究结果显示，饮食中注重单不饱和脂肪酸的食物来源，可能有利于代谢反应，包括促进脂肪氧化和增加进食诱导的产热（Krishnan & Cooper，2014）。此外，食用富含单不饱和脂肪酸的全食物（如坚果），可能有助于重要生物活性物质的摄入，改善肠道微生物群的功能（Tindall et al. 2018）。而且人们还认识到，由于全食物某些部位对消化吸收有抵抗，食入全坚果时，其实际代谢能量有所下降（Gebauer et al. 2016）。

总之，在减脂干预期间，较高水平的蛋白质摄入有助于维持瘦体重。把每日摄入的蛋白质平均分配到各主餐和加餐中，可以最好地促进肌肉蛋白质合成，并提高饱腹感。强调摄入单不饱和脂肪酸作为脂肪的来源，有可能带来良好的代谢效应，并能够协助减脂干预。低碳水化合物饮食、生酮饮食对于短期减重是有效的。运动员大量限制碳水化合物摄入的后果是糖原慢性耗竭，进而会导致疲劳、恢复延迟、瘦体重丢失及免疫功能受损，对强化训练的适应性也可能受到影响。一些参与能量代谢的营养素，其摄入几乎肯定不足，长期持续下去可能会导致严重的健康问题。因此，不推荐运动员采用极低碳水化合物饮食减重。

7.3.2 能量密度

低能量密度饮食是指一定体积的食物所含能量较低，其特点是饮食中有大量的蔬菜、水果、全谷物、豆类、低脂奶制品和瘦肉。低能量密度饮食已被证实可以帮助减少能量摄入，有助于在受控环境下及自由生活状态下的减重（Rolls，2009）。例如，在一项研究中对正常体重女性分别进行3次摄食试验，在每次试验中，受试者可连续2日自由选择低、中、高三种能量密度的食物。结果发现，3次试验摄入的食物总重量相同。如果低、中能量密度食物摄取多，则导致总能量摄入明显减少。此外，各次试验中受试者的饥饿感和饱腹感并没有差异（Bell et al. 1998）。在一项相似的随访研究中，Rolls等（2006）对提供给受试女性2日膳食摄入的能量密度和份额量进行了对比分析，观察到当份额量减少25%，则会引起总能量摄入减少231kcal/d；而能量密度减少25%，则有更多的总能量摄入减少（575kcal/d）；如果同时减少能量密度和份额量，则摄入的总能量会进一步减少（812kcal/d）。考虑到这些差异，相对于减份额量方式，采用减能量密度方式，则可使摄入的食物量更大，而摄入的总能量更少（Rolls et al. 2006）。已有研究表明长期坚持低能量密度饮食能够减肥成功。在一项为期12个月的干预中，通过减少脂肪摄入和增加水果和蔬菜摄入来降低能量密度的肥胖女性，减掉的体重（−7.9 kg）比仅减少脂肪摄入（−6.4 kg）的多，前者的饥饿程度评级也低于后者（Ello-Martin et al. 2007）。

鉴于脂肪是能量密度最高的营养素，饮食中减少脂肪也可以用来降低饮食中的能量密度。肥胖人群随着减少摄入的总脂肪量，可导致能量摄入和体重及体脂的一定减少（Astrup et al. 2000）。这种方法避免了碳水化合物、蛋白质及微量营养素的摄入不足。然而，如果运动员想要大量减体脂，低脂饮食的随意性摄入一般不会造成相应的能量亏空。

7.3.3 间歇性能量限制

长期或慢性能量限制是一种常用的减重方法，即每日按计划限制同等的能量摄入，直到体重达标。

虽然这种方法有效，但许多人发现它难以完成。对于精英运动员来说，这种方法没有考虑到训练计划及相关目标的易变性，如果使用，应根据训练强度的变化进行适应性调整，从而满足每周训练的能量消耗。最近，间歇性能量限制（intermittent energy restriction，IER）饮食已被推广为持续能量限制饮食的替代方案，以达到减重和减脂的目的。常有研究显示持续能量限制会引起代谢适应性能力下降，而间歇性能量限制干预措施被认为可解决这一问题，并且能够减少瘦体重的丢失（Byrne et al. 2018）。而且，此方法中能量限制的间歇性特点可能有助于提高饮食依从性。间歇性能量限制有多种方法，包括间歇性禁食，即在1日的指定时间限制能量摄入（限时进食）；1周中1日或多天内完全限制能量摄入，而剩余时间不用限制能量，但需要能量平衡，即能量摄入等于能量消耗等（Tinsley & La Bounty，2015）。

在这一领域进行的研究有限，且都集中于健康或超重的个体，很少有针对运动员进行的研究。对短期间歇性能量限制的研究所进行的一项系统性综述显示，持续性能量限制与间歇性能量限制之间，减重或减脂效果没有差异（Varady，2011）。在该综述中的7项研究中有4项研究显示，与持续性能量限制相比，间歇性能量限制造成瘦体重的降幅较低，这一发现可能较有意义。对减体重时间≥6个月的研究进行的一项荟萃分析同样表明，连续性能量限制与间歇性能量限制之间的减重效果没有差异（Headland et al. 2016）。该荟萃分析纳入的6篇论文使用可变性间歇能量限制方法对超重人群进行了研究。

上述的间歇性能量限制方法可能会影响代谢对能量限制的适应。对一日中摄入能量的时间段进行限制也可能对新陈代谢和体成分产生影响，尽管这种影响可能与昼夜节律及其对代谢的控制有关（详见7.3.4相关内容）。限时进食（将食物摄入限制在有限的时间段内，通常是每日≤8小时）就是这样的一种策略。在超重人群中，限时进食能够促进体重适度减轻（Gill & Panda，2015），尽管这可能是由于能量摄入的减少，而非摄入时间本身的影响［相关综述详见Parr et al（2020）］。研究发现限时进食后的反应具有个体差异性（Tinsley et al. 2017）。有学者报告，进行抗阻训练的男性受试者选择几日（Tinsley et al. 2017）或选择每日（Moro et al. 2016）限制进食时间在4～8小时。此后，无论体脂量是否降低，他们的瘦体重都没有发生变化，然而这些研究仍存在局限性。间歇性能量限制作为一种减重方法对运动员是否有效还需要进一步研究。专业或业余运动员在从事日常的高强度训练项目时需要维持足够的糖原储备，从理论和实际的角度来看，这种方法可能会适得其反。同样，采用间歇性能量限制在有限的时间内进食，肌肉也很难最大限度地合成蛋白质。虽然有研究表明，穆斯林运动员在斋月期间从黎明至黄昏禁食1个月后，除了抱怨有些疲劳外，对生理或运动表现仅有很轻微的影响（Mujika et al. 2010），但在运动员休息日，采取禁食或极端限制能量摄入的行为可能是禁止的。

近期，Byrne等（2018）采用2周能量限制及2周能量平衡相互交替的形式研究了间歇性能量限制对肥胖男性的影响。经过16周的能量限制后，间歇组的总体重和脂肪减幅高于持续性能量限制组，而瘦体重两组之间没有差异，表明间歇组减重更有效。在对体成分的变化进行调整后，间歇组静息能量消耗（resting energy expenditure，REE）减幅也较小。此外，间歇组减重后测得的REE往往高于预测的REE，而持续组的REE则低于预测值（Byrne et al. 2018）。有一种更长期的间歇性能量限制方法，特点是1～2周时间处于能量平衡，然后1～2周处于中等度的能量缺损中，其在运动员群体中的有效性仍有待证实，而且研究仍在进行中（Peos et al. 2018）。当然这种中度的能量限制方法，因其能适应如训练前能量物质补充及运动后机体恢复等其他关键的营养状况需求，值得进一步研究。此外，还可以选择将能量限制时间定在训练周期内不需要最大化利用能量的时段。

7.3.4   营养摄入时机

营养摄入的时机和配比不仅有助于营养的合理利用，还能进一步增强训练刺激，因此是运动员要考虑的重要因素（Areta et al. 2013）。研究结果表明，一日中能量摄入的时间分布可能也会影响体重。在全日低能量摄入的情况下，如果白天早些时候摄入较多的能量，似乎比晚上摄入等量的能量更能促进身体脂肪的消耗。在一项独立的研究中，研究者给予患有代谢综合征的超重和肥胖的女性进行了为期12周的低能量饮食计划，大型早餐组在早餐、午餐和晚餐时分别摄入50%、36%和14%的能量，而大型晚餐组以相反的模式摄入相同的能量（即14%、36%和50%），2组的饮食在能量的时间分布上大不相同。结果显示两组体重和腰围均明显减少；而大型早餐组体重减掉得更多［（-8.7±1.4）kg相比于（-3.6±1.5）kg］，而且腰围减幅也较大［（-8.5±1.9）cm相比于（-3.9±1.4）cm］。与大型晚餐组相比，大型早餐组的每日总体饥饿感（降低28%）和饱腹感（提高31%）也存在差异（Jakubowicz et al. 2013）。虽然这项研究没有在运动员中进行，但结果表明在体重管理中，除了摄入的总能量，每日摄入能量营养素的时间也很重要。

对于这些研究发现，其可能的解释是营养摄入时间对昼夜节律生物钟存在影响。众所周知，哺乳动物都具有中枢生物钟和外周生物钟，通过下丘脑的视交叉上核，对昼夜节律进行中枢性协调。中枢节律由明/暗周期决定，而外周生物钟受若干因素的影响，包括进食和禁食（Almoosawi et al. 2016）。这些外周生物钟通过改变代谢通路的活性来调节局部代谢节律，包括介导胆固醇代谢、三羧酸循环及葡萄糖代谢等代谢途径（Froy，2010）。由于昼夜节律和营养素摄入息息相关，那么一日中的进食时间可能就会对昼夜节律生物钟产生不同的影响。至少，与下午和晚上相比，早晨饮食诱导的产热效应（diet-induced thermogenesis）明显更高，进而影响每日的能量消耗，并因此可能会对能量平衡带来影响（Romon et al. 1993）。

运动员，尤其是在能量摄入减少时期，似乎应将与能量消耗相关的一日内能量分配这一重要因素考虑在内。能量高消耗（运动）和能量低摄入（饮食）会导致能量严重亏缺，这样的窗口期可能会对机体带来负面的代谢效应，并对激素水平产生不良的影响。Torstveit等（2018）以1小时为间隔对男性耐力运动员24小时的能量摄入和消耗进行了研究，结果发现，静息代谢率（resting metabolic rate，RMR）受到抑制（测量的RMR与预测的RMR之比小于0.9）的运动员，与RMR正常的运动员相比，在能量亏缺超过400kcal/h的状况下度过了更长的时间（20.9小时 vs 10.8小时），并且单一小时能量亏缺的幅度也较大［（3265±1963）kcal vs（-1340±2439）kcal］。然而两组之间24小时内的能量平衡或可利用的能量却没有差异。此外，单一小时能量缺幅越大，血清皮质醇水平越高（$r = -0.499$，$P = 0.004$），睾酮/皮质醇比值越低（$r = 0.431$，$P = 0.015$）（Torstveit et al. 2018）。鉴于这一证据，将能量及营养素摄入与能量消耗在时间上保持一致，同时又能将因能量不足引起的代谢和激素方面的不良影响降至最低，这对于运动员维持运动能力至关重要。

7.3.5　饱腹感

食物总量和总能量摄入的减少可能会导致运动员出现饥饿。因此，增加饱腹感的饮食策略可能会提高饮食依从性，减少能量摄入，并有助于减少体内脂肪。特定的营养素、食物和进食时间都会影响饱腹感。蛋白质也具有强烈的饱腹作用。短期研究显示，产能营养素的饱腹效果层次分明，蛋白质高于碳水化合物和脂肪（Tremblay & Bellisle，2015）。摄入高蛋白质餐（68%）的健康年轻女性比摄入10%蛋白质餐者表现出更高的饱腹感（Crovetti et al. 1998）。而Barkeling等（1990）也发现午餐摄入43%的蛋白质者较摄入10%蛋白质者饱腹感增加，并且之后摄入的能量也会减少。短期内摄入高蛋白饮食也具有增加饱腹感的作用。给予瘦削女性4日高蛋白饮食（能量来源：蛋白质30%、碳水化合物40%、脂肪30%）或足量的蛋白质饮食（能量来源：蛋白质10%、碳水化合物60%、脂肪30%）后，这些女性在摄入高蛋白饮食后24小时内拥有更强的饱腹感（Lejeune et al. 2006）。长期采用高蛋白饮食与能量摄入减少有关。例如，在2周的能量平衡饮食后，健康久坐的成人在为期12周的饮食干预期间，随意摄入高蛋白饮食（能量来源：蛋白质30%、碳水化合物50%、脂肪20%）。干预结束时，总能量摄入呈现自发性减少［（-494±74）kcal/d］，这也导致体脂减少了（3.7±0.4）kg（Weigle et al. 2005）。

膳食纤维对于饱腹感和能量摄入的急性效应研究结果不一。一项系统综述显示，在107项研究中，有42项研究发现，相对于低膳食纤维或者无膳食纤维饮食，高膳食纤维饮食会显著增加饱腹感，而有63项研究显示两者之间的饱腹感没有差异。饱腹感和能量摄入的关系并不总是一致。10项研究中有6项研究表明，高膳食纤维饮食使饱腹感增加50%或以上，同时伴有能量摄入的明显减少（Clark & Slavin，

2013）。具有较高黏度特性的膳食纤维（如车前草、β-葡聚糖、果胶）与饱腹感增加及与能量摄入减少密切相关，原因可能是它们能够吸收水分并在肠道内形成胶状物（Campbell et al. 2017）。采用高膳食纤维饮食将有助于降低饮食的能量密度，从而减少饥饿感并显著减轻体重（详见7.3.2相关内容）。

　　研究证明，餐前摄入低能量密度食物和无能量饮料，可以增加饱腹感，并降低之后测试餐中的饥饿感。年轻和年长的受试者报告称，在午餐前30分钟喝水，较未饮水者饱腹感更强，然而两者之间的饥饿感没有发现差异。年长的受试者在提前喝水的条件下摄入的能量略低（58kcal），而年轻受试者的能量摄入则没有差异（van Walleghen et al. 2007）。对餐前饮用含能量和无能量饮料进行比较后发现，与无饮料摄入相比，餐前摄入360g水或无糖可乐，使饱腹感增加，而餐前饮用水和餐前无饮料二者之间的能量摄入没有差异。与无能量饮料［（104±16）kcal］相比，餐前摄入含能量饮料（可乐、橙汁、1%牛奶），增加了总能量摄入，但不影响饱腹感（Della Valle et al. 2005）。最近，一项研究对早餐前摄入300ml水和无水摄入对早餐饱腹感和总食物摄入量的影响进行了比较，结果表明对餐后饱腹感没有影响；然而，餐前饮用水者的食物摄入量明显减少（Jeong，2018）。餐前饮水和就餐开始之间的时间间隔可能会影响能量的补偿。时间间隔越短，随后就餐中能量摄入的减幅就越大，而在30～120分钟间隔后，机体则会最大限度地摄入能量或进行能量补偿。这种相关性在半固体和固体食物中最为明显（Almiron-Roig et al. 2013）。

　　Rolls等（1990）在一系列研究中证明，第一道菜的能量密度和份量会影响一餐的总能量摄入。与能量密度相似的瓜类果盘以及高能量密度的奶酪和饼干相比，食用低能量密度的汤会引起之后食物的能量摄入减少。与餐前食用奶酪和饼干相比，受试者餐前食用汤和瓜类水果的饥饿感较低，饱腹感则较高。一项使用不同能量密度和份量的沙拉作为餐前小菜的随访研究表明，与餐前高能量密度沙拉摄入和无摄入相比，餐前食用低能量密度沙拉导致餐中能量摄入减少。而在沙拉能量含量相同且均属于低能量密度沙拉的情况下，餐中摄入大份沙拉者与摄入小份者相比，前者的其他食物及一餐总能量摄入减少（Rolls et al. 2004）。

　　研究证明，食物的质地形态也会影响食物和能量的总摄入量。以年轻的健康成人为受试者，每日随意进餐，并给予450kcal能量的补偿食物，补偿食物在形态上或为液态（苏打水），或为固态（软糖），每种补偿食物的实验周期均为4周。结果发现，固态食物补偿期间的总能量摄入等同于干预前摄入，表明额外的能量摄入得到了完全补偿。然而，在液态食物补偿期间，总能量摄入增加，表明额外的能量摄入没有补偿（DiMeglio & Mattes，2000）。事实上，食物的质地形态可以直接影响口腔加工和咀嚼时间，较软的食物（如液体、半固体、软固体）比较硬的食物需要更少的口腔加工时间。较快的进食速度会导致食物摄入量的增加，因此较软的食物可能比较硬的食物更容易过多食用。然而，进食速度与食物重量有关，而与能量含量无关，而且进食速度较慢并不总是意味着能量摄入会较低（Campbell et al. 2017）。

　　总之，在能量摄入减少期间，食物摄入的饱腹感是需要考虑的一个重要因素。采取控制饥饿程度的方法可以帮助运动员在能量摄入减少的路上坚持下去。通过增加蛋白质的摄入来控制饮食中产能营养素的含量，可以增加饱腹感，进而有助于减少总能量摄入。通过增加膳食纤维的摄入和减少脂肪摄入来降低饮食中的能量密度，也可以提高饱腹感。最后，餐前食用低能量密度食物和无能量饮料亦有助于提高饱腹感，并减少总膳食摄入量。值得注意的是，餐前或餐中摄入能量饮料（如果汁、运动饮料、软饮料），可能不仅不会增加饱腹感，通常还会导致就餐时摄入的总能量增加，因此在减脂期间应予以限制。

7.4   减重减脂的辅助方法

7.4.1   功能成分

市场上有大量兜售的用于控制体重或减脂的功能成分。大多数产品的声称都过于夸张或生物学上难以置信。有些促进减脂的物质可能含有某些天然或生物学上的活性成分，而这是被反兴奋剂机构禁止的。

市场上用于减重的功能成分通常分为两类：一类声称会产生厌食的效果，从而减少食物摄入，另一类则会产生代谢变化，从而增加能量消耗。

关于功能成分减重效果的大多数研究都以肥胖人群为研究对象，不仅样本量都很小，而且研究方法常常良莠不齐。因此，这些成分对于运动员的效果仍不明确。表7.1列出了市场上销售的有助于减重或减脂的功能成分及其声称的作用机制、效果和副作用。

表7.1 市场上销售的有助于减重的功能成分

功能成分/研究文献	声称的作用机制	效果	副作用
苦橙（bitter orange）（柑橘属）/ Bent et al. 2004	含有脱氧肾上腺素（synephrine），一种类似于麻黄的产品，可增加代谢率，降低食欲	减重效果：微小或无	可能会引起血压升高、胸痛、心悸、焦虑、肌肉和骨骼疼痛
左旋肉碱（L-carnitine）/ Pooyandjoo et al. 2016	增加脂肪酸氧化	减重效果：小但很明显	
壳聚糖（chitosan）/ Jull et al. 2008	结合肠道脂肪，减少脂肪吸收	对体重影响：微小或无	源自贝类的外壳，因此可能导致贝类过敏者的过敏反应
吡啶甲酸铬（chromium picolinate）/ Pittler et al. 2003	增加代谢率和胰岛素敏感性	减重、减脂效果：小但很明显	
共轭亚油酸（conjugated linoleic acid）/ Salas-Salvado et al. 2006	缩小脂肪细胞体积，调节脂肪细胞分化，刺激细胞凋亡机制，调节脂代谢	可能会引起体重小幅减少	
麻黄（ephedra or ma huang）/ Shekelle et al. 2003	增加代谢率，降低食欲	减重、减脂效果：小但很明显	恶心、呕吐、精神症状、心悸、高血压、卒中、癫痫发作、心脏病发作、死亡；在澳大利亚和其他许多国家禁止销售麻黄；麻黄被列入世界反兴奋剂机构（WADA）禁用物质清单
藤黄（garcinia cambogia）（羟基枸橼酸）/ Onakpoya et al. 2011	降低食欲，减少脂肪生成	对体重影响：微小或无	
葡甘露聚糖（glucomannan）/ Zalewski et al. 2015	可溶性纤维，增加饱腹感	对体重影响：微小或无	腹痛、腹胀、腹泻
瓜尔胶（guar gum）/ Pittler & Ernst, 2001	可溶性纤维，增加饱腹感	对体重影响：无	腹痛、腹胀、腹泻
丙酮酸盐（pyruvate）/ Onakpoya et al. 2014	增加脂肪酸氧化	减重减脂效果：小但很明显	胀气、腹胀、腹泻、低密度脂蛋白增加
树莓酮（raspberry ketone）	增加脂肪分解，增加脂肪酸氧化	目前无据可依	
育亨宾（yohimbe）/ Pittler & Ernst, 2004	α₂受体拮抗剂，增加脂肪分解	对体重影响：无	

注：WADA.世界反兴奋剂机构。

总之，市场上有许多减重的功能成分。然而，目前几乎没有证据支持它们能够用于减重及减脂。少数功能成分已被证明减重效果小且显著，但研究主要在肥胖人群中进行，因此其对运动员减重的效果尚不明确。现有的证据数量和质量都很有限，而且许多功能成分还具有一些不良反应，这表明其使用是不合理的。

7.4.2   运动

通过增加能量消耗和诱导能量负能量，运动可以作为饮食减重的补充。虽然低强度的有氧运动被推荐为最好的减脂方法，但这种处方对运动员来说可能不是最有效的。除了运动员的常规训练外，较高强度的运动可以使运动员的训练量维持在合理的时间内（30～60min/d），可能是一种有用的，甚至可能是更好的减重方法。然而，这需要考虑疲劳和受伤的风险及额外运动的方式。因此运动处方应根据运动员的个人需求量身订制。

在合理增加运动量的情况下，高强度运动作为一种能够实现能量亏缺的有效方法，对时间有限的运动员来说可能很有吸引力，因为他们很少有时间去从事低强度、持续时间长的运动来减体重。尽管与低强度运动相比，高强度运动中消耗的脂肪比例较低，但在更短的时间内会引起更大的能量亏缺，从而导致更高的总脂肪利用率（Romijn et al. 1993）。Tremblay等（1994）首次对高、低强度运动对身体脂肪和骨骼肌的代谢效应进行了对比研究。尽管高强度运动的能量消耗低于低强度运动（57.9 MJ/d vs 120.4 MJ/d），但是前者能诱导更多的脂肪氧化，在15～20周的时间内皮褶厚度减少的测定值是后者的9倍。

小结

运动员尝试减重的目的，可能是为了提高力量体重比，或者为了达到审美类运动项目所需要的理想体成分，或者为了控制体重达到预期目标以满足比赛的重量级要求。他们多数不是为了健康原因而减重。体重和体成分是由包括生物和环境因素在内的许多因素决定的。基因对体重或脂肪增加的容易程度及能否达到特定的体质、体形确实有很大的影响。基因的作用可能是通过影响食物偏好和食欲，通过影响能量消耗或代谢因素来实现的。

目前，改变环境因素或生活方式是控制体重和体脂的唯一途径。影响能量平衡的两个主要因素是能量摄入和能量消耗。大部分运动员都能通过降低食物能量密度包括减少脂肪摄入量的干预方式，达到理想的减重或减脂目的。这种方法也符合大众健康的指南，还不太可能导致糖原耗竭。然而，一些运动员需要有计划地限制他们的总能量摄入量以达到理想的体重目标。摄入足量的蛋白质和选择低能量密度的食物，以及餐前食用低能量及无能量的食物可能有利于饱腹感的维持。在总能量摄入受到限制的情况下，适当摄取乳制品也有助于减重。

提倡严格限制碳水化合物的饮食目前在社区和运动员中很受欢迎。不幸的是，对肥胖患者进行的研究发现，快速、短期（1～6个月）的体重下降通常难以维持。低碳水化合物饮食对健康的长期影响，在普通人群或运动员中还没有得到充分的研究。根据运动中的能量代谢底物利用情况，采用低碳水化合物饮食方法的运动员，其高强度运动的运动能力有可能会降低，恢复能力和免疫功能也有可能受损，营养素的充足性可能也会受到影响。

虽然假设额外的运动会导致能量亏缺，但是个体很可能会通过摄入更多的食物来部分甚至全部补偿这些增加的能量消耗。这可能是通过改变食欲而实现的，尽管运动对食欲的影响，尤其是中期到长期的影响的确切机制尚未确定。一些研究显示，似乎运动后食欲有短时的抑制，而对碳水化合物食物的偏爱有所增加。当体力活动停止或减少时，尤其是在比赛淡季或者伤病期间，运动员可能很容易增加体重。精心计划食物摄入量并维持一定的体力活动，对防止这段时间内体重或脂肪的增加很重要。

应用提示

Helen O'connor, Lachlan Mitchell, Gary Slater

这些提示旨在协助运动营养师对有意减重或减脂的运动员进行评估和管理。

1.评估减重或减脂的必要性

▶ 一个运动员减重或减脂前，应该采用标准测量方案，对包括体重、身高、脂肪含量和肌肉含量在内的指标进行初步评估。虽然体表测量仪（因其便携、廉价且无损伤的特点）而被频繁用于动态评估中，但它不能对体成分的绝对值进行有效的预测。因此，可能需要对体成分进行其他有效的估计。有关量化体成分的最合适的方法指南，请参见第3章。

▶ 体成分测量值要量化，有关的误差应该向运动员解释，这对于解读测量指标的动态变化尤为重要。

▶ 体成分评估应该考虑个人和家庭成员体重变化的历史，包括饮食失调导致的超重或肥胖，以及其他能量缺乏的证据。收集以前使用过的体重管理方法。分析最近的生化、血液及骨密度检测结果。综合运动员的过往史、目前体成分及运动中的最佳体质特征来估计其减重目标。减重目标的评估和制订最好通过所有相关人员，包括教练、运动营养师和运动员本人协作来完成。

▶ 按计划对体成分进行动态评估，以便进一步制订个性化饮食和训练方案。理想情况下，这应该与运动能力的指标变化一致，因为寻求体重改变的目的是带来运动成绩的变化。

2.膳食评估

▶ 膳食评估应该关注运动员近期的饮食模式。膳食记录法和进食频率清单可用于膳食评估。膳食日记可以对这些信息进行补充。

▶ 饮食记录应包括外出就餐和旅途中的饮食习惯、烹饪技术、心情好或有压力情况下的进食、饥饿时的进食、运动饮料和运动食品以及酒精的使用。除此之外，还应对上述记录内容进行评估。

▶ 对大多数运动营养师来说，直接测量静息代谢率（RMR）（参见第5章）可能不切实际，因此对于减重有困难的运动员，可考虑采用预测公式估算。摄入能量值与静息代谢率的比值一般预计会大于1.3，小于此比值则不合理（译者注：静息代谢率一般占总能量消耗的60%～75%），因为即使久坐不动的个体都不可能低于此比值（Goldberg et al. 1991）。通常该比值都会大于1.5，如果训练任务非常繁重，比值有可能接近3。如果怀疑运动员有食物摄入低报现象，应该询问运动员是否对体形体重问题过于敏感或有其他心理压力。讨论运动员不合理的食物摄入低报行为，可能有助于揭示阻碍减重或减脂在操作上或心理上的问题。

▶ 对于那些减重困难重重无法实现的运动员，最好将他们调换到对形体要求不高的运动项目上去。

3.对训练、运动和日常体力活动进行评估

▶ 量化运动时的能量消耗，特别是在运动员进行高强度运动时，是极其困难的。因此很难估算总体的能量消耗。运动员的饮食在受到能量限制时，由于行为调整，一些零星或附带的日常活动可能会减少，而利用加速度计、心率监视器和全球定位系统技术等可穿戴设备，可对运动员的这些活动进行监测。现在许多运动员都拥有个人设备或利用智能手机监控训练。用这些设备及软件评估的能量消耗，仅应被视为一种估算值，不应将其作为能量处方的依据来源。但需要时可将其作为一种宝贵的教育工具，以周为单位估计能量消耗调整能量摄入，以便更好地适应训练强度。

▶ 理想状况下，应该制订一个6～12个月的训练计划。尽管减脂有可能迫在眉睫，但在不同的训练阶段，包括赛前逐渐减量阶段和无赛季阶段，调整饮食非常关键。如果计划中涵盖每日的训练细则，将更有利于营养师提供日间和日内的具体膳食建议。有些运动项目，体重或体脂的水平可以有效地分阶段控制，这样运动员可以战略性地明确何时需要把体重降到最轻或最瘦。这是有益的，当形体要求相当严格或极端时，依然还可以进行最佳训练，而不用时刻去保持赛时体形。不建议体重或脂肪水平的大幅波动，然而对许多运动员来说，可以在不太关键的时期，间断性放宽体重或体脂，有助于他们选择能量限制不多、营养较为平衡的膳食，享受进食的快乐，同时更好地保持营养状态。

4.饮食方法

▶ 大多数运动员最好在开始减重的时候给予适中的能量限制，减少量约为通常需要量估算值的10%～20%。这将会引起体重的逐渐下降（最多每周0.5～1kg）。

▶ 当运动员需要体形非常瘦削，或者需要达到比赛重量级别时，能量的摄入就需要更严格的限制。精心准备膳食，以确保提供充足的宏量营养素和微量营养素就显得尤为重要。

▶ 在每餐和零食中加入蛋白质可能有助于维持饱腹感和维持瘦体重（参见第4章）。高纤维、低能量密度的食物也有助于满足饥肠辘辘的运动员的食欲。建议定期食用营养丰富、低能量密度的食物和加餐，以防止日间饥饿感的不断累积。因为经常出现冲动性进食的问题，所以进食的统筹安排很重要，特别是对于那些忙碌不停的运动员来说，这种事常会发生。

▶ 训练过后，按照计划进餐或摄入小食品，选择那些既营养又有饱腹感的食物，还不超出能量摄入的规定，这将有助于运动员身体恢复。只需提前安排下一顿饮食就可以满足身体恢复的需求。能量密集型运动食品或饮料，虽然方便，但对于饥饿不堪的运动员来说，可能不是最有营养的或令人满意的小食品，也不是恢复一整日体力消耗的最好选择。运动食品和运动饮料可以计划配合用于更长时间、更加艰苦的训练或比赛，因为那时摄入能量较低、体积较大的食物，效果会不太好，也不易于接受。

▶ 最新的证据表明，摄入乳制品对身体是有益的，特别是那些平常不怎么食用奶制品的人。因此建议运动员每日摄入的钙量至少达到推荐摄入量（RDI），或者每日至少3份奶制品。

▶ 应该对运动员（或其父母/监护人）的购物和烹饪技能进行评估。购物之行和烹饪课程可提供一种实用可行又充满乐趣的运动员教育形式。一页合适的食谱清单和其他资源也会有所帮助。

5.训练、运动与体力活动

▶ 尽管额外的训练或体力活动能够引起能量亏缺，但是运动员增加训练量的能力通常很有限。与教练讨论减脂计划，这对于确定是否可以增加训练至关重要。但饮食干预仍然是需要优先考虑的事项。

▶ 可以采用高强度运动完成额外的训练，高强度运动可以既省时又有效地提高运动员的每日能量消耗，但是其对于特定运动期间的恢复会有所影响，需要在两者之间做好平衡。同样，商量是否采取此类运动方法时需要教练参与其中。

6.心理因素与行为矫正

▶ 用于分析饮食行为的方法，包括食物日记（food diary）和视觉模拟量表评分（visual analogue scale），可以衡量饥饿、情绪化进食和食物渴望程度，有助于运动员确定不当进食的诱因。然后就可以采用行为矫正方法对这些行为进行管理、控制或避免有问题的进食行为。

▶ 减重计划的成功往往需要临床或运动心理学家的指导，因为心理疏导对于提高运动员的信心和之后的依从性起着关键的决定性作用。

（刘　阳　译　艾　华　校）

参考文献

第8章
控 体 重

Reid Reale, Jennifer Gibson

8.1　引言

格斗、举重、赛艇、赛马等运动项目按体重分级进行比赛，目的是为运动员创造一个公平的竞争环境。比赛前在竞赛官员在场的情况下运动员测量体重，确保体重符合报名级别的标准。一旦体重略微超出标准，运动员就会丧失比赛资格。在部分体重分级项目中，体重大于对手的运动员在体能和力量上更具优势。因此，许多运动员采取急性减重方法，在赛前几小时或几日内迅速减少体重。运动营养师能够通过科学、安全的减重措施，帮助运动员最大程度发挥体重优势。本章总结了快速减体重的相关研究进展，并提出安全、有效的控体重策略。

8.2　体重分级的运动项目

表8.1总结了一些体重分级的运动项目。每个项目对比赛时的体重监督都有不同的程序要求。剧烈减重会影响运动成绩，而称重时间则与这一影响的程度有关。有些运动项目在称重后有恢复体液和能量储备的机会，而有些运动项目则没有恢复的时间。每项运动的生理要求决定了快速减重对运动成绩的影响。例如，与举重相比，轻量级赛艇运动员更容易受缺水和碳水化合物不足的影响。因此，应根据不同的运动项目优先选择适宜的减重方法。

表8.1　控体重过程中运动相关问题汇总

运动项目	比赛规则	体重级别	称重程序	专业见解
柔道	每场比赛5分钟。同一重量级别所有比赛在1日内完成	男子和女子项目均分为多个体重级别，并且在奥运会比赛和非奥运会比赛中都对体重分级进行了标准化	称重在比赛前一日晚上进行，比赛当日早晨进行随机抽查，体重超过前晚测量值的5%，则取消比赛资格	一些柔道（及摔跤和巴西柔术）运动员在日常训练中采取最低强度的有氧训练 在赛前控体重方面，他们增加有氧运动的能力有限 运动员可能会快速减体重超过5%，并且不恢复体重，以避免比赛当日早上随机查体重时违规
业余拳击赛	每场比赛为3个回合，每个回合3分钟 每天进行1场比赛。比赛日期可能不连续	男子和女子项目均分为多个体重级别，有些体重级别奥运会不设	所有运动员在比赛第一日进行一般性称重。然后，个体运动员在每日比赛的早上称重	拳击比赛中多次称重的规则可能会制约一场比赛后重新水合和补充能量

续表

运动项目	比赛规则	体重级别	称重程序	专业见解
摔跤	比赛形式因类别和比赛而异（例如每场比赛3回合×3分钟、2回合×3分钟、1回合×5分钟） 比赛通常在1日内进行，1日内可有多场比赛	男子和女子项目均分多种体重级别，可能因地区/院校/国际不同水平和类别的比赛而有所不同	比赛当日早上称重	在过去20年里，重量分级和称重规则进行了重大修订 尽管称重后恢复时间很短，但快速减体重的做法仍很流行
跆拳道	每场比赛为3个回合，每个回合2分钟。一个重量级别所有比赛均在1日内进行	男子和女子项目均分为多个体重级别，部分体重级别没有奥运会比赛	称重在比赛前一日晚上进行，比赛当日早晨进行随机抽查，体重超过前晚测量值的5%，则取消比赛资格	与力量相比，选手的肢体长度和伸展距离对比赛获胜更为重要，因此运动员常以牺牲肌肉质量为代价获得较低的体重
空手道	竞赛形式因比赛类别和组织者不同而有变化（例如：1回合×3分钟、2回合×3分钟、4回合×1分钟）。比赛通常在1日内进行，1日内可有多场比赛	男子和女子项目均分为多个体重级别，并且体重分级可能因不同的比赛类型/组织/地区而有所差异	不同比赛组织之间称重程序不一样 奥运会规定称重最迟在比赛前一日进行 其他组织可以在比赛当日早晨称重	对空手道运动员控体重的相关研究有限 据称空手道运动员减体重没有其他项目那么极端
巴西柔术	不同组织比赛形式不同 通常比赛只进行1个回合，根据腰带颜色不同，每回合比赛时间为5～10分钟 最长可达20分钟，甚至没有时间限制（直到其中一方认输）	男子和女子项目均分为多个体重级别，并且体重分级可能因不同的比赛类型/组织/地区而有所差异	通常在比赛当日进行称重 也有的在赛前30分钟称重 少数情况下比赛当日早晨称重，偶尔安排在比赛前一日称重	许多运动员在职业生涯初期并没有进行快速减重 尽管称重后的恢复时间很短，但高水平运动员仍然会采取迅速减重的方法

8.3 控体重的方法

8.3.1 不同运动项目控体重的方法

体重分级运动项目的控体重方法包括限制饮食、限制液体摄入、增加运动量、通过桑拿或穿防渗服脱水、服用药物（泻药、利尿剂或食欲抑制剂）等（Dolan et al. 2013；King & Mezey，1987；Slater et al. 2005；Tipton & Tcheng，1970）。这些方法在实践中已经应用了几十年，在体育界及全球都有广泛报道。

在一项对528名摔跤运动员的研究中，报告的减重方法有限制食物（83%）、限制饮水（77%）和增加运动（83%）（Tipton & Tcheng，1970）。2004年对参加美国全国锦标赛的男性摔跤运动员（2600人，年龄为15～18岁）进行的一项大型研究（Alderman et al. 2004）显示，通常使用的减体重方法包括增加有氧运动（跑步91%、游泳24%、骑自行车33%）、脱水（桑拿55%、穿不透气运动服49%）和服用泻药（11%）。对巴西580名不同级别（区域级、国家级、世界级）擒拿项目（柔道、柔术）和击打项目（空手道和跆拳道）运动员的横断面调查显示，91%的人采取增加运动量的方法减体重，68%的人采取低能量饮食的方法减体重（45%的人限制碳水化合物摄入、33%的人限制脂肪摄入）（Brito et al. 2012）。约1/2的运动员通过桑拿或穿塑料服的方法减重，34%的人通过服用泻药或利尿剂减重。2017年澳大利亚对229名参加国家和国际高级别比赛的柔道、拳击、跆拳道和摔跤运动员进行的一项研究称，约50%的运动员采取渐进式节食，75%的运动员在比赛前增加运动量并限制液体摄入（Reale et al. 2018a）。此外，20%的人使用泻药，15%的人使用利尿剂。

在各个体重分级的运动项目中都报道过减重过程中出现体重大幅度下降。在男女混合武项目中，运动员报告称重前一周体重减轻了约10%（Coswig et al. 2015；Crighton et al. 2016）。其中一项个案研究（Kasper et al. 2019）称，脱水使体重在24小时内下降了9.3%。Morris和Payne（1996）报道，与赛季前相比，赛季中女子轻量级赛艇运动员平均体重下降5.9%，男子轻量级赛艇运动员平均体重下降7.8%。另一项针对107名澳大利亚轻量级赛艇运动员的研究报告称，在比赛前4周，男子减重最多达6kg，女子达4.5kg。在一项针对21名职业骑师的调查中，大多数人（86%）报告在比赛日前24～48小时体重减轻了约2kg（Dolan et al. 2011）。

8.3.2 急性减重的生理学机制

体重分级的运动员通常综合使用急性减重与慢性减重2种不同的方法（Reale et al. 2018a）。慢性减重已在第7章进行了介绍，因此本章将重点介绍急性减重。运动员使用的很多减体重方法并不推荐，如服用泻药、利尿剂、极度脱水。其实完全可以不采取这些方法，而是通过一定策略科学控制肠道内容物、糖原储存和身体水分来实现安全有效的减重（Reale，2017a）。

可以通过加速肠道排空（允许肠内容物通过）或调整食物的体积、类型来控制肠道内容物。不同的食物具有不同的粪便膨胀特性（Monro，2000），减少摄入富含纤维的食物将减少肠道内未消化的植物性物质，也减少纤维吸入肠道的水分。这减少了粪便体积、肠道内容物含量和总体重。限制纤维摄入对急性减重具有影响，若精确量化此种作用具有很大挑战性。然而，间接证据表明，限制纤维摄入（≤10g/d）48小时后，运动员体重显著减轻（约1.5%）（Reale et al. 2018b）。这与使用清肠用的肠道准备配方（bowel preparation formula）时观察到的体重减轻相似（Holte et al. 2004）。因此，48小时似乎是实施纤维限制的合理起点，同时应关注个体反应差异，有些人可能需要限制纤维摄入超过48小时才能获得相应的效果。

控制膳食中的碳水化合物或增加训练会减少肌糖原含量，从而导致体重下降。在比赛前，运动员往往减少（而不是增加）训练量，因此减少糖原储存的首选策略可能是限制碳水化合物摄入而不是增加训练。7日的低碳水化合物饮食（＜50g/d），再加上训练和轻微的能量亏空（＜10%），可以在保持力量、爆发力和无氧能力的同时降低约2%的体重（Sawyer et al. 2013）。然而，确切的体重减少量、碳水化合物限制程度和所需的时间将取决于运动员饮食限制前的糖原状态和训练负荷。运动员在决定是否使用糖原消耗的方法时，应考虑其运动项目的生理需求（即供能需求）和称重后有多少时间可用于糖原恢复。赛艇等运动项目需要持续高强度的能量输出，加上称重后至比赛的恢复时间有限，因此不适合大量消耗糖原的减重方法。

在普通人群中，水约占体重的60%（Sawka et al. 2005），但对于运动员来说，由于瘦体重较多，其身体含水量高于一般人群。鉴于运动员这一身体特点及称重后至赛前体重恢复的时间很短，脱水作为运动员主要的快速减体重策略也就不足为奇了。运动员有两种方法可以减少体内水分：减少液体摄入或增加体液排出。限制液体摄入24小时（＜300ml）可以使体重减少1.5%～2%（James & Shirreffs，2013）。这一方法可以有效减轻体重，而无须剧烈脱水［如主动脱水（增加运动）和（或）被动脱水（桑拿、热环境）］（Franchini et al. 2012）。

减少膳食中的钠摄入量有利于减少体液，这是因为当血液钠减少时，肾脏通过排出体内的水分以维持血液渗透压与细胞内液之间的平衡。据报道，高血压受试者采用5日低钠（＜500mg）饮食，体重减少了1%～2%（He et al. 2001）；然而，由于没有报道5日中连续的体重变化情况，因此无法确定体重减少具体发生在哪一个时间段。此外，尚不清楚健康人是否会出现类似的体重降低现象。尽管没有明确的证据，但在快速减重期间，减少膳食中的钠摄入是非常普遍的做法（Fleming & Costarelli，2007）。即使减少钠摄入不会直接影响体内总的水分含量，但当综合使用其他体液控制策略时，可能有利于身体"释放"更多的水分，从而降低体重（Reale et al. 2017a）。

最后，有一种在实践中已经应用的新的体液控制方法最近得到了科学证实。这一被称为"水负荷"（water loading）的方法包括在计划实施液体摄入限制之前，连续几天摄入大量水分，以试图上调尿液的产生量。理论上，即使在液体摄入限制期间，尿液排出量仍会持续增加。具体实施方案（Reale et al. 2018b）如下：在24小时限液［15ml/（kg·d），持续1日］之前，给液100ml/（kg·d），持续3日。这一方法已被证明是有效（至少部分受试者有效）并且安全的。在该方案实施过程中，即使运动员的血钠值在正常范围内，也仍需要监测低钠血症发生的可能性。此外，从肾的工作机制角度讲，要取得水负荷的效果，应在急性减重后期实施液体摄入限制，因为早期限制液体会导致水分潴留（Reale et al. 2018b）。

8.4　控体重的影响

大部分体重分级的运动项目与无氧运动能力，特别是肌肉力量密切相关。对于这些运动员来说，理想目标是通过减少体脂和体液来降低体重，而非减少瘦体重，并且要在赛前恢复失去的体水和糖原。此外，运动员需要在减控体重的同时保持训练水平和健康，或者至少在称重后恢复到减重前的运动水平。然而，部分运动员并没有达到这个目标，运动能力或健康状况受到了损害。关于慢性减体重和低能量可利用性（low energy availability）的相关问题已在第6章和第7章进行了讨论。本章主要介绍急性减体重对生理、心理和运动表现的影响。

8.4.1　控体重对健康状况的影响

在控体重的实践中，许多运动员因长期能量限制导致激素和免疫状态发生改变，瘦体重减少（Mountjoy et al. 2018）。至少有些报道显示，在增加能量摄入和体重恢复正常一段时间以后，许多变化发生了逆转（McCargar et al. 1993; Roemmich & Sinning, 1997）。然而，因减重导致身体发生剧烈变化对健康的危害最大。Kasper等（2019）记录了一名高水平混合武术运动员在职业比赛前8周内的表现。该运动员使用了"三阶段法"（three phase approach）将体重从80.2kg减至65.7kg，接着在称重后进入了体重恢复阶段（称重到比赛32小时）。在第一阶段（7周），运动员坚持低能量饮食（1300～1900kcal/d），同时每周完成12次训练，在这一阶段体重减少了4.4kg。第二阶段（5日），进一步减少能量摄入（约1000kcal/d），与此同时减少膳食纤维摄入量，并采取连续4日，每日8L的"水负荷法"（water load），第5日改为250ml，这一阶段体重减少了2.8kg。最后一个阶段（20小时），完全禁止食物和液体，同时通过洗热水澡反复排汗，这一阶段体重减少了7.3kg。体重逐步减轻对静息代谢率（-331kcal/d）、睾酮（<3nmol/L）和胆固醇（>6mmol/L）产生了损害。此外，最后脱水阶段导致运动员发生高钠血症（钠148mmol/L）、急性肾损伤（肌酐177μmol/L），血浆皮质醇增加了3倍。在比赛结束后2周对该运动员进行的最终评估结果显示，其体重增加了6.3kg，所有生化指标和静息代谢率接近正常。此外，瘦体重没有持续减少。

脱水导致热损害的风险很高，20世纪90年代初，脱水曾间接导致3名年轻摔跤选手在减重过程中死亡（AMA, 1998）。脱水导致血浆容量急剧减少，血浆容量减少幅度比体重下降幅度高60%～80%（Greiwe et al. 1998; Yankanich et al. 1998）。比赛之初，较低的血浆容量减少了排汗所需的体液，进而影响身体降温，这明显增加了热损害的风险。

脱水对机体电解质平衡的影响与使用的脱水方法有关。对几种24小时内快速减体重方法的比较发现，排汗可显著增加电解质的丢失，而限制液体摄入则对电解质平衡没有明显影响（James & Shirreffs, 2013）。虽然不同的减重方法（10%对照液体摄入量，或25%对照能量摄入量，或这两种方法联合使用）在血浆容量变化或尿钠、钾、氯离子的丢失方面没有差别，但限制液体摄入比限制能量摄入可使电解质获得更好的平衡，血浆渗透压更高。因此，在急性减重方法中，与限制能量摄入和出汗相比，限制液体摄入可以保留更多电解质，并且称重后可以更快复水，使体重恢复。

8.4.2　控体重对运动表现的影响

关于急性减重与运动成绩关系的研究观点尚不统一。运动测试结果显示，与高功率输出和力量输出有关的运动测试指标往往不受快速减重的影响，然而那些需要无氧供能系统，特别是需要有氧供能系统的运动指标通常会受到影响（Fogelholm，1994；Greiwe et al. 1998）。本书第13章和第14章讨论了水分过少（及相关的糖原耗竭）的生理效应，相关内容下文仅作简要叙述。

水分过少（hypohydration）对运动能力的影响与身体水分损失的量、脱水方法和特定的运动指标有关（Fogelholm et al. 1993；Walberg-Rankin，1998）。脱水（dehydration）对有氧运动能力产生不利影响，这一点已经得到充分证实，并且这种不利影响在水分丢失达到体重的2%时即会发生（Fogelholm，1994），但对肌肉爆发力、力量、耐力和灵活性的影响尚不明确（Greiwe et al. 1998；Viitasalo et al. 1987），可能在脱水量达到体重的4%～5%时，才会对上述指标有明显影响（Fogelholm，1994）。故意脱水会额外增加机体热应激和代谢应激。许多运动员通过穿多层衣服或橡胶衣服，或暴露在高温/高湿环境中以增加出汗（通常在训练之外再增加这些措施），从而加速脱水。由于汗液不能有效蒸发，这一方法增加了身体的热负荷。

需要强调的是，被动出汗（非运动状态下环境诱导的出汗）和主动出汗（运动出汗）的生理反应是不同的。运动前被动出汗可减少血浆量、每搏输出量和出汗率，这有助于增加血清电解质浓度、心率和体内热量储存；而在主动出汗后这些变化发生的程度较小（Walsh et al. 1994）。因此，限制液体摄入与主动出汗相结合（最好在称重前的几小时保持现有训练计划），可能是通过脱水实现快速减重的最实用、最能保持运动成绩的策略。额外的被动出汗只在必要且有足够恢复时间的情况下才建议使用。与在蒸汽室（湿度较高）内出汗相比，干热桑拿（湿度较低的环境）出汗在一定时间内减少的液体更多，带来的生理影响更小（Pilch et al. 2014）。有氧运动和长时间无氧运动更容易受到体内糖原储备降低和碳水化合物可利用性降低的影响；然而，某种情况下力量、爆发力和短时间无氧功率输出却不受影响（Fogelholm，1994；Sawyer et al. 2013）。显著减少碳水化合物摄入除了导致心血管、体温调节和能量底物储存能力降低外，其他解释运动表现下降的机制还包括一系列改变，如酶活性、肌浆网功能（Fitts，1994）、肌肉结构（Walberg Rankin，1998）、中枢神经系统功能（Montain et al. 1998），甚至体液酸碱平衡系统（Greenhaff et al. 1988）。

有几项观察性研究让优秀运动员减重期间不控制进食和饮水，使其与现实中的实际做法有很高的生态相似度，以得到减体重对运动能力影响的真实结果和感受。例如，Marttinen 等（2011）发现摔跤运动员急性减重（减重高达体重的8.1%），对握力和30秒Wingate全速蹬车试验结果没有影响。同样，Koral和Dosseville（2009）对全国比赛前1个月减重约4%的男性及女性柔道运动员的测试成绩进行了比较。虽然这一研究中没有设立随机对照组，但研究者以没有减重的柔道运动员的测试成绩作为对照。与对照组比较，虽然减体重可能与短暂爆发式柔道专项动作测试成绩下降约6%有关，但运动员的瞬时、爆发测试（立定跳、反向跳）成绩没有受到减体重的影响。

除了生理体能指标，快速减重也会影响心理和认知能力。对大学生摔跤运动员在平均减重6.2%前后分别进行了情绪和感知能力测试，结果显示，减重后出现情绪问题和短期记忆能力下降（Choma et al. 1998）。拳击运动员在平均减掉5.2%的体重后（Hall & Lane，2001），发现在巡回训练过程中出现明显的情绪受损和运动成绩下降。据报道，优秀柔道运动员（Koral & Dosseville，2009）和摔跤运动员（Marttinen et al. 2011）在比赛前减掉4%的体重也会对情绪产生不良影响。在这两项研究中，减重低于4%的运动员没有表现出情绪障碍。有趣的是，与对照组相比，骑师48小时内减重4%对认知功能没有明显影响（Dolan et al. 2013）。

值得注意的是，许多关于快速减重的研究缺乏控体重运动项目的前情后事。一个重要的缺陷是没有将实践中称重后"再恢复"这一营养措施纳入研究设计。事实上，有些研究在减重后采取了恰当的恢复策略，发现减重对运动成绩、情绪和认知功能的负面影响已被逆转（Artioli et al. 2010b；Choma et al. 1998；Mendes et al. 2013）。事实上，在体重分级的运动项目中，运动员的成绩是相对于其他竞争者来说的，而不是用个人的绝对最好成绩来衡量。因此，如果减重降低了运动员本人的理论最好成绩，这可能并不重要，能够使成绩保持在比对手还好的水平才是最重要的。

8.4.3　控体重对赢得比赛的影响

一些参加体重分级项目的运动员和教练员相信，赛前剧烈减体重和称重后快速增体重，可以使他们赢得竞争优势。有几项研究已经调查了这一说法是否对奥林匹克格斗运动、混合武术和职业拳击比赛的获胜具有预测性（Coswig et al. 2019；Daniele et al. 2016；Kazemi et al. 2011；Kirk et al. 2020；Horswill et al. 1994；Reale et al. 2016；Realee et al. 2017b；Scott et al. 1994；Utter & Kang，1998；Wroble & Moxley，1998）。出于实际原因，对真实比赛的研究通常使用称重后体重恢复的数量作为称重前体重减少的数量。这类分析没有明确的证据表明体重快速增加（或减少）与赢得比赛相关。一项柔道（Reale et al. 2016）和一项摔跤（Wroble & Moxley，1998）研究显示，获胜者的体重恢复明显大于失败者；然而，对摔跤运动员的其他研究提供了相反的结果（Horswill et al. 1994，Scott et al. 1994）。对摔跤比赛的研究得到2种矛盾的结果，可能与比赛水平有关，高中生摔跤运动员（可能是低水平的）体重增加是有益的，而大学生摔跤选手则并非如此（Horswill et al. 1994；Scott et al. 1994）。值得注意的是，在大学生摔跤运动员当中，获胜者和失败者的平均体重恢复都是相当可观的，然而，这一证据并不能否认"体重恢复很重要"这一观点。在奥运会搏击项目业余拳击和跆拳道比赛中，获胜的运动员与失败的运动员在体重恢复方面没有差异（Kazemi et al. 2011；Reale et al. 2017b）。此外，职业拳击运动的规则为比赛前一日称重，而不是比赛当日上午称重（如业余拳击比赛），体重恢复与赢得比赛之间没有关联（Daniele et al. 2016）。

在格斗性运动项目中，体重恢复对竞技成功的影响可能与运动形式有关。擒拿项目（如柔道、摔跤）可能受益于体重恢复，因为这类运动主要靠身体质量制服对手。击打项目（如拳击、跆拳道）更多依赖于战术和战略动作来击打对手并避免被对手击中，因此获得竞争优势与体重增加的关联较小（Reale et al. 2017c）。混合武术同时涉及擒拿和击打2个方面，与摔跤相似，关于体重恢复与赢得比赛之间关系的研究结果并不一致（Coswig et al. 2019；Kirk et al. 2020）。获胜运动员与失败运动员在比赛中体重都有明显增加，通常比称重的级别重1～2个等级，尽管获胜与失败与体重增加的多少没有明显关系。由于所有研究都没有设立对照组，有些研究得到的结果显示，称重后体重增加的幅度很小（因为大多是在比赛当日称重），有些则报道称，获胜运动员与失败运动员的体重都有很大增加。所有这些证据都使我们很难对体重恢复与赢得比赛之间的"总体"关联得出确切的结论。缺乏设计严谨的研究很难证明赛前急性减重与运动成绩有关。然而，众所周知，那些在格斗项目中积极控体重的运动员往往具有更好的运动能力和更多的训练经验（Artioli et al. 2010a；Reale et al. 2018a）。

对举重和赛艇的研究提出另外一些观点。2016年Durguerian等研究了快速减重对举重成绩的影响，该研究纳入了11名法国国家队举重运动员。在第一阶段，所有运动员都保持自己的体重，并参加了一场模拟比赛。随后，根据是否减重将运动员分为保持体重组和减重训练组。减重组参加6日减重训练，之后再次进行同样的模拟比赛。在6日的减重期内，减重组显著减少了能量和所有产能营养素摄入（减少约40%）以及液体摄入（减少约30%）。尽管运动员自报主观情绪和恢复指标显著下降，但他们能够保持绝对成绩，且两组之间没有显著差异。尽管两组绝对成绩没有差异，但减重组的辛克莱系数评分（Sinclair Coefficient score）（考虑了运动员的体重和举重量）略有增加，且具有显著统计学差异。虽然这只是一项研究，而且缺乏重复测量设计，但仍然为举重运动员在快速减重中获得竞争优势提供了一些证据。

在轻量级赛艇项目中，一项研究对17名男女竞技运动员水上赛艇成绩进行了测试。具体方法是在24小时内快速减重4%（在增加运动的同时减少体液、能量和所有产能营养素摄入），随后进行积极的营养恢复，结果显示减重对运动成绩没有负面影响（Slater et al. 2006）。需要指出的是，该研究在凉爽的温度条件下（7～10℃，相对湿度为39.2%～59.3%）进行，赛程为1800米，在称重之后的恢复期，运动员摄入了2.3g/kg碳水化合物、34mg/kg钠离子和28.4ml/kg液体。这突显了称重后营养的重要性，另外，在将这些研究成果应用到不同环境条件及推广到其他竞赛形式时，需谨慎。

8.5　体重恢复策略

称重后采取适当的营养策略，能够使控体重的潜在竞争优势得到充分发挥。称重后，复水、糖原恢复和管理胃肠道不适是关键的营养优先策略，同时采取"标准"的赛前其他措施。

8.5.1　复水

对于大多数体重分级运动，将体液损失保持在体重的2%以内可以避免对运动成绩的负面影响（Fogelholm，1994；Walsh et al. 1994）。影响这一目标的因素包括恢复时间不足、难以准确评估实际体液损失等，因为急性体重变化（通常可用于评估体液损失）不仅仅是由于体内水分的变化。如果称重在比赛前一日进行，那么可能会有足够的恢复时间；如果在比赛当日称重，则没有足够的恢复时间。如果是在比赛当日称重，那么运动员通过脱水减少的体重不应超过3%～4%（Reale et al. 2016，2017a）。虽然从理论上讲，运动员可以通过延长恢复时间，使中度或严重脱水得到恢复，但事实上在很多情况下实现不了。2014年的一项研究报告了格斗项目运动员赛前脱水的情况（尿比重≥1.020），比赛当天早晨称重者有96.9%的运动员出现脱水，比赛前一日晚上称重者有80.6%的运动员出现脱水（Pettersson & Berg，2014）。

通常情况下，建议恢复期补液量相当于体液损失量的125%～150%，以弥补通过尿液持续丢失的体液（Maughan & Leiper，1999；Shirreffs & Maughan，1998）。一般情况下，能做到这一点可能很困难，因为真正体液亏空的量可能是未知的，而一次性摄入大量液体也不切合实际，运动员也不能耐受。称重后，运动员除了应注意合适的补液量以外，还应着重加强复水措施。本书第14章对这一主题进行了讨论。在称重后的恢复阶段，应考虑以下几点。

▶ 称重后立即补充大量液体（600～900ml），然后定期少量补液，这一方法可以保持较高的胃容量，加速胃排空，并减少临近比赛时的补液需要（Maughan & Leiper，1999）。

▶ 补充电解质（通过汗液流失的）将有助于恢复血浆渗透压和容积（Maughan & Leiper，1999；Shirreffs & Maughan，1998）。口服钠盐溶液（50～90 mmol/L）可能比饮用标准运动饮料（<30mmol/L钠）更有效。或者，咸味零食搭配运动饮料会增加钠摄入量和液体潴留。然而，与液体相比，食物可能会减缓胃排空（Maughan et al. 1996）。

▶ 控体重时采用液体摄入限制（而不是出汗）的措施，会导致体内净水分减少，而不会造成电解质损失（James & Shirreffs，2013），这意味着恢复时补充低钠液体是很好的选择。

8.5.2　糖原储存

研究者已注意到，糖原耗竭会影响5分钟无氧运动的表现，但在糖原负荷后成绩得到改善（Pizza et al. 1995）。此外，体重增加（糖原负荷的结果）（Sawyer et al. 2013）可能有助于赢得比赛。因此，称重后碳水化合物摄入量应至少满足比赛需要，并达到糖原超量恢复，以达到最大体重。通常，称重后建议的碳水化合物摄入量为5～10g/kg（Reale et al. 2017c）。恢复时间有限的运动员和那些希望避免潜在肠胃不适的运动员，在糖原恢复时应采用该建议范围的下限，而采用该建议范围的上限将有助于增加体重。糖原合成需与复水保持平衡，因为高浓度碳水化合物饮料（>10%）可能会减少胃排空并影响胃肠道舒适度（Evans et al. 2009）。因此，有时，运动员需要先补液而不是补充能量。不使用糖原耗竭减控体重的运动员可以采用传统的赛前增加能量摄入的方法。

8.5.3　胃肠道不适的处理

低纤维饮食是一种安全、快速的减体重方法（Reale et al. 2016）。限制饮食一段时间后突然再重新摄入膳食纤维会减缓胃排空和营养吸收（Hillemeier，1995），因此纤维的恢复摄入应推迟到比赛后（Mahan

& Escott Stump，2008）。同样，重新摄入脂肪也要谨慎（Mahan & Escott Stump，2008）。一些运动员担心比赛中出现胃肠道不适，所以赛前会禁食禁水。众所周知，咖啡因和"碳水化合物含漱"都有助于在低碳水化合物可利用性情况下提高运动成绩（Kasper et al. 2016）。

8.6　体重级别的确定

理论上讲，运动员可以根据身体成分、历史体重、进食行为及为达到理想体重而调整饮食的经历和程度，有策略地选择"理想"体重级别。但在实践中，体重级别的确定通常与机缘巧合有关，而非科学决定。例如，一些运动员年龄很小的时候在某一重量级别中取得了成功，此后为了继续赢得比赛就需要将体重维持在这一级别。有些运动员根据击败对手的可能性来确定特定的体重级别。许多运动员对体重级别的选择极其有限，除了选择自己理想体重之下的那个比赛级别，没有其他实际的办法。例如，在2016年里约奥运会上，女子拳击运动员只有3个重量级别可以选择（51kg、60kg、75kg）。相比之下，男子则有10个重量级别可以选择，因此具有更大的灵活性，他们可以选择更接近自己适宜体重的级别。在东京奥运会上，女子拳击项目的体重级别增加到了5个。然而，一名体重为65kg的运动员要么需要减重5kg，参加轻量级（60kg）比赛，要么至少增重4kg，参加次中量级（69kg）比赛。通常情况下，运动员常选择低体重级别而不是高体重级别参赛，因为减体重比增加瘦体重和力量更容易实现。

建议应用多学科方法评估控体重能力，尤其是当运动员年龄增长或随着时间的推移减控体重变得越来越困难时，这一点尤为重要。

8.6.1　身体成分

应使用可靠且经过验证的方法来评估身体成分（参见第3章）。需要采取多种综合措施评估当前的身体成分、生长情况、发育成熟时间及因训练导致身体成分变化的潜在可能性。有限的证据报告了可达到的最低瘦体重水平，男性和女性谨慎的最低体脂率分别为5%和12%（Sundgot-Borgen et al. 2013；Reale et al. 2017a）。根据对优秀奥运格斗运动员体脂水平（通过双能X线吸收法测量）的检测，男性为8%～12%，女性为15%～22%（Reale et al. 2020）。然而，只有轻量级运动员达到了体脂范围下限（Reale et al. 2020）。由于遗传、环境、社会、文化、心理等各种因素的影响，许多运动员无法达到这样的瘦体重，因此不应将这些数字范围作为所有运动员的目标。

8.6.2　饮食评估

控体重的运动员应定期进行营养评估（即一年至少4次）。饮食评估应由经验丰富的运动营养师进行，且最好有控体重运动项目的工作经验。运动营养师需要评估的一系列因素如下。

▶ 达到目标体重所需的饮食限制程度。
▶ 在实现饮食限制的同时满足营养需求的能力。
▶ 营养相关知识及对错误营养信息的识别和应对能力。
▶ 社会支持、体育组织状况和生活技能。
▶ 反复控体重带来的低能量可利用性的风险。
▶ 进食行为和引起饮食紊乱的可能性。

8.6.3　心理学评估

缺乏监督的减重会引发饮食紊乱行为。体重分级项目的男女运动员都有形成饮食紊乱行为和进食障碍的高风险（参见第9章）。反复限制饮食也会增加焦虑、睡眠障碍和抑郁的风险。应向所有参加体重限制项目的运动员提供心理支持，以评估各种风险，并帮助他们提高适应能力和处理各类心理问题的应对能力。

8.6.4　医学评估

建议对所有体重分级项目的运动员进行医学评估，特别是有慢性节食史、营养亚健康状况、打算进一步限制能量的运动员。评估包括以下内容。

- ▶ 铁状态。
- ▶ 骨骼健康。
- ▶ 生殖健康（如青春期发育、月经状态等）。
- ▶ 医学和身体因素（如运动损伤风险、可改变控体重能力的医疗条件、胃肠道紊乱）。

8.7　体育组织在减少不安全减重行为中的作用

体育组织有责任对安全减重行为进行强有力的管理。Sundgot-Borgen等（2013）提出一系列策略，包括针对不同运动项目和性别的预防性计划，更好识别进食障碍的具体诊断标准，以及对体重级别划分规则的修订。

有证据表明，自上而下的改变有助于减少不恰当的减重做法。为了回应1998年3名年轻摔跤运动员的死亡事件，美国大学生体育协会（National Collegiate Athletic Association，NCAA）实施了一项教育计划，并发布了关于预防不安全减重的新规则。这些变化包括设立新的重量分级，将称重安排在接近比赛的时间进行，并在赛季开始时评估运动员身体成分和对特定体重级别的适应性。新规则实施1年后，一项对来自43个摔跤运动队的741名大学生摔跤运动员进行的研究结果显示，不安全减重行为有所减少，但没有消除（Oppliger et al. 2003）。一项研究（Alderman et al. 2004）对参加全国锦标赛国际式摔跤比赛的初级和学员摔跤运动员的减重实践和体重恢复进行了调查。他们发现，在大学比赛中较少采取激进式减重的摔跤运动员（因为比赛采用了上述的新规则），一旦在国际式摔跤比赛中获得机会，又重新使用更极端的减重方法（因为比赛没有采用上述的新规则）。在这项研究中，体重恢复的结果与规则改变之前大学比赛中报告的一致，越成功的摔跤运动员报告的体重恢复幅度越大。这一研究结果有力地证明了体育组织有能力遏制危险的减重行为。

2020年，摔跤运动的国际管理机构世界摔跤联合会（United World Wrestling）将称重时间调整到比赛开始前1小时。这一规则改变产生的影响需要在未来的研究调查中加以证明，但期待会在一定程度上减少不安全控体重行为的发生。有学者已经提议在柔道项目中也需要采取类似的体重控制管理方案（Artioli et al. 2010c）。

美国运动医学会（American College of Sports Medicine，ACSM）在最近的一份立场声明中提出了一系列干预措施，以应对有害的控体重做法，同时给出了实用而有效的快速减重方法（Burke et al. 2021）。表8.2总结了推荐的干预措施。

表8.2　减少极端控体重的干预措施

干预措施	预期效果	存在困难
增加体重分级数目	参赛者有更多选择，可以选择更接近常规训练时的体重级别	组织方可能不希望"稀释"人才储备。这可能会减少每个级别的参赛人数。此外，小体重级增加可能会诱使运动员将体重降到更低的级别
接近比赛开始时进行称重	降低减重幅度。对于称重后到比赛之间恢复时间较短的运动项目，其快速减重的幅度较小	运动员可能仍会采取大幅度的快速减重，并因恢复不足而严重脱水，增加健康风险。在单项赛事中比赛场次本来就不多，如果在临近比赛前因控体重问题突然取消或重新组织比赛，大型专业组织或商业机构在财务和后勤上可能行不通

续表

干预措施	预期效果	存在困难
在赛季开始时为运动员指定"最低比赛体重"	由于"最低比赛体重"基于去脂体重和假设可达到的最小体脂值,这应该有助于实施安全减重和进行有益健康的身体成分控制	并非所有机构都可进行准确的身体成分评估。指定的"最低比赛体重"可能无法通过预计的健康方法实现,因此如果没有其他措施和规则协助(如水合评估),仅按身体成分评估的规则可能无效
在正式称重期间限制称重次数	"体重不达标"的运动员通常已经严重脱水,因此,这一措施将防止运动员通过使用有害方法反复突破脱水极限以使体重达标	将没有重新称重或重新称重次数很少的运动员排除在比赛之外,可能会严重影响选手数量和赛事后勤
在正式称重时测量尿比重(如尿比重<1.020),并借此评估机体水合情况	体育组织/赛事组织者很容易实施该法,并且不鼓励以脱水为基础的减重方法	人们对便携式水合测试方法的有效性和可靠性存在质疑:尿比重不仅仅受到水合状态的影响,因此尿比重结果不过关者可能不一定取消比赛资格。每场比赛都要使用经过校准的折射计 在运动员提供尿样时必须对他们进行密切监控 有趣的是,运动员们开始寻找"欺骗系统"的方法(在控体重中减掉超过所需量的体重,在提供尿样之前摄入大量液体,导致尿样出现暂时"水合")
对参赛者赛前重新称重的次数进行限制(给出允许范围)	由于运动员可将体重保持在比赛体重级别的5%或10%以内,因此不鼓励极端的体重波动	在重新称重后至继续补水之前,参赛者仍然可以像往常一样减掉同样的体重,同时限制体重恢复(略低于容许量)。本质上,这一规则可能会产生"两次称重",并且在第二次称重后完全恢复
禁止使用有潜在危害或极端快速减重的方法(如静脉补液、穿塑料服训练、桑拿、服用泻药、催吐剂、利尿剂)	不鼓励使用有害和极端的做法	现实中很难执行
对其他有害干预措施的某些方面给予罚款	对于职业运动员来说,财务手段通常是确保其遵守规定的最有效方法	不适合业余运动和业余运动员 职业运动员通常会获得比赛奖金,而如果未通过水合测试可能只会受到小额罚款,他们会认为这是可以接受的"经营成本",以便利用这些规则获得竞争优势

来源:Burke et al. 2021.

8.8 运动营养师在减少不安全减重行为中的作用

　　当高中摔跤运动员被问及谁帮助他们制订减重计划时,选择最多的是"教练",占44%,其次的回答为"没有人",占42%(Marquart & Sobol,1994)。少数运动员选择体能训练师(11%)、医师(7%)、营养师(3%)。10年后,对优秀轻量级赛艇运动员的一项调查显示,他们减体重方法的主要信息来源是"其他赛艇运动员"(Slater et al. 2005)。最近也报道了类似的发现,4名奥运格斗项目运动员一致认为"其他运动员"、"前辈运动员"和"教练"对他们的减重行为影响最大,而"营养师""家长""体能教练"和"医师"对他们的影响最小(Reale et al. 2018a)。此外,与其他方法相比,支持性减重策略(如低渣膳食、减少钠摄入量)的使用较少。这突出了教育和专业指导的必要性。

　　运动营养师需要积极主动地向运动员宣传他们的服务,并提供教育、咨询和干预。直接与运动员个人合作将立即产生影响,并且这种影响会传递到下一代运动员,因为今天的运动员将成为明天的教练。如果教练和运动员担心运动营养师会阻碍他们采取急性减重并影响到比赛成绩,那么在最初的时候他们可能会有些不情愿,或者拒绝运动营养师参与。至关重要的是,在这一领域工作的运动营养师要自我反省,综合考虑运动员获得(无论是客观存在的还是主观感觉到的)竞争优势的愿望与他们对身体和情绪安全的关注,在这之间取得平衡。

小结

　　参加体重分级项目的运动员在称重前对急性减体重有极大的积极性。许多人采用极端的能量限制和脱水方法达到体重临时降低的目标。在许多运动中，快速减重很经典，会导致体能下降，认知功能受损，对热病的易感性增加。长时间逐步减重也并非没有负面影响。因此，选择正确的体重级别，对慢性和急性减重的可能性进行实事求是的评估是必要的。

　　应在多学科团队（医师、营养师、心理学家）的帮助下制订减重目标和策略，以确保能够恰当和安全地减重。定期监测运动员的健康状况和运动能力有助于指导调整减重计划。运动员应该明白，通过热暴露和脱水减掉大量体重，会导致血浆容量减少，这在赛前数小时内难以恢复。那些为了称重而迅速减重的运动员应该尝试补充钠及碳水化合物充足的饮料和食物，使体重尽快恢复。

应用提示

Reid Reale，Jennifer Gibson

　　控体重运动员拥有丰富的经验和知识。许多人的态度和行为根深蒂固，很难改变。安全有效的减重需要个性化的、精细的方法。帮助很瘦的运动员快速减重可能会对基本的饮食干预准则和公共卫生指南形成挑战。从事这一领域工作的运动营养师需要从实际出发，在支持运动员实现成绩目标的同时，使对运动员身体的危害降至最低。以下建议适用于对这些运动员进行有效膳食干预。

　　了解你的运动员和他们的运动规则

▶ 了解运动员的称重程序和规章制度（表8.1）。应用这些信息来选择适当的减重方法和恢复方法。

▶ 体重分级项目的运动员受其他运动员所使用过的方法和传闻的影响较大。在教育和帮助运动员区分哪些是事实、哪些是传说时，要对其他方法持开放态度。

▶ 与运动员建立融洽和信任的关系，并解释提出这些建议背后的原理和证据。许多运动员被减重的最终目标弄得失去了理智，但随着时间的推移，他们会对高质量的建议做出回应。

▶ 体重分级项目的运动员对减体重有很大的积极性，并且依从性很高，但也容易走极端，因此对其保持密切监测十分重要。

　　制订周期性计划

▶ 与运动员一起制订年度分期减重计划，包括长期和短期的身体成分和体重目标，减重计划应与比赛日期和高强度训练期相呼应，包括实施时间和评估快速减重方法所需的时间。

▶ 许多体重分级项目的运动员长期限制能量摄入，使体重保持在接近其体重级别的水平。因此应制订休赛期计划，使他们有机会能够更自由地进食并适应更高的体重。

　　低残渣膳食和低纤维膳食

▶ 赛前2～3日短期食用低量或微量残渣的膳食饮食有助于减少肠内容物，并使体重降低1%～2%。尽量减少纤维摄入有助于排空肠道，但体重的减少量取决于平时的纤维摄入。

▶ 可能的不良反应包括便秘、大便量少、消化道压力增大引起腹胀，一些运动员出现情绪变化或烦躁易怒。

▶ 应避免长期限制膳食纤维摄入，这会引起其他肠道疾病。

　　出汗

▶ 通过出汗可以显著减轻体重，然而，营养师应鼓励运动员适度排汗（比赛当日进行称重的运动员通过排汗减轻的重量不超过体重的2%～3%，其他时间称重的项目通过排汗减轻的重量不超过体重的5%）。

▶ 越接近称重时出汗越好。

▶ 主动出汗可以在运动员的热身运动中进行，也可以作为称重前24小时内训练计划的一部分。

▶ 那些在比赛前一日称重的运动员有充足的时间补液，可以使用被动出汗。这会导致更严重的血容量减少，因此仅应在有足够恢复时间时使用。

▶ 运动员要注意在异常高温或炎热气候下出汗的风险。大多数使用这种方法的运动员同时限制液体摄入。

限制液体摄入

▶ 尽管短时间内少量体液丢失是可以耐受的，但大量的体液丢失会危及生命（Slater et al. 2014）。在比赛前的24小时内，只要称重后有足够的时间恢复，就可以限制液体摄入以促进减重。

▶ 液体限制饮食规定了每日摄入液体的量和高水分食物的量。

▶ 限制液体摄入与出汗相反，可以保存更多的电解质，因此使得称重后迅速再水化成为可能。

控盐

▶ 在称重前3～5日通过限制高盐食物和避免在餐中加盐以减少盐的摄入。这样有助于最大限度减少体液潴留和减体重。

糖原耗竭

▶ 在保持正常训练的同时减少碳水化合物摄入，会减少糖原储存和结合水。

▶ 实施方法为2～5日极低碳水化合物摄入（＜50g）或1～2周适度低于正常饮食的碳水化合物摄入。

▶ 该策略仅适用于称重后有时间补充糖原的情况。

组合技术

▶ 可用于急性减重的技术有一种或多种，通常组合方法是最好的。

▶ 对于只需要"微调"体重的运动员，采用2～3日低纤维/低钠饮食（减少1%～2%体重）可能就足够了，同时在称重前24小时内进行轻微的液体限制（如正常摄入量的1/2），可使体重再减轻约1%。

▶ 更积极的液体限制（＜300～500ml/d）与称重前的主动出汗相结合，适用于有大幅度减重（再多减掉约2%体重）需求的运动员。

▶ 有足够恢复时间（赛前至少12小时称重）的运动员可以使用糖原耗竭和被动出汗方法（减重4%～5%体重）。

▶ 表8.3概述了不同急性减重方法的利弊。图8.1提供了一个决策和实施流程，可以为制订和实施快速减重计划提供帮助。

表8.3　急性减重方法：利与弊			
急性减重方法		**益处**	**弊端**
肠道内容物调控	服用泻药/使用肠道准备（清肠） 不推荐	• 可以1日内减掉体重的1%～2%	• 心血管运动能力下降 • 身体水分损失 • 电解质失衡
	限制食物摄入	• 1日减重1%～2%（可能来自肠道内容物和糖原共同减少）	• 能量摄入减少
	限制膳食纤维摄入	• 2～7日排空肠道，类似于肠道准备（清肠） • 对急性营养状况和运动成绩的影响最小	• 饱腹感降低 • 需要精心计划
体内水分调控	中度脱水（体重减少＞3%）	• 是体重最大的调控因素	• 如果比赛当日进行称重，可能很难恢复丢失的体重
	轻度脱水（体重减少≤3%）	• 1～3小时即可迅速、容易地实现 • 4小时内能够恢复体液平衡	• 如果体液没有得到恢复，机体耐热性、有氧能力、缓冲能力等会下降 • 如果运动员在称重当日参加比赛，可能需要进行大量的水合恢复
	限制液体摄入（＜1000ml/d）	• 1日内减少1%～2%体重 • 与其他形式的脱水相比，似乎较少引起生理性紊乱	• 限制（液体摄入）期间渴感增加

续表

急性减重方法		益处	弊端
	糖原耗竭（低碳水化合物摄入＋糖原耗竭训练）	• 7日内减少约2%体重 • 可保持短时间的力量和爆发力	• 如果称重后没有得到恢复，5分钟无氧运动能力下降 • 如果运动员在称重当天参加比赛，则需要积极的碳水化合物恢复计划
出汗	主动出汗（包括运动训练）	• 在称重前，可以较容易地纳入现有训练项目 • 与体温调节性出汗相比，能够更大程度地保持血浆容量	• 如果运动员不习惯特定的运动方式和运动量，额外的训练可能会导致疲劳和肌肉酸痛 • 高强度训练会影响胃排空和引起胃肠道不适
	被动出汗（体温调节性出汗，如桑拿、热水浴、暖气房）	• 相对简单的减重方法 • 可以使运动员得到放松并改善情绪	• 首先损失血浆中的液体

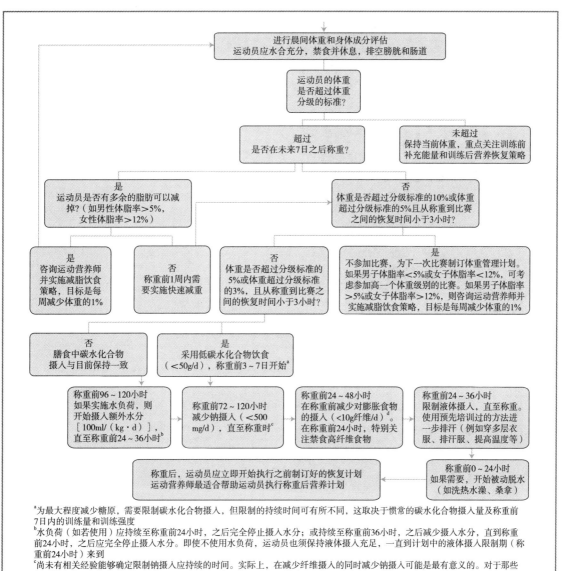

a 为最大程度减少糖原，需要限制碳水化合物摄入，但限制的持续时间可有所不同，这取决于惯常的碳水化合物摄入量及称重前7日内的训练量和训练强度

b 水负荷（如若使用）应持续至称重前24小时，之后完全停止摄入水分；或持续至称重前36小时，之后减少摄入水分，直到称重前24小时，之后应完全停止摄入水分。即使不使用水负荷，运动员也须保持液体摄入充足，一直到计划中的液体摄入限制期（称重前24小时）来到

c 尚未有相关经验能够确定限制钠摄入应持续的时间。实际上，在减少纤维摄入的同时减少钠摄入可能是最有意义的。对于那些担心体液潴留的人，将限制钠摄入的时间延长至称重前120小时可能会有所帮助

d 为了达到最大程度减少肠道内容物，限制纤维摄入的持续时间可有不同，这取决于个体整个肠道的排空时间。运动员应注意自身对低纤维食物摄入的反应

图8.1 称重前快速减体重的决策及实施流程图

称重后恢复

▶ 称重后为运动员提供预备的补液和饮食恢复计划。该计划应该是与运动员协商后制订的个性化方案。

▶ 监测运动员的恢复反应并根据比赛进行微调。

▶ 根据运动项目的生理需求和所采用的减重策略，称重后恢复所采用的具体优先策略会有所不同。

然而，普遍的称重后营养摄入量目标包括：

— 液体：1.25 ～ 1.5 倍体液损失量。

— 钠：50mmol/L 液体摄入量。

— 碳水化合物：5 ～ 10g/kg（如果采用糖原耗竭法减重）。

— 尽量减少摄入脂肪和膳食纤维，中等量摄入蛋白质。

表8.4提供了称重后食物和液体摄入量的建议。

表8.4　称重后的食物和液体组合，以解决各种营养优先事项

营养目标	食物和液体组合	
快速体液（和电解质）恢复	• 口服补液溶液 • 含钠（≥50mmol/L）和低糖（≤5g/L）的运动饮料 • 低脂牛奶	
增加碳水化合物可利用性	零食 • 运动饮料/运动棒 • 低纤维面包＋蜂蜜/果酱 • 糖块 • 低纤维水果/罐头水果 • 高碳水化合物运动棒 • 全谷物棒 • 低脂酸奶 正餐 • 米饭 • 意大利面/面条 • 土豆泥/烤土豆 • 低脂甜点/冰激凌 • 薄饼 • 早餐谷物	
体液和碳水化合物恢复	• 口服补液溶液，同时采用右侧的方法	以碳水化合物为主的零食 • 低纤维面包＋蜂蜜/果酱 • 糖块 • 低纤维水果/罐头水果 • 高碳水化合物运动棒 • 全谷物棒 • 低脂酸奶 • 运动棒 以碳水化合物为主的正餐 • 米饭 • 意大利面/面条 • 土豆泥/烤土豆 • 低脂甜点/冰激凌 • 薄饼 • 早餐谷物
	• 饮用运动饮料或水，同时采用右侧的方法	碳水化合物为主的含钠零食 • 低纤维面包＋咸味酱 • 椒盐脆饼，低脂薯片，咸味爆米花 • 薄脆饼干 • 米饼 碳水化合物为主的含钠正餐 • 添加盐/酱油/蚝油等的米饭 • 添加盐的意大利面/面条，罐装高钠酱汁 • 添加盐/高汤粉的土豆泥/烤土豆
	• 低脂风味牛奶饮料	

（李 莉 译 艾 华 校）

参考文献

第9章
运动员进食障碍和饮食紊乱

Nikki A Jeacocke, Katherine A Beals, Fiona J Sutherland

9.1 引言

"Citius，Altius，Fortius"是奥林匹克信条，意思是"更快、更高、更强"。许多运动员都愿意为此而竭尽全力。成功的运动员需要目标明确，意志坚定，自律勤奋，忍受痛苦，努力前行，并赢得胜利。不幸的是，这些优良的品质也可能使运动员容易患有饮食紊乱（disordered eating，DE）和临床型进食障碍（eating disorder，ED）。

饮食紊乱也可以这么被理解，它是发生在从理想的营养和饮食模式到以进食障碍为特征的高度失调的营养和饮食模式之间的一段过程。就营养和饮食模式而言，变化范围可以从因维持能量需求而采用的规律、稳定的饮食模式，到不规律或高度有缺陷的饮食模式，后者可伴有暴饮暴食、吃后清除行为（如催吐）、泻药或利尿剂的使用（图9.1）。值得注意的是，饮食紊乱可能符合一些，甚至大部分，但不是所有进食障碍的诊断标准，这些行为是发展为进食障碍最常见的指标（NEDC，2015）。

研究表明，2000～2013年，普通人群饮食紊乱发生率增加了3.5%，2013～2018年进一步增加了7.8%（Galmiche et al. 2019）。运动员尤其容易进一步发展成为进食障碍。在过去的10年中，饮食紊乱行为和被诊断为进食障碍的发生率都在上升，据报道，运动员进食障碍患病率高于非运动员对照组（Bratland-Sanda & Sungot-Borgen，2013；Conviser et al. 2018）。虽然目前的估计表明，85%～90%的临床型进食障碍发生在女性群体中，但男性也容易受到来自体重和体形压力的影响，尤其是运动带来的压力——这包括变性的女子和男子（Brown et al. 2017）。流传运动员中的进食障碍患者，大多是年轻瘦弱的女运动员。实际上，任何运动员在任何时间、任何运动项目中都可能患上饮食紊乱和进食障碍，包括

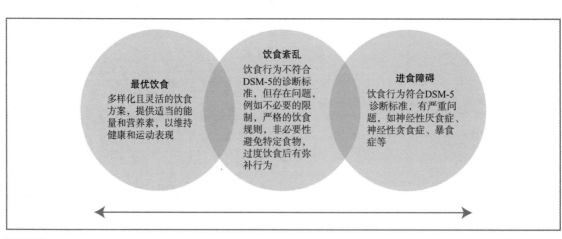

图9.1 饮食行为变化图

来源：改编自 Wells et al. 2020.

跨越不同性别、年龄、体型、文化、社会经济背景、运动水平和能力等（Wells et al. 2020）。重要的是，那些与运动员共事的工作人员必须对 DE 和 ED 的性质和范围要有一个清楚的了解，包括病因、健康后果，以及预防、干预和治疗的策略。

9.2 饮食紊乱和进食障碍的分类

虽然饮食紊乱（disordered eating）和进食障碍（eating disorder）这两个术语经常互换使用，但它们并不是同一个概念。饮食紊乱是一个通用术语，用来描述一系列异常、失调和有害的饮食行为，这些行为可以改变或维持一个人的体重或身体成分。而根据最新的《精神障碍诊断和统计手册》（第 5 版）（*Diagnostic and Statistical Manual of Mental Disorders*，DSM-5）（APA，2013），进食障碍包含 6 种临床疾病：暴食症、神经性厌食症、神经性贪食症、回避性/限制性食物摄入障碍、其他特定的喂养和进食障碍，以及非特定的喂养和进食障碍。被诊断为其中任一种临床型进食障碍，必须符合 DSM-5 中列出的一系列非常具体的诊断标准，而饮食紊乱的诊断标准定义并不严谨。饮食紊乱表现出的异常行为与进食障碍可能相似，但严重程度较轻，发生频次也较少，达不到临床诊断的要求。

需要指出的是，被确诊为进食障碍的患者是根据他们的症状和行为来诊断的，而不是根据体重。

9.2.1 临床型进食障碍

根据《精神障碍诊断和统计手册》（第 5 版）（DSM-5），临床型进食障碍的特征是饮食行为和身体形象的严重紊乱（APA，2013）。必须强调的是，临床型进食障碍是一种精神类疾病，因此它不仅仅是单纯对体重和形体的不满，还包括异常的进食模式和病态的体重控制行为。患有临床型进食障碍的个体通常会伴有多重的病态精神状况，如强迫症、抑郁症和焦虑症（Fairburn & Brownell，2001）。此外，他们可能会表现出强烈的不安全感、个人无能感（自卑感）和无价值感，在识别和表达情感方面有困难，并且有不健全或有限的认同感。进食障碍患者身上常有共同的人格特质，如完美主义、强迫症、高度警觉、自律性和成就取向执着，而从另一方面看，这些人格特质也有助于运动员的成功。

近期，出现了一种称为"完美食欲症"或"健康食品强迫症"（orthorexia nervosa）的疾病，但并没有纳入 DSM-5 一书。其特点是过分关注并想方设法吃到"健康食品"，有一套健康饮食理论作为执念，一旦吃了自认为"不健康"的食品就心情沮丧、压力巨大（Dunn & Bratman，2016）。该病患者体重减轻可能是苛刻饮食选择的后果，而不是其原本目的。在刻板、偏执的饮食选择和限制方面，完美食欲症与进食障碍有一些共同之处，与运动员一起工作时需要警惕这些表现。

患有进食障碍的运动员在许多方面与非运动员相似。他们通常对自己的体重或体形高度不满，过分关注于渴望改变自己体形或体重，并愿意竭尽全力（如限制饮食、过度运动、暴饮暴食和吃后清除行为）来达到理想的体重或体成分。然而，运动员有其特有的目的，他们追求苗条/低脂肪/肌肉发达的目的并不是为了体重和体形，而是为了提高运动成绩。尽管从客观的角度来看，以提高成绩为目的的严格饮食限制或暴饮暴食及吃后清除行为可能会适得其反，但当涉及体重时，患有进食障碍的运动员通常不会理性思维，而是坚信并表现出越瘦越好（或更快、更强壮、更取悦裁判等）的信念，而不管这些是如何实现的（Beals，2004）。

9.2.2 亚临床型进食障碍和饮食紊乱

亚临床型进食障碍（subclinical eating disorder）经常被研究人员和从业人员用来描述某些运动员和非运动员个体，他们表现出一定程度的进食病态和体重问题，但不一定表现出明显的精神异常，也不符合临床型进食障碍的诊断标准（Bunnell et al. 1990；Beals & Manore，1994，1999，2000；Williamson et al. 1995）。

饮食紊乱的诊断可能涵盖了诊断进食障碍所要求的少数甚至大部分标准，但不是全部的标准。饮食紊乱和有意识的饮食限制都是发展成进食障碍的已知诱发因素。2019年国际奥委会关于竞技体育精神健康的共识声明比较了进食障碍和饮食紊乱的特征（表9.1）（Reardon et al. 2019）。个体运动员的营养状况在其职业生涯的任何时间点和训练周期的不同阶段（如在休赛期、赛季前和受伤时）都可以发生变化。无论运动员处于何时，如果营养出现问题，都会对健康和运动表现产生影响。然而，当饮食紊乱恶化为亚临床进食障碍和严重的进食障碍时，风险会增加。以前"得到鼓励和奖励"的行为，如果通过减重来提高运动表现，可能会导致能量可利用性不足，无法维持训练和比赛。这些行为最初可能会产生适应，但后期有可能会发展成有问题的饮食行为，并继续恶化，最终表现出进食障碍的病理性精神状态。

表9.1　运动员进食障碍与饮食紊乱的特征

进食障碍	饮食紊乱
每周发生多次限制饮食、暴饮暴食或催吐的行为	用于控制体重的行为可能会发生，但并不是经常发生，如偶尔限制饮食、使用减肥药、暴饮暴食、催吐、使用桑拿浴室、跑步出汗等
困扰于食物和进食的想法占据了大部分时间	对食物和进食的想法不会占据一日的大部分时间
进食模式和强迫症妨碍了日常生活的正常进行	日常生活通常不受影响
对"健康饮食"的过度关注和追求导致严格的饮食限制	可能较关注"健康饮食"，或对大多数食物的能量或营养素含量非常关注，但摄入量仍可接受
经常做超出教练建议的过度运动，可能被当作清除碳水化合物的惯用方法	虽然不会经常做过量的运动来消耗能量，但在运动时，可能会把注意力集中在燃烧能量上

来源：改编自 Reardon et al. 2019.

9.3　运动员饮食紊乱和进食障碍的患病率

饮食紊乱可能发生在任何运动员、任何运动项目、任何时间，跨越性别、年龄、体型大小、文化、社会经济背景、运动水平和能力的界限（Wells et al. 2020）。需要指出的是，许多关于运动员饮食紊乱和进食障碍的流行病数据来自北欧运动员和北美大学生运动员的研究，主要是自然性别、白种人和健全人群，因此不一定能全面了解进食障碍在运动员群体中是否普遍存在。

在澳大利亚，根据最乐观的估计，进食障碍患病率在女性中可能高达15%，在男性中可能高达3%（Hay et al. 2015），但对性少数群体（LGBTQI）的研究不足。与非运动员相比，优秀运动员的饮食紊乱和进食障碍患病率似乎更高（Bratland-Sanda & Sundgot-Borgen，2013），但运动员的专项运动特定需求和个体特征导致饮食紊乱和进食障碍患病率在不同运动中存在很大的差异。在高水平竞技体育环境中，存在减轻或增加体重及保持精确控制身体成分的精神压力，可能促使饮食紊乱和进食障碍的发生。被视为有助于提高运动表现的生理性格、生活经历（如创伤）和个人特质（如完美主义或强迫症特征），也可能使个人容易患上饮食紊乱和进食障碍。引发饮食紊乱的风险和易感因素见表9.2。

表9.2　引发饮食紊乱的风险和易患因素

生理风险因素	• 年龄 • 生长发育阶段或青春期 • 过早生长或早熟发育 • 与平均水平显著不同的生长发育

续表

心理风险因素	• 对身体不满，身体形象扭曲 • 低自尊 • 个性特征（如完美主义） • 强迫性倾向/特征 • 神经质（抑郁、焦虑、情绪不稳定） • 回避伤害（害怕受到伤害） • 应激反应强烈 • 不变通不灵活，以规则为导向，追求秩序和对称 • 冒险行为
社会文化风险因素	• 进食压力/进食模式化 • 来自于同伴或同龄人的外形和体重的压力 • 媒体的影响 • "理想瘦""理想肌肉"或"理想身材" • 改变体形、体重或身体成分的直观或感官压力 • 对体重/外形的取笑、欺凌 • 社交孤独 • 因体重耻辱的经历，包括在医疗保健和体育环境中

运动相关风险因素	• 过渡期问题
	  － 过早开始专项运动训练
	  － 年轻时就进入了高水平团队
	  － 退役（被迫或自愿）
	  － 参赛落选或选上后又取消
	  － 受伤、疾病、手术、离开运动训练期间
	• 受伤/生病后体重和体形发生变化
	• 体形或体成分发生改变的压力（主观感觉或事实上）
	• 体重循环性波动
	• 饮食限制或异常行为的模式化
	• 营养支持不足
	• 教练的行为示范和业内公认的"正常标准"
	• 体育运动中的规章制度
	• 最佳运动表现的压力
	• 重大赛事或比赛的准备（包括选拔过程和正式比赛之前的时段）
	• 使用补充剂、营养剂和增能强力剂
	• 身体成分检测、称重和测量
	• 在公共区域（如训练场地）公开展示运动员训练或比赛成果
	• 来自新闻媒体和社交媒体的压力（主观和客观），使形象看起来符合大众审美
	• 偏离于"平均值"、期望值或以文化/体育为导向的观念（例如，体育重视肌肉发达，而自然体型肌肉较少）

性别相关风险因素	• 媒体导向的性别固化形象 • 性别固化形象导致的从众愿望 • 使肌肉发达或纤瘦/苗条的强烈欲望 • 合成雄激素的使用 • 不符合性别的形象
其他风险因素	• 与能量利用有关的慢性疾病（如糖尿病、甲状腺疾病） • 并发疾病（如乳糜泻、其他胃肠疾病、手术） • 因意外减重带来正向感受，如表扬、运动能力提高 • 性少数群体（LGBTQI＋） • 创伤史 • 食物缺乏史

来源：改编自 Bonci et al. 2008；Bratland-Sanda & Sundgot-Borgen，2013；nEdC，2015；Mountjoy et al. 2018；Buckley et al. 2019；Wells et al. 2020.

据估计，运动员中饮食紊乱的发生率女性为6% ~ 45%，男性为0% ~ 19%（Bratland-Sanda & Sundget-Borgen，2013）。发生率的范围变化如此之大，很大程度上是由于所使用的筛查/评估工具、采用的进食障碍界定标准及被调查研究的运动员群体的不同所导致的。

尽管不同研究之间存在许多方法上的差异和不一致，但可以得出一些关于运动员饮食紊乱/进食障碍发生率的一般性结论。首先，运动员中饮食紊乱的发生率明显高于进食障碍。其次，除了少数情况，大多数研究表明，与非运动员对照组相比，运动员中饮食紊乱的发生率更高。而那些少数情况似乎在高中生运动员中最常见，这可能是由于他们参加运动时间较短，还没有引起运动性饮食紊乱。此外，也与调查研究中让高中生运动员使用在非运动员人群中验证过的自填问卷有关（Bratland-Sanda & Sundgot-Borgen，2013）。最后，与男性运动员相比，女性运动员中进食障碍和饮食紊乱的发生率似乎更高。有趣的是，研究表明，就饮食紊乱的发生频率而言，性别和运动项目之间存在着相互关联。例如，Schaal等（2011）发现，在女性运动员中，耐力项目中饮食紊乱的发生率最高，而在体重依赖型项目中，男性运动员更普遍发生饮食紊乱。

9.3.1   高风险运动项目

如表9.3所示，有3类运动项目，即审美评判运动、抗重力运动和体重分级运动，被一致认为是引发运动员饮食紊乱和进食障碍的高风险运动项目（Sundgot-Borgen et al. 2013）。在这些运动中，成功的运动成绩通常需要低体重、苗条、高力量体重比和外形外貌突出等特性。然而，应当提醒的是，运动员在所有的运动项目中都有发生饮食紊乱和进食障碍的风险，这些高风险运动项目既不是唯一的，也不是所有的。

表9.3 3类体重敏感性运动	
运动类型	举例
审美评判运动 （aesthetically judged sport）	艺术体操、花样滑冰、体育舞蹈、跳水、健美、健美操、花样游泳
抗重力运动（gravitational sport） （体重过高可能会限制运动能力，因为克服重力移动身体是运动的重要组成部分）	长跑、越野滑雪、公路自行车、山地自行车、跳台滑雪、田径跳跃项目
体重分级运动（weight-class sport）	赛马（骑师）、轻量级赛艇、举重、格斗运动（如摔跤、武术包括柔道和跆拳道、拳击）

来源：改编自Sundgot-Borgen & Torstveit，2010；Sundgot-Borgen et al. 2013；Wells et al. 2020.

9.4   饮食紊乱行为对运动能力和健康的影响

饮食紊乱对运动员的健康和运动表现都会带来损害，虽然这两方面的损害都应该考虑，但对健康的影响应始终放在第一位（Wells et al. 2020）。饮食紊乱的影响变化不一令人吃惊，通常可反映饮食紊乱的严重程度和持续时间。饮食紊乱会增加运动性损伤和疾病的发生率；如果低能量可利用性（low energy availability，LEA）也存在，运动员可能会面对运动中相对能量缺乏（relative energy deficiency in sport，RED-S）的健康后果（Mountjoy et al. 2014；Wells et al. 2020）（参见第6章）。饮食紊乱行为对运动表现的影响与RED-S相似，例如，训练反应性下降、判断力下降、协调性下降、易怒、抑郁、糖原储存减少、肌肉力量下降、有氧耐力下降、运动损伤风险增加等（Mountjoy et al. 2014）。

进食障碍的发展过程和结局十分多变。有人在经历一次进食障碍后完全康复，还有人表现出多次复发的波动式进展模式，也有人经历了多年慢性恶化的病程。在某些情况下，需要住院以帮助稳定生理和医学指标。在所有精神疾病中，进食障碍是死亡率最高的疾病之一，包括逐年显著增加的自杀风险

（Mandelli et al. 2019；Smink et al. 2013；Arcelus et al. 2011）。

　　从运动表现的角度来看，早期出现饮食紊乱行为的运动员，在主观感受和运动能力方面经历了短期的改善。教练和辅助人员有时会无意中鼓励这种行为，导致这种行为变得更加根深蒂固，难以治疗。其实任何最初的运动能力进步都可能是短暂的。最终，任何能量不足和异常的行为都会导致生物性障碍，影响运动表现。表9.4概述了与饮食紊乱和进食障碍相关的健康和运动能力的可能后果。

表9.4　饮食紊乱对健康和运动表现的影响

健康相关后果	运动表现相关后果
产能营养素和微量营养素缺乏（包括铁缺乏）	肌肉萎缩和瘦体重丢失
低能量可利用性	肌肉收缩时间缩短
月经不调	反应能力下降
过度使用性运动损伤和应力性骨折	力量和爆发力下降
低体温症	有氧耐力下降
脱水	康复周期延长
电解质紊乱	骨骼肌血流减少
心律失常	肌肉的氧气供给减少
患病和感染的概率增加	疲劳和疲劳相关性运动损伤风险增加
注意力不集中和易疲劳	因运动性损伤、患病和感染而缺席训练的天数增加
骨骼去矿化	骨骼肌氧化代谢受损
	注意力下降

来源：改编自Sundgot-Borgen，2002；Torstveit，2004；Thompson & Sherman，2010；Torstveit & Sundgot-Borgen，2014.

9.5　低能量可利用性与饮食紊乱和进食障碍

　　饮食紊乱存在时，低能量可利用性（LEA）也许存在，也许不存在，研究其中一个就必须研究另一个（Wells et al. 2020）（图9.2）。关于低能量可利用性的更多信息请详见第6章。

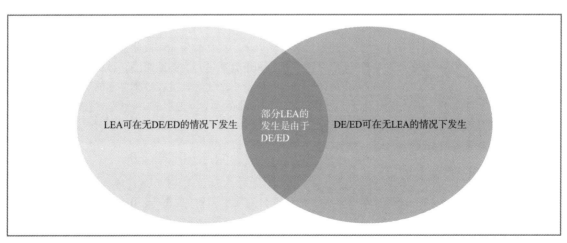

图9.2　低能量可利用性（LEA）与饮食紊乱/进食障碍（DE/ED）的关系

来源：改编自Wells et al. 2020.

9.6   运动员饮食紊乱的预防

进食障碍的预防通常包括减少可变风险因素，同时增加保护因素。使运动员易患饮食紊乱的许多因素（如生物性因素、人格因素及家庭环境）都不在教练、运动员辅助人员或卫生专业人员的可控制范围之内。因此，预防工作应侧重于可控制的诱发因素，包括过分强调体重和苗条、不切实际的理想体重、不健康的饮食和控体重方法、对进食障碍的污名化、改善身体形象等。

9.6.1   不强调体重和身体成分

有一个在运动员中广泛流传甚至还在继续扩散的错误观念，即减轻体重肯定可以提高成绩。虽然可以确定每个运动员都可能有一个"最佳体重和体成分"，但这并不意味着可以通过任何方式来实现这一目标，不仅可以取得理想的运动成绩，还不会在身心健康方面让运动员产生意外的短期和长期后果。此外，除了其他风险因素，身体成分测试（包括体重跟踪）足以触发或加剧饮食紊乱行为（Quick et al. 2012；Carrigan et al. 2015）。

教练和体能训练人员可以通过多种方式帮助运动员不要过度关注控体重和身体成分。最有效的方法其实很简单，就是不要进行这方面的测量（Carson & Bridges，2001）。如果身体成分监测是合理的，测量应该由合格的健康专业人员（而不是教练或训练人员）进行。测量人员不能将检测结果公开化，而是私下交给运动员，并措辞委婉和客观地向运动员解释检测结果。此外，需要对运动员、教练和体能训练人员进行有关测量方法的培训，并解释不能将检查结果公开化的原因。这些包括提供有关测量的具体内容、如何分析和应用测量结果及如何利用检测信息跟踪运动员对训练计划的适应性。测量存在的局限性和潜在误差也应该清楚地告知运动员和教练。在进行任何身体成分评估之前，必须征得运动员本人的同意，如果运动员是未成年人，则需要征得父母/监护人的同意。

9.6.2   破除神话，倡导健康饮食行为

运动员常缺乏营养知识，尤其是与运动表现有关的营养知识。此外，他们拥有的很多知识都来自于同龄人和流行的健身或体育杂志（Chapman et al. 1997；Jacobson et al. 2001）。因此，应该对所有运动员进行营养教育，重点是消除关于节食的神话和错误观念及其对运动成绩的影响。同样重要的是，要提供准确和适当的营养信息和饮食指导，以促进最佳的身体健康和运动表现。

9.6.3   进食障碍的减压

教练和体能训练人员可以在运动员讨论他们对身体形象、饮食行为和体成分检测的看法时，营造一种舒适的环境，避免他们的焦虑，减轻他们对饮食紊乱和进食障碍行为的回避感。教练和体能训练人员应该努力促进他们与运动员之间的理解和信任，目标是创造一个让运动员在分享自己的身体形象或饮食问题时感到舒适融洽的氛围，并相信自己的健康和幸福应排在运动能力之前。另外，当讨论身体形象、营养和身体成分等话题时，教练可能会感到勉为其难或力不从心。因此，确保团队中有受过适当培训的健康专业人员是非常重要的。

9.6.4   提升身体形象

自信的身体形象是防止进食障碍发展的一个强有力的保护因素（Stice & Shaw，2002）。身体形象被定义为运动员对身体的自我感知，并以其思维、感受和最终行为而体现出来（Wells et al. 2020）。运动员通常有2种身体形象——运动形象和社会形象，两者之间可能存在紧张或对立关系（Loland，1999；Krane et al. 2001；Russell，2004；Milligan & Pritchard，2006；Kantanista et al. 2018）。与运动员、教练和训练辅助人员合作，帮助运动员树立自信的身体形象，这一点很重要。

9.6.5　预防方案

运动员进食障碍的预防应侧重于针对和改变环境因素，建立健康的体育组织系统，并针对教练、体能训练人员和运动员设立具体的预防方案。

建立一个健康的体育组织系统，需要在体育组织中纳入具有饮食紊乱专业知识的人员，还需要提出早期识别和预防的指导方针或政策，另外还需要为解决涉及饮食行为的问题设置明确的沟通渠道（Wells et al. 2020）。

9.7　早期发现

运动员的饮食紊乱可能在任何时候发生，并可能以个人特有的多种方式表现出来。因此，运动员与医疗健康工作人员之间有融洽关系，或对运动员基础健康状况和功能有所了解，将有助于早期发现运动员的饮食紊乱行为。尽管高水平竞技体育对运动员心理健康问题的开放和支持越来越多，但对于饮食紊乱和进食障碍的早期发现和治疗，仍然存在障碍（Reardon et al. 2019）。羞耻感和回避感使运动员不愿意透露有问题的行为并寻求帮助，而如果医疗健康工作人员对进食障碍症状的知识有限，或者不愿详细询问运动员的饮食问题，从而影响了他们发现和确认运动员的饮食行为发生了变化。必须指出的是，进食障碍在所有精神疾病中死亡率最高，这突显了及时发现和专业治疗的重要性（Arcelus et al. 2011）。

体育系统中各个层次的工作人员都可以在运动员饮食紊乱/进食障碍的早期发现和早期干预中发挥作用，任何人都可以建议运动员去见或去咨询运动队相关成员（如队医、运动营养师和心理咨询师），以获得进一步的评估和帮助。

9.7.1　筛查工具和问卷

如果能够对进食障碍进行早期诊断和干预，可使治疗结果更好，恢复时间更短。在现实生活中，运动员很难辨别出自己的饮食行为发生异常转变。建议将健康筛查作为常规健康检查（如年度检查）的一部分。

虽然已经开发了一些筛查工具来发现普通人群中的饮食紊乱和进食障碍，但经过验证且专项用于运动员人群的筛查工具仍然有限（Wells et al. 2020）。框9.1汇总了用于发现普通人群中进食障碍的筛查和评估工具。

框9.1　用于发现进食障碍的筛查和评估工具

普通人群

SCOFF问卷：是由5个问题组成的初步筛查工具（不能做临床诊断），已经得到验证，可用于初级和专业护理环境。得分在2分或以上，表示有必要做进一步问询（Morgan et al. 2000）

进食障碍检查（eating disorder examination，EDE）17.0：与被调查者的访谈，需要45分钟到1.25小时，由经过培训后的访谈人员完成。EDE可显示进食障碍患者的病理范围和严重程度，并产生操作诊断。本工具被认为是进食障碍诊断的金标准（Fairburn et al. 2014）

进食障碍调查问卷（Eating Disorder Examination-Questionnaire，EDE-Q 6.0）：基于EDE的28项自填问卷。EDE和EDE-Q涵盖4个分量表（限制、饮食问题、体形问题、体重问题），可提供关键特征行为的频率和病理严重程度（Fairburn & Beglin，2008）

进食态度测试（Eating Attitude Test，EAT-26）：基于EAT-40、含26项问题的版本，属于初筛工具，可发现与进食障碍相关的思维、情绪和行为（Garner et al. 1982）

用于初级保健护理的进食障碍筛查工具（Eating Disorder Screen for Primary Care，ESP）：含5个问题的初筛工具，已被验证，可用于初级和专科护理环境（Cotton et al. 2003）

　　许多筛选工具已经在特定的运动员群体中得到验证，如《运动员环境直接问卷》（第2版）（Athletic Milieu Direct Questionnaire version 2，AMDQ-2）、《运动员短期进食障碍问卷》（第2版）（Brief Eating Disorders in Athletes Questionnaire version 2，BEDA-Q2）和《生理筛查测试》（Physiologic Screening Test，PST）（Black et al. 2003；Martinsen et al. 2014；Nagel et al. 2000）。进一步提高现有筛查工具在更广泛运动员群体中有效性的工作正在进行中，而新的筛查评估工具正处于验证阶段。专门针对男性运动员饮食紊乱的评估工具也需要开发（Chapman & Woodman，2016）。由于自填式问卷的局限性，许多研究人员和从业人员认为，运动员访谈可能是一种更准确和有效的发现饮食紊乱行为的方法（Sundgot-Borgen，1993）。有时，简单地观察运动员的行为可能是识别饮食紊乱行为最简单有效的方法。与运动员有日常接触的人员（如教练、体能教练、队友、家人、朋友）最容易发现与饮食紊乱相符的行为。表9.5列出了一些常见的警示信号和症状。

表9.5　高水平运动员饮食紊乱和进食障碍的预警信号或危险信号	
行为变化	• 痴迷于食物、能量（卡路里）、体形和体重 • 两极分化或二分法思维（非黑即白） • 回避与食物有关的社交活动 • 限制性饮食（如减少某种或某类食物、减少营养素、减少整体能量摄入） • 计算、测量、称重食物 • 饭后如厕 • 暴饮暴食的证据（大量进食，食物包装藏在垃圾桶或其他地方的证据） • 限制饮食后暴饮暴食 • 隐秘摄食或隐秘运动的行为 • 行为习惯越来越固执，没有不灵活
生理变化	• 戏剧性或快速的体重减轻/增加/波动 • 穿宽松或多层的衣服 • 不间断的过度运动 • 骨应力损伤 • 激素功能障碍（包括月经周期紊乱、性欲下降、勃起功能失调） • 频繁患病 • 低体脂 • 脱水 • 口臭、牙龈疼痛、牙釉质脱落迹象 • 皮肤问题，包括皮肤干燥、面部周围长出细毛、指关节长出老茧 • 意外的体重增加，超过生长/发育/青春期的预期体重
心理变化	• 持续的、有问题的不良心理状况 • 过于关注身材或挑剔身材 • 对食物感到失控 • 对身体形象不满和曲解

来源：改编自Bonci et al. 2008；Bratland-Sander & Sundgot-Borgen，2013；NEDC，2015；Mountjoy et al. 2018；Wells et al. 2020.

9.7.2　营养评估

　　对于辨别合理的和有问题的饮食行为，近距离观察判断并了解高水平运动的前后背景是有必要的，特别是饮食紊乱在体育文化中已经根深蒂固的情况下。事先了解运动员的情况，有助于早期发现与日常行为不同的相关变化。在有条件且得到运动员明确许可的情况下，评估还可包括约谈运动员关系网中的其他人，包括教练、队友、家人和朋友。在最初接触期间取得运动员信任和同意进行干预，对准确评估运动员的异常饮食行为至关重要。这需要良好的访谈、评估和咨询准备及技巧。

营养评估应关注运动员个人随时间的变化，包括行为、身体、医学和情感方面的一系列变化（表9.6）。

表9.6 对疑似饮食紊乱运动员进行营养评估时应考虑的因素

行为	• 目前的饮食模式 • 饮食行为史 • 特殊饮食构成，特别是避免某些食物，并随着时间推移，避免的食物范围不断增加 • 特定的食物限制，无论是出于医学原因还是个人原因 • 饮食规则和信仰 • 食物选择或营养素摄入的灵活性或刻板性 • 目前和过去使用的营养补充剂 • 与食物和进餐相关的社交互动（任何独处或回避） • 补偿性行为（如呕吐、服用泻药、减肥药）
身体	• 病态的控制体重方法 • 目前饮食摄入是否充足，包括总能量、产能营养素和微量营养素 • 体重和体成分的当前数值和既往史（这些数值稳定还是波动？） • 积极追求身体成分的变化，包括实现这些变化的时程效应和方法 • 训练负荷和阶段
医学	• 运动员生化检测数据评估 • 食物过敏和不耐受 • 月经史，当前月经模式 • 药物使用（包括复方口服避孕药） • 胃肠道并发症 • 家庭成员节食、进食障碍、精神健康问题的历史和现状，与食物的关联 • 能量可利用性评估（使用各种方法，包括静息代谢率法、使用双能X射线吸收法检测身体成分和瘦体重）
情感	• 对食物和进食的态度 • 现在和过去对食物和身体关系的认识 • 花在考虑食物、体重和身体形象上的时间 • 过去和现在的身体形象（参考运动员和一般人群的身体形象）

来源：转载自 Wells et al. 2020.

9.8 沟通与转诊

在强调饮食紊乱和进食障碍对健康和运动成绩的影响时，要始终优先考虑运动员的健康（包括精神和身体）（Wells et al. 2020）。核心成员由医师、心理学家和运动营养师组成的多学科团队，对于运动员饮食紊乱和进食障碍的评估和管理非常重要（Wells et al. 2020）。在多学科核心团队和运动员支持团队中，角色和任务分工明确及沟通策略至关重要。

▶ 医师应该监测运动员医学状况，裁定是否参与运动训练，并经常协调团队提供护理。

▶ 非常熟悉身体形象和饮食紊乱问题的营养师（或运动营养师）应该提供适当的营养指导。

▶ 心理学家、精神病学家或专业咨询师应该解决心理健康问题。

▶ 教练、体能教练与运动生理学家应该协助训练的改进和运动成绩的监测。

▶ 对于住在家里的年轻运动员（18岁及以下青少年），家庭参与治疗是必不可少的。

除了由经验丰富的营养师提供持续的营养支持外，心理咨询被认为是进食障碍治疗的必不可少的环节。多种心理学方法已成功用于治疗进食障碍，包括心理动力学、认知行为学和行为模式方法。在选择治疗方法时需要考虑的其他变量包括治疗环境（如住院治疗还是门诊治疗）和治疗形式（如个体治疗还是群体治疗，家庭参与还是不参与，有无其他辅助措施）。心理咨询的目的是发现和纠正导致进食障碍的潜在心理和情感问题，营养咨询的重点是改变饮食紊乱行为，如限制能量摄入、暴饮暴食、清除行为（如引吐）等，治疗任何营养缺乏症，解决运动员营养信念中存在的问题，纠正其对食物和身体的偏见，并重新对运动员开展合理营养及实践的教育。

9.9　长期管理

进食障碍是可以恢复的，但需要数月，通常需要数年。对接受治疗的运动员进行管理，从积极治疗回归到"日常生活"和训练比赛，都需要仔细规划和监测。关于运动员在康复期间参加训练和比赛的程度，其决定取决于运动员的身体、心理和情绪健康状况及他们重返比赛的准备程度（Wells et al. 2020）。如果运动员因进食障碍仍有挥之不去的身体和心理异常行为，应推迟参与比赛。同样，如果运动员拒绝遵守治疗后的要求（如遵守商定的治疗计划或咨询时间表），训练和比赛应推迟或尽量减少。签订一份合同，列出运动员参加训练和比赛的特定条款和条件，可能有助于确保运动员以最佳的心理和身体状态重返运动赛场（Mountjoy et al. 2014）。虽然没有饮食紊乱和进食障碍运动员返回赛场的专门指南，但可以借鉴RED-S临床评估工具（Mountjoy et al. 2015）和《每阶段安全运动》（Safe Exercise at Every Stage，SEES）指南（Dobinson et al. 2019）获得有用的相关信息。

小结

在竞技体育界，几分之一秒或0.1分之差就意味着领奖台上的位置和团队里的地位有所不同。这会给运动员带来巨大的压力，迫使他们达到"理想"的体形或减重，以期提高运动成绩。运动员罹患饮食紊乱的风险增加，这会对运动员的心身健康及运动能力造成损害。

预防和早期干预是阻止运动员中饮食紊乱日益增多的关键。预防进食障碍包括制订教育计划和策略，旨在消除关于食物、进餐、体重、减重追求、身体成分控制及其对运动能力影响的神话和误解，并强调充足的营养在促进身心健康和最佳运动成绩方面的重要作用。

不幸的是，除非整个社会，特别是体育界，能够消除鼓励异常饮食态度和行为的环境，否则，预防工作在很大程度上将不会成功。不过，那些与运动员在一起的工作人员仍然需要掌握早期发现饮食紊乱的知识，以限制饮食紊乱的进展、严重程度和持续时间。熟悉饮食紊乱的预警征兆和相关表现至关重要，同时愿意及时并以适当的角色做出反应。对青少年的治疗包括心理和营养咨询，以及适当的医疗护理和家庭参与。

应用提示

Nikki Jeacocke

饮食紊乱可能发生在任何运动员、任何运动项目、任何时间。必须创造一种文化和环境，支持所有运动员对饮食紊乱和进食障碍的预防、早期发现、早期干预和适当管理。

创造有利的环境

▶ 体育组织应针对特定的运动员群体，制订有关饮食紊乱和进食障碍的预防、早期发现、评估和管理的政策。

▶ 对所有运动员、教练和运动队其他人员进行教育，防止运动员出现自认身体形象不佳和饮食紊乱行为。

▶ 残疾人奥林匹克运动会运动员有独特的营养、身体形象和进食行为方面的考虑。因此，所有残奥会运动员都应该得到个性化的营养建议，以满足他们的特殊需求。

▶ 进行身体特征的讨论时应注意敏感性和尊重性问题。对教练和运动队其他人员进行相关语言措辞方面的培训，尽量使用可接受和可替代的语句。

早期发现

▶ 饮食紊乱不是一夜之间形成的，尽管它在青少年运动员中发展很快。当运动员的饮食行为出现异常时，相当于发出警示信号。如果能及早发现，就有可能进行早期干预，这非常重要。

▶ 运动队的所有成员（包括教练、管理人员、辅助人员）在发现运动员在身体形象和饮食行为方面出现问题上，发挥着重要作用。

▶ 运动队所有成员之间要达成共识，一旦发现要及时沟通，确保所有预警信号都能传达给由医师、心理学家和运动营养师组成的多学科核心团队，以便进行适当的评估。

▶ 一个常见的错误观念是，体重下降就是进食障碍的关键标志。虽然体重减轻肯定是有一个问题的迹象（一个迟到的迹象），但还有许多其他的预警信号不应该被忽视。坐等体重减轻发生后再评估，或因为没有体重减轻而忽略其他情况，都可能影响及时发现饮食紊乱，并延迟进行适当的早期干预。

▶ 就行为异常与运动员进行沟通的人，应该是运动员的朋友或关系不错的人。建议沟通的第一步以观察为主，并根据情况，注意对运动能力的任何不利变化。

优化营养

▶ 以具有安全性、可支持训练比赛、体现个性化和目的性明确的优化营养原则为基础，为所有运动员提供营养建议。

▶ 与运动员关系融洽，对于发现早期预警信号和支持运动员解决任何相关行为非常重要。理想情况下，运动员在见到运动营养师进行特定的营养咨询之前，应该对该运动营养师有所了解，这样才有助于对疑似饮食紊乱的行为进行确认。如果情况并非如此，早期的咨询应侧重于建立融洽的关系，并获得运动员的信任，以发展有效的工作关系。

▶ 运动员/运动队的营养服务提供者或运动营养师必须在营养、体重、身体形象、饮食行为、进食障碍和运动能力等方面具有适当的循证知识、经验和资质。需要对营养服务提供者或运动营养师进行指导和监督，以确保他们在循证治疗、评估、预防和早期发现身体形象损害和饮食紊乱行为方面，具有技能和能够胜任。

▶ 运动营养师必须对他们所从事的运动项目特点和文化有全面的了解，这样他们才能发现和理解运动员的饮食行为是否适合这项运动。可能被认为是"正常"和可接受的做法，如控体重行为，在其他背景下可能被认为是异常行为。

▶ 绘制每个运动员的进食行为变化图，有助于发现运动员现在和过去的身体形象和饮食行为问题。深入了解每个运动员对食物、进食和身体的观念和行为及其"正常"标准很有必要。发现与"正常"标准有偏差，表明可能存在问题，应该及时启动干预。

▶ 了解运动员可能的诱发因素，可以帮助工作人员早期发现异常行为。例如，如果一名运动员以前因严重受伤而触发过异常饮食行为，现在再次受伤，就应该为该运动员提供额外的帮助。

▶ 通过与教练、体能教练和医务人员（如果运动员受伤）进行积极沟通，了解为运动员制订的训练计划，这很重要。偏离制订的训练方案，可能表明运动行为有问题，从而引发"危险信号"。

▶ 观察运动员在食物和进食的行为习惯，如烹饪课或在运动员餐厅用餐，可能会非常有帮助，通常会观察到运动员想的和做的是否一致（饮食行为方面），这些信息很重要，可以纳入营养咨询，有助于发现饮食紊乱的蛛丝马迹。

▶ 鼓励运动员自己进食。在团队环境中进食会导致运动员与其他运动员进行不健康的比较。教育运动员专注于满足自己的需求，并在群体环境中培养适应能力，有助于他们更有效地应对具有挑战性的同伴群体行为。

▶ 支持运动员与适当的健康专业人员公开讨论月经健康问题，以便对任何异常行为或功能障碍进行妥善的管理。

身体成分评估

▶ 随着时间推移，定期监测身体成分对追踪运动员训练和饮食摄入的适应性变化非常有用。然而，身体成分评估会对运动员的自我身体形象和饮食行为产生负面影响。在评估的前、中、后都需要考虑一系列因素，以维护运动员的健康安宁，并遵循"无伤害第一"的原则。

▶ 对于已经确定（现在或过去）患有饮食紊乱和进食障碍或自认身体形象不佳的运动员，身体成分评估可能会加剧异常行为并对恢复产生阻碍作用。因此，只有在核心多学科团队或治疗团队认为合适的情况下，才能对这些运动员进行人体测量。

▶ 运动员必须同意进行身体成分评估。

▶ 人体测量应由经过特定培训的临床医师进行，在整个测试过程中使用的语言专业、谨慎。

▶ 利用人体测量结果来指导个性化的训练支持方案和目标设定。在制订运动员运动训练计划或合同时，不应拿体重或身体成分作为目标。

▶ 与运动员讨论体重和身体成分时，要用词谨慎，口吻尊重，并注意讨论的前后语境。

▶ 运动员的体重和身体成分结果要保密。告知运动员避免相互比较。

▶ 要求某个运动员减重或减脂，如果是一个易受影响的运动员，可能会增加身体形象自感不佳和饮食行为紊乱的风险。与其专注于改变体重，还不如提供一种更加有效、伤害更小的信息，将重点转移到如何提高运动能力。例如，改变信息的注意点，鼓励改善身体素质，而不是改变体重。

（袁　伟　译　王静霞　艾　华　校）

参考文献

第10章
骨骼、钙、维生素D与运动

Deborah Kerr, Enette Larson-Meyer

10.1 引言

骨骼是一种动态组织,可反映组织结构适应于功能的生物学原理,具有维持矿物质动态平衡的代谢作用。骨骼由两种类型的骨组织构成,外层为骨皮质,内部较软的部分为骨松质,代谢更为活跃。骨骼的组织构架可承载日常负重的机械性应力所需的强度。在结构上,长骨一般被称为附肢骨,而躯干骨被称为轴向骨。

在生长发育过程中,骨骼生长的过程被称为骨塑建(bone modelling)。在整体激素和局部生长因子的调节下,骨骼不断分解和重建,此过程被称为骨重建(bone remodelling)。骨重建周期包括5个连续的过程:活化、重吸收、逆转、形成和静止。有2种类型的骨细胞:破骨细胞促进骨的吸收,成骨细胞促进新骨的形成。骨组织内的骨细胞对于调节骨重建非常关键。当骨吸收超过骨形成,发生骨量丢失,如果持续较长时间,可能导致骨质疏松并增加骨折风险。读者可在美国骨与矿物质研究学会(American Society for Bone and Mineral Research)网站的《骨骼课程》(Bone Curriculum)里,进一步查阅骨生物学和其他有关骨骼健康的内容(参见本章推荐的有用网站和资源)。

10.2 骨密度测定

通过使用双能X射线吸收测定法(dual energy X-ray absorptiometry,DXA)骨密度测定仪测量扫描区域内的平均骨矿物含量(bone mineral content,BMC),被称为骨密度(bone mineral density,BMD),用于诊断骨质疏松或低骨密度。测量的一般部位为髋部和腰椎,这是最常见的骨折部位。全身扫描可以估算整体的骨密度,但对于评估身体成分更有用。骨密度可以通过DXA和定量计算机断层扫描(quantitative computed tomography,QCT)进行测定。QCT主要用于科研,提供骨骼几何学的测量。这两种方法均有电离辐射,如果运动员还要进行其他具有电离辐射(如X线、CT扫描)的检查,则需要考虑电离辐射的影响。DXA仅限于二维图像,不能测定骨骼厚度。这些问题引发了DXA是否可用于儿童骨密度测定和如何计算骨骼大小的争论(Weaver et al. 2016)。

10.2.1 定义:骨质疏松和骨量减少

骨质疏松是一种低骨量状态,可伴有骨脆性增高和骨折风险增加。发生骨质疏松和随后骨折的风险很大程度上取决于青春期和成年早期的峰值骨量。骨密度差异中的50% ~ 80%是由遗传因素造成的(Pocock et al. 1987;Zhai et al. 2009)。当前有多种骨折风险计算工具根据临床因素来预估骨折风险,如世界卫生组织骨折风险评估工具(WHO Fracture Risk Assessment Tool)或Garvan骨折风险计算工具(Garvan fracture risk calculator),可协助临床医师进行决策(Compston et al. 2019)。

临床上,骨质疏松是以骨密度低于特定年龄段的参考范围值为界定的。如果一个人的骨密度值等于或低于年轻健康成年人骨密度均值减2.5个标准差（standard deviations，SD），则被认为患有骨质疏松症；如果骨密度测定值在参考均值减1个标准差和减2.5个标准差之间，则界定为骨量减少（osteopaenia）或低骨量（low bone mass）。

对于年轻人或儿童，通常建议使用Z值或Z评分（Z-score）来报告骨密度，Z值是指个体骨密度测量值与同年龄同性别对照组群骨密度均值比较的数值。骨密度检测的指征已由国际临床骨密度测定协会（International Society for Clinical Densitometry，ISCD）制订（Schousboe et al. 2013）。一般来说，绝经前女性不需要进行骨密度测定，除非她们之前有脆性骨折史，或正在服用导致骨质流失的药物（如糖皮质激素），或存在与骨质丢失有关的疾病或状况。引起低骨量的危险因素，包括慢性营养不良、进食障碍、闭经、使用糖皮质激素和既往骨折史等。年轻成年人中，炎性肠病和乳糜泄也是导致继发性骨质疏松症的原因。

10.2.2　运动员骨量减少

相对于活动较少的个体，运动员可能会拥有更高的骨密度，这是因为负重运动和抗阻运动在一定程度上可以增加骨密度。然而，最佳骨骼健康需要正常的月经功能和能量代谢平衡。女性中，与运动性闭经、厌食症或更年期相关的雌激素缺乏，均可导致骨质流失。女运动员三联征［即低能量可利用性（low energy availability，LEA）、伴有或不伴有饮食紊乱（disordered eating）、月经和内分泌功能障碍及低骨密度］被重新命名为运动员能量相对缺乏（relative energy deficiency in sport，RED-S），因为含有更多的合并症，而不是原来的三组，并且男性也会出现这种情况（参见第6章）。RED-S一词不仅涵盖女运动员三联征，并包括其他与能量缺乏有关的负面生理影响（Mountjoy et al. 2014）。能量缺乏对男运动员内分泌功能和骨密度的影响不如女运动员那么明确（Irwig，2013；Dolan et al. 2012；Vanderschueren et al. 2014）。决定使用DXA进行检测和对低骨密度进行治疗，通常不是仅仅依据骨密度，还包括进食障碍史、体重指数（body mass index，BMI）≤17.5、月经不规律（12个月内月经<6次）、应力性骨折既往史和既往骨密度Z值<−2.0（De Souza et al. 2014）。

运动营养师需要了解男运动员和女运动员与低骨量相关的危险因素，以及医学随访和治疗的指征，尤其是关于RED-S评价和治疗（参见第6章）。月经失调、低血清雌二醇和进食障碍病史均不利于骨骼健康，特别是上述情况发生在青春期左右，因为这阶段是骨量自然增长的关键时期。目前尚不清楚在青春期有低骨密度Z值的运动员是否在成年后可以恢复骨密度，因为峰值骨量被认为是在青春期后期出现的（Baxter Jones et al. 2011）。神经性厌食症（可引起慢性LEA）、月经失调及男性内分泌功能的潜在改变，均可能影响峰值骨量到达的水平和骨量持续积累的能力。一项青春期跑步运动员的随访性研究发现，青春期低骨量的女孩中，90%在3年后还是低骨量（Barrack et al. 2011）。骨量的明显增加与瘦体重（fat-free mass，FFM）和体脂含量（fat mass，FM）的较多增加及更加规律的月经周期有关，这表明增加能量摄入对于良好的骨骼健康很重要。

因为许多运动项目需要维持低体重，运动要求的理想体重目标可能与维持骨健康的最佳体重或体成分存在分歧。运动营养师面临的挑战是如何教育运动员和教练员关于RED-S（和女运动员三联征）对骨骼健康和最终运动成绩的远期影响。读者可以参考本书第6章和RED-S相关的重要文献（De Souza et al. 2014；Mountjoy et al. 2014，2018）。此外，钙的充足摄入可能有助于降低应力性骨损伤的发生率（Nieves et al. 2010）。目前，男性和女性（19～50岁）钙的每日推荐摄入量（RDA）为1000mg/d，儿童和青少年（9～18岁）为1300mg/d（参见10.10）。

10.3　运动员应力性骨损伤

应力性骨损伤更常发生于有一项以上RED-S症状的运动员（Barrack et al. 2014）。最近一篇综述通过对女性运动员应力性骨折的流行病学和危险因素进行分析，发现了相关的内在和外在因素（Abbott et al. 2020）。确定的内在因素有应力性骨折史、月经不规律和骨密度低，外在因素有低维生素 D、低钙摄入和生物力学因素。应力性骨损伤的恢复可能需要 6 周时间，这段时间损伤部位完全或部分禁动，减少或停止训练。对低骨密度的运动员进行早期干预，有可能防止女运动员三联征（De Souza et al. 2014）和 RED-S 的远期后果。在一项 259 例现役年轻女运动员的前瞻性研究中，发现有 11% 发生应力性骨损伤，存在单项三联征危险因素时，发生应力性骨损伤的风险为 15%～20%，存在多项三联征危险因素时，发生应力性骨损伤的风险为 30%～50%（Barrack et al. 2014）。与应力性骨损伤显著相关的主要变量是：参加运动＞12 小时 / 周，低骨密度，体重指数＜21，从事需要瘦体型的运动项目，月经紊乱和饮食限制严格。这项研究强调了应力性骨损伤和三联征危险因素数目之间的关联，支持存在一个以上三联征危险因素，是对运动员进行骨密度检测的指征（De Souza et al. 2014）。

应力性骨损伤的程度从轻度应力性反应至应力性骨折，可能是部分或完全性骨折，由重复施加的、阈值以下的非暴力性应力所致。骨折发生于骨骼微小损伤的不断累积，而这种微损伤不能通过重建过程得到充分修复。任何增加骨骼负荷、降低骨强度或干扰修复过程的因素，均有可能增加应力性骨折的风险（Bennell et al. 1996）。应力性骨折的诊断依据是临床上发现运动性骨痛的病史，并伴有体查中的局部骨压痛。

10.4　运动员和健康人群的骨骼健康

本节将讨论一般人群中钙、维生素 D、运动与骨骼健康之间关联的证据，其中包括与运动员群体有关的特殊证据，虽然这些证据来源有限。对骨骼健康有积极影响的最好证据来自钙和体力活动，特别是在儿童和青少年时期，即骨骼长成的关键时期（Weaver et al. 2016）。

10.4.1　运动对健康成人和运动员骨骼的影响

某些类型的运动对于维持骨骼的结构和重量至关重要。某些类型的运动对骨骼健康的益处很少，但仍然有其他方面的健康益处，如降低心血管疾病的风险。如表 10.1 所示，游泳和骑自行车都是非成骨的，不促进骨形成；而涉及高冲击力和负荷的运动，如冲击性有氧运动、篮球和体操，则具有高度的成骨作用（Ebeling et al. 2013a；Ebeling，2013b）。

表 10.1　一些运动对骨骼健康的影响

高度成骨的运动	中度成骨的运动	低度成骨的运动	非成骨的运动
篮球	跑步	休闲步行	游泳
无板篮球	慢跑	草地滚球	自行车
冲击性有氧运动	快步走或上坡走	瑜伽	
网球	抗阻训练	普拉提	
跳绳 / 高强度间歇性训练	爬楼梯		

注：虽然某些运动可能是低度或没有成骨的益处，但不意味着这些运动不能提供广泛的其他健康益处。

资料来源：经许可转自 Ebeling et al. 2013a。

运动对骨骼影响的大部分证据来自于在久坐成年人群中进行的随机对照试验（randomised controlled trials，RCT）（Snow-Harter et al. 1992；Heinonen et al. 1996；Kerr et al. 1996，2001；Kukuljan et al. 2009；Watson et al. 2018）。最近的荟萃分析得出支持证据，绝经前和绝经后女性特定部位的负重运动和渐进性抗阻训练，可以对骨骼产生积极的影响（Kemmler et al. 2020；Shojaa et al. 2020）。根据一项立场声明（Beck et al. 2017），已经制订出骨质疏松症患者的运动处方，使他们安全有效地参加运动。作者概括了防止并发症和预防跌倒和骨折风险的重要性。对于老年男性和女性，还包括改善平衡和预防跌倒的特定活动。对于有骨折史的个体，更要小心执行运动处方，并需要给予足够的监督（通过运动生理学家、物理治疗师等）。

10.4.2　运动对生长发育期骨骼的影响

青春期是骨矿物质积累的关键时期。峰值骨量出现在青春期晚期和成年早期阶段（Baxter-Jones et al. 2011；Weaver et al. 2016）。约26%的成年骨质是在2年左右的峰值骨量形成期间积累起来的（Bailey et al. 1999）。运动干预措施已经显示出对生长发育期骨骼中骨矿物质积累的有益作用（Weaver et al. 2016），特别是如果在青春期前就开始运动，且运动类型具有高冲击性，如跳跃（Specker et al. 2015；Elhakeem et al. 2020）。这些研究的结果强调了在整个生长发育时期坚持进行一系列高冲击性负重活动（如团队运动、球拍类运动和跳跃运动）的重要性。这些骨矿物质的累积是否能维持到成年期，或是否能在晚年生活中减少骨折的风险，尚不清楚。为了充分获得运动对骨骼健康和其他健康的益处，应积极鼓励儿童青少年参加体力活动和体育运动。

10.5　营养与骨骼健康

充足的钙摄入和充足的维生素D状态对骨骼健康至关重要。钙和维生素D不足会导致骨量丢失。在骨骼保护方面，其他营养素或潜在的整体食物或膳食摄入模式（如水果和蔬菜、奶制品）是否起作用，或是否独立起作用，还知之较少。近期的一项综述发现，健康的牛奶/乳制品饮食模式与低骨密度风险及骨折风险的降低有关，而不健康的西方饮食模式与骨骼健康呈负相关（Fabiani et al. 2019）。推崇健康饮食，包括水果和蔬菜在内的多样化营养食品，似乎是一个明智的方法，并符合目前的饮食推荐。

迄今为止，大多数关于饮食和骨骼健康的营养干预性研究都是使用钙补充剂，加上同时补充或不补充维生素D，而不是研究食物整体摄入的作用。研究某一食物对骨健康作用的干预性试验很难控制其他可能影响骨代谢的饮食营养因素。例如，研究牛奶对骨健康的干预性作用，除了考虑牛奶含钙高的因素外，还要考虑牛奶中能量、蛋白质和磷的额外增加及其作用。由于牛奶营养成分的差异性变化（受季节性、地域性和国家特定强化法规等的影响），使得研究进一步复杂化，更加难以解释研究的结果。例如，牛奶在美国要求添加维生素D，而在其他许多国家并不要求。直到今天，很少有研究被设计用来了解整体食物摄入对骨骼的潜在影响。

膳食中高蛋白质摄入也被认为对骨骼健康有潜在的不利影响。高蛋白质摄入可引起代谢性酸中毒并增加尿钙排泄，可能导致骨丢失（Barzel & Massey，1998）。然而，一项关于膳食酸性负荷对骨骼疾病影响的荟萃分析显示，高蛋白质饮食不会对骨代谢产生不利影响（Fenton et al. 2011）。在一项对老年女性为期2年的安慰剂对照试验中，观察到每日补充乳清蛋白对髋部骨密度既没有益处，也没有不利影响（Zhu et al. 2011）。这提示高蛋白饮食不会对骨骼健康产生不利影响，至少对老年女性是这样。

10.5.1　牛奶和奶制品与儿童和成人骨骼健康

乳制品是大多数西方饮食中钙的主要来源。对青春期前女孩进行的牛奶干预研究显示，牛奶对全身骨矿含量的累积有积极的作用（Cadogan et al. 1997；Merrilees et al. 2000；Du et al. 2004）。在儿童和青少年时期给予充足的钙摄入量，对骨骼健康具有促进作用，该结论获得最高证据等级（A剂）（Weaver et al. 2016）。最大的骨质累积发生在儿童期，但在儿童期和青少年期，富钙食物摄入不足很是常见。在生长发育期，保证充足的钙摄入量，结合健康的生活方式，同时增加体力活动，是骨骼健康的关键。

在成人中，一些随机对照试验表明，增加牛奶摄入对延缓增龄性骨丢失速率有积极作用（Baran et al. 1990；Prince et al. 1995；Daly et al. 2006）。尽管研究显示牛奶干预具有减少骨量丢失的益处，但牛奶摄入对预防老年人群骨折或运动员应力性骨折的积极作用则尚不确定（Matia-Martin et al. 2019；Malmir et al. 2020）。

10.5.2　补充钙剂与儿童和成人骨骼健康

大量精心设计的试验研究了补充钙剂对骨密度的影响。有关荟萃分析可参见 Tai 等的论文（2015）。一些荟萃分析引起了人们对钙补充剂对心血管事件安全性的担忧（Bolland et al. 2008，2011；Li et al. 2012），而其他人没有发现不良影响（Chung et al. 2016）。这些相互矛盾的结果引起了科学界的大量讨论，因为导致心血管不良效应的生物学机制尚不清楚（Metcalfe & Nordin，2011；Prince et al. 2012）。这场讨论导致美国国家骨质疏松症基金会（National Osteoporosis Foundation，NOF）和澳大利亚骨质疏松症学会（Osteoporosis Australia）等组织建议谨慎使用钙补充剂，并建议从饮食来源获取钙，但不要超过上限或推荐的钙摄入量。如果不能从膳食中摄取钙，钙补充剂的推荐剂量为 500 ～ 600mg/d。

10.5.3　不同年龄阶段钙的摄入量和需要量

人类骨骼保留了相当原始的功能，作为储存库可在钙过多时储存多余的钙，在匮乏时释放钙。然而，这种简便的钙供应方式却是一把双刃剑，当骨钙储备被要求释放以满足饮食钙不足时，骨强度就会受到损害。

钙的平衡取决于膳食钙的摄入量、从肠道中吸收的钙量和尿液中钙排出量之间的平衡。血浆钙水平受激素的严格调控。因此，当低雌激素水平引发负钙平衡时，骨骼会随之出现去矿化作用。膳食钙的推荐量就是基于维持钙平衡和最佳骨量增长所需的膳食钙量。

钙平衡研究表明，钙摄入量可能有一个阈值效应，这意味着在到达这个阈值之前，钙潴留会随摄入量的增加而增加；一旦超过这个阈值，钙的任何多余摄入都不会导致钙潴留的增加。小肠对钙的吸收作用在低钙摄入水平时是主动吸收，而在高钙摄入时则变为被动吸收。传统的钙需要量和推荐量取决于钙摄入和钙排出相等的平衡性研究。关于体力活动活跃人群的钙需要量所知甚少（Weaver，2000）。美国和加拿大对钙营养素参考摄入量标准的修订使用了 3 种研究方法，作为确定不同人群钙推荐量的依据分别是：①钙平衡研究；②根据钙增加引起骨矿物质增加的数据建立的析因模型；③调查不同钙摄入量引起骨密度变化或骨折率的临床试验。2006 年，澳大利亚稍作修改后采纳了美国/加拿大的推荐量。澳大利亚制订钙推荐量的方法是根据世界卫生组织（WHO）和联合国粮农组织（FAO）在其 2001 年修订版本中所采用的方法（WHO/FAO 2004）为依据来制订的。澳大利亚钙的推荐膳食摄入量（recommended dietary intake，RDI），相当于美国的每日推荐供给量（recommended daily allowance，RDA），12 ～ 18 岁男孩和女孩是 1300mg/d，这与 70 岁以上老年男性和女性相同。19 ～ 70 岁成年男性和 19 ～ 50 岁女性是 1000mg/d（CDHA et al. 2006）。绝经后女性的推荐量略高一些。所有推荐值的估算的平均需要量（estimated average requirement，EAR）均小于 RDI。关于这些标准的应用指南参见第 2 章。目前还没有针对运动员钙摄入的特别推荐量，在进行进一步研究之前，普通人群钙参考摄入量标准可作为评价的基准值。

10.5.4　运动员的钙需要量

虽然有证据表明钙在生命周期中维持骨密度方面很重要，但运动员是否较他人有更高的需求尚不清楚。在运动员中，钙和维生素 D 在维持骨密度和预防应力性骨折方面的作用一直是人们关注的焦点。Tenforde 等的临床性综述（2010）强调，尚无证据确定运动员钙和维生素 D 的最佳摄入量，特别是在预防应力性骨折方面。到目前为止，唯一探究钙和维生素 D 补充对应力性骨折发生率影响的随机试验是在 5201 名海军新兵中进行的（Lappe et al. 2008）。与对照组相比，补充钙和维生素 D 组的应力性骨折发生率降低了 20%。在对 125 名竞技跑步女运动员进行 2 年的前瞻性队列研究中，较高的钙、脱脂牛奶和乳制品的摄入量（通过食物频率问卷调查获得）与较低的应力性骨折发生率相关（Nieves et al. 2010）。对于低能量可利用（LEA）或月经功能障碍的运动员，推荐摄入 1500mg/d 钙和 1500 ～ 2000U 维生素

D，以获得良好的骨骼健康（Maughan et al. 2018）（参见本章"应用提示"，以及表10.5中钙和维生素D的食物来源）。不过，增加钙和维生素D的摄入，并不能替代性解决与三联征或运动员能量相对缺乏（RED-S）相关的其他危险因素。

10.6　维生素D

10.6.1　维生素D的合成与代谢

虽然维生素D被归类为一种维生素，但完全可以通过暴露于阳光下经皮肤合成，来完全满足人体的需求。在这个过程中，存在于表皮细胞和真皮细胞质膜中的7-脱氢胆固醇，通过日光中紫外线B光子（UVB，波段290～315nm）的光解作用转化为维生素D_3的前体，然后热异构化为维生素D_3（胆钙化醇）。新合成的维生素D_3（及从饮食中吸收的维生素D）在肝经细胞色素P450系统的羟基化作用，成为25（OH）D（骨化二醇）。25（OH）D在肾小管通过细胞色素酶CYP27B1进一步羟化为生物活性形式的1,25（OH）2D（骨化三醇），这一过程受甲状旁腺激素（parathyroid hormone，PTH）、血清钙和磷酸盐浓度及成纤维细胞生长因子的密切调控（Hossein-Nezhad & Holick，2013）。1,25（OH）2D的羟基化也可以在一定程度上发生在骨、软骨、肌肉和血液中。

10.6.2　维生素D的膳食来源

维生素D的天然食物来源有限，主要是富含脂肪的海鱼、动物肝、蛋黄和晒干的蘑菇。动物肉类及其产品（如鸡蛋和肉）中的含量取决于畜牧业喂养，包括日照和饲料强化（Larson-Meyer et al. 2017）。在一些国家，维生素D被添加到一些食品中，包括牛奶、酸奶、人造黄油、即食麦片和果汁（参见本章"应用提示"，以及表10.5）。食物中的维生素D包括维生素D_3（动物来源）和维生素D_2（麦角钙化醇，真菌和酵母中麦角固醇经UVB照射而形成）。食物中维生素D的生物利用率是可变的、复杂的，而且了解不够，研究也不够，特别是富含维生素D的食物（Maurya & Aggarwal，2017）。食物中维生素D会因健康状况而吸收减少，例如当脂肪吸收不良时，或维生素D结合蛋白发生遗传变异时（Fu et al. 2009）。然而，当膳食中含有脂肪时，补充剂形式的维生素D的吸收会得到加强（Dawson-Hughes et al. 2015）。请参见Maurya & Aggarwal，2017）关于食物中维生素D生物利用率的综述。

10.7　反映维生素D营养状况的指标

血清骨化二醇［即25（OH）D］是用于测量维生素D状态的最常用指标（Cannell et al. 2008a；Holick，2009）。近期有学者正在研究游离的或生物可利用的25（OH）D，其浓度占总血清维生素D的10%～15%，以便了解其是否可成为反映维生素D功能的更好指标，比总血清25（OH）D浓度检测更加有意义。该指标的实用性和成本效益仍在研究中（Chun et al. 2014；Owens et al. 2018）。

一些领衔研究者推荐的不同维生素D状态（包括中毒）的血清维生素D 25（OH）D诊断临界值如表10.2所示。卫生机构和研究人员之间并没有明确或一致的临界值（Owens et al. 2018）。最佳范围（100～250nmol/L）被认为是在采猎生活方式下保证充足日照和维生素D合成的古代，人类基因进化的浓度（Hollis，2005；Cannell et al. 2008a）。请参见Hollick（2009）和Cannell等（2008a）对维生素D状态进行诊断和解读的综述。

表10.2 不同的维生素D状态和对应的血清维生素D［25（OH）D］的建议参考范围

维生素D状态	血清［25（OH）D］nmol/L（国际单位制）[a]
缺乏[b]	50
不足[b]	＜75～80
充足	＞75～80
最佳	100～250
中毒	＞375加高钙血症

注：[a]nmol/L除以2.496，可转换为ng/ml；[b]"缺乏"的临界值是一个近似浓度，此时甲状旁腺素突然升高；"不足"的临界值位于甲状旁腺素升高后的平稳期，此时钙吸收处于最大化（Hollis，2005；Holick，2009；Hossein-Nezhad & Holick，2013）。

　　相反，美国和加拿大却以血清25（OH）D的50nmol/L水平作为充足状态来确定维生素D的每日推荐摄入量（recommended daily allowance，RDA），这不仅基于骨骼的指标，还基于这样一个理由：25（OH）D血清浓度超过75nmol/L后，并不会带来更多的健康获益。但是，目前的证据表明，当血清25（OH）D浓度维持在假定的最佳范围（100～250nmol/L），骨骼肌功能可以达到最佳（Bischoff-Ferrari et al. 2004a），慢性和急性疾病的风险也会降低（Cannell et al. 2008a；Hossein-Nezhad & Holick，2013）。然而，在该领域处于领先地位的研究者Heaney（2011）却认为，表10.2界定"充足"状态的临界值对可预防的疾病没有用处，确定可以预防疾病的维生素D最佳存储水平（其血清临界值至少为120nmol/L）才更有实际意义。

10.8 维生素D的功能

　　维生素D具有调节约2000个基因的作用，这些基因涉及多种生物功能，包括钙和磷的调节、骨代谢、骨骼肌功能、免疫调节、胰岛素调节、血压调节等。据估计，近5%的人类基因组受维生素D调控，这需要足够的维生素D才能有效地进行基因表达（Zella et al. 2008）。维生素D对免疫功能的作用在一项研究中得以证实，该研究测量了白细胞中大量基因的表达，发现经过2个月的口服补充维生素D，随着血清中25（OH）D浓度的增加，有291个基因的表达发生了改变（Hossein-Nezhad et al. 2013）。关于维生素D代谢的生理、遗传和生物化学机制的细节超出了本章的范围，可参阅Holick等（2011）和Hossein-Nezhad & Holick（2013）的精彩综述。

10.8.1 维生素D在骨骼健康中的作用

　　维生素D在钙和磷的稳态平衡中起着核心作用，对于骨骼健康的生长发育和维持必不可少。其主要功能是维持血清钙浓度在生理范围内（与甲状旁腺素和降钙素一起），这反过来有助于在钙摄入不足时防止骨吸收和脱矿质作用。维生素D增加肠道的钙吸收和肾小管的钙重吸收（与甲状旁腺素一起），并增加破骨细胞的活性。Heaney等（2003）的研究证实了维生素D对促进钙吸收的重要作用。他们发现，血清25（OH）D浓度＞75nmol/L时，钙吸收率＞30%；若血清25（OH）D浓度＜50nmol/L（即在缺乏的范围）时，钙吸收率只有10%～15%。钙摄入量不足的最终结果是从骨骼中动员钙来维持血清钙的稳态。

维生素D在骨重建中的作用

　　尽管一些研究表明维生素D对于骨组织的形成是非必需的（Brown et al. 1999），但维生素D可能参与骨基质的形成。维生素D的状态和供应不足时，血清钙离子浓度下降，并立即被甲状旁腺的钙感应细胞（calcium-sensing cell）识别。这刺激甲状旁腺素的释放，从而激活维生素D转化为其活性形式［如25（OH）D向1,25（OH）2D转化］。甲状旁腺素和活性维生素D的存在会增加肠道钙吸收，动员钙从骨骼释放，减少钙排出，并恢复钙的稳态。甲状旁腺激素还促进肾脏中磷的排出并减少肠道的磷吸收，从而改变血液中的钙磷比例。最终，长时期维生素D缺乏导致骨骼中的钙和磷缺乏（脱矿作用），从而导致儿童佝偻病和成年人骨软化症。与骨质疏松症骨量（和骨密度）减少不同的是，骨软化症的特点是软骨化。

维生素D对于骨骼生长、发育和维持是必需的。维生素D摄入量及状态与骨密度之间的实际关系是复杂的，因为多种激素、生物和营养因素也会影响峰值骨量和骨丢失。对青少年（Lamberg-Allardt et al. 2001；Outila et al. 2001）、中年人（Bischoff-Ferrari et al. 2004b）、绝经后女性（Collins et al. 1998；Mezquita-Raya et al. 2001）和男性新兵（Välimäki et al. 2004）的大规模研究已经报道了较高的血清25（OH）D浓度和较高的骨密度之间存在关联性。在一项针对13 000多名生活在美国的非卧床成年人的研究中，Bischoff-Ferrari等（2004b）发现年轻人和老年人血清25（OH）D浓度与髋部和腰椎的骨密度和骨矿盐含量呈正相关。在这项研究中，维生素D水平处于较高的参考范围（90～100nmol/L），与较高的骨密度相关。然而，并非所有研究（Ross et al. 2010，2011）都存在类似的关联，包括几项对年轻女性（Kremer et al. 2009）和女性运动员（Allison et al. 2015；Fields et al. 2020）的研究。这些不一致的结果证实了这样的假设，既独立于维生素D状态的多种因素，又与骨骼健康有关。

维生素D与应力性骨损伤的关联

在运动员中，应力性骨折的发生率是骨骼健康的一个标志。在有高训练负荷的部位出现应力性骨损伤是常见的，应力性骨损伤也是报告中最常见的过度使用损伤。如10.3所述，应力性骨折的危险因素很多。在低能量可利用、长期钙摄入欠佳和维生素D缺乏时，风险较高。一项包括125名女性越野跑步运动员（18～26岁）的前瞻性研究发现，钙摄入量较高则应力性骨折的发生率较低，而在2年的随访中，较高的维生素D和钙摄入量与髋部骨密度显著增加相关（Nieves et al. 2010）。在另一项对美国青春期女孩（$n = 6712$）的前瞻性研究中，维生素D而不是钙的摄入量与应力性骨折的较低发生率有关，这一情况尤其在规律进行高强度活动的女孩中明显，而有90%的应力性骨折发生在这些人中（Sonneville et al. 2012）。

维生素D的水平状态可能比其摄入量是更加有效的指标。一项关于756名芬兰男性新兵的前瞻性研究发现，在3个月的基础训练中发生应力性骨折的新兵血清25（OH）D浓度显著低于没有应力性骨折的对照组（Ruohala et al. 2006）。虽然有应力性骨折的新兵占研究组的3%，但学者得出结论，这些新兵的应力性骨折风险增高3.6倍。在早期对179名芬兰男性新兵的研究中，高血清甲状旁腺素水平、低体力活动状态、低髋部骨矿盐含量和低骨密度，被确定为应力性骨折的重要危险因素，而这些新兵在服役和运动训练6～12个月期间，应力性骨折的累积发病率达8%（Välimäki et al. 2005）。在同一个研究队列中，冬季维生素D严重缺乏的发生率很高，血清25（OH）D＜20nmol/L的发生率为39%，＜35nmol/L的发生率为95%（Välimäki et al. 2004）。这些值远远低于最佳范围（100～250nmol/L）。在另一项对5201名美国海军女子新兵进行的随机双盲试验中，在基础训练期间补充800U/d的维生素D和2000mg/d的钙，可将应力性骨折发生率降低20%（Lappe et al. 2008）。总之，长时期的低血清25（OH）D浓度可反映低维生素D状态或高甲状旁腺素水平，可预示个体易发生应力性骨损伤。

10.8.2　骨骼肌中维生素D的功能

骨骼肌的力量和功能可以提高骨骼和肌腱的稳定性，可有助于预防跌倒和骨折。临床上，肌肉骨骼疼痛和无力是维生素D缺乏性骨软化症和佝偻病的确切症状，但经常被忽略。这些症状可通过补充维生素D予以解决。但是，肌肉疼痛和无力可能在年轻人和老年人中普遍存在，并没有生化指标阳性或骨软化症的诊断。

低维生素D状态与持续的非特异性背部和肌肉骨骼疼痛（如纤维肌痛）之间有很强的关联。美国的一项研究发现，93%的持续性非特异性肌肉骨骼疼痛患者被诊断为维生素D缺乏［25（OH）D＜50nmol/L］，28%为严重维生素D缺乏［25（OH）D＜20nmol/L］（Plotnikoff & Quigley, 2003）。英国的一项研究发现，患有广泛性肌肉骨骼疼痛的女性与不患有疼痛的人群相比，其低维生素D状态［25（OH）D＜25nmol/L］

是后者的 3.5 倍（Macfarlane et al. 2005）。临床试验发现，补充维生素 D_3 可明显减轻肌肉疼痛（Al Faraj & Al Mutairi，2003；de Torrente de la Jara et al. 2004）。在一项试验中，在开始就有低维生素 D 状态的患者中，维生素 D_3 补充疗法（5000 ～ 10000U/d，连续 3 个月）使患者背部疼痛的缓解率达到 100%（Al Faraj & Al Mutairi，2003）。

与维生素 D 状态欠佳相关的肌肉疼痛或无力是否达到了影响运动员运动能力的程度，尚不清楚。很多运动员的维生素 D 状态欠佳（图 10.1），这或许会支持存在影响肌肉功能的可能性。有限的研究调查了维生素 D 边缘性缺乏对运动成绩的潜在影响（Wiciński et al. 2019）。考虑到影响运动成绩的诸多因素，运动员运动成绩下降（及骨骼肌功能的逐渐下降）与维生素 D 的关系是很难发现的。研究表明，补充维生素 D 对运动能力影响的结果矛盾不一。在对几项横断面研究结果的综合回顾中，Wiciński 等（2019）发现，有部分而不是全部研究的结果显示，改善维生素 D 状态与运动成绩指标如短跑时间、垂直跳跃、握力和最大摄氧量（VO_{2max}）之间存在正相关。

维生素 D 对骨骼肌功能的作用机制是通过对基因组和非基因组的调节实现的，这些内容超出了本章的范围，相关内容详见 Boland（2011）和 Girgis 等（2013）的综述。维生素 D 缺乏导致快收缩和慢收缩肌纤维萎缩，损害钙进入肌膜，减慢肌肉收缩和松弛的速度（Rivier et al. 1994；Sato et al. 2005）。此外，补充维生素 D 可增加 II 型肌纤维的大小和数量（Sato et al. 2005；Koundourakis et al. 2016），并增加离体肌细胞 ATP 的含量（Birge & Haddad，1975）。

10.8.3　维生素 D 的其他功能

维生素 D 还有助于调节炎症和免疫力（参见第 23 章）。抗菌肽（antimicrobial peptide，AMP）是先天免疫的重要调节因子，维生素 D 可上调抗菌肽的基因表达，并对获得性免疫中 T 淋巴细胞和 B 淋巴细胞发挥免疫调节作用（Zittermann，2003；He et al. 2013）。抗菌肽有助于预防急性感染性疾病（Cannell et al. 2006，2008b；Urashima et al. 2010）。尽管维生素 D 在免疫功能和炎症中的详细作用机制超出了本章的讨论范围，但是维生素 D 不足状态与急性感染（如上呼吸道感染）（Halliday et al. 2011；He et al. 2013）和全身炎症（Willis et al. 2012）的易感性增加有关。

10.8.4　维生素 D 在运动性损伤和康复中的作用

维生素 D 不足状态的另一个后果是运动性损伤的潜在易感性增加和伤后恢复延迟。骨骼、肌肉或软骨损伤的恢复是一个涉及疼痛和炎症的复杂过程，部分或完全固定使其进一步复杂化（参见第 23 章）。

在一项关于美国职业足球运动员的研究中，在赛季中有持续性肌肉损伤者的维生素 D 水平（50nmol/L）低于无肌肉损伤者（63nmol/L）（Shindle et al. 2011）。在另一项关于美国游泳者和潜水者的研究中，77% 的肌肉和结缔组织损伤发生在冬季 25（OH）D 季节性下降后（Lewis et al. 2013）。在一项关于英国芭蕾舞蹈演员（通常是损伤的高危人群）的干预性研究中，与未经治疗的对照组相比，给维生素 D 水平低的芭蕾舞蹈演员补充维生素 D（2000U/d，连续 4 个月），显著降低了损伤的发生率（Wyon et al. 2014）。笔者将这种益处归因于补充组肌肉力量和爆发力的增加，尽管这项研究的局限性使得这个结论并不确定。对这些运动员的观察性研究表明，维生素 D 缺乏与损伤风险之间存在关联，但不能确认因果关系。因为开展研究受限、样本量偏少和伦理等原因，根据运动员的临床试验结果评估低维生素 D 状态的独立影响作用，即便可能，但也是困难的。

维生素 D 不足可能导致损伤或手术后肌肉骨骼组织及韧带的修复和康复延迟（Barker et al. 2011），尽管有其他许多因素也牵涉其中，包括固定或制动、肌肉蛋白质合成减少、合成代谢受阻、蛋白质摄入不足和低能量可利用性（见第 23 章）。缺乏维生素 D 的人给予维生素 D 补充，可以改善肌力力量、肌肉功能和疼痛管理，可能有助于提高恢复的速度（参见 10.8.2）。肌肉无力会抑制所有肌肉骨骼损伤的物理康复。有趣的是，同时开展体内试验（受试者为体内维生素 D 充足、喜爱活动的男性）和体外实验（使用提取的受损肌肉细胞）以探讨维生素 D 对受损肌肉组织细胞修复作用的首次研究显示，维生素 D 可以在体内和体外改善肌肉的修复、再生和肥大（Owens et al. 2015）。体外实验支持维生素D对促进肌肉损伤后的恢复有直接作用。

10.9　运动员维生素D营养状况与摄入

维生素D营养状态欠佳普遍存在于一般人群中（Hossein-Nezhad & Holick，2013）。在运动员中，维生素D营养不足发生率变化很大，受地理和训练位置、运动类型（Larson-Meyer & Willis，2010）和肤色（Hamilton et al. 2010；Shindle et al. 2011；Pollock et al. 2012；Farrokhyar et al. 2015）的影响（图10.1）。在低纬度地区和在室内训练的运动员中，冬季25（OH）D的浓度较低。据报道，芬兰（Lehtonen-Veromaa et al. 1999）、英国（Close et al. 2013）和中东（Hamilton et al. 2010）的运动员，维生素D营养状况最差。最高维生素D水平的报道来自初秋的美国大学生运动员（Storlie et al. 2011；Halliday et al. 2011；Lewis et al. 2013）。

尽管维生素D营养状态欠佳的最可能原因是紫外线B光线暴露不足，但维生素D摄入不足也可能导致维生素D水平低下。过去15～20年有关维生素D摄入量的研究发现，许多运动员并没有达到大多数国家对维生素D的膳食推荐量，即200～400U/d（Larson-Meyer 2015），特别是新修订的美国RDA标准（600U/d）（Ross et al. 2010）。素食者（Davey et al. 2003）和严格素食者（Outila et al. 2000）通常比杂食者摄入的维生素D更少。在美国大学生运动员中，常规摄入高蛋白食物和以富含维生素D牛奶为主的恢复饮料，对维生素D的摄入量有显著贡献（Fields et al. 2020）。通过食物成分数据库计算食物的营养素含量存在局限性和不准确性（参见2.5.4）。天然食物来源的维生素D含量可变性很大，不同国家的食品强化（通过强化农作物或动物饲料，即生物性强化，或在加工食物后强化）有所不同，而商业化食品的成分信息亦不完整。

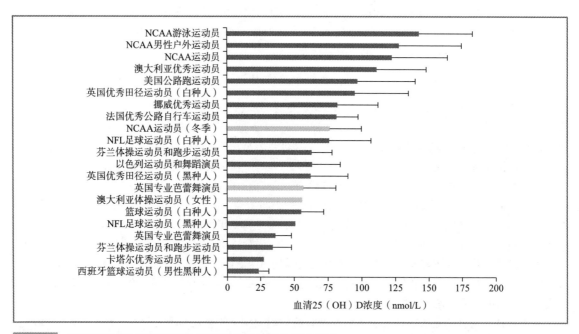

图10.1　不同运动项目运动员及舞蹈演员的维生素D营养状况
注：收集的数据中均含有男女运动员，否则另作说明。深色条柱表示有阳光的月份（春季、夏季和秋季）；浅色条柱表示冬季。误差线表示标准差。NCAA.美国全国大学体育协会；NFL.美国职业橄榄球大联盟。
来 源：Bergen-Cico & Short，1992；Lehtonen-Veromaa et al. 1999；Maïmoun et al. 2006；Hamilton et al. 2010；Bescós García & Rodriguez Guisado，2011；Helle & Bjerkan，2011；Storlie et al. 2011；Halliday et al. 2011；Pollock et al. 2012；Willis et al. 2012；Close et al. 2013；Peeling et al. 2013；Wyon et al. 2014.

10.9.1　影响维生素 D 营养状况的因素

由于充足的日光是维生素 D 合成所必需的，使用防护服或防晒霜，可限制日光照射或紫外线 B 波段（UVB）的吸收，会减少维生素 D 的合成，影响维生素 D 的营养状况。在北纬或南纬 35° 以上的清晨、傍晚和冬天，UVB 的太阳光子被臭氧层吸收，由于太弱而无法激活维生素 D 的合成（Hossein-Nezhad & Holick，2013）。

无论年龄大小，维生素 D 水平低下与超重或肥胖之间存在着密切的联系。这种联系的原因并不确定，代谢上比较复杂。在超重或肥胖的人群中，维生素 D 可能会被暂存在脂肪组织中，这减少了它的释放和利用。肥胖的人脂肪储存量较大，导致维生素 D 的体积性稀释，可能也限制了它的可利用性。关于详细过程请参见 Migliaccio 等（2019）的综述。也有报道称肥胖运动员中维生素 D 低下的发生率比他们的同龄人更高（Heller et al. 2014；Fields et al. 2020）。然而，没有科学证据支持维生素 D 缺乏使人容易肥胖的假设或观点。

10.10　运动员的维生素 D 推荐膳食摄入量

美国和加拿大制订的维生素 D 的每日推荐摄入量（RDA），儿童和成人（＜70 岁）为 600U，老年人（＞70 岁）为 800U（Ross et al. 2010）。虽然此成人的 RDA 比大多数其他国家的推荐量高，从澳大利亚和新西兰的 200U 到英国的 400U（表 10.3），但许多维生素 D 方面的专家认为，专门针对骨骼健康建立的 RDA 不足以支持骨骼以外的健康益处和最佳的运动表现（Cannell，2007；Heaney & Holick，2011；Holick et al. 2011）。美国内分泌学会建议对于日光照射不足的个体，维生素 D 的推荐摄入量为 1500 ～ 2000U/d（Holick et al. 2011）。不过，没有证据表明，运动员维生素 D 的推荐膳食摄入量与一般人群不同。

因为富含维生素 D 的食物来源有限，大部分运动员需要适当的日光照射，规律补充维生素 D，或者采取膳食摄入、日光照射和间歇性补充的联合措施。推荐上肢、下肢和躯干进行 5（浅色皮肤的人）～ 30 分钟（深色皮肤的人）的日光照射，每周 2 ～ 3 次，照射时间接近中午时分，以实现充足的维生素 D 合成（Cannell et al. 2008a）。身着游泳衣、浅色皮肤的个体，日光浴不到 30 分钟，可产生 10000 ～ 20000U 的维生素 D（Hollis，2005）。超过上述的日光照射，可使用防晒霜或防护衣物。应用程序 D-minder 可根

表 10.3　钙和维生素 D 的推荐摄入量

组别	澳大利亚和新西兰[a]	北欧国家[b]	英国[c]	美国和加拿大[d]	世界卫生组织[e]
钙（mg/d）					
儿童	500 ～ 1000	700 ～ 900	350 ～ 550	700 ～ 1000	500 ～ 700
青少年	1300	900	800 女孩，1000 男孩	1300	1300
成人	1000	800	700	1000	1000
老年人	1300（绝经后女性）1300（男性＞70 岁）	800	700	1200（绝经后女性）1200（男性＞70 岁）	1200（绝经后女性）1200（男性＞65 岁）
维生素 D（U/d）[μg/d]					
儿童	200[5]	300[10]	280[8.5 ～ 10]（＜4 岁）	600[15]	200[5]
青少年	200[5]	300[10]	400[10]	600[15]	200[5]
成人	200[5]	300[10]	400[10]	600[15]	200[5]
老年人	400[10]（50 ～ 70 岁）600[15]（＞70 岁）	400[20]（＞75 岁）	400[10]	800[20]（＞70 岁）	400[10]（51 ～ 65 岁）600[15]（＞65 岁）

注：推荐每日摄入量：儿童指＞1 岁；成人定义为＞18 岁或 19 岁。绝经后营养素需要量往往更高。[a] 钙：推荐膳食摄入量（RDI）；维生素 D：适宜摄入量（AI）；[b] 营养素推荐量（NR）；[c] 推荐营养素摄入量（RNI）；[d] 膳食营养素参考摄入量（DRI）。

来源：本表使用下列资料汇编：SACN（UK），2016；Nordic Nutrition Recommendations，2012；WHO/FAO，2004；CDHA et al.（AUS/NZ）2006；Ross et al. 2010.

据地理位置，提供有关日光照射的信息。

10.11　维生素D中毒

过量饮食摄入或补充维生素D引起中毒是少见的。报道的中毒案例涉及因生产商失误而导致消费者意外摄入极高剂量的维生素D，以及过度使用日光浴床（Koutkia et al. 2001a；Klontz & Acheson，2007；Araki et al. 2011；Jacobsen et al. 2011）。中毒症状包括疲劳、恶心、呕吐、便秘、背痛和健忘。还有明显的高钙血症和血清25（OH）D浓度升高。高钙血症可导致软组织钙化、高血压、肾和心血管损害及心律异常。长达5个月每日摄入10000U剂量的维生素D，没有证据显示引起了维生素D中毒（Vieth，2004）。然而，考虑到维生素D在许多与运动表现和运动恢复相关的身体系统中的多重作用，运动员长期过度使用维生素D补充剂和中毒的风险不容忽视。

10.12　存在骨健康风险运动员的临床和膳食评价及治疗

评估指南的概述可参见本章应用提示和表10.4。虽然血清25（OH）D浓度是评估维生素D营养状况常用的生物标志物，但当骨密度较低、应力性骨折明显、维生素D和钙的摄入严重受限时，甲状旁腺素也可提供额外的信息。当25（OH）D浓度低于25～50nmol/L时（Holick，2009），甲状旁腺素浓度会大幅增加，且与骨密度无关（Halliday et al. 2011），也与爱好运动人群的应力性骨折风险无关（Ruohola et al. 2006）。血清碱性磷酸酶、磷酸盐和钙水平在骨软化和维生素D缺乏时降低，但在骨密度低时可正常，可以作为辅助指标，与更加准确的指标如25（OH）D一起，用于临床诊断（Holick，2006）。

虽然在大多数情况下可以通过饮食干预来满足钙的需求，但维持维生素D的良好营养状态需要适当的日光照射或维生素D补充剂（1500～2000U/d）或联合措施（Holick et al. 2011）。对于体重较大、过度肥胖或脂肪吸收不良或使用某些药物（表10.4）的运动员，可能需要更高的剂量。被诊断患有维生素D缺乏的运动员，需要短期、高剂量的维生素D_3补充剂（如每日50000～100000U，8～10周）来迅速恢复储备（Holick et al. 2011）。由于脂溶性维生素A的潜在毒性水平，不推荐使用鱼肝油（Cannell et al. 2008c）。不同于维生素D_2，维生素D_3不会引起肌肉损伤，可作为纯素食者的替代补充剂（Nieman et al. 2014）。地衣中的维生素D_3也是纯素食者的另一种选择。要谨慎使用可发射紫外线B波段的晒黑床。已证实这些措施可以解决与维生素D缺乏相关的肌肉骨骼疼痛和无力（Koutkia et al. 2001b），并有助于维持健康个体（Tangpricha et al. 2004）和运动员（Halliday et al. 2011）足够的维生素D储备。

小结

骨骼反映了激素环境和骨骼压力和张力之间复杂的相互作用。负重运动或抗阻训练能有效延缓或防止绝经前和绝经后女性的骨量丢失。至少在女性中，充足的钙摄入可有效减少骨量丢失，因此绝经后女性或闭经女运动员应增加钙的摄入量。低能量可利用者及月经紊乱的运动员应力性骨折的发生率比月经正常者高。低能量可利用性和月经紊乱如果不干预，可对骨骼健康产生不良后果，在以后的生活中出现骨量减少和骨质疏松症的风险增加。

运动营养师和内科医师应该定期评估钙的摄入量、维生素D的状态及与骨骼健康相关的其他营养素（如镁）的摄入量。有证据表明，保持充足的维生素D状态可以降低与维生素D缺乏相关的应力性骨折、急性感染、潜在的肌肉功能受损和肌肉疼痛的风险。需要更多的研究来确定维生素D不足是否增加运动性损伤的风险并减缓损伤后的康复，以及长期摄入维生素D补充剂是否会影响运动员的整体骨骼健康、训练能力和表现。

参考网站

https：//depts.washington.edu/bonebio/ASBMRed/ASBMRed.html

美国骨骼和矿物质研究学会（American Society for Bone and Mineral Research）

https：//www.anzbms.org.au

澳大利亚和新西兰骨骼和矿物质学会（Australian and New Zealand Bone and Mineral Society）

https：//www.niams.nih.gov

美国国家关节炎、肌肉骨骼和皮肤病研究所（National Institute of Arthritis and Musculoskeletal and Skin Diseases）

https：//www.nof.org

美国国家骨质疏松症基金会［National Osteoporosis Foundation（the United States）］

https：//www.vitamindsociety.org/

维生素 D 协会（加拿大）［Vitamin D Society（Canada）］

应用提示

Enette Larson-Meyer，Deborah Kerr

评估

▶ 最佳的骨骼健康依赖于终生充足的钙、维生素 D 和能量供应。通过了解骨骼和关节损伤史、应力性骨折、骨骼无力或疼痛、频繁生病、过度训练迹象等情况，对运动员的骨骼健康进行评估。对有进食限制习惯、避开或限制乳制品摄入和阳光照射的高风险运动员进行评估。

▶ 维生素 D 缺乏广泛存在，与多种疾病有关，对骨骼健康有不良影响。尽管阳光照射是维生素 D 的主要来源，但有些人群，如皮肤颜色深、过度肥胖、避免阳光照射（或总穿遮光服装）、在高纬度、高海拔、多云地区居住或训练，其维生素 D 水平更容易低下。

▶ 营养评估应针对所有危险因素，包括药物（可干扰钙和维生素 D 的吸收和代谢）（表 10.4）。

表 10.4　骨骼健康的综合评估

人体测量和生物学因素
- 年龄［维生素 D 的合成每 10 年减少约 13%（Chalcraft et al. 2020）］
- 体脂百分比（肥胖）和体重指数
- 体重变化史（和可能的低能量可利用性）

生化指标
- 25（OH）D 浓度
- 甲状旁腺素［与 25（OH）D 浓度呈负相关］
- 碱性磷酸酶、血清钙和血清磷

临床

病史
- 应力性骨折和其他类型骨折
- 骨痛
- 肌肉疼痛、无力、"腿部沉重"（严重维生素 D 缺乏的常见症状）
- 慢性损伤
- 频繁的感染性疾病
- 光过敏
- 皮肤癌病史和家族史（因此而小心避开阳光）

续表

药物

- 抗惊厥药、糖皮质激素、组胺 H_2 受体拮抗剂、茶碱、脂肪酶抑制剂、抗结核病药物（可能会降低维生素 D 水平）
- 噻嗪类利尿药、阿托伐他汀、洛伐他汀和辛伐他汀（可能会增加血液中维生素 D；噻嗪类利尿药与维生素 D 补充剂同时使用，可能会引起高钙血症）
- 磺胺类、吩噻嗪类、四环素类、补骨脂素类可提高光敏感性（与避免日光有关）

身体检查

- 特发性肌肉骨骼疼痛
- 肌肉无力（肢体近端）
- 胸骨过度疼痛和胫骨前压痛
- 下肢畸形（X 形腿、O 形腿）
- 肠道功能障碍（脂肪泻）（可以改变维生素 D 和钙的吸收）
- 皮肤色素沉着（及类型）或头发颜色改变
- 日光照射的禁忌证（白化病、卟啉症、着色性干皮病）

膳食摄入

- 日常的钙摄入
- 维生素 D，含有维生素 D 的补充剂（包括多种维生素）
- 磷酸盐（营养补充剂和苏打水/软饮料）的摄入可能会升高甲状旁腺素水平
- 维生素 K
- 镁

生活方式和环境

- 训练方案
- 与日光照射有关的训练环境
- 训练的纬度、海拔、气候
- 习惯性地、适当地使用防晒霜
- 穿着统一服装或运动服及衣服的防晒系数
- 休闲日光照射（一日中的频率、持续时间和时段）
- 使用晒黑床
- 关于日光照射的信念

　　▶ 膳食评估应主要集中在估计骨骼健康相关营养素（钙、维生素 D、镁、维生素 K）的摄入量。表10.5 列出了食物来源。镁摄入量不足在西方饮食中很常见，并且与绿色蔬菜和全谷物摄入量低有关。

　　▶ 应留意是否有进食障碍或低能量可利用性的表现，若未治疗，会导致不可逆转的骨流失。如果膳食钙摄入量低，应评估钠、蛋白质、咖啡因和酒精的摄入量。过量摄入这些营养素会增加尿钙排出。较高的钙摄入量（至少＞800mg/d）是这些情况的优先干预措施。

　　▶ 在筛查或进行个人初次咨询时评估月经史。

　　干预

　　▶ 目前没有针对闭经运动员钙的膳食参考摄入量（dietary reference intake，DRI）/营养素参考值（nutrient reference value，NRV）。已有学者提出 1500mg/d，这与美国国立卫生研究院共识声明中对不服用雌激素的绝经后女性的推荐量一致。在青少年时期，当骨量进入峰值期时，必须摄入足够的钙。钙的食物来源见表10.5。

　　▶ 为没有摄入足够的钙的女性和男性运动员咨询时，解释骨质疏松症的远期风险通常作用不大。如果一个人看到他们的家人或朋友由于骨质疏松症带来的健康危害，他们会更容易接受预防措施。首先建议通过饮食方式增加钙的摄入量，但如果这种方法不可行，则可能需要使用钙补充剂。还可以考虑让队医进行骨密度扫描。一个低钙摄入伴有低骨密度的运动员，更容易接受改变。

　　▶ 乳制品是钙的主要来源，但有许多关于乳制品的误解。任何关于钙和乳制品的错误信息及其他可能阻碍或促进富钙食物选择的因素，都应该在实际工作中处理解决。生活中可以通过选择富钙零食和食物，如钙强化食品，增加膳食的钙密度。

▶ 如果仅靠饮食难以满足钙的需求，应使用钙补充剂。虽然补充剂中的钙生物利用率低于乳制品，但睡前或两餐之间使用补充剂可以最大限度地增加钙吸收，并防止食物中天然抑制因子对钙吸收的干扰（如谷物中的植酸）。钙补充剂的吸收在剂量为500mg或更少时最有效（Heaney et al. 1975，1988）。常用的钙补充剂有碳酸钙、枸橼酸钙、乳酸钙、葡萄糖酸钙等。

▶ 对于那些总是在室内训练、没有日光照射或在高纬度地区居住和训练的运动员，建议使用安全的日光照射或维生素D补充剂。有关指南和剂量，参见10.12。

▶ 对于有骨量减少风险的女运动员可能需要进行药物干预和激素的生化检测。需要转诊就医的指征如下。

　　－ 闭经6个月以上。
　　－ 进食障碍和运动员能量相对缺乏病史。
　　－ 发生应力性骨折。
　　－ 绝经后。
　　－ 骨质疏松症家族史。

▶ 慢性低能量可利用性的男子运动员也有低骨密度的危险。青春期长期能量限制是低骨密度的高危行为，导致在青春期后期不能达到峰值骨量。

▶ 由于累积辐射剂量的潜在不良影响，不建议运动员使用双能X射线吸收测定法（DXA）进行常规骨密度筛查。骨密度检查推荐用于高风险运动员（如具有低能量可利用性、进食障碍、闭经＞6个月）（Mountjoy et al. 2014）。

▶ 规律性负重运动或重力训练对骨密度有积极作用。与骑自行车和游泳相比，负重活动如慢跑、网球、有氧健美操和快走，效果更好。虽然非负重运动对有氧体能很好，但对骨量的作用可能不大。

教育

▶ 运动营养师的一个关键作用是提高教练和运动员的认识，并对其进行相关教育，使之了解相关风险因素及未经干预的低维生素D营养状况和低骨密度在短期和长期的健康后果。

表10.5　一些食品（包括强化食品）中钙、镁和维生素D的含量				
食品名称	一份食物量	钙（mg）	镁（mg）	维生素D（U）
乳制品、鸡蛋和豆奶类				
牛奶，脱脂	250ml	306	0	0
牛奶，2%脂肪	250ml	285	27	98
切达奶酪	30g	204	8	0
马苏里拉奶酪	30g	207	7	0
瑞士奶酪	30g	224	11	0
1个蛋黄	60g	1	22	20～40
钙强化豆奶	250ml	368[a]	39[a]	100[a]
天然低脂酸奶	200g	235	21	na
谷物类				
强化面包	1片（30g）	43	7	0
全麦面包	1片（30g）	20	24	0
强化谷类食品	30g	125～1000[a]	含量多变	40～100[a]
蔬菜和豆类				
鳄梨	100g	14	27	na
煮熟的西蓝花	100g	33	18	na

续表

食品名称	一份食物量	钙（mg）	镁（mg）	维生素D（U）
冷冻、煮熟的混合蔬菜（胡萝卜、豌豆、玉米）	100g	31	17	
煮熟的英国菠菜	60g	65	83	na
煮熟的新鲜马铃薯	100g	4	19	na
罐装的脱水鹰嘴豆	100g（1/2杯）	45	27	na
番茄酱焗豆	100g（1/2杯）	40	25	na
带皮生花生	20g	10	32	
肉和鱼类				
修整过的烤小羊排	100g	10	27	na
烤牛排，臀部瘦肉	100g	6	27	na
烤鸡胸，无皮	100g	5	28	na
生的白鱼、鳕鱼、鲷鱼	100g	22	28	104[b]
生的大西洋野生三文鱼	100g	7	25	988[b]
水果				
强化葡萄柚汁[c]	250ml（1杯）	350	30	100
强化橙汁[c]	250ml（1杯）	350	27	100
坚果/果仁				
生的带皮杏仁	20g	50	52	na
生的带皮核桃	20g	18	30	na
水果、坚果和坚果棒	40g	25	32	na

注：[a]品牌不同含量有所不同；[b]引自Lu et al. 2007；[c]来自美国强化了钙和维生素D的食品标签；na.无数据。

来源：改编自美国农业农村部国家参考标准营养素数据库参考标准（the USDA National Nutrient Database for Standard Reference），网页：https://fdc.nal.usda.gov/；2019年澳大利亚食品成分数据库，澳大利亚、新西兰食品标准（Australian Food-Composition Database，2019，Food Standards Australia New Zealand）。

（李筱雯　译　艾　华　校）

参考文献

第11章
铁和运动员

Peter Peeling, Vicki Deakin, Laura Lewis

11.1 引言

　　铁是机体必不可少的微量元素，在氧气运输、能量产生等许多生理生化方面都影响着运动表现。尽管铁很重要，但相对于普通人群，运动员，特别是女性运动员和青春期运动员，常面临铁缺乏的风险，这可能是由于运动相关机制导致的铁需求增加的结果。若未及时发现和治疗，铁缺乏可继而发展成为缺铁性贫血（iron deficiency anemia，IDA），而血红蛋白产生减少将负面影响个体的运动能力。因此，运动员群体需要保持充足的铁储备，这也是运动员营养上需要优先考虑的内容。

　　尽管铁对于许多基本的运动相关生理生化过程非常重要，但是我们的机体本身并不能合成铁，只能从食物中获得。虽然铁广泛存在于多种食物中，然而，膳食构成的不合理会影响铁的吸收。食物中天然存在的植酸盐、单宁和钙，都会抑制植物性富铁食物中铁的吸收，其中钙影响的程度较小。可以通过食用含有增强铁吸收的特定化学成分的食物或饮料，部分抵消这种抑制作用。此外，运动本身已被证明可以暂时性地提高一种铁调节激素——铁调素（hepcidin）的水平，该激素负责肠道铁吸收的稳态调节。因此，高风险个体的个性化饮食干预，并与训练计划相配合，对于防止铁缺乏至关重要，特别是在铁代谢改变的高峰期。早期检出铁储备减少并进行饮食干预是必要的，因为消耗殆尽的铁储备恢复缓慢，可能需要数月才能完全恢复。

11.2 铁缺乏不同阶段的界定

　　一般人群的铁营养状态可通过几项常见的血液标志物进行程度分级。每个标志物都有一个与健康铁状态相关的参考值范围和阈值。需要说明的是，这些普通人群的判定标准也适用于运动员群体，因为目前还没有建立针对运动员的标准参考值。在这些参考值的范围内，一般把铁缺乏分为3个阶段，根据表11.1所列的血液学指标，进行综合判断和区分。

表11.1　临床评估铁缺乏的常规血液学指标

铁缺乏分段	血液学指标	成人临界值判定标准
阶段1		
铁储备减少：骨髓、肝和脾中的铁储备减少	血清铁蛋白	$<35\mu g/L$
	血红蛋白	$>115g/L$
	转铁蛋白饱和度	$>16\%$

续表

铁缺乏分段	血液学指标	成人临界值判定标准
阶段2 缺铁性红细胞生成减少：随着红骨髓铁供应的减少，红细胞生成减少	血清铁蛋白	$<20\mu g/L$
	血红蛋白	$>115g/L$
	转铁蛋白饱和度	$<16\%$
阶段3 缺铁性贫血：血红蛋白生成下降，出现贫血	血清铁蛋白	$<12\mu g/L$
	血红蛋白	$<115g/L$
	转铁蛋白饱和度	$<16\%$

来源：Peeling et al. 2007.

　　虽然社会大众普遍接受这种铁缺乏的程度分段，但对于评估运动员的铁状态来说，哪些是最合适的血液学标志物，其阈值又是多少，一直存在争议（全面综述参见Clenin et al. 2015）。在临床实践中，对个体铁状态的解释通常基于血清铁蛋白、血红蛋白和转铁蛋白饱和度的测量值。

　　血清铁蛋白（serum ferritin, SF）是反映储备铁的一个指标，随着体内铁储备的减少，血清铁蛋白逐渐减少。其结果是，其他含铁化合物如血红蛋白、转铁蛋白等，最终都会受到影响（正如表11.1铁缺乏各阶段这些指标临界值变化所示），这也为铁缺乏按严重程度不同区分阶段提供了理论依据。铁缺乏的早期，随着铁储备的减少，转铁蛋白饱和度一开始会出现增加，可达参考值范围的上限，但随后下降，此时红细胞生成受阻，进而影响血红蛋白的合成。文献中关于铁缺乏各个阶段的名称术语和判定界值不尽相同，尤其是在运动员的研究中，一些名称术语，包括边缘性铁缺乏、早期铁减少、功能性铁缺乏和缺铁性红细胞生成减少等，经常互换使用。无贫血铁缺乏（IDNA）是最常用的术语，似乎涵盖铁储备减少和缺铁性红细胞生成减少2个阶段。

　　值得注意的是，评估运动员铁状态的临界值是基于普通人群的参考标准，可能不适合一些运动员，因为即使低于普通人群参考值范围，仍然有可能表示足够的铁存储，这与年龄成熟、体重、性别、遗传因素和体育活动均有关系（Rossander-Hulten & Hallberg, 1996）。11.3内容将进一步探讨铁状态的常见实验室测量方法及其解读。

11.2.1　稀释性假性贫血或"运动性贫血"

　　有一种与铁营养状态无关的贫血，但在运动员中常见，即所谓的稀释性假性贫血，是运动人群训练时独特的生理反应。稀释性假性贫血这一术语通常是指运动员中一种短暂的贫血状态，也经常被称为运动性贫血、运动员贫血、跑步者贫血、运动后贫血或游泳者贫血等。这些可相互混用的术语具有误导性，因为稀释性假性贫血并不是真正的铁缺乏，而是铁生物标志物受到稀释的结果。大强度训练阶段可能会导致血浆容量的增加，这是一种"正常的"训练适应性反应，导致大部分反映铁营养状态的血液学指标相应降低（Schumacher et al. 2002；Maczewska et al. 2004；Merkel et al. 2005）。马拉松选手在赛后48小时的血浆容量增加了约20%，并在赛后维持1周左右（Brotherhood et al. 1975；Schmidt et al. 1989）。

　　在这些案例中，红细胞总量似乎被稀释了。因此，在临床实践中，利用常规的铁生物学标志物来区分稀释性假性贫血和真正的缺铁性贫血，通常有困难。为了准确进行判断，避免混杂因素的影响，建议以标准化的方式对运动员进行铁质筛查（参见11.3）。

11.3　铁状态的实验室检测指标及其解读

　　铁的状态是通过检测数项关键性血液学标志物来评估的，而这些标志物来自体内的3个主要含铁组分：①储存铁；②转运铁；③红细胞铁。一般来说，在临床实践中，这些血液标志物包括血清铁、血清铁蛋白、转铁蛋白、转铁蛋白饱和度和血红蛋白，以及平均红细胞体积（MCV）和平均红细胞血红蛋白浓度（MCHC）。其他可用的标志物（但不太常用）包括：①可溶性转铁蛋白受体（sTfR），可反映功能性铁库；②sTfR-铁蛋白（sTfR-F）指数，可确定铁减少水平；③血红蛋白总量（Hbmass）；④C反应蛋白，可作为排除潜在感染的标志物，因为感染可以影响铁相关的急性期蛋白，如血清铁蛋白。

尽管可用于评估铁缺乏的潜在血液标志物很多，但许多都容易受到急性期炎症反应和血浆体积扩张的影响。因此，为了使运动员铁筛查流程标准化，Sim 等（2019）提出了一个全面的框架方案，包括基本注意事项和检测频率。该方案要求采样时间最好是早上，运动员体水充足，没有疾病或感染的迹象，在采样前24小时内没有运动或进行了低到中等强度的运动（最好在采样前12小时内不运动）。

下面将探讨在人体三个主要含铁组分中的关键血液学标志物。

11.3.1　储备铁

（1）血清铁蛋白：铁以铁蛋白和含铁血黄素（铁蛋白的部分降解形式）的分子复合体形式储存在网状内皮系统内。通常情况下，在健康成人循环血液中有少量的血清铁蛋白，浓度在30 ~ 500μg/L。随着储存铁的增加，血清铁蛋白也会相应增加，这就使血清铁蛋白成为反映健康人和运动员铁储备的最佳指标（Handelman & Levin，2008）。

在运动员和非运动员中，血清铁蛋白的浓度随着年龄、性别和体力活动而变化，且在生长发育迅速的儿童期和青春期较低（Baynes，1996）。尽管一些男性青春期运动员的膳食中铁摄入量较高，再加上使用铁补充剂，但其血清铁蛋白含量仍然显得较低（Telford et al. 1993）。不过在这个年龄阶段，这在生理上可能是"正常"的。在人群研究中，男性血清铁蛋白和体内铁在青春期缓慢增加，在青春期末期大量增加（Bothwell，1995；Bergström et al. 1996；Cook et al. 2003）。而女性并未出现青春期末期大量增加的情况。老年男性和绝经后女性的身体铁储备会进一步增加，而年轻女性不会增加（Cook et al. 2003）。此外，血清铁蛋白可能每日都有一些变化（Stupnicki et al. 2003），根据不同的生理条件而出现波动。

优秀男女运动员的血清铁蛋白在训练季均可下降。对来自澳大利亚体育学院的女性运动员进行配对研究（共纳入46对运动员），观察到血清铁蛋白在训练季下降了约25%，负重项目运动员（无板篮球和篮球）比非负重运动（游泳和划船）的血清铁蛋白含量下降幅度更大（Ashenden et al. 1998）。McClung 等（2009）发现，新兵血清铁蛋白水平在9周基本军事训练后出现下降。这种下降可能是血液循环系统随着时间推移而适应的结果，或是运动引起的各种途径铁丢失的累积结果。然而，无论是哪种情况，这些结果都突显了增加运动员铁供应的必要性，以便帮助和支持运动员进行适应或缓和铁的损失。

（2）确定铁缺乏分期的血清铁蛋白诊断临界值：虽然血清铁蛋白在没有炎症或感染的情况下是反映铁储存的最佳指标，但目前国际上对铁缺乏的分期尚无统一的诊断临界值。对于未经运动训练的成年人，有学者建议血清铁蛋白浓度低于30μg/L为铁储备减少期（Crosby & O'Neill，1984）；还有学者建议血清铁蛋白浓度低于12μg/L为铁储备耗竭期（Cook et al. 1974）。对于非运动员的青春期男女和成年女性群体，铁缺乏性红细胞生成减少（第2阶段）由以下情况确定：骨髓中可染色铁未检出；血清铁蛋白浓度低于15μg/L；其他指标显示低铁状态（Hallberg et al. 1993a；Hallberg et al. 1993b）。在缺乏适于运动员的标准参考值情况下，研究人员已经将血清铁蛋白的临界值范围从<12μg/L（Nabhan et al. 2019）调整至<35μg/L（Peeling et al. 2007；Sim et al. 2019），作为运动员无贫血铁缺乏的诊断标准，并将<50μg/L作为准备进行高原训练的运动员的亚理想标准（Clénin et al. 2015）。显然，在不同阶段铁状态对运动表现和健康的真实影响的解读上，这些不同的临界值容易产生混乱。如果想形成一个真正基于运动员的共识性诊断临界值，仍然需要大量的工作。因此，应谨慎解释血清铁蛋白测量低值，并配合其他血液参数进行综合评估，如转铁蛋白饱和度、血红蛋白和（或）血红蛋白总量。

11.3.2　转运铁

循环血中铁转运的血液标志物主要包括转铁蛋白和血清铁。不过，单一的血液标志物在评估铁营养状态中的价值有限。转铁蛋白饱和度和血清转铁蛋白受体（sTfR）也是有用的铁状态指标，特别是当与其他标志物联合使用时。

（1）血清铁：女性的血清铁普遍低于男性，且不受月经周期的影响，但一日当中可有20%的波动变化（Beaton et al. 1989），其最高值出现在早晨，傍晚时的值最低（Jacobs, 1974）。血清铁的人群参考值范围男性为14～32μmol/L，女性为11～29μmol/L。血清铁确实存在性别差异，不过与体力活动无关。研究发现，未受过运动训练的人平均血清铁浓度要高于运动员（Brotherhood et al. 1975）。仅根据一次测量值就评判血清铁含量降低实为不妥，因为血清铁浓度在一日当中变化幅度较大（RCPA, 2013）。

（2）血清转铁蛋白和转铁蛋白饱和度：血清转铁蛋白是血浆中主要的转运铁的蛋白质，能够结合铁离子（仅结合三价铁），将铁离子从储存位点转移到骨髓（Handelma & Levin, 2008）。转铁蛋白饱和度是血清铁与转铁蛋白铁结合能力的比值。在非运动员群体中，转铁蛋白饱和度通常是20%～45%。转铁蛋白饱和度一日之间也存在较大波动，且特异性较低。铁缺乏的早期，随着铁储备的减少，转铁蛋白饱和度最初向参考值范围的上限增加，而当红细胞生成减少时，则出现下降。血清转铁蛋白饱和度低于16%，是成人红细胞生成减少的诊断临界值标准（Bothwell et al. 1979；Finch & Cook, 1984）。转铁蛋白饱和度百分比单独升高，可能是血色病（haemochromatosis，一种慢性铁负荷过多疾病）的最早期标志（RCPA, 2013）。

（3）血清（可溶性）转铁蛋白受体（TfR）：位于有核红细胞表面，控制转铁蛋白运输的铁进入有核红细胞。转铁蛋白受体降解后，其残余产物以一种可溶的形式释放到循环血中，被称为血清转铁蛋白受体或可溶性转铁蛋白受体（均简写为sTfR）。sTfR能够反映受体的募集情况，是定量评估轻度组织铁缺乏或铁缺乏性红细胞生成减少的指标（Skikne et al. 1990；Ervasti et al. 2004）。然而，单独使用sTfR作为检测和判断早期和中期铁缺乏阶段的指标，敏感度较低（Choi, 2005）。

当机体铁缺乏时，sTfR的浓度随之增加，这是因为有核红细胞表面表达更多的TfR，可使细胞摄取更多的铁。随着血清铁蛋白下降，sTfR以线性方式上升（Skikne et al. 1990），在缺铁性贫血阶段，sTfR可达"正常"参考值的3～4倍（Huebers et al. 1990）。sTfR对剧烈运动（Schumacher et al. 2002）或快速生长发育引起的血容量变化不太敏感，而血清铁蛋白则较为敏感；sTfR也不受急性期反应（如炎症或感染）的影响，而血清铁蛋白则相反（Baynes, 1996；Hulthén et al. 1998）。然而，对于患有贫血和红细胞生成障碍的患者（Beguin et al. 1993）及长期高强度运动后的运动员（Voss et al. 2014）来说，sTfR的结果并不可靠。需要说明的是，目前在运动员或在临床实践中，sTfR并不是用于铁缺乏筛查的常规指标。sTfR主要用于研究，与其他铁状态标志物联合使用，并作为基准值，评估缺铁性红细胞生成减少阶段人群口服铁剂或注射铁剂对运动表现的影响。

（4）血清转铁蛋白受体–铁蛋白比值（sTfR-F指数）：即sTfR与log SF的比值。一般认为，在反映铁营养状态方面，该指数比指数中的2个指标单独使用更加可靠，特别是反映边缘性铁缺乏方面（Punnonen et al. 1997；Suominen et al. 1998；Cook et al. 2003）。有学者使用Orion诊断试剂盒对65名芬兰成年人进行检测，把sTfR-F指数≥1.8时确定为第1阶段（铁储备减少）；≥2.2时确定为第2阶段（功能性铁缺乏或缺铁性红细胞生成减少），从而对受试者铁营养状态进行分期（Suominen et al. 1998）。该试剂盒使用的这些临界值，还被2项针对运动员的研究作为铁营养状态分期的诊断值（Malczewska et al. 2001；Pitsis et al. 2002）。

sTfR-F指数测量方法的优点是可用表皮毛细血管血样，而不必是静脉血样（Cook et al. 2003），这便于在场地研究中监测受试者的铁营养状态。还可将该指数转换为机体的铁储备值（mg/kg体重，转换公式可参见Cook et al. 2003），可定量评估个体的早期铁缺乏情况，从而避免因使用不一致的普通人群血清铁蛋白分期诊断值所引起的问题。

　　sTfR-F指数在检测非运动员人体铁储存量和评估铁缺乏阶段方面已经显示出很好的效果（Cook et al. 2003）。但是，由于市面上sTfR检测试剂盒不同，其评估诊断值也有所不同，并没有统一，这妨碍了各研究结果之间的比较和解读（Brugnara，2003；Banfi et al. 2009）。此外，Stupnicki 及其同事的研究（2003）曾质疑sTfR-F指数在运动员中的有效性，他们发现该指数在女性运动员个体内每日的变异差别高于对照组50%，此误差主要归因于运动引起的血浆容量变化而造成的血清铁蛋白的波动。虽然该研究及其他研究（Malczewska et al. 2001）均报道血清铁蛋白的逐日波动较大，但sTfR-F指数却在为期10日的训练过程中保持稳定。这些研究者建议，如果该指数用于监测精英运动员的铁营养状况，那么，就需要根据未经训练人群的数据来调整建立参考的临界值。目前，sTfR-F指数主要用于研究。

11.3.3　红细胞及相关指标（全血红细胞计数、红细胞形态学、网织红细胞、铁调素）

　　（1）全血红细胞计数：当机体发生铁缺乏时，红细胞在数量、大小、血红蛋白浓度和组成方面，均会发生变化。当铁缺乏时，如果缺铁限制了红细胞的生成，则最终出现红细胞数量下降，血红蛋白降低和红细胞形态异常。框11.1列出了运动员发生铁缺乏后的机体红细胞参数的变化。

框11.1　机体铁缺乏发展阶段中红细胞特征的变化

　　网织红细胞血红蛋白含量降低
　　低色素红细胞百分比和小红细胞百分比增加
　　RBC血红蛋白含量降低
　　RBC MCV减少
　　MCHC减少
　　随着铁缺乏严重程度的进展，小红细胞、低色素RBC可开始出现

注：RBC.红细胞；MCV.平均细胞体积；MCHC.红细胞血红蛋白平均浓度。

　　（2）血红蛋白和血细胞比容：血红蛋白和血细胞比容值只有在严重缺铁时才会降低。这些指标存在较大的时日波动性和生理上"正常"水平的个体变异性。青春期前，男孩和女孩的血红蛋白和血细胞比容值是相似的；而在青春期，男生高于女生，与成年人类似。然而，在无贫血的情况下，青春期男女运动员的血红蛋白和血细胞比容值通常均较高（Nikolaidis et al. 2003）；在成人中，运动员高于非运动员（Brotherhood et al. 1975），男性高于女性（Sanborn & Jankowski，1994）。

　　（3）血红蛋白总量（haemoglobin mass，Hb_{mass}）：是评估铁缺乏和贫血的又一准确标志物。血红蛋白总量表示体内循环血中血红蛋白的绝对质量，可用Schmidt和Prommer（2005）描述的CO再呼吸技术（CO-rebreathing technique）进行测量。与大多数铁生物标志物和血红蛋白相比，它不受血浆体积和采血时日变化的影响（Prommer et al. 2008），从而可以检测到血红蛋白微小的但有临床意义的改变。虽然血红蛋白总量可能受到训练海拔高度、身体发育成熟程度、献血、疾病和运动性损伤等变量的影响，但有研究（Schmidt et al. 2008；Garvican et al. 2012）称，运动员的血红蛋白总量在整个赛季比较稳定，变化不大（2%～3%）。虽然血红蛋白总量的测量技术相对简单，但该指标尚未在临床环境中采用，主要是作为一种研究工具。

　　（4）红细胞形态：随着铁缺乏严重程度的增加，红细胞数量逐渐下降，而且红细胞变成小红细胞和低色素红细胞。通过血涂片检查，可区分不同类型的贫血和影响红细胞的铁代谢紊乱（如缺铁性贫血和地中海贫血，后者是血红蛋白合成缺陷的一种遗传性疾病）。

　　（5）网织红细胞和网织红细胞中的血红蛋白含量：网织红细胞是刚从骨髓释放的幼年红细胞。测量网织红细胞内血红蛋白含量（CHr）是评判功能性铁缺乏和骨髓铁储备情况的早期可靠指标，但在平均红细胞体积（MCV）升高和患有地中海贫血的个体中则并不可靠（Mast et al. 2002）。含有低血红蛋白的网织红细胞进入循环血，只需1～2日就可导致成熟红细胞的血红蛋白偏低。CHr的测定并没有应用于

临床。

（6）铁调素（hepcidin）：是一种肽类激素，在肝合成，被认为是全身铁代谢的关键调节因子。测量尿液和血浆的铁调素水平，可有助于区分炎症性贫血、铁缺乏和铁过载的不同阶段（Ganz，2005，2011）。循环血中铁调素升高，可通过作用于细胞铁排出通道——膜铁转运蛋白（ferroportin），抑制肠道吸收铁（Ganz，2005）。铁调素的水平升高可由生理性应激诱导，这些应激包括慢性感染、炎症、高铁贮备、急性运动等。因此，运动引起的铁调素水平升高，加上运动的溶血作用和膳食铁摄入量不足及低生物利用度等因素，可解释运动员铁缺乏发生率较高的原因（Peeling et al. 2007，2009a；Sim et al. 2019）。

而循环血铁调素水平会在如下情况下降低：当机体处于生长发育期，对铁的需要量增高，红细胞生成活跃时；当机体处于低氧暴露时（如运动员在高原训练）；当机体铁储备下降时。研究发现，铁储备较缺乏的运动员运动前后的铁调素水平较低（Peeling et al. 2017）。在慢性低氧（如高原环境下）暴露期间，红铁酮（erythroferrone，ERFE）水平升高，可在应激性红细胞生成过程中抑制铁调素（Kautz et al. 2014）。在这种情况下，红细胞生成驱动的增加可能是降低铁调素水平的信号，从而增加铁的摄取以适应环境（Hintze & McClung，2011；Talbot et al. 2012；Hall et al. 2019）。目前临床上或对运动员铁缺乏进行诊断时，铁调素并不是常规检测项目。

11.3.4　铁营养状态实验室检测结果的误判

根据单次血液测试结果或一次性检测来诊断铁的营养状态，并不可靠或可能导致误判，因为血液样本容易受到生理和病理条件波动的影响，进而影响检测结果。如采血时受试者有脱水情况，会使血液产生浓缩效应，导致铁指标的检测数值貌似增加，产生假阳性和误诊。

研究观察到，在急性、短时间、中等至剧烈运动后，或长时间有氧运动后，如每日骑自行车连续3日或更长时间（Schumacher et al. 2002；Voss et al. 2013），或马拉松比赛后（Lampe et al. 1986；Fallon et al. 1999；Roecker et al. 2005），在受试者没有脱水的情况下，除了血清铁蛋白、铁调素及略有下降的转铁蛋白受体外，其他所有血液学指标均会下降。这种下降与运动引起的血浆容量增加而导致的血液稀释有关。

另外，由于血清铁蛋白是急性期反应物，感染、炎症、肝脏疾病、高酒精摄入、能量摄入减少和剧烈运动造成的生理应激等，均会提高这项指标的水平（Hulthén et al. 1998；Fallon et al. 1999；Hallberg & Hulthén，2003）。相反，其他指标，如血红蛋白、血细胞比容、血清铁和转铁蛋白则因感染和炎症而减少（Finch & Huebers，1982）。为了避免运动员铁营养状态检测结果的误判，血样采集应在Sim等（2019）建立的标准化流程框架下进行。

11.3.5　铁营养状况实验室检测的总结

仅靠血液检测并不总能确诊铁缺乏。因为对于某些个体，即使铁营养状态指标的检测结果低于诊断标准下限，也实属"正常"。在运动医学临床和研究中，血清铁蛋白是诊断铁营养状况的常规指标，用于铁缺乏第1阶段和第2阶段的最初评估和后期监测。尽管存在一定的局限性，但血清铁蛋白和血红蛋白一起，常作为早期发现铁缺乏的首选检测指标。如果不测血清铁蛋白，而只测血红蛋白和血细胞比容，那么发现早期铁缺乏的作用有限，因为这两项指标仅在缺铁性贫血时期才显著下降。此外，血红蛋白总量（Hb_{mass}）是一个比血红蛋白更敏感和更稳定的指标，因为它不受血浆容积变化的影响。目前，在对运动员或一般人群进行早期铁缺乏诊断方面，血红蛋白总量这一指标的参考值范围的研究数据还很有限。尽管转铁蛋白饱和度升高同时伴血清铁蛋白下降，对早期诊断铁缺乏有意义，但血清铁和转铁蛋白饱和度的日间波动较大。sTfR或者sTfR-F指数也被用来区分组织铁缺乏或铁缺乏性红细胞生成减少（第2阶段），不过还需要更多的研究来评估这2项指标作为诊断工具的实用性。检查和监测未成熟红细胞（网织红细胞）的变化对于评估运动员个体铁营养状态的对应改变十分有价值，但在临床上网织红细胞不是铁营养状态的常规检测项目。对参与关键训练项目的运动员需进行常规血液铁状况筛查，而筛查的频率取决于个体所面临的铁缺乏风险因素，如既往缺铁史、生长发育阶段、饮食偏好（如素食）、月经周期史和准备实施的缺氧暴露计划等。建议采用Sim等（2019）设计的标准化采血方案，以提高重复测量的可靠性，并减少结果的误判。

11.4 运动员的铁缺乏/铁耗竭现象有多普遍？

铁减少和缺铁风险最高的三类运动员分别是女性、耐力和素食运动员（包括那些很少吃红肉的人）（Fogelholm，1995）。然而，所有性别和各种运动类型（如耐力、团队运动）的运动员的铁储存量均不足（Milic et al. 2010；Coates et al. 2017；Nabhan et al. 2019）。值得注意的是，处于快速生长发育的青春期运动员，如果进行耐力训练运动，也会面临缺铁的高风险，因为增加的红细胞生成数量和其他组织器官的生长发育均需要大量的铁。然而，关于铁储备耗竭或铁缺乏的真实发生率目前并不清楚，因为所报的相关发生率数据通常仅基于血清铁蛋白的单独测量结果，而血清铁蛋白缺乏统一的参考标准，并且用于描述铁状态的术语也不一致，这些都使数据结果容易发生混淆。此外，仅凭单独的低血清铁蛋白水平，也不足以证实机体铁缺乏或铁耗竭的诊断。

11.4.1 运动员低铁储备发生率与普通人群不同吗？

比较运动员和普通人群血清铁蛋白水平的研究，显示出矛盾的结果。有些研究者称运动员中血清铁蛋白水平较低（Pate et al. 1993；Constantini et al. 2000；Dubnov & Constantini，2004）；而其他人则称，运动员比未经训练的对照人群有更高的血清铁蛋白水平，尤其是男性运动员（Fogelholm et al. 1992；Schumacher et al. 2002）。

一份综合1980～1994年发表的关于运动员铁营养状况测量结果的分析报告称，与未经训练的普通对照人群比较，低血清铁蛋白更加频繁地在女运动员及男女性别均有的耐力运动员（如跑步运动员、赛艇运动员、游泳运动员）身上出现（Fogelholm，1995）。然而，一项对126位女性耐力运动员的后续研究发现，运动员平均血清铁蛋白值高于未经训练的对照组（Malczewska et al. 2000）。在这项研究中，女性运动员平均每日训练2.5小时。尽管如此，该研究所有女运动员中，仍有26%的人存在铁缺乏（基于血清铁蛋白＜20μg/L），而未经训练的对照组铁缺乏发生率为50%。最近对570名女性运动员和515名男性运动员的一项研究结果显示，与未经训练的对照组相比，男性运动员血清铁蛋白分布显著较低，而女性运动员血清铁蛋白则与一般人群相似（Nabhan et al. 2019）。在这项研究中，15%的男性运动员缺铁，而女性运动员为52%（基于血清铁蛋白＜35μg/L）。这些研究在运动员缺铁诊断上采用了不同的普通人群的血清铁蛋白诊断临界值标准，导致在铁缺乏发生率的解读和比较上产生了很大麻烦。

11.4.2 运动员铁储备耗竭和缺铁性贫血的发生率

在运动员中，铁储备耗竭（根据血清铁蛋白低于参考值判定）的发生率随着运动类型、运动员年龄和性别的不同而变化。不论何种运动类型和训练强度，铁储备减少的发生率在女子运动员和青春期运动员中最高（不同研究中最高的可达50%）（Malczewska et al. 2000；Constantini et al. 2000；Dubnov & Constantini，2004；Deruisseau et al. 2004；Merkel et al. 2005；Fallon & Gerrard，2007；Milic et al. 2010；Koehler et al. 2012；Sandström et al. 2012；Auersperger et al. 2013；Nabhan et al. 2019）。

除跑步运动员外，男性运动员的铁储备耗竭发生率通常比女运动员低，这主要是因为他们对铁的需求较低，而储存铁的能力较强（Fogelholm，1995；Schumacher et al. 2002；Koehler et al. 2012）。然而，在另外2项研究中发现，45%的男子体操运动员（Constantini et al. 2000）和15%的男子篮球运动员（Dubnov & Constantini，2004）的血清铁蛋白值低于20μg/L。

缺铁性贫血在运动员中的发生率通常很低（＜3%），成人运动员和未经训练的普通对照组之间未见明显差异（Fogelholm，1995；Sandström et al. 2012），然而也有不同的结果（Dubnov & Constantini，2004；Merkel et al. 2005；Israeli et al. 2008）。

11.5   铁对运动员很重要的原因

铁是一种必需营养素，是血红蛋白和肌红蛋白的功能成分，可将氧送到机体的各个组织，并促进氧分子扩散到能量生产的细胞位点——线粒体。事实上，机体中大部分铁参与构成循环血液中的血红蛋白（占总铁量的60%～70%）和肌肉组织中的肌红蛋白（总铁量的10%）（Nielsen & Natchtigall，1998）。红细胞生成（erythropoiesis）需要铁，在红细胞生成的过程中，机体血红蛋白总量（Hbmass）增加。为了证明铁在红细胞生成中的重要性，Garvican等（2011）治疗1名缺铁性贫血运动员，肌内注射铁剂（商品名Ferrum H，含聚麦芽糖铁，剂量为100mg元素铁），继而口服铁补充剂（商品名FerroGradumet，含325mg硫酸亚铁，剂量为100mg元素铁）连续15周。注射铁剂2周后，该运动员的血清铁蛋白水平从9.9ng/ml上升到23.4ng/ml，7周后达到峰值35.7ng/ml。除此之外，研究者还报告说，运动员的总血红蛋白量在注射铁剂2周后升高了49%，在15周治疗周期结束时，较基线增加了77%。

除氧气运输外，铁通过电子传递链在能量产生中也起着关键作用，因为可以促进氧化磷酸化的线粒体酶和细胞色素都是含有血红素的蛋白质。加上铁在氧运输中的作用，很显然，铁在维持整个有氧代谢的过程中发挥着重要作用，而有氧代谢与运动员的耐力密切相关。铁还参与神经（Beard & Connor，2003）、免疫（Beard，2001）和认知（Zimmermann & Hurrell，2007）等生理过程，而这些过程可影响运动员的最佳训练或比赛能力。铁有如此多的功能作用，凸显了它在身心健康诸方面的重要性。

11.6   低铁状态对运动表现和健康状况的影响

铁缺乏对运动能力的影响一直是众多研究的焦点。除了在氧化代谢中的作用，铁缺乏产生的其他身体效应，如疲劳、感染抵抗力降低、肌肉和激素功能障碍等，也是限制运动训练能力的重要因素。这些效应将进一步加剧耗尽的铁储备对进行体力活动能力的负面影响。

11.6.1   缺铁性贫血对运动表现的影响

动物和人体研究结果显示，不管是未经训练还是经过训练，缺铁性贫血对机体的有氧耐力、做功能力及能量效率均会产生负面影响；缺铁性贫血能够损害红细胞生成，负面影响氧运输，进而降低最大摄氧量（VO_{2max}），加快疲劳的提前发生（Haas & Brownlie，2001）。也有研究表明，血红蛋白即使只减少1～2g/100ml，也会使运动能力降低约20%（Gardner et al. 1977）。此外，缺铁性贫血也可影响大脑和肌肉的新陈代谢，造成免疫系统和体温控制系统的紊乱，这主要取决于机体铁缺乏的严重程度（Bothwell et al. 1979）。

11.6.2   无贫血性铁缺乏对运动能力的影响

尽管已有确切证据表明缺铁性贫血能够损害运动能力，但早期铁缺乏对运动表现的影响还不十分清楚。从理论上讲，当铁储备耗竭时，血红蛋白水平并不受影响，因此并不影响向组织运送氧。然而，鉴于铁在细胞水平的作用，组织铁不足可能会降低氧化能力，同时也损害运动耐力。为了验证这一点，许多研究比较铁储备耗竭运动员或运动爱好者在补充铁前后运动表现的差异。

在一些精心设计的随机、双盲、安慰剂对照试验中，发现运动员补铁对有氧能力（使用最大摄氧量作为判定指标）没有显著改善（Klingshirn et al. 1992；Zhu & Haas，1998；Peeling et al. 2007）。一项研究显示，8名训练有素、铁储备耗竭（转铁蛋白受体＝5.9mg/L，血清铁蛋白＝19μg/L）的女性运动员肌内注射铁剂（5×2ml 100mg元素铁连续10日）后，进行最大摄氧量（VO_{2max}）和亚最大摄氧量（70%

VO_{2max}）运动测试，尽管注射组运动员的铁储存量显著增加，但其运动耐力（运动到力竭的时间）或能量效率并没有显著改善（Peeling et al. 2007）。

相反，Zhu 和 Haas（1998）研究发现，铁缺乏的女性运动爱好者口服铁剂 8 周后，血清铁蛋白从＜15μg/L 上升到＞35μg/L，并在进行 15km 跑步计时试验中，能量效率较对照组提高，而且峰值摄氧量减少了 5%。这表明能量效率明显提高，也说明在相同的运动强度下，铁剂补充组能够以较低的体力消耗水平完成 15km 运动测试。Hinton 等（2000）利用类似的试验设计，发现未经运动训练的铁缺乏妇女口服补充铁剂 6 周和有氧训练 4 周后，血清铁蛋白从＜11μg/L 上升至＞14μg/L，血清铁从＜13μmol/L 上升至＞19μmol/L，其运动耐力得到显著提高，15km 自行车运动计时时间减少了 6.5%，能量效率也明显提高。Hinton 和 Sinclair 在后续的研究（2007）中发现，与对照组相比，铁缺乏的业余运动员（转铁蛋白受体＝6.58mg/L，血清铁蛋白＝11.67μg/L）每日口服 30mg 元素铁 6 周后，在 60 分钟的次最大运动量（60%VO_{2max}）测试中，铁蛋白、转铁蛋白受体和有氧功能显著改善。

McClung 等（2009）使用了不同的方法来评估铁缺乏对运动表现的影响。他们跟踪检测了 92 名完成 9 周基本军事训练课程且未补充铁剂的军队女子新兵。结果发现，在训练过程中，铁储存量逐步降低，血清铁蛋白由 26.9μg/L 降至 21.5μg/L，转铁蛋白受体从 1.18mg/L 升至 1.55mg/L，且与 2 英里（约 3.2km）跑步表现呈显著负相关。笔者认为这些结果突显了这样一个事实：铁储备的逐渐降低会影响执行艰巨有氧任务的能力。笔者还认为，铁缺乏可能会抵消长期训练所获得的有氧适应能力。

11.6.3　测试运动表现实验设计中的局限性

先前的研究未能证明早期铁缺乏对运动表现的不利影响，可能有以下几个原因：①使用了不同的血清铁蛋白参考值；②样本量小，效果量小；③有心理和训练效果的双重影响；④缺乏用于测量组织中铁储备耗竭的生物标志物；⑤测试耐久运动能力的特异性较低，尤其是未经训练的个体。

而且，在这些研究中，通常是在＞80%VO_{2max}的强度下进行耐久运动能力的测试，远高于大多数受试者的无氧阈值（Hinton et al. 2000）。在此高强度下运动，铁并不参与能量的产生，所以理论上，组织的低铁状态不会影响耐久能力（Haas et al. 2001）。不过，Peeling 及其同事（2007）的研究表明，即使使用较低的运动强度（70%VO_{2max}）进行测试，也没有观察到耐力的提高。

11.6.4　铁缺乏对疲劳的影响

无贫血的运动员通常不会表现出疲劳和嗜睡的症状（缺铁性贫血常见的症状）。一项针对 41 名持续性疲劳的竞技运动员的研究显示，铁储备耗竭仅与 3% 不明原因的疲劳有关（Reid et al. 2004）。这项研究发现，与持续性疲劳有关的最常见情况是免疫力下降（28%）和无法治疗的病毒感染（27%）。过度训练也是重要原因之一（Du Toit & Locke，2007）。有一项针对 50 名精英运动员的研究，探寻短期疲劳和 1～3 周倦怠的原因，结果发现主要与训练有关（28%），或与训练叠加感染有关（30%）（Fallon & Gerrard，2007）。在这项研究中，铁储备耗竭只是一个次要因素，只有 1% 的运动员铁蛋白储备较低。

然而，部分血清铁蛋白值低的人常有疲劳感，但检查并未发现明显的临床和生理问题或贫血问题。假若运动员存在上述症状，可能会影响注意力和运动能力，减少训练的连贯性，增加受伤的风险。在均为随机、双盲、安慰剂对照设计的两项独立研究中，与对照组相比，未经训练的低血清铁蛋白（平均血清铁蛋白约为 30μg/L）女性在补充铁后，其不明原因的疲劳得到明显改善（Verdon et al. 2003；Vaucher et al. 2012）。在这 2 项研究中，血清铁蛋白含量基线为 50μg/L 的女性补铁后改善最大。在另一项研究中，与安慰剂组相比，铁储备耗竭但无贫血的女性献血者在补铁 4 周（每日 8mg 元素铁）后，疲劳情况也得到了改善（Waldvogel et al. 2012）。还有一项研究显示，无铁缺乏临床表现的耐力运动员在静脉注射铁剂 4 周后，疲劳感和情绪不佳有所改善，但氧运输能力和运动表现并没有得到改善（Woods et al. 2014）。有学者认为原因不明的疲劳与铁缺乏有关，其中一种解释是，铁依赖性酶的活性受到抑制，可影响神经递质的代谢（Beard & Connor，2003）。总之，尽管普遍认为训练过度或感染是运动员产生短期或持续疲劳的基本原因，但铁储备耗竭或功能铁缺乏与机体疲劳也存在一定的联系。

11.6.5   铁缺乏对免疫功能的影响

低铁状态、低能量可利用性（low energy availability，LEA）、锌和维生素A、维生素D、维生素E、维生素B_6、维生素B_{12}等摄入不足，均与免疫功能的下降有关（Mountjoy et al. 2018；Castell et al. 2019）。低能量可利用性是运动能量相对不足（relative energy deficiency in sport，RED-S）的一个基础概念，是指机体保有能量不足而无法满足机体的许多功能，而这些功能对维持良好健康和运动能力关系密切（Mountjoy et al. 2018）。低铁状态通常伴随着低能量可利用性。很难证明低铁状态和免疫功能直接有关，因为有众多的因素混杂其中，这些因素导致运动能量相对不足，对健康状态有多重的影响（参见Mountjoy et al. 2018）。

11.6.6   铁缺乏对运动能力潜在影响的小结

总之，缺铁性贫血可显著降低机体有氧运动能力，而补铁可通过对血红蛋白生成的促进作用，纠正缺铁性贫血对有氧运动能力的损害。根据11.6.2列举的研究方案，没有贫血的铁储备耗竭对运动表现的影响尚不明确，有的研究结果显示有负面作用，有的研究显示没有影响。无贫血的铁储备耗竭（铁缺乏第1阶段）并不会影响最大携氧能力（VO_{2max}），也不会制约铁在组织中发挥氧化代谢的功能，因此机体的氧化能力并不受损。为数不多但很有说服力的研究发现，组织铁缺乏阶段（铁缺乏第2阶段，铁缺乏性红细胞生成减少期）将会影响铁在能量代谢中的功能作用，制约运动员的有氧运动能力，降低输出功率和能量效率。但还需要更多的研究来确定组织铁的缺乏达到什么程度才可能对运动员的运动能力产生影响，然后再做出明确的建议。低铁状态的其他潜在后果，如疲劳、免疫力下降和机会性感染的风险增加等，也可间接影响运动能力和表现。

11.7   膳食铁吸收的生理学

铁的吸收和生物利用率（膳食铁中能被用于发挥代谢功能的铁量）与个体的铁营养状态和膳食铁的类型有关。铁的吸收和代谢受到铁调素（hepcidin）的调节，铁调素是一种肽激素，可影响人体唯一已知的细胞铁运出蛋白——铁转运蛋白（ferroportin）（Ganz，2011）。铁调素降解肠道细胞及巨噬细胞膜的铁转运蛋白，从而减少膳食铁的吸收，并抑制巨噬细胞吞噬的衰老红细胞铁的再循环利用（Nemeth et al. 2004a）。机体的铁调素水平在体内以稳态的方式受到严格控制。铁调素活性的升高，既可来自炎性刺激，即炎性细胞因子白细胞介素-6（IL-6）的刺激，也可来自铁水平的升高；而铁调素水平的降低，通常由缺氧刺激（Hintze & McClung，2011）或铁储备下降（Nemeth et al. 2004b；Kemna et al. 2005）所引起。

当铁储备饱和时，膳食铁吸收率为5%～15%（Hallberg et al. 2000）。在铁储备耗竭或铁生理需要量增加的人群中（例如生长发育、妊娠或哺乳），混合性膳食或肉食为主的人群膳食铁吸收率会增加至14%～18%（Hallberg & Hulthén，1996），而素食者依然较低，为5%～12%（Hurrell & Egli，2010）。对非血红素铁的吸收率来说，铁的营养状态比生物利用率影响更大（Hunt et al. 2003；Hurrell & Egli，2010），这可能是铁调素对肠道铁吸收稳态调节的结果。

食物中有2种类型的铁：非血红素铁（无机铁）和血红素铁（有机铁）。这2种类型的铁均在小肠吸收，但机制不同。植物性食物中的非血红素铁以多种化学形式存在，需要从Fe^{3+}还原为可溶性更大的Fe^{2+}状态才可能被吸收，这也是人体肠道铁吸收的主要形式。然而，人们对非血红素铁的吸收过程了解甚少，且其吸收效率低下。其余的摄入铁主要是吸收率较高的血红素铁，主要来自肉类的血红蛋白和肌红蛋白，也有较小部分的铁蛋白铁。肉类的铁有30%～70%为血红素铁，其余为非血红素铁（Rangan et al. 1997；Lombardi-Boccia et al. 2002）。羊肉和牛肉的血红素铁含量是猪肉、鸡肉和鱼肉的3～4倍。

虽然含肉膳食中的血红素铁只占总铁摄入量的10%～15%，但却占吸收铁总量的1/3左右（Hallberg，1981），其余吸收的铁来自非血红素铁。

11.7.1　影响膳食铁吸收的膳食因素

膳食中有很大一部分的铁不能被吸收。食物中的维生素C、维生素A和肉类因子是铁吸收的促进因子，而植酸盐（见于豆类和谷物，特别是全谷物产品）、钙、多酚和单宁（见于茶叶和咖啡）是铁吸收的抑制因子（表11.2）。由于这些抑制因子和促进因子在食物中含量不同，导致铁含量相似的膳食，其铁的生物利用率可以相差10倍（Hallberg et al. 2000）。

表11.2　影响铁生物利用率的食物成分主要来自非血红素铁食物来源	
铁吸收增强因子	铁吸收抑制因子
富含维生素C（抗坏血酸）的食物（例如沙拉、轻度烹饪的绿色蔬菜、一些水果、柑橘果汁和维生素C强化果汁）	植酸盐（肌醇六磷酸盐）（如谷物、麦麸、豆类、坚果类、花生酱、种子类、大豆蛋白质和菠菜）
一些低pH的发酵食物（如泡菜、味噌或日本豆面酱、某些品种的大豆酱）	多酚（如浓茶和咖啡、草药茶、可可、红酒、某些谷物和豆类）
来自瘦肉不全消化后的肽，对血红素铁和非血红素铁均有促进吸收的作用（此类物质通常称为"肉类因子"，如牛肉、羊肉、鸡肉、猪肉、肝和鱼肉消化产生的肽类）	钙对血红素铁和非血红素铁的吸收均有轻微的抑制作用
酒精和一些有机酸（如含有柠檬酸或酒石酸的pH极低的食物，如柑橘类水果）	来自植物或动物蛋白不全消化的肽，这些蛋白如大豆分离蛋白、大豆蛋白、牛奶蛋白（酪蛋白和乳清蛋白）、鸡蛋蛋白等
维生素A和β-胡萝卜素	

尽管食物中的抑制因子和促进因子轻度影响铁吸收率，但是血红素铁可以从单一食物中被有效吸收（15%～35%）（Hallberg et al. 1997；Hunt，2001）。富含非血红素铁的植物性食物，包括谷类、坚果类、种子类、豆类和菠菜等，含有大量的降低铁溶解度及抑制铁吸收的成分。这就解释了为什么单一食物的非血红素铁吸收率只有2%～15%，远低于血红素铁的吸收率（Hallberg et al. 1997）。

11.7.2　膳食铁吸收的抑制因子

在谷物类、豆类、种子类、坚果类、蔬菜和水果中存在的植酸盐（肌醇六磷酸盐）是非血红素铁吸收的主要抑制因子，可抑制50%～80%铁的吸收（Hallberg et al. 1989）。植酸盐在很大程度上不能被人体肠道直接吸收。植酸盐集中在谷物和豆类的表皮和胚芽，以及大豆蛋白分离产物中，后者常作为蛋白质来源添加到商业食品中。虽然纤维本身不会抑制铁的吸收，但富含纤维的食物富含植酸盐。高麸皮谷物中的植酸盐超过3000mg/100g，而玉米片中的植酸盐仅约为70mg/100g（Harland & Oberleas，1987）。蔬菜和水果是低植酸食物。谷物中的植酸盐在食物加工和烹饪中部分降解，从而增加了非血红素铁的生物利用率（Hurrell & Egli，2010）。

在植物中发现的多酚，包括酚酸和类黄酮（例如单宁），也可抑制非血红素铁的吸收。红茶中的多酚与其他茶（如绿茶、草药茶等）相比，含量最高。咖啡、可可、红酒、蔬菜（如菠菜）、一些谷物类和豆类中也含有多酚。在西式早餐（烤面包和茶）中，由于喝红茶，面包中非血红素铁的吸收可减少60%（Rossander et al. 1979）。咖啡可以使一餐汉堡中非血红素铁的吸收减少35%，而茶可以使之减少62%（Hallberg & Rossander，1982）。一杯红葡萄酒（多酚含量高）可以使一餐面包中的铁吸收减少75%（Cook et al. 1995）。在一项针对成年女性跑步者的研究中发现，咖啡及茶摄入量与机体铁储备量呈显著负相关（Pate et al. 1993）。

钙均可抑制血红素铁和非血红素铁的吸收，但抑制效果弱于植酸盐和多酚（Hurrell & Egli，2010）。

钙对铁吸收有抑制作用，这并不意味着摄入富铁食物时就应该避开牛奶或奶制品，如早餐可以同时摄入谷物和牛奶（Reddy & Cook，1997；Grinder-Pedersen et al. 2004）。女性运动员和青春期运动员的钙摄入不足已经是一个问题，早餐中进食谷类而不喝牛奶会进一步降低钙的摄入量。

虽然大豆中铁的形态比其他食物中的铁形态更具有生物可利用性（Zhou et al. 2011），但从大豆蛋白、牛奶蛋白（酪蛋白、乳清蛋白）和鸡蛋蛋白（白蛋白）来源的肽可抑制非血红素铁的吸收（Hurrell & Egli，2010）。

11.7.3　膳食铁吸收的促进因子

铁吸收的膳食促进因子包括维生素C（抗坏血酸）、维生素A、酒精、一些含酸食物及肉类、海鲜和家禽肉中的肽类。维生素A、维生素C及其他有机酸和酒精可促进三价铁（非血红素食物中铁的主要形式）转化为可溶性更高的二价亚铁，有利于铁吸收（Hurrell，1997）。

抗坏血酸（维生素C）是一种有效的铁吸收促进因子。一杯含100mg抗坏血酸的橙汁可以使一餐汉堡中非血红素铁的吸收增加85%（Hallberg & Rossander，1982）。抗坏血酸的作用效果与剂量有关。500mg抗坏血酸（维生素C）补充剂与食物一起摄入，可以抵消牛奶和奶制品中植酸盐、多酚、钙、蛋白质对铁吸收的抑制作用，但再增加抗坏血酸的剂量，并未产生更好的效果（Hallberg et al. 1986，1989）。根据上述研究的结果，Hallberg等（1989）建议每日的各主餐中，应摄入约50mg的抗坏血酸，以促进铁的吸收，并减少抑制因子的作用。

不全消化的肉类食物（畜肉、鱼虾、禽肉）中的肽类，也对血红素铁和非血红素铁的吸收有较弱的促进作用（Reddy et al. 2006）。肉中的血红素铁能被有效地吸收，这就解释了为什么吃肉的人比素食者的血清铁蛋白水平高。即使少量的肉（约50g），也可减少植酸盐的抑制作用，增加高植酸盐（200mg）、低抗坏血酸的食物中的非血红素铁的吸收（Baech et al. 2003）。其他促进非血红素铁吸收的因子包括酒精、一些有机酸（Gillooly et al. 1983）、一些发酵食物（Lynch et al. 1994）及富含维生素A的食物（Garcia-Casal et al. 1998，2003），不过它们对非血红素铁吸收的促进作用远弱于肉类和维生素C。

11.8　运动员铁缺乏的原因

缺铁的原因有多种。在运动员中，运动训练（刺激红细胞生成）、运动性溶血（红细胞破坏）、消化道出血、出汗和血尿等导致铁需要增高的状况，均可引起铁缺乏。铁摄入量不足和铁生物利用度低是铁缺乏的另外原因，可与上述铁需求增高的状况同时存在，或单独存在。继发于一系列疾病的急性和慢性炎症，会改变铁的代谢。运动引起的急性炎症反应可在运动结束后3～6小时引起铁调素的升高，从而抑制铁的吸收。铁的吸收不良与胃肠道疾病相关的炎症（特别是乳糜泻）也有关系。表11.3总结了与运动员缺铁相关的生理、疾病和饮食因素。

表11.3　运动员铁缺乏的生理、医学和膳食相关风险因素

风险因素	风险因素与铁缺乏的关联
运动训练和环境压力（包括在高原/缺氧的训练营地驻扎）	可刺激血管、红细胞数量和血红蛋白量的增加，进而提高铁需求，导致铁储备减少
	增加因出汗、血尿、消化道出血和溶血所导致的铁丢失风险，并提高运动后铁调素的水平
生长发育和妊娠	通过刺激增加血管生成、红细胞数量和血红蛋白量，使铁的需求量增加
感染、寄生虫	增加铁的需求，引发炎症
慢性炎症性疾病（如炎性肠病和其他非传染性炎性疾病）	抑制铁吸收的铁调素水平升高，导致铁储备耗竭

风险因素	风险因素与铁缺乏的关联
遗传性缺陷	可引发地中海贫血、镰状细胞性贫血以及其他营养素缺乏，包括叶酸和维生素B_{12}缺乏
其他失血的医学、生理原因	月经大量失血、炎症性胃肠疾病（尤其是乳糜泄）、十二指肠和胃溃疡、滥用抗炎药物（例如阿司匹林等非甾体抗炎药）、长期使用抑酸剂
膳食铁摄入不足，膳食铁生物利用率低，运动能量相对不足（RED-S）	贫铁食物选择、不平衡的膳食、低能量可利用性（LEA）、高碳水化合物膳食、不吃红肉/一般素食/严格素食、时尚减肥膳食、低血红素铁摄入、不吃铁强化食品

11.8.1　生理性原因

（1）运动训练、剧烈运动和缺氧：运动训练增加铁的需求量为 $1 \sim 2mg/d$（Nielsen & Nachtigall，1998），这可能是组织铁代谢周转增加、一些与运动有关的生理过程增加铁损失、循环血中的铁调素水平增加（继发于运动诱发的炎症）等共同作用的结果。铁调素水平升高，可减少铁的肠吸收和组织细胞铁的回收再利用。在排除膳食原因的条件下，没有任何一种单一的生理性原因可以解释常见的运动员大强度训练期后铁营养状况的大幅度变差。

（2）训练的类型、强度和持续时间：无论运动类型（力量、耐力、团队）、年龄和性别差异如何，长时间高强度的运动训练项目均与运动员的铁储备耗竭和铁缺乏的高发生率有关。据报道，2种性别的耐力运动员的铁储备均低，尤其是跑步和铁人三项运动员（Schumacher et al. 2002；Auersperger et al. 2013）。此外，女性团队项目运动员（Landahl et al. 2005；Milic et al. 2010）及参与阻力训练和重量训练的青少年运动员（Deruisseau et al. 2004）的低铁储备状况也很普遍（Landahl et al. 2005；Milic et al. 2010）（详见11.4.2相关内容）。

运动员对铁的需求增加的部分原因为血液系统对训练的适应。此外，进行剧烈运动的运动员可能会通过出汗（Waller & Haymes，1996；Deruisseau et al. 2002）、消化道出血（Lampe et al. 1987；Natchtigall et al. 1996）或运动性溶血等途径丢失大量的铁。溶血的特征是红细胞破裂，血红蛋白和相关铁释放进入血浆，损害氧气的运输和供应。跑步运动中身体对足底部的冲击力或运动中肌肉收缩引起的循环血压力，均会造成溶血。跑步比骑车（Telford et al. 2003）、下坡跑比上坡跑（Miller et al. 1988）、硬地面跑比软地面跑（Peeling et al. 2009b）及体操运动比对照组（Sureira et al. 2012），均更易造成溶血。这些原因产生的铁损失相对较小，但可能与其他原因造成的铁损失一起产生叠加效应。

（3）与运动相关的铁调素上调：运动会引起炎症反应，进而导致运动后 $3 \sim 6$ 小时铁调素活性上调（参见11.3.3相关内容）。这样在时间上就产生了问题，因为运动训练通常是在接近用餐时结束的，当摄入富含铁的食物后，铁的吸收可能会被抑制。在运动结束后30分钟内食用富含铁的食物，可以赶在铁调素升高期之前，完成并优化铁的吸收（McCormick et al. 2019）。

较长时间的训练会导致运动后铁调素水平升得较高（Newlin et al. 2012）。不过，训练的强度和方式似乎不会像训练时长那样影响铁调素反应的程度（Sim et al. 2013）。目前，研究者正在研究整个训练周期中铁调素活力长期或一时升高对个体铁营养状态的影响。近期研究结果显示，当训练周期中铁储备减少的同时，铁调素水平确实会随着时间的推移而降低（Karl et al. 2010；Auersperger et al. 2013）。这些减少可能归因于血液系统的适应性反应，或由于长期暴露于上述所列的各种铁损失机制。无论如何，循环血中铁调素水平的调节是机体对铁储备量的一种稳态反应，较低的铁调素水平可刺激膳食铁的吸收。

（4）高原/缺氧训练：高原训练越来越被运动员广泛应用，以提高海平面时的运动表现（参见第25章）。模拟或利用真实高原造成缺氧，其结果就是增加了运动员对铁的需求。缺氧加速了红细胞生成反应，导致红细胞总数、血红蛋白总量和代谢性铁使用量的增加，而所有这些都依赖于膳食铁的供应。血红蛋白总量的增加是高原训练的一个高度期望的结果。在缺氧环境下，运动员会迅速出现铁储备耗竭或铁缺乏症。如果不能满足铁需求的增高，就会在高原训练过程中或高原训练后面临铁储备耗竭的风险。

（5）生长发育期、妊娠期和哺乳期、月经期：快速生长发育的青春期少年和儿童及孕妇和哺乳期女性对铁需求量大幅增加。在摄入足够的膳食铁的前提下，铁的吸收也会相应增加，这是机体对这些生理变化的适应性反应。月经失血是运动员铁丢失的另一原因，尤其是那些月经量大和月经频繁的运动员（Bruinvels et al. 2016；Pedlar et al. 2018）。尽管在2015年伦敦马拉松比赛中，有37%的优秀运动员主观性地报告月经血量较多（Bruinvels et al. 2016），但随着训练负荷的增加，月经血量和月经频次的降低并不少见。最近，Petkus等（2019）报道，与处于闭经状态的运动女性相比，月经周期正常（未使用激素避孕药）的运动女性的贫铁状态更加严重（铁蛋白＜15μg/ml）。与预期相反的是，自我报告月经出血量更多和经期更长的运动员与那些自我报告月经出血较少和经期更短的运动员相比，铁的营养状态没有什么不同。值得注意的是，妊娠或哺乳的运动员对铁的需要量非常高，仅膳食来源的铁不太可能满足需要。

（6）失血和其他医学原因：造成失血的其他原因包括炎性肠病、献血、创伤、滥用抗炎药（如非甾体抗炎药，包括阿司匹林）及寄生虫和幽门螺杆菌的感染。作为可能引起铁缺乏的这些原因不能被忽视，其他遗传因素或涉及铁吸收不良的胃肠道疾病（特别是乳糜泻）也不能被忽视。

由于非血红素铁的吸收需要酸性环境，因此任何减少胃酸分泌和与胃肠失血有关的条件或药物（如幽门螺杆菌感染、抗酸剂的长期使用）均与铁缺乏和贫血有关（Qu et al. 2010；Harris et al. 2013）。根据1999～2000年美国国家健康和营养调查（National Health and Nutrition Examination Survey，NHANES）的人口数据研究，幽门螺杆菌感染与35%的铁缺乏和51%的缺铁性贫血有关（Cardenas et al. 2006）。所以，长期低血清铁蛋白的运动员需要检查是否感染了幽门螺杆菌。慢性感染、炎症或恶性疾病造成的贫血与缺铁性贫血有所不同，但这些非缺铁性贫血是运动人群铁储备低的原因，不能被忽视。

11.8.2　膳食因素

正常运动员中，尤其是月经期的女子运动员，习惯进食铁源不佳的食物和低能量摄入，或进食铁生物利用率较低的食物，是铁缺乏的主要原因。对大多数女性来说，铁生物利用率高的肉类膳食可以满足推荐的铁需要量；但如果食物铁生物利用率低，仅靠膳食则无法满足铁的需要（Hallberg et al. 1998）。根据不同膳食铁的生物利用率，研究人员估计，20%～40%女性的膳食铁生物利用率为中低水平，不足以满足机体对铁的需求。这些数字是非运动员女性的，而在需要更多铁的男女运动员中，该数字可能会更高。任何运动员，无论性别如何，习惯上采用以下膳食类型者，都将面临铁缺乏的风险：

（1）低能量膳食：摄入低能量饮食的运动员，其摄入的铁通常低于推荐摄入量（Martin et al. 2006）。根据澳大利亚成年人膳食指南而构建的一种膳食模型，每日6000kJ能量（约1400kcal）的含肉类的膳食方案，可满足除铁以外的所有微量营养素的每日参考摄入量（reference daily intake，RDI）（O'Connor et al. 2011）。具有低能量可利用性（LEA）的运动员，报告曾有贫血、低血红蛋白、铁或铁蛋白缺乏等既往史的可能性要高出1.6倍（Ackerman et al. 2019），由此可将缺铁与运动能量相对不足（RED-S）的概念联系起来（Mountjoy et al. 2018）。

（2）素食：现如今，由于铁强化食品的增多（Gerrior & Bente，2001），素食可以提供与含肉膳食相同或更多的总膳食铁（Craig & Mangels，2009）。尽管有相似或更高的铁摄入量，吃素食膳或吃红肉较少的运动员的铁蛋白水平比吃肉的运动员要低（Snyder et al. 1989；Tetens et al. 2007）。这种结果可能反映了从肠道吸收非血红素铁的机制低效。在上述膳食模型中，每日6000kJ（约1400kcal）的严格素食餐未能达到铁的每日参考摄入量（RDI）和估计的平均需要量（estimated average requirement，EAR）（O'Connor et al. 2011）。

（3）天然食品追求者：不吃工业化食品（如加工的早餐谷物）的运动员，可能会错过铁强化食品。例如，一份自制的熟燕麦的铁含量约为大多数铁强化早餐谷物的1/2。燕麦富含植酸盐，可强烈抑制铁的吸收。全谷面包的植酸盐含量是白面包的2倍（Nielsen et al. 2013）。与流行的认知恰恰相反，面包和加工早餐谷物，而不是肉类和肉类产品，提供了澳大利亚人膳食中全部铁的大部分（McLennan et al. 1998）。

（4）时尚减肥膳食和体重控制产品：遵循减肥饮食方法、经常不吃饭、进食不规律的运动员，铁的摄入也通常达不到要求。这一点在青少年中非常典型，他们属于铁缺乏的高危群体。

（5）运动员膳食铁摄入是否会不足：通常运动员的膳食铁摄入量高于或相同于非运动员对照人群，男女运动员、青春期运动员和儿童运动员均是如此（Fogelholm，1995，1999；Sureira et al. 2012；Sandström et al. 2012），不过参与膳食调查的运动员中，低报膳食摄入量者要多于非运动员对照者（Haggarty et al. 1988）。

尽管膳食调查中存在铁摄入量低报的潜在偏差，但女运动员仍可能铁的摄入量不足（Wardenaar et al. 2017）。男运动员摄入的铁含量较多，比女运动员更容易达到或超过铁摄入量的推荐标准（Fogelholm，1995；Nunes et al. 2018）。

11.9　运动员铁营养状态的评价：临床观察

为了对个体运动员铁缺乏进行确诊，需要对与铁缺乏病因学相关的生理、医学、生化和饮食等诸因素进行评估。单独的血液病理学检查并不一定能确诊早期的铁缺乏（参见11.3.4相关内容）。

11.9.1　临床表现

缺铁性贫血伴有虚弱无力、呼吸困难和有氧耐力受损等症状。即使在铁储备耗竭时期（第1阶段），部分运动员都会出现脸色苍白、静息脉率稍微升高、疲乏感或无力感、情绪波动、食欲缺乏等临床表现。这些症状都是非特异的，可能与过度训练、免疫力低下、心理压力、未愈的病毒感染、非空腹低血糖症或睡眠障碍等情况有关，甚至属于运动员或青春期少年的"正常"现象。然而，血清铁蛋白水平低的运动员通常没有症状。然而，Risser等的研究（1988）发现，100名铁储备耗竭的女子大学生运动员尽管没有临床症状，但她们的运动成绩变差。一些有过铁缺乏经历的精英运动员往往过度关注疲劳或血清铁蛋白水平，经常要求血液测试。尽管血清铁蛋白水平正常，但只要出现疲劳，他们就会自行补充铁剂（Fallon & Gerrard，2007）。在有铁缺乏过往史的优秀运动员中，一些人过于敏感，任何疲劳或精神不振的迹象，都被怀疑是铁缺乏。

11.9.2　膳食评价

对缺铁风险的饮食评估一般涉及膳食史的调查，并综合考虑铁需要量增加的生理、训练和医学等因素，特别是失血、炎症情况、快速生长发育阶段和训练水平。

经常性的低铁摄入量和低铁生物利用率，加上铁的营养状态检测数值低于人群参考值，通常就可以做出铁储备耗竭或铁缺乏之诊断。铁缺乏症状可能存在也可能不存在，取决于铁缺乏的严重程度。然而，任何对于个体日常膳食和营养素是否充足的评估都是不精确的，特别是对铁而言，必须谨慎判断，因为在准确评估膳食铁的摄入量方面，存在一些难以解决的问题。

11.10　铁缺乏的膳食干预和治疗

治疗铁缺乏症有3种主要策略：①增加膳食铁摄入量；②口服补铁剂；③肠外补铁剂。所选择的策略取决于铁缺乏的严重程度（Castell et al. 2019；Sim et al. 2019）。遵循"食物优先"的方法进行饮食干预是最保守的选择，通常针对那些铁储备下降、血清铁蛋白水平接近正常值下限的人群。对于血清铁蛋白水平已经低于正常值下限（可能存在铁储备耗竭或铁缺乏），但血红蛋白水平还未受到影响的运动员，口服铁补充剂与增加膳食铁摄入量可同时使用。在铁储备和血红蛋白水平受损或口服铁不足或口服铁耐受性差的情况下，可考虑使用更现代的（侵入性的）肠外补铁的方法。

11.10.1　运动员膳食铁推荐摄入量

不同运动项目的运动员铁日均需要量尚未确定，且可能变化很大。男性耐力跑步运动员的日常铁损失量一般估计为1.5～1.7mg/d，女性为2.2～2.3mg/d（Haymes & Lamanca，1989）。普通男性成年人的基础或不可避免性铁损失量仅为0.9～1.0mg/d，女性仅为0.7～0.8mg/d（不包括月经损失）（Bothwell，1996）。为了弥补长跑运动员的铁损失量，Haymes和Lamanca（1989）建议，如果设定铁的吸收率约为总膳食铁的10%，那么，男运动员铁摄入量应为17.5mg/d，月经正常的女运动员为23mg/d。

铁的营养素参考值（nutrient reference value，NRV）/膳食营养素参考摄入量（dietary reference intake，DRI）/膳食参考值（dietary reference value，DRV）是根据美国成年人的数据，基于西式的混合膳食（含动物食物）的平均铁吸收为16%～18%或素食的平均铁吸收率为10%而制订的（Food & Nutrition Board，2000；EFSA，2015）。NRV设有不同的水平，当用于评估和设计个体及群体的膳食时，可应用相应的NRV并进行解读（参见第2章）。对于个体评估来说，平均需要量（estimated average requirement，EAR）被认为是最佳评判参考值（Food & Nutrition Board，2000；EFSA，2015）。群体评估则采用其他的参考值和算法。

尽管EAR没有经过一定调整，可能并不适用于运动员，但它可以作为一个基准，与RDI相结合，来评判个体运动员日常某营养素摄入量"充足"或"不足"的可能性（Food & Nutrition Board，2000；Murphy et al. 2002）。美国食品和营养委员会（Food & Nutrition Board，2000）建议运动员铁的EAR应该是普通人EAR值的1.3～1.7倍，素食者（非运动员）的EAR应该是普通人EAR值的1.8倍，这主要是因为素食者的铁生物利用率低。由于更多的铁需求，女性素食运动员的EAR值可能应比这1.8倍更高一些。如果没有合理安排的膳食计划，这些高风险群体的膳食铁摄入量不太可能达到如此高的水平。

提高富铁食物摄入量和铁生物利用率的策略：为了预防和治疗铁缺乏，需要多摄入有较高生物利用率的富铁膳食。最近的证据表明，在停止运动后不久食用富含铁的食物，不仅增加了铁的吸收，还避免了在训练后3～6小时出现短暂的铁调素水平上升峰值（McCormick et al. 2019）。此外，确保在消耗大量肌糖原的训练前恢复肌糖原水平非常重要。因为当运动中肌糖原消耗殆尽时，作为肝信号的IL-6（一种铁调素调节细胞因子）会被上调（Robson-Ansley et al. 2011；Sim et al. 2012；Badenhorst et al. 2015）。Badenhorst等（2015）的研究表明，当糖原储备较多（与耗尽相比）时，IL-6和铁调素的动力学减弱。由此得出结论，在高强度运动前适当进食碳水化合物，可积极帮助调节铁的吸收。然而，还需要更多的研究证据来建立针对性的营养指南，通过减弱运动后铁调素反应（此现象研究证据充分），保证运动后铁的吸收和再循环。本章的"应用提示"提供了实用的膳食方案，通过不同的食物组合，实现铁的良好利用。读者可酌情参阅。

11.10.2　医学干预：铁补充剂

许多运动员每日或间断地自行补充或被要求补充铁剂，既作为增力措施，又作为预防措施，而这些运动员并没有被诊断为铁缺乏。在没有铁缺乏的情况下服用铁补充剂，是毫无依据和理由的（Goodman et al. 2011）。考虑到机体铁储备过量升高的毒性和遗传性疾病血色病的高发病率，不缺铁时滥用高剂量铁补充剂的长期安全性受到关注。口服铁补充剂也可能有胃肠道副作用（如恶心、便秘、胃部不适），这会妨碍运动训练。

（1）补铁用于临床治疗铁缺乏：已有许多设计合理的实验提供了充分的数据，支持低血清铁蛋白的运动员使用治疗剂量的铁补充剂。然而，血清铁蛋白水平低到什么程度时（从＜12μg到35μg/L）需开始补铁仍存在一定争议（Nielsen & Natchtigall，1998；Nabhan et al. 2019；Sim et al. 2019）。

运动员使用铁补充剂通常需依据个人情况而定，并不仅只基于低血清铁蛋白水平，还要结合其他几个铁营养状态指标。要使严重减少或完全耗竭的铁储备完全恢复，需要口服8～12周的高剂量铁补充剂（Nielsen & Natchtigall，1998；Dawson et al. 2006）。而仅使用膳食干预，则不可能在相同的时间内恢复。

因此，在治疗运动员铁储备耗竭时，口服铁补充剂是十分重要的。

多数情况下，当随访的个体运动员血液指标恢复到"正常"时，就不必再使用口服铁补充剂，仅需保持膳食疗法。习惯性食用铁生物利用率高的食物，对于铁储备持续恢复至关重要。建议对有铁储备减少史的运动员每年或每2年进行一次常规筛查，而筛查频率取决于铁储备减少的严重程度（Sim et al. 2019）。

（2）口服补铁的剂量和持续时间：口服铁补充剂通常为亚铁形式（富马酸亚铁、硫酸亚铁或葡萄糖酸亚铁）。三价铁也可被利用，但其耐受性较差，且生物利用率低于亚铁形式（Hoffman et al. 2000）。为了补充耗竭的铁储备，建议每日口服60～200mg元素铁的剂量；铁缺乏严重或者备战高原训练适应时，每日口服补充剂量可达到200mg元素铁（Stellingwerff et al. 2019）。

虽然每日口服铁剂似乎能有效补充消耗的铁储备，但Stoffel等（2017）研究报道，非运动女性在28日内隔日补充60mg铁，与连续14日每日补充60mg铁的女性相比，前者的累积铁吸收分数值（cumulative fractional iron absorptions）和累积总铁吸收值（cumulative total iron absorption）均大于后者。该研究作者认为，隔日补充铁方案之所以有更多的铁摄取与铁调素的分泌量少有关，因为每日摄入高剂量铁比隔日摄入更能激发铁调素上调，进而抑制肠黏膜细胞对铁的吸收。另有人群研究显示，每周服用2～3次铁补充剂，与每日补铁相比，对增加血清铁蛋白和血红蛋白一样有效（Solomons，1997；Tee et al. 1999）。在一项针对轻度、中度和边缘性贫血的624名马来西亚青春期女性的研究中发现，每周补充1次120mg的元素铁与每日服用60mg元素铁在增加血红蛋白和血清铁蛋白水平上效果相同（Tee et al. 1999）。在运动员研究中，McCormick等（2020）发现，铁储备不足的耐力跑步运动员在连续8周的训练期中隔日补充或每日补充105mg元素铁，2种补铁方案在增加血清铁蛋白水平上，效果一样。隔日补充方案中摄入的铁剂总量仅为每日补充方案的50%，不出所料，胃肠道不适的情况也较少。这项研究进一步证明了隔日补充口服铁剂的疗效和益处，提示隔日补充是口服补铁的一种首选方法。

（3）肠外注射铁剂：口服铁补充剂可能需要2～3个月的时间来恢复充足的铁储备，这与肠道的铁生物利用度较低有关。然而，肌内注射或静脉注射铁剂，可以绕过肠道被直接吸收，加快治疗时间。已有研究表明，与口服补充铁剂30日的对照组相比，每日肌内注射5×2ml铁剂连续10日，血清铁蛋白增加得更快（Dawson et al. 2006）。在这项研究中，在口服补充铁15日后，血清铁蛋白值较基线显著增加，但肌内注射铁剂组血清铁蛋白的增加幅度是口服补铁组的3倍以上。

随后，Garvican等（2014）评估对比了长跑运动员6周内或静脉补铁（羧麦芽糖铁溶液，2～4次）或口服补充铁的疗效。在该研究中，2个干预组的血清铁蛋白水平在研究期间都有所改善，但在第1周结束时，静脉注射组比口服组的改善更大。同样，Woods等（2014）和Burden等（2015）报道，无贫血的缺铁运动员静脉注射铁后，铁营养状态快速显著改善，但2项实验的受试者均未显示运动能力的提高。然而，Garvican等（2014）表明，如果血红蛋白总量（Hb_{mass}）下降，那么静脉注射铁治疗可能会改善铁营养状态和运动耐力，这可能与红细胞生成得到促进有关。

考虑到这些结果，对于备战近期比赛及高海拔训练、需要快速增加铁储备的铁缺乏运动员来说，肠外补铁疗法带来了希望。此外，近期静脉注射铁剂的制备已经得到了改进，可以在门诊进行快速、高效和耐受性良好的静脉补铁治疗。尽管肠外补铁时间更短、效果更好，但这类疗法似乎只在运动员的血红蛋白总量受损的情况下实施才对运动表现有改善作用。最好在有严重铁缺乏或缺铁性贫血情况下考虑使用此类方法。最后，考虑到潜在的相关风险（如下所述），应咨询运动医师，决定是否静脉补铁。

（4）补充铁剂的副作用：口服铁剂不耐受的情况常有发生，尤其是大剂量补充铁剂时；可伴有便秘、黑便、腹部绞痛及程度较轻的腹泻、恶心、呕吐等副作用。而进食时补铁或采用隔日补充法补铁，可大大避免这些副作用（McCormick et al. 2020）。肠外注射铁剂［特别是现在已经退出美国和欧洲市场的高分子右旋糖酐铁（high molecular weight iron dextran，HMWID）］存在注射部位的轻度局部疼痛、色素沉着及全身性的过敏反应等潜在副作用（Rampton et al. 2014；Stein et al. 2016）。不过，新式改良的铁注射剂的不良反应发生率非常低，即使在健康状况欠佳的人群中也是如此（Yessayan et al. 2013）。

（5）长期过量补铁的安全性：体内铁超载和血色病的风险。

新陈代谢需要小剂量的铁。但如果血液中的铁为游离状态或过量，则会产生很大毒性，如在体内铁超载（iron overload）和遗传性障碍血色病中所见。游离铁具有毒性，可作为促氧化剂，起促氧化作用，加速游离氧自由基的产生。游离氧自由基可与细胞膜脂质发生反应，导致细胞死亡和器官损伤（Ganz，2005）。血液中铁含量过高和铁蛋白水平升高，即使低于遗传性血色病的血液水平时，也与氧化应激、糖尿病、代谢综合征、高血压、血脂异常、空腹胰岛素和血糖升高及腹部肥胖有关（Reddy & Clarke，2004；Basuli et al. 2014）。

还没有证据表明健康人群膳食铁的摄入过量与体内铁超载有关，包括那些摄入大量红肉的人（Hallberg & Hulthén，2003；Heath & Fairweather-Tait，2003）。但部分证据表明，经常注射并服用铁剂的人会发生体内铁超载。一项1000名法国男性职业自行车运动员的调查发现，45%的运动员血清铁蛋白水平＞300μg/L（Zotter et al. 2004）。这种高浓度的血清铁蛋白主要归因于反复注射铁剂。健康人长期使用超高剂量的铁口服补剂或铁注射剂的后果并不完全明确，可能会产生类似遗传性血色病的症状。此外，过量的、未吸收的铁在结肠会损伤黏膜，可能增加结直肠癌的风险（Reddy & Clarke，2004）。

遗传性血色病涉及一组基因的紊乱，导致铁调素缺失。铁调素是一种激素，调节铁吸收和代谢（Ganz，2005）。患有血色病，可导致铁被过度吸收，缓慢沉积在器官中，造成不可逆的损害。只有HFE基因C282Y突变的纯合子才会出现铁调素缺失表型，这在北欧起源人种中的发生率为0.5%～0.6%（de Graaff et al. 2017）。部分证据表明，在北欧起源人种中，血色病基因携带者占人群的10%～15%，这增加了健康风险，特别是心血管疾病的风险（Heath & Fairweather-Tait，2003）。血色病的早期临床症状类似于铁缺乏症，已有20岁发病的病例报告（Worwood，1998）。过去的几年里，我们通过常规血液学筛查或持续性疲劳监测，已经在几名年轻的精英运动员身上发现了这种疾病。只要分别2次测出血清铁蛋白水平增高（＞150～200μg/L）或转铁蛋白饱和度＞45%，就高度提示需进行血色病的基因检测（RCPA，2013）。一名确诊患有纯合子血色病的男性运动员血液中，尽管转铁蛋白饱和度和血清铁明显提高，但血清铁蛋白水平正常（Fallon & Gerrard，2007）。

北欧血统人群中血色病的较高发生率（据估计150～200人中有1人）及其长期的健康风险提示，准确诊断运动员的铁营养状态非常必要，不鼓励盲目使用铁补充剂，应注意甄别携带血色病基因的人，禁止他们补铁。

小结

铁储备耗竭、无贫血铁缺乏和缺铁性贫血都会对涉及运动及其表现的基本代谢过程产生不利影响，例如氧的运输和细胞能量的产生。尽管对运动员主诉的任何疲劳感或抑郁情绪都应该进行调查评估，以确定缺铁的潜在原因和可能性，但在缺铁的早期阶段，通常症状很轻微，对体力活动能力的影响也有限。当检测出铁缺乏时，通过饮食干预增加铁的摄入和吸收是首选方法。早期的饮食干预有助于防止缺铁状况进入后期的严重阶段。在铁储备下降但血红蛋白水平基本"正常"的情况下（在公认的人群正常参考值范围内），应考虑口服铁补充剂，通常服用8～12周，以补足膳食铁。对于严重铁缺乏和口服补铁效果不佳的病例，如果铁储备和血红蛋白总量都明显下降，可考虑由医疗专业人员实施肠外补铁疗法，以促进快速恢复。在没有缺铁的情况下，肠外注射铁和（或）口服补铁，并不能提高运动表现，因此不建议随意使用铁补充剂。

参考网站

https：//www.sportsdietitians.com.au/factsheets/diets-intolerances/iron-depletion/

澳大利亚运动营养师官网，含运动员铁缺乏、情况介绍等内容 https：//www.hematology.org/Patients/Anemia/Iron-Deficiency.aspx

美国血液学会（American Society of Hematology）官网，含有关缺铁性贫血的信息 https：//www.rcpa.edu.au/Manuals/RCPA-Manual/Pathology-Tests/I/Iron-studies

澳大利亚皇家病理学院网站，含铁的研究

应用提示

Vicki Deakin，Rebecca Hall

概述

识别高危运动员，早期发现铁储备下降并进行饮食干预，这对于防止运动员发展为铁缺乏、贫血及运动表现下降至关重要。青少年、女性和耐力运动员，包括那些进行高海拔训练的运动员，与未经训练的对照组相比，有更高的铁周转率（即更大的铁需要量和铁消耗量）和更高的低铁患病率。那些遵循能量限制或素食饮食、限制肉类摄入量（尤其是红肉）和避开生产加工的铁强化食品的运动员，都面临铁摄入量不足的风险。铁缺乏是由多种原因造成的，这可能与膳食铁的摄入量无关。当检测到低铁状态，或铁存储似乎足够但无法用于代谢时，还需要分析其他的医学和生理原因。建议对高危运动员进行常规性铁筛查。

铁状态的实验室检测

为了提高铁状态检测结果的可靠性和减少错误解读，运动员的血液采集最好在同一时间（早上，禁食或非禁食）进行。且运动员应保证饮水充足，没有感染或慢性炎症的症状，并在检测前24小时内只进行了低到中等强度的运动。血清铁蛋白是一种急性期反应物，在炎症和感染（包括普通感冒）的存在下显著升高。在这种情况下，血清铁蛋白并不是反映铁储备的有效标志物。当血清铁蛋白水平发生高低波动时，需要与其他铁指标一起来诊断铁的状态。

铁缺乏的医学或生理学原因

造成铁缺乏的可能因素如下。

▶ 铁需要量增加［如快速生长发育、突然增加训练强度或训练持续时间、高原训练（缺氧训练）、妊娠和哺乳等］。

▶ 失血（如肠道失血、月经过多、外科手术、创伤、献血等）。

▶ 低能量饮食和厌食症导致的膳食铁摄入不足及引起铁调节因子铁调素升高的各种原因。

▶ 铁吸收不良（长期使用抗酸剂；慢性炎症性疾病，特别是胃肠道炎性疾病；寄生虫和幽门螺杆菌感染）。

铁缺乏的膳食因素

与铁缺乏有关的膳食风险因素如下。

▶ 不常食用红肉、家禽或海鲜。

▶ 绝对素食和一般素食。

▶ 不规律或不稳定的膳食模式。

▶ 体力活动后长时间食欲缺乏。

▶ 面包、早餐谷物和铁强化食品摄入不足。

▶ 长期减肥餐或时尚减肥餐，不适当的食物构成，食物种类单调，低能量饮食。

▶ 膳食中富含维生素C或维生素A的食物较少。

▶ 就餐时常常饮用浓茶或浓咖啡。

▶ 食物知识欠佳，烹饪技巧有限，依赖低营养质量的外卖食物。

根据人群参考标准，运动员铁的平均需要量（EAR）是普通人群的1.3～1.7倍，是素食者（非运动员）的1.8倍。女性素食运动员甚至可能更高，在评价其膳食铁摄入量是否充足或制订膳食干预计划时，还需调整其铁的需要量。

铁缺乏的膳食治疗

通过选择食物，组成富铁餐饮，以加强铁的吸收，并根据缺铁的严重程度和耐受性，选择联合口服补铁或肠外补铁，这是治疗缺铁的基本措施。此外，考虑到铁调素的潜在抑制作用，其在剧烈运动后3～6小时可达峰值，建议运动员在铁调素峰值之前食用富含铁的食物（如主餐），以最大程度地吸收铁。

膳食铁的来源

铁存在于多种食物中（表11.4）。肉类中的血红素铁很容易被吸收。肉的颜色很大程度上由铁含量决定，肉色越红，说明肌红蛋白（含铁组分）含量越高，铁含量也就越高。许多预包装食品例如早餐谷物和面包都是铁强化食品，就像天然的富铁食物一样，经常食用，可提供大量的膳食铁。如一碗铁强化早餐谷物的含铁量比一碗普通谷物粥高4倍。尽管全麦面包有较高含量的植酸，可降低铁的生物利用率，但全麦面包的铁含量几乎是白面包的2倍。豆类（如扁豆、花生、大豆）是很好的铁来源，但其中的抑制成分（植酸盐和大豆肽）也较高。干果、甜玉米、绿叶蔬菜（包括西蓝花、牛皮菜、菠菜等）也是很好的低植酸性食物铁源，铁的生物利用率较高。

铁缺乏治疗（和预防）的首要策略是增加膳食总铁的摄入量，第二项策略是通过改善餐饮的食物构

表11.4 澳大利亚食物的铁含量（mg/100g）		
食物类型	每份食物重量	每份食物总铁量（mg/份）
动物性食物（血红素铁和非血红素铁的良好来源）		
精选瘦后腿肉牛排（熟）	1小份（100g）	3.3
精选瘦羊排（熟）	1小份（100g）	3.0
鸡蛋	1个煮鸡蛋（60g）	1.0
含水罐装金枪鱼	半杯（100g）	1.2
瘦猪里脊肉（熟）	1小份，半盘（100g）	0.7
无皮瘦鸡肉（熟）	1小块（100g）	0.4
无皮鱼肉片（熟）	1小片（100g）	0.3
植物性食物（非血红素铁的良好来源）		
商业化早餐谷物（铁强化，如玉米片）	平均分量（60g）	5.2～10.2
铁强化面包	2片三明治片（60g）	4.3
面包（全麦或混合粮谷，未强化铁）	2片三明治片（60g）	1.3
果蔬燕麦片（未经烤制，未强化铁）	1碗（100g）	4.2
燕麦粥（熟）	1杯（260g）	2.3
铁强化巧克力饮料	3满茶匙	2.4
番茄酱焗豆	1杯（275g）	2.6
杂粮能量棒	1棒（37g）	0.7
坚果（腰果、杏仁）	50g	1.9～2.5
罐头甜玉米	半杯（120g）	0.6
绿色蔬菜（如西蓝花、菠菜、银白菜、卷心菜、中国绿色蔬菜）	半杯（120g）	0.8～4.7
意大利面/面条（熟）	150g	0.9
白大米（熟）	150g	0.9
干果（李子、杏）	5～6个（50g）	0.5～1.5
水果（新鲜）	1份	0.3～0.5

来源：澳大利亚食品成分数据库，2019（https：//www.foodstandards.gov.au/science/monitoringnutrients/afcd/pages/default.aspx）.

成来优化铁的吸收。

合理安排含铁吸收抑制剂食物的摄入

同时食用富含植酸盐（如小麦制品、大豆粉及其产品、小扁豆、种子、一些坚果）和茶多酚（如茶、咖啡、可可、红酒）的食物，可显著抑制非血红素来源铁的吸收。与药草茶和绿茶相比，红茶和咖啡几乎含 2 倍的多酚（以单宁当量表示），与红酒中单宁量相当。只有当这些饮料与富含非血色素铁的食物同时摄入时，铁的吸收才会受到影响。白葡萄酒和其他酒精饮料只有微量的单宁，因此对非血红素铁吸收的影响不大。因此，已经诊断为铁缺乏的运动员，应该避免高含量铁吸收抑制剂的食物与富含非血红素铁的食物同时食用。

一餐中应含有可增强铁吸收的食物或弱化铁吸收抑制剂的食物

将肉类、家禽、海产、富含维生素 C 或维生素 A 的食物与低铁吸收率的食物一起食用，如肉类、沙拉与三明治一起食用，橙汁或水果与早餐谷物一起食用，可显著增强后者非血红素铁的吸收。维生素 C 是一种有效的铁吸收增强剂，对植酸盐和单宁的抑制作用呈剂量 - 效应关系。柑橘类水果和果汁是维生素 C 最丰富的天然来源之一。许多食品（包括果汁）已经强化了维生素 C，这既丰富了食物的营养成分，又充当了抗氧化剂，减轻了氧化造成的食物维生素 C 损失。

框 11.2 列出了一些增加铁密度、改善铁生物利用率的实用膳食策略。

框 11.2　增加铁摄入量和铁生物利用率的膳食策略汇总

主餐中每周吃 3 ～ 4 次瘦红肉（牛肉、小牛肉、羊肉），这不仅增加了膳食中的可利用铁，还增强了植物来源铁的吸收。瘦红肉与高碳水化合物食物一起食用，可增加非血红素铁的吸收，如肉炒意大利酱面条 / 米饭，蔬菜烤肉串配米饭

瘦红肉 / 家禽 / 海鲜三明治，最好每日食用

如果是素食者，确保选择富含铁的日常食物，如选择铁强化早餐麦片和面包、烤豆、豆类、水果、绿叶蔬菜

将具有高植酸含量的植物性食物（例如杂粮、面包、早餐谷物、大豆产品）与维生素 C 丰富的食物一起食用。维生素 C 的良好来源是柑橘类水果、果汁、草莓、西蓝花、卷心菜、菜花和辣椒

争取每日都吃铁强化的早餐谷物，并选购其他铁强化的食物。普通麦片粥和一些类型的加奶麦片，虽然是良好的碳水化合物来源，但没有强化铁

如果已经诊断为低铁状态，膳食中应避免或限量添加麸皮和小麦胚芽（因富含植酸盐），反而要添加维生素 C 丰富的食物，以帮助弱化植酸盐的抑制作用

如果已经诊断为低铁状态，应避免喝浓茶、浓咖啡和红酒（都含有丰富的多酚），并用富含维生素 C 的饮料替代，以帮助减少多酚抑制铁吸收的作用

利用口服铁补充剂和肠外补铁进行治疗

口服铁补充剂的治疗指南建议每日服用 100 ～ 210mg 元素铁来纠正缺铁性贫血。根据铁缺乏的严重程度，运动员每日服用 60 ～ 200mg 元素铁（通常为 100 mg），连续 8 ～ 12 周就可以明显改善缺铁状态。由于红细胞生成率的增加，进行高原训练的铁缺乏运动员，推荐使用治疗指南范围内较高数值的口服铁剂（参见第 25 章）。这些高剂量铁剂可能导致副作用发生率较高，因此建议监测服用后的反应。对有不良副作用的运动员，隔日补充是一种有效的干预措施。尽管肌内注射铁剂有些痛苦，但是肠外补铁适于口服铁剂无效或严重贫血的运动员，也适合那些对口服铁剂耐受不良的运动员。静脉注射铁剂比肌内注射的耐受性更好，并能迅速增加铁的储备。已有新型的铁剂注射液，具有良好的安全性（参见 11.10.2 相关内容）。

提高口服铁剂吸收率的推荐方法

▶ 选择含有维生素 C 的铁补充剂。

▶ 选择早晨口服，或清晨运动后即刻处于空腹状态时服用（如果耐受）。如果铁补充剂不含维生素C，可与富含维生素C的食物或果汁同时食用。

▶ 静脉补铁，虽然可快速治疗铁缺乏状态，但只能由医师操作，并应符合世界反兴奋剂机构指南要求，即治疗剂量≤100ml/6h。

治疗随访

在干预结束时，有必要进行监测，以确保铁缺乏得到纠正，并减少任何过度干预的风险。对于有铁储量减少史的运动员，建议进行常规筛查，每年或每2年一次，视严重程度而定。

干预无效

进行膳食铁干预和铁补充剂干预无效的原因可能如下。

▶ 对干预的依从性差。

▶ 补充铁的剂量不足。

▶ 膳食中的铁密度不足。

▶ 习惯于在运动后约3小时进食富含铁的食物，此时铁调素水平达到峰值，铁的吸收受损。

▶ 食物构成不佳，导致食物铁和补剂铁的吸收受到抑制。

▶ 合并某种慢性疾病（包括炎症性疾病如肾病、自身免疫性疾病、恶性肿瘤等），且未被发现，这些慢性疾病不需要补充铁剂，而且补充铁可能有害（Baird-Gunning & Bromley，2016）。

▶ 未经治疗的慢性感染（如幽门螺杆菌感染）。

▶ 诊断错误。

为了有效测定运动员个体的常规数据或基线水平，需要连续数个月监测铁营养状态的生化指标。这些测量指标的大幅度波动通常表明其受到了膳食、生理和训练的影响。

（李　显　译　艾　华　校）

述评2：

素食
GREGORY COX

引言

素食是目前西方国家主流饮食的一部分。许多国家出于宗教或文化原因也习惯于素食。社交媒体平台上关于"植物性饮食"的推崇文字和著名运动员的纪实节目，可能导致了素食在运动爱好者和竞技运动员中大受欢迎。迄今为止，很少有研究调查素食运动员的营养素摄入量及素食餐饮对运动表现的影响。本评议介绍了不同类型的素食饮食在满足参与高水平运动的运动员的营养需求方面的潜在利弊。由于运动员的研究证据很少，所以只能根据其他人群素食者的研究结果提出营养策略，再结合不同的训练状况，推广到运动员身上。

素食的类型

素食饮食指不包括肉类（肉、鸡、水产品或这些食物来源的加工食品）的饮食。表C2.1介绍了不同类型的素食。其中，水果膳和谷蔬膳对运动员来说是最具影响和营养不足的。乳蛋素食膳包括植物性食物和鸡蛋、牛奶和奶制品。有些人包括运动员，只是因为限量或不吃红肉而将自己形容为弹性素食者，但他们偶尔会吃鸡肉和鱼肉。

成为素食者的原因很多，包括宗教文化信仰、健康观念、环境可持续意识、经济背景、动物保护观念、食物的口感气味和形态外观、营养看法等。对于一些运动员，这些原因却下意识地演化为有益于改善运动表现、增强恢复或帮助控制体重。在一项针对参加2010年印度德里英联邦运动会的351名运动员

表C2.1　素食的主要类别	
类别	注释
果素食	由生水果或干水果、坚果、种籽、蜂蜜和植物油组成
谷素食	不含所有动物性食品、乳制品和蛋类 仅食用未加工的、非精制的、天然的、有机的谷物杂粮及调味品，如酱汁、海藻等
纯素食 （植物性素食）	不含所有动物性食品、乳制品和蛋类 在最纯粹的素食中，还要排除所有动物来源的食品添加剂包括蜂蜜、明胶及由蚕丝、毛发、皮革制成的产品和衣服
乳素食	排除所有动物性食品和蛋类 但食用牛奶和奶制品
乳蛋素食	排除所有动物性食品 但食用牛奶、奶制品和蛋类

的调查研究中发现，有7%的运动员为素食者，13%不吃红肉（Pelly & Burkhart，2014）。遵循素食饮食的运动员主要来自与体重相关的运动，以及非洲、东南亚、印度、斯里兰卡、加勒比海沿岸和太平洋岛屿等非西方地区。类似的结果出现在一项对9000多名美国跑步运动员进行的全国调查中，其中8%的女性和3%的男性是素食者（Williams，1997）。

素食对健康的影响

根据人口研究，和肉食者相比，素食与低胆固醇水平和低体重有关，与冠心病、2型糖尿病和代谢综合征的低患病率有关，还与高血压患者的血压降低有关。与饮食无关的其他生活方式因素（如身体活动、遗传）也有助于这些健康益处。据报道，在澳大利亚，食用蔬菜丰富的弹性素食的青春期少年（14～15岁）与非素食少年相比，其体重指数（BMI）、腰围及低密度脂蛋白胆固醇（LDL-C）均较低（Great et al. 2008）。关于素食对健康的影响可详见Le & Sabate（2014）和Melina等（2016）的综述。

运动员突然转向素食作为促进减体重的手段，可能是饮食紊乱的信号，进而导致长时期能量摄入限制和低能量可利用（参见第9章）。关于运动员特殊饮食方案，包括素食和无谷蛋白饮食的益处、局限性和潜在风险，参见Cialdella-Kam等（2016）的综述。

素食对运动表现的影响

探讨长期素食对运动员运动能力影响的研究较少，这主要是因为难以获得足够样本量的素食运动员。另外，虽然有高质量的干预研究（实验组和对照组之间的差别比较，或采取交叉和营养素摄入控制实验设计的组间比较）观察素食营养素对运动表现的影响，但观察期较短。参见Craddock等（2016）和Lynch等（2018）的综述。

长期素食对运动表现和运动能力的影响，在很大程度上都是从普通人群研究和不同类型素食的已知营养局限性中推断出来的。Craddock等（2016）系统回顾了8项干预研究，发现素食者和杂食者的肌肉力量、肌肉强度、无氧或有氧运动表现方面均没有明显差异。需要在训练有素的运动员中进一步进行高质量的试验研究，直接比较素食对运动表现和能力以及其他生理情况如免疫功能和激素水平的影响。

素食运动员膳食相关问题

美国饮食协会曾发表立场声明，指出合理定制的素食，包括纯素食，依然可以满足普通人群的健康要求和营养需求（Melina et al. 2016）。与杂食性饮食相比，素食饮食中抗氧化剂、植物化学物质、淀粉类碳水化合物和纤维含量通常较高，能量、蛋白质、脂肪（特别是ω-3脂肪酸）、维生素B_{12}、维生素D、碘、钙、铁、锌、肌酸和肌肽含量较低。对于比一般人群需要更高能量和更多营养物质的运动员来说，包含多种植物性食物的设计良好的素食餐，也能够满足日常训练、健康和良好状态的需求（Reid et al. 2013；Agnoli et al. 2017）。

能量

素食可以为运动员提供充足的能量。但对进行高强度耐力或抗阻训练的儿童和青春期运动员，尤其是在快速生长发育期，素食可能难以满足日常的高能量需求。以豆类和全谷物为基础的素食餐通常比混合杂食性饮食的能量密度更低，容易产生饱胀感，特别是对儿童来说。在剧烈运动后经常发生的短暂食欲缺乏，也会增加能量摄入减少的风险。需要时可添加高能量密度的食物（如坚果、干果、豆腐、豆豉、粗植物蛋白）和豆奶及其产品，能够增加能量和营养素密度。素食餐中含有牛奶、乳制品和鸡蛋，不仅让乳蛋素食者食用便利，还能够增加食物的能量密度。

蛋白质

对运动员来说，蛋白质和氨基酸的需要量比久坐的人要高。这主要是因为运动会刺激肌肉蛋白质合成、肌肉肥大，并将蛋白用作燃料或能源物质（参见第4章）。尽管在对一般人群的研究中，素食者的蛋白质摄入量低于杂食者，但如果能量摄入充足，素食餐（包括纯素食餐）的蛋白质摄入量通常都会达到或超过推荐摄入量（Melina et al. 2016）。在耐力运动员的膳食研究中，素食者比杂食者具有相同或较低的蛋白质摄入量（Nebl et al. 2019；Ciuris et al. 2019）。

在不吃乳制品和鸡蛋的素食者中，低质量蛋白质中必需氨基酸的生物利用率较低，这需要关注（Ciuris et al. 2019）。非优质蛋白质（或不完全蛋白质）是植物性食物（如谷物类、坚果类、种子类、豆类、淀粉类蔬菜）中存在的蛋白质，它有一种或多种必需氨基酸不足，生物利用率较低。然而，通过使用不同的食物组合搭配，纯素食者仍然可以摄入全部且充足的必需氨基酸。例如，为了弥补坚果、种子和谷物中赖氨酸和异亮氨酸两种必需氨基酸的不足，可以与赖氨酸和异亮氨酸含量较高的豆类搭配互补。为了满足所有必需氨基酸的需求，这些食物组合不必集中在一餐中食用，可以分在一日的各餐中（Melina et al. 2016）。相比之下，来自动物、乳制品和鸡蛋等食物的优质蛋白质（高生物价值蛋白质）含有所有必需氨基酸，不需要其他食物组合搭配。

可使用可消化必需氨基酸评分（digestible indispensable amino acid score，DIAAS）来评估食物的蛋白质质量或生物利用率。该评分提供了单个食物中必需氨基酸在回肠消化率的估算值。动物性肉类食品和其他产品（如牛奶）比植物来源蛋白质具有更高的蛋白质消化率。最近一项针对耐力运动员的横断面研究显示，杂食者（$n = 38$）的可利用蛋白质摄入量（消化率与总蛋白质摄入量的乘积）比素食者（$n = 22$）高约20%（Ciuris et al. 2019）。作者得出的结论是，这些素食运动员每日需要比杂食者额外摄入10～22g蛋白质，才能弥补因低吸收率而增加的蛋白质推荐摄入量。

综上所述，尽管对运动员素食的研究有限，但计划周密和营养素丰富的素食餐原则上可以满足日常训练和竞赛的蛋白质、碳水化合物和能量的需求。即使老年男性，摄入能量营养素和能量充足的素食，经过12周的抗阻运动，肌肉力量和肌肉横截面积的增加也很明显（Haub et al. 2002）。然而，一些计划不佳、低能量素食的运动员可能很难达到每日的蛋白质摄入量目标。建议在一日中均匀分配能量密度高、富含蛋白质的植物性食物，特别是在运动后，以支持肌肉蛋白质的合成，满足每日蛋白质和能量增加的需求，提高必需氨基酸的获得性。由于富含植物性食物的膳食中蛋白质生物利用率低，建议蛋白质的摄入量略高于当前的运动员每日蛋白质推荐摄入量。Rogerson（2017）向纯素食者提供了可达到蛋白质推荐摄入量的实用饮食策略。

长链多不饱和脂肪酸和必需脂肪酸

人体可以合成全部所需的长链脂肪酸，但除了2种：亚油酸（一种 ω-6 脂肪酸）和 α- 亚麻酸（一种 ω-3 脂肪酸）。纯素食运动员通常摄入大量的 ω-6 脂肪酸，包括亚油酸，这可能会抑制 ω-3 脂肪酸在体内转化为二十碳五烯酸（EPA）和二十二碳六烯酸（DHA）（Melina et al. 2016）。EPA 和 DHA 都可在体内转化为其他活性物质即类二十烷酸（eicosanoids），参与炎症反应、免疫防御、内皮功能和细胞和组织的保护。与乳蛋素食者和杂食者相比，纯素食运动员的 ω-3 脂肪酸摄入量更低（Nebl et al. 2019）。虽然没有证据表明素食运动员缺乏必需脂肪酸，但由于 ω-3 脂肪酸摄入量不足，可能存在潜在的健康问题。

素食饮食很难摄入足够的 α- 亚麻酸和其他来源的 ω-3 脂肪酸。多脂肪鱼类和瘦肉是膳食中 ω-3 脂肪酸、EPA和DHA的主要来源，用于类二十烷酸代谢途径。对于禁食肉类和鱼类的素食者来说，富含ω-3脂肪酸（包括α-亚麻酸）的植物性食物来源包括坚果和种子（特别是核桃、大麻籽和奇亚籽）、大豆及其产品及烹调用油。也可以选择补充富含DHA的微藻类（Lis et al. 2019）。

微量营养素

尽管富铁植物性食物中铁的生物利用率较低，但是素食饮食可以提供与肉食饮食一样多甚至更多的总膳食铁（Melina et al. 2016）。可是，铁缺乏和铁不足在素食者中比肉食者更为普遍（Pawlak et al. 2018）。为了补偿生物利用率低引起的铁摄入较少，素食者铁的推荐摄入量是非素食者的1.8倍（Institute of Medicine，2006），不过，这种80%的高出量很可能是过高（Melina et al. 2016）。铁的吸收变化很大，既对食物中天然存在的抑制物质（如植酸盐、钙、多酚）敏感，导致生物利用率降低；又对促进物质（如维生素C）敏感，可提高其生物利用率；铁吸收还与自身铁的状态有关系（参见本章相关章节）。

素食运动员，尤其是青春期、女性、耐力运动、规律献血的运动员，发生铁缺乏的风险较高。这种风险与高铁需求和高铁损失、低铁摄入和低膳食铁生物利用率等多种原因有关。建议素食运动员定期检测铁的营养状况，特别是在生长发育快速期、处于高原和剧烈耐力训练时。本章提供了提高总膳食铁和优化铁利用率的策略。只有在铁缺乏或缺铁性贫血确诊的情况下，才需要使用铁补充剂。

锌是素食者，尤其是纯素食者所需关注的另一种营养素（Melina et al. 2016）。少有运动员锌营养状况的相关研究（参见第12章），迄今为止也没有关于素食运动员身体锌状况的研究。不过有研究发现，在81名男性和女性跑步者［（27.5±4.14）岁］中，纯素食者、乳蛋素食者和杂食者有类似的锌摄入量（Nebl et al. 2019）。与铁的吸收类似，锌的吸收也受到食物天然物质的抑制，特别是富含锌的植物性食物（如谷物及其产品、豆类和坚果）中存在的高含量植酸盐（Reid et al. 2013）。其他锌含量较多但植酸较少的植物性食物包括西蓝花、土豆、胡萝卜和一些水果。牛奶和鸡蛋中也含有锌，但其含量远低于肉类、家禽和甲壳类食物。

杂食和乳蛋素食膳食可能很容易满足人群维生素B_{12}的推荐摄入量，因为活性维生素B_{12}只存在于动物性食物及其制品中（包括乳制品和蛋类）。与常规理念相反，任何植物性食物中都没有发现活性维生素B_{12}，包括植物肉、发酵豆制品（如豆豉）或蘑菇（Herbert，1988）。与乳蛋素食或偶尔吃肉的素食者相比，纯素食、果素食、谷素食等严格素食主义者血清的维生素B_{12}水平较低（Obeid et al. 2002；Grant et al. 2008），且可逐渐发展为维生素B_{12}缺乏（Herbert，1994）。对于这些严格素食者来说，摄入维生素B_{12}强化的食物（如大豆奶和米粉奶，一些早餐谷物和植物肉等），或每日服用维生素B_{12}补充剂，是十分必要的（Melina et al. 2016）。

乳蛋素食者的钙摄入量通常可达到或超过钙的推荐量，不过纯素食者的钙摄入量差异很大（Melina et al. 2016）。Nebl等在先前的研究中报道（2019），他们在男女跑步者中，没有观察到杂食、乳蛋素食和纯素食之间钙摄入量有差异。由于许多植物性食物中天然存在着不同含量的钙吸收抑制剂（如草酸盐及抑制能力略弱的植酸和纤维），可与钙结合为不溶性盐，所以钙的生物利用率变化很大。大多数钙强化植物奶和相关产品（如豆腐）及低草酸蔬菜，包括甘蓝、西蓝花和白菜，所含的钙更容易被吸收，是钙的优选来源（Weaver et al. 1999）。不吃牛奶制品的素食运动员应确保选择钙强化的植物奶和相关产品，并将其纳入每日餐饮中，或者考虑使用钙补充剂。

对素食运动员有益的运动补剂

一水肌酸（creatine monohydrate）补充剂可以增强训练能力，促进重复性、短时间、高强度运动的工作肌的快速恢复（参见第17章）。肉类是肌酸的天然良好来源，肌酸也可利用氨基酸进行内源性合成。正如预期的那样，肉食者肌肉组织中的肌酸水平高于素食者，这表明内源性产生的肌酸并不能弥补肌酸的低膳食摄入。Lukaszuk等（2002）研究发现，健康男性（平均年龄为24岁）从杂食性饮食转变成乳蛋素食的3周内，其肌肉肌酸水平持续降低。女性受试者（平均年龄为26岁）在接受素食饮食后的3个月内，肌肉肌酸也显著降低（Blancquaert et al. 2018）。在这项研究中，对照组或补充低剂量肌酸（1g/d）的素食组肌肉肌酸水平平均没有明显减少。尽管在其他针对混合饮食运动员的研究中，约30%的个体对补充肌酸无反应，但对于那些肌肉肌酸储存较低的素食运动员来说，补充肌酸的反应可能比那些吃肉的运动员更大（Burke et al. 2003）。

从理论上讲，对于那些低肌酸肌肉储存较低的素食运动员来说，补充肌酸提高运动能力的潜在益处可能比那些吃肉的运动员更大。但是，通过对非运动员素食者进行的少量研究表明，补充肌酸尽管可增加肌肉肌酸含量，但改善运动表现的效果并不确切（Shomrat et al. 2000；Burke et al. 2003）。与非运动员相比，训练有素的素食运动员补充肌酸后，是否可表现出明显的增力作用，目前尚不清楚。

素食者骨骼肌中的肌肽（carnosine）含量也低于杂食者，这与肌酸的情况类似（Everaert et al. 2011）。然而，在素食6个月的女性中，没有观察到肌肉肌肽含量的变化（Blancquaert et al. 2018）。因为肌肽主要存在于动物性食物即动物肉品中，素食者（乳蛋素食者和纯素食者）从膳食中获得的肌肽量很少（Stephens et al. 2011）。肌肽是β-丙氨酸和L-组氨酸组成的二肽。补充β-丙氨酸可以补偿肉和鱼的摄入不足，显著提高肌肉肌肽含量（Harris & Stellingwerff, 2013）。然而，素食饮食似乎并没有限制高强度间歇训练时肌肉肌肽含量的增加（DE Salles Painelli et al. 2018）。肌肉肌肽含量的升高与运动表现的增强呈正相关，且存在剂量－效应关系，表明素食者补充β-丙氨酸将会取得与杂食者相似或更大的益处（Harris & Stellingwerff, 2013）。然而，还需要进一步的研究来证实这个假设。

小结

　　鉴于对素食运动员饮食的研究很少，所以素食对运动员运动能力有利或不利的结论尚不明确。营养上精心安排的乳蛋素食和纯素食似乎足以满足运动员营养素的需求。水果素食或谷物素食，即使精心计划，也不足以满足机体对营养素的需求。素食本身就含有很高的碳水化合物，有利于维持高强度训练运动员充足的肌糖原储备和运动后肌糖原恢复。当每日总能量可以满足需求时，植物来源的蛋白质也可以满足进行高强度训练的运动员对蛋白质的更高需求。为了最大限度地满足运动的需要，每一餐和运动后恢复期都应选择蛋白质含量丰富的素食食品，这十分必要。每日能量和蛋白质需求都很高的运动员，应选择能量密度高且蛋白质丰富的植物性食物。

　　虽然动物性食物是蛋白质、铁、锌和维生素B_{12}的良好来源，乳制品是钙的良好来源，但已经很容易找到富含这些营养素的植物来源的替代食品，其营养素要么天然就很丰富，要么可以通过强化而实现。纯素食者的膳食中应包含强化维生素B_{12}的食物以及富含ω-3脂肪酸的食物，以满足需求。包括素食运动员在内的所有素食者，面临非贫血性铁缺乏的风险较高。素食运动员需要对铁的营养状态进行常态化检测。

　　素食者骨骼肌中肌酸和肌肽含量比非素食者低，这可能降低最大强度和持续性高强度训练的运动能力。补充肌酸和β-丙氨酸（肌肽的前体）的获益程度与其在肌肉的含量成反比，即肌酸和β-丙氨酸肌肉含量越低，补充后效果越明显。可以推测，素食运动员补充这两种营养物质后，在最大强度运动和持续间歇性高强度运动中，有可能获得比杂食运动员更大的效益。

参考网址：

https：//www.internationalvegan.org/
国际纯素食协会（International Vegan Association）
https：//www.veganaustralia.org.au/
澳大利亚纯素食组织（Vegan Australia）
https：//www.vegansociety.com/

英国纯素食协会（Vegan Society UK）

（李　显　译　艾　华　校）

述评3：
运动营养与可持续发展
NANNA L MEYER AND ALBA REGUANT-CLOSA

前言

人类食物的生产和消费对地球及其生态系统造成巨大压力，需要每一个人都紧急行动起来（Poore & Nemecek，2018），也包括运动员（Meyer et al. 2020；Meyer & Reguant-Closa，2017）。公益组织EAT与顶级期刊柳叶刀联合委员会（EAT-Lancet Commission）在2019年发布的《可持续食物系统与健康膳食报告》（*Healthy Diets from Sustainable Food Systems*）中，呼吁食物大转型（Willett et al. 2019），包括显著减少动物蛋白摄入和增加既能促进人类健康又能减少地球环境影响的食物（Steffen et al. 2015）。运动员和经常锻炼的个体有更高的能量和营养需求，但运动员常过于强调摄入蛋白质，同时却不能满足碳水化合物的推荐量（Jenner et al. 2019）。在某些运动员群体中（Spendlove et al. 2015）或在特定情况下（如能量限制）（Helms et al. 2014；Phillips，2014），蛋白质的摄入量高于推荐量，再加上运动后营养的补充优先考虑动物来源蛋白质，特别是乳品蛋白质（Daly et al. 2014；Pennings et al. 2011；Burd et al. 2015），使得运动员的饮食选择给环境造成了沉重的负担（Reguant-Closa et al. 2020）。其他的环境问题还包括反季节农产品生产、加工和预包装食品及食物浪费等（Meyer et al. 2020）。除了环境问题外，可持续膳食还涉及社会、伦理和经济方面等诸多方面，以及在新型冠状病毒感染（Corona Virus Disease 2019，COVID-19）大流行期间引起的问题。事实上，新冠病毒感染大流行给食物系统带来了大量挑战，包括工业化农业在供应链上的薄弱环节（Gordon，2020），以及在粮食获取和粮食不安全方面日益加剧的不平等现象（Niles et al. 2020）。

在运动营养上落实可持续策略必须不仅以个体化营养为目标，还必须确保食物和能量的选择与环境、社会和经济的可持续发展相一致。但这并不容易，因为可持续和健康的饮食可能更昂贵，这会减少平等获得的机会，包括运动员。此外，运动员时常旅行，生活上常安排不太理想，临时居住的地区可能使他们没有足够的机会选择可持续、健康的食物。运动营养师是确保实施可持续运动营养的专业人员，但这需要他们在可持续策略落实方面获得更多的知识和技能。国际上有许多组织正在其影响范围内纳入可持续食物系统，并培养提高营养师在可持续食物领域的知识素养（Wegener，2018；Meyer et al. 2020；Spiker et al. 2020；BDA，2018；ICDA，2019）。然而，营养专业学生的课程仍然是老式的，并不包含可持续食物的内容，营养师的相关培训机会也很少。

虽然可持续性是一个复杂的话题，但对于运动员和运动爱好者个体来说，可以从很多方面入手来参与其中。在可持续食物系统的教育和学习中，最有价值的一个内容是，对于食物要从多方面予以认知，而不仅仅是食物的营养价值。可持续性食物的相关知识面一般包括（Chan et al. 2016）环境问题、食物选择如何影响气候变化及生物多样性如何对饮食多样性和营养获得性产生积极影响等（FAO，2010；Burlingame et al. 2009；Mouillé et al. 2009）。本述评将简要介绍适用于运动营养的可持续食物系统。本评议的目的是为读者提供重要的信息资源，以供进一步的培训学习，并更好地理解可持续性、食物系统和运动员营养之间的联系。

可持续食物系统与运动员的可持续饮食

可持续食物系统是指"保护和尊重生物多样性和生态系统、文化上可接受、可获得、经济公平和负担得起、营养充足、安全和健康、同时优化自然和人力资源"的食物体系（FAO，2010）。根据这一定义，我们目前的食物体系是不可持续的。事实上，构建可持续食物系统是减少对环境影响的重要动力（Poore & Nemecek，2018）。我们迫切需要改变饮食，特别是减少肉类消费，以缓解气候变化和降低当前温室气体的排放水平，更好地利用土地和水源，保护土壤质量及陆地和海洋的生物多样性（Poore & Nemecek，2018；Willett et al. 2019；Springmann et al. 2020；FAO，2019a）。此外，当前的食物系统在可持续性的其他方面也很脆弱，如经济和不平等问题（Gordon，2020；Niles et al. 2020）。

食物对环境的影响

农业释放的温室气体约占全部人类排放量的26%，其中大部分是在农场生产期间排放的（Poore & Nemecek，2018）。生命周期评估法（life cycle assessment，LCA）是量化一种食物对环境影响的复杂方法，它详细评估从生产到消费及浪费的所有相关步骤，包括每个食品供应链上的所有投入和产出环节。LCA可以使用不同的影响类别来评估一种产品对环境的影响，包括对全球变暖潜力、富营养化、酸化、臭氧形成、土壤营养耗竭、非生物资源利用、陆地和海洋生态系统的生态毒性等的影响，也包括对人类健康、水资源短缺、生物多样性和土壤质量等的影响。LCA可用于分析产品供应链中限定范围的一部分，同时分析所关注的投入和产出情况（如农场部分或包括消费和浪费在内的部分）。LCA可分析供应链中的优缺点或替代方案，并通过产品的主要功能或功能单位来表示。有关LCA的更多信息，请参阅ISO 14040：2006。

利用LCA方法进行评价，每种食品对环境的影响依据所选的食物链阶段、影响类别、系统边界和功能单位而有所不同。近期有学者强调，应该使用多项指标来衡量食物对环境影响，而不仅仅只使用一个指标，如全球变暖潜力（Nemecek et al. 2016）。营养科学与这一观点有相似之处：膳食不能只按一种营养素来分类。因此，从环境方面讲，食品对环境的影响受许多因素的调控，应尽可能全面地加以考虑。

相对于整条食物供应链，粮食生产环节对环境的影响最大（Poore & Nemecek，2018）。如果粮食生产包括森林砍伐，导致土地利用从自然栖息地到农业用地的变化，那么对环境的影响就更大了（Poore & Nemecek，2018）。在评估各种食物和某类食物对环境的影响时，研究始终表明，动物性食物（如红肉）对环境的影响巨大（Eshel et al. 2014；Hallström et al. 2015；Aleksandrowicz et al. 2016）。这不仅是由于肠道发酵和粪肥利用过程中甲烷的释放，也是由于非常低效的饲料——肉类食物转化率（Poore & Nemecek，2018）。有充分的证据表明，限制肉类饮食（如弹性素食或倾向植物饮食）（Chai et al. 2019）或排除所有或部分的动物性食品（如纯素食和素食）（Tilman & Clark，2014；Soret & Sabate，2014；van de Kamp et al. 2018；Chai et al. 2019），可以减少温室气体排放及减少对土地和水资源的占用（Aleksandrowicz et al. 2016）。

不同的动物性食物对环境的影响有所不同。例如，牛奶、家禽、猪肉和鱼对环境的影响低于具有相似营养价值的牛肉（Saarinen et al. 2017；Berardy et al. 2019）。但动物性食物对环境影响的差别并不明确。如果动物养殖业包括鱼类（Bibiani et al. 2018）均使用精饲料，如玉米和大豆（van Zanten et al. 2016；Ertl et al. 2015），那么养殖业动物食品将会占据人类的大部分餐桌，可能导致蛋白质的大量浪费。因此，出于可持续性的考虑，最具影响的抉择是减少总体动物性食物蛋白质的摄入量，同时增加植物性蛋白质的摄入量（Poore & Nemecek，2018）。

近年来，植物性膳食在普通人群中广受欢迎，也包括运动员（Lynch et al. 2018）。植物性食物对环境的影响较小，但仍有一些环境问题需要考虑。水果和蔬菜运输会造成严重的环境负担，尤其是在使用飞机运输时（Bystricky et al. 2015）。在加热温室种植反季节水果蔬菜（Stoessel et al. 2012），或进一步灌装或冷冻加工（Molina-Besch et al. 2019；Arcand et al. 2012；Canning et al. 2010），都会增加对环境的影响。在当前的食物系统中，很少关注季节和区域的可利用性，尽管数据显示这对环境的影响较低，食物营养素含量也较高（Macdiarmid，2014；Wunderlich et al. 2008）。食物体系最近暴露的诸多弱点，激励人们重新建立更短的供应链和更可持续、安全、健康但简便的食物体系。至少在欧洲可以这么尝试，基于欧盟委员会最新的"从农场到餐叉"战略（European Parliament，2020）。

虽然富含植物的饮食代表温室气体排放量和土地利用量较低，但植物需要水来灌溉。然而，大多数植物性膳食通常比动物性膳食更节水（Aleksandrowicz et al. 2016）。与高蛋白质的动物性食物相比，豆类对环境的影响较低（Sabaté et al. 2014），但豆类罐装需要更多的加工投入（Arcand et al. 2012），这抵消了豆类的一些环境保护优势。因此，豆类最好在本地采购，浸泡过夜，从头开始烹制。

植物性饮食中，全谷物通常也很多。小麦等谷物对环境的影响可能很大，特别是精制的白面包（Espinoza-Orias et al. 2011），而且其营养密度也较低（Killilea et al. 2020；Albertson et al. 2016）。因此，为了确保富含植物的饮食既环保又有营养，豆类和谷物在很大程度上应该不经加工。含植物性食物较多的膳食，包括豆类和谷物在内，其膳食纤维和植酸含量也高，这可能会降低营养素的生物利用率（Gilani et al. 2012）。然而，一些烹饪技术（如浸泡、发芽、发酵）可以通过分解植酸来帮助减少营养素的损失（Cabrera-Ramírez et al. 2020；Kamau et al. 2020），同时也有利于肠道健康（Rinninella et al. 2019；Makki et al. 2018）。实用的营养教育应该包括教运动员烹饪技术，以帮助他们提高所购买食物的营养素生物利用率。最后，鼓励消费和发现当地种植的食物可能是有益的，因为年轻人开始参与食物价值链并承担更大的社会责任，不仅是他们自己的营养策略，对健康和运动表现有益，而且还保护了大自然（Chan et al. 2016）。

其他对环境有重大影响的食物链环节与食品的包装有关，包括液体包装（Molina-Besch et al. 2019）。当运动员参与体育赛事、旅行途中或出入有随取随用食品的康复中心时，就会注重食品的方便性、卫生性和兴奋剂安全性，此时运动员对运动饮料或瓶装水等产品的使用率就可能特别高。尽管全球范围的比赛日程会使运动员忙碌不堪，让运动员个体很难获得可持续膳食，但在大多数情况下，运动团队或机构很容易按照可持续性承诺采取行动。国际奥委会（IOC）已经朝这一方向迈出了一步，制订了IOC可持续发展战略，而最近的大多数奥运会主办城市已经公布了在奥运会等国际赛事上的食物供应愿景（Rio Food Vision，2016；Pelly et al. 2014）。然而，从运动员个人到集体餐饮服务再到大型体育赛事，在各个层面上都需要做更多的工作。

最后需要指出的是，食物生产过程中所有的投入和产出环节里出现的食物浪费，也加大了对环境的不良影响。废物处理的额外负担及从垃圾填埋场尚未回收的有机物释放产生的温室气体，都加大了对环境的影响。浪费的粮食约占世界粮食产量的1/3（FAO，2019b）。减少食物浪费是减少食物生产对环境影响的重要策略（Beretta & Hellweg，2019），除了少吃（红）肉之外，降低食物浪费策略是降低食物生产对环境影响的最有效方法之一（Poore & Nemecek，2018）。需要调查数据来说明频繁旅行对运动员浪费食物的影响。但不管怎样，运动营养师都应与运动员进行合作，开展食物计划、食物购买、食物烹饪和安全储存等方面的教育活动，以避免在家训练时的食物浪费。运动队、体育组织和机构、运动员食堂等，也可以在防止食物浪费方面发挥积极作用，为他人树立榜样，如推行无餐盘用餐（tray-less dining）。此外，与当地食品银行（译者注：一种慈善机构，组织收集食品，免费提供给低收入人群）合作或在食物浪费以前把当地农场的剩余食物保存起来，都是有意义的想法。这可能为当地运动员提供一个食品供应链"志愿者服务"的参与机会。

可持续发展的其他方面：公平、社会公正和经济条件

新冠肺炎疫情大流行暴露了当前食物体系中的许多弱点，包括不平等现象。而其中许多弱点是联合国可持续发展目标2030所要解决的问题。共提出17项目标，总目的是找到可协同作用的、有促进作用的解决方案，不仅有利于地球环境和人类健康，还兼顾所有人类的公平和繁荣（United Nations，2015）。例如，责任性食物消费和生产（第12项目标）应与维持和改善陆上生命（第15项目标）和水下生命（第14项目标）相一致，同时共同支持人类的健康和福祉（第3项目标）、零饥饿（第2项目标）和减少不平等（第10项目标）。包括运动员在内的消费者，需要有更多的知识和技能来做出符合这些可持续发展目标的食物和用餐决策，以保护生物圈，并确保地球上的生命能够代代相传（Springmann et al. 2020；Hansen et al. 2013）。

目前的食物生产方式，特别是工业化畜牧业，对人类或环境均不健康，对饲养的动物和那些在工厂化大型农场工作的人员既不安全也不人道（Gordon 2020）。此外，由于人口增长、蛋白质需求增加和消

费者对肉类需求的持续升高，目前剩余的大量农田主要是用于畜牧业饲料生产而不是人类粮食生产（de Vries et al. 2015；van Kernebeek et al. 2016）。全球粮食供应链状况与土地不平等有关。目前，世界上超大型农场只占全部农场的1%，却经营着超过70%的全球农田，为工业化食品生产体系提供粮食原料。尽管大多数农场由家庭式农场主经营，但依然继续使用环境保护性而不是环境破坏性的耕作方式（Land Coalition，2020），土地单位产量更高，但这些农场规模较小，仅覆盖全球12%的农田，在企业化粮食系统中的竞争机会有限或根本没有机会（Lowder et al. 2019）。预计这一差距将进一步扩大，使中小型家庭农场更难维持和发展。年轻农民、土著居民和农村妇女获得土地的机会很有限，特别是在他们缺乏拥有或租赁土地的经济能力时（Land Coalition，2020）。

另外，并非所有的消费者都能平等地获得食物，特别是健康食物。因为这类食物通常更昂贵，许多人仍然负担不起。粮食不安全问题正在上升，而且不再仅仅是社会经济地位较低的人面临的问题（Niles et al. 2020）。研究表明，美国有30%的大学生存在食物不安全问题（Payne-Sturges et al. 2019）。运动员中是否有人在与粮食不安全做斗争还没有得到太多关注。但对于那些没有体育奖学金的充分支持或不能从训练中获得生活工资的发达国家的运动员，以及那些在发展中国家生活和训练的运动员来说，饥饿有可能成为一个现实。虽然可持续饮食通常突出强调食物体系的环境问题，但从生产者到消费者的食物供应链中，可持续性的许多其他方面也需要加以综合考虑。

引导运动员向可持续饮食习惯转变

提高食物素养是年轻人的基本需求之一。食物素养的定义包括很多方面，但对于运动营养师来说，可从3个总体框架来理解食物素养，有可能最容易理解食物素养的含义：①功能性食物素养（functional food literacy）；②互动性食物素养（interactive food literacy）；③批判性食物素养（critical food literacy）（Krause et al. 2016）。运动员应该具备基本的运动营养知识和技能，包括如何和在哪里购买食物；如何准备和储存食物；如果要运动，什么时间吃、怎么吃和吃多少；以及如何在社会文化层面上食用和欣赏食物。运动员还需要如何准备大量食物以便快速获取的能力，以及如何在预算内购买食物的能力。另外还需要旅行方面的知识和技能，包括在旅行中如何注意食品安全、减少浪费、处理疾病和携带重要营养补品等。这些方面大多涵盖了功能性和互动性食物素养。

批判性食物素养与运动员本身的运动能力目标关系较小，但主要受到环境和社会原因等外部因素的影响（Rowat et al. 2019）。虽然不会直接影响运动成绩（尽管这方面不应该被低估），但运动员可以认为可持续饮食就是"简单而正确的事情"（Chan et al. 2016）。运动营养教育通常侧重于运动员的功能性和互动性食物素养，很少或根本不关注环境和社会原因，因为这些方面并不直接影响比赛成绩。然而，鉴于新冠病毒感染疫情大流行及其暴露出的食物系统问题和不平等问题，似乎不包括这些议题的营养教育是不完整的。同样，如果运动队、体育组织和机构欲将其饮食行为与联合国可持续发展目标2030（United Nations，2015）提出的政策和步调保持一致，那么就应该采取食物素养教育和干预措施。将可持续性纳入营养目标和实践的做法不再是一种选择。每个人，包括运动员及其家人、教练员、支持保障人员、体育组织和机构，都应该加入进来，为可持续食物发展的未来贡献自己的力量。

运动员的可持续饮食的含义

最近，Meyer等（2020）重点研究了植物性（plant-based）膳食和植物优先性（plant-forward）膳食策略在运动营养中的应用问题，以减少肉类和乳制品的摄入。研究结果表明：①运动员应摄入足量但不超过推荐量的蛋白质；②植物性膳食策略和植物优先性膳食策略都能有效满足蛋白质的数量和质量；③食用全谷物可能需要较少的蛋白质，但需要更多的研究予以证实；④只有需要额外的蛋白质时，才应补充蛋白质；⑤运动员应避免同时食用大量肉制品和植物性蛋白质，造成蛋白质浪费；⑥从谷物和豆类中摄入高膳食纤维对高蛋白质饮食的运动员维持肠道微生物群健康至关重要。更多细节请参见Meyer等（2020）的研究。

植物性饮食（如纯素食和素食）的主要问题之一是蛋白质的数量和质量，因为植物来源的蛋白质含量较低，必需氨基酸的评分也低于动物性食品（Leser，2013）。因此，运动员要么需要吃更多的食物，并结合植物蛋白质的补充，要么采用弹性素食或植物优先性膳食，以保证满足蛋白质的需要（Meyer et al. 2020）。Ciuris 等（2019）的研究表明，植物性饮食的运动员可能需要每日额外增加 10～22 g 的蛋白质来满足他们的营养需求。也有学者建议，需要对食物营养策略进行更多的研究（Burd et al. 2019），特别是运动后蛋白质平衡的快速恢复策略，以及植物性膳食和弹性素食策略对维持和改善运动员蛋白质合成和肌肉蛋白质积累的慢性影响。众所周知，富含动物蛋白的饮食，特别是红肉和加工肉类，会增加慢性疾病的风险（Bouvard et al. 2015），并加重环境负担（Poore & Nemecek, 2018）。这也是大多数以食物为基础的膳食指南建议减少肉类的原因（Willett et al. 2019；Springmann et al. 2020）。包括食物和补充剂来源的高蛋白质饮食，均已被证明会影响运动员的肠道微生物群，这种情况在膳食纤维含量较低的运动员中尤其严重（Kårlund et al. 2019）。从运动能力的角度来看，高碳水化合物饮食，而不是高蛋白质饮食，可能会提高运动表现，因为摄入碳水化合物可加快肌糖原的恢复和增加肌糖原的可利用性（Thomas et al. 2016）。虽然摄入足够的蛋白质对肌肉蛋白质的增加和训练适应至关重要，但过量食用蛋白质是一种值得怀疑的做法，特别是从环境保护的角度来看。

可持续饮食通常也是健康饮食（Tilman & Clark, 2014；Willett et al. 2019），尽管情况并非总是如此（van de Kamp et al. 2018）。健康的饮食通常富含季节性水果和蔬菜、全谷物、豆类、坚果和种子，以及少量的肉类、奶制品和一些鱼类。这些饮食对环境的影响较低，并且大多符合 EAT-Lancet 联合委员会关于可持续食物系统中健康饮食的定义（Willett et al. 2019）。不幸的是，即使有膳食指南的推荐，也很少有国家遵循这种健康和可持续的饮食（Springmann et al. 2020）。目前的饮食模式是加工食品过多、不健康、难以持续（Garnett, 2016）。尽管一些"流行"的饮食趋势，如生酮饮食（ketogenic diet）、古法饮食（paleo diet）和无谷蛋白饮食（gluten-free diet），可能更健康，但许多这些饮食模式可能含有高蛋白质，因此不属于可持续饮食。这些饮食模式也可能富含反季节的水果、蔬菜和其他非本地食物，因此被戏称为"生活方式饮食"（lifestyle diets）或"健康并烧钱饮食"（healthy and wealthy diets），也是不可持续饮食（Garnett, 2016）。一些运动员似乎有无尽的兴趣和机会尝试这些不可持续性饮食，因为他们误认为这样的饮食能提高运动能力。经过可持续饮食知识培训的运动营养师需要消除这种神话，利用此类饮食与运动表现和健康关系的研究证据，对运动员进行科学方面的教育，并告知此类饮食对社会和环境可持续发展有负面影响。此外，由于经济原因，并非所有运动员都可以坚持可持续性饮食。经济原因也限制了全球各地区人群推行可持续性饮食［如食用鱼类受地区限制，详见 Cohen 等（2019）综述］。运动营养师应该鼓励和教育运动员采用健康饮食和可持续饮食，以落实能量填充和恢复策略，因为这些方法可以提高运动成绩，特别是当这些植物性食物中富含碳水化合物时（Barnard et al. 2019）。

可持续饮食通常富含完整的和未加工的食物。然而，一些运动员的训练负荷或比赛需要容易获得、消化快速、能量密集的食物，包括精制的富含碳水化合物的预包装食品，易于携带，方便食用。运动营养师可以利用相关教育工具如"运动员餐盘"（Athlete's Plates），帮助运动员根据训练比赛安排做出周期性膳食调整。基于 Reguant-Closa 等的研究成果（2020），运动营养师开发出了"运动员餐盘"这一营养教育工具。该工具显示，随着训练负荷从轻度增加到中度再增加到高强度，对环境的影响不断增强。这种增大的环境影响与艰苦训练或比赛导致的能量需求增加有关，这是很难改变的。然而，当将环境影响调到能量时，如果能量来源是蛋白质，特别是动物蛋白质时，所有训练负荷对环境的影响仍然保持高位；但将环境影响调到碳水化合物时，随着碳水化合物明显升高，大强度训练对环境影响的程度会降低。因此，高强度训练或比赛日可能是运动员减少对环境影响的一个机会，但要达到如下条件：能量和碳水化合物摄入能够满足需求，而蛋白质摄入满足需要但不过量（Reguant-Closa et al. 2020）。

预包装食品虽然对运动员来说是方便的选择，而且在旅行途中也是必要的，但对环境的影响较大（Molina-Besch et al. 2019）。运动员个人、团队、体育组织和机构应筛选更为环保的包装。运动队领导应该选择既可满足产品质量又能兑现可持续承诺的食品生产企业，建立合作关系。运动员餐厅应落实可持续饮食的承诺，进一步改变采购战略，逐步淘汰预包装食品，增加包括当地食品（短供应链）、100%"新鲜烹饪"（cooking from scratch）和生态包装的"即开即食"（ready-to-go）食品的采购。环境上、经济上和公平上的可持续团队行为和餐饮经营服务将成为未来更重要的话题。体育组织机构的营销团队可以利用这些可持续行动，来展现其不仅对环境有承诺，也对当地和区域性食品系统以及经济振兴有担当。

表C3.1显示了运动员在实施可持续饮食时所面临的关键性挑战。

表C3.1　与运动营养有关的常见环境可持续性问题	
问题	解决办法（即运动营养师如何推广可持续餐饮）
蛋白质摄入量超过推荐量	与运动员一起评估蛋白质的数量和质量。如果蛋白质摄入量过高，一个很好的经验是将总蛋白质摄入量减去1/3，然后用植物性蛋白质替代总蛋白质的1/3，最后的1/3来自优质蛋白质（如畜肉）（Aiking，2014） 鼓励运动员根据每日的活动，合理安排植物性饮食，特别是在训练负荷较低的时候 为了确保运动员获得所有的必需氨基酸，推荐使用改变蛋白质质量的弹性素食方法策略（CIA & HSPH，2016）
摄入大量的蔬菜和水果，有些是反季节食品和冷冻食品	鼓励运动员了解他们生活和训练地区生长的应季农作物，减少冷冻或罐头食品的使用。把运动员带到当地的农贸市场，让他们了解所在地区的季节性食物，即使是在旅行期间也可以这么做，这是提高运动员食物素养各个方面的重要一步
摄入大量的预包装食品和加工食品	指导运动员如何减少预包装食品和加工食品（包括液体）的消费，并优先选择未加工处理完整和新鲜的替代食物 运动员的营养周期反复表明，在大强度训练后恢复期和备赛期间，某种程度加工的食物（如精制意大利面、大米和面包）在加速糖原（再）合成方面发挥作用（Burke et al. 1998） 教育运动员在完整食品和精制食品之间保持健康的平衡，并提高运动员对不必要的食品加工和营养损失的认识，这些都是培养运动员食物素养的一部分
浪费大量食物	虽然目前还没有关于运动员食物浪费的数据，但应提高对这一问题的认识，使之成为运动营养教育的一个组成部分。家庭、餐饮场所或机构环境的食物浪费是极大的环境问题，这也包括运动员。提供食物服务的运动营养师应与机构中可持续发展团队合作，发起餐饮浪费研究，在运动员和体育组织机构中，树立起减少食物浪费、再循环利用和制造肥料等可持续理念

小结

虽然近年来人们对将可持续性纳入营养领域一直很感兴趣，但数据显示，可持续性纳入营养领域仍在发展中，还需要做更多的工作。在运动领域，对可持续性纳入状况的研究较少，所做的努力也较少。在过去的几年，对可持续性的兴趣日益增长，这凸显了对运动营养师进行额外培训的必要性。本评议将可持续发展目标纳入运动营养学中，并为运动营养师、运动队、体育机构和运动员提供务实的思路和更多的资源。

首先，笔者强调了食品消费和生产对环境的影响，需要减少运动员饮食中的动物蛋白质（特别是肉类和乳制品蛋白质），并强调了摄入更多植物性食物和植物优先性膳食的策略。运动员的其他环境问题包括减少加工食品和包装，以及尽量减少食物浪费等。其次，笔者介绍了可持续性在社会公平和经济层面的问题，重点是关注当前食物系统的缺口和粮食不安全问题，以及恢复食物短供应链和增加粮食系统透明度的问题。最后，笔者建议运动员需要提高食物素养，包括批判性食物素养，涉及食物及其系统的社会和环境价值。

运动营养主要为运动员的健康和运动能力服务，而对可持续性似乎关注得很少，但是我们不应该忘记，每个运动员个体以及体育运动整体都依赖于一个正常运转的生态系统，一个完整的食物系统，一个所有人都能平等竞争的赛场环境。运动员是社会偶像，激励着许许多多世人。体育界，包括运动科学团队、教练、管理人员以及运动员本身，都应该以身作则，在21世纪及未来的体育世界中扮演变革推动者的角色。笔者坚信，这不是一种选择，而是一种道义和责任。

参考网址

https：//www.un.org/sustainabledevelopment/development-agenda/
联合国2030年可持续发展议程
https：//www.stockholmresilience.org/
斯德哥尔摩恢复力中心
https：//eatforum.org/
EAT论坛
https：//www.g20.org/
G20
https：//www.tabledebates.org/
餐桌论坛
https：//www.bda.uk.com/resource/one-blue-dot.html
英国营养师协会（BDA）网站中的一个关于环境可持续饮食项目的网页
https：//icdasustainability.org/
国际饮食协会联合会，探讨可持续性问题
https：//www.olympic.org/sustainability
国际奥委会有关可持续发展问题
https：//www.landcoalition.org/
国际土地联盟：土地报告
https：//eowilsonfoundation.org/
EOWilson生物多样性基金会
https：//www.slowfood.com/
慢食组织
https：//www.ecoliteracy.org/
生态素养中心

（李 显 译 艾 华 校）

参考文献

第12章
微量营养素：维生素、矿物质和抗氧化物

Mikael Fogelholm and Jaakko Mursu

12.1 引言

维生素是机体维持健康、生长繁殖和预防疾病所必需的微量（从每日数微克至数毫克不等）有机化合物。维生素的一个显著特征是人体自身不能合成。根据维生素的相对溶解度可分为易溶于有机溶剂的脂溶性维生素（维生素A、维生素D、维生素E和维生素K）和易溶于水的水溶性维生素（B族维生素，β-胡萝卜素和维生素C）。

大多数维生素均参与肌肉收缩和能量消耗有关的代谢过程（表12-1）。B族复合维生素（如硫胺素、核黄素、维生素B_6、烟酸、生物素和泛酸）作为酶的辅助因子参与调节糖酵解、三羧酸循环、氧化磷酸化、β-氧化（脂肪酸分解）和氨基酸降解。叶酸和维生素B_{12}是血红蛋白合成所必需。抗坏血酸（维生素C）可激活调节肉碱生物合成的酶，肉碱是脂肪酸从细胞质向线粒体转运所必需的物质。而具有抗氧化作用的维生素（主要是维生素C和维生素E）和某些矿物质参与机体抗氧化缓冲体系，以对抗能量代谢增加所产生的过量氧化自由基。

表12-1 维生素对与运动训练和表现相关的机体功能的重要影响汇总	能量代谢的辅助因子和激活因子	神经功能，肌肉收缩	血红素合成	免疫功能	抗氧化功能	骨代谢
水溶性维生素						
硫胺素（维生素B_1）	X	X				
核黄素（维生素B_2）	X	X			X[a]	
吡哆醇（维生素B_6）	X	X	X	X		
叶酸	X	X				
维生素B_{12}	X	X				
烟酸	X	X				
泛酸	X					
生物素	X					
维生素C			X	X		
维生素A（β-胡萝卜素）				X		
脂溶性维生素						
维生素A				X	X	
维生素D		X		X		X
维生素E				X	X	

注：[a]存在于辅酶中内源性抗氧化作用。

矿物质是地球上自然存在的无机化合物。根据日常需求量的不同，矿物质通常分为常量必需矿物质

（如钠、钾、钙、磷、镁）和微量元素（如铁、锌、铜、铬、硒）。常量必需矿物质的日常饮食需求超过100mg/d，而微量元素的日常饮食需求却小得多（＜20mg/d）。

一些矿物质和微量元素，如镁、铁、锌和铜等，作为体内酶的活性成分在糖酵解、氧化磷酸化过程及机体酸-碱平衡系统稳态维持过程中发挥重要作用（表12-2）。铁还是机体血红蛋白合成的必需元素。矿物质（电解质）对骨骼肌收缩也有影响。

表12-2 矿物质对与运动训练和表现相关的机体功能的重要影响汇总

	能量代谢的辅助因子和激活因子	神经功能，肌肉收缩	血红素合成	免疫功能	抗氧化功能	骨代谢
钠		X				
钾		X				
钙		X				X
镁	X	X		X		X
微量元素						
铁	X		X	X	X[a]	
锌	X			X	X[a]	
铜	X			X	X[a]	
铬	X					
硒				X	X[a]	

注：[a]存在于辅酶中的内源性抗氧化作用。

平衡膳食中包括了健康人体所需的全部微量营养素的需要。然而，运动员却常使用维生素和矿物质补充剂，尤其是维生素C、维生素B₆、维生素E和铁等（Tsitsimpikou et al. 2009；Lun et al. 2012；Sousa et al. 2013；Maughan et al. 2018）。其目的是促进运动恢复和提高运动成绩（Sousa et al. 2013；Maughan et al. 2018）。

只有当正常饮食无法满足运动员对微量营养素需要时，补充低于最大摄入量（UIL）的维生素和矿物质补充剂才是必要的；或补充微量营养素补充剂可以改善运动员的营养状况和生理功能；最重要的是，这些补充剂能够直接或间接提高运动能力（如促进恢复或预防传染性疾病）。

本章主要针对以下问题：

▶ 运动员微量营养素的需求量是否增加？

▶ 运动员与无训练对照组之间微量营养素营养状况的生物标志物是否存在显著差异？

▶ 如果一种或几种微量营养素的摄取处于最低线，那么运动员的运动能力是否会低于最佳状态？

▶ 如果微量营养素摄入水平超过普通人群膳食营养素推荐量，是否能改善微量营养素营养状况指标、身体功能和运动能力？

有关微量营养素与运动关系的内容已在运动员营养状况评估章节（参见第2章）、钙和维生素D（参见第10章）和铁（参见第11章）中分别给予了详细论述。因此，本章内容不包括B族维生素、叶酸、钠和钾。第17章提供了补充剂的信息。述评4对服用抗氧化维生素（主要是维生素E和C）补充剂减少与氧化应激增加和运动相关的氧化损伤的可能的已知效果进行了阐述。

12.2 运动员维生素和矿物质营养状况的检测

12.2.1 营养状况的含义

当机体的细胞、组织、器官和解剖系统能够执行全部的营养素依赖的功能时，即为适宜营养状况。

微量营养素的供应和功能水平之间的关系呈"钟形"（图12-1）（Brubacher，1989；Lamers，2019）。上述关系的核心是人体功能在"达到最大输出时所需要微量营养素的最小需求量"后，输出不再提高。相反，过高的营养素摄入有时会减少功能输出至低于最高水平。

不同的机体功能（单一生化反应、代谢通路、解剖系统和机体本身的功能）达到最大功能输出时的营养素供给水平不同。也就是说，一个解剖系统（如肌肉）在达到最佳功能状态时所需的营养素摄入量可能与某种酶活性达到最佳状态时所需的营养素水平供给量完全不同（Solomons & Allen，1983）。

维生素和矿物质短期内摄入不足的特点是不同组织内营养素浓度的降低及某些特定的酶活性降低（图12-2）。而机体的功能障碍（如运动能力下降）则可能出现较晚（Solomons & Allen，1983；Fogelholm，1995）。相反，营养素的摄入过高则可增加机体营养素储存和某些酶的活性，但机体功能并

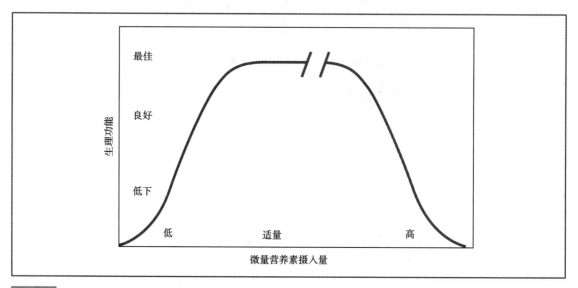

图12-1   微量营养素供给量与功能的关系
来源：摘自 Brubacher，1989.

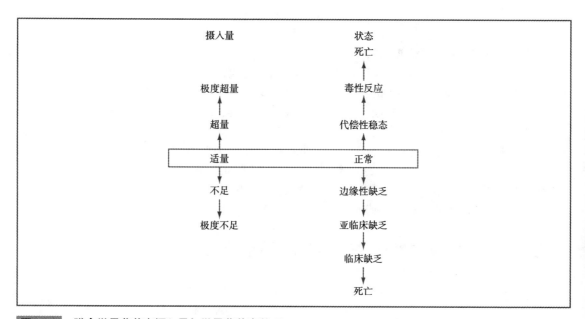

图12-2   膳食微量营养素摄入量与微量营养素状况

不提高（Fogelholm，1995）。

12.2.2　营养状况的评估

理想情况下，微量营养素营养状况应根据临床检测、人体测量，回顾性膳食调查及生物学指标等进行评估（参见第2章）。由于个人营养需求的不确定及与实际膳食评估数据的不精确性，故膳食摄入量不能作为评价任何营养素营养状况的唯一指标。

临床症状和人体测量指标的变化通常仅在营养不良的晚期衰竭阶段才出现明显改变。比较而言，膳食评估和生物标志物（在血液、尿液、唾液或头发等组织中测量的生化指标）是判断微量营养素缺乏风险和耗竭状态的良好预测指标（Lamers，2019）。微量营养素生物标志物分为相关生物标志物（有时也称为直接生物标志物或暴露生物标志物）和功能或效应生物标志物（Ahn et al. 2011；Dragsted et al. 2017；Lamers，2019；Picó et al. 2019）。

（1）维生素和矿物质的相关生物标志物：相关或暴露生物标志物指的是采集的组织样本中某微量营养素的含量（Dragsted et al. 2017）。血清和血浆样本易于收集和分析，适合大批量人群使用。这些指标如何反映出微量营养素的膳食摄入量和营养状况取决于许多因素的影响，如生物反馈机制和营养物质在不同身体部位的分布。一些水溶性维生素，如叶酸、硫胺素和维生素C，对膳食摄入反应迅速（Tur-Mari et al. 2006；Lamers，2019），而维生素B_{12}对膳食摄入的特异性和敏感性较低，其作为膳食摄入衡量标准的有效性较差。血液、血清或血浆中的矿物质或微量元素受人体内稳态的严格控制（Solomons & Allen，1983），因此其作为衡量营养缺乏的临界值的敏感性和有效性较低（Picó et al. 2019）。一些生物标志物，如血清镁只占身体镁总量的1%，仅在严重缺乏时才表现出降低（Pollock et al. 2020）。

由于血清和血浆微量营养素浓度对其临床缺乏程度相当不敏感，人体其他组织中的微量营养素含量可能会更好地反映其缺乏状况。红细胞中的含量也可用于评估叶酸（Lamers，2019）、镁（Pollock et al. 2020）和锌（Fogelholm et al. 1991）的营养状态。与血清指标相比，半衰期约为60日的红细胞通常可代表更长期的营养状态（Lamers，2019）。与血清或血浆指标相比，单核白细胞是评价维生素C（Tur-Mari et al. 2006），镁（Weller et al. 1998）和锌（Dolev et al. 1995）营养状态的敏感指标。不幸的是，这种方法在临床实践中并不常用。关于运动员白细胞中微量营养素浓度的数据太少，以至于无法得出任何明确的结论。

指甲和头发是容易获得的组织。它们可用于评估接触有毒金属的情况。与其他身体组织相比，尽管上述指标并不是最佳指标，但由于没有更好的方法，有时可用于评价锌、铜、铬、锰和铅营养状态（Picó et al. 2019）。

最近和未来更为灵敏的微量营养素测量方法和多种维生素同时分析方法（如质谱法和荧光法、纳米技术）目前已有可用或正在研究中（Jenco et al. 2017）。然而，对营养素的多重分析和单一分析仍然面临着同样的挑战：解释应谨慎，了解营养素的基本生理学以及评估的真正含义。最简单的解释（"含量越高，表现和恢复越好"）很少是正确的解释。

（2）维生素和矿物质的功能生物标志物：功能指标（或效应指标）反映了微量营养素不足对细胞层面代谢和功能的影响（Dragsted et al. 2017；Lamers，2019）。测量红细胞或全血中的营养素比血浆和血清中的更能反映功能（Lamers，2019）。红细胞或全血辅酶活性［酶活化系数（E-AC）］可作为评价维生素B_1、维生素B_2和维生素B_6的营养状况，最终计算结果表示为使某种辅酶达到饱和所需添加的B族维生素（如焦磷酸维生素B_1）的百分比。因此，由于这种间接测定方法，高百分比水平的辅酶表明B族维生素营养不足（Bayomi & Rosalki，1976）。例如，维生素B_1缺乏症的诊断标准包括全血E-AC（转酮酶）水平低（＜70nmol/L）和高维生素B_1焦磷酸效应（以百分比表示）（＞14%）（Whitfield et al. 2018），尽管这些临界值在不同实验室之间有所不同。

用于评估维生素B_1、维生素B_2和维生素B_6营养状况的酶类代表了一条特定的红细胞内代谢通路。

因此，这些酶不能代表机体其他组织中的代谢通路的功能（如骨骼肌细胞糖酵解和三羧酸循环通路）。正如预期的情况，当通过摄入膳食补充剂纠正了营养缺乏后，酶的百分比值降低（Guilland et al. 1989；Fogelholm et al. 1993b）。虽然测量红细胞或全血辅酶活性的方法是检测微量营养素营养状况的间接方法，其依然在营养素缺乏的临床诊断和研究中得到应用，且与饮食摄入情况的相关性良好（Whitfield et al. 2018）。

（3）氧化应激的生物标志物：维生素和矿物质在体内有多种作用。值得注意的是，几种微量营养素，特别是维生素C、E和类胡萝卜素（特别是β-胡萝卜素）的抗氧化作用是运动员最感兴趣的。膳食抗氧化剂与内源性抗氧化剂一起，可以抵抗过量活性氧（ROS）和氧化应激（参见述评4）对细胞的潜在损害。自20世纪70年代末以来，剧烈运动、ROS和脂质过氧化与氧化应激之间的关系引起了人们的极大兴趣。为了使用生物标志物［如呼吸戊烷、硫代巴比妥酸反应物质（TBARS）、丙二醛（MDA）、F2异丙烷］评估氧化应激/损伤而忽视了抗氧化系统或氧化还原生物学的复杂性（Cobley et al. 2017）。如下文所述，这些措施是间接标志物，且具有很多局限性。目前，尚无能够真实测量氧化还原能力的试验方法。述评4详细讨论了用于测量氧化应激/氧化还原能力的生物标志物的局限性、推荐用途、解释和展望。

尽管膳食抗氧化剂广泛存在于多种食物中，但水果和蔬菜的抗氧化剂含量最高，经常被用作评定膳食抗氧化剂状态的基准。对照膳食指南，大学生运动员（Rousseau et al. 2004；Geller et al. 2019）和青少年运动员（Nikić et al. 2014）水果和蔬菜摄入量低于最佳推荐标准。上述研究对象的低摄入量与未经训练的对照组没有区别或略好。尽管目前在总体抗氧化剂摄入量的测量方面存在局限性，但仍不能忽视运动员亚临床或边缘性缺乏抗氧化剂的风险。

（4）生物标志物的局限性：生理因素和分析因素（如实验室测量的差异、复杂的提取技术、稳定性）会影响生物标志物的测量并混淆其解释。理想情况下，每个实验室的方法都应该标准化，使研究结果有可比性（Lamers，2019）。运动相关从业者感兴趣的是，中度至剧烈运动引起的炎症效应（Simoni et al. 2018）可严重影响一些营养生物标志物，经常导致误诊。其他因素（如血液浓度、血液稀释或昼夜变化、慢性炎症疾病、感染）也会严重影响血清或血浆中的生物标志物。对只测量血清或血浆微量营养素浓度的结果应谨慎解释（Tur-Mari et al. 2006；Picó et al. 2019）。对运动员应使用标准化程序定时测量微量营养素生物标志物，尽量减少干扰因素。医疗从业人员（和研究人员）须认识到微量营养素实验室测量的潜在局限性及使用人群参考数据来解释运动员的结果时的临床相关性。

12.3　运动员和普通人群之间微量营养素不足/缺乏的患病率是否不同？

如果没有进行其他临床检查和饮食评估，大多数作为个体营养状况指标的生物标志物不一定能确诊营养过剩或缺乏的真实诊断（参见第2章）。对于某些个体而言，处于较低水平或略低于群体参考范围的一次性生物标志物测量值可能是正常的，而对于其他个体而言，这种一次性测量值则可能略有不足。维生素和矿物质的生物标志物仅能确诊中度至重度营养缺乏，而这种情况在运动员群体中并不常见，除了某些例外（如铁、维生素D）。生物标志物主要用于研究，比较运动员和非运动员对照组之间的相对差异，评估不同体育活动水平的运动员的营养素转化率。因此，运动员体内微量营养素不足或缺乏的真实流行病患病率尚不清楚。

（1）B族维生素：比较运动员和无训练对照组维生素B营养状况的横断面研究结果并不确定。利用红细胞酶激活协同效应（E-AC）的方法，Guilland等（1989）发现运动员的硫胺素（维生素B_1）营养状况较无训练对照组降低，而Fogelholm等（1992a，1992b）发现运动员和无训练对照组的硫胺素（维生素B_1）营养状况均较低。利用E-AC的方法发现女性运动员的核黄素（维生素B_2）的营养状况低于无训练对照组（Keith & Alt，1991），而Guilland等（1989）报道运动员和无训练对照组之间的维生素B_2和维生素B_6水平均一样。随后，Malara等利用E-AC的方法比较维生素B_1、维生素B_2和维生素B_6在高水平与低水平运动量男性和女性中的差异。虽然样本量小，检验效能不足，但仍未显示出组间差异。此外，上述研究所报道的组间差异均较小，且几乎均缺乏功能方面的差异。尤其是硫胺素，其体内储存量有限，在高碳水化合物（CHO）饮食中，特别是精制CHO（Elmadfa et al. 2001）、高酒精摄入量及高能消耗状态时，其会迅速耗尽。如果精制CHO的摄入量较高（如意大利面、白面包、精白米饭、运动饮料），且此类食品未强化维生素B_1（在大多数高收入国家是强制性的），那么对于耐力项目或能量可利用性低的运动员来说，维生素B_1营养状况可能不佳。

（2）维生素C：关于运动活跃人群和无运动训练个体的维生素C营养状态的研究较少且陈旧。在这些研究中，与对照组相比，活跃人群的血浆或血清抗坏血酸（而非尿液中的抗坏血酸）浓度相似（Guilland et al. 1989；Fogelholm et al. 1992a；Rokitzki et al. 1994a）或更高（Fishbaine & Butterfield，1984）。在这些研究中，实验组运动员（$n=533$）和对照组（$n=193$）血清或血浆抗坏血酸的合并平均浓度分别为59μmol/L和56μmol/L，这表明维生素C营养充足。此外，其他使用尿中抗坏血酸作为生物标志物的研究并未显示运动员和对照组之间存在任何实质性差异（Peake，2003）。

（3）维生素A：血清β-胡萝卜素（视黄醇的前体物质）浓度比视黄醇更能反映临界营养状况。Takatsuka等（1995）报道，在日本某乡村人群中，男性及女性重体力活动者β-胡萝卜素含量低，尤其是男性。这项横断面研究结果对受试者年龄、体质指数（BMI）、饮食状况、是否吸烟、血清胆固醇和三酰甘油浓度进行了校正。在一项早期的研究中，Guilland等（1989）发现运动员与对照组β-胡萝卜素含量相似，而Watson等（2005）则报道运动员β-胡萝卜素浓度较对照组高。

（4）维生素D：据报道，运动员的维生素D不足和缺乏的患病率在不同运动项目中普遍存在差异，且在室内训练和比赛或生活在低纬度地区的运动员中最高（参见图10-1）。

（5）维生素E：只有几项研究比较了竞技运动员和对照组之间血浆α-生育酚（维生素E）水平，且结果矛盾。运动员较无训练对照组具有更高血浆维生素E水平（Guilland et al. 1989；Watson et al. 2005），而Karlsson等（1992）却发现运动员的血浆维生素E水平低于对照组。在后者的研究中，血浆α-生育酚与游离胆固醇的比值在运动员和对照组之间是相同的。由于α-生育酚与胆固醇一起在脂蛋白中转运，运动员与对照组之间血脂指标不同可能是Karlsson等研究（1992）发现不同结果的原因。

（6）铁：铁缺乏仍然是全球主要的营养素缺乏之一。运动员，尤其是女性、青少年和耐力运动员，与普通人群和其他运动员相比，铁不足/缺乏的患病率通常更高（参见11.4相关内容）。

（7）镁：一篇综述归纳了1980～1994年发表的运动员和无训练对照组的血浆矿物质营养的数据（Fogelholm，1995）。运动员平均血清镁浓度是0.84mmol/L（$n=516$，7项研究），与对照组相似（0.85mmol/L，$n=251$）。随后的研究报道，运动员和对照人群相比具有相似的（Crespo et al. 1995）或更高（Nuviala et al. 1999）的血清镁浓度。与无训练对照组相比，运动员红细胞内镁浓度较低（Casoni et al. 1990）或与对照组相似（Fogelholm et al. 1991）。

在最近的一项研究中，Pollock等（2020）调查了英国192名奥运会和残奥会男女田径运动员8年来的镁营养状况。通过多种实验室方法来确定运动员训练阶段的红细胞镁情况。根据判断标准，22%的运动员在至少一次测试中被诊断为亚临床镁缺乏症。女性的镁含量低于男性。尽管本研究中没有对照组，但普通人群中镁摄入量和营养不足远高于这个数字，50%的美国人镁摄入量低于估计平均需要量（EAR）（Costello et al. 2016；Weiss et al. 2018）。在一项针对151名美国成年人（平均年龄为50岁）的干预研究中，使用血清镁和红细胞生物标志物进行检测发现，基线时所有参与者中有80%～90%的人镁营养状况不佳（Weiss et al. 2018）。如果某地区的富镁食物（主要是蔬菜）的摄入量常低于推荐量（如青少年或远离家乡的年轻运动员），则可能需要检查镁的营养状况。

（8）锌：综合1980～1994年的研究，运动员和对照组平均血清锌浓度分别为13.5μmol/L（$n=587$，12项研究）和13.7μmol/L（$n=244$）（Fogelholm，1995）。其他的研究也发现运动员和久坐人群血清锌浓度相似（Crespo et al. 1995；Nuviala et al. 1999）。

关于用其他生物标志物检测锌营养水平的研究数据很少，但发现却很有趣。几项研究结果显示，高强度或逐渐增加身体活动与红细胞锌浓度呈正相关（Ohno et al. 1990；Singh et al. 1990b；Fogelholm et al. 1991；Fogelholm，1992）。Dolev等（1995）发现男性新兵在为期12周的训练中，红细胞锌浓度维持不变，但单核细胞的锌浓度有所增加。红细胞和白细胞内锌水平的增加可能与细胞内的锌依赖酶增多有关，如超氧化物歧化酶。最近，Nabatov等（2017）发现女子曲棍球运动员头发中的锌浓度高于对照人群。

（9）铜、铬和硒：综合1980～1994年的研究，女性及运动员的平均血浆铜浓度有增高趋势：女性运动员和对照人群分别为16.3μmol/L和15.1μmol/L，男性运动员和对照人群分别为14.7μmol/L和14.1μmol/L（Fogelholm，1995）。女大学生运动员和对照人群血清铜水平近似（Gropper et al. 2003）。其他微量元素的数据较少。运动员和对照人群血浆铬含量相似（Anderson et al. 1988）。与对照组相比，竞技帆船队员血清硒水平较低，尽管仍在正常范围之内（Fogelholm & Lahtinen，1991）。

总之，现有的镁、锌、铜、铬和硒的可用指标并不能反映身体活动人群矿物质营养受损状态。由于这些生物标志物敏感度低，因此对于所得结果的解释必须谨慎。

12.4   运动对运动员微量营养素需求的影响

基于实验室指标的微量营养素状况横断面研究表明，运动员和对照组之间很少有显著差异（参见12.3相关内容）。然而，运动员和未经训练的对照组摄入的食物和微量营养素——特别是水果和蔬菜，铁、钙、锌和镁——也可能不是最好的。问题是：运动员的微量营养素需要量应比大众人群的推荐值高吗？

12.4.1   维生素和抗氧化剂的需求

即使是运动活跃人群，通过汗液流失的维生素也很有限（Brotherhood，1984）。身体活动增加机体能量消耗和代谢水平，这可能会增加几种B族维生素的转化（van der Beek，1991）。一些早期的实验数据也支持这种观点。如Sauberlich等（1979）发现，与每日能量摄入1170MJ（2600kcal）相比，每日能量摄入1510MJ（3600kcal）的男性对维生素B_1需求量提高了30%。

一项芬兰越野滑雪运动员的研究，比较了不同训练量对维生素B_1营养状态的影响（Fogelholm et al. 1992a）。尽管在8月和11月进行了非常艰苦的训练，在2月和5月进行了明显较轻的训练，但没有发现明显的季节变化。在一项针对之前未受过训练的女学生进行为期24周健身运动干预和对照组的研究中，基于E-AC方法检测红细胞维生素B_1和维生素B_2状态，2组在整个研究过程中均无明显变化（Fogelholm，1992）。在这项研究中，运动组和对照组的维生素B_6水平都有所下降，表明维生素B_6的营养状态临界受损。然而，这种变化的幅度（从2.02升至2.11）不太可能影响运动能力或需求。

有趣的是，使用血浆中吡哆醛-5'-磷酸盐浓度作为维生素B_6的生物标志物在短期运动期间有所增加，但在长时间的体力消耗中有所降低（Crozier et al. 1994；Leonard & Leklem，2000）。这些变化的生理意义或对营养需求的影响尚不清楚。

中等强度的身体活动不会降低血浆（Kitamura et al. 1997；Thomas et al. 1998）或肌肉（Tiidus et al. 1996）中的维生素E（α-生育酚）水平。如12.3相关内容所示，比较运动与未经训练对照组之间维生素C状态结果表明，运动训练不太可能影响维生素C营养状态。

尽管对运动员维生素E和维生素C营养状态的研究有限，但理论上，对与抗氧化剂作用相关的营养素的需求可能会增加。在20世纪90年代初，Mena等（1991）的研究表明，高强度训练的运动员具有更高活性的抗氧化生物标志物。ROS作为葡萄糖、脂质和蛋白质代谢氧化反应的副产物不断产生，这个"正常标准"水平的ROS对多种细胞功能和生理功能至关重要（参见述评3）。内源性抗氧化剂的作用是保护细胞免受在静息状态下产生的ROS（正常水平）及其他因素所诱导的ROS潜在增加所产生的氧化损伤。高强度和长时间的急性运动刺激肌肉细胞和其他器官产生过量ROS，起初可能对未经训练的个体有害。然而，渐进式训练和重复的定期训练可使肌肉细胞中的线粒体能够通过复杂的适应性生化机制更容易解毒大量ROS。正如预期的那样，经过适度训练会产生较低的ROS反应（Tiidus et al. 1996）。有关抗氧化系统的更多细节以及运动员使用抗氧化补充剂的建议，请参见述评4。

问题是：对ROS防御需求的增加是否会增加膳食抗氧化维生素（尤其是维生素C和维生素E）的需求？比较富含抗氧化剂饮食与限制抗氧化剂饮食对运动诱导氧化应激反应的长期影响的研究很少，且出于多种原因不常开展（如伦理、统计能力、分析饮食抗氧化剂摄入量的局限性和不同的抗氧化剂生物利用度）。

在17名男性运动员中进行运动对抗氧化反应影响的研究，限制抗氧化饮食（即尽量减少水果和蔬菜摄入）2周后再摄入高抗氧化饮食2周，使用氧化应激生物标志物F_2异丙烷和几种生物标志物（如尿酸、维生素E、维生素C和β-胡萝卜素，以及血清谷胱甘肽）来测量抗氧化防御能力（Watson et al. 2005）。与高抗氧化饮食相比，限制抗氧化饮食的运动员在亚极限量运动测试、力竭运动测试后及休息状态的氧化应激水平均略有升高。然而，抗氧化防御的生物标志物并不受限制饮食的影响。这一结果表明，短期限制饮食抗氧化剂不会影响内源性抗氧化剂的产生。在另一项针对精英赛艇运动员的研究中，Braakhuis等（2011）发现，膳食中几种抗氧化剂的摄入，以及蔬菜和水果的摄入与血浆抗氧化生物标志物的相关性很小。目前的研究方案通常是针对单一膳食抗氧化剂的摄入，而不是尽量描述总抗氧化剂摄入的特征。

由于训练有素的运动员可能比静态生活的个体具有更发达的内源性抗氧化系统，因此对饮食抗氧化剂（如维生素E和维生素C）的需求可能与非运动员相似（Yavari et al. 2015）。在没有更好的方法学研究之前，很难确定运动员对总抗氧化剂摄入量的需求。

12.4.2　矿物质的需求

理论上，镁、钙、铁和锌元素因汗液丢失增加需要量。在一项2019年的综述中，Baker总结了汗液成分的研究。报道的微量营养素损失范围相当大。最高水平的钙为80mg/L，铁为1.6 mg/L，锌为1.3mg/L，均相当于每日膳食推荐量的10%～15%。在早先的一篇综述中，Nielsen和Lukaski（2006）认为剧烈运动会使镁需要量增加10%～20%，主要是因为大量出汗。相比之下，Baker（2019）的综述中报告的汗液镁损失则要低得多，仅比推荐的膳食摄入量（RDI）低几个百分点。在一项对照干预研究中，24周的健身型运动计划不会影响先前未经训练的年轻女性的血清或红细胞镁含量（Fogelholm，1992），尽管该研究并没有测量汗液中镁的损失。

然而，使用汗液分析有几个问题。汗液的成分因采集点而异（Gutteridge et al. 1985；Aruoma et al. 1988），并会受到潜在样本污染（Baker，2019）和不同个体出汗率的影响。此外，常用的短采样周期可能不足以评估总损失。例如，运动第一小时后，汗液中的铁和锌损失会显著减少（DeRuisseau et al. 2002；Montain et al. 2007）。Baker（2019）得出结论，除非饮食中缺乏，否则大量出汗不太可能导致运动员出现微量营养素缺乏的亚临床状态。

微量营养素也会随尿液或粪便丢失。Deuster等（1987）发现在一日的运动训练后镁的排泄量较无训练对照组增加了22%。同样的，训练运动员的镁（21%～76%）（Singh et al. 1990a；Nuviala et al. 1999）和锌（Lichton et al. 1988；Deuster et al. 1989）的排泄量都比无训练对照组明显增加。上述结果并非没有争议。女性运动员与未经训练对照组的尿液锌排泄量相似（Nuviala et al. 1999），且只有在训练强度极高的情况下，训练组的铜排泄量才有所增高（Zorbas et al. 1999）。然而，另一项研究显示，男性自行车骑手在极高强度训练之后，经尿排泄的镁、铁、锌和铜的量较无训练对照组并未增加（Dressendorfer et al. 2002）。

使用生物标志物研究训练量和训练时间对矿物质周转的影响结果显示不一。有3项纵向研究发现，随着身体活动的增加，血清或血浆锌随着时间的推移而减少（Miyamura et al. 1987；Lichton et al. 1988；

Couzy et al. 1990）。与此相反，有研究发现在为期3周的跨大西洋比赛中，赛艇运动员的血清锌含量有所增加（Fogelholm & Lahtinen，1991）。其他研究未发现训练量与血清锌浓度之间存在任何关联（Lukaski et al. 1990；Ohno et al. 1990；Fogelholm 1992；Fogelholm et al. 1992a；Dolev et al. 1995）。运动员锌的平均膳食推荐量尚未确定。

关于不同运动项目运动员膳食铁推荐摄入量并不确定，且可能存在很大的差异。然而，有充分的证据表明，运动员体内的铁缺乏风险很高，因此建议运动员的铁EAR应比非运动员高1.3 ~ 1.7倍（参见11.10.1相关内容）。

理论上，与静息人群相比，运动活跃人群对锌、铜和硒的需求也可能更高（Koury et al. 2004），这些微量元素是剧烈运动期间上调的几种内源性抗氧化酶的组成部分。

12.4.3　微量营养素和矿物质需求的总结

总之，从生物学上讲，假设运动训练，特别是当其导致了非常高的能量消耗时，可增加对微量营养素的需求（至少通过汗液和尿液，也许通过粪便损失），并增加ROS的产生，这是合理的。然而，迄今为止的数据不足以量化运动员的微量营养素需求。由于较宽的安全范围，维生素和矿物质的膳食参考摄入量（DRI）/营养参考值（NRV），以及铁的调整，即使对于运动员也是合适的（美国运动医学会，2016）。使用适当的界值作为评估个人和群体营养需求的基准的指南参见第2章。

12.5　维生素和矿物质的临界缺乏对运动表现的影响

涉及维生素和矿物质的诱导或自然性临界缺乏的研究验证了一种假设，即当一种或几种微量营养素的营养状态不佳时，身体功能会受损。在人类（和动物）中进行长期的诱导营养缺乏的干预试验是不道德的。

12.5.1　维生素

（1）维生素B_1：早期研究已经表明，维生素B_1的亚临床缺乏与运动诱导的血乳酸浓度增加有关，特别是运动前糖负荷后（Sauberlich，1967）的。但是，在维生素B_1临界缺乏时身体功能是否下降仍然证据不足。男性大学生进食维生素B_1缺乏膳食5周，Wood等（1980）没有发现工作能力下降。这些学生肌肉中的维生素B_1辅酶（转酮酶）活性显著降低，表明维生素B_1酶活性比其他糖酵解酶先受到影响。理论上，依赖并持续大量摄入低质量CHO的耐力运动员或能量可利用性低的运动员，由于高周转率或维生素B_1摄入不足及维生素B_1营养状态不佳，面临维生素B_1缺乏的风险。

（2）维生素B_2：供给的显著变化会影响肌肉代谢和神经肌肉功能。然而，关于维生素B_2临界缺乏对机体影响的试验数据很少。有3项研究（Belko et al. 1984，1985；Trebler Winters et al. 1992）显示，4 ~ 5周临界低维生素B_2摄入可降低E-AC，提示维生素B_2耗竭，但这对机体有氧运动能力并无影响。同样，Soares等（1993）也没有发现在进食7周限制维生素B_2饮食后进行中等强度运动中肌肉效率发生变化。减少尿液中维生素B_2排泄可能是在临界缺乏时机体保存维生素B_2、防止维生素B_2依赖的身体功能发生改变的保护性机制，这可以解释上述研究结果产生的原因。

（3）维生素B_6：男性摔跤和柔道运动员在为期三周的减肥期间，红细胞维生素B_6酶活性降低提示维生素B_6供应不足（Fogelholm et al. 1993a）。然而，最大无氧能力、速度和力量并未受影响。另有研究发现肌肉组织对为期6周的维生素B_6缺乏具有耐受性（Coburn et al. 1991）。

（4）维生素C：一项研究发现，维生素C限制性饮食会降低全血抗坏血酸浓度（van der Beek et al. 1990）。然而，血液中维生素C临界缺乏并未影响健康受试者的最大有氧能力或血乳酸阈值。相反，为期3周的维生素C缺乏与在亚极限运动工作效率降低有关，而在补充维生素C 500mg/d 2周后，可以改善工作效率（Johnston et al. 1999）。

（5）维生素D：尽管一些研究已表明运动员存在维生素D临界缺乏现象（Willis et al. 2008；Farrokhyar et al. 2015），但鲜有关于这种不足对运动表现的可能影响的研究（Wiciński et al. 2019）。鉴于维生素D在人体代谢过程中发挥多种作用，其低生化状态可能会增加应力性骨折的易感性（Tenforde et al. 2010），这已在人群研究中得到证实（参见第10章）。

维生素D临界缺乏的可能后果之一是免疫功能受损，全身炎症反应增加，对急性感染和损伤的敏感性升高，以及损伤后恢复延迟（参见10.8.3和10.8.4相关内容）。这些潜在的结果影响个体参与训练或限制训练能力。He等（2013）发现，在225名耐力运动员中，基线时38%存在低维生素D营养状态（血清25-羟维生素D浓度<30nmol/L）。经过为期4周的冬季训练后，低维生素D营养状态的发生率提高至55%。与维生素D营养正常者相比，该组的上呼吸道感染（URTI）的发病率显著增加。尽管在为期4周的研究中约50%的运动员至少出现一次URTI，但低维生素D组的症状更严重，患病时间更长。评估症状对训练的影响结果显示，尽管70%的参与者声称，出现症状时训练会受到负面影响，但其实际训练负荷的代谢当量（MET）比无症状时平均减少了24%。本研究的退出率为8%，归因于持续性URTI、受伤和旅行。

维生素D营养状态低下也能影响肌肉功能，同时也与肌肉疼痛和肌肉力量下降有关（参见10.8.2相关内容）。

（6）多种维生素：最后，研究发现维生素B$_1$、维生素B$_2$、维生素B$_6$和抗坏血酸的共同缺乏会对有氧工作能力造成负面影响（van der Beek et al. 1988）。但由于是多种维生素缺乏，并不能明确单一维生素的独立作用。

12.5.2　矿物质

未达贫血诊断标准的铁缺乏状态可能对人体的耐力产生负面影响（参见11.6.2相关内容）。其他矿物质的临界缺乏状态对健康人群运动能力的影响研究很少。Lukaski和Nielsen（2002）研究了绝经后妇女饮食镁限制的影响。在镁缺乏状态下，机体在亚极限量运动中能量消耗比在镁充足状态时增加。遗憾的是，该研究没有运动员或有健身习惯的年轻人数据对比。

van Loan等（1999）在8名接受配方饮食（<0.5mg/d锌，33日或41日）的男性受试者中，调查了诱导性锌耗竭对肌肉功能的影响。发现当平均血清锌浓度由最初11.0μmol/L下降到3.4μmol/L时，肌肉耐力（在等速运动测试中的总功）下降，但峰值未受影响。推测观察到的影响可能与锌依赖乳酸脱氢酶活性降低有关，随后导致血乳酸浓度增加。最近研究发现，低锌饮食诱导的锌临界缺乏导致年轻成年男性在极限运动中摄氧峰值及呼吸过程中换气率降低（Lukaski，2005）。

12.6　营养素补充对微量营养素生物标志物及运动能力的影响

只有在医学、营养学和公共卫生等原因明确时，才需要补充营养素（如补铁以治疗缺铁性贫血，补充叶酸以预防新生儿缺陷）。虽然现有的数据提示，运动员微量营养素缺乏极为少见，且与无训练个体无差异，但是营养素剥夺试验表明，即使是临界缺乏也可能降低运动能力。即使临界缺乏微量营养素的潜在风险较小，也可能引起运动员和教练员的担心。因此，在建议或反对运动员补充微量营养素之前，需回答以下2个基本问题。

▶ 微量营养素状态的指标是否与最佳运动表现相一致？

▶ 摄入超出日常膳食推荐量的营养素（如营养补充剂）能提高运动能力吗？

12.6.1　水溶性维生素的补充

（1）维生素B$_1$：正如预期的那样，补充维生素B$_1$（>7.5mg/d）可改善红细胞生物标志物活性和硫胺素营养状态（Guilland et al. 1989；Fogelholm et al. 1993b）。然而，几项研究表明，尽管维生素B$_1$补充能改善维生素B_1营养状态指标，但却不能改善维生素B_1水平正常的运动员（Telford et al. 1992a，1992b；Webster，1998）或适度训练年轻成人的运动能力（Singh et al. 1992a，1992b；Fogelholm et al. 1993b）。随后，Choi等（2013）发现，9名女跆拳道运动员在服用维生素B_1（10mg/d）4周后，在进行60分钟VO_{2max}为70%的运动情况下，与安慰剂比较，可以显著降低自觉疲劳程度（RPE）及乳酸和氨浓度。

（2）维生素B_2：即使没有指标表明维生素的营养状态不佳（Weight et al. 1988b），补充维生素B_2也能改善运动员或健身训练学生的红细胞生物标志物活性（Weight et al. 1988b；Guilland et al. 1989；Fogelholm et al. 1993b）。一项早期研究表明，补充和增加维生素B_2与神经肌肉功能的改善有关（Haralambie，1976）。相比之下，另外在1980年和1990年前后开展的研究并未发现补充维生素B_2对最大摄氧量（Weight et al. 1988a；Singh et al. 1992a，1992b）或运动诱导血乳酸浓度改变（Weight et al. 1988a；Fogelholm et al. 1993b）产生有益作用。

与安慰剂组中的14名跑步者相比，18名超长马拉松（161km）跑步者在比赛前和中途（约90km）服用维生素B_2补充剂（100mg）可以减少肌肉疼痛和酸痛（Hoffman et al. 2017）。对这些结果的解释存在混杂因素，如样本量小、缺乏膳食评估（特别是抗氧化剂）及伴随使用镇痛药，尽管笔者认为这不会影响结果。

尚需要进一步的研究来检测维生素B_2是否具有可能的抗氧化作用，以保护组织，减轻肌肉酸痛。

（3）维生素B_6：即使健康受试者长期补充维生素B_6也可增加红细胞天冬氨酸转移酶（AST）活性（Guilland et al. 1989；Fogelholm et al. 1993b）和血浆5-磷酸吡哆醛（PLP）浓度（Coburn et al. 1991）。联合补充维生素B_6和其他B族维生素复合物可提高男性射击运动员的成绩（Bonke & Nickel，1989）。相反，其他一些研究未发现改善维生素B_6营养状态与机体最大摄氧量（Weight et al. 1988a，1988b）或运动诱导的血乳酸改变（Manore & Leklem 1988；Weight et al. 1988a，1988b；Fogelholm et al. 1993b），或其他运动能力指标（Telford et al. 1992a，1992b；Virk et al. 1999）之间存在任何关联。实际上，红细胞中维生素B_6营养状态的生物标志物的增加不一定与肌肉维生素B_6含量变化有关联（Coburn et al. 1991），这也是该检测方法的局限性之一。

由于维生素B_6是合成多巴脱羧酶的辅酶，可促进左旋多巴转换为多巴胺（Manore，1994），无论是静脉输入维生素B_6（Moretti et al. 1982）还是口服补充20mg/d（Dunton et al. 1993），都能在运动中刺激生长激素的产生。上述机制影响肌肉生长和力量的生理学意义尚不清楚。

（4）叶酸和维生素B_{12}：补充叶酸或维生素B_{12}与运动功能有关的研究很少。补充叶酸和增加血清叶酸浓度并不影响机体最大摄氧量（Matter et al. 1987）、无氧阈值（Matter et al. 1987），或其他衡量运动表现的指标（Telford et al. 1992a，1992b）。然而，联合补充维生素B_1和维生素B_6后，增加维生素B_{12}摄入量与射击运动表现的改善有关（Bonke & Nickel，1989）。

（5）其他B族维生素联合补充：罕见关于补充其他B族维生素和运动表现的研究。Webster（1998）报道联合补充维生素B_1和泛酸对2000m自行车计时赛成绩无影响。此外，在8名活跃男性中，经口急性补充泛酸（辅酶Aa的前体）1.5g/d 1周不会改变运动测试中肌肉燃料代谢，特别是脂肪酸氧化或功率输出（Wall et al. 2012）。

（6）维生素C：回顾一系列维生素补充试验研究，维生素C的补充量为85～1500mg/d，补充时间为1日至8个月（Peake，2003）。约1/2研究未显示出血浆抗坏血酸浓度发生显著变化，而其余1/2研究却显示血浆维生素C浓度显著升高。阴性结果可能归因于高膳食维生素C摄入量已接近血浆饱和浓度，然而大多数研究没有对膳食摄入进行回顾性调查。

在一篇早期综述中，Gerster（1989）得出这样的结论，大部分研究没有任何关于补充维生素C对正常个体最大摄氧量、乳酸阈值或运动诱导心率影响的可衡量的指标。在2007年，一项研究显示在连续90日补充维生素C（1000mg/d）和E（500mg/d）和β-胡萝卜素（30mg/d）后，极限运动后血乳酸浓度有所降低（Aguilo et al. 2007）。然而，之后研究并没有发现单独补充维生素C（Gomez-Cabrera et al. 2008）或联合补充维生素E（Yfanti et al. 2010）对最大摄氧量及耐力运动表现有益。

剧烈运动，尤其是在高强度训练计划的早期阶段，会导致一过性免疫功能受损而增加患病风险，特别是URTI（参见第23章）。在一项系统分析中，Hemilä和Chalker（2013）认为补充维生素C并不会降低普通人群感冒的发病率。然而，该研究结果提示，补充维生素C（200～1000mg/d）可作为剧烈运动运动员的预防措施，如马拉松和长距离越野滑雪运动员。此前，2007年Cochrane的一项综述并不支持补充维生素C能降低中等强度训练者感冒的发病率（Douglas et al. 2007）。然而，2013综述汇总结果已证明维生素C补充剂可温和而持久地降低感冒症状持续的时间和严重程度。维生素C补充的最佳剂量和方法尚不明确，可能是500～1000mg/d（Hemilä & Chalker，2013）。

几项研究还表明，补充维生素C超过2周（Bryer & Goldfarb，2006；Nakhostin-Roohi et al. 2008）或包括维生素C在内的抗氧化剂混合物（Mastaloudis et al. 2004；Traber 2006；Goldfarb et al. 2007；Machefer et al. 2007）能够降低氧化应激的生物标志物。高剂量的维生素C（500～1500mg/d，至少1周）也可以减少因运动引起的应激激素皮质醇的增加（Peake，2003）。然而，这种减少的实际意义尚不确定。从理论上讲，维生素C的抗氧化特性可能保护剧烈运动产生的ROS对机体的损伤，尽管证据表明抗氧化维生素作为补充剂显示出有副作用（参见述评4）。

目前还不清楚补充维生素C是否对改善经常训练的运动员的肌肉酸痛或恢复有任何作用。在2020年的一项纳入18项随机对照试验的Meta分析中，补充维生素C可减轻健康志愿者单次运动中的氧化应激和炎症反应（白介素-6）水平（Righi et al. 2020）。然而，没有发现其对肌酸激酶、C反应蛋白、皮质醇水平、肌肉酸痛和肌肉力量有影响。

12.6.2 脂溶性维生素的补充

没有关于补充视黄醇、维生素D或维生素K对营养充足个体的运动表现或其他参数影响的数据。至今为止，有关维生素D补充剂对维生素D缺乏运动员的影响的少数研究，结果不一。在2019年，一项纳入了8项运动员研究的Meta分析结果显示，补充维生素D对下肢肌肉力量有积极影响，但对上肢肌肉力量或肌肉爆发力没有影响（Zhang et al. 2019）。根据一些有关女运动员维生素D营养不足的研究，每日可能需要补充10μg或20μg（400U或800U）的维生素D（Willis et al. 2008）。然而，还需要进一步的研究，特别是随机干预研究，来明确这种补充方式是否会对运动员的免疫功能或损伤有影响（Tenforde et al. 2010）。

许多早期的研究均表明，补充α-生育酚（维生素E）［典型剂量＞100mg/d（＞150IU）］可降低氧化反应的生物标志物（Simon-Schnass & Pabst，1988；Meydani et al. 1993；Rokitzki et al. 1994b）。这些指标是脂质过氧化指标。遗憾的是，这类研究的试验设计大多不完善。在一项早期的综述中，Viitala和Newhouse（2004）总结发现，那些实验设计好的研究并不支持单独使用维生素E能减少运动诱导的脂质过氧化的假设。而且，其他研究也不支持维生素E可减轻运动诱导的肌肉损伤（McGinley et al. 2009）。此外，最近的Meta分析显示，补充维生素E对于减轻运动诱导的脂质过氧化对肌肉损伤（Stepanyan et al. 2014）或肌肉酸痛（Ranchordas et al. 2020）没有明显的益处。

在一个对照试验中，补充维生素E可保持高海拔地区（＞5000m）的有氧工作能力（Simon-Schnass & Pabst，1988）。随后的研究并没有证实超出每日推荐量的维生素E摄入对运动表现产生任何有益作用（Rokitzki et al. 1994b；Kanter & Williams，1998；Tiidus & Houston 1995；Buchman et al. 1999，Gaeini et al. 2006；Ristow et al. 2009）。

12.6.3 矿物质的补充

对于铁营养不足的运动员而言，补铁并非是改善运动表现所必需的（参见11.6.2相关内容）。然而，对于诊断为缺铁性贫血的运动员而言，补铁对运动表现的益处已被证实。除了铁，补充矿物质的研究数据很少。

镁补充剂可能提高诊断为镁缺乏症个体的运动能力（Nielsen & Lukaski 2006），但口服镁似乎对处于镁营养状态平衡的运动员无任何有利影响（Terblanche et al. 1992；Weller et al. 1998；Mooren et al. 2003）。同样的，在其他研究中（Singh et al. 1992b；Telford et al. 1992a），一种含有多种矿物质和微量元素的补充剂并不能改善营养状况和运动表现的指标。近年来的研究发现，补充镁可能对肌肉损伤具有保护作用（Martinez et al. 2017；Córdova et al. 2019；Steward et al. 2019）。

铬的补充，主要是吡啶甲酸铬，被认为在训练时使用可刺激胰岛素功能并促进肌肉生长和糖原合成。在早期的对照试验中，将铬（200μg/d）或安慰剂给予无训练的健康学生，之后进行长达11周的举重训练（Hasten et al. 1992）。补充剂与女性获得更大的体重增加有关，但在男性却无此现象。力量在实验中并没有受到影响。除了这项初步发现以外，最近运动员的研究没有发现铬补充剂对体重、身体成分、力量或糖原合成有任何明显的影响（Clancy et al. 1994；Trentieding-Cancel，1995；Lukaski et al. 1996；Walker et al. 1998；Volek et al. 2006；Heffernan et al. 2019）。因此，似乎短期（4～12周）补充剂量200～800μg/d并不能对训练个体产生增强功能的效果。

Kara等（2010）的研究表明，在摔跤运动员中补锌可能通过减少自由基的生成而发挥抗氧化功能。然而，其对健康和运动能力的意义尚不明确。在一项系统综述中，Hemilä（2011）研究了葡萄糖酸锌含片对普通感冒的影响，纳入的部分研究显示，在出现感冒症状的24小时内摄入高剂量锌（＞75mg/d）会减少感冒持续时间和严重程度。除非运动员缺锌，否则这种做法不太可能对他们产生任何实际意义上的益处（Gleeson et al. 2016）。

12.7   维生素和矿物质补充剂的潜在风险

虽然科学数据并不支持高剂量维生素和矿物质摄入能增强营养良好的个体运动表现的假设，但补充剂的使用却很普遍（Tsitsimpikou et al. 2009；Lun et al. 2012；Sousa et al. 2013）。许多运动员把补充剂作预防使用，"以防万一"，或用来保证快速恢复和提高运动表现。然而，长期摄入一种或几种微量营养素可能产生风险。因此，任何预防性使用的补充剂都应保持在安全推荐摄入量之内。

12.7.1   大量摄入水溶性维生素相关的风险

（1）维生素B_1、维生素B_2、维生素B_6：慢性、逐渐增加口服剂量维生素B_1的不良反应几乎未知（Marks，1989；Meltzer et al. 2003）。慢性口服时，至少50～100倍每日推荐摄入量仍然安全：即高于100mg/d。核黄素在大剂量使用时可能会导致尿液变黄，可能会引发那些不知道颜色来源的人的担忧（Alhade et al. 1984）。然而，即使口服维生素B_2剂量超过每日推荐量的100倍（Marks，1989；Meltzer et al. 2003），也无任何证据表明有不良影响。与维生素B_1和维生素B_2相比，大剂量的维生素B_6可能有毒并且可能存在永久性不良影响。最常见的是感觉神经病变（Bassler，1989）。长期补充时摄入量不应超过200mg/d：即每日推荐摄入量的100倍（Marks，1989；Meltzer et al. 2003）。

（2）叶酸和维生素B_{12}：高剂量叶酸的影响还没有被广泛研究，但一些结果表明其可能干扰锌代谢（Marks，1989；Reynolds，1994）。目前安全剂量的估计值在每日推荐摄入量50～100倍（Marks，1989）。维生素B_{12}的安全范围似乎更大，因为即使剂量高达30mg/d（每日推荐摄入量的10 000倍）也无明显毒性作用（Marks，1989）。然而，一个北欧团体建议限制维生素B_{12}的摄入量，使其不超过推荐量的100倍（Meltzer et al. 2003）。

（3）其他B族维生素（如烟酸、生物素和泛酸）：急性服用至少100mg/d的烟酸（至少是每日推荐量5倍）可引起血管舒张和充血，但这一影响对机体无害（Marks，1989）。安全的慢性剂量至少是推荐剂量的50倍或1g/d。目前尚无生物素和泛酸摄入量达推荐量100倍时产生毒性影响的报道（Alhade et al. 1984；Marks，1989）。

（4）维生素C：高剂量（＞1g/d）、慢性摄入维生素C在理论上可能导致草酸结石的形成、尿酸排泄增加、腹泻、维生素B_{12}破坏和铁超载（Alhade et al. 1984）。然而，即使每日摄入几克维生素C，除腹泻外，上述不良反应在健康个体中发生的概率可能非常低（Rivers 1989；Meltzer et al. 2003）。

Gomez-Cabrera及其同事的一项研究（2008）发现有趣的结果：它是第一个警告和反对非必需高剂量维生素C补充的研究。该研究发现补充维生素C可阻止组织细胞对运动的某些适应性反应而使机体耐力下降。Braakhuis（2012）最近的综述认为如果维生素C充量超过1g/d会对身体产生不良影响，而使用温和补充剂量（200mg/d）对机体无害。

维生素C和其他抗氧化补充剂对抗氧化防御系统、运动表现和训练适应的潜在不利影响的证据详见述评4。

12.7.2　大量摄入脂溶性维生素相关的风险

（1）维生素A：前视黄醇（维生素A）的慢性毒性会导致关节或骨骼疼痛、脱发、食欲缺乏和肝损伤。长期使用的安全级别，据估计是每日推荐量的10倍，也就是每日10g维生素A（Marks，1989）。由于自发性流产和出生缺陷风险的增加，在妊娠期间的安全剂量可能只是每日推荐量的4～5倍。β-胡萝卜素是维生素A的水溶性形式，与维生素A相比是无毒的。这种维生素原储存在皮肤中，可在需要的时候转化为活性的维生素A。

（2）维生素D和维生素E：如果滥用维生素D有潜在毒性，可导致高钙血症、高钙尿症、软组织钙化、厌食、便秘，最终是不可逆肾和心血管损害（参见10.11）。摄入每日推荐量的10倍（75μg/d，3000U/d）都是安全的，但可耐受摄入量的上限可能至少250μg/d（10000U/d）（Vieth，2007）。与维生素A和维生素D相比，维生素E显然对健康人来说是无毒的（Machlin，1989），但与维生素C类似，其在高剂量时可干扰内源性抗氧化系统的正常功能，反而对运动员的健康及运动表现不利，故而不予以推荐（参见述评4）。

12.7.3　大量摄入矿物质相关的风险

机体的常量矿物质池，特别是微量元素，受强大的内稳态控制。因此，通过饮食或补充剂中毒的情况是罕见的。然而，如果毒性症状出现的话，通常是严重的，甚至可以致命。幸运的是，引起毒性作用的摄入量极高。例如，在至少摄入4g（正常的膳食摄入量是10～15mg/d）后，可出现锌中毒的早期症状（呕吐、腹泻）。极高的铜摄入量可能导致肝硬化或肝坏死，过多硒摄入可引起皮肤、头发及神经系统的异常。硒的RDI与中毒剂量之间的安全范围较小。

虽然严重毒性反应很少见，但矿物质摄入过高可能干扰与其同时进食时肠黏膜对营养物质的吸收。当慢性锌摄入达50mg/d，可降低铁和铜的生物利用率（O'Dell，1985）。与之相似，铁或铜摄入过高也干扰锌的吸收。因此，一种微量元素过量摄入会导致另一种微量元素的缺乏，尤其是当后者摄入量也处于边缘性不足状态。由于肠道交互作用在相当低剂量时即发生，因此预防性使用矿物质补充剂（并非针对明确诊断为矿物质缺乏者所进行的特异性治疗）不应超过5倍RDI/RDA（Meltzer et al. 2003）。

小结

　　在高强度身体活动的人群中，至少一些维生素和矿物质的日需要量超过了正常水平，这主要是由于其在汗液、尿液和粪便中的丢失增加，以及自由基或红细胞大量生产（即铁）的增加。遗憾的是，无法量化运动员的微量营养素需求。此外，运动训练增加能量消耗，如果摄入了更多的能量来满足能量需求，则微量营养素的摄入可能增加。需要测量微量营养素营养状况和营养素补充试验来评估运动员的膳食摄入量是否充足。

　　大多数研究未发现运动员和对照组微量营养素营养指标存在任何显著差异。研究结果表明，运动训练本身不会导致微量营养素的缺乏。然而，在解读这些数据时应谨慎。由于大多数营养素的生物标志物对临界缺乏不敏感，因此结果并不能排除运动员和对照组及处于风险中的运动员个体（如能量可利用性低的运动员）的营养不足的可能性。

　　即使仅出现微量营养素的临界缺乏，运动员的运动能力也可能受影响。在耗竭实验中，一种或多种微量营养素状态的生物标志物在运动能力受损之前或与之同时出现变化。尽管微量营养素状态的生物标志物与耗竭研究中的运动表现之间存在关联，但对运动员进行常规实验室评估或筛选水溶性维生素、镁或微量元素（不包括铁和维生素D）营养状态的理由似乎值得怀疑。对有风险的运动员进行维生素D和铁营养状况的常规筛查是有用的（参见第10章和第11章）。因此，运动员维生素和矿物质营养状态的生物标志物水平似乎与最佳身体功能大体一致。

　　补充水溶性维生素可改善红细胞中相应的生物标志物。此外，补充维生素C可降低普通感冒的严重程度和持续时间，并可能减轻剧烈运动训练后引起的氧化应激反应。然而，研究并没有确凿证据表明补充微量营养素会提高运动表现，而且有报道称其会对健康产生不良影响。

　　关于维生素和矿物质补充剂有益于运动表现的证据非常有限，除了抗氧化补充剂外，一段时间以来，人们对运动营养研究并不感兴趣。此外，大量摄入单一微量营养素可能会导致生理紊乱。因此，充足的维生素和矿物质营养状态最好通过饮食而不是补充剂来实现。不管任何理由，如果运动员想要使用微量营养素补充剂作为预防措施，那么所使用的多种维生素-矿物质补充剂不超过RDI/RDA的2倍，可能既安全又足以达到最佳运动表现。

应用提示

Alicia Edge

　　评估膳食中微量营养素和抗氧化剂的充足性

　▶ 大多数微量营养素的估计平均需要量（EAR）适用于运动员，指导评估大多数运动员和健康人摄入量情况。然而，运动员对抗氧化维生素（维生素C、维生素E和β-胡萝卜素）和矿物质（锌、铁和硒）的营养需求（而不是建议的）可能比非运动员略高，但不可能超过普通人群参考需要量。

　▶ 满足能量需求和定期摄入富含多种营养素食物的运动员更容易达到或超过人群微量营养素推荐量。然而，习惯性限制能量摄入或限制食物多样化的运动员则具有微量营养素摄入不足的风险，因此应监测微量营养素营养状况是否充足，以及是否存在低营养状况的风险。

　▶ 评估任何个人或群体微量营养素摄入量需要的时间通常比宏量营养素更长，因为微量营养素摄入量的日变化较大。评估摄入量不足的风险，需要结合饮食评估、病史和生化指标检测。

　▶ 食物频率问卷（FFQ）是评估人群特定微量营养素摄入量的一个方法，其用于或经改良后用于运动员群体（参见第2章）。Braakhuis等（2011）已改进并验证了一个用于评估运动员膳食抗氧化物摄入量的FFQ，可用作评估运动员个体摄入量的筛查工具。

　▶ 尽管已知在短时间内评估微量营养素摄入量仍存在缺陷，且在测量膳食摄入量数据方面存在固有偏倚，但使用创新技术如移动设备等来测定微量营养素和总膳食摄入量，对评估和监测特定微量营养素摄入量依然有帮助（局限性请参见第2章）。

▶ 应调查几种诊断标准及摄入量不足史，以确认运动员个体微量营养素状况。一次性出现的低生物标志物测试结果可能不能诊断临床缺乏或亚临床缺乏，特别是对于那些处于稳态控制下的营养素（即大多数矿物质或微量元素）。

改善运动员微量营养素摄入的策略

▶ 建议的膳食目标（SDT）可用作推荐从食物来源中（不是从补充剂）获得抗氧化维生素和矿物质（维生素C、维生素A、维生素E、硒和类胡萝卜素）的定量摄入量。这些摄入目标量是针对普通人群，基于减少慢性病风险所需的微量营养素研究证据制订的。由于缺乏针对高强度训练运动员的特别推荐量，他们的抗氧化营养素周转率又很高，这些目标推荐量可作为运动营养师为运动员设计食谱计划时的有用参考。

▶ 一个优秀的精英运动员取决于持续高水平的运动表现。从提高运动成绩角度决定食物选择（拮抗物和促进物）或改变饮食习惯的讨论是促进运动员改善食物选择的强大动力，尤其对那些挑食和拒绝改变的个体。强调微量营养素对机体其他健康参数，如免疫功能、伤口愈合、减少受伤风险、增强恢复的潜在作用也有助于纠正错误的饮食模式。

▶ 每日从5组食物中摄入不同食物，增加富含抗氧化物食物的选择［谷类、全谷物、水果（和果汁）、蔬菜］是增加微量营养素摄入量的一种有效措施。相比大多数水果（浆果除外）、蔬菜（特别是深色和色彩鲜艳的蔬菜）是抗氧化剂的丰富来源。虽然谷物的抗氧化剂含量低于水果和蔬菜，但它们在运动员饮食中抗氧化剂成分中占了很大比例（Braakhuis et al. 2011）。茶、咖啡、巧克力、红酒和啤酒也是抗氧化剂的良好来源。

▶ 增加饮食中微量营养素摄入的建议如下。

－提高蔬菜摄入量：将其添加到比萨、砂锅菜和炒菜中；将蔬菜磨碎或切片放入意大利面酱、松饼；融入汤或果汁中。

－在早餐麦片、冰沙或果汁中加入新鲜的水果、罐头或干果；以水果为基础的甜点，如酥皮水果甜点心。

－在两餐之间吃点富含微量营养素的零食——乳饮料、冰沙、酸奶、浆果和柑橘类水果、坚果。

－使用铁和维生素B$_1$强化面包和早餐麦片；在三明治和面包中加入肉类；一周中在几顿饭中增加瘦肉。肉类是锌和铁的良好来源（参见第11章）

微量营养素补充剂：优点和缺点

优点

▶ 如果是习惯性膳食微量营养素摄入不足，且不能通过膳食干预达到充分解决，则可推荐服用多种维生素/矿物质补充剂（＜2～3倍的RDI/RDA）。建议使用低剂量。

▶ 当被诊断为微量营养素缺乏时（如维生素D、铁、叶酸），可短期使用治疗剂量（约10×RDI/RDA）以促进快速恢复。但是，一旦营养状态恢复，饮食干预才是维持营养状态和避免复发的长期预防措施和管理基础。

▶ 适当摄入选定的维生素和矿物质对免疫功能非常重要（表12.1，表12.2）。一些研究人员建议补充抗氧化维生素和矿物质，如维生素E、维生素C、锌和铁，可能有利于防止与高强度运动相关的潜在氧化应激。然而，研究结果不一，尤其是使用高剂量时（参见述评4）。

▶ 维生素C和锌补充剂可能对减少感冒持续时间和严重程度具有有益作用。短期使用补充剂的最佳剂量和方法还不清楚，对于维生素C可能是500～1000mg/d、锌75～100mg/d，通过饮食联合补充剂可达到上述目标（详见第23章）。

缺点

▶ 在未确诊为营养素缺乏时，长期摄入高剂量微量元素和一些维生素（特别是维生素C、维生素E、

维生素 B_6、烟酸、维生素 D 和脂溶性维生素 A）对机体可能产生不良反应和潜在损害。

▶ 研究表明，长期补充高剂量抗氧化维生素——维生素 C（约 1000mg/d）和维生素 E（约 400IU/d）可能改变机体正常的还原（氧化还原）反应、抑制机体对运动训练的适应能力（参见述评 4）。

▶ 应谨慎使用那些据称具有抗炎症、抗氧化活性或增强运动表现的其他微量营养素补充剂和食物天然化合物，因为可能存在被非法物质污染的意外风险或没有证据的功效声称。

（丁　一　译　常翠青　校）

述评 4：
抗氧化物补充与运动
JEFF COOMBES

引言

膳食抗氧化剂与体内天然（内源性）抗氧化剂协同作用，抑制氧化应激。虽然运动训练通过提高内源性抗氧化能力发挥抗氧化作用，但许多业余和精英运动员使用抗氧化补充剂提高运动成绩、促进恢复或健康获益。然而，有证据表明，服用高剂量某些抗氧化维生素补充剂（如维生素 C 和维生素 E）会削弱内源性抗氧化系统的增益。这篇述评阐述了服用抗氧化维生素（主要是维生素 E 和维生素 C）补充剂作为减少与氧化应激增加相关的潜在性氧化损伤的已知效果。关于对定期参加训练的运动员或个人进行抗氧化维生素补充剂的干预研究只有几篇。大多数干预试验招募的都是未经训练的个体或慢性病患者。因此，运动员使用抗氧化剂补充剂的建议主要是从上述研究中推断出来的。

活性氧（ROS）和氧化应激

ROS 是葡萄糖、蛋白质、脂质和 DNA 氧化过程中产生的副产物。ROS 的瞬时增加反映了一个促进健康的正常生理过程。ROS 主要通过其还原氧化（氧化还原）信号作用来实现细胞和生理功能。ROS 也参与血管扩张和肌肉收缩以及肌肉对运动的适应。ROS 在参与肌肉对运动适应中的细胞信号通路中的生理作用是复杂的。参见 Powers 等（2011）的综述。

氧化应激增加可能导致氧化损伤，引发细胞和细胞器功能障碍、免疫防御系统恶化、炎症增加和加速老化（Sies，2015）。氧化损伤是一个诱发因素，与疲劳和肌肉损伤（Cheng et al. 2016）、免疫功能降低（Coliti et al. 2019）及许多慢性疾病（如心血管病、某些癌症、肾脏疾病、糖尿病和糖尿病并发症）相关（Hybertson et al. 2011）。

运动与氧化应激

ROS 主要由收缩肌肉和器官中线粒体的 NADPH 氧化酶产生。在运动期间，全身 O_2 消耗可增加 $10 \sim 15$ 倍，活动肌肉中的 O_2 流量可增加 100 倍（Radak et al. 2013）。因此，如果运动期间 ROS 的产生与氧消耗成比例增加，则导致氧化损伤的氧化应激的可能性显著增加。

高强度和长时间的急性运动会增加肌肉和其他器官中 ROS 的产生。尽管 ROS 增加可能导致氧化损伤，但众所周知，定期的体育活动对健康和运动成绩有益。通过运动训练所改善的内源性抗氧化状态是对持续暴露于 ROS 的一种适应，并提供了一个抗氧化损伤保护机制系统（de Sousa et al. 2017）。这种明显的冲突情况被称为运动氧化应激（EXOS）悖论（Leaf et al. 1999）。

抗氧化物的定义

抗氧化物的化学定义是，任何可以抑制氧化的分子或化合物。人类有一个复杂的抗氧化系统，包括内源性抗氧化物和外源性抗氧化物及其之间的交互作用，内源性抗氧化物——例如尿酸、胆红素、血浆蛋白和酶超氧化物歧化酶、谷胱甘肽过氧化物酶、过氧化氢酶和辅酶 Q_{10}，膳食摄入的抗氧化物，如维生素 C、维生素 E、类胡萝卜素（β-胡萝卜素为主）、多酚类物质（如类黄酮）、谷胱甘肽和辅酶 Q_{10}。膳食来源的抗氧化物主要来自主植物性食物，包括深色蔬菜、柑橘类水果、豆类、坚果、谷物、种子和油。抗氧化剂也被添加到许多商业食品中来防止化学变质（自然存在于食物中的或接触空气的氧化反应）。一些抗氧化物（如谷胱甘肽和辅酶Q_{10}）既可通过内源性产生，也可从膳食中获得。

尽管维生素抗氧化物补充剂被使用和研究的最广泛，但仍然有很多其他类型被冠以抗氧化功能补充剂存在。但厂商的商业宣传可能没有科学研究证据。膳食补充剂并不受食品生产质量控制标准所监管，所以厂商的宣传可能具有误导性并且毫无根据（参见第17章）。

内源性和膳食来源的抗氧化物之间的交互作用是复杂的。当两种抗氧化维生素（如维生素E和维生素C）同时被摄入时，想了解抗氧化作用的机制就变得尤为复杂。混合使用抗氧化补充剂可对细胞和系统造成多种多样的影响。例如，维生素C使维生素E再次循环，这将干扰维生素E的活性。此外，在高剂量时，某些抗氧化物可成为促氧化剂，氧化自身和其他抗氧化物。

内源性抗氧化物对重复性规律运动的适应

有3种适应性机制参与了内源性抗氧化防御对运动训练诱导的适应（Kurutas，2016）。

▶ 内源性抗氧化酶生成增加。

▶ 从头合成的内源性抗氧化物分子包括谷胱甘肽、尿酸盐和辅酶Q_{10}产量的增加。

▶ 组织中储存的抗氧化维生素的动员及其通过循环转移到氧化应激发生的部位。

抗氧化补充剂及运动训练的适应

理论上，维生素C和维生素E的抗氧化功效可能保护高强度运动中的过氧化损伤，尽管有证据显示这些抗氧化维生素可能会产生负面影响（Peternelj & Coombes，2011）。首次看到抗氧化补充剂可能会干扰生理过程的证据是在1971年，研究发现补充维生素E（6周，400U/d）降低了30名男性青少年游泳运动员的运动表现（Sharman et al. 1971）。

此后，更多的研究显示，使用维生素E和维生素C补充剂抑制运动训练所诱导的适应性（Gomez Cabrera et al. 2008; Ristow et al. 2009; Paulsen et al. 2014）。这些受抑制的适应还包括健康促进效应，如年轻人和老年人的胰岛素敏感性和血压（Wray et al. 2009）。其他研究未发现高剂量维生素E和维生素C补充剂对受过中等训练的年轻男性有任何不良影响（Yfanti et al. 2010）。

大多数运动中补充抗氧化剂的研究都集中在有氧训练上。抗阻训练导致氧化还原状态的变化与有氧训练相似（Azizbeigi et al. 2015）。在年轻健康的个体中，几个研究报告称，补充抗氧化剂会削弱抗阻训练对瘦体重（FFM）、力量和爆发力的改善作用（Ismaeel et al. 2019）。相比之下，对老年人的研究发现，高剂量补充维生素C和维生素E联合抗阻训练可以改善FFM（Labonte et al. 2008; Bobeuf et al. 2010年）。

鉴于分子、细胞和生理机制的复杂性，已知对运动反应的个体差异，以及补充剂抗氧化作用的生物利用度不同，出现不同的结果并不奇怪。似乎存在一种复杂的剂量-反应关系（称为兴奋效应，*hormesis*），剂量谱的低端和高端都与负面结果相关（Merry&Ristow，2016）。然而，在运动个体中，抗氧化补充剂引起的氧化还原电位干扰的阈值是未知数。

抗氧化剂补充剂及其对运动后肌肉酸痛的减轻作用

最近的一项系统综述纳入了50项随机安慰剂对照试验，分析抗氧化物补充剂对运动后肌肉酸痛的影响。尽管与安慰剂相比，补充抗氧化剂的肌肉酸痛程度略低，但笔者得出结论，由于报告的作用小，补充抗氧化剂不太可能有任何治疗效果（Ranchordas et al. 2020）。

抗氧化补充剂及其对健康结局的影响

最近来自随机临床试验和系统回顾的流行病学证据表明，抗氧化补充剂并不能防止癌症、心血管疾病或死亡发生（Bjelakovic et al. 2012）。而证据显示β-胡萝卜素、维生素A和维生素E补充剂实际上会增加死亡率（Bjelakovic et al. 2014）。

流行病学观察也表明，摄入富含水果和蔬菜饮食的群体，癌症发病率较低、预期寿命较长。水果和蔬菜含有天然抗氧化剂，能够改善氧化损伤引起的炎症性疾病，如糖尿病和心血管疾病。富含类黄酮、异黄酮、酚酸和木脂素等多酚化合物的饮食有助于提高血浆抗氧化能力，降低氧化损伤标志物，并通过调节与代谢、应激防御、解毒和转运蛋白相关的基因降低总脂蛋白和低密度脂蛋白胆固醇（Soory，2012）。

总之，证据并不支持抗氧化补充剂可用于慢性病的初级预防。食用富含抗氧化维生素、矿物质和多酚类物质的饮食对健康有益。

非维生素抗氧化补充剂对运动表现的影响

关于非维生素抗氧化补充剂对运动表现的影响的研究较少。最有希望对运动表现有益的是含有N-乙酰半胱氨酸和多酚的化合物。关于这些补充剂对运动表现的详细证据参见Mason等（2020）综述。

在许多实验模型中，补充膳食硫醇供体N-乙酰半胱氨酸有可能延缓疲劳。它通过增加谷胱甘肽水平来减少氧化应激标志物，从而提高抗氧化能力（McLeay et al. 2017）。这些益处在谷胱甘肽水平低的人群中更为明显（Paschalis et al. 2018）。

运动研究中的多酚补充剂主要包括提取物（多组分或纯化）、果汁、沏或泡成的浸液或增加富含多酚的食物摄入量（Myburgh，2014）。这些含有槲皮素（Bowtell & Kelly 2019）、白藜芦醇（Kan et al. 2018）、水果和蔬菜汁（Dominguez et al. 2018；Kashi et al. 2019）及维生素A（Dashti et al. 2018）。尽管一些小型研究表明，有很多种类的多酚可以改善运动表现，但考虑到其生物效应的多样性，将所有益处单独归因于抗氧化能力并不合适。例如，富含多酚的膳食硝酸盐已用作一种改善运动表现的氧化还原策略。据报道，富含硝酸盐的食物，尤其是甜菜根汁，可以减少运动的氧耗，增加效率，提高耐力运动表现（Reid，2016）。鉴于硝酸盐在血管扩张和改善血液流动方面的重要性，很难知道其氧化还原功能对运动表现具有何种益处（如果有的话）。

不幸的是，许多发表的研究质量低、样本量小（影响小，检验效能低），可能不符合高排名期刊文章要求的学术严谨性。受试者招募方法、纳入/排除标准和随机化、分配和隐藏方法等细节常常被省略。因此，基于干预试验对抗氧化剂补充剂的潜在益处或害处做出的解释可能存在疑问和偏倚。2010年制订了作者、审稿人和期刊编辑发表或进行干预试验的指南，即试验报告统一标准（CONSORT）（参见www.CONSORT-statement.org/CONSORT-2010）。该指南可帮助学生和科研新手严格评估干预试验的质量，包括补充剂效果的试验。

展望：氧化还原反应生物标志物和个性化营养

抗氧化补充剂最有前途的领域与个性化营养有关。然而，使用这一策略的最大障碍是缺乏公认的氧化还原生物标志物来提供营养建议。试图通过使用生物标志物评估氧化应激/损伤，常忽视了氧化还原生物学的复杂性（Cobley et al. 2017）。目前，尚无确切的实验来检测机体氧化还原能力的真正作用。目前使用的许多氧化应激生物标志物（血液或尿液样本）都是在休息状态下采集，因而不能代表氧化还原这一动态系统的能力（Strobel et al. 2011）。有学者提出利用运动测试来评估氧化还原控制能力（Nikolaidis et al. 2012），这类似口服葡萄糖耐量试验检测血糖控制能力的原理。然而，尚需更多的工作来评估这一操作的可行性（Mullins et al. 2013；Mallard et al. 2019）。Powers等（2010）报道关于研究者进行抗氧化补充剂对运动表现的研究指南，该指南可用于动物和人体实验。这些指南包括氧化应激生物标记的评估和一项建议，建议所有抗氧化实验应包括2个或以上组织的氧化损伤生物标志物。生物标志物的临床意义也应同时考虑（Marrocco et al. 2017）。

建议在评估制造商声称具有抗氧化功效的补充剂时，将重点放在特定成分的活性上。此类补充剂中抗氧化剂的生物利用度可能具有高变异性和剂量依赖性，对最佳剂量和功效知之甚少，尤其是对运动员的影响。在评估整个抗氧化补充剂的抗氧化活性和氧化还原作用时，研究设计需要更加严格。应测量抗氧化补充剂的药代动力学，以确定使用剂量、时机和持续时间。在干预试验中，还应控制抗氧化物的饮食摄入量，以避免混杂偏倚。

基于某种特定的抗氧化物不足或缺乏，个性化订制抗氧化干预措施可以提高运动表现，同时氧化还原平衡也发生了持续变化（Margaritelis et al. 2018）。营养基因组评估可能有助于了解特定抗氧化补充剂的反应是否与特定基因相关。

小结

　　运动员经常使用抗氧化补充剂来帮助预防运动诱导的氧化应激可能产生的不利影响，加速肌肉功能恢复，提高运动成绩。维持还原控制对正常细胞和肌肉功能至关重要。大多数研究表明，高剂量的某些抗氧化维生素补充剂（如维生素E和维生素C）会破坏氧化还原稳态，损害机体对运动训练的适应性。

　　关于使用抗氧化维生素疗法（如维生素C和维生素E）获得最佳身体能力以防御和适应运动增加的ROS，最谨慎的建议是通过饮食摄取富含抗氧化剂的食物，而不是通过补充剂。食物来源的约200mg/d维生素C足以降低机体氧化应激，并且在不影响训练适应的情况下还可产生其他有益健康的功效。不断有来自设计周密的研究证据表明，使用高剂量抗氧化维生素补充剂可能弊大于利。

（丁　一　译　常翠青　校）

参考文献

第13章
比赛准备

Louise Burke and Rebecca Hall

13.1 引言

运动员参加比赛的目标是在竞赛过程中发挥最佳竞技水平。但是，很多因素可影响运动员竞技水平的发挥，其中包括营养因素。"比赛饮食"原则是在竞赛过程中尽可能降低或延缓疲劳或运动能力下降的临界点。当然，实际操作中的问题，尤其是运动员需要跨洲或出国比赛的频率也必须考虑。竞赛过程中的营养包括运动员为取得最佳竞技水平在赛前、赛中和赛后的特殊膳食方案。本章我们将论述运动员在赛前数小时或数日内的膳食营养方案。

13.2 运动过程中引起疲劳的营养因素

各种营养因素会降低运动员在运动中发挥最佳运动能力（框13.1）。在比赛过程中发生的风险和严重程度取决于以下几方面因素。

- ▶ 运动持续时间和强度。
- ▶ 环境条件（如温度和湿度）。
- ▶ 运动员的训练状态。
- ▶ 运动员的个人特征。
- ▶ 运动前和运动中合理的营养策略。

框13.1 与运动员疲劳或运动能力下降有关的营养因素

- 活动肌肉中的糖原储存耗竭
- 低血糖
- 涉及神经递质参与的"中枢疲劳"的其他机制
- 脱水
- 低钠血症
- 胃肠不适和胃肠功能紊乱

在运动生理实验室研究生理因素对简单运动（如跑步或骑自行车）的影响相对比较容易，并且将这些研究结果应用在运动员实际运动过程中也是可行的。然而，对一些比较复杂的比赛，如球类和持拍球类运动项目，运动中的内外环境因素对运动员竞技比赛影响较大。

基于现有的应用运动科学研究结果及运动员在过去比赛中的体会，运动科学家试图发现运动中各种可能引发疲劳的原因。掌握这些知识可以指导运动员进食特定的比赛膳食以减少或延迟这些问题的发生。

13.3 制订比赛营养计划应对致疲劳因素

赛前营养策略包括赛前1周所采取的饮食干预措施，以及赛前几分钟或几个小时前采取的特殊饮食策略。这些营养干预措施应针对影响运动员运动表现的特定生理挑战（Burke & Hawley，2018）。根据该赛事的特点，策略可能旨在尽量减少液体不足，确保能量可利用性或预防胃肠道不适。理想的情况是，运动员应在赛前、赛中甚至赛后都应采取综合营养策略来应对挑战。虽然需要进一步的系统研究来调查联合2种或以上策略的益处，但一般来讲多种措施干预优于单一措施。例如，耐力运动前和运动中碳水化合物的综合补充对运动员获得更佳比赛成绩远较单一补糖策略有效（Wright et al. 1991；Chryssanthopoulous & Williams，1997；Burke et al. 1998）。然而，实际上运动员不可能每次都能把握营养补充的机会，当错过一次营养干预或没有充分利用营养干预之后，通过重视下次营养干预的机会则可能弥补前面所错过的损失。例如，一名运动员如果未能在长距离运动之前补足肌糖原储备，则应该重视在运动中补充足够的糖分。相反，如果运动员在比赛过程中补水机会有限，则会出现缺水症状，因此运动员在赛前应特别注意补水，甚至可尝试过水合（液体超载）。无论如何，运动员应该制订一个完整的比赛饮食计划，合理应用互补的营养策略以提高运动成绩。

13.4 赛前的能量补充

体内糖原储存的耗竭是运动性疲劳的主要原因（参见第1章）。优化肌肉和肝中糖原储备状态是赛前的主要目标。提高糖原储存的关键是食物中碳水化合物的摄入，以及逐渐减少运动或休息［请参见Jentjens等（2003）及Burke等（2017）综述］。比赛前糖原储备时间取决于预计比赛所需能量与储备这些能量的可用时间之间的平衡。

13.5 肌糖原储备

自20世纪60年代肌肉活检技术应用于运动代谢研究以来，科学家已能够直接测量采集的肌肉样品中的糖原含量，从而确定增加或降低肌糖原储存的因素。磁共振光谱学亦是测量糖原储存和利用的一种方法，其优点是非侵入性，但缺点是需要专门的技术人员操作，且机器比较昂贵（Greene et al. 2017）。超声技术最近已作为一种商业化评估糖原的方法，其原理是扫描回声的变化与肌肉水和糖原含量的变化相关（Hill & Millan，2014；San Millan et al. 2020）。由于它的便携、廉价和非侵入性的特性使其在运动场上很受欢迎，成为精英运动员们的必备品，然而对于该技术的有效性和可靠性有质疑（Ørtenbladet al. 2020；Wong et al. 2020）。事实上，脱水、与运动相关的肌肉水分变化及肌酸补充都可以独立地改变肌肉糖原中水分的含量（通常是朝着相反的方向）（Ørtenblad et al. 2020；Wong et al. 2020）。目前，尽管笔者对精英运动员运动中糖原合成和利用模式与高水平运动能力的了解有限，但Areta和Hopkins总结了影响静息糖原含量的因素及其在运动中作为底物应用的信息。

糖原合成的研究发现，糖原合成包括2个阶段：早期24小时内的快速合成阶段（非胰岛素依赖），以及随后持续数日的缓慢合成阶段（胰岛素依赖）（Ivy & Kuo，1998）。影响糖原储存的因素包括糖原合成酶的活性（Danforth，1965）和通过胰岛素或运动刺激的GLUT-4蛋白转运体易位到肌膜增加肌肉葡萄糖摄取（McCoy et al. 1996）。研究人员已经确定了肌肉内有2种不同类型的糖原，其中分子相对较小的称为前糖原，在一个称为糖原的蛋白质核心的自我糖基化恢复的第一阶段形成（Alonso et al. 1995；Adamo et al. 1998）。随着合成的继续，更多的葡萄糖加入形成大糖原分子；这就解释了肌糖原超补偿的原因（Adamo & Graham，1998；Adamo et al. 1998）。这些糖原池可以在运动期间以不同的速率使用（Asp et al. 1999）。最近，研究人员通过电子显微镜观察活检样本，可以识别骨骼肌细胞内不同的糖原池（Ørtenblad & Nielsen，2015），以及肌膜下糖原（位于最外层肌原纤维至肌膜的颗粒）、肌原纤维间糖原（位于肌原纤维之间的颗粒）和肌原纤维内糖原（位于肌原纤维内的颗粒）。在训练个体中复制原始CHO负荷研究（Bergstrtom et al. 1967）结果显示，在糖原耗竭运动后摄入CHO优先恢复肌原纤维内糖原，并与运动后恢复早期糖原合成酶共定位相关（Jensen et al. 2020）。此外，这个糖原储存池的扩张和耗竭似乎依赖于运动的持续刺激。同时，1型肌纤维糖原的含量是耐力的最佳预测指标，在运动时，肌纤维内和肌膜下糖原的使用优先于肌纤维间糖原，CHO负荷使肌膜下糖原高于正常水平，这节约了运动期间肌纤维内糖原的使用（Jensen et al. 2020）。有研究表明，肌纤维内糖原对肌浆网钙释放和兴奋 - 收缩耦联很重要；当这个池内糖原较低时，它充当一种前反馈机制，保护肌肉不利用其不断减少的底物储存（Ørtenblad & Nielsen，2015）。

13.6 非耐力项目的能量储备

在无肌肉损伤的情况下，肌糖原的储备可通过24小时休息和每日摄入充足碳水化合物（7～10g/kg）而恢复正常（Burke et al. 2017）。这些储备足以满足持续时间在60～90分钟运动肌肉的燃料需求；至少，为达到超量补偿糖原储备水平而进行CHO负荷并不能提高这类比赛的成绩（Hawley et al. 1997b）。

经过训练的骨骼肌糖原含量安静时为100～120mmol/kg湿重骨骼肌。糖原合成酶催化速率为每小时5mmol/kg湿重骨骼肌，应允许运动员在最后一次训练后有24～36小时的恢复时间，以便在非耐力项目比赛前使糖原储备恢复到正常水平。对于多数运动员来说，这可能就像在比赛前安排一日的休息或轻松训练一样简单，同时需继续维持高碳水化合物饮食。然而，并非所有运动员在其典型或日常饮食都能摄入足量碳水化合物以使糖原储存最大化，特别是那些限制自身总能量摄入以控制身体脂肪水平的女性运动员（Burke et al. 2017）。对这些运动员则需要教育或鼓励以使其暂时取消能量限制，优先考虑补充能量储备作为比赛前一日的饮食目标。同样，一些运动员可能需要重新安排训练计划以使其在比赛前一日进行低强度训练或休息。至少，运动员在比赛前一日应避免造成显著肌肉损伤的训练，因为损伤会影响糖原储备（O'Reilly et al. 1987；Costill et al. 1990）。

13.7 耐力项目的碳水化合物负荷

碳水化合物负荷是指在比赛前采取措施使肌糖原储备最大化或过饱和，否则在比赛中肌糖原将被消耗尽。这些方法可使肌糖原储备增加到150～250mmol/kg ww，这对于持续90分钟以上的比赛非常重要，否则肌糖原储备耗尽将限制运动员比赛的发挥［请参见Hawley等（1997b）综述］。首个碳水化合物负荷方案是运动科学家Scandinavian于20世纪60年代末通过肌肉活检技术研究建立的。在随后的一系列研究（Bergstrom et al. 1966；Ahlborg et al. 1967；Bergstrom et al. 1967；Hermansen et al. 1967）中，研究人员发现耐力或长期中等强度运动能力是由运动前肌糖原储备量决定的。与正常碳水化合物饮食相比，自行车运动员如果进食数日低碳水化合物饮食会耗尽肌肉糖原储存，其耐力显著下降。然而，如果进食数日高碳水化合物饮食使肌糖原超量储备后，骑行至力竭的时间将显著延长。这些开拓性研究创建了经典的"7日碳水化合物负荷模型"，包括3～4日高强度训练结合低碳水化合物摄入的糖原"耗竭"阶段和3～4日高碳水化合物饮食结合逐渐减少运动的"超量储备"阶段。早期实地研究表明，对长时间跑步项目运动员，CHO负荷提高运动能力不是跑得更快，而是保持速度跑的时间更长（Karlsson et al. 1971）。

在过去的60年里，人们对CHO负荷方案进行了研究和调整，以确认通过耐力训练实现的适应性和许多体育比赛的实际需要。首先，Sherman等研究表明，训练良好的运动员不需要耗竭阶段就能够超补偿肌肉糖原储存（Sherman et al. 1981）。在这里，跑步者通过3日的渐进高CHO摄入来提高他们的肌糖原储备，无论这之前是耗竭阶段还是更典型的饮食和训练准备。除去耗竭阶段及其相关疲劳使CHO负荷成为一种更紧凑和实用的方案——本质上，这是"加油"方案的一个简单扩展（Bussau et al. 2002）。最近研究了糖原储存的时间过程，研究了训练良好的男性运动员在休息1日和3日及高CHO摄入（10 g/kg BM）后的肌糖原浓度（Bussau et al. 2002）。1日后，肌糖原含量从负荷前水平约90 mmol/kg ww 显著增加到约180 mmol/kg ww，此后再休息2日并摄入CHO后仍保持稳定。这些结果表明，在训练有素的肌肉中，糖原负荷可以在36～48小时实现，至少当运动员逐渐减少运动负荷并摄入足够的CHO时。

从理论上讲，运动前增加糖原储存可以延缓依赖于CHO氧化和受糖原耗竭限制的运动赛事疲劳的发生。在CHO负荷研究中，1997年Hawley等（1997b）得出结论，过量的糖原储存对超过90分钟的运动是有利的，比如骑自行车或跑步。通常，CHO负荷可以延缓疲劳，使稳态运动持续时间延长20%，使定距离或工作量提高2%～3%（Hawley et al. 1997b）。这样的干预将极大改善大多数简单的耐力项目成绩，如马拉松、长距离自行车、铁人三项比赛和越野滑雪。CHO负荷对持续时间较短的45～90分钟的赛事成绩无显著有益作用（Sherman et al. 1981；Hawley et al. 1997a）。

一些团队和球拍项目比赛持续时间至少在60～90分钟，尽管这些运动量的需求不可预测。持续时间长和高强度间歇运动的相互作用也可能导致肌糖原耗竭（与糖原利用率增加有关）。理论上，这种运动表现可通过肌肉糖原储存的超补偿来提高。在现实生活中，很难进行这样的研究来测量这些复杂多变的运动表现。已证明赛前增加肌糖原储备获益的运动项目包括模拟足球赛（Bangsbo et al. 1992）、室内足球赛（Balsom et al. 1999）和冰球比赛（Akermark et al. 1996）。然而，Abt及其同事在模拟足球赛这类基于运动技能要求较高的比赛项目中并未发现赛前增加肌糖原储备对竞技水平有改善作用（Abt et al. 1998）。关于碳水化合物负荷好处的判断可能不仅取决于运动项目，也与运动员个人在比赛中所处位置或运动员个人的比赛风格有关。

一些体育比赛需要运动员进行糖原耗竭运动，赛事之间2～3日恢复（如五盘比赛的网球运动员，职业联赛的中场足球运动员，职业自行车1日经典时间表）。这种情况引发了一个问题，即这是否可能在短时间内重复糖原超补偿方案。

在一项研究中，训练有素的自行车手连续进行两次运动耗竭，随后是48小时的高CHO摄入［12g/（kg·d）］和休息，结果发现，第一次糖原储存水平高于休息时水平，但下一次就没有了（McInerney et al. 2005）。然而，与非负荷方案相比，2项试验都保持了优越的运动能力。在最近的一项研究中，Doering等（2019）报道4日可复验2个糖原超补偿及其相关的运动成绩提高方案。剧烈运动是否会留下胃肠道或肌肉相关功能障碍的后遗症，暂时限制肌肉CHO的输送，以实现连续的糖原超补偿方案，还需要进一步的研究。尽管如此，继续推进比赛之间的加油（能量补充）提高运动成绩似乎是一种谨慎的方法。

据观察，大多数有关碳水化合物负荷研究均未设安慰剂对照组，大多数研究只是采用摄入高碳水化合物和低-中量碳水化合物食物进行对照研究。由于碳水化合物负荷的好处众所周知，人们可能会认为高碳水化合物摄入的效应可能是心理和生理因素所致。有趣的是，有2项采用安慰剂的研究发现，当使用安慰剂替代真正的碳水化合物饮食时未发现增加糖原储存的益处（Hawley et al. 1997a；Burke et al. 2000）。然而，这一结果也可以反映特定的运动方案（如不需要增加糖原储存）或研究中使用的其他饮食方案（如在试验期间摄入大量的CHO）的特征。事实上，在耐力运动中提高CHO可用性的各种饮食策略之间的相互作用值得进一步的系统研究。在一些研究中，糖原储存的超补偿增加了在足够长的运动任务中需要CHO的益处（Widrick et al. 1993；Rauch et al. 1995年），而在其他研究中，它可能被在运动期间采取的积极饮食方案消减或取代，此类研究尚需在更多运动项目中进行验证。

最后，需要注意的是，由于肌糖原及其结合水的重量，CHO负荷使体重增加1～2kg（2%～3%）（Brotherhood et al. 1979；Bone et al. 2017）。对体重敏感的运动（如骑自行车或在丘陵赛道上跑步）可能需要考虑这一点，尽管一项研究的结果表明，任何好处都会抵消这个体重的不利影响（Tomcik et al. 2018）。另一个对抗BM增重的策略是将CHO负荷与"低渣"（低纤维）饮食相结合（Burke et al. 2019）。减少未消化的肠道内容物可使BM减少500～600g，同时也提供了一种减少比赛中肠胃道问题风险的策略。这个策略详见本章"应用提示"。

13.7.1　碳水化合物负荷在运动中的其他应用

因肌肉糖原结合水增加而导致肌肉大小和重量明显增加可能在健美等形体体育项目中具有价值。事实上，众所周知，健美运动员会在1周或几周内严格限制能量和CHO摄入，通过减脂（如糖原消耗）在比赛中夸大展示肌肉，一些人会在赛前几日进行CHO负荷，以完成肌肉糖原"泵"的补给（de Moraes et al. 2019）。一项关于这种做法的早期研究称，CHO负荷与可检测到的肌肉周长增加无关（Balon et al. 1992）。然而，最近有学者注意到，本研究可能没有显著增加肌糖原储存，因为与CHO负荷方案相关的饮食摄入在CHO和能量含量方面并不理想（de Moraes et al. 2019）。此外，一项关于自选健美练习的观察性研究比较了健美运动员之间的BM、肌肉周长、肌肉厚度（超声）和由比赛评委评估的轮廓量表的变化（de Moraes et al. 2019），一组在赛前耗竭活动后进行24小时CHO负荷，另一组在最后阶段增加能量摄入但没有达到最佳糖原储存标准。这项研究发现，在称重后24小时内实施CHO负荷饮食的健美运动员的所有特征都有所增加，但另一组没有变化。这些发现为其他健美运动员和形体运动员应用CHO负荷提供了支持证明。然而，笔者也提出了一些警告，这种极端饮食可能增加胃肠道疾病发病率，并指出在向运动营养师寻求建议的个人中，没有证据表明这一点。

13.7.2　性别与碳水化合物负荷

多数糖原储备的研究都是在男性受试者中进行的，研究者假设其结果也适用于女运动员。然而，一项研究报道女运动员对碳水化合物负荷方案的反应较弱（与男性受试者相比，未能达到肌糖原储备超量补充），也未能显示出饮食策略对运动能力提高的好处（Tamopolsky et al. 1995）。由于男性和女性之间某些重要参数匹配的问题，如有氧能力（相对值和绝对值）或标准化或选择月经周期的特定阶段，因此很难进行此类研究（Sims & Heather, 2018）。此外，正如Tamopolsky等（1995）的研究中发生的那样，当仅通过增加日常饮食中CHO的比例来进行CHO负荷时，可能被女性运动员经常出现的低能量或低能量可利用性情况所混淆。在这种情况下，虽然女性可能会因增加CHO摄入量相对能量增加，但CHO摄入量的绝对增加可能并不大，能量/燃料可利用性的降低可能会损害膳食中CHO向糖原存储的转化。事实上，来自同一研究团队的一项后续研究发现，在CHO负荷方案中当能量和CHO摄入量都增加时，女性运动员同样能够增加她们的肌肉糖原存储（Tamopolsky et al. 2001）。

底物利用和储存方面的性别差异目前仍在研究［参见Tarnopolsky（1999）及Devries（2016）的综述］。有证据表明，女性运动员经期状态影响糖原储存，更多糖原储备发生在黄体期，而不在卵泡期（Nicklas et al. 1989；Hackney, 1990）。在月经周期处于黄体期时，训练有素的女运动员接受一项改良负荷方案，主要是在过去4日减少运动的同时增加碳水化合物摄入量（Walker et al. 2000）。与适量碳水化合物摄入相比，该方案增加了13%肌糖原储备，并在次极限自行车运动中延长了力竭所需时间。这项研究表明，在适宜激素条件下摄入足够碳水化合物时，女性运动员的糖原储备增加同时运动耐力提高。然而，尽管这项研究并没有设男性受试者进行直接比较，但研究人员指出，女性所获得的糖原超补偿水平通常低于男性运动员。

相反，也有研究发现，男性和女性受试者经过3～4日高碳水化合物摄入［9～12g/（kg·d）］和休息，肌糖原增加幅度相似（James et al. 2001；Tarnopolsky et al. 2001）。然而，这种糖原储存的增加并未显著提高训练有素的女性跑步者（Paul et al. 2001；Andrews et al. 2003）或骑自行车者（Paul et al. 2001）的运动成绩。当然，由于训练的时间不够长，运动员无法从额外的肌糖原储备中获益，或没有足够敏感的检测方法去发现运动成绩的微小提高。总之，女性运动员存在糖原储备的生理限制及其现实意义有待进一步探讨。同时，与女性CHO负荷实践相关的主要挑战是摄入足够多的CHO和能量摄入这些实际问题。

13.8 赛前餐（比赛前1~4小时）

运动前4小时内摄入的食物和饮料在赛前准备的精细调整过程中起重要作用。赛前膳食主要是为了安慰或增加自信，或通过增加能量补充和水合作用对赛前准备发挥积极作用。

赛前餐的目的如下：

▶ 恢复体内平衡或营养状况，如果先前的活动扰乱了它。这包括多项赛事中与比赛前一回合/赛事相关的控体重或出汗后的再水合。早上要应对的第一件事是肝糖原可能需要恢复，CHO也有助于之前赛事中耗尽的肌糖原的补充。

▶ 继续微调营养状况，以满足即将到来的比赛需求/特点。在需要大量能量的长时间/高强度运动中，在高温环境下比赛导致大量出汗或在比赛期间难以提供营养支持的情况下，进一步准备好赛前液体和CHO状态可能会有好处。

▶ 在切实可行和心理舒适条件下实现营养目标。这包括确保胃肠道舒适，请注意，赛时紧张可能会加剧任何以前存在的肠道耐受性问题。还应注意使用运动员可用且熟悉的食物和饮料，使赛前饮食可以增加运动员自信心，减少压力和焦虑。

赛前餐食谱应包括富含CHO的食物和饮料，特别是在人体储备处于亚理想状态，或这些储备不足以维持运动时间和强度的需求情况下。运动员比赛前4小时进食富含CHO食物将显著增加由于先前运动或夜间禁食所耗竭的肌糖原和肝糖原储备（Coyle et al. 1985）。与通宵禁食相比，运动前2~4小时摄入200~300g CHO已被证明能增加运动员的骑行耐力（Wright et al. 1991），并提高其在标准自行车测试中的表现（Neufer et al. 1987; Sherman et al. 1989）。通过增加肌肉和肝糖原储备，以及胃肠道葡萄糖储存可提高CHO的可利用性。由于肝糖原储存的不稳定性，可能会因过夜禁食而消耗，运动前早晨的CHO摄入量对超长时间运动的后期通过肝糖原分解释放葡萄糖入血维持血糖水平十分重要。

运动前补充CHO尽管存在上述好处，但事情并不像想象的那样简单。实际上，运动前补充CHO会增加血浆胰岛素水平，可能对运动员的代谢和运动能力造成不利影响。胰岛素增加将抑制机体脂肪分解和利用、加速CHO的氧化，并在运动开始时导致血糖浓度下降。在运动前4小时食用CHO，尽管运动开始时血糖和胰岛素浓度已经正常，但这些代谢改变仍然存在（Coyle et al. 1985）。然而，这种代谢紊乱似乎对运动表现没有损害。一个保障措施是确保比赛前一餐膳食中的CHO要多而不是少，这样运动期间CHO利用率的任何增加都将被CHO可利用性的大幅度增加所抵消。

在比赛现场，运动员赛前4小时内进食富含CHO的大餐或零食并不总是可行的。例如，运动员不太可能愿意在上午比赛开始前牺牲睡眠来进食。大多数人会在运动开始前食用轻食或小吃，并在整个比赛过程中食用CHO，以平衡赛前错过的能量补充。对容易出现胃肠道不适的运动或项目，赛前少量进餐也许是明智的。低脂肪、低膳食纤维和低蛋白质含量的食物是赛前菜单的首选选择，因为它们不太容易引起肠胃不适（Rehrer et al. 1992）。液体膳食补充剂或含CHO饮料和糖棒对那些患有赛前恐惧或不确定赛前时间的运动员非常实用。总之，每个运动员应选择一种适合自身情况和经验的策略，并通过实践进行微调。

13.8.1 运动前1小时碳水化合物的摄入

并不是所有关于运动前摄入CHO的研究都发现有益的结果。Foster等（1979）发现，与禁食状态下运动相比，运动前30分钟补充75g葡萄糖后，运动员在80%VO_{2max}强度下骑行至力竭的时间缩短。提前进食并没有改变受试者在更剧烈运动（100%VO_{2max}）中的骑行时间。在受试者摄入CHO后的前10分钟，血糖浓度迅速下降，但这种反应通常是短暂的，且与疲劳无关。虽然未测定肌糖原含量，但摄取CHO后耐力下降归因于肌糖原降解加速（Foster et al. 1979）。

耐力运动前1小时避免CHO摄入这一研究结果已得到广泛报道和宣传，并已被采用成为运动营养应用原则（Inge & Brukner, 1986; Wilmore & Costill, 1994）。然而，文献回顾发现，这是唯一一项在运动前1小时补充CHO后出现运动能力下降的研究报道（Coyle，1991；Hawley & Burke，1997）。这些评论总结说，其他运动前补CHO的研究结果从效果不确定到能力提高7% ～ 20%（Coyle 1991；Hawley & Burke，1997）。在大多数情况下，在运动开始后的前20分钟观察到的血糖下降是可自我纠正的，对运动员运动能力无明显影响。

然而，有少数运动员运动前1小时补充CHO可出现不良反应。这些运动员在运动开始时经历了过度的CHO氧化分解和血糖浓度的降低，且有疲劳的快速发生和低血糖症状。有些运动员会有如此极端反应的原因尚不清楚。但一项研究表明，危险因素包括摄入少量CHO（≤50g）、胰岛素高敏感、低交感神经诱导的反调节及低 - 中运动负荷强度等（Kuipers et al. 1999）。然而，一系列相关研究并未发现运动前45分钟调整补充CHO的量（20 ～ 200g）（Jentjens et al. 2003）或运动强度（55% ～ 90%VO$_{2max}$）（Achten et al. 2003）在运动过程中出现血糖轻度下降或低血糖（≤3.5mmol/L）现象的任何普遍差异。改变运动前（15 ～ 75分钟）75g CHO的摄入时间会导致运动开始时血糖浓度的差异，而较晚时间点如45分钟和75分钟摄入糖与运动低血糖发生率更高有关。尽管如此，在骑车10分钟内，这些差异会自我纠正（Moseley et al. 2003）。与摄入葡萄糖相比，血糖指数（GI）较低的糖类（如海藻糖或半乳糖）摄入可减少低血糖发生（Jentjens et al. 2003）。最后，发生低血糖的自行车运动员的胰岛素敏感性与最低血糖水平在3.5mmol/L以上的受试者之间无差别（Jentjens et al. 2002）。

并非所有经历血糖浓度大幅度下降的运动员都出现低血糖症状；有一些证据表明，对低血糖敏感可能会使运动员在出现症状之前能适应更高的血糖阈值（Kuipers et al. 1999）。无论如何，由于低血糖的影响非常明确，很容易判断高危运动员。对高危群组的预防方法包括以下几种。

- ▶ 通过试验发现运动前应避免摄入CHO的关键时间点。
- ▶ 在赛前小吃中摄入大量CHO（约1g/kg）。
- ▶ 在赛前餐选择低GI高CHO食物；这可以缓解和维持血糖和胰岛素反应。
- ▶ 赛前热身应包括一些高强度的冲刺练习，以刺激肝糖原输出。
- ▶ 比赛期间摄入CHO。

13.8.2 运动前碳水化合物补充与血糖生成指数

富含CHO的食物和饮料不会产生相同的血糖和胰岛素反应；运动员也不会因摄入"简单"类型的CHO产生快速而短暂的血糖上升，摄入"复杂"类型的CHO食物就产生缓慢而持续血糖升高。血糖生成指数（GI）提供了一种方法，测量个体摄入富含各种CHO的食物和饮料后的血糖情况。根据餐后血糖测定结果与参照食物（葡萄糖或白面包）比较获得的GI，对CHO食品进行排序。同时，血糖负荷（GL）是兼顾考虑GI和食物中CHO含量的指标。已经证明，GI和GL可以对富含CHO的食物和膳食的相对血糖反应提供可靠一致的测量。此外，GI/GL已被用于餐饮和膳食管理，以期获得理想的改善机体代谢或临床结局的效果，这对于治疗糖尿病、高脂血症和肥胖非常实用（Augustin et al. 2015）。

早期的研究表明，运动前摄入CHO产生的结果因摄入糖的类型不同而不同。果糖是一种低GI糖类，在运动前食用不会产生补葡萄糖所见的代谢损伤（Hargreaves et al. 1985）。Thomas等首次真正将食物GI应用于运动营养研究领域，通过控制运动前富含CHO食物的血糖反应进行应用（Thomas et al. 1991）。在进行强度为67%VO$_{2max}$的骑车运动前1小时，摄入低GI食物（扁豆）CHO 1g/kg比摄入高GI食物（土豆）显著延长力竭时间。这些结果是由于低GI食物比高GI食物有较低的血糖和胰岛素反应，可促进运动期间血糖水平稳定、降低CHO氧化率并增加游离脂肪酸浓度。虽然没有检测肌糖原浓度，但研究者认为糖原节省效应可能发生在低GI的CHO试验中（Thomas et al. 1991）。这项研究的结果已经被广泛宣传和接受，建议运动员应该选择低GI高CHO的食物和饮料作为比赛前膳食（Brand Miller et al. 1998）。然而，其他研究未能发现运动前摄入低GI饮食对运动表现的有益作用。这些调查的方法存在差异，包括运动员类型（性别、训练状态）；运动前进餐的时间、数量和血糖反应特征的差异；运动类型和持续时间；以及对运表现的定义（力竭时间、计时赛、一段稳态运动后的计时赛）。一个关键的考虑因素是，是否按照当前运动营养指南的建议，在运动中摄入CHO。事实上，这一方案提供了一种更简单的方法来维持耐力运动血糖浓度和支持CHO可利用性，提高耐力表现（Stellingwerff & Cox，2014）。

一项Meta分析（Burdon et al. 2017）提供了19项关于运动前低GI饮食对新陈代谢和随后表现的影响的研究总结。这些研究绝大多数是针对男性运动员进行的，他们在运动前30～210分钟进食提供0.2～2.0g CHO/kg BM的膳食，比较高CHO和低CHO膳食GI的平均为GI（和GL）为82（GL72）和35（GL 32）之间的差异。分别分析力竭时间（未显示）、计时赛（TT）（图13.1）和次极限预负荷加TT（图13.2）。未观察到运动过程中代谢参数（如葡萄糖、胰岛素、呼吸交换比）的一致反应。该分析的结论是，当运动中不摄入CHO时，运动前低GI餐对耐力表现有点不重要的小益处，但没有证据表明无论在运动期间是否摄入外源性CHO，耐力表现都有显著改善。笔者指出，由于大多数（如果不是全部的话）运动员在比赛期间定期摄入外源性CHO，这应该取代低GI的运动前餐的需要。然而，理论上选择低GI可能有益于长时间运动，此时获得CHO受限（如军事救援情况或耐力项目比赛中）或不能很好地耐受

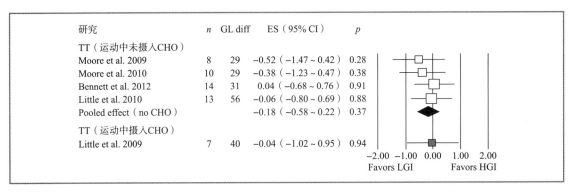

图13.1　Forest图显示，运动前高GI和低GI CHO膳食对运动期间未摄入（n＝4；白色方块）和摄入（n＝1；灰色方块）CHO对计时赛（TT）表现的影响。研究根据膳食GL差异安排，注意受试者人数（n）。菱形代表在运动期间未摄入CHO研究的综合效应

注：CHO.碳水化合物；CI.可信区间；diff.差异；ES.效应量；GL.血糖负荷；HGI.高血糖指数；LGI.低血糖指数。

资料来源：转载自Burdon等，2017。本Meta分析中包括的研究均请参见参考文献。

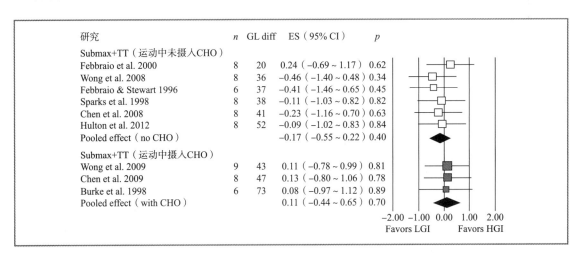

图13.2　Forest图显示，在次极限运动计时赛试验方案研究中，运动前高GI和低GI CHO膳食对运动期间未摄入（n＝6；白色方块）和摄入（n＝3；灰色方块）CHO对运动表现的影响。根据膳食之间的GL差异安排研究，并记录受试者人数（n）。菱形代表运动期间摄入CHO和不摄入CHO的综合效应

注：CHO.碳水化合物；CI.可信区间；diff.差异；ES.效应量；GL.血糖负荷；HGI.高血糖指数；LGI.低血糖指数。

资料来源：转载自Burdon et al. 2017。本Meta分析中包括的研究均列在参考文献中。

（如肠胃不适风险）。个体实验的结果可能有助于决定其价值。

13.9　运动前补水

第14章将讨论训练和比赛期间体液平衡。在许多情况下，特别是在炎热的环境中及在高体能运动中，运动中摄入液体的机会与出汗率不匹配。因此，需要在比赛开始之前考虑液体平衡及其对脱水的影响。特别需要注意的是应确保前期运动丢失的液体能够完全恢复平衡，特别是液体损失较大的情况下。这可能发生在按体重分级项目运动员故意脱水减体重时（参见第8章），或者当他们连续进行比赛，如在炎热的天气骑自行车比赛（如澳大利亚巡回赛）或网球比赛（如澳大利亚公开赛）时，就会发生这种情况。突然进入炎热环境的运动员，需要一段时间去适应液体摄入练习以便应对新增加的汗水丢失。至少有几项研究通过测定尿比重和尿渗透压，显示某些运动员是在缺水状态下开始训练的（Maughan et al. 2004；Godek et al. 2005；Shirreffs et al. 2005）。因此，有证据表明，在运动前几小时或几日内进行促进水合的教育是必要的。然而，在长期运动中因过量液体摄入造成的低钠血症的危险（参见第14章）提醒人们，关于液体摄入的信息可能会被误解。运动员需要了解与其体液需求相适应的液体补充策略，并在监督下实施充分补液策略。第14章论述了促进液体不足迅速恢复的策略。

13.9.1　一次性液体灌胃

运动过程中的有效补液取决于最大限度地提高从胃到肠道吸收的液体输送率。影响胃排空的因素之一是由于胃内容物体积引起的胃扩张。根据Noakes等的研究，胃中液体的最佳输送可以通过以下方式实现：在胃中有舒适体积的液体时开始运动，并在运动过程中采用周期性的液体摄入模式，以便在胃内容物部分排空时补充胃内容物（Noakes et al. 1991）。显然运动员需要通过试验来确定使胃舒适的给予量，尤其是一旦开始运动，感觉有多舒适。但是，一般经验是大多数运动员可以耐受在比赛开始前即刻一次性摄入约5ml/kg BM（300～400ml）液体。这可为运动期间的液体摄入提供了一个良好的开始（参见第14章）。

13.10　运动前补水和高水合

许多运动员都会遇到脱水的情况，这对运动员健康和比赛发挥均是一个挑战。运动员由于出汗发生脱水的概率非常高，同时在运动过程中喝水又少，这些因素通常是同时存在的。一些运动员已经尝试过在运动前几小时内高水合或"液体过载"，试图减少总的液体缺乏的发生。这种做法已被证明会增加总体水，扩大血浆容量，在后续的运动试验中提高运动能力（Moroff et al. 1980）。然而，单纯的液体超载方法存在一些不足和缺陷。首先，大部分液体通过尿液排出体外，无论在静止或运动状态，机体都具有很好的调节液体容积和浓度的功能。如果液体超载引起比赛前即刻或早期必须去排尿而打断比赛，就会影响运动成绩。肠道中的过量的液体会引起胃肠不适，损害中高强度运动成绩（Robinson et al. 1995）。当然，在体重限制（如轻量级划船）或体重敏感（如跑步和上坡骑行）运动中，需要考虑由于体液潴留增加而导致的BM增加对运动的影响。在许多运动中，BM的增加可能会增加活动的能耗，阻碍加速速度和方向变化，降低"功率体重"（BM）比率。这是否会发生及是否能将对运动成绩的损害降到最低，均可通过改善体液平衡而实现，这需要进行个体化研究。例如，有研究显示，过度水合引起的BM增加不会改变跑步效率（Beis et al. 2011）或上坡跑步TT的表现（Gigou et al. 2012）。最后，如果是在极端水平和易感个体中，过多的液体摄入可能会导致低钠血症。显然，在比赛之前，液体超载是一种方案，但需要仔细考虑并进行基于个人的试验。

13.10.1　甘油高水合

提高高水合方案的有效性可以通过共摄入溶质与液体负荷，这会升高渗透压，从而扩大身体水池并减少多余液体排泄。甘油是研究最好的增水剂之一。甘油是一种三碳醇，作为三酰甘油酯分子的骨架，在脂解过程中释放并分布在整个体液腔室中。还发现它通常以甘油的形式用于食品添加剂和局部保湿剂。口服甘油吸收快，在体液池中保持平衡，然后通过肝和肾缓慢代谢。典型的甘油高水合方案（在运动前数小时内摄入甘油 $1 \sim 1.2g/kg$ BM，与 $25 \sim 35$ ml/kg 液体一起服用），通过减少尿量，实现使水在体内保留 600ml 以上高水合。关于甘油作为一种高水合剂的更多信息请参见 Nelson 和 Robergs（2007），以及 van Rosendal 和 Coombes（2012）的综述。

甘油超水合方案对血浆容量、体温调节和运动表现的影响受到一定的关注。来自 11 篇论文中 14 项甘油水合作用研究的 Meta 分析（Goulet et al. 2007）发现，与单独补水相比，液体保留增加了（7.7 ± 2.8）ml/kg BM（$P < 0.01$；平均效应量 $= 1.64$）。少数研究耐力表现的研究显示，综合效应为 $2.6\%\pm1.6\%$（$P = 0.047$，效应量 $= 0.35\pm0.13$）。尽管研究方法的不同导致了总体研究结果的不一致，但有两项针对竞技运动员的研究值得关注。在这 2 项研究中发现，与使用液体超载安慰剂饮料试验相比，甘油高水合后可使竞技自行车运动员在高温下进行 TT 表现更好（Hitchins et al. 1999；Anderson et al. 2001）。然而，在这些研究中，发现增加排汗量的理论优势、更大的散热能力、减轻心脏和体温调节压力的结果并不一致。

尽管早期甘油高水合研究取得了可喜的结果，而且在炎热天气进行比赛（如 2019 年多哈国际田联世界锦标赛，2020/2021 年东京奥运会）带来的持续挑战，但过去 10 年对高水合策略的研究相对较少。这至少可以从 2010 ~ 2018 年甘油被世界反兴奋剂机构准则禁用物质清单得到部分解释。甘油列为 S5 利尿剂和掩蔽剂，主要是其对血浆容量的影响可能被滥用来掩盖血液兴奋剂对参数的影响，如血红蛋白和血细胞比容。取消在竞技体育中的应用可能阻碍了这类研究，尽管仍然可以在高温作业人员中进行（例如消防员）。然而，2013 年一项关于甘油高水合作用的 Meta 分析发现，与其他血浆扩张剂相比，甘油对血浆容量的影响很小（Koehler et al. 2013）。此外，即使是 7 日的甘油高水合补充方案也不会显著改变运动员生物护照参数（Polyviou et al. 2012）。因此，甘油在 2018 年被从禁用名单中去除，为未来的研究和实际应用打开了通路。

与甘油高水化策略相关的其他关注。如前所述，在某些运动中，BM 的增加可能被认为是有问题的。使用甘油的其他副作用包括恶心、胃肠不适和颅内压升高引起的头痛。因此，应始终针对个体情况对方案进行微调，以降低发生这些问题的风险。

13.10.2 钠高水合作用

钠是另一种溶质，可以用于增强高水合策略。已有的研究方案包括在运动前的 3 小时内摄入适量（10ml/kg）高钠饮料（$\sim$ 160mmol/L）（Sims et al. 2007a，2007b）和 30ml/kg FFM 添加 7.45g/L 食盐的水（Savoie et al. 2015）。事实上，与水和甘油高水合作用相比，后一种方案被证明可以显著降低尿量，保留更多液体［钠（1144 ± 294）ml，甘油（795 ± 337）ml］和增加血浆容量（钠 $11.9\%\pm12.0\%$，甘油 $4.0\%\pm6.0\%$）。研究时使用吞服氯化钠片配合多喝水替代喝令人不舒服的高咸液体（Savoie et al. 2016）。这似乎达到了与甘油类似的高水合水平，但效果略低于盐完全溶解在水的液体。到目前为止，关于钠高水合对热环境中运动表现的影响研究很少。然而，适度的高水合方案可以增加训练过的男性（Sims et al. 2007b）和女性（Sims et al. 2007a）血浆容量，减少运动期间体温调节和感知压力，提高运动能力。这些仍需要进一步研究。

13.10.3 联合高水合方案

由于盐和甘油的渗透作用机制不同，这些高水合剂联合使用可能使作用相加。事实上，通过比较 30ml/kg FFM 人工甜味水与 7.5g/L 盐、1.4g/kg FFM 甘油或盐和甘油的组合，研究它们对体液影响的特征。3 小时后，血浆容量变化没有显著差异（盐 $11.3\%\pm9.9\%$，甘油 $7.6\%\pm12.7\%$，盐加甘油 $11.3\%\pm13.7\%$）。然而，联合组总尿量显著降低［（775 ± 329）ml，（1248 ± 270）ml 与（551 ± 208）ml］，液体保留率更高［（1127 ± 212）ml，（729 ± 115）ml 与（1435 ± 140）ml］。需要更多的研究来验证这些结果，并调查它们在各种场景和个人运动表现中的应用。

小结

　　赛前营养策略致力于心理健康和信心，以及最佳体液和能量状态。这些策略的重要性取决于对生理挑战的范围和严重程度，这些挑战可能限制运动员个人比赛的成绩。也取决于运动项目本身的特点和运动员运动和比赛之后的恢复情况。营养策略包括赛前一日或多日增加CHO的摄入和CHO负荷，增加运动耐力和长时间运动的成绩。赛前饮食也可以为肌肉提供能量和肝糖原储存。赛前摄入CHO可以增加运动中CHO利用，但摄入大量的CHO可抵消底物利用速度的增加。运动前低GI高CHO食物可维持运动中CHO持续释放，但不能保证提高运动成绩，特别是在运动中额外补充CHO时。赛前准备工作也应考虑体液平衡，对之前因运动或减重引起的脱水实施再复水策略。针对赛事不可避免的大量体液丢失，实施高水合策略。运动员可选择多样化饮食以满足比赛的需要，这些需要考虑营养的可能性，如胃肠舒适度，运动员的喜好和食物的可利用性。最重要的是运动员应该实践他们的赛前营养方案，寻找或通过微调取得成功的策略。这些与运动员个体差异和他们的参赛项目有关。赛前营养实践应作为比赛中综合营养计划的一部分。理想的情况下，运动员应该通过在赛前、赛中甚至赛后的恢复过程中采取系统的营养策略计划来应对这些比赛。

应用提示

Louise Burke and Rebecca Hall

准备比赛

▶ 仔细评估比赛赛事的生理需求，以确定比赛准备的最佳策略。除了了解赛事本身，通过详细回顾他们的比赛膳食营养史来考虑个人的具体需求。信息应包括以前使用过的策略（成功、失败、挑战）、比赛经历（疲劳或表现变化的类型、时间和严重程度）、胃肠病史和食物偏好。即使制订了一个成功的赛前营养计划，也应该不断调整，以应对运动员项目的新特点（如极端环境条件、不寻常的比赛时间表及旅行到外国的不同食物供应）。建立一个模板或方案反馈每一次比赛经验。

能源储备策略

▶ 运动员应"为工作的需要加油"，确保肌糖原和肝脏糖原储备能够满足赛事的需求（Impey et al. 2016）。在许多情况下，训练减量即可使正常饮食中的CHO获得足够的储存，但运动员故意限制CHO的摄入量（如能量限制作为身体成分管理的一部分），可能需要在赛前几小时或几日增加CHO摄入量。在同一日或随后几日参加一系列简短比赛的运动员可能还需要在比赛前一日及比赛之间增加CHO摄入量（如田径或游泳比赛中的多场比赛、同一项目的预赛和决赛）。请注意，一些运动员高估了他们比赛中的实际能量需要，可能在比赛期间摄入过多的能量和CHO。

▶ 一般来说，比赛时间超过90分钟的运动员应考虑比赛前几日增加CHO的摄入量。这可能适用于耐力运动员及一些团体运动员，他们由于运动或比赛的强度高和时间长而面临糖原耗竭和比赛后期疲劳的风险。虽然耐力运动员可以选择在单场比赛前进行CHO负荷，但这对于锦标赛形式比赛中的团体运动员来说并不实用。团体运动员可以在比赛前当日增加CHO摄入量，同时在比赛之间保持高CHO摄入量，以充分恢复糖原储存。

▶ CHO负荷很简单，在36～48小时逐渐减少运动同时增加CHO摄入量［如10～12g/（kg·d）］，利用减少糖原使用和训练诱导增加糖原储存能力。其他人可能会选择更传统的3日CHO负荷方案，通过更长时间但较低的每日CHO摄入量［如8～10g/（kg·d）］来增加糖原，或者能够从更高的每日摄入目标开始，但在最后一日减少到较小的摄入量，或者从更紧凑的食物选择中摄入相同的量，以减轻活动前的胃肠不适。要关注个人喜好，考虑任何关于以往比赛经验的报告及比赛的后勤安排（如旅行等实际情况）。表13.1提供了一个3日的CHO负荷菜单示例。

表13.1 一名65kg男性耐力运动员3日CHO负荷食谱（10g/kg BM/d）		
第1天	**食谱**	**备选的少渣食物**
早餐	1.5杯谷物水果麦片 1杯低脂牛奶 1杯橙汁 2片葡萄干吐司 1汤匙果酱	2杯营养谷物 1.5杯脱脂牛奶 1杯纯苹果汁 2个松脆圆饼 2汤匙黄金糖浆
早茶	2杯红茶/咖啡 2汤匙蜂蜜 2个水果燕麦坚果什锦棒 1中等块水果	2杯淡红茶/咖啡 2汤匙蜂蜜 60g果冻
午餐	2个全麦面包卷 2片火腿 2个三明治切片奶酪 生菜、番茄和黄瓜 ¼杯杏仁饮品	4片白面包 2片火腿 1杯番茄汤（滤过的） 1.5杯透明果冻
下午茶	600ml瓶装运动饮料 1大块水果 2片吐司 1汤匙草莓酱和黄油	600ml佳得乐 2片白面包 2汤匙果酱（无水块）
晚餐	手掌大小的熟鸡肉（约60g，熟的） 2杯炒什锦蔬菜 酱油和橄榄油 2杯米饭	手掌大小的熟鸡肉（约60g，熟） 1杯蘑菇[a] 酱油 2杯白米饭 1杯纯苹果汁
睡前	¾杯低脂酸奶 1杯热带水果汁	1杯低脂香草酸奶 1杯纯苹果汁
第2天	**食谱**	**备选的少渣食物**
早餐	1份低脂什锦早餐 1杯低脂水果酸奶 1个百吉饼加一点黄油和1汤匙浆果酱	1.5杯Special K 1杯低脂香草酸奶 1个白百吉饼 2汤匙果酱或蜂蜜
早茶	2杯红茶/咖啡 2汤匙蜂蜜 1大块水果 1个水果英式松饼 1汤匙蜂蜜或果酱	2杯淡红茶/咖啡 2汤匙蜂蜜 1个英式松饼 1汤匙果酱（无水块）或蜂蜜
午餐	2杯熟意大利面 1杯番茄意大利面酱 60g熟肉末或阔恩肉末 1杯果汁	2杯熟意大利面 1杯番茄泥 60g熟肉末或Quorn肉末 1杯清苹果汁
下午茶	600ml运动饮料 1大块水果	600ml运动饮料 1杯低脂奶油米饭 1杯苹果酱
晚餐	1.5杯熟蒸粗麦粉 1汤匙橄榄油 70g野生鱼 1杯什锦蔬菜	60g鱼 2杯土豆泥 2大块南瓜[a]
睡前	1根水果雪糕	50g棒棒糖

续表

第3天	食谱	备选的少渣食物
早餐	1个百吉饼加1个番茄 1个鸡蛋和20g山羊奶酪 ½杯低脂水果酸奶 1杯果汁	1个鸡蛋 1汤匙低脂白软干酪 1个纯百吉饼 ½杯低脂香草酸奶 1杯苹果酱 1杯纯苹果汁
早茶	2杯红茶/咖啡 2汤匙蜂蜜 3枚蜜枣 2个水果燕麦坚果棒	2杯淡红茶/咖啡 2汤匙蜂蜜 5个竹芋粉饼干 1个运动能量棒
午餐	60g熟硬豆腐 2½杯熟意大利面 2杯什锦蔬菜 1汤匙香蒜沙司 1杯果汁	60g鸡胸肉 1杯蘑菇[a] 2.5杯熟意大利面 1杯苹果汁
下午茶	500ml柠檬水 ¾杯即食燕麦 1杯苹果酱	500ml柠檬水 2个普通烤小圆面包 2汤匙果酱（无水果块）
晚餐	60g熟火鸡胸肉 2杯熟意大利面 1杯番茄意大利面 1杯菠菜	60g熟火鸡胸肉 2杯熟意大利面 1杯番茄泥 1/2杯西葫芦
睡前	1根雪糕	1根雪糕

每日目标：约650g碳水化合物，约120g蛋白质

注：[a]所有这些食物必须是少渣饮食，去除坚硬的蔬菜皮和果肉。

▶ 如果运动员有1型糖尿病，内分泌紊乱或极恐体重增加等临床问题，可能不合适使用CHO负荷。赛前适量CHO摄入［7～8g/（kg·d）］可能更好，尽管可能导致肌肉能量需要不足。在这些情况下，运动营养师更要注意比赛中的能量补给。

▶ 通过选择高能量的食物，包括"液体碳水化合物"和（或）减少不必要的脂肪或蛋白质含量，有助于实现胃肠舒适的CHO负荷饮食。如果运动员抱怨感觉"过饱"，或出现肠胃胀气和腹泻等胃肠道问题，可能也需要降低膳食纤维含量。虽然低渣饮食有助于肠道舒适性，但许多运动员发现，一定量的膳食纤维摄入对维持正常的肠道功能很重要。

▶ 一些运动员喜欢将48～72小时的低渣饮食与CHO负荷策略整合使用，因为肠道暂时无纤维/残渣可导致小的BM"丢失"。这可能会抵消一些与额外的肌肉水/糖原保留相关的体重增加，并减少在比赛当日（比赛前或比赛期间）排便的次数。用于肠道手术准备的方法可以用于CHO负荷计划：避免食用生的、带皮的或含籽的蔬菜水果；选择"白/精制"的谷物、面包、大米、面条和意大利面；避免坚果和豆类。添加泥状或捣碎的水果、蔬菜和无果肉果汁，为精细的谷物、乳制品和肉类的膳食提供一些多样性。当然，这并不被认为是一种"健康"的长期饮食方法，但在重大比赛前短期使用不成问题。这些策略已纳入表13.1 CHO负荷食谱中。

▶ 赛前的食谱会根据运动员的能量需求、比赛当日的时间安排及运动中肠道的舒适性而有所不同。表13.2提供了一系列赛前用膳的想法。

▶ 当比赛涉及旅行时，运动员可能会从携带的一些最重要的食物受益，特别是在熟悉的食物供给受限、难以找到合适食物的地方举行比赛。教授灵活选择饮食和食物中CHO含量的知识对旅行准备很重要，并有助于在国外成功实施CHO负荷。关于应对旅行的更多信息参见第24章。

表13.2 赛前饮食食谱建议	
早间比赛	一碗香蕉粥，低脂牛奶和枫糖浆，一杯橙汁 或蜂蜜吐司，用低脂牛奶、新鲜/冷冻水果和低脂酸奶制成的奶昔
当日晚些时候的比赛	意大利面配清淡番茄面食酱和金枪鱼（很少或没有奶酪，尽量少添加脂肪/油） 或低脂炒饭配豆腐或鸡肉、少量的豌豆和玉米
低GI高CHO食物选择	意大利面配番茄酱和少量瘦肉（尽量少或没有奶酪） 或用低脂牛奶和低脂酸奶制成的隔夜燕麦，再加上一片薄花生酱酵母吐司
低膳食纤维/低FODMAPS食物	基于南瓜和鸡肉的意大利调味饭，尽量少脂肪（很少或没有奶酪，不添加洋葱或大蒜） 或者米粉配一小份瘦牛肉和西蓝花

注：CHO.碳水化合物；GI.血糖指数。

赛前补水

高水合策略

▶ 制订适当的练习和策略，确保运动员在比赛开始时处于良好的水合状态。在赛前的早上检查尿比重可以检测当前的饮水习惯是否支持最佳水合作用。

▶ 对于每日要参加多个项目的运动员来说，项目之间充分、及时的再水合对运动成绩至关重要。

▶ 一般建议运动员在运动前4小时左右摄入5～7ml/kg BM液体，如果尿色暗，在后2小时额外摄入3～5ml/kg BM液体。如果运动员口渴，建议多补充液体。含有CHO和钠的运动饮料，不仅口感好而且能更有效地吸收保留液体。一般来说，大多数运动员如果胃没有问题，赛前可耐受300～400ml的液体。

▶ 高水合策略可能对个体运动员有益；然而，考虑到可能干扰比赛的副作用（例如肠道不适、头痛、在不适当的时间需要排尿、由于额外液体重量增加BM）和低钠血症的生命风险，必须进行风险–利益分析。

▶ 高水合方案需要在运动营养师和运动专家的密切监督下进行，在"真实比赛"场景中多次进行试行和试验，才能在大型比赛中作为方案使用。

▶ 高水合方案的其他应用包括那些旨在帮助运动员控体重的方案（如格斗运动）。在这种情况下，液体摄入量的增加和随后的液体限制会导致身体尽管液体摄入量减少，但仍继续以高速度排出体内水分，导致体重小幅度下降。同样，这些方案需要在营养师和运动专家的仔细观察下进行试验和试行，并在比赛使用之前进行多次试验。

（韩 晶 译 常翠青 校）

参考文献

第14章
比赛补液和补糖

Asker Jeukendrup, James Carter

14.1 引言

虽然研究已经表明，补糖（补充碳水化合物）和补液可以改善运动表现，但这并非适用于所有个体和所有情况。补液量和补糖量取决于运动员个体所设定的赛事目标、赛事的水平和持续时间、气候条件、赛前营养状态及个体的生理和生化状况。因此，当确定运动员是否需要补充和补充什么时，要充分考虑每个运动员、每项运动和每场比赛的具体情况，不能千篇一律"一刀切"。在一些情况下，如果补充食物的类型或数量不合适，反而使运动员受累，影响运动成绩。因此，补液过多有可能比补液过少更为有害（Hew-Butler et al. 2008）。运动过程中补充营养物质不当还可能引起胃肠症状，不但不会提高运动能力，反而会引起负面作用。因此，运动营养物质补充的个性化原则，对于提高运动成绩、支持训练、促进恢复和加快适应各个方面都是必需的。比赛期间，补充食物和液体是一种特殊的短时营养策略，目的就是要使运动能力在特定时间内最大化。在比赛期间选择食物和饮料时，不必考虑长期的营养目标，不过对于某些竞赛项目，因为赛期相对较长，如环法自行车赛或多日连续赛跑等极限型耐力比赛项目，可另当别论。在环法自行车赛中，超长距离的自行车比赛分为21个赛段，分别在21日中进行，每日在比赛中所消耗的食物能量可占到每日总摄入量的1/2左右（Saris et al. 1989）。但即便如此，环法自行车赛也只持续3周，可能还应按赛时营养策略对待。根据大多数比赛的情况，均衡饮食并不是竞技比赛中营养的主要要求，赛时营养的主要目的是最大限度地减少或减弱造成疲劳和使运动能力下降的影响因素。人们已经认识到，训练期的营养措施和策略可能与比赛中的营养措施和策略有所不同，这取决于运动员训练或比赛的目标。例如，在低肌糖原状态下进行训练（低练，train low）正在引起科研领域及教练和运动员的兴趣。（此内容及类似的肌糖原"时段性改变"的话题还将在第15章和第16章中讨论）。

新的信息不断涌现，有时会改变我们对运动员需求的理解，并相应调整给予他们的建议。然而，这些新见解并没有导致我们认知的根本性变化，更多的挑战是利用可靠的形式，为运动员提供现成的信息，而不是进一步确认已知的信息。美国运动医学会（Sawka et al. 2007）和国际奥林匹克委员会（Shirreffs & Sawka，2011）的最新补液指南及运动营养指南（Thomas et al. 2016）都强调了个性化推荐量的必要性。人们越来越意识到，需要个性化的营养推荐和足够灵活的指南，以满足不同目标、不同身体条件、不同环境状况下进行训练和比赛的运动员的需求。在相关指南中，已经认可碳水化合物的推荐摄入量或补充量要依赛事的持续时间而定，即持续时间越长，需要量越多；还要依据运动的绝对强度而定，即较慢的运动员的需要量可能少于较快的运动员（Jeukandrup，2014）（图14.1）。

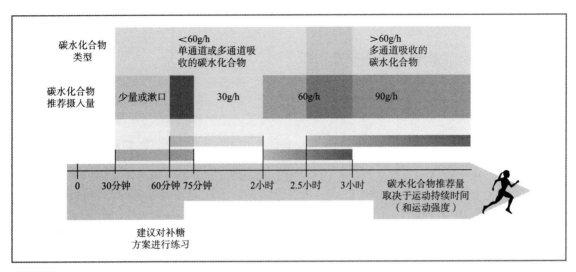

图14.1　**运动中补糖推荐量**

　　如果运动的绝对强度较低（如跑步或走步较慢），推荐的补糖量可酌情减少。尤其当补糖量较大时，建议至少每周对营养补充方案实战练习一次。

　　来源：改编自 Jeukendrup，2014.

14.2　运动期间的疲劳

　　如第13章所述，疲劳是一种多方面的现象，每一个组织和器官，尤其是肌肉和大脑，在其形成上都起着重要的作用。事实上，运动表现不佳可能是从中枢神经系统（central nervous system，CNS）到肌肉收缩系统众多延伸链条中的一个或多个链接故障所致（Gandevia，2001）。为了最大限度地发挥运动潜能和延缓疲劳发生，有必要将运动中补充能量物质及补液与运动前营养措施（参见第13章）进行整合。在骨骼肌，运动性疲劳的一侧终端，其功能取决于肌力的蓄积及肌纤维细胞持续反复收缩的能力，而后者又取决于三磷酸腺苷（ATP）的供给。磷酸肌酸的分解，糖原或葡萄糖向丙酮酸或乳酸的分解，以及碳水化合物和脂肪的氧化分解，都涉及ATP的生成，涉及体积微小但高速运转的ATP存储池的补充。肌肉收缩中的其他生化过程，也受到肌肉能量物质储存的影响，如肌糖原可利用性（glycogen availability）可影响肌浆网钙释放和兴奋-收缩偶联（Nielsen et al. 2014）。

　　然而在脑部，运动性疲劳的另一终端，许多情况下大脑是指挥中心，会命令运动员要么放慢速度，要么维持原速再坚持一会儿，而忽略肌肉疲劳的增加和其他许多生理紊乱（这些紊乱已经超出本章叙述的范围）。有一种观点认为，疲劳从根本上说是一种中枢神经系统的现象，而不是周边组织的状况，这种观点可追溯到19世纪后半叶生理学家的观察发现。这些观察结果强调，"疲劳有两种类型，一种是完全出自中枢神经系统内的疲劳，另一种是肌肉的疲劳与神经系统的疲劳相叠加"（Bainbridge，1919）。最近，通过研究比较在极端环境条件下和相对温和条件下的运动疲劳，大脑的作用已经得到证明。大量文献清楚表明，工作肌和血流中充足的碳水化合物供应是运动员维持运动能力的关键［近期相关综述可参见 Stellingwerff & Cox（2014）］。但是在炎热的环境中运动，尽管还有大量碳水化合物储存，疲劳依旧会发生（Parkin et al. 1999），运动表现更多地受限于体温调节功能和体水状态等因素。尽管碳水化合物可利用性已经不再是热环境下影响运动表现的首要因素，但是受试者摄入高碳水化合物食物几日后，在热环境下运动的表现依然优于摄入低碳水化合物食物（Pitsiladis & Maughan，1999）。虽然这些因素影响运动能力的机制并不完全清楚，但是对大脑的作用却是公认的（Meeusen et al. 2006；Maughan et al. 2007a）。运动中补糖和补液有助于延缓肌肉和大脑的疲劳，本章将对此予以阐述。首先，笔者将评估在几种运动中补糖改善运动表现的证据；然后我们将探讨其机制，并讨论补糖如何产生这些作用；最后介绍补糖的实际应用和推荐量。补液的内容也将以类似的方式进行介绍。

14.3　碳水化合物补充和运动表现

在运动过程中摄入碳水化合物，会对机体代谢产生一些影响，并且可以为运动带来一些好处。这些效应已经在长时间中等强度的运动以及间歇性运动中得到充分或比较充分的证明。最新的研究表明，补糖对于约1小时的高强度运动也有好处。一般来说，与安慰剂对照相比，在超过2小时的运动中补糖，可以预防或延缓低血糖，维持高碳水化合物氧化利用率，增强耐力。在持续时间相对较短而在强度较高的运动（如1小时约75%VO$_{2max}$强度的运动）中补糖，也可改善运动表现，但运动能力改善的机制却完全不同。以下部分将讨论在长时间运动（＞2小时）、高强度运动（约1小时持续时间）和间歇性运动期间补糖，对运动能力的作用。

必须认识到，随着运动强度的增加，碳水化合物供能的比例也增加，不过随着运动时间延长而又保持高强度运动不变的情况下，碳水化合物的供能比将下降。有充分的证据表明，持续1～3小时的自行车运动中，工作肌中肌糖原的耗竭是疲劳的可能原因。但是，对于短于或长于1～3小时的自行车运动，或者相同时间的跑步运动，还不太清楚是否也是这种原因。在几分钟内就会导致疲劳的运动中，肌糖原含量会迅速下降，可是既没有时间也没有必要在如此高强度运动中补糖。

14.3.1　碳水化合物摄入和长时间运动表现

当运动时间很长（2小时或更长）时，补糖是防止运动能力下降的关键。正如本章后面将要讨论的，对于长时间的运动，可能需要大量补糖，即使少量补糖（只有20g/h），也已经证明可以提高运动能力。

对大量相关研究结果进行详细讨论超出了本章的范围，对于这样的内容，读者可以参考2011年的一篇综述（Vandenbogaerde & Hopkins, 2011）。该综述通过荟萃分析总结了88项随机交叉设计的研究，并提供了155项评估数据。这些研究让受试者在运动前和（或）在运动中补糖，运动方式包括致力竭时间实验（time-to-exhaustion tests）和计时实验（time trial），有或无预负荷。Vandenbogaerde等的结论是，只要配方适当，补充方案合理，补糖就可以对耐力性运动表现产生很大益处。对于长时间蹬车（Coggan & Coyle, 1991）和跑步运动（Tsintzas et al. 1993），补糖也具有明显效益。荟萃分析结果显示，补糖对运动能力的影响范围，从接近6%的正向大幅改善，到约2%的负向中度损害，均有显著性差异（Vandenbogaerde & Hopkins, 2011）。本章稍后部分将讨论长时间耐力运动补糖的实际应用和操作指南。

14.3.2　补糖与高强度运动表现

在时间较短、强度较高的运动（如1小时75%～90%VO$_{2max}$）中，补糖也可改善运动表现。有趣的是，有实验显示，当葡萄糖注入体循环后，可被快速吸收并氧化，从而对运动能力没有造成任何影响（Carter et al. 2004a）。可是，当受试者用含糖饮料含漱口腔后，运动能力却有了提高（Carter et al. 2004b）。这种情况类似于另一个补糖研究的结果（Jeukendrup et al. 1997a）。在这项研究中，糖丸含在口中5秒后就被吐出，说明即使有糖进入体内，量也极少，可研究结果显示运动能力得到了改善。因此Jeukendrup认为，补糖通过经典的代谢途径发挥作用可能性很小，而推测如下的可能性比较大：漱口液中的糖被口腔中的受体检测到，并将信号发送到大脑，从而导致不同的反应输出，使高强度运动能力持续更长时间。自2004年以来，越来越多的研究报道了高强度运动尤其是持续45～70分钟高强度运动的类似作用（可见综述Rollo & Williams, 2011；Jeukendrup, 2013；Peart, 2017综述）。这些研究支持一些（而不是全部）早期的研究报告，即在高强度运动中补糖可以改善运动能力。然而，在较短时间的"耐力"运动中补糖可能不起什么作用。Jeukendrup（2008）报告，在约25分钟的蹬车实验中补充糖含量6%的电解质饮料，并不能改善运动表现。

14.3.3　补糖与间歇性运动

越来越多的证据表明，补糖可以提高间歇性运动的运动能力及改善团队项目中的一些运动表现（如技巧、认知能力）。模拟足球、橄榄球、曲棍球和篮球运动中间歇性奔跑运动方案的研究一直证明，与单纯补水（安慰剂组）相比，补糖可以延缓疲劳的到来，改善运动表现（Phillips et al. 2010；Phillips et al. 2011）。有学者一直认为，奔跑能力只是团队项目中运动表现的一个很小部分。最近一些研究主要集中在补糖对"时停时跑"类项目运动中运动员的思维能力、技巧表现、跳跃、冲刺和其他运动形式的作用。总体来说，这些研究观察运动中补糖对速跑和跳跃的作用要么矛盾，要么无用。然而有趣的是，一些研究已经证明补糖对敏捷性、协调性和运动技能有积极的影响。由于这些运动要素本身的易变性，测量起来难以掌控，因此对于现有的研究结果相互矛盾就不足为怪了。这些报告有的称有正面作用，有的则称无作用。尽管如此，令人期待的是，数项研究已经证实补糖对团队项目中一些重要的运动观察指标也有积极的影响。相对于补糖可稳定改善跑步运动的表现而言，这些研究结果将有可能提示团队项目运动员通过补糖发挥更佳表现（Cermak & van Loon 2013；Baker et al. 2014；Jeukendrup 2014）。

14.4　碳水化合物作用的机制

从上述部分可以清楚地看到，已经有大量的文献显示，在45分钟或更长时间的运动中，补糖可以改善运动能力。笔者现将深入探讨这些改善的机制，正如前文提到的那样，运动类型不同，机制也是不同的。

14.4.1　预防低血糖

通过向循环血中移入葡萄糖和向外周组织移出葡萄糖的机体调控，血糖浓度在正常情况下保持在一个很窄的范围内。血液葡萄糖可以来自摄取食物后的胃肠道，或者来自肝中的肝糖原，后者在饱食状态下可有80～100g的储量。血糖还可以来自非碳水化合物合成的葡萄糖。调节血糖浓度的主要激素是胰岛素和胰高血糖素，但越来越多的人认识到，大量的其他激素也在这个调节过程中起关键作用。这些激素直接或通过影响循环血中的胰岛素和胰高血糖素水平间接发挥作用。在这些激素中，重要的有生长激素、皮质醇、生长抑素和儿茶酚胺。由于在测量肝糖原上存在众所周知的困难，有关长时间运动期间肝糖原含量变化的研究数据十分有限。但清楚的是，运动中肝糖原会进行性下降，当受试者出现疲劳时，肝糖原会达到一个较低的水平（Hultman & Nilsson 1971）。

维持循环血液葡萄糖浓度高于2.5mmol/L，可提供使葡萄糖转运进入所需细胞的浓度梯度，这非常重要。中枢神经系统的细胞绝对需要葡萄糖作为能量燃料，当血糖浓度低于2.5mmol/L水平时，大脑对葡萄糖的摄取速率就不能满足其代谢的需要。低血糖能够导致多种症状，包括头晕、恶心和定向力障碍。低血糖是在马拉松选手身上发现并随后公布的最早的医疗问题之一，往往发生在比赛结束精疲力竭倒地不起时。Levine及其同事（1924）在1923年波士顿马拉松比赛结束时从12名赛事完成者那里获得了血液样本，并观察到其中3人完成比赛时身体状况非常糟糕，他们的血糖浓度小于2.8mmol/L。还是这些作者在下一年的波士顿马拉松比赛中观察到补糖可以改善运动表现，并确认比赛途中补糖可以预防低血糖的发生（Gordon et al. 1925）。在运动过程中摄取的糖将进入血糖池，进入速度由胃排空和小肠吸收速率所决定。如果这些外源糖可以顶替人体有限的内源性糖原贮备，那么，在肝糖原或肌糖原的利用受到限制的情况下，外源糖将有助于耐力性运动能力的提高。几项研究已经证明，即便在长时间运动中补充少量的葡萄糖，也会维持或提升循环血中葡萄糖的浓度并延缓疲劳（Costill et al. 1973；Pirnay et al. 1982；Erickson et al. 1987）。

14.4.2　长时间运动中为工作肌额外补糖

肝脏是一个相对较小的器官，储存碳水化合物的能力有限。虽然单位重量肌肉组织中的糖原含量要比肝脏低得多，但肌肉总糖原储存量相对较大。平均70kg体重、摄入中等量碳水化合物膳食的运动员有300～400g肌糖原。很明显，体重的大小，尤其是肌肉质量的多少，以及营养状态和训练情况，都可对肌糖原储备产生影响。知道这些影响肌糖原储备的因素很重要。训练有素的马拉松运动员以比赛配速练习时，糖的氧化率可以达到每分钟3～4g，但如果按这种速度一直跑下去，那么在离终点线很远的地方，可利用的糖储备就会消耗殆尽。的确如此，在一项蹬车实验中（Hermansen et al. 1967），或许还有一项长跑实验（Williams 1998），发现长时间运动的疲劳点恰好与工作肌中肌糖原的耗竭相吻合。运动前增加肌糖原储备，既可以改善蹬车运动的表现（Ahlborg et al. 1967），也能增强跑步运动（Karlsson & Saltin，1967）的能力。自从有研究首次展示上述发现以来，50年过去了，人们对此的认知并没有发生多大改变。有人可能会说，从第一次披露膳食碳水化合物摄入可以提高运动能力（Krogh & Lindhard，1920）到现在，事实上对此我们已经知晓了超过100年。

当机体内源性肝糖原或肌糖原储备耗竭时，运动能力受到限制，此时补糖，将使运动能力得到改善。当然，有一种假设：补糖并没有刺激内源性糖储备利用率的增加，证据表明确实如此。运动中补糖增加运动能力的作用，最初被认为是因为补充的糖氧化供能，从而节约了体内有限的肌糖原储备（Coyle et al. 1983；Hargreaves et al. 1984；Erickson et al. 1987），但其他研究未能显示长时间运动中补糖引起糖原节约作用（Coyle et al. 1986；Jeukendrup et al. 1999a）。目前的一致观点似乎是，虽然肝葡萄糖释放入血的速度减慢，但大概只有很少或根本没有肌糖原的节约利用（Erickson et al. 1987；Bosch et al. 1994；McConell et al. 1994；Howlett et al. 1998；Jeukendrup et al. 1999b）。而且，补糖的主要好处可能是维持糖的高氧化率，使运动强度得以维持。当糖氧化率下降到一定速度，由于内源性糖原储备正趋于枯竭，此时脂肪氧化将增加，但可能无法完全补偿ATP产生的减少。脂肪的最大ATP产生率显著低于葡萄糖，因此运动强度只能降低，以使ATP的产生能够匹配ATP的消耗。出于这个原因，有研究已经试图最大限度地提高运动中的补糖量，以维持或增加糖的氧化利用。这些研究结果将在后面更详细地描述。类似的机制可能也是长时间的间歇性运动中补糖改善运动能力的原因。在此类运动中，肌糖原可在高强度运动时段迅速分解，肌糖原储备的耗竭在比赛结束前就有可能发生。

我们还应该知道，尽管目前对竞技运动和体育活动中促进脂肪利用的措施很感兴趣（参见第16章），但是，将碳水化合物而不是脂肪作为能源物质，其实对运动更为有利。为了维持皮肤高血流量以促进散热以及维持肌肉血流量，心血管功能需在运动中加强。同样消耗1L氧，碳水化合物氧化时产生的能量要比脂肪多10%。因此，在某一特定跑步速度或功率输出时，动员碳水化合物氧化产生能量，可消耗较少的氧。通过增加脂肪氧化而"节省"糖，则意味着受试者必须以低于其最大有氧能力的运动强度进行运动。

14.4.3　中枢神经系统的影响

2004年，Carter和同事们让自行车运动员进行40km的计时试验，运动中分别使用含糖饮料（无甜无味的麦芽糊精）或安慰剂饮料（水）含漱口腔，但均不咽下（Carter et al. 2004b）。统一的漱口方法为：受试者在整个运动期间定时用饮料漱口5秒，然后将饮料吐回碗中。尽管有微量碳水化合物在漱口过程中被吸收的可能性，但大量吸收则毫无可能，可是结果令人惊奇不已：含麦芽糊精饮料漱口组的运动能力比安慰剂组提高约3%（Carter et al. 2004b）。这一结果与将糖补充摄入体内、运动能力获得2%～3%提高的早先研究结果（Jeukendrup et al. 1997a）非常类似，而那些早先研究也采用了相同的高强度运动方案（表14.1）。

表14.1　碳水化合物溶液漱口对运动能力影响的研究汇总（按时间顺序排列）

作者	样本数量（个）	运动实验	碳水化合物类型	禁食时间	改善程度（＋表示改善）	运动表现（统计学检验）
Carter et al. 2004b	9	蹬车计时实验（1小时）	麦芽糊精	4小时	＋2.9%	明显改善
Whitham & McKinney，2007	7	跑步1小时	麦芽糊精	4小时	−0.3%	不明显
Rollo et al. 2008	10	跑步30分钟	葡萄糖＋麦芽糊精混合物	＋10小时	＋2.0%	明显改善
Pottier et al. 2010	12	蹬车1小时	蔗糖	3小时	＋3.7%	明显改善
Chambers et al. 2009	8	蹬车1小时	葡萄糖	＋10小时	＋1.9%	明显改善
			麦芽糊精	＋10小时	＋3.1%	明显改善
Beelen et al. 2009	14	蹬车1小时	麦芽糊精	2小时	＋0.5%	不明显
Rollo et al. 2010a	10	跑步1小时	葡萄糖＋麦芽精混合物	13小时	＋2.0%	明显改善
Rollo et al. 2010b	10	跑步1小时	葡萄糖＋麦芽糊精	3小时	＋0.7%	不明显
Fares & Keyser，2011	13	至力竭时间实验 $60\% W_{max}$	麦芽糊精	＋10小时	＋11.6%	明显改善
			麦芽糊精	3小时	＋3.5%	明显改善
Lane et al. 2013	12	蹬车计时实验1小时	10%麦芽糊精	10小时	＋3.4%	明显改善
				2小时	＋1.8%	明显改善

　　这一现象的解释仍然无法定论，但是有学者认为，在自我调速的运动中，一般可以观察到体力输出会随着运动速度发生变化，而这种变化受控于所谓的"中枢司令部"的作用。"中枢司令部"可以根据运动强度来调控运动中运动单元招募数量的多少，以确保体内的平衡和体能的节约（Noakes，2000；Kayser，2003）。一般认为，"中枢司令部"通过接收来自外周组织生理系统传入信号及监测内外部环境变化的受体信号，来调整改变体力输出（Lambert et al. 2005）。因此，在运动过程中，似乎中枢对口服碳水化合物刺激的正面反应可以抵消来自肌肉、关节和中心温度感受器产生的物理、代谢和体温的负面传入信号，这些传向大脑的负面信号能够有意无意地促成中枢性疲劳，并抑制运动肌的收缩启动（St Clair Gibson et al. 2001）。例如，腹侧纹状体的多巴胺能系统涉及唤醒、发动和运动行为的控制等方面（Berridge & Robinson，1998），并且运动过程中这条通路的活性增加，被认为是为了减弱中枢疲劳的发展（Gerald，1978；Chandler & Blair，1980；Davis et al. 2000）。这表明运动期间补糖的有益作用并不局限于其传统的代谢优势，即不局限于作为能量底物，而且还可以作为上调运动肌输出的正面传入信号发挥作用。

　　这一理论得到Chambers及其同事们研究成果（Chambers et al. 2009）的支持。他们利用功能磁共振成像（functional magnetic resonance imaging，fMRI）技术，研究人类大脑对碳水化合物饮料和安慰剂漱口的反应。结果显示，用甜味饮料（葡萄糖）和非甜味饮料（麦芽糊精）漱口可激活脑部一些区域，如前扣带皮层和腹侧纹状体，但这些区域对人造甜味剂（糖精）均无反应（Chambers et al. 2009）。其他的神经影像学研究也报道，口服含糖溶液可以激活的脑部区域，与人造甜味剂激活的大脑区域有所不同（Frank et al. 2008；Haase et al. 2009）。这表明，可能存在不同的味觉信号转导途径，可知碳水化合物的味觉途径可能不同于其他甜味物质。与这一结论一致的是，有学者观察到，相比于对照，有甜味和无甜味的碳水化合物均可使运动能力得到提高（Carter et al. 2005）。

14.5　从理论到实践

　　尽管早在20世纪80年代，补糖能够提高运动能力的知识体系以及耐力运动员在比赛和训练中运用补糖的实践经验就已建立，但许多疑问一直没有得到回答：糖的最佳补充量是多少？糖的最好类型是什么？糖的最佳摄取率是多少？补糖应该采取什么形式？补糖的效果和机制，男女之间相同吗？补糖的效果在训练不足个体和训练有素个体之间有差别吗？本部分将介绍科研工作者是如何回答这些实践问题的。

14.5.1　碳水化合物的类型

虽然在大多数早期研究中，葡萄糖是运动中补糖的主要形式，但在长时间运动中补充葡萄糖、蔗糖和低聚糖，都显示出保持血糖浓度和提高耐力运动表现的效果（Maughan，1994）。很明显，葡萄糖可以被各种其他糖所代替，包括蔗糖、葡萄糖聚合物和糖的混合物，补糖效果上差别不是很明显。这些糖类氧化速度相对较快。而另一些糖，如果糖，在小肠吸收相对较慢。此外，果糖还必须被肝脏转化为葡萄糖或乳酸，才能被肌肉氧化。示踪剂研究表明，口服果糖的最大氧化速率低于葡萄糖、蔗糖和低聚糖（Wagenmakers et al. 1993；Jeukendrup，2008；Jeukendrup，2014）。也许正是这个原因，补充仅含果糖的溶液在改善长时间运动能力方面通常没有效果（Maughan et al. 1989；Murray et al. 1989）。因此，糖可以分为两类：快速氧化的糖和较慢氧化的糖（表14.2）。然而，即使氧化最快的糖，氧化速率也不会超过60g/h。这制约了补充糖的能量产生能力，即便以高达240kcal/h的速度补糖也无济于事，而能量消耗却可达到1000kcal/h甚至更多。为什么摄入的糖不能以更高的速率被氧化，相关的系统性研究得出的最终结论是：小肠吸收是主要的限制性因素（Jeukendrup，2004；Jeukendrup，2008）。

表14.2　慢速和快速氧化碳水化合物（根据其在运动中作为外源性碳水化合物的最大氧化速率）	
慢速氧化碳水化合物 （氧化速率达0.6g/min）	快速氧化碳水化合物 （氧化速率达1g/min）
果糖	葡萄糖
半乳糖	蔗糖
异麦芽酮糖	麦芽糖
直链淀粉（淀粉）	麦芽糊精（葡萄糖聚合物）
海藻糖	支链淀粉（淀粉）

利用葡萄糖以外的糖，理论上有好处。用葡萄糖聚合物替代葡萄糖，将增加糖含量而不增加渗透压。如果摄入饮料的渗透压太高，则会导致体水进入肠腔，使血浆容量减少，并增加胃肠不适的风险（Evans et al. 2009）。葡萄糖聚合物的使用也可在味道上具有优势，因为它们没有葡萄糖或蔗糖那么甜。但是现有的证据表明，使用葡萄糖聚合物，并没有比使用游离葡萄糖更多地改变血糖反应，或更好地改善运动能力（Ivy et al. 1979；Coggan & Coyle，1988；Coyle et al. 1986；Maughan et al. 1987；Hargreaves & Briggs，1988）。补充蔗糖（Sasaki et al. 1987）或混合糖（Murray et al. 1987；Mitchell et al. 1988）也出现了类似的情况。

14.5.2　修饰型碳水化合物和水凝胶

有许多新型的碳水化合物已被引入商业运动饮料中，定位是增强运动表现。其中包括具有缓释功能的碳水化合物，宣称能够在肠道停留较长的时间，可以渐进且持续地提供碳水化合物；还有分子量较大的葡萄糖聚合物，据说对胃排空有积极影响；还有经过分子修饰的麦芽糊精，可以改善胃排空和碳水化合物在肠道的供应；另外碳水化合物与海藻酸钠的组合体，具有更快的胃排空和更好的耐受性。下文将讨论这些新型的碳水化合物。

声称具有"缓释"功能的碳水化合物实际上是指吸收入血较慢。由于吸收速率是外源性碳水化合物氧化供能的主要限制性因素，并且与运动能力改善有关，因此尚不清楚为什么这种缓释特性会有好处。事实上，这通常与一些胃肠不适有关。此外，如果需要缓慢和更持久的肠道葡萄糖供应，也可以通过改变可快速吸收的碳水化合物溶液的摄入速率来实现。缓释碳水化合物方法的支持者认为，一些运动可能无法提供很多机会，让运动者可以不时地摄入饮料。然而，大部分情况下运动员都有摄入含糖饮料的机会。例如，在足球比赛中，赛前和中场休息时（45分钟时），都有机会补充含糖饮料，可以提供充足的碳水化合物。

通过对马铃薯淀粉进行酶处理，可产生高分子量的葡萄糖多聚体（含500 000～700 000葡萄糖残基单位）（Leiper et al. 2000）。这种碳水化合物在溶液中可形成凝胶状，并具有低渗透压。一项研究显示，与等能量、等容积的低分子量但高渗透压的碳水化合物溶液相比，高分子量但低渗透压的碳水化合物溶液，胃排空的速度更快（Leiper et al. 2000）。在肌糖原消耗性运动后的最初2小时内，补充高分子量碳水化合物，与补充等量的低分子量碳水化合物相比，肌糖原的合成率增加了167%（Piehl et al. 2000）。然而，其他的研究却称，运动期间补充高分子量葡聚糖，产生的氧化速率与麦芽糊精类似（Rowlands et al. 2005），而且，对运动能力的影响也不太清楚。将麦芽糊精分子修饰为环糊精，在改善胃排空和运动能力方面显示出有希望的结果（Furuyashiki et al. 2014），但现在断定这些修饰性麦芽糊精比其他类型的碳水化合物更加有效，还为时过早。

最后介绍一种新型的碳水化合物水凝胶（hydrogel），是碳水化合物与藻蛋白酸盐（alginate）和果胶（pectin）结合形成的产物。这是一种膳食纤维，通常用作食品中的增稠剂，但在运动食品中，它们被添加到运动饮料中，摄入后在酸性环境（胃）中形成凝胶。据称这种凝胶状物质能更快地从胃中排空，随后在肠道的碱性环境中发生逆转，解除凝胶状，在肠道中快速分解吸收，并能减少胃肠道的不适。一项研究表明，与没有水凝胶特性的相同碳水化合物相比，水凝胶改善了胃排空（Sutehall et al. 2020）。一些研究报告，高剂量的水凝胶碳水化合物没有副作用（胃肠道症状），但根据水凝胶和正常碳水化合物之间的比较，很难得出改善运动能力的结论，摄入这2种碳水化合物，都没有观察到明显的胃肠道不适症状，胃肠道本身也没有受到影响。从现有文献来看，在外源性碳水化合物利用率和对运动能力的影响方面，水凝胶和非水凝胶之间的差异也不明显［详见King et al（2020）综述］。因此，在这方面，我们所依赖的信息还不完善，科学性还不是很强。

14.5.3 多种吸收途径混合糖（multiple transportable carbohydrates，MTC）

外源性碳水化合物氧化约60g/h的上限与肠吸收机制有关。葡萄糖吸收需要钠依赖性转运蛋白SGLT1，使其通过肠腔基底外侧膜而吸收。当转运蛋白变得饱和时，输送到肌肉的葡萄糖和随后发生的葡萄糖氧化则不可能进一步增加。葡萄糖、麦芽糖、麦芽糊精、蔗糖，甚至是支链淀粉都能以接近1g/min的速率氧化，但不能更快。正如前面部分所解释的那样，其他的碳水化合物，如果糖、半乳糖、异麦芽酮糖、海藻糖和直链淀粉则以较低的速率被氧化，因为它们消化和吸收的速率较低。

Jentjens和他的同事们（2004）为了寻找能将更多的碳水化合物在一定时间内提供给肌肉的方法，进行了一项研究，他们先用葡萄糖（摄取量为72g/h）使SGLT1转运蛋白饱和，然后再加入果糖（摄取量为36g/h）。由于果糖有完全独立的吸收转运机制，通过肠道转运蛋白（GLUT5）吸收，所以该研究的假设是：不同来源的糖组合，可能导致糖的氧化额外增加。结果的确如此，这项研究首次证明糖的氧化速率可以达到60g/h以上（1.26g/min或76g/h）（Jentjens et al. 2004）。随后引发了一系列研究，使用不同的糖混合物，证明糖的摄取率增加得更高。这些研究证实，多种不同吸收路径的糖混合在一起摄入，可导致比单独利用SGLT1转运蛋白更高的糖氧化速率（可高达75%），相关综述可参见Jeukendrup，2010；Jeukendrup，2014；Jeukendrup & McLaughlin，2011。令人感兴趣的是，这种高氧化速率不仅可以通过摄入糖饮料获得，还可以通过凝胶（Pfeiffer et al. 2010a）及低脂肪、低蛋白质、低纤维的能量棒来实现（Pfeiffer et al. 2010b），但均需要用水伴服。

虽然这些研究清楚地表明，更多的碳水化合物能以高速率被运送到肌肉并被利用，但运动员最关心的结果是它能否提高运动成绩。目前已经进行了几项研究，与通过所谓的多种吸收途径混合糖（multiple transportable carbohydrates，MTC）方式补糖所观察到的外源性糖氧化速率提高有关，以验证延迟疲劳和改善运动能力的效果。在一项研究中，受试者在5小时中等强度蹬车运动中补充1.5g/min的葡萄糖∶果糖（1∶1）混合物或单纯葡萄糖，发现补充混合糖的主观疲劳评级（ratings of perceived exertion，RPE）低于单纯补充葡萄糖，而自行车踏板节奏也能较好地保持（Jeukendrup et al. 2006）。后续研究已经报道，在基于实验室和场地的运动试验中以MTC方式进行补糖，可减轻疲劳，改善运动能力（Currell & Jeukendrup, 2008；Rowlands et al. 2012）。但是，必须注意的是，MTC方式的补糖效益只有在持续时间2.5小时或更长的运动中才能看到，并且糖的摄入速率要很高（通常建议为90g/h）。当补充量较少或运动时间较短时，补充含有葡萄糖和果糖的饮料，其效果与单独补充葡萄糖饮料是一样的，没有理由相信多种糖同补比单一补糖更加有效。

14.5.4　补糖的量

从应用角度来看，一个非常重要的问题是应该补充多少糖。与这个问题的重要性有些不对称的是，控制良好、剂量-效应设计、针对运动中补糖量和运动表现的研究却很少，这令人吃惊。由于方法学上的严重问题，使大多数的早期研究很难建立起真正的剂量-反应关系。直到几年前，人们才意识到，补糖可能必须超过一个最低剂量，才能带来效应。有一项研究认为这个最低剂量大概是20g/h，但是相关的剂量-效应关系依然缺乏（Rodriguez et al. 2009）。然而，近年来有关补糖的摄取速率、外源性糖的氧化速率和运动能力改善之间的剂量-效应关系的证据正在不断积累。在最近一项缜密实施的研究中，12名受试者在77%VO_{2max}强度下蹬车2小时，然后进行20km的计时比赛，长时间运动中以15g/h、30g/h和60g/h的速率补充葡萄糖，测量受试者耐力表现和糖的摄取氧化（Smith et al. 2013）。结果显示补充的葡萄糖剂量与耐力表现改善之间有剂量-效应关系。此外还显示，外源葡萄糖的氧化速率随着补糖摄取速率的增加而增加。研究结果说明，外源性糖氧化的增加可能与运动表现的改善直接有关。

为了探索有效增强运动能力的补糖速率范围，Smith和同事们（2010）进行了一项大规模、多中心的联合研究，观察了碳水化合物摄取率与自行车计时试验中运动表现的关系。在4个研究点的试验中，51名自行车运动员和铁人三项运动员首先完成连续2小时的由中强度到高强度4阶递增变化的负荷蹬车运动，然后完成20km的计时试验。在连续2小时负荷蹬车运动中，给运动员服用12种不同剂量的混合糖饮料（葡萄糖∶果糖比例为2∶1），补糖剂量范围为10～120g/h。所有试验点都统一使用了含有人工甜味剂、色素和香精的安慰剂（无碳水化合物）和3种随机抽取的不同的补糖剂量。结果显示，运动中补糖显著改善了运动能力，呈剂量效应关系。得出结论，最有效改善运动能力的补糖剂量速率为60～80g/h（Smith et al. 2010）。有意思的是，这些结果与一项荟萃分析（Vandenbogaerde & Hopkins, 2010）提出的最佳补糖剂量相一致。

基于上述的剂量效应研究以及不同吸收机制的多种糖混合补充研究，已经提出长时间运动中的补糖建议，并列于最近提出的指南中（图14.1）。总而言之，短时间运动似乎仅需要低量补糖，而较长时间的运动（＞2.5小时）则需要大量补糖，补糖速率可高达90g/h，这样才可能改善运动能力。一些个体可能需要补充更多的糖才能受益，补糖的个性化差异和需要量应该在训练或不太重要的比赛中摸索建立。

14.5.5　训练状态

经常出现的另一个问题是，这些研究结果通常在受过训练或甚至是训练有素的个体中获得，是否可以转用于训练较差或未经训练的个体。少数研究比较了经过训练和未经训练人群的补糖效应。例如，Jeukendrup及其同事（1997b）比较了未受过训练的男性和受过训练的男性对补充糖的利用情况，前者以其最大摄氧量60%的强度进行运动，而后者以明显更高的绝对运动强度进行运动。运动中定期补充葡萄糖，平均摄取量约为1.1g/min。总体碳水化合物氧化量在两组中相似，但是脂肪氧化和能量消耗在受过训练的组更高。有趣的是，尽管受过训练组男子运动中绝对功率输出高出未受训练组男子的40%，但两组之间的外源性补充的葡萄糖氧化率并无差异，受过训练者为0.95g/min，未受训练者为0.96g/min（Jeukendrup et al. 1997b）。在一项后续研究中van Loon和同事（1999）也以经过训练和未经训练的人为受试者，进行相对运动强度相同，但绝对运动强度不同的运动。结果又一次观察到在经过训练和未经训练受试者之间，运动中外源性补充的糖氧化率没有差异。但必须指出的是，这两项研究中（Jeukendrup et al. 1997b; van Loon et al. 1999）未经训练的受试者的VO_{2max}值高于那些久坐的人群，因此补糖指南也许适应于不同水平的运动员，但不一定适合那些久坐不动的人。虽然在van Loon及其同事的研究（1999）中，绝对运动强度不同没有对外源性葡萄糖氧化率产生影响，但很有可能，存在一个运动强度阈值，低于该阈值，外源性糖氧化率则较低，而这些研究中所有受试者的运动强度都超过了这个绝对强度阈值。还应该注意的是，受过训练的个人在固定距离的比赛时会以较高的相对强度［如最大摄氧量（VO_{2max}）的百分比］或较高的绝对强度进行运动，这反映了高手们只需花费更短的时间就可完成比赛。

最后，应该认真考虑的是，外源性补糖氧化速率的决定因素是绝对运动强度和糖氧化绝对速率，而不是运动员的训练状态。在5小时内完成马拉松比赛的运动员每小时需要补充90g糖，这是不大可能的，因为在这样一个绝对强度下运动，补糖的量已经接近，甚至可能超过总糖的利用量。

14.5.6 运动强度的影响

当运动强度低，总糖氧化率低时，可能需要向下调整补糖推荐量。实际上很少有研究能给出令人惊喜的可靠推荐量。随着运动强度的增加，参与收缩的肌肉越来越多，也越来越依赖碳水化合物作为能量的来源。此时肌糖原分解增加，血浆葡萄糖氧化加强，以满足能量消耗增长的需求（van Loon et al. 2001）。因此，人们会理所当然地期望外源性糖氧化会随着运动强度的增加而增加。事实的确如此，Pirnay及其同事（1982）的一项早期研究报道，在低运动强度下，外源性糖氧化率较低；当中等运动强度在51%～64%VO_{2max}时，外源性糖氧化倾向于达到一个稳定平台；当运动强度从60%VO_{2max}增加到75%VO_{2max}时，没有观察到外源性糖氧化的继续增加（Pirnay et al. 1982）。

因此，很可能较低的外源性糖氧化只出现在非常低的强度运动时，而此时机体将糖作为能量来源的依赖度很小。在这种情况下，一部分摄入的外源性糖可能会进入葡萄糖非氧化代谢途径，即储存在肝或肌肉中，而不是氧化分解产能。

14.5.7 体型较小的人是否需要较少的补糖量

本部分介绍的运动中补糖指南以g/h表示补糖量，没有对体重进行任何校正。相比之下，一些专业指南如美国饮食协会（American Dietetic Association，ADA）和美国运动医学会（American College of Sports Medicine，ACSM）2009年推出的运动营养立场声明中（Rodriguez et al. 2009），提出的运动中补糖推荐摄入量就与体重有关，以g/(kg·h)的形式表示。其原因尚不清楚，因为体重与外源性糖氧化之间似乎没有相关性（Jeukendrup & Moseley，2010）。体重与外源性糖氧化之间缺乏相关性的可能原因在于：糖吸收速度是限制性因素，而糖吸收速度在很大程度上与体重无关。然而，小肠对糖的吸收能力可能因饮食中的碳水化合物含量的改变而改变，因为动物研究已经表明，小肠转运蛋白可以随着碳水化合物摄入量的增加而上调。有越来越多的证据表明，同样的情况也发生在人类，也会对饮食结构的变化，做出相应的改变（Yau et al. 2014）。

总之，外源性糖氧化存在个体差异，但是这种差异通常很小。这种差异与体重无关，而更可能与糖的吸收能力有关。而吸收能力又可能与饮食有关，因为肠道具有很强的适应性，这将在之后进行讨论。由于外源性糖对能量供应的贡献与体重或肌肉量无关，但与吸收有关，并且在一定程度上与绝对运动强度有关。当运动的绝对强度非常低时，糖的氧化供能率就很低，这也就限制了外源性糖的氧化。给予运动员的补糖推荐量应该以绝对量计算，按每千克体重推荐运动员在运动中的补糖量并没有道理。

14.5.8 对肠道进行训练

由于糖的吸收限制了外源性糖的氧化，而外源性糖氧化似乎与运动能力有关，由此可见，一项有潜力的措施就是增加肠道的吸收能力。运动员中流行的一些传闻似乎表明，肠道是可训练的，经常食用碳水化合物或每日摄入较高碳水化合物的人，可能具备较高的碳水化合物吸收能力。研究显示，通过给予动物高碳水化合物饮食，其小肠糖转运蛋白确实可以被上调（Ferraris，2001）。迄今为止，这方面的人类相关试验证据有限。Cox和同事（2010）的一项动物研究探讨了改变日常碳水化合物摄入量是否影响碳水化合物作为底物进行氧化，特别是外源性碳水化合物的氧化。结果表明，高碳水化合物饲料 [6.5 g/（kg·d）；运动训练中再补充1.5g/kg] 喂养28日后，与对照饲料（5g/kg）相比，外源性糖氧化速率提高（Cox et al. 2010）。这项研究提供的证据表明，肠道确实具有适应性，这可以作为增加外源性糖氧化的实用训练方法。我们最近建议，这种训练方法可能非常适用于耐力运动员，很可能是冲破马拉松2小时大关第一人必须具备的条件（Stellingwerff & Jeukendrup，2011）。虽然还需要更多的研究加以佐证，但还是建议在运动训练的实践中开展提高碳水化合物吸收能力的练习，并且至少在一些运动训练中进行相对高糖摄入的练习。

这种训练方法也提供了其他适应机会：学会或适应在高速跑步或蹬车中喝饮料，让胃肠道在运动中适应液体饮料。文献中有这样的例子，训练山地马拉松运动员每小时摄入120g碳水化合物，并在比赛中使用这种补充策略（Viribay，2020）。有关训练肠道相关研究的更完整概述，请参阅Jeukendrup（2017）的综述。

14.5.9　碳水化合物的摄入时间

在绝大多数运动项目中，现场条件决定了比赛中补糖（补液）的时间和频率。在许多耐力赛事中（如跑步和骑自行车），当运动员差不多已经进入比赛状态，就可以补充能量了。Saris和同事（1989）认为，环法自行车运动员每日能量的约1/2是在当日的骑车比赛行进中摄入的。一般来说，跑步项目中，运动员在赛中摄取的食物比有同样时长比赛时间的自行车运动员少得多，因为只有很少的跑步运动员能够在赛中忍受摄入固体食物，即使运动强度比较低。在比赛途中摄取食物可能会受到一些条件的制约，也可能会考虑若干因素的影响，如停下来或减慢速度去拿取和吃食物喝饮料会花费时间、摄入食物对胃肠道可能带来不良后果等。在其他的项目中，如团队运动，比赛中有正式和非正式的暂停，这可能提供一个补糖、补液的机会。应该鼓励运动员利用运动中提供的机会去补糖和补液。在训练和次要比赛中进行补糖补液的尝试和练习，将有助于确定各种情况下的最佳补糖补液策略。

虽然第13章已经介绍了赛前补充碳水化合物的方略，但通常将运动前1小时补糖归类为"运动中补糖"，因其紧接运动，常处在运动前的热身阶段。下面的一种说法已经引起人们逐渐的关注：赛前1小时内补糖可能会对运动能力产生负面影响，因为可能伴随血浆胰岛素浓度的升高，导致血浆葡萄糖的降低以及脂肪酸利用和氧化的抑制。Foster及其同事（1979）还确实报道过一项研究的结果，自行车运动员运动前1小时内补水和混合液体食物，导致运动能力的下降。这项研究过后，曾有一段时间，运动员和研究人员都相信，在竞赛前1小时内补糖，不仅可能会增加运动开始时对糖氧化的依赖，潜在性地引起肌糖原耗竭加速，而且还会导致血糖浓度突然降低，称为反弹性低血糖（rebound hypoglycaemia）（Koivisto et al. 1981）。然而，自此之后发表的一系列研究表明，运动前补糖引起的任何代谢紊乱都是短暂的或无关紧要的（Hargreaves et al. 2004）。这些系列研究表明，运动前1小时补糖与运动能力的下降无关，应该鼓励补糖，以便在随后而来的比赛中确保理想的氧化供能（Jentjens et al. 2003；Moseley et al. 2003）。

14.6　补糖的其他作用

刻苦训练中的运动员都希望避免疾病或运动性损伤，否则有可能中断训练计划。然而，这些运动员可能比那些久坐的个体对轻度机会性感染（译者注：轻度机会性感染是指在正常状态下不会发生，但当出现机体免疫力下降、皮肤黏膜破损等问题时，病原体就会乘虚而入引起的感染），尤其是那些影响上呼吸道的机会性感染更为敏感（Nieman & Pedersen，1999）。虽然感染本身并不严重，但对训练的干扰可能会对生理和心理造成负面影响。几篇文献综述（Gleeson et al. 2004）指出，运动诱导的儿茶酚胺和糖皮质激素释放增加可能是免疫系统功能降低的原因。在运动中摄入碳水化合物有助于降低循环血中升高的儿茶酚胺和皮质醇浓度，而这种升高在长时间剧烈运动中通常都会观察到。另据报道，运动中补糖可减轻运动对免疫的抑制作用（Nieman，1997）。与此研究结果相反的是，Bishop和同事（1999）认为，在模拟足球比赛90分钟运动之前和期间补充糖饮料，对循环血中皮质醇浓度及免疫功能的许多标志物没有影响。尽管在这项研究中没有观察到效果，但是，运动员在每个长时间训练课中补充含糖饮料，确实能为艰苦的运动训练带来益处。作为一项维持健康的有效策略，长时间运动中补糖的潜在作用，将在第23章详细介绍。

另一项证据表明，运动中补糖可促进运动后肌糖原储备的恢复（Kuo et al. 1999）。在这项研究中，大鼠先游泳3小时，接着休息45分钟，然后又游泳3小时，以此消耗肌肉糖原储备。在每次3小时游泳结束时，都给大鼠灌入50%葡萄糖溶液。补糖引起运动后16小时肌糖原的超量恢复，这种作用归因于GLUT-4蛋白表达对补糖的刺激反应。这说明了在运动中补糖的另一个原因，即长时间运动可导致肌糖原储备的大量消耗。当第二次运动（无论是训练或是另一场比赛）将在短时间后进行时，这种补糖的作用将特别重要。

14.7 补糖的推荐量

美国运动医学会（ACSM）建议运动员在耐力运动（>1小时）中补糖30～60g（Sawka et al. 2007）或0.7g/（kg·h）（Rodriguez et al. 2009）。根据这些研究结果，确定推荐量的上限值，若超过此值，补充更多的碳水化合物也不会导致肌肉更多地利用糖；确定推荐量的下限值，确实可以改善运动能力的最低补糖量。这个推荐量建议非常笼统，并没有具体说明运动项目或运动员的水平，而对运动时间的说明也不完全。近期有了一些更为具体的指南，这些指南建立在本章前面部分曾经引用的研究成果之上（图14.1）。尽管其他因素也起作用，但是在运动过程中碳水化合物的需求量主要决定于运动的持续时间。在30分钟至1小时的运动中没必要大量补糖，也许用含糖溶液漱口就足以对改善运动能力产生效果（表14.1）。在这些运动中，糖水漱口对运动表现的效果与摄入糖水（饮料）的效果相似。尽管偶尔有运动员会抱怨在摄入大量饮料时感到胃肠不适，但摄入的饮料量不大时似乎没有什么不佳感觉。随着运动持续时间的增加，补糖的推荐量达30～60g/h。如果运动时间超过2.5小时，应考虑让补糖量达到90g/h。然而，有了这样的补糖速率，就必须确保糖的来源是葡萄糖和果糖混合物，或者类似于不同吸收途径的多种糖（MTC）混合物。对于以较低绝对强度（或速度）进行竞赛的运动员，补糖推荐量可以向下调整。此外，还需提醒的是，糖的补充可通过固体、半固体（胶状）及液体的形式实现，可以混合和匹配。补糖摄入量需要与适当的液体摄入量相平衡，这将在之后的内容中讨论。

14.8 高温和脱水对运动能力的影响

人们常经历过，在炎热的气温中，感觉已经很努力了，可运动表现还是差强人意。人们很早就认识到了这一点。1808年8月在库拉索岛（Curacao，译者注：一座位于南美洲加勒比海南部、靠近委内瑞拉海岸的岛屿。该岛为荷属安的列斯群岛的一部分，为荷兰王国的自治领土）举行的一场挑战赛中，当地男子选择在当日最热的时候开始比赛，以期获得对其欧洲竞争对手Fairman中尉的环境优势。虽然处于天时地利人和的劣势，但Fairman还是赢得了比赛，他称这次比赛比他参加过的任何比赛都更具挑战性（Thom，1813）。前些年，在多重控制条件下进行试验，Galloway和Maughan（1997）发现，以同样的功率输出进行运动，在11℃温度下运动了93分钟，而在31℃温度下只运动了55分钟，运动能力明显下降。他们还观察到，在相对适中的21℃温度下，运动时间也缩短了，为81分钟。Parkin和其同事们（1999）

展示出类似的结果，即当环境温度很高（40℃）时，在运动疲劳点仍然有相当数量的肌糖原保留下来。

当环境温度高于皮肤温度时，从身体散热的唯一机制是水分从皮肤和呼吸道处蒸发。从皮肤完全蒸发1L水，可从体内排出2.4MJ（580kcal）热量。汗液损失主要由运动强度和持续时间以及环境温度和湿度所决定。Rehrer和Burke（1996）编制了一系列体育运动中典型的汗水损失数据。然而，即使在代谢率明显相似的情况下，个体之间的出汗率差别也很大；即使环境温度较低，如果要防止体温过度升高，有时也需要高出汗率（Maughan，1985）。很显然，有些人的出汗率远远高于最大蒸发能力。最大蒸发能力是由皮肤与环境之间的温度差、局部空气湿度和皮肤表面气流速度决定的。在出汗率远高于最大蒸发能力的情况下，汗水会从皮肤滴下，这样的汗水对体热散发没有多大作用。

丢失的体水来自血浆、细胞外液和细胞内液，三者比例时有变化。血浆容量的任何减少都可能对热调节和运动能力产生不利影响。当代谢率高时，流向肌肉的血流必须维持在高水平以提供氧气和营养物质。流向皮肤的高血流量也是必要的，因为可以将热量带到身体体表散发（Nadel et al. 1990）。在长时间运动中，当环境温度较高并且血容量因失汗而减少时，就可能难以同时满足肌肉和皮肤这两种组织中高血流量的需求。在这种情况下，皮肤血流量可能会受到影响，尽管可能导致体温升高，但可防止中心静脉压灾难性下降（Rowell，1986）。肌肉血流量也会减少，但肌肉氧摄取会增加，以维持能量的氧化代谢（Gonzales-Alonso et al. 1999）。

对这些因素的另一项研究发现，长时间运动时中心温度和心率的增加可根据所达到的缺水程度来分级（Montain & Coyle，1992a）。其研究结果还表明，在运动中补液可以增加皮肤血流量，从而增加体温调节能力，而不是增加循环血量（Montain & Coyle，1992b）。通过灌注葡聚糖/生理盐水使血浆扩容，其防止中心体温升高的作用，还比不上通过摄入足量的糖–电解质饮料而使血浆容量达到同样水平的方法。这表明口服补液除了维持血容量外，还可以发挥其他的有益作用。

寒冷环境下体水不足状态不会影响最大强度有氧运动的能力，但有时会影响温度适中环境下这一强度运动的能力。然而，在炎热环境中做同样的运动，有氧运动能力肯定会受到影响。当皮肤温度超过27℃时，体水不足开始损害有氧运动能力，并且皮肤温度每增加1℃，则对运动能力增加1.5%的进一步损害（Sawka et al. 2012）。此外，缺水会加剧炎热环境对有氧运动能力的负面影响。除了影响耐力运动外，缺水也会影响高强度运动的表现（Nielsen et al. 1982；Armstrong et al. 1985）。尽管在短暂的高强度运动中汗水丢失很小，但脱水前期（体水丢失量相当于体重的10%）在体重分级的运动项目中还是比较常见，运动员参赛时往往体水不足（参见第8章）。Nielsen及其同事（1982）认为，长时间运动引起相当于体重2.5%的体液丢失，结果导致随后的高强度运动的能力下降了45%。这可能是因为即使很小的体液不足，也会影响运动表现，但现在所用的检测方法，还没有足够的灵敏度检出如此小量的体液变化。

Nybo及其同事（2014）对热环境导致运动能力受损的生理机制进行了深入广泛的综述，并提出了一个综合性模型。在热应激过程中，有许多生理性因素变化会损害有氧运动能力，这些因素可能会独立发挥作用，或者相互影响（表14.3）。体内缺水将加剧所有这些生理性因素的变化。表14.3列出了这些被认为有可能制约有氧运动能力的生理性因素。在热应激存在下，缺水与否情况大不一样。例如，研究反复证明，缺水不仅仅只是提高体温，更会增加心血管的紧张度，从而使机体在有氧运动中维持所需的心排血量更加困难。也已经证明，缺水会损害骨骼肌血流量（Gonzalez-Alonso et al. 1998）。虽然有热环境，但没有缺水，似乎就没有这些影响。其他研究则表明，体水不足可以引起中心体温升高（Sawka et al. 1985）、骨骼肌糖原消耗增加（Logan-Sprenger et al. 2012）、疲劳和不适（Montain et al. 1998）、骨骼肌运动单位募集增多（Bigard et al. 2001）及其他一些问题。显然，热环境下的体水不足加剧了系列生理因素的改变，进而影响有氧运动的能力，这提供了在热环境下体水不足引起有氧运动能力受损的机制。

表14.3 热环境下可能导致运动能力下降的生理性改变（缺水可加剧这些改变）

生理系统	生理性因素或改变	是否受到脱水影响
心血管	血压	是
	血流	是
	血氧运输	是
	代谢物排出	是
中枢神经系统	大脑代谢	是
	神经递质水平	是
	温度	是
外周肌肉（因素）	温度	是
	代谢	是
	信号反馈传入	是
心理方面	热觉舒适度	是
	主观用力程度分级（RPE）	是
	积极性	是
	期望值	是
呼吸	低碳酸血症	是
	碱中毒	是
	呼吸感受	是

注：需要指出的是，如果体水不足严重到一定程度，所有的生理功能都可能会受到影响；不过一般情况下遇到的体水不足状况，对这些生理功能的影响有一定的选择性。

来源：改编自Nybo et al. 2014.

14.8.1 高钠血症和低钠血症

伴随着长时间运动中汗水的丢失，可导致体内电解质和水分的丢失。损失的总容量要根据体重的变化，再经过能量物质代谢量和呼吸性水分丢失量的校正，进行估算。虽然损失的总容量很容易估算，但电解质的损失却难以量化，损失的程度也一直备受争议。表14.4中汗液中电解质含量的数值范围显示，主要电解质浓度的个体间差异很大。

表14.4 人体汗液、血浆和细胞内液（肌肉）中主要电解质的浓度（mmol/L）

电解质	血浆	汗液	细胞内液
钠离子	137～144	40～80	10
钾离子	3.5～4.9	4～8	148
钙离子	4.4～5.2	3～4	0～2
镁离子	1.5～2.1	1～4	30～40
氯离子	100～108	30～70	2

注：表内数据根据多种来源整理而成（详见Maughan，1994）。

钠离子是细胞外液中最丰富的阳离子，也是血浆中损失的主要电解质。氯离子也主要存在于细胞外液，是主要的阴离子。体液丢失的最大部分来自细胞外液，包括血浆。虽然汗液成分变化很大，但与体液相比，汗液总是低渗的，因此汗液丢失的后果是血浆渗透压的增加。钠离子和钾离子的血浆浓度通常在长时间运动期间也增加，这表明在运动期间没有必要去补充这些电解质。然而，当汗液丢失很多的时候，就可能需要在补充液体的同时补充那些因流汗失去的钠离子。关于个体汗液电解质损失的差异程度，一些研究者根据训练期间足球运动员的盐损失给出了报告（Maughan et al. 2004；

Shirreffs et al. 2005)。一些球员在90分钟的训练课中丢失了不到2g的盐（氯化钠），而另外一些球员丢失的盐量接近10g。在5℃寒冷环境下进行训练，虽然也有部分运动员观察到大量盐分丢失，但并不是所有运动员都是如此（Maughan et al. 2005 ）。这可能，至少部分，与该寒冷环境下运动时的衣着情况有关。

马拉松比赛或铁人三项比赛等耐力赛事的大多数参赛者，在比赛中丢失的体液多于摄入量，因此处于相对体水不足状态（Whiting et al. 1984 ）。然而，在过去20年中，数不清的科研论文和医学文献提请人们注意这样一个事实：在一些耐力赛事中，一些运动员摄入的液体比他们丢失的还要多，因此是以一种体水过多的状态完成比赛（Noakes & Immda, 2003 ）。过量饮水的主要危险是发生低钠血症，而又往往无症状，如果这种情况比较严重，可能会导致恶心、力竭、意识丧失甚至死亡。早期的研究报道几乎都是针对超长耐力赛事的运动员，在这些比赛中，运动强度较低，因此出汗率也较低，运动员有很多机会去补充液体（Noakes et al. 1985; Hiller，1989; Noakes et al. 1990 ）。Noakes 和同事们（1985）报道了4例运动性低钠血症：比赛时间在7～10小时，赛后血清钠浓度在115～125mmol/L。估计的液体摄入量在6～12L，包括含有低浓度电解质的水或饮料，在比赛期间总氯化钠的估计摄入量是20～40mmol。Frizell 及其同事（1986）报道了在一项超级马拉松赛事中，2名参赛者摄入了更为惊人的20～24L液体，平均每小时摄取几乎2.5L，而液体的平均钠浓度只有5～10mmol/L，这样的补液持续了数小时，超过了已报道过的最大胃排空速率。比赛结束后这2名运动员累至瘫倒，并发现有低钠血症（血清钠浓度118～123mmol/L ）。

对2002年波士顿马拉松488名参赛者的一项研究显示，其中13%的人血清钠浓度等于或低于135mmol/L，因此被诊断为低钠血症（Almond et al. 2005 ）。结果分析进一步表明，低钠血症与比赛过程中体重大幅度增加、花费更长时间完成比赛和体质指数出现极值等情况有关。尽管早先认为低体重的女性跑步运动员发生低钠血症的风险尤其较大，但研究结果并不支持这一点。这些结果表明，医护人员应该警惕在这种情况下发生低钠血症的可能性，但是这不应该转移注意力，因为事实上，大多数参赛者均存在体水不足和高钠血症的状态。还应该认识到，在没有进行任何赛前测量的情况下，无法知道低钠血症发生在比赛中还是比赛之前就已经出现。显然，耐力项目的参赛人员不应该喝如此多的水，以致于比赛中体重增加（Sawka et al. 2007; Hew-Butler et al. 2008 ）。由 Hew-Butler 等（2008）确认的低钠血症的危险因素见框14.1。

框14.1　发生低钠血症的危险因素

运动员相关的因素

　　过度补液的行为

　　运动中体重增加

　　低体重

　　女性

　　步速或步幅较慢

　　比赛经验不足

　　使用非甾体抗炎药

赛事相关的因素

　　极易进行补液

　　比赛时间＞4小时

　　异常炎热

　　极端寒冷的温度

来源：改编自 Hew-Butler et al. 2008.

14.8.2 补液和运动表现

大多数早期进行的关于脱水和复水影响的研究具有军事背景，常使用很长时间的步行运动作为实验模型，用普通饮用水作为补充的液体。近期的研究已经使用了多种与竞技运动情况更加类似的运动模型，大多数研究的是糖-电解质饮料的作用而不是普通饮用水。然而，已经有少量研究对普通水或无糖电解质饮料的影响进行了观察。在长时间、低强度的运动中，在维持心血管和体温调节功能方面，补充普通水可能与补充稀释的生理盐水（Barr et al. 1991）或营养素-电解质溶液（Levine et al. 1991）一样有效。Maughan及其同事们（1996）让12名男性受试者在经过适应性熟悉测试之后，以70%VO$_{2max}$的强度进行4节运动，最终运动至疲劳。补充普通水（每10分钟摄入100ml）的受试者运动至疲劳的中位运动时间为93分钟，长于没有补水者（81分钟）。受试者还进行了补充稀释的糖-电解质饮料的运动实验，与未做补水的受试者相比，运动时间得到了延长。为了模拟足球比赛的需求，McGregor和同事们（1999）设计了一个长时间（90分钟）的间歇性、高强度往返速跑运动实验，让受试者在运动前补充5ml/kg含有调味剂的水，运动中每15分钟（在间歇期）补充2ml/kg含有调味剂的水，结果发现，补水对于防止足球专项技能训练的运动能力下降确有效果。当受试者没有补充水分时，运动能力明显下降。

很显然，补液中加入糖具有许多潜在的益处，这对提高运动能力可能很重要（参见14.3～14.7相关内容）。Below和同事们（1995）研究了补液和补糖各自的作用。他们使用了下面的运动实验模型，受试者以约80%VO$_{2max}$的强度先进行50分钟的运动，然后进行计时运动试验，要求受试者尽可能快地完成一套运动负荷。在先进行的50分钟运动中，分别让受试者服用小量水（200ml）、小量水（200ml）+80g麦芽糊精（相当于浓度为40%的糖溶液）、大量水（1330ml，含非糖甜味剂）、大量糖水溶液（1330ml+80g糖，浓度为6%，与其他糖水试验类似）（译者注：作者未能清晰地描述各组别，译者经查原论文，做了修正）。他们发现足量饮水有助于提高运动能力：服用200ml水时，完成计时运动的时间为11.34分钟，而服用1330ml水时，运动完成时间只花了10.51分钟；服用小量水（200ml）+80g麦芽糊精时，运动完成时间为10.55分钟，表明运动期间补糖，可以独自改善运动能力；当补充6%的1330ml含糖饮料时，发现补水、补糖的效应可以相加，运动计时也最短（9.93分钟）。

这些研究和其他研究的结果［参见Maughan & Shirre（1998）综述］表明，在各种不同的情况下，对于提高运动能力而言，补液是行之有效的。如果在液体中加入了糖，或还加了电解质，那么，运动中补液就能同时还获得其他的益处。然而，可用于不同运动情况的最佳饮料配方尚未明确建立。

电解质

钠和其他电解质的作用尚不清楚。长时间运动中由于出汗导致低渗体液的丢失，通常会引起血容量下降和血浆渗透压升高，这主要是由于循环血钠浓度增加所致。当运动持续时间延长（一般至少3～4小时，但通常要长得多）时，在饮料中添加钠可能会有好处，以避免低钠血症的危险。据报道，当服用大量的低钠饮料来弥补丢失的汗液时，会引起低钠血症（Noakes et al. 1985）。即使在摄入的溶液中添加少量的钠，也可能减缓血浆钠浓度的下降，而用普通水补充丢失的含盐汗液时，血浆钠浓度就会下降（Vrijens & Rehrer，1999）。如果遵循更为严格的补液方案，高钠血症就是正常的生理反应，而电解质的补充可以等到运动后再进行，汗液中丢失的钠可以通过食物或饮料中的钠盐来补充（Maughan et al. 1996b）。尽管对于大众健康来讲，减少钠盐摄入可能会降低久坐人群患高血压的风险或严重程度（He & MacGregor，2009），但在汗液中有大量钠盐丢失（有时单次训练课中丢失的钠盐就超过其每日摄入量建议值的上限）的运动员必须每日补充这些盐。可用于不同运动情况的最佳饮料配方尚未明确制订出来，任何单一配方都无法满足所有人在所有情况下的需求。

对电解质的需求经常被夸大。在绝大多数运动（训练和比赛）中，相对较小的汗液损失通常不会产生直接的不良后果。

14.9　运动中补液的指南

框14.2列出了运动饮料中可以修改、调整的主要成分，修改后运动饮料的功能特性可以发生改变。在某种程度上，这些成分可以单独被改变，不过糖和电解质的加入通常会伴随着渗透压的增加，并且溶质含量的改变将对味道特征、口感和风味产生影响。

框14.2　改变运动饮料功能特性的可调因素

碳水化合物含量：浓度和类型

渗透压

电解质的组成和浓度

调味剂组分

其他有效成分

在饮料中加入糖，除了可为工作肌提供能量物质之外，还会促进小肠中水分的吸收，只要糖浓度不是太高。由于糖和钠可在促进小肠水分吸收中发挥作用，当服用糖＋电解质溶液时，有时难以将补水效果与补糖和补电解质的效果分开。Below和同事们（1995）的研究数据表明，补糖和补水对改善运动表现有各自独立的作用以及相互叠加的作用，并总结认为，补充稀浓度的糖溶液对提高运动能力效果最佳。对已有文献进行整理分析的大多数综述也都得出了相同的结论（Murray，1987；Coyle & Hamilton，1990；Maughan & Shirreffs，1998）。

14.9.1　碳水化合物含量及其对饮料成分的影响

饮料中碳水化合物的浓度和类型将影响其在运动中补充的功效。添加到运动饮料中的糖的最佳浓度，取决于个体情况。高糖浓度会延缓胃排空，从而减少液体的可吸收量，不过高糖溶液会增加糖的供应速率。如果糖浓度较高，将形成明显的高渗溶液，会导致体水进入肠道内，这实际上会增加脱水的危险（Evans et al. 2009）。高浓度的糖（＞10%）也可能导致胃肠道紊乱（Davis et al. 1988）。因为运动中主要的需求是提供能源，增加饮料的糖含量，将增加输送到小肠吸收部位的糖分子。然而，简单地增加糖摄入量并超过一定限度后，将不会继续增加外源性糖的氧化速率（Wagenmakers et al. 1993；详见14.5.3相关内容）。与高浓度的糖溶液相比，低浓度的葡萄糖＋电解质溶液也可以有效地，甚至更高效地提高某些运动项目的运动能力（Davis et al. 1988；Watson et al. 2012）。低至90mmol/L（约16g/L或1.6%）的葡萄糖溶液就可以改善耐力运动的表现（Maughan et al. 1996a）。

严重脱水和体温过高的后果有可能是致命的，而糖耗竭的症状通常只不过是严重疲劳而已。因此，明智的做法似乎就是补充浓度较稀的含糖溶液，尤其是在高温天气下进行训练或比赛时更要这么做。如果进行满负荷长时间耐力运动，则需要更大量的糖补充（如14.7所述），那么就要考虑使用不同吸收机制的多种糖（multiple transportable CHO，MTC）溶液（详见14.5.2相关内容）。

14.9.2　渗透压

将糖＋电解质运动饮料称为等渗饮料已经很常见，似乎渗透压成了运动饮料最重要的特征。所摄液体的渗透压确实很重要，因为这会影响胃排空的速度和肠道水分吸收的速度。这2个过程将一起决定补液饮料的有效性，包括水分和能量物质在胃肠道的转运速度和吸收入体的速度，也就是机体复水的速率和能量物质氧化供能的速率（Schedl et al. 1994）。高渗饮料会促进水分由体内向肠道内分泌。尽管这个过程是一时的，但也会导致脱水程度的一时性恶化。然而，饮料的组分和溶质的性质比渗透压本身更重要（Maughan，1994）。

渗透压被认为是影响液体食物胃排空速率的重要因素，不过电解质浓度的改变似乎对排空速率影响很小，甚至当受试液体餐的渗透压因电解质浓度的改变而发生明显改变时，影响也不大（Rehrer，1990）。只有当检查含有营养素的溶液，发现能量物质密度无疑是影响所摄液体食物胃排空速度最重要的因素时，渗透压的增加对吸收的影响才变得突出（Brener et al. 1983；Vist & Maughan，1994）。有一些证据表明，用葡萄糖聚合物替代游离葡萄糖，将会导致渗透压下降而糖含量不变，这将有效增加小肠对液体水分和能量物质的吸收。这是在运动饮料配方中加入不同链长的葡萄糖聚合物的原因之一。Vist和Maughan（1995）已经证明，当用葡萄糖聚合物溶液代替具有相同能量密度的游离葡萄糖溶液时，排空速度加快，即吸收加速。这种作用在糖溶液低浓度（约40g/L）时不大，但在较高浓度（180g/L）时变得明显。在渗透压相同的情况下（如在40g/L葡萄糖溶液和180g/L葡萄糖聚合物溶液中），能量密度（能量物质浓度）对胃排空速率的影响才更为明显。因此，在运动后需要大量补充能量时，这种影响可能很重要，但在运动中摄入糖浓度较低的运动饮料时，能量密度不太可能成为影响吸收速度的主要因素。

水分吸收主要发生在小肠近端。尽管水分吸收本身是一个被动过程，受局部渗透压梯度所驱动，但它与溶质的主动转运密切相关（Schedl et al. 1994）。水分吸收量很大程度上取决于肠内容物与小肠细胞的细胞内液之间的渗透梯度。葡萄糖的吸收是一个耗能的主动过程，伴随钠的转运。葡萄糖摄取速率取决于葡萄糖和钠的肠腔内浓度，稀浓度的葡萄糖＋电解质溶液的渗透压比血浆渗透压略低，属于低渗溶液，可使水分吸收速率最大化（Wapnir & Lifshitz，1985）。相对于低糖溶液，具有很高浓度的葡萄糖溶液不一定促进葡萄糖吸收的增加，但是由于其渗透性高，反而导致水分从细胞内到肠腔内的净流入（Gisolf & Summers，1990）。这将会导致身体水分的真实损失，加剧任何已有的脱水。有些糖，如蔗糖（Spiller et al. 1982）或葡萄糖聚合物（Jones et al. 1983；Jones et al. 1987），可以代替葡萄糖又不影响葡萄糖或水分的吸收，并且还可能增加糖转运的吸收总通道，也不会增加渗透压。相反，果糖和葡萄糖的等能量溶液是等渗的，果糖的吸收在人体并不是一个主动的过程，吸收速度慢于葡萄糖，因而水分吸收也慢（Fordtran，1975）。利用不同吸收机制的不同糖的组合，可促进水分的吸收，这得到了一项运用小肠灌注研究证据的支持（Shi et al. 1995），还得到了一项示踪研究的支持（Jeukendrup et al. 2009），而此类多种糖混合物对于改善运动能力的好处已在之前的14.5.2进行了讨论。尽管风靡的大多数运动饮料的渗透压与人体体液渗透压接近（Maughan，1994），并被改进为等渗饮料，但有充分证据表明，当需要快速补液复水时，低渗溶液更为有效（Wapnir & Lifshitz，1985）。

14.9.3　电解液的成分和浓度

现有的证据表明，在运动过程中饮用的饮料中唯一应该添加的电解质是钠，通常以氯化钠的形式添加（Maughan，1994）。钠会刺激小肠中的糖分和水分吸收，并有助于维持细胞外液的容量。关于最佳钠浓度有很多争议，有学者认为小肠上部平衡发生很快，即糖分和水分吸收很快，根本不需要添加高浓度的钠（Schedl et al. 1994）。尽管可乐或柠檬水等大多数软饮料几乎不含钠（1～2mmol/L），但是运动饮料通常含有10～30mmol/L钠；对于可导致死亡的腹泻性脱水，用来治疗的口服溶液中钠浓度更高，范围在30～90mmol/L。高钠含量的饮料，虽然可以刺激空肠吸收葡萄糖和水分，但通常会使饮料变得不适口。为运动中或运动后饮用而设计的运动饮料应该可口怡人，才能刺激饮用，这一点很重要。专门的运动饮料通常为了实现双重目标而制订的，既有功效性，又有适口性，并在二者之间取得平衡。但必须承认，并不是所有的运动饮料都能做到这一点。

14.9.4　口感

饮料的口感对饮料的摄取至关重要，在调节口味方面，选择与钠离子相配的负离子很重要。人们对口渴的感觉相当不敏感，只有发生一定程度的脱水，才会激发饮水的行为（Hubbard et al. 1984）。运动中人们通常饮用相当少量的液体，就是这种饮水动力缺乏的典型反映。在耐力运动中，自愿摄入的饮料量很少超过0.5L/h（Noakes，1993），而且似乎很大程度上与出汗无关。因为即使在凉爽的条件下，汗水的损失通常也会超过这个水平，所以无论何时进行长时间运动，体液的缺乏几乎不可避免。然而，大众性的马拉松赛事和其他耐力赛事的出现，导致了大量运动速度非常缓慢的参赛者，其中许多人几乎不出汗，但是他们也会频繁出现在供水点，接触到基本上无限量免费供应的饮料。所以毫不奇怪，其中有不少人，摄入的液体量超过损失量。

任何刺激饮水行为的因素，都可能对有脱水危险的人产生有利影响，显然适口性是其中的重要因素。有数个因素会影响到适口性。已经证明，与喝普通水相比，加入不同的调味剂可以增加液体的摄入量。Hubbard及其同事（1984）和Szlyk及其同事（1989）发现，加入调味剂，会增加长时间运动中饮料的摄取量（增加约50%）。在一项对青少年参与的运动试验中，Bar Or and Wilk（1996）指出，在运动期间，孩子们对所供应的各种饮料的摄取量，与其对饮料的口味嗜好关系很大。在这项研究中，当提供有葡萄味的饮料时，孩子们摄入的饮料量足以抵消出汗的损失量；而当提供其他口味的饮料时，摄入量则不足。然而，在许多类似研究中，当糖类和电解质的添加伴随着调味剂的加入，其研究结果必须谨慎解读。因为添加的糖对味道和口感有重大影响，而且添加的糖的种类不同，味道特征也有所不同。

如果在运动后做到有效复水，就需要补充损失的电解质，以及补充多于汗液损失量的液体（Shirreffs et al. 1996）。高钠含量的饮料会导致口感不适。通过用其他阴离子来取代平常使用的氯离子，或者通过摄取天然钠含量高和水分充足的食物和饮料，可以在很大程度上缓解这一问题。

14.9.5　摄入饮料的温度

摄入饮料的温度除了影响饮料的味道和愉悦感之外，还可能对运动表现产生影响。当摄入较凉饮料时，体内必须产热以将饮料加热到与体温一样。如果饮料摄入量大，饮料温度也较低，体温会出现明显的下降。众所周知，在热环境中长时间运动前，将身体浸入冷水以降低体温，可以改善运动能力（Gonzales-Alonso et al. 1999），并且有新证据表明，摄取凉冷饮料可能有类似的作用。Wimer和他的同事（1997）发现，在26℃、40%相对湿度下，以51% VO_{2max}强度进行2小时卧骑运动中，与摄取约1350ml 38℃的饮料相比，摄入0.5℃的相同量饮料，减弱了直肠温度的升高。Lee和Shirreffs（2007）证实了这一观察结果，他们发现，在25℃、相对湿度61%的适温环境中，以53%VO_{2max}强度蹬车90分钟，其间，急性摄入10℃的饮料1L，降低直肠温度升高的效果好于50℃的同量饮料。在环境温度适中（25℃，相对湿度60%）、运动强度为50% VO_{2max}、90分钟的蹬车运动中，分别摄入10℃和50℃的饮料，分4次摄入，每次摄入400ml，运动结束时直肠绝对温度的升高具有相似的情况。有人解释说（Lee et al. 2008a），摄入低温饮料和高温饮料，可能启动了适应的体温调节反馈机制。Lee等（2008b）随后报道，在湿热环境中（相对湿度60%，35℃），以66%VO_{2max}强度蹬车，运动前和运动中每隔一段时间摄入一次饮料，如果摄入饮料的温度为4℃，则蹬车到疲劳的运动时间出现延长；而摄入37℃的饮料，则运动能力没有改善。

14.10　个人补液需求的监测

每日都可以看到，即使在运动和环境条件相同的情况下，有些人比别人更能出汗。根据一些运动员所穿运动服上的结盐汗渍，就可以判断他们容易多汗。从前面章节所提供的信息可以明显看出，有些运动员比其他运动员喝了更多的饮料。运动员应该选择什么饮料，需要喝多少，这方面做得还远远不够。此外，必须记住的是，大多数实验室研究的受试者在运动前都经过充分休息，饮食良好，水合充足；而在现实世界中，许多运动员在运动前还处于前次运动的恢复中，并且运动还没有开始就可能存在体水不足。

运动前体水状态可以用几种不同的方法来评估，但是尿液指标，特别是颜色（Armstrong，2000）和渗透压（Shirreffs & Maughan，1998），也许最为可靠。数据表明，许多足球运动员训练开始时尿液渗透压就呈升高状态，提示体水明显不足（Maughan et al. 2004；Shirreffs et al. 2005）。有学者报道在一场足球比赛时也出现了类似情况，提供尿样的足球运动员中，有多达1/3的人，其尿的渗透压超过900 mOsm/kg（Maughan et al. 2007）。

通常建议运动员在运动过程中应该饮用足够的液体，以防止体重下降，这似乎表明液体摄入量弥补了汗液损失量。然而，由于能量物质的氧化供能，运动过程中身体质量会有一些下降，并且由于这些能量物质氧化形成氧化水，体水会有一些增加。目前还不清楚是否绝对有必要去补充所有的体液损失。有两个因素必须要考虑：一是体液亏损的程度，二是体重减轻的程度。还要考虑在哪种情况下，运动能力会下降。汗液丢失引起体重减少，而体重减少在一些与体重有关的项目中可能对运动有好处。在凉爽环境中运动，体重损失高达3%也许是可以忍受的，对运动能力没有损害；但在炎热条件下运动，只能忍受较少的体重损失（Coyle，2004）。因此，较为妥当的做法是，建议运动员在训练或竞赛期间监测自己体重的丢失，饮用足够的饮料，限制体重的丢失量，丢失量不要超过初始体重的1%～2%。这个建议考虑了个体在出汗率和补液行为上的差异，并且还允许运动员根据运动的时间、强度和气候条件，调整饮用的方案。不过，这却需要运动员本人必须愿意在训练中对自己进行一些简单的测量，以预测未来不同情况下可能出现的汗水损失。另一种可选策略现在已经变得流行起来，那就是告诉运动员，他们只需简单地根据口渴的感觉来饮水。虽然这种方法在某些情况下可能适用于某些运动员，但也有缺点。因为很难预测口渴出现的时间，口渴也并不总是体水状态的良好预测因素，特别是在较长时间的运动中，肠道在运动后期阶段对水的吸收功能很难保证。因此，在运动的早期阶段补糖补水是非常重要的，应提倡口渴之前进行补液。

14.11　补液的实际应用

明智的建议似乎是：跑步者应该服用足够的饮料，使体重的减少不超过体重的2%左右（Sawka et al. 2007），在炎热环境下运动，体重的减少也许还要控制得更加严格。这个建议仅对那些在训练中验证过不同补液方案的个体有帮助，但不适用于那些为了慈善筹集资金或其他原因参加马拉松而没有进行过任何补液准备的个体。

如上所述，运动期间摄入饮料有明显的益处，应鼓励参加耐力项目的运动者规律性补液。然而，有必要懂得一些常识：在寒冷的日子里慢跑很少或不出汗者，其基本需要是补充碳水化合物，饮用少量高浓度的糖饮料将是一个有效的策略；热环境下跑速较快者也许需要更多的补液量，而且是低浓度的糖＋电解质饮料，这样才更有可能提高运动能力（Coyle，2004）。

碳水化合物和液体补充是否合适，取决于许多因素，包括运动的强度和持续时间、环境条件及个人出汗率。为了制订一个完善的营养策略，需要得到有关个体出汗率的先行资料。应该给出需要补液和补糖的绝对值。糖的需要量可从图14.1进行预测。补糖和补液的内容和形式取决于个人喜好、耐受性和实操性等因素。

小结

　　补液和补糖可改善许多体育比赛和运动锻炼的运动表现。脱水对运动能力的影响已经众所周知，其后果轻者如因少量体液亏损引起运动能力的稍微下降（但这对比赛却至关重要），重者如在热环境下运动，导致大量体液丢失，引发的严重健康风险。尽管运动中补糖可以改善运动表现的证据已经存在了70多年，但运动科学家们仍然在探索所有的可以改善运动能力的条件因素，并试图解释所涉及的机制。显然，已经获得了大量的证据，而且还在持续增长，这些证据支持运动中补糖可以改善运动能力，包括各种耐力运动项目及间歇性的团队运动项目。同样越来越清楚的是，补糖提高运动能力的效益不局限于预防肌肉疲劳和维持体能输出，对运动技能、运动感知力和运动主动性等方面的改善作用在某些场合下更加显而易见。运动过程中补糖和补液的最优方案要根据具体情况而确定，如赛事或运动中补糖补液的时机、胃肠舒适度等。个体的生理和生化的差异会影响能量物质利用和汗液损失，因此运动员必须根据个人情况，制订个性化的补糖补液方案。

*声明：本章作者之一的James Carter，就职于百事可乐股份有限公司旗下的佳得乐运动科学研究所（GSSI）。本章手稿中表达的观念仅代表该作者个人的学术观点，并不一定反映百事可乐股份有限公司的

立场或政策。

应用提示
Michelle Minehan

在体育活动中，最佳的补充体液和能量物质方案应根据个人需要而定，实践中还要进行微调。下述的补充策略仅作为不同类型体育运动补充策略的引子。

非耐力型体育运动：小于30分钟的运动项目

▶ 主要关注点：让补液对竞赛的干扰最小化。

▶ 建议：

－ 在体水充分条件下开始运动。

－ 在比赛的间歇时间里补充体液损失。

▶ 运动员在体水不足状况下进入比赛，通常有两种原因：一是没有补偿日常的体液损失，二是要在体重分级性项目中控制体重，有意采取的脱水策略（参见第8章）。在体水不足状态下运动，会增加热损伤的风险，并可能降低运动能力。

▶ 在运动时间不到30分钟的比赛中补充液体，对运动能力没有任何好处，因为在比赛的规定时间内，身体无法利用补充的体液。然而，摄入液体可以提供一些好处，例如减轻口干和改善疲劳感觉。在小于30分钟的运动期间补液，既有上述的各种好处，也有潜在的不利因素，如体重增加、为了喝取饮料不得不减速等，运动员必须权衡利弊。

▶ 参加晋级赛或多次性比赛项目的运动员，应争取在2场比赛之间进行补液复水，以避免在整个赛事中发生渐进性脱水。

30 ~ 60分钟的运动项目

▶ 主要关注点：摄入液体和补糖时机。

▶ 建议：

－ 体水充分状态下开始运动。

－ 使用已经在训练中尝试过的体液补充方案；以舒适的速度补充；该补充速度实践中已经证明足以补偿因出汗丢失的体液；避免让脱水发展到引发健康问题的程度。

－ 使用凉爽（10 ~ 20℃）的饮料，口感宜人，并含有糖。

－ 定时摄入饮料，保持胃容量不会过大，同时增加液体的可利用性。

－ 充分利用运动项目的规则和条件，抓住一切机会进行补液。

－ 在比赛间歇时间里补充体液的损失。

▶ 从理论上讲，在炎热环境下，运动员应该补液充足，以抵消大部分的体液损失。在实践中，运动员应该根据适宜性和实用性进行补液，防止脱水达到引发问题的程度，但不要超过汗液流失量，以防止在运动过程中增加体重。个体之间胃排空速度、排汗量和对补液的容忍量差异很大。因此，每个运动员必须制订个性化的补液方案，综合考虑胃肠不适、花费时间服用饮料等不利因素，以及减轻脱水提高运动能力的有利因素，取得平衡。通过在运动前后称量运动员的体重，估算体液丢失量，以指导补液量（框14.3）。然后可以制订补液方案，并在训练中进行实践，然后再精确细化。通过试验和练习，运动员有可能训练自己更多补液的容忍度，并学习补液的速度，使之与其汗水损失相当，这很有实用性和必要性。在比赛中应用复水方案之前，一定要在训练中多加尝试和反复练习。

框14.3　估算汗液丢失量的快速方法

1. 运动员在训练前后称重，尽量少穿衣服，毛巾擦干身上汗液后再称体重（可知体重变化量）
2. 监测训练过程中摄取的液体量

3.任何如厕前后，称量体重变化（可知尿量和粪量）

出汗量（ml）＝体重变化量（g）＋液体摄入量（ml）－尿量（g）

注：此计算没有考虑长时间运动中发生的体重变化，该体重变化是汗液丢失以外的其他因素所致。这些因素包括由于能量物质氧化代谢引起的体重变化，以及在这些代谢反应中生成的水。在长时间的剧烈运动中，这些因素变得很重要（引起1%～2%的体重变化）。监测体重的变化而不纠正这些因素，将会高估液体的真实丢失量。

▶ 补液的量比何时补液更为重要，但定时饮用会有助于维持胃排空的高速度，因为当胃容量较高时，液体会更快地从胃排出。应该在比赛早期开始补液使脱水最小化，而不是在比赛后段试图扭转严重的体液亏空。

▶ 使用含糖溶液含漱口腔，有可能提高运动能力。可以考虑每隔一段时间含漱含糖饮料约5秒。如果愿意，含漱后可以将糖饮料咽下。

▶ 在短时间运动中不需要补充氯化钠，但在运动饮料中添加氯化钠，可能会促进液体滞留在细胞外液中，有助于保持机体对饮料的渗透驱动力，并改善饮品的口感。下列几种情况存在下人们会在运动中摄取更多的饮料：口感怡人，饮料温度凉爽（10～20℃），瓶器适手，容易摄入。

▶ 某些运动场所的规则和条件限制了补液的机会。每个运动员都必须发现补液的机会，并练习利用每个机会的方案。无板篮球、篮球和足球等体育比赛规定，只能在比赛暂停时才能服用饮料，而饮料只能从场外获得。球员需要练习如何快速到达边线，如何快速分发饮料瓶。其他运动如美式橄榄球的规则，允许教练员在场上提供额外的饮料。教练需要监测球员，确保饮料发到每一个球员的手中。球员必须努力寻找教练，表达他们对饮料的需求。Burke（2008）在一篇综述中讨论了团队比赛中如何获得补液机会。参加个人项目的运动员需要练习补液技能，如边跑边喝，从饮水站抓取饮料瓶等。

耐力运动：持续1～2.5小时的项目

▶ 主要关注点：液体和糖的补充。

▶ 建议：

— 体水充足时开始运动。

— 使用已经在训练中练习过的补液方案，饮用速度要舒适、可行，补液量足以抵偿出汗损失的体液，避免脱水发展到引起问题的程度。

— 注意不要补充过量的液体（超过出汗量），这样会增加运动中的体重。

— 使用凉爽（10～20℃）的饮料，口感宜人，并且含糖。

— 在运动初期就开始补充液体，并继续定时服用，以保持胃容量，促进液体的吸收利用度。

— 根据运动强度，可计划在运动中每小时补糖30～60g。

▶ 已经证明，运动期间补糖可以改善运动时间持续1小时左右的运动能力，否则会发生疲劳。一般建议每小时补糖30～60g。大多数运动饮料含糖60～80g/L，使得补糖量的要求很容易实现。随着糖浓度增加，胃排空减慢，根据个体的忍受程度，还可选择更高糖浓度的饮料，如软饮料和果汁饮料。只要果糖不占主导地位，蔗糖、葡萄糖、果糖和麦芽糊精之间的任何组合形式都可以应用于糖饮料。

▶ 运动饮料通常是为了满足大众化需求，适合一般的体育赛事。对于有些人来说，在某些特定情况下，可能需要改变常规的运动饮料配方。在补糖优先于补液的情况下（如在寒冷条件下进行长时间运动），糖浓度更高的饮料可能更好。相反，当补液大大优先于补糖的情况下，如在极热条件下运动，糖浓度较低的饮料（如4%）可能更加适合于改善运动能力。在温度适中环境下运动，通过摄入大量的运动饮料，会自动增加糖的总摄入量。

▶ 根据个体的爱好和习惯，碳水化合物可以液体、半固体（凝胶）或固体的食物形式被消费。运动员可以获得各种各样的标准食品和运动食品。运动员应该尝试和练习不同的食物组合，以便同时满足液体和碳水化合物的需求。具有甜味和咸味的食品组合可用于长时间的运动。

长于2.5小时的运动

- ▶ 主要关注点：液体＋糖＋钠的补充。
- ▶ 建议：
  - 体水充足时开始运动。
  - 使用已经在训练中练习过的补液方案，饮用速度要舒适、可行，补液量足以抵偿出汗损失的体液，避免脱水发展到引起问题的程度。
  - 注意不要补充过量的液体（超过出汗量），这样会增加运动中的体重。
  - 使用凉爽（10～20℃）的饮料，口感宜人，并且含有糖和钠。
  - 在运动初期就开始补充液体，并继续定时服用，以保持胃容量，促进液体的吸收利用度。
  - 根据运动强度，可计划在运动中每小时补糖30～90g。
  - 计划通过运动饮料和食物来补钠。
- ▶ 高速竞赛时，应该考虑快速补糖（90g/h），并应用葡萄糖、果糖及其他不同吸收通道的碳水化合物的混合物。在比赛之前练习如何补糖，可使肠道适应并耐受高通量和高吸收。
- ▶ 低钠血症在超长耐力项目中有可能发生。应该食用含有氯化钠的饮料（或食物），将有助于补充因汗液而丢失的钠。然而，低钠血症的主要原因是过多的水分补充，即补液的速率超过了汗液损失的速率。运动员不应该喝过量的饮料，以免在比赛中增加体重。事实上，在长时间的运动中，体重减少1%～2%，从原因上看，可能是与汗液损失无关的其他因素；从对运动能力影响的结果上看，也是可以接受的。

技巧型运动

- ▶ 主要关注点：液体＋糖的补充。
- ▶ 建议：
  - 体水充足时开始运动。
  - 使用已经在训练中练习过的补液方案，饮用速度要舒适、可行，补液量足以抵偿出汗损失的体液，避免脱水发展到引起问题的程度。
  - 使用凉爽（10～20℃）的饮料，口感宜人。
  - 按计划摄入与平常相同的每日糖摄入量。
- ▶ 射箭、射击、保龄球等体育项目可能需要长时间的比赛，但这些运动有氧代谢耗能量很低。喝凉爽可口的饮料会促进液体的摄取。由于有氧代谢需求低，各种形式的碳水化合物都可以利用。运动员需要按照比赛日程时间表，制订补液和补糖的方案。

（艾　华　译　艾　华　校）

述评5：

补液指南
ALISON GARTH & LOUISE BURKE

近年来，科学界和体育界人士就运动时补液指南的实际应用进行了热烈的讨论。虽然由专家组制订的补液指南已经从高度规范化的一揽子建议发展到个性化的方案，但是在比赛中执行这些建议的实际情况还是很复杂。Garth和Burke（2013）在近期的一篇综述中提示，运动员在竞技体育赛事期间补液的模式和驱动因素是多方面的，导致液体摄入量和汗液损失量在项目间和比赛场次间变化很大。

在所有的运动个人和体育活动中，一系列因素影响运动员在运动中补充体液损失的能力和欲望，其中许多因素运动员无法控制。这些因素可包括以下几条。

- ▶ 口渴。
- ▶ 疯狂饮水或勉强饮水的遗传倾向。

- ▶ 体液丢失的认知（或感知）。
- ▶ 有关脱水或过度复水的信念（或教育）。
- ▶ 饮料的可获得性。
- ▶ 补液的机会。
- ▶ 饮料的适口性（如味道、温度）。
- ▶ 胃肠舒适度。
- ▶ （担心）引起排尿。
- ▶ 使用液体作为其他成分的载体（如碳水化合物）。
- ▶ 期望饮料的特定性质（如温度）。
- ▶ 运动期间减少体重的愿望或要求。

进一步增加实施补液指南的细则是因为，对于补液，每项运动赛事都有其独特的时机和难度，只有考虑周全，才能达到补液的要求（表C 5.1）。在某些情况下，运动员可以预测这些因素的影响，并相应地计划他们的液体摄入量（如水站之间的距离）。然而，有些影响因素（如比赛战术、非正式的比赛暂停）则无法预测，并且这些影响因素在同一项目不同赛次之间通常会发生变化，使得运动员的补液计划极具挑战性。

本述评将简要概述所选体育项目的比赛中影响体液平衡的关键问题，并深入分析文献的结论观点和运动员通常的做法。为了全面回顾这一主题，我们请读者参阅一篇综述（Garth & Burke 2013）。

表C5.1　竞技体育赛事期间影响补液的因素

项目类别	注解
单日耐力赛和超长耐力赛（如长跑、公路自行车、铁人三项）	• 运动员必须在"运动中"补液 • 当饮料由供水站提供或有人将饮料递过来时，补液的可能性增加 • 因担心获取和摄入饮料会挤占比赛时间，可能导致补液机会的丧失 • 因技术动作的要求，可能会限制补液的机会（例如，山地自行车计时赛下坡骑行时，车手须保持流线型姿势） • 在运动训练中，边练边喝的方法要多加练习，以增加比赛中补液的机会 • 饮料背包和防溢瓶等装备的利用，可能会增加补液的可能性 • 运动员可能会故意在运动过程中出现体液不足，以提高做功/体重比值
多日超长耐力赛事（如自行车多日分段赛、探险赛）	• 注解同上所述，另外注意： 　— 可能会在第一天发生体液亏损，并延续到第二天 　— 探险赛一般要求参赛者自备自带补给物资
团队和球拍类运动 1. 户外：足球、网球、曲棍球、板球 2. 室内：篮球、壁球、羽毛球	• 补液的时机包括比赛中断或暂停时，只有此类项目才有这样的机会（例如暂停休息、交换场地、中场休息、换人、自由球员轮换） • 下列情况获得饮料的可能性增加：饮料供应处靠近比赛场地；比赛规则允许补液；教练员可以将饮料递给运动员 • 在一些团队项目中，有静脉补液的习惯，可以在比赛中或联赛中的比赛之间进行静脉补液 • 个体化的饮料瓶可使运动员掌控本人的补液总量，借此提示并促进复水行为，并更容易拿到属于自己的饮料瓶 • 在一些团队运动中，有一种习惯性思维，认为训练中脱水可以"锻炼"运动员，或帮助达到减重目标；但这可能会影响比赛的正常发挥
短时间、高强度、力量爆发性项目（如100～1500m速跑、跳跃、投掷、场地自行车）	• 在比赛过程中没有必要、也没有机会去补液 • 两轮比赛之间有补液的机会 • 补充的饮料可能需自备
体重分级比赛项目（如摔跤、拳击、武术、轻量级赛艇、举重）	• 由于大部分体重分级项目的比赛时间都比较短，所以赛事中的补液限于体重称量与比赛开始（包括热身）之间，或同一日单次比赛之间（如武术比赛或赛马会） • 虽然职业拳击有机会在回合之间休息时补充液体，但可能受到胃肠道舒适度的影响 • 需要进行教育，尽量不要依赖脱水的手段减轻体重

续表

项目类别	注解
技巧项目（如高尔夫、射击、射箭）	• 当比赛区域较为偏远时，获得饮料的可能性减少 • 通过饮料站或让球童携带饮料，增加补液的可能性 • 比赛轮次之间，可能有机会补液
水中项目（如游泳、水球）	• 在泳池的游泳比赛中，没有必要或机会去补液 • 在开放水域游泳比赛中，补液的可能性受到食品站或食品船的限制 • 水球比赛中可能有机会补液，如换人时和每节比赛之间 • 在游泳池边上放上饮料瓶，可以增加补液的可能性 • 补液时存在意外喝入池水的可能性
水上项目（如赛艇、皮划艇、帆船）	• 在时间很短的比赛中没有必要也没有机会进行补液（如传统赛艇和皮划艇） • 服用液体受到船舱空间的限制 • 由于划船或帆船活动通常涉及双手，因此补液的机会仅限于休息时 • 在耐力划船项目中，运动员经常使用饮料背包
冬季项目（如高山滑雪和越野滑雪、滑冰、冰球）	• 在偏远区域比赛或气温低于零度（饮料冻结）时，补液的可能性下降 • 提供温暖的液体，可以增强补液的意愿 • 运动员可能会有意识减少补液，以避免在没有厕所设施的环境中排尿
汽车运动	• 使用饮料背包，有助于获得饮料和补液的机会 • 运动员坐姿使腹部压力变大，致使补液机会减少

单日耐力赛和超长耐力赛

除了比赛的强度和持续时间之外，户外环境条件（如温度、湿度、风速、海拔高度）和地形对个体汗液损失有重要影响，因此也决定了比赛期间需要的补液量。在大多数耐力和超长耐力比赛中，补充的液体可能也是主要的营养素来源，这些营养素包括碳水化合物、电解质和咖啡因。对于这些运动员来说，摄入液体是一个挑战，因为他们必须边动边喝，这有可能导致胃肠不适和饮料呛出。在精英赛事中，补液的机会可能会受到比赛战术的严重影响，如果运动员放慢速度去补液，其他竞争者就有可能借此机会抢占有利位置或超出。尽管在许多比赛中，除了赛事组织者提供的饮料外，运动员也可以（或被要求）携带自己的补给品，但是，通常获得饮料的机会由补给站的位置所决定。

运动的方式也影响出汗量和补液量。在自行车比赛中，风速可增加降体温的效率，帮助体温下调，从而降低出汗率；运动员通过尾随战术，可减少功率输出，降低出汗率。在单日耐力赛事中，通常可观察到体重减少1%～3%，补液量为400～800ml/h。在超长耐力赛事中，体重似乎减少更多（3%～5%），同时补液300～1000ml/h。通常赛跑项目中补液量低于自行车赛事，这可能是由于胃肠舒适感和饮料的易获性有所不同。但是，应该指出的是，参加耐力或超长耐力赛事的运动员，个体之间差异很大，一些运动员可能会过度补液。

多日超长耐力赛事

影响多日超长耐力赛事中汗液损失量和液体摄入量的因素与单日项目中所注明的因素类似，有所不同的重要一点是，比赛第1日的摄入量可能会显著影响整个赛事的能量、碳水化合物和液体的需要量。另外，来自第1日的体液亏空可延至随后的比赛日。通常可以看到，参加多日超长耐力比赛的运动员，体重损失一般小于3%；如果气温非常炎热，损失可能超过3%。

补液量呈高度个性化，据报道，一般介于300～1000ml/h。

团队项目

团队项目比赛中，赛事间和赛事内的可变性、无法预测性以及高强度的运动模式，都是影响汗水损失的因素。即使是在同一赛事的不同比赛场次中，球员个人也可能有不同的比赛状况，这可能由下列不确定因素所决定：比赛计划的改变，换人导致上场时间的改变，加时赛或非正式比赛中断而造成总比赛时间的改变等。在所有的体育项目中，环境条件都会对出汗率产生很大影响，然而，户外的团队项目受到的影响比在场馆环境可控的室内团队项目大得多。许多运动项目还要求运动员穿上厚重且不透气的防护服，这会增加汗液的损失。

根据比赛安排的不同，团队运动员还可能带着前一场比赛引起的体液亏损开始本场的比赛。在比赛中补液的机会取决于比赛的规则：在一些项目中，运动员几乎可以自由饮用液体（如那些高频率换人的运动员和可将饮料带进球场的体育官员）；而在另一些项目中，运动员只有很少的补液机会（如足球或曲棍球的中场休息时间）。对于室内的团队项目，或在凉爽及温度适中的条件下比赛的室外团队，运动员体重丢失一般小于2%；而在高温条件下进行的户外运动，体重损失可高达4%。

补液量通常在300～800ml/h（尽管曾观察到，室内运动中，在饮料极易获得条件下，运动员补液量超过1000ml/h）。

球拍类项目

类似于团队项目，球拍类项目的特点是间歇性、高强度的运动模式，不同比赛场次和同一比赛中的比赛时间和强度变化不定。不同项目之间的环境条件有所不同，有气候可控的室内场地，也有室外场地，甚至两者的结合（如关闭顶棚的网球场）。赛事通常为数日内的多场比赛，这增加了体液不足从前一场比赛拖到下一场比赛的风险。

对室内球拍类项目的出汗率如壁球、乒乓球或羽毛球，知之甚少，因为目前有关球拍类项目的文献都是有关网球的。研究网球比赛的结果表明，高温条件下的出汗率为800～2000ml/h，比在温凉条件下的出汗率（600～1000ml/h）高得多。

补液量通常在800～1000ml/h，大多数运动员的体重损失一般小于2%。

水中项目

水中运动发生在湖泊、河流、海洋或温控水池中。既有个人项目（如游泳），也有团队项目（如水球）。水可引起高对流性体热丢失，致使出汗率低。在许多水中项目运动中，由于比赛持续时间短，运动中没有必要补充液体。在长距离开放水域游泳比赛中，运动员可以从指定的补给船或浮舟上获取饮料。参加水球比赛的运动员获取饮料的机会只限于正式休息和暂停时间内。

由于是水中环境，测量体液损失量和摄入量天生就很困难，因此在该领域发表的文献非常少。不过，水球运动员和开放水域游泳运动员的液体摄入量估计为400～500ml/h，体重损失远小于1%。

水上项目

尽管在短暂的水上运动（如奥运会赛艇或皮划艇比赛）中不需要补液，但是在长时间赛事（如帆船赛或耐力划桨）中，补液机会可能极具挑战性，因为许多比赛动作要求双手同时使用（如绞盘、划桨）。环境条件，如高温、风速和海浪，以及不同任务或位置对体力的要求，都会影响体热产生和体温调节，进而影响出汗。比赛战术也可影响比赛中补液的机会。饮料获取还受限于携带饮料的能力，因为补给品携带量必须考虑船体载重和空间限制等条件。对水上运动的体液平衡研究很少。来自帆船赛事的研究表明，大多数运动员的体重损失维持在2%以下，但是如果限制补液的机会，根据船员在船上的位置不同，可能会导致更多的体重损失。

据报道，液体补充量介于100～600ml/h。

冬季项目

广泛开展的冬季运动为液体补充提供了各种各样的生理性和实践性挑战和机会。虽然比赛发生在寒冷的环境中，但防水服、防寒服及保护装备却能够限制体热散发，导致汗液损失增加。在偏远地区运送饮料的困难，防止饮料结冰或要求给饮料保温，避免排尿（由于缺乏如厕设施或难以脱下比赛服装），以及在寒冷中口渴感的减少，这些情况均可有意或无意地减少液体的补充量。一些冰雪运动要求优化功率/体重比（如空中技巧滑雪或无舵雪橇），有些团队运动（如冰球）的规则要求，也可以影响补液的机会和补液的意愿。关于冬季运动中体液平衡的研究很少，大部分研究集中在冰球比赛上。根据补液量的研究结果，显示冰球比赛中汗液丢失量还是比较大，但总的体重损失并不大。

小结

　　正如本述评所强调的那样，在实施补液指南时，运动员在比赛期间可以使用系列的补液方案来补偿体液损失。当指导运动员补液时，应强调补液方案的个性化和灵活性。应将补充的饮料视为整体营养计划中的营养素或特殊营养物质的来源之一。

（艾 华 译 艾 华 校）

参考文献

第15章
训练和比赛后恢复期营养

Louise Burke

15.1 引言

在运动营养的许多领域，在每一项新起的热门研究上，差不多都经历过一个似曾相识的研发轨迹。故事通常从人们对该领域缺乏兴趣和认知开始。然而随着某些重要的研究成果或运动实践奇迹的出现，一下子吊起了运动营养界各个层面人们的胃口。动力产生了，随之而来的事情就是把新的理论知识转变为实践应用及为其制定应用指南。人们利用各种条件和资源进行研发，并带来市场效应，相关的体育圈里忽然间充斥着各种专家、特殊设备和必用产品。大众市场和业余运动员对研发成果的滥用进一步将信息简化为"一法通用"，不仅声称具有必要性和普遍性，还适用于所有状况和个体。然而，就在关注度达到顶峰之时，新的证据又出现了，显示情况远比之前想象的复杂。人们这才意识到，他们不切实际地高估了该成果的重要性、普遍性及问题的严重程度。更糟糕的是，人们发现一些新推荐的方法不仅是无效的，也是没有必要的，甚至实际上可能是有害的。而恢复期营养这个问题就为本段一开始所称的研发轨迹提供了一个典型案例。

本章在若干方面对"恢复期营养"进行了更新，并做了更为细致的讨论，包括各种运动后恢复性饮食方案的成本效益分析。本章还阐述了如何将这些讨论内容融入训练期饮食中碳水化合物（carbohydrate，CHO）摄入量的最新指南，包括限制碳水化合物可能对某些方面的适应更加有利。

15.2 恢复性饮食的不同目的

运动员通常进行大强度训练，每日进行一次或多次长时间的高强度运动，一般在两次训练之间有6～24小时的恢复时间。在一些体育项目中，比赛作为系列赛事或分阶段进行。例如在游泳或田径等运动项目中，运动员被安排参加若干简短比赛，或参加一系列包括预赛、半决赛和决赛的比赛，通常每日进行一次或一次以上的比赛。在网球和团队项目淘汰赛或自行车分段赛中，参赛者可能需要每日进行一次或多次长时间的比赛，赛期持续1～3周。即使运动员每周定期参加比赛，也需要最佳的恢复，以便使运动员保持体能和技能，有助于赛期间的训练或比赛。

对于一名当代的运动员，其训练和比赛的时间表往往纷乱零碎，因此可以理解，人们会把注意力集中在有效利用两次训练之间的时间段上，采取相应的策略。的确，运动营养一直是蓬勃发展的相关产业的受益者，该产业催生了恢复中心和专家。然而，一种怀疑的观点认为，恢复性饮食被许多运动员错误理解和实施，他们把其看作一种理所当然的需求，甚至是一种借口，在每次训练或比赛后都要大吃大喝，还往往选择消费那些营养不佳的食品或昂贵的补充剂，配以异国情调的鸡尾酒。往好里说，这种误导性的恢复性饮食只会导致钱包不必要的缩小；往坏里说，这可能会导致营养问题，如由于不必要的过多能量摄入而导致体重的增加，对于促进最佳运动后恢复和训练适应而言，这甚至可以说是一个败招。

已经认识到在运动员的训练和比赛计划中，运动后营养方案应该得到改进，包括个性化和阶段化。

恢复性饮食的一个新概念是，在不同的训练或比赛阶段需要采取不同的策略，要明确运动后恢复阶段有2个独立的目标。

1.恢复第一次训练或比赛造成的身体营养物质的损失及变化，以保证下一次训练或比赛的运动水平。

2.促进对训练或比赛性压力和刺激的适应性反应，以便使身体变得更好，逐步适应运动的特点，这对运动表现非常重要。

显然，比赛日程中各轮赛事之间营养的主要焦点是尽快恢复体内平衡和耗尽的营养储备，以使运动能力恢复到最佳水平，或者至少比对手或其他竞争对手恢复到更好的水平。这也是重点训练期间的营养焦点，通过这些训练，运动员需要在强度、速度、技术或技巧等方面取得更好的运动表现。相反，一些低强度训练或低水平赛事则不会对运动员产生较高的要求，也就没有必要进行任何特殊的运动后饮食措施。然而，也有可能在其他情况下，运动员可能故意避免采取积极的恢复性饮食策略，甚至可能避免摄入恢复体内平衡所需的营养物质。这可能是因为运动员的首要任务是完成恢复的第二个目的，即促进对训练刺激的适应。

营养再储备和运动适应性这两个恢复期的目标会经常重叠，或者用于实现一个目标的策略通常也会促进另一个目标。这是运动营养学中出现的几个新课题。我们从中认识到，通过采用与促进营养再储备相对立的实践方法，可以对运动刺激产生更好的适应性。第一个场景涉及一个被普遍称为"低练"（train low）的概念，它探索了一个假设，即当生理和生化环境不是最佳的时候，可以对相同的训练刺激实现更大的适应。这一概念最常应用于碳水化合物可利用性（carbohydrate availability）的问题上，或更具体地说，就是在肌糖原储备较低的时候进行训练，这一内容将在15.4.2中有更详细的探讨。而且，有证据表明"低练"的概念可能在其他领域也有应用，如有意在体液不足的情况下进行训练，以加快在炎热天气中运动的适应过程（Garrett et al. 2014）。

第二个场景可以通过这样一个概念来解释：在运动过程中机体可发生一些"破坏性"变化，这可能引发某些细胞信号，而这些细胞信号对促进适应性重塑过程很重要；运动引起的氧化损伤或炎症反应尤其是这样。尽管快速解决这种损伤的策略可能有助于身体更快地恢复其原本的功能，但它也可能关闭促进长期的适应过程，而适应可以逐渐增强原本的功能。目前，这种情况还不太被人们所理解，但最好的例证是关于摄入抗氧化和抗炎的营养素或化学物质的问题。这一问题的简单表述是，当这些化学物质被大量使用时，也许可以达到短期内恢复的需要（如通过减少上一场比赛的破坏性影响，以使下一场比赛有理想的表现），此时它们可能是有益的；然而，如果长期使用它们，可能会钝化每个训练环节的适应过程，导致对长期训练适应能力的下降。事实上，一些研究称，与服用安慰剂对照组相比，长期补充维生素C和维生素E等抗氧化剂（Gomez-Cabrera et al. 2008；Ristow et al. 2009）或辅酶（Malm et al. 1997）会干扰机体对训练计划的最佳适应，导致运动表现和机体功能受到影响。这一内容在第12章和述评4中有更详细的介绍。

除了上述2个运动后恢复期的主要目标之外，对恢复性饮食的进一步区分是因为认识到，运动员在每次训练或比赛中遇到的特定生理压力会有所改变。每个训练过程中，运动员的生理变化也会有所不同，如出汗、肌肉能量物质储备消耗、蛋白质合成刺激、身体损伤、代谢干扰等。恢复性饮食的策略需要解决的就是再恢复的程度，包括体内再平衡和适应性的促进，这不仅取决于特定的训练或比赛，也取决于以下措施。

▶ 肌糖原和肝糖原储备的恢复（"复能"，refuelling）。

▶ 补充因出汗丢失的体液和电解质（"复水"，rehydration）。

▶ 用于修复和适应的蛋白质合成（"重建"，rebuilding）。

▶ 其他系统的适应性反应，如免疫系统、炎症系统和抗氧化系统。

因此，需要不同种类和数量的营养素来恢复正常状态。将这些营养物质尽快输送到身体里非常重要，这取决于这些营养物质是否有不同的处理、运动后补充的阶段以及恢复所需的时间。最重要的是，每次训练都应该有自己的恢复性饮食计划，而且可能因人而异。

最后，每个恢复性营养计划都需要有机地融入运动员的整体营养目标，着重解决运动实践中的难点和重点。如果要使恢复性营养策略对长期性营养目标做出经常性贡献，那么，它们必须与其他要求或目标相互补充，这些要求或目标与体质管理、特殊营养素需求、健康饮食目标实现及运动员的食物偏好和社会就餐频次有关。另一方面，如果有针对单一比赛的特殊恢复性营养计划，则可能不需要考虑这些与长期营养目标有关的问题。在许多情况下，训练或比赛后的最佳恢复只有通过一个特别设计的营养方案才能实现，该方案针对运动员运动后体液和食物摄入计划的一些实际干扰因素而专门设计（框15.1）。这对旅行中的运动员尤其重要，因为他们可能会面对难以接受的外域食物的挑战。第24章对旅行中运动员的需要有特别的介绍。

框15.1　影响运动后液体和食物摄入的因素

- 疲劳，可影响拿取或进食食物的能力和兴趣
- 高强度运动后食欲缺乏
- 运动场地对摄食或得到适口食物的条件限制
- 运动后要做其他的任务或优先要做的事情（如教练总结会、药检、设备维护、放松整理活动、专项促恢复方法如冰疗或水疗）
- 惯例的赛后庆祝活动（如过量饮酒/酒精摄入过量）

本章只讨论营养恢复问题中关于复能和复水的细节，因为本书的其他章节会介绍恢复问题中的蛋白质及重建（参见第4章）、抗氧化系统（参见第12章和述评4）和免疫系统（参见第23章）。

15.3　影响运动后肌糖原储备的因素

肌糖原的消耗殆尽为其自身的再合成提供了强大的动力（Zachwieja et al. 1991）。即使在运动后饮食中缺乏碳水化合物的情况下，肌糖原储备也会以较低的速率恢复，每小时1～2mmol/kg湿重肌肉，其中一些底物由糖异生所提供（Maehlum & Hermansen，1978）。在没有额外碳水化合物摄入的情况下，高强度运动导致的运动后高乳酸水平似乎与糖原储备的快速恢复有关（Hermansen & Vaage，1977）。中等强度运动后，肌糖原合成依赖于外源性碳水化合物的供应。调节葡萄糖进入细胞的因素可影响糖原储备的恢复速度，如胰岛素或运动可刺激GLUT4蛋白转运体转位到肌细胞膜（McCoy et al. 1996）。调节葡萄糖利用的因素也决定糖原恢复速度，如糖原合成酶的活性（Danforth，1965；McCoy et al. 1996）。这些因素的变化可导致肌糖原的双相存储模式，或随着时间的推移，肌糖原存储速率下降（Ivy & Kuo，1998）。肌纤维细胞的损伤可影响肌糖原的储存，如由离心运动或直接撞击引起的肌纤维细胞损伤（Costill et al. 1988；Costill et al. 1990）。

肝糖原储备比肌糖原储备更不耐消耗，可能会因一夜禁食或一次长时间运动而耗尽。由于在获取人体肝活检样本方面存在实际困难，有关增强肝糖原储存恢复措施的人体研究较少。尽管如此，人们一般认为，一次富含碳水化合物的膳食就可以恢复肝糖原，并且摄入果糖可能比葡萄糖导致更高的肝糖原合成速率（Blom et al. 1987）。事实上，有学者提出，运动后联合摄入葡萄糖和果糖（特殊饮料加上选择性食物），可能会同时恢复肝糖原和肌糖原，从而达到更好的恢复效果，如果在随后的4～6小时再进行运动训练或比赛，会有更好的运动表现（Gonzalez et al. 2017；Fuchs et al. 2019）。相关的支持理论包括将具有非竞争性吸收机制而吸收路径不相同的各种糖联合摄入，在肠道可产生更大的总糖吸收率（详见第14章）。此外，果糖与葡萄糖在肝中有不同的代谢途径，这有助于增加肝糖原的储存速率（Gonzalez et al. 2017；Fuchs et al. 2019）。不过这些理论还需要进一步验证，因为有研究表明，第一次运动后根据能量消耗补充碳水化合物，分别采取果糖加葡萄糖混合物和单独葡萄糖的恢复措施，随后的第二次耐力运动表

现显示，这两种措施均产生了效益（Maunder et al. 2018），但另有研究却称，2种措施的结果并没有差异（Podlogar & Wallis，2020）。

同时，有研究报道，在运动后恢复期的前12小时内，肌糖原储备恢复的最大速率范围为每小时5～10 mmol/kg（湿重肌肉）（Blom et al. 1987；Ivy et al. 1988a；Reed et al. 1989）。Coyle认为，当平均肌糖原储存率达到每小时5～6 mmol/kg（湿重肌肉）时，肌糖原在运动耗竭后要恢复到正常水平需要20～24小时（Coyle，1991）。现实生活中，许多运动员训练或比赛之间的恢复时间通常比这短得多。如果下一场训练或比赛中的表现受到肌糖原储备的限制，那么提高肌糖原储备复原速率的措施将很有价值。下面将讨论可增强或减弱肌糖原储备恢复速率的几种饮食因素。

15.3.1　碳水化合物的摄入量

影响肌糖原储备的最重要饮食因素是碳水化合物的摄入量。根据一项研究总结，肌糖原耗竭性运动后24小时恢复期内，碳水化合物摄入量为7～10g/kg体重，监测肌糖原储备恢复的状况，发现在最大肌糖原储备量或阈值到达之前，膳食碳水化合物摄入量与运动后肌糖原储备恢复之间，存在直接和正相关的关系（Burke et al. 2004）。由于以上信息来源于运动后恢复期间肌糖原储存的研究，而运动则要求耗尽肌糖原储备（Burke et al. 2004），因此应该注意，对于那些训练中没有完全耗尽肌糖原储备的运动员来说，每日总碳水化合物的需要量应该低一些，而对那些连续大运动量训练的运动员，每日总碳水化合物的需要量则应该高一些，以满足肌糖原储备复原的要求。例如，训练有素的自行车运动员，每日进行2小时的训练，每日给予12g/kg体重碳水化合物1周后，其肌糖原含量高于每日给予10g/kg者（Coyle et al. 2001）。此外，环法自行车比赛中运动员每日骑行至少6小时，他们会自动摄取12～13g/（kg·d）的碳水化合物（Saris et al. 1989）。已经有研究称，在低至中等强度运动期间，摄入大量碳水化合物，会增加训练期的净肌糖原储备量，这种情况尤其发生于那些先前因运动已经耗尽肌糖原而当下处于非活动时间的肌纤维细胞内（Kuipers et al. 1987）。增加碳水化合物的摄入量也可能对肌肉损伤（如离心运动后）有帮助，因为肌肉损伤通常会降低运动后肌糖原再合成的速率。Costill等报道，受损肌肉中肌糖原恢复速率低的状况，可在运动后恢复期中的第一个24小时内，通过增加碳水化合物摄入量的办法，部分地加以纠正。

对于运动后早期恢复阶段（0～4小时）碳水化合物的需求，已经有了不同的指南。尽管早期的研究（Blom et al. 1987；Ivy et al. 1988b）建议每2小时摄入碳水化合物50g（相当于1g/kg体重），可以最大限度地实现运动后复能，但后来的研究找到了更快的复能方法（Doyle et al. 1993；Piehl Aulin et al. 2000；Van Hall et al. 2000；Van Loon et al. 2000；Jentjens et al. 2001）。这就是目前应用的推荐方法，即在运动后的早期恢复阶段，每小时摄入1～1.2g/kg体重的碳水化合物，最好是像吃零食那样分次摄入，而不是一次性摄入。该推荐方法已经被2010年国际奥委会（IOC）共识指南（Burke et al. 2011）和美国运动医学会2016年立场声明（Thomas et al. 2016）所采纳。

15.3.2　碳水化合物摄入的时间

肌糖原储备的最高恢复速率发生在运动后的第1个小时内（Ivy et al. 1988b），这是因为肌糖原的耗竭激活了糖原合成酶（Prats et al. 2009），运动增加了胰岛素的敏感性（Richter et al. 1989），运动还增强了肌细胞膜对葡萄糖的渗透性。而在恢复阶段的早期进食碳水化合物，似乎还可通过增加血糖和胰岛素浓度，来强化上述那些效应。Ivy及其同事报告，长时间运动后立即摄入碳水化合物，会在恢复期的第一个2小时内，获得较高的肌糖原合成率（每小时7.7mmol/kg湿重），之后减慢至通常所见的合成率（每小时4.3 mmol/kg湿重）。然而，这项研究最重要的发现是，由于没有在运动结束的即刻摄入碳水化合物，结果导致肌糖原恢复率很低，后来直到摄入了碳水化合物，肌糖原的恢复率才有所升高（Ivy et al. 1988a）。因此，剧烈运动后早期摄入碳水化合物的重要性在于可马上向肌细胞提供合成肌糖原所需的底物，避免延迟的发生，这比利用此阶段一定程度增强的肌糖原合成速度更为重要。当两场比赛或两节训练课之间只有 4 ～ 8 小时的恢复时间时，这一措施最为有效；但如果间隔时间较长，如大于 8 小时，即使运动后没有立即摄入碳水化合物，而是有一个短时间的推迟，那么对于肌糖原储备的恢复来说，与立即摄入的情况相比并没有明显的不同，或影响很小（Parkin et al. 1997）。

碳水化合物是一次性大量摄入效果好，还是少量多次摄入效果好，对于这个问题，学者们进行了研究。研究运动后 24 小时恢复期的结果显示，当碳水化合物总摄入量相同时，无论是分 2 次还是 7 次摄入（Costill et al. 1981），或是分 4 次还是 16 次摄入（Burke et al. 1996），肌糖原的恢复都是相同的。在 Burke 等的研究中，尽管 24 小时内 2 组的血糖和胰岛素浓度变化存在明显差异，但肌糖原储存量却基本相同（Burke et al. 1996）。相反，一些研究（Doyle et al. 1993；Van Loon et al. 2000；Van Hall et al. 2000；Jentjens et al. 2001）报告，以 15 ～ 30 分钟的间隔，少量多次地给予总量较大的碳水化合物后，在运动后恢复期的最初 4 ～ 6 小时中，出现了非常高的肌糖原合成速率，并将此归因于浓度较高、持续时间较长的胰岛素和葡萄糖水平。然而，这些结论来自于其他文献的比较，而不是源于自身实验对照组的直接测试结果，而对照组在设计上应做到碳水化合物摄入总量相等且摄入次数较少。有一种说法可以合理解释这些相互冲突的数据，即在运动后恢复期的第一个小时之内，或当碳水化合物总摄入量低于最大肌糖原储备阈值时，胰岛素和葡萄糖浓度的增加，对肌糖原储备恢复的作用最为重要。然而，如果运动后恢复期比较长，或者总糖摄入量超过最大肌糖原储备阈值时，即便血浆葡萄糖和胰岛素浓度在生理范围内升高，将不会进一步促进肌糖原的合成。

15.3.3　碳水化合物摄入的种类

由于肌糖原储备同时受到胰岛素和葡萄糖底物供应速度的影响，因此理论上，具有中、高血糖指数（glycemic index，GI）的碳水化合物食物来源似乎可以增强运动后肌糖原再合成。在这方面，早期有关天然食物的研究得出了相互矛盾的结果（Costill et al. 1981；Roberts et al. 1988），这或许可以归咎于研究者所使用的食物结构分类方法，他们把这些天然食物分为"简单碳水化合物"和"复杂或淀粉类碳水化合物"，但从升血糖效果或 GI 的角度看，这样的食物分类法并不能实现真正的差别。但随后有学者利用文献发表的食物 GI 对富含碳水化合物的食物进行研究时，发现在运动后 24 小时的恢复期内，与摄入同量碳水化合物的低 GI 食物相比，高 GI 食物的肌糖原储备量超过了约 30%（Burke et al. 1993）。不过，24 小时肌糖原储备增加的幅度远远大于同期血糖和血胰岛素升高的幅度。而且，运动后立即进食，可产生较强的升血糖和升胰岛素反应，且与摄入碳水化合物食物 GI 的高低无关。其他研究已经证实，运动后立即摄入碳水化合物，与安静时相比，可产生增强的升血糖反应，这是因为肠道吸收葡萄糖和肝输出葡萄糖加快，以促进肌细胞摄取葡萄糖和肌糖原储备合成（Rose et al. 2001）。因此，虽然低 GI 的碳水化合物食物似乎与运动后肌糖原储备减少有关，但这还不能完全用血糖和胰岛素反应的改变来解释。

对于碳水化合物含量高而低 GI 的食物引起肌糖原储备量较低的现象，有一个可供参考的解释，即此类食物含有相当量的碳水化合物吸收不佳（Wolever et al. 1986；Jenkins et al. 1987），因此高估了此类食物真正的碳水化合物"含量"。事实上，在运动后 13 小时的恢复期内，与摄入高 GI 的碳水化合物（富含支链淀粉）相比，低 GI 的碳水化合物（富含直链淀粉）的消化性很差，降低了肌糖原的储备合成（Jozsi et al. 1996）。其他关于天然食物的研究称，摄入低 GI 早餐，在运动前 3 小时内，没有增加肌糖原储备，而摄入同量碳水化合物的高 GI 早餐，肌糖原储备却增加了 15%（Wee et al. 2005）。此外，与实验前数值相比，连续 30 日摄入低 GI 饮食，引起健身人群的肌糖原储存量下降，也低于同期高 GI 饮食组的实验数值（Kiens & Richter，1996）。

最后，有研究报告称，摄入含有高分子量的葡萄糖聚合物且具有低渗透压特性的市售饮料，可以增加肌糖原的合成（Piehl Aulin et al. 2000）。虽然根据该报告，在一场肌糖原耗竭性运动后，在恢复期的第一个 2 小时内，与含有等量碳水化合物的葡萄糖饮料相比，此市售饮料使肌糖原储备合成更快，这可能是由于胃排空较快，但在随后的 2 小时内，肌糖原合成速度加快的情况不再明显（Piehl Aulin et al. 2000）。在有针对性的适当情况下使用该饮料产品，可能会产生更好的效应。有研究证明，受试车手以亚最大强度蹬车到力竭后，立即补充含100g葡萄糖多聚物的1L饮料，卧床休息2小时后，再全力蹬车15分钟，然后测定功率输出。结果表明，与补充等量葡萄糖饮料相比，补充葡萄糖多聚物显示出更好的运动表现（Stephens et al. 2008）。当然，此类产品价格较贵，需要在特殊情况下使用，再加上缺乏其他的营养价值，这就意味着该类产品在大多数运动员的日常饮食中，只能扮演一个不太重要的角色。

15.3.4　碳水化合物的食物形态

碳水化合物的食物形态无论是固体还是液体，在为肌糖原合成提供底物方面，似乎效果相同（Keizer et al. 1987；Reed et al. 1989）。实际生活中，运动员在选择碳水化合物食物或饮品以达到总碳水化合物摄入量目标时，食品的外观诸如质感和食欲刺激性等，可能起着重要作用。当运动员疲惫不堪、食欲缺乏的时候，液体形态的碳水化合物或含水量很高的碳水化合物食物，可能别具吸引力。

15.3.5　总膳食能量摄入和其他营养素的共同摄入

有证据表明，碳水化合物的摄入量与肌糖原储备量之间的关系，建立在总能量摄入的基础之上。在一项有关碳水化合物负荷量的研究中，女性受试者肌糖原储备量的增加与膳食碳水化合物摄入量的增加相关联，但只是在总能量摄入量也增加后才明显表现出来（Tarnopolsky et al. 2001）。考量这一关系的最简单方式，就是确定所摄膳食是否能同时提供和满足机体对能量的现时需求和储备需求。当能量摄入量不足时，较大比例的碳水化合物（来自膳食碳水化合物）可能被作为底物直接用于氧化，以满足能量的即时需要；而当能量摄入达到平衡或出现剩余时，所摄的碳水化合物则可有一部分用于合成肌肉和肝内的糖原储备。低能量可利用性（low energy availability）是否对糖原合成有独立的下调作用，尚未见到系统性研究。有文献报道，耐力运动员每日摄入能量约20kcal/kg瘦体重，处于低能量可利用性，连续3日，与50kcal/kg瘦体重的对照组相比，肌糖原含量降低（Kojima et al. 2020）。然而，该研究没有探讨其机制。

同时摄入的其他产能营养素，不管存于富含碳水化合物的食物中，还是存在于同餐中的其他食物中，都可直接影响肌糖原储备的合成及能量摄入的总量。也许存在一些因素，可直接或间接影响糖原储备的合成，包括对糖异生底物供应的影响，以及对血糖水平波动谱和胰岛素分泌的影响。蛋白质摄入与糖原储存的相互作用已经得到了很好的研究，但总体效果还不清楚。一些研究称，将蛋白质添加到碳水化合物膳食中，可使运动后肌糖原贮备量得到增加（Zawadzki et al. 1992；van Loon et al. 2000；Ivy et al. 2002），而其他研究并没有发现这种效应（Tarnopolsky et al. 1995；Roy & Tarnopolsky, 1998；Carrithers et al. 2000；van Hall et al. 2000）。有学者（Betts & Williams, 2010）将这些文献进行了荟萃分析，解释了总体效应，其结果显示，在运动后最初4小时的恢复期内，当碳水化合物摄入量低于肌糖原合成的最佳摄入量时，即低于1g/（kg·h），同时摄入0.3～0.4 g/kg蛋白质（20～25g），就可以增强肌糖原储备合成。然而，当碳水化合物摄入量充足时，蛋白质的联合摄入对肌糖原合成的促进作用就变得越来越小，甚至没有（图15.1）。近期对该类文献的综述（Alghanam et al. 2018）发现，由于各文献所使用的蛋白质特性和运动方式有所不同，致使结果之间存在一些不一致，但总体上与Betts & Williams（2010）的结论一致。当然，运动后摄入蛋白质，可对蛋白质合成产生刺激作用，对机体在其他方面的恢复依然非常重要（参见第4章）。

15.3.6　过量饮酒

已经证明，胃内灌入酒精可以减少大鼠运动后氧化型肌纤维细胞中的糖原合成（Peters et al. 1996）。鉴于运动员常常过量饮酒，研究人体摄入酒精对肌糖原储备合成的影响则显得很有意义。另有研究以训练良好的自行车运动员为受试对象，在肌糖原耗竭性运动后饮用大量酒精（约120g酒精或相当于12份标准酒精饮品），同时扣除膳食中与酒精等能量的碳水化合物。与等能量膳食摄入的对照组相比，恢复期的8～24小时，受试者肌糖原储备的合成受到损害（Burke et al. 2003）。这个对比性研究结果很有现

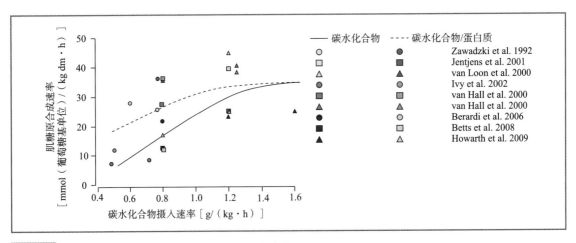

图15.1 肌糖原合成速率与碳水化合物摄入速率的关系

注：图中数据来自9项研究的结果。这些研究中，碳水化合物摄入率有所不同，伴有或不伴有蛋白质摄入，肌糖原合成速率来自运动后2～6小时的数据。全部研究在能量摄入或碳水化合物摄入上，进行了等量匹配，具有可比性。

来源：引自 Betts & Williams，2010. 已获得许可。

实意义，因为运动员通常在酒精狂欢和宿醉烂泥中，将恢复计划和精心安排的恢复饮食抛之脑后。血液酒精浓度升高对肌糖原合成直接影响的证据尚不清楚，但似乎是，如果肌糖原合成在短时间内受到酒精的影响，则可通过充足的碳水化合物摄入和长时间的恢复得以补偿。很有可能，酒精摄入对肌糖原再合成的最主要影响是间接形成的，即通过干扰运动员的思维和行为能力或兴趣，使其无法完成碳水化合物的推荐摄入量，从而不能实现理想的肌糖原储备恢复。因此，应鼓励运动员切实遵循体育运动中合理使用酒精的指南（Burke & Maughan，2000），认真执行得到广泛肯定的恢复饮食建议。

15.3.7 糖原储备恢复的其他促进物质

为了恢复肌糖原储备制订饮食指南，以明确碳水化合物的摄入量目标，是一种符合逻辑的做法，可以为某一比赛或训练储备充足的肌糖原，但大多数运动营养师认为在实际工作中遵循指南会面临很多挑战，因为许多运动员无法摄入足够多的碳水化合物来实现指南的目标。有时候，这是因为运动员无法获得充足、适合的食物和饮料；亦或是因为食欲缺乏，即便他们主观上想摄入足够的食物，但客观上也无能为力。然而在许多情况下，是因为运动员的能量摄入受到限制，他们无法做到在限制能量摄入的同时，还要满足碳水化合物及其他富含宏量营养素或微量营养素食物的需求。这种情况在女运动员及体重分级项目中的男运动员中最为常见。因此，应该寻找一种方法，只需要补充一定量的碳水化合物，就可促进大量肌糖原储备的生成。通过控制进食的频率、时间、碳水化合物食物类型以及其他食物的摄入，可改变血糖和胰岛素浓度或其他影响肌糖原储存的因素，最终有可能提高肌糖原恢复的有效性。除了目前已被广泛报道的关于蛋白质联合摄入的研究之外，这种目的的研究几乎没有（Betts & Williams，2010）。还有一些肌糖原合成促进物质，当碳水化合物给予一定量时，可提高肌糖原储备的恢复，包括联合摄入大剂量（9mg/kg）咖啡因（Pedersen et al. 2008）、先期肌酸负荷（Robinson et al. 1999；van Loon et al. 2004）、服用胡芦巴（Ruby et al. 2005）、共轭亚油酸（Tsao et al. 2015）和羟基柠檬酸盐（Cheng et al. 2012）等。然而，其中一些促进物质的研究证据模棱两可［详见 Burke et al（2017a）综述］，限制了它们的实际应用。另外，大剂量使用这些物质还有可能产生副作用，如咖啡因可干扰睡眠，肌酸可增加体重，这些副作用将影响这些物质的常规性联合使用。

15.3.8 一些运动恢复性专项措施对肌糖原储备合成的影响

比赛或关键训练课后进行的专门恢复活动可能与肌糖原储备的恢复相互影响。例如，改变肌肉局部温度以缓解运动引起的肌肉损伤症状,但这种疗法似乎会影响肌糖原合成中的关键成分,不过,最终结果尚不清楚。在一项研究中,与对照侧大腿相比,实验侧大腿间歇性使用冰敷,在运动后4小时恢复期内,肌糖原储存量出现下降(Tucker et al. 2012)。在同一组研究人员的同期研究中,直接对大腿肌肉进行热敷,导致肌糖原恢复增多(Slivka et al. 2012)。虽然肌肉酶活性的下降也被认为是冰敷治疗结果的一个因素,不过可以推测,除了温度变化,继发性的肌肉血流变化在肌糖原恢复中也发挥了作用。然而,另一项用冷水浸泡运动后肌肉的研究未能观察到恢复期肌糖原合成受损的证据(Gregson et al. 2013)。在运动后恢复期采取的一些措施方法,有可能对肌糖原合成产生潜在的干扰或增强作用,应该考虑优先恢复的目标,从而对各种恢复手段做出更好的选择、排序和组合。

15.4　训练和恢复期碳水化合物摄入指南

自从20世纪60年代北欧科学家发明了空针肌肉活检技术,并用其研究饮食中碳水化合物对肌肉糖原物质利用和对耐力运动能力的影响以来,碳水化合物一直是运动员日常或训练饮食指南的中心内容,即使指南不断更新。国际奥委会第一版《运动员营养共识》中,根据耐力运动员在大训练期间的潜在需求,特别强调膳食碳水化合物的摄入量,目的是最大限度地提高每日肌糖原储备量。摄入量或以绝对值表示,即"运动后每2小时摄入50g碳水化合物",或以碳水化合物能量占日常饮食总能量的百分比表示,如占总能量的60%~70%(Coyle,1991)。在这一时期,高碳水化合物饮食在所有运动员和运动场景中得到了推广。后来的认知和进一步的研究,使得这些概念在随后的30年里得到了系列化的改进和细化。然而,对这些共识的某些方面一直存在争议(Noakes,1997),尤其是目前人们对低碳水化合物高脂肪饮食(参见第16章)的追捧,鉴于这种饮食在促进健康和提高运动能力方面的表现(Brukner,2013;Noakes et al. 2014;Volek et al. 2015)。至少有一部分争议是由于对指南及其修订存在着错误信息或错误解读。还存在一些问题,如对指南中术语有误解,对运动员的实践表现存在失察并过于信赖,为指南提供科学依据的研究结果很有限,未能认识到运动员在应用方面存在细微差别和先后顺序的重要意义,这些均构成了挑战(Burke et al. 2018)。

15.4.1　2000~2011年指南的演变

在2003年版《国际奥委会运动员营养共识》(2004年公布)中,围绕运动员膳食碳水化合物推荐摄入量,在观念和术语方面进行了几处重大修改(Burke et al. 2004)。第一处修改是避免在指南中用占膳食总能量的百分比来表示碳水化合物的推荐摄入量,用这种表示方法既不方便使用者,也做不到精确,因为膳食总能量都很难确定,就别说碳水化合物的百分比了(Burke et al. 2001)。另外,对于总能量摄入较多的运动员,只需摄入一定量的富含碳水化合物的食物,就可以轻松达到碳水化合物的目标摄入量;而总能量摄入受限的运动员,即使膳食和零食都非常重视选择富含碳水化合物的食物,也可能无法达到碳水化合物的推荐摄入量。鉴于此,有人建议将碳水化合物的推荐摄入量以运动员的单位千克体重来表示,这样就可以把碳水化合物推荐摄入量与需要肌糖原合成的肌肉量关联起来。2010年通过的《国际奥委会运动员营养共识》(第3版)进一步重申和阐明了这些建议(Burke et al. 2011)。

2011年版指南继续完善了2004年版指南引入的一种理念:不同的运动项目涉及不同类型的训练,肌糖原需求有所不同,即使在同一项运动中,运动员的训练也分不同阶段,而各阶段训练的类型、强度和持续时间也有所不同(Burke et al. 2011)。因此,即使通过每日恢复肌糖原储备可促进最佳训练的说法得到了证据支持,但其实对于大多数运动员来说,既不会每日完全消耗掉肌糖原储备,也不需要每日最大限度地补充肌糖原。因此建议,碳水化合物摄入量应根据当日预计的肌糖原训练需要量而不是最大肌糖原储备量进行调整。每一个运动员都可以找到自己由低到高不同的运动量所对应的碳水化合物需要摄入量范围,还应注意,仅此还不够,运动员还需根据指南在实际应用中的经验教训,不断微调碳水化合物的摄入量(Burke et al. 2004)。在实际应用方面还需要进一步的缜密考虑,因为一些运动员,包括大体重运动员或能量需求减少的运动员，他们很难摄入相对较多的碳水化合物，需要随后对每一日的碳水化合物摄入量进行计划性调整（Burke et al. 2011）。人们承认，目前还缺乏竞技运动员在真实训练和比赛中碳水化合物需要量的实际测量值，应该鼓励体育科学家们收集并公布这些数据。

在2011年版指南中，关于训练膳食中碳水化合物需要量的主要更新，涉及一些术语和观念。引入了"碳水化合物可利用性"（carbohydrate availability）这一术语，并建议用其取代之前的"高碳水化合物"饮食或"中等碳水化合物"饮食的概念，这些概念可用碳水化合物摄入量绝对值（用g表示）或碳水化合物摄入量相对值（用g/kg体重表示）分别表示（Burke et al. 2011）。而且，运动员碳水化合物的摄入量（甚至摄入时间）应与他们的训练或比赛负荷挂钩，并判断摄入量是否满足肌肉和中枢神经系统对碳水化合物的要求，如果能满足，相当于"高碳水化合物可利用性"，如果不能满足，则相当于"低碳水化合物可利用性"。这两个术语在应用上的细微差别在于，某定量的碳水化合物在特定的一日可为某运动员提供高碳水化合物可利用性，但对另一名运动员或同一运动员在不同的训练日，则意味着低碳水化合物可利用性（Burke et al. 2011）。的确，在国际奥委会2010年营养共识会议上，围绕每日碳水化合物摄入量和每日运动员运动负荷的不同，进行了深入细致的讨论，突出强调了在不同训练日或不同训练阶段，碳水化合物需要量存在动态变化。

在理念转变方面，2011年版指南注意到将运动营养指南与新近的人类健康信息相结合的重要意义，这些健康信息涉及不必要的高碳水化合物摄入量，特别是蔗糖的添加，对所有人群的能量摄入过多、肥胖和其他健康问题带来影响。推广这一理念的目的，既是为运动员提供基于循证的指南，也是为减少人们对运动营养和社区健康问题之间"脱节"的看法。有一个特别的理念转变是，高碳水化合物可利用性（即达到碳水化合物的特定摄取时间和数量，以满足训练的肌糖原需要），应针对高强度或高水平的训练课，其目的是获得最佳运动表现（Burke et al. 2011）。指南强调，碳水化合物可利用性对于其他训练不那么重要，可以由运动员根据其训练目标或饮食偏好自行决定。指南还指出，在一些训练中，为了加强对运动的适应能力，运动员故意暴露于低碳水化合物可利用性，而目前对这方面的兴趣正在扩大，也为进一步的研究提供了动力。但应注意到，对于如何及何时进行这方面的研究，目前的见解还不成熟，无法提出具体建议（Burke et al. 2011）。围绕这一课题，新的知识不断涌现，这将主导指南的后续演变（详见15.4.2）。

在这一时期，围绕针对训练和比赛的碳水化合物推荐内容发生了一些变化，其中包括对运动员之间和训练之间各种细微差别重要性的认识。关于运动员日常饮食中碳水化合物的推荐值，目前存在一些批评意见。需要指出的是，对于这些批评意见，碳水化合物推荐量在修订时既有接受，也有反驳。具体的批评是：①膳食调查表明，运动员不遵循推荐的碳水化合物膳食模式，表明他们并没有体会到较高碳水化合物摄入量的价值所在。②训练研究没有提供明确的证据，表明较高碳水化合物膳食比普通量碳水化合物可以明显提高运动成绩（Noakes，1997）。对于第一个批评，应该指出的是，有关的膳食调查是以占总能量摄入百分比的形式对碳水化合物摄入量进行了评估，而现在已知这种方法会产生误导（Burke et al. 2001）。事实上，当以g/kg体重的形式来评估相同的指标时，通常会发现男运动员每日膳食碳水化合物摄入量大体上可达到指南中规定的目标（Burke et al. 2004，2011），而一些女运动员则无法做到这一点，主要是由于她们的总能量摄入受到限制（Burk et al. 2001）。当然，还需要考虑运动员膳食调查方法存在着众所周知的局限性，包括口述摄入量严重低于真实摄入量（Capling et al. 2017），以及缺乏同时期世界最优秀运动员碳水化合物摄入量的信息。事实上在某些案例中，我们可以看到这样的信息，如主宰中、长跑赛事的东非运动员的基础膳食，有证据表明他们长期摄入高碳水化合物膳食，但会阶段性出现低碳水化合物可利用性，至少在某些训练课前后（Burke et al. 2018）。最重要的是，大多数膳食调查都未能包括更多的细节，如碳水化合物摄入的时间和数量，及其与日常训练负荷及目标的关系，借此才能有效评估碳水化合物可利用性。如果想真正质疑运动员实际的膳食状况与现行运动营养指南的关系，进行这样的评估是必要的。

关于在训练期摄入高量或中等量碳水化合物对运动成绩是否产生有利影响，存在一些文献，国际奥委会2003《运动员营养共识》专家组审查了其中8项研究的结果，其试验期从5日至5周不等，其中只有1/2报告了训练期结束时成绩有所提高的证据（Burke et al. 2004）。除了这些研究通常存在的局限性外（包括实验持续时间不足、难以检测微小但有价值的运动能力变化等），专家组还指出，根据对碳水化合物可利用性的最新理解，一些研究中提供的所谓"中等量"的碳水化合物饮食，其实足以满足训练计划对肌糖原的需求，从而使更高碳水化合物摄入量的增益效果难以凸显出来。而且还需指出，没有一项研究发现摄入中等量碳水化合物膳食比摄入高量碳水化合物膳食有好处。另外，从指南中可直接预设高碳水化合物膳食可以增益的运动训练计划，这包括涉及大运动量、高强度、高能量消耗的训练计划（Simonsen et al. 1991；Achten et al. 2004）。不管如何，仍鼓励进一步开展这方面的研究，并在训练的不同阶段通过低碳水化合物摄入量，进行适应性潜力的研究（Burke et al. 2004，2011），为运动营养指南的下一步修订奠定基础。

15.4.2　2012～2022年碳水化合物摄入指南的更新动态

尽管在过去10年国际奥委会没有对运动营养指南开展进一步的修订，但包括美国运动医学会在内的专家组一直不断对运动员日常和特殊时期碳水化合物摄入量的建议进行更新（Thomas et al. 2016）。表15.1显示了该专家组的最新总结。

表15.1　训练期膳食碳水化合物摄入的现行指南

运动及恢复的每日碳水化合物总需求
- 本表所列的碳水化合物推荐摄入量旨在可达到高碳水化合物可利用性，为不同运动负荷尤其是高水平、高强度训练或比赛提供充足的碳水化合物，以满足肌肉和中枢神经系统的需求。应从个性化角度，根据总能量需要、具体训练要求和训练效果反馈，在一般性推荐值的基础上进行调整
- 在有的情况下，当运动水平或强度不是很高时，则没有必要达到碳水化合物摄入量目标，也没有必要为了某特定时段训练课而使一整日的碳水化合物摄入量都到达最佳可利用性。在这些情况下，可以下调碳水化合物摄入量，使运动员个体在满足能量需要、食物偏好以及食物选择范围等方面有一定自由度
- 在某些训练场景，其重点目标是增强训练刺激或适应性反应时，可以通过减少总碳水化合物摄入量，或通过控制训练课时段的碳水化合物摄入量（例如，在禁食状态下训练，或在第一次训练后不补充碳水化合物而进行第二次训练），来故意实现低碳水化合物可利用性

训练负荷	相关注解	碳水化合物推荐摄入量	关于碳水化合物摄入类型和时间的评注说明
轻度	低强度或技能训练	3～5g/（kg·d）	• 一日之中，可通过控制碳水化合物摄入的时间，如在训练前和训练中，或在前一训练课的恢复期，摄入碳水化合物，以达到训练时的高碳水化合物可利用性
中度	中等运动量（约1h/d）	5～7g/（kg·d）	
高度	耐力运动（1～3 h/d，中等至高等强度）	6～10g/（kg·d）	• 另外，关于膳食模式，只要碳水化合物能量需要能够得到满足，至于其他部分就可以简易一些，可根据便利性和个人爱好选择食物
极高度	超强运动（＞4～5 h/d，中等至高等强度）	8～12g/（kg·d）	• 运动员应选择营养素丰富的碳水化合物食物，以满足整体营养素的需求

重点训练课碳水化合物的具体摄入时间
- 围绕重点训练课分时段摄入碳水化合物，包括训练前、中、后的摄入，有助于提高训练水平和运动后恢复
- 注重在训练前、中、后补充碳水化合物，有助于运动员根据不断变化的能量需求，自动匹配总能量和碳水化合物的摄入量

运动前摄入	运动前1～4小时摄入	摄入1～4g/kg	• 碳水化合物食物和饮料的摄入时间、数量和类型，应根据个人喜好和习惯进行选择 • 在一些训练课中，可模拟真实比赛过程对碳水化合物摄入进行预练，这对碳水化合物摄入的精细掌控和调整很有帮助

续表

训练负荷	相关注解	碳水化合物推荐摄入量	关于碳水化合物摄入类型和时间的评注说明
运动中摄入	训练时长45～75分钟	运动过程中少量多次摄入，包括口腔含漱形式	即使肌肉不需要补充碳水化合物，大脑也会对口腔里的糖做出反应，使运动员感觉更好，有利于训练。如果运动员在肌肉低肌糖原储备的情况下进行所谓的"低练"，口腔含漱糖溶液的方式也许会有帮助
	训练时长1～2.5小时	30～60g/h	• 模拟比赛进行碳水化合物摄入的练习，有助于对摄入目标进行调整，并使运动员能够适应这种营养策略
	训练时长2.5～3小时（模拟高水平比赛场景，练习高碳水化合物摄入）	可达90g/h	• 本注解说明同上条 • 运动中摄入的碳水化合物产品，应含有不同吸收和代谢通路的糖类物质，如葡萄糖和果糖混合物，这将有助于它们达到高速率的吸收和氧化产能
运动后摄入（尤其是第2次能量依赖型训练课之间的恢复时间小于8小时）	在运动后恢复期的第一个小时内，摄入量为1～1.2g/(kg·h)		• 高营养密度的碳水化合物食物（还提供蛋白质和微量营养素，包括富含碳水化合物的食物和食物组合），不仅可以促进运动恢复，还有利于营养恢复，保证整体的身心健康

来源：本表改编自Thomas et al. 2016.

在过去10年中，有关训练期饮食中碳水化合物摄入量的议题在理论和实践方面都有了进一步拓展，大部分研究都涉及以下内容：给予低碳水化合物可利用性的同时，观察信号分子在运动中的增强反应。利用能够检测肌肉细胞内分子信号的新技术，科学家能够识别出一系列信号分子通路，以探讨机体对运动适应性的机制，并设法找到调控这些信号分子的方法。现在人们认识到，肌糖原不仅为运动提供能量，而且还是耐力运动中肌细胞内信号通路的调节焦点（Phillp et al. 2012）。尤其是在低糖原储备的情况下进行耐力运动，肌肉细胞核和线粒体对运动刺激的反应都会上调。据信，这种上调是通过增强关键的细胞信号激酶（如AMPK、p38MAPK）、转录因子（如p53、PPARδ）和转录辅助激活剂（如PGC-1α）的活性而引发的，从而导致功能性酶和其他蛋白质的增加，进而引起亚最大强度运动能力的提高（如骨骼肌脂肪氧化增加）。肌细胞中肌糖原颗粒的数量或位置可直接或间接导致对运动的不同反应，其机制包括具有糖原结合域的信号蛋白活性的改变，血浆儿茶酚胺和游离脂肪酸的变化，以及渗透应力的改变。读者可以参阅2篇精彩综述（Philp et al. 2012；Bartlett et al. 2015），以便更好地理解运动科学中这些较新的研究内容。此外，"做多少功用多少燃料"这一通俗说法（Impey et al. 2016，2018）扩展了"碳水化合物可利用性相对训练而言"的理念，要求运动员根据训练课对能量底物的需求，灵活摄入不同量的碳水化合物，通过强化机体对运动训练的适应，以便获得最佳的运动成绩或训练水平。比起之前指南所涵盖的认知和内容，这显然需要一种更为精细和个性化的方案，以便安排每日甚至一日内每餐的碳水化合物摄入量。

15.4.3　控制碳水化合物摄入：长期方法和临时方法

在过去的60年中，对膳食中碳水化合物对运动员的作用进行了许多科学研究，结果包括运动表现、训练适应以及对身体系统（包括免疫、铁和骨代谢）的其他影响。关键成果之一是认识到，碳水化合物在运动营养中发挥不同的作用，且十分复杂。然而，这带来了一个挑战，即如何在官方指南中和社会媒体驱动的环境中，传播有细微差别的新方法，以控制碳水化合物的摄入，满足不同的运动要求。其中，社会媒介已经越来越变成一个信息和观念的重要来源。具体的挑战包括在外行主导的社会媒体中，由于术语使用不统一，以及对复杂概念的过度简化或过度概括，从而产生误解。即使在科学文献中，也有证据表明，持不同观点的研究团队故意曲解现行的碳水化合物摄入建议和实践方法（Burke et al. 2018）。本节在标准化术语的框架内，回顾了当前关于运动员饮食中碳水化合物摄入量调控的知识，总结了碳水化合物长期和临时使用的方法。表15.2提供了在总体饮食中碳水化合物的不同控制方法的相关术语汇总。第16章将继续讨论与运动员饮食中脂肪摄入控制方法相关的内容。

表15.2　用于训练适应和赛事准备的长期饮食策略

膳食名称	描述或定义	基本原理	评注和说明
高碳水化合物膳食	• 缺乏具体而明确的定义 • 通常被视为一个固定的目标 • 表示碳水化合物摄入量的指标，包括占总能量的百分比（如 >50%或60%～70%），绝对值（如500～600g/d），单位体重相对值，可反映肌肉组织量（如7～10g/kg体重）	• 一般而言，运动员的能量消耗一直较高，必须通过膳食碳水化合物摄入来满足，以维持高强度的训练和赛事准备，并提高比赛成绩	• 代表原始版的运动营养指南 • 概念没有清晰定义，也没有认识到随着工作肌量和训练负荷量的不同，运动员个体之间和自身的能量需求也在不断变化，因此大体上概念是过时的 • 针对耐力运动员 • 碳水化合物绝对值目标（如500g/d）或相对值目标（如占总能量的60%）不应单独使用，因为与训练工作肌对能量物质需求的相关性很差
高碳水化合物可利用性膳食	• 膳食计划，包括每日总碳水化合物摄入量及其在一日各餐的分布，以及外源性碳水化合物的供应，旨在使肌糖原储备达到最佳，以满足当日训练或比赛的能量需求 • 每日碳水化合物摄入总目标因运动计划而异，通常以g/kg体重表示（个体间目标可因工作肌量不同而变化）；根据训练负荷的不同，摄入量范围可能在3～12g/（kg·d）变化 • 包括在训练前、中及2次训练课之间所摄入的碳水化合物量（如果需要的话）	• 持续的高水平训练以最佳碳水化合物供应为基础 • 充足的碳水化合物摄入对于中枢神经系统、免疫系统和其他身体系统发挥最佳功能（如骨代谢对损伤恢复能力）也很重要 • 每日碳水化合物摄入量应根据个人的训练任务进行调整，与其他营养目标（如能量需求）相结合，并根据经验进行微调	• 该膳食计划最接近于原始版运动营养指南的原则，但含有以下更新： 　－根据不同的训练或赛事的能量需求，对不同的运动员或同一运动员在不同的阶段，提供不同量的碳水化合物 　－在训练课的前、中、后和两个训练课之间，特别补充碳水化合物 • 许多训练负荷的实际碳水化合物需求是未知的，需要预估和验证 • 在大运动量训练的情况下（每日多于2节训练课；每周多于25小时），即使摄入大量碳水化合物也可能无法完全补足能量的需求；某些训练课将不可避免地在低碳水化合物可利用性情况下进行
阶段性碳水化合物可利用性饮食	• 膳食计划中的碳水化合物可利用性，应根据每次训练课的类型及其在训练周期内的阶段性目标而有所变化；可能包括单次的"高练"（在高碳水化合物可利用性下训练）或"低练"（在低碳水化合物可利用性下训练），以及系列性的这种练习（见下文）	• 在每一次的训练课中实现训练与营养素的相互作用，即最大限度地提高碳水化合物低可利用性下的刺激及适应效果，在高碳水化合物可利用性下提高训练水平及强度。关于每个临时策略的定义，参见表15.1；关于概念的系统论述，详见2篇综述（Impey et al. 2018; Jeukendrup, 2017） • 运动员、教练和体育科学家要进行良好的合作，以制订训练周期中最佳的阶段性碳水化合物策略，在提高适应水平与提高运动成绩之间进行优先级平衡，并控制疲劳 • 根据不同阶段的训练任务，改变碳水化合物的阶段性计划	• 与摄入相同的碳水化合物而使所有训练课都达到高碳水化合物可利用性相比，将灵活的阶段性碳水化合物可利用性纳入3周（Marquet et al. 2016a）和1周（Marquet et al. 2016b）的训练计划中，已经表明可提高普通精英耐力运动员的运动成绩 • 然而，这种运动成绩的提高尚未在精英运动员中得到证明（Burke et al. 2017b; Gejl et al. 2017），尽管这些策略已经在体育实践中得到了应用（Stellingwerff, 2012）

膳食名称	描述或定义	基本原理	评注和说明
非生酮低碳水化合物高脂肪（NK-LCHF）膳食（详见第16章）	• 长期（数日/数周/数月）维持低碳水化合物可利用性的膳食计划，可导致肌糖原不足，需要提高机体对脂肪氧化的适应性，但此过程中要有足够的碳水化合物以避免持续的酮症 • 常见摄入量：碳水化合物占总能量的15%～20%［＜2.5g/（kg·d）］、蛋白质15%～20%、脂肪60%～65%，相对于中等运动量的耐力训练（＞5小时/周）	• 在消耗大量膳食脂肪的同时，肌糖原处于缺乏的状态，这会引起机体的生理性适应，引起肌肉对脂肪的氧化利用增加，将其作为肌肉能量的重要来源。如经过适应，肌内三酰甘油（IMTG）储量增加，脂肪酸动员和运输增加，脂肪代谢相关酶活性增加 • 对高脂饮食，在短短5日内即可建立强大的适应性，如果在短时间内（如2日）恢复碳水化合物可利用性，这种适应性也不会改变 • 这种适应性消失的时间动态过程还不太清楚 • 一些代谢的改变可能归因于高脂肪摄入，而不仅仅是碳水化合物的摄入限制	• 尽管NK-LCHF膳食可能会使脂肪氧化率翻倍，但不会提高耐力运动的能力，不过个别情况或个人除外 • 在短短5日内就可对NK-LCHF膳食产生适应。研究已经证明，机体可通过降低肌糖原分解速率和降低丙酮酸脱氢酶复合物活性，来下调肌糖原的氧化供能
生酮低碳高脂（K-LCHF）膳食（详见第16章）	• 该饮食计划通过严格限制碳水化合物摄入，并给予中等量的蛋白质，实现慢性酮症 • 脂肪，通常由饱和脂肪酸和单不饱和脂肪酸构成，是主要的能量来源 • 常见摄入量：碳水化合物占总能量＜5%（＜50g/d），蛋白质占15%～20%，脂肪占75%～80% • 建议补充电解质以弥补与此饮食模式相关联的尿排钠增多	• 通过适应，可在运动中出现极高的脂肪氧化率（高达1.8～2g/min） • 虽然增加脂肪氧化的适应性可在约5日内发生，但初次接触K-LCHF膳食后会出现疲劳和嗜睡等症状，需要2～3周才能缓解 • 影响代谢改变的一些因素很可能与高脂肪摄入无关 • 尽管有学者提出长期K-LCHF膳食适应后，肌糖原合成速率可以恢复，但对此没有明确的研究证据	• 虽然K-LCHF膳食适应后，脂肪氧化得到增强，这可能支持中等强度（＜75%VO$_{2max}$）的运动，但其产能效率较低（每毫升耗氧量产生的ATP较少），并且可能无法支持较高强度（＞75%VO$_{2max}$）的运动 • 与高碳水化合物饮食相比，使用K-LCHF饮食限制了食物的种类（如完全不吃谷物和大多数水果，限制乳制品、坚果、蔬菜的摄入），降低了膳食的营养密度 • 几乎没有关于骨骼肌的研究，借此来证明骨骼肌代谢改变的机制

注：IMTG.肌内三酰甘油。

来源：改编自Burke et al. 2018.

临时或应急策略

在低肌糖原储备时进行运动，会增强信号蛋白的活性，进而促进线粒体生理改变及其他的训练适应（Bartlett et al. 2015）。在禁食状态下进行运动，也会促进不同的细胞信号响应，且强于运动前和运动中补充碳水化合物时的信号响应（Civitarese et al. 2005），不过这种作用似乎不如通过控制肌糖原含量所看到的差异那么强烈。这些发现引出了"低训练、高比赛"的新概念，即耐力运动员应在低肌糖原储备或低碳水化合物可利用性情况下进行训练，以增强训练反应，但当运动成绩更为重要时，如比赛期间，则应在高碳水化合物可利用性情况下进行比赛。表15.3总结了一系列不同的策略，包括阶段性碳水化合物可利用性的优化策略及其顺序整合。

表15.3 碳水化合物可利用性的常用干预措施（主要针对耐力运动员）

名称	描述或定义	基本原理	评注和说明
高练（高肌糖原可利用性下训练）	• 肌糖原储备可以完成训练课，并满足训练负荷的需求 • 上一次训练课结束后，利用充足的时间补充碳水化合物，使肌糖原储备达到目标；根据训练负荷，总碳水化合物摄入量目标通常在5～12g/（kg·d） • 如果一夜未进食，可能需要在训练前1～4小时，专门补充碳水化合物，以增加肝糖原储备	• 进行高水平或高强度的训练，最好使糖原储备达到充足的水平，以满足能量的需求，使训练或比赛达到最佳	• 应把这种类型的关键性训练编入训练计划，以便在前一次训练后进行充分的恢复和采取必要的膳食措施，实现充足的肌糖原储备，完成"高练"的目标 • 一般来说，一项运动对竞技水平、强度和技术熟练程度的要求越高，那么在大多数训练课中，对"高练"的重视就越大
高练（补充外源性碳水化合物状态下训练）	• 在一个训练课中，有意补充外源性碳水化合物，达到或接近达到摄入量目标，以促进肌糖原合成，实现理想的运动成绩。例如，训练课＜2～2.5小时，可补充30～60g/h碳水化合物；训练课＞2.5小时，可补充90g/h • 在某些情况下，"高练"可能会与低肌糖原储备或次最佳肌糖原储备发生叠加。这种肌糖原储备不是大负荷训练的自然附属品，也可能是刻意的饮食策略，包括阶段性饮食调整或采取长期的生酮低碳高脂（K-LCHF）饮食（详见第16章）	• 训练期间主动补充碳水化合物，可在肌糖原储备耗尽时提供替代的能量来源，并支持高水平、高强度的训练 • 训练期间补充碳水化合物，可上调肠道葡萄糖共转运蛋白1（SGLT1），增加碳水化合物的肠道吸收功能，这将有助于降低肠道不适风险，促进肌肉糖原合成，提高运动能力（详见第14章） • 当使用K-LCHF饮食并进行高强度训练时，有针对性地使用"高练"策略，可能有助于提高训练的水平，并减弱肠道碳水化合物吸收及肌肉碳水化合物氧化信号途径的下调作用，这些下调通常与长期碳水化合物限制相关（详见第16章）	• 当有意或无意达到次最佳肌糖原储备时，实施补充外源性碳水化合物的"高练"措施，有可能补救和提高训练水平 • 在K-LCHF饮食期间，实施多少次"高练"课就可使生酮适应效果减弱，对此还不清楚
高练（高肌糖原＋外源性碳水化合物）	• 充足的肌糖原储备才可使训练课得以完成，要积极主动补充碳水化合物，完全满足训练中对糖原能量的需要（参见上文，了解训练前和训练中碳水化合物的一般摄入目标）	• 通过高碳水化合物可利用性，实现对高水平训练和身体某些系统及功能的支持（如大脑功能、免疫反应和炎症反应） • 此类训练课也可以作为比赛营养策略的练习或预演，其中也包括肠道的适应性练习（见上文）	• 就实现最佳运动表现来说，这些营养策略与指南中的建议是一致的。但这些营养策略并不是对所有训练课都有必要，也很难做到，这包括经典的负荷训练，尤其是精英运动员的负荷训练。对于有较高目标的训练课，应根据训练课的阶段性变化，在碳水化合物摄入上做出相应的安排
运动后恢复高肌糖原的策略	• 在训练课后进行快速复能，通常是指糖原的快速恢复，为8小时之内来临的下一场训练做准备 • 碳水化合物摄入量目标：在训练课结束后不久约1g/kg体重，每小时重复摄入1次，直到每日碳水化合物摄入量达标	• 当碳水化合物摄入达到最佳水平时，可出现肌糖原储备的最大合成速率，通常为每小时5～7mmol/kg湿重肌肉（约5%/h） • 对于运动后肌糖原储备的最佳恢复，相关的碳水化合物摄入指南要求：利用运动后肌糖原合成增速的短暂窗口，运动后立即补充碳水化合物，并在随后的4小时内连续补充，相当于每小时约1g/kg体重，然后再接着完成全天碳水化合物摄入量目标	• 在低能量可利用性的情况下，肌糖原再合成速率降低；在需要完全复能的情况下，一些运动员可能需要阶段性地增加碳水化合物摄入。当碳水化合物摄入不太充足时，同时摄入蛋白质可能会增加肌糖原储备

续表

名称	描述或定义	基本原理	评注和说明
低练（在低肌糖原可利用性下进行训练）	• 与完全满足能量需求不一样的是，在略低或低肌糖原储备的情况下开始或完成训练课 • 建立这种模式的一个常见方案是"一日两练"，即第一次训练课消耗肌糖原，第二次训练课在短暂的恢复期后进行，而恢复期内只摄入很少量的碳水化合物，造成第二次训练时的低碳水化合物可利用性	• 肌糖原不仅仅是一种能量物质，其在细胞中的存在与否，还可影响渗透压、肌糖原结合化学物质的释放和激素环境。这会对新陈代谢和细胞对运动的反应产生后发的影响 • 以低肌糖原储备开始训练，或在训练中维持运动强度及持续时间至某一特定的肌糖原绝对耗竭水平，这将激活一些关键的细胞信号蛋白（如AMPK、p38、PPAR、PGC-1α），继而可引起核基因组和线粒体基因组的协同上调 • 在长时期的训练周期内，"低练"可增加氧化酶蛋白质的含量或活性，上调全身和肌肉内脂质的代谢，并有一定的潜力改善运动能力和运动表现 • 尽管可引起较大的代谢刺激和适应性反应，但低肌糖原训练也有"代价"，即运动员产生了更加费劲的主观感受，另外训练能力和训练强度也可出现下降	• 由于"低练"存在训练水平降低、弄巧成拙的风险以及潜在的疾病和损伤等问题，该策略应谨慎地纳入整体的训练计划 • 在"低练"课期间，使用碳水化合物漱口液或补充咖啡因，可以减轻疲劳感或费劲的主观感受，并可部分地恢复只有在"高练"时才会有的训练水平和训练强度
低练（禁食状况下）	• 通过禁食（一夜禁食或自上次摄入碳水化合物后禁食超过6小时）和在训练期间不摄入碳水化合物等措施，在低肝糖原储备量、低外源性碳水化合物可利用性的状况下完成训练课程 • 训练课可能需要持续45～60分钟，才能引起明显的代谢刺激和变化（葡萄糖或游离脂肪酸的显著变化，肌肉能量物质氧化的改变） • 可按照典型模式进行训练，如早餐前进行的晨练，只摄入水；如果是长时间的晨练，可在第一个小时内喝水，水中加少量的糖 • 在这样的训练中，肌糖原也许是充足的	• 当最后一次摄入碳水化合物超过6小时后，胰岛素对游离脂肪酸浓度的抑制将会消失，使运动可以在较高的游离脂肪酸获得性和较高的脂肪氧化率的状态下进行 • 在肌肉、中枢神经系统和肝糖异生代谢刺激增加的条件下进行运动，会导致AMPK和信号通路的上调，从而增加与肌肉葡萄糖和脂肪转运相关的分子（例如GLUT-4、CD36、FABPm）的表达和能量底物的利用（如PDK4、HK、CS、β-HAD） • 如果在长时间的训练中，禁食导致肌糖原利用率提高，也可能出现低练（低肌糖原）的刺激效果（详见上文）	• 关于低练（低肌糖原状态下），请参见上一栏的注释 • 对低练（禁食状态下）的训练方案的研究较少，但似乎对运动员造成的整体压力较小，可能会导致较轻的但可提高运动成绩的整体适应和功能改变 • 到目前为止，没有令人信服的证据表明，这种禁食状态下的低练本身就能带来运动表现的改善 • 运动员反馈，禁食低练比肌糖原低练更容易实施

名称	描述或定义	基本原理	评注和说明
低练（低肌糖原＋禁食）	• 完成训练的条件：在大部分训练过程中，肌糖原低于重要的临界阈值［见上述的"低练"（低肌糖原状态下）］；肝糖原低水平；外源性碳水化合物摄入不足 • 可作为长期低碳高脂饮食的一部分，或作为系列急性训练的一部分：高练（高肌糖原状态下训练）/低睡（低肌糖原状态下睡觉）/低练（低肌糖原状态下训练）	• 见关于低练（低肌糖原状态下）和低练（禁食状态下）的注释 • 2个低练相结合的训练方案可能代表了最具代谢刺激压力的运动训练环境	• 本方案可对身体产生最大的训练压力和营养压力，在将其纳入训练计划时，需要精心设计，以使代谢优势达成平衡，在训练水平、运动损伤和疾病等风险方面，避免潜在的负面影响
低恢复（肌糖原低水平恢复）/低睡（在低肌糖原情况下睡眠）策略	• 运动后刻意限制膳食中的碳水化合物，以延缓肌糖原的恢复 • 可在上午训练后进行碳水化合物限制，或在晚上锻炼后进行通宵的碳水化合物限制 • 运动后摄入蛋白质有助于适应过程，而不会减弱低碳水化合物可利用性的作用	• 在运动后限制碳水化合物摄入，使运动后肌糖原和肝糖原保持在较低水平，同时使运动后血循环中游离脂肪酸升高的持续时间延长，详见相关综述（Impey et al. 2018） • 能量物质可利用性或肌糖原储备量的走低变化，可能会维持运动后细胞信号的上调，从而导致运动的适应性反应增强（Impey et al. 2016）	• 运动后碳水化合物摄入限制的持续时间取决于肌糖原消耗的程度、完成的运动负荷量及下一次训练课的时间安排 • 如果不仔细考虑低肌糖原可利用性及其后果等因素，可能会影响免疫功能和随后的训练强度（Impey et al. 2018），并对骨转换标志物产生负面影响（Townsend et al. 2017）
高练＋低恢复＋低睡＋低练的联训	• 联训可包括下午的"高练"（高肌糖原和外源性碳水化合物补充状态下），进行高强度或高水平训练；随后进行通宵的碳水化合物限制以及第二天上午的中等强度训练，即"低恢复＋低睡＋低练"（低肌糖原状态下），从而构成所谓的"高练＋低恢复＋低睡＋低练"组合性联训 • 也可以选择"高练＋低恢复＋低练"的联训：上午"高练"，进行高强度和高水平训练；然后在白天的剩余时间限制碳水化合物摄入，并在下午进行中等强度训练，即"低恢复＋低练"	• "高练＋低恢复＋低睡＋低练"的联训中，纳入了一场重要的训练，即在充足的碳水化合物支持下进行高水平训练，以提高训练成绩，同时耗尽肌糖原，为后续的中等强度训练创造一个低肌糖原条件，能够进行"低练"（低肌糖原＋低外源性碳水化合物摄入状况下） • 限制肌糖原储备的合成延长了运动后的恢复期，放大了第一次高水平训练产生的刺激反应 • 上述联训包括2个训练课，如果配合得当，可有效产生最佳刺激，并且可以在24小时内完成；因此，这种联训可在一个训练短周期内多次重复	• 有学者报告，受过训练但非精英的自行车运动员或铁人三项运动员接受此种联训，每周重复3次，连续1周或3周，与对照组（产能营养素及摄入量相同，但没有进行联训）相比，运动成绩得到了提高（Marquet, 2016a，2016b）。然而，在每周进行2～3次联训、连续3周的精英运动员身上，没有看到类似的结果（Burke et al. 2017b，2020；Gejl et al. 2017）

注：train high（高练）；train low（低练）；AMP活化蛋白激酶（AMP-activated protein kinase，AMPK）；β-羟酰基辅酶A氢化酶（β-hydroxyacyl CoAdehydrogenase，β-HAD）；脂肪酸转移酶（fatty acid translocase，FAT或CD36）；柠檬酸合成酶（citrate synthase，CS）；膜相关脂肪酸结合蛋白（membrane-associated fatty acid binding protein，FABPm）；游离脂肪酸（free fatty acid，FFA）；葡萄糖转运蛋白4型（glucose transporter type 4，GLUT-4）；己糖激酶（hexokinase，HK）；生酮低碳水化合物高脂肪饮食（ketogenic low-carbohydrate high-fat diet，K-LCHF）；非生酮低碳水化合物高脂肪饮食（non-ketogenic low-carbohydrate high-fat diet，NK-LCHF）；p38丝裂原活化蛋白激酶（p38 mitogen-activated protein kinase，p38或MAPK）；丙酮酸脱氢酶激酶（pyruvate dehydrogenase kinase，PDK4）；过氧化物酶体增殖物激活受体γ辅激活因子1-α（peroxisome proliferator-activated receptor gamma coactivator 1-α，PGC-1α）；过氧化物酶体增殖物激活受体（peroxisome proliferator-activated receptor，PPAR）；钠依赖性葡萄糖共转运蛋白1（sodium-dependent glucose co-transporter 1，SGLT1）。

来源：改编自Burke et al. 2018.

15.5　运动后补水问题

大多数运动员在完成一段时间的运动后，至少会轻度脱水，因为他们的液体摄入量低于出汗量（参见第14章）。在高温环境中，进行长时间的高强度运动，而获得饮料或饮用的机会受到限制时，就可能出现严重的体液不足（Garth & Burke，2013）。此外，在体重分级体育运动项目中，如拳击、摔跤和轻量级划船等，在赛前称体重之前，运动员可能有意通过脱水技术（参见第8章），快速降体重。对于正常的健康人，每日补充损失的体液和维持体液的平衡，都受到渴感和尿液排出的良好调节。然而，在紧张、有压力的状况下（如运动、高温、寒冷、高海拔等），渴感可能不是一个敏感的刺激感受器，不足以维持正常的体水平衡（Greenleaf，1992）。此外，发生中度至重度的体水不足后，在使体液水平恢复正常之前，可能存在4～24小时相当长的滞后。未能完全复水的现象最先被描述为"自愿脱水"（voluntary dehydration），而且，脱水程度可因饮料的获得性和适口性等因素的影响而加剧（Rothstein et al. 1947）。然而，这一现象现在被重新命名为"非自愿脱水"（involuntary dehydration），这是因为人们发现，即使饮料容易获得并方便饮用，脱水的个体也没有主观意愿去复水（Nadel et al. 1990）。影响自我选择饮品和饮用模式的因素是多方面的，包括如饮品饮用的社会习惯等行为问题，以及在遗传倾向上不喜好饮用某种饮品或过度饮用某种饮品等个体生理问题（Greenleaf，1992）。运动后复水的另一个挑战是，运动员在这一阶段可能会继续失去体液，部分原因是汗水继续流失，但主要原因是尿液排出。运动后复水的成功与否，最终取决于液体摄入和尿液排出之间的平衡。

理想情况下，运动员的目标应该是在两场运动的间期内，做到完全复水，以便使下一场比赛或训练课可以在体水平衡的状态下开始。如果发生中度至高度的体水不足（丢失2%～5%体重的体液或更多），并且2场比赛或训练课的间隔时间小于6～8小时，那就很难做到完全复水。要想做到最佳复水，需要预先制订补液计划，克服渴感刺激不足等生理挑战，还要解决喝不上饮料等现实问题。影响运动后补液的一些因素已经明确，下面将详细讨论。

15.5.1　饮料的适口性

饮料的适口性影响自主饮用量，还有饮料的质量、味道和温度等，都被确定为重要的影响因素（Hubbard et al. 1990）。对适口性的感知可能会随着环境条件和脱水程度而改变，并且可能并不总是与补液的总摄入量相关。例如，虽然非常冷的冰水（0℃）在感觉上可能是最惬意的，但实际上低温水（15℃）却是摄入量最多的（Hubbard et al. 1990）。人们发现，在运动后恢复期间，比起无味的普通水，甜味饮料的摄入量要大得多。例如，研究者观察到，通过蹬车方案引起受试者2%体重的体液丢失后，自主性补充普通水者，可复水63%，而自主补充甜味饮料者，却可复水79%（$P < 0.05$）（Carter & Gisolfi，1989）。不过，在这种自主补充模式下，无论选择哪一种饮料，都没有满足总体的体液丢失，并且随着时间延长，补充量逐渐下降，致使体液不足状态持续下去。受试者对甜味或能量补充是否有不同反应，目前还没有见到系统的研究。有一些证据表明，极度甜味和高糖浓度饮料会使自主摄入量减少，并且对含糖饮料的最初偏好也会在几个小时后有所减弱（Hubbard et al. 1990）。

在饮料中添加钠，也可增加饮品的自主摄入量，即使钠浓度可能超过了对该饮品所推荐的钠浓度。Wemple和同事们比较了含有0mmol/L、25mmol/L或50mmol/L钠浓度的咸味饮料在脱水性运动后的自主摄取量，结果观察到，受试者补充的饮料量均值，分别占其汗液损失量均值的123%、163%和133%（Wemple et al. 1997）。钠浓度不仅对饮料的自主摄取量影响很大，而且还影响液体在体内的保留量，这将在之后进行讨论。

15.5.2　补液量和方式

在复水补液阶段，液体的摄入量必须大于运动后体液的缺失量（即运动排汗量），以便在持续排汗和尿液产生的情况下，能够恢复体液平衡。通常，如果液体的补充量等于汗液的流失量，那么在2～4小时的恢复期中，只能导致50%～70%的复水（以体重恢复计）。运动性脱水受试者（2.5%体重的脱水）在3小时内用低浓度电解质溶液（钠浓度15mmol/L）复水补液，补液量相当于体重丢失量的100%和150%。补液量的30%作为第一次的补充剂量；剩余的70%液体分5次补充，每30分钟一次，每次补液量相等。150%补液方案导致较高的胃排空率和胃排空量，以及较高的净体液恢复率（为体重丢失的68%），而100%补液方案的净体液恢复率只有48%。随着时间的推移，胃排空率和体重恢复率降低，由于尿量增加，在这两种方案实施的2～3小时，液体平衡均未达成（Mitchell et al. 1994）。同样，Shirreff等研究了脱水受试者（2%体重的脱水）在6小时内体液平衡的状态，这些受试者在恢复的第1小时内，分别补充了相当于体重丢失量的50%、100%、150%和200%的含钠溶液（有2种钠溶液，浓度分别为23mmol/L和61mmol/L）。尿液产生量与补液量有关，尽管高钠溶液（61mmol/L）补充的150%组和200%组在恢复的6小时节点达到完全复水和过度复水，但所有其他试验组都出现复水不足的情况（Shirreff et al. 1996）。这些结果表明，补液量必须大于体液的净亏量，才有可能恢复体液平衡。而且，饮料中的钠含量必须足够高，否则只会导致尿量增加。

有学者已经研究了摄入饮料的模式是否对复水造成影响。他们让受试者在运动后即刻摄入大量的饮料，然后与恢复期4～6小时少量多次摄入相同总量的饮料进行比较（Archer & Shirrefs，2001；Kovacs et al. 2002；Jones et al. 2010）。这些研究的结果显示，尽管泌尿量有所增加，但是尽早补充大量液体，可在恢复期的第一个小时内，更好地恢复液体平衡。然而，随着恢复期的延长，不同补液模式之间的体液恢复差异逐步消失，少量多次的补液模式最终显示出更好的复水效果，这主要是因为尿液的丢失逐渐减少。当然，在运动后进行强制式的补液练习时，需要考虑胃舒适度等因素，尤其是当运动员还要在接下来的2～4小时进行另一场比赛或训练时。最后想要说的是，进餐可能是补液的一个有效辅助手段。Hubbard和其同事指出，摄入食物可能引起行为学或心理学方面的刺激，导致自主摄入饮料的增加（Hubbard et al. 1990）。而且，膳食中的钠含量还会增加体液的保留（Maughan et al. 1996；Ray et al. 1998）。

15.5.3　电解质的补充

钠是从汗液中失去的主要电解质，并且在长时间大量出汗的情况下，特别是在汗液钠含量较高的个体中，每次训练课中都会出现大量体内钠的损失。例如，一些研究表明，在炎热天气下进行训练的团队项目运动员，仅在单次训练课中，盐（氯化钠）损失的个人记录就超过7g（Maughan et al. 2004；Shirreffs et al. 2005）。虽然西方饮食模式通常被认为盐摄入过多，但在运动中失去如此大量钠的运动员，可能需要采取特殊措施，积极弥补运动中和运动后的钠损失（Bergeron，2003）。即使在运动过程中钠的损失不是很大，而且可通过膳食做最终补充，但在恢复性饮料和零食中加入钠，也有助于缓解口渴和保留体液。事实上，运动引起脱水后，当摄入普通水时，血浆渗透压和钠浓度会被稀释，导致利尿增加，口渴减少。例如，Nose等让受试者脱水接近体重的2.5%，然后比较补充水加钠胶囊和补充水加安慰剂胶囊的效果。他们发现，与单纯补水相比，摄入钠溶液（相当于约80mmol/L）能更快地恢复血浆容量，这归因于受试者能自主摄入更多的饮料及排出较少的尿量（Nose et al. 1988）。

在一项研究中，受试者在炎热环境中运动，造成2%体重的脱水，然后在运动后第1小时内摄入相当于150%体重丢失量的饮料，观察6小时的恢复情况，以确定复水饮料的最佳钠浓度（Maughan & Leiper，1995）。经过90分钟的恢复后，与摄入钠含量为52mmol/L和100mmol/L饮料的受试者相比，摄入钠含量为2mmol/L（相当于无钠）和26mmol/L（低钠）饮料的受试者出现更多的尿量丢失（图15.2），差别非常明显。6小时后，摄入2mmol/L钠饮料和100mmol/L钠饮料受试者的平均尿量之差约为800ml。摄入2种高钠饮料（52mmol/L和100mmol/L）的受试者，在恢复期结束时，处于体液平衡的状态；但摄入无钠和低钠饮料（2mmol/L和26mmol/L）的受试者，仍然处于体液负平衡状态，尽管他们摄入的饮料量是其汗水丢失估计量的1.5倍。结果表明，摄入饮料的保留量与其钠含量有关，但摄入52mmol/L或

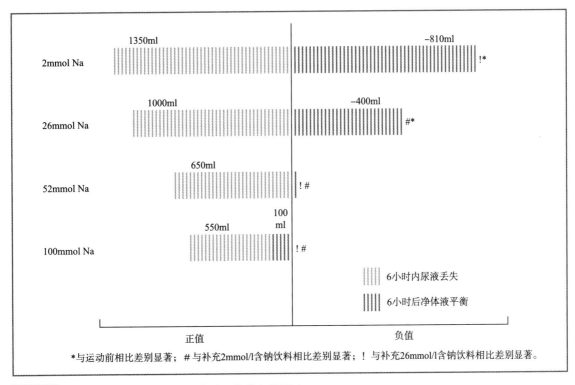

图15.2 饮料钠含量对尿液丢失和体液平衡恢复的影响

注：热环境中运动引起体液丢失，按体液丢失量的150%补充含钠饮料。含钠饮料包括下列不同的钠浓度：2mmol/L、26mmol/L、52mmol/L、100mmol/L。

资料来源：根据Maughan & Leiper（1995）重新绘制。

100mmol/L钠含量饮料，并没有造成体液净平衡数值的差异。

关于运动后补充液体中的最佳钠水平存在一些争论。世界卫生组织建议用于治疗腹泻引起脱水的口服补液中，钠浓度为90mmol/L（Walker-Smith，1992）。然而，这是基于补充因腹泻而丢失钠的需要，并可优化肠道对液体的吸收以及对吸收液体的保留。汗液中钠含量的变化非常大，一般认为汗液钠含量的范围为20～80mmol/L（Verde et al. 1982；Armstrong et al. 1987）。因此，运动后恢复饮料的钠浓度约为50mmol/L应该比较合理。尽管如此，为了口感宜人，并在广阔市场具有商业吸引力，运动饮料已经倾向于浓度更低的钠含量（10～25mmol/L）。当自主选择饮料时，饮料的适口性（自主摄入）与钠含量（体液保留）之间的平衡非常重要。一项研究显示，受试者更喜欢选择饮用橙汁、柠檬水或运动饮料（约2.5L），而选择饮用普通水或口服复水溶液则较少（约1.7L）。然而，口服复水溶液引起的尿液量丢失最低（Maughan & Leiper，1993）。

中等钠浓度饮料的复水作用效果似乎很小。有研究称，一种商业运动饮料（6%碳水化合物，20mmol/L钠）比普通水能更有效地促进运动性脱水后的体液恢复。受试者脱水达体重的约2.5%，分别在运动刚开始和运动后45分钟时补液，每次补液量相等，补液总量与脱水量相等。运动后2小时，商业运动饮料组体内保留量达73%，普通水组体内保留量为65%，前者比后者获得更多的体重恢复，主要是由于尿液丢失减少（Gonzalez-Alonso et al. 1992）。因此，从这项研究和其他研究中可以看出，商业运动饮料在适口性和体液保留方面，可能比普通水具有一定的补液优势。尽管如此，在需要最大程度保留体液的情况下，提高补液饮料中的钠含量，并高于一般的运动饮料，有可能带来更好的效果（Maughan & Leiper，1995）。

或者，可通过进食含钠食物或将盐加入食物，以获得额外的钠补充。研究结果表明，通过选择日常食物摄入钠盐，可增强运动性脱水后补充液体在体内的保留（Maughan et al. 1996；Ray et al. 1998）。在Maughan等的研究中，运动性脱水的受试者（2%体重量的脱水）在恢复期的第1个小时内，补充了相当于150%汗液丢失量的液体。补液方式有2种：运动饮料（钠含量20mmol/L），或1份含水餐食＋低钠饮料。在恢复期6小时，与补充运动饮料组相比，食物＋低钠饮料组的体液保留更多，而尿量更少，这可能是因为摄入了更多的电解质。此时，食物＋低钠饮料组受试者达到体液平衡状态，但运动饮料组在这一时段出现约350 ml的体液负平衡（Maughan et al. 1996）。

虽然在复水饮料中加入钾（25mmol/L），也能有效促进体液保留（Maughan et al. 1994），然而，与传统的富钠运动饮料相比，摄入富钾饮料并没有获得额外的益处（Pérez-Idárraga & Aragón-Vargas，2014）。而且，钠的补充似乎是一个更为优先考虑的事项，因为钠从汗液的损失更大。虽然一些镁可通过汗液丢失，但是，伴随运动而出现的血浆镁浓度降低很可能是由于体液在组织间的重新分布所致，而不是因为大量的镁丢失。

15.5.4　一些复水饮料的特性

近年来，人们一直对各种常用或市售商业饮料在运动后补水的功效感兴趣。研究动机包括为这些饮料提供一个新的市场和新的用途，借此帮助运动员可方便利用这些容易获得的饮料，另外，还要研究饮料除了复水功能外，是否还具有促进恢复的其他潜在功能。此类研究的典型方案是，利用完成一项运动任务，达到标准的体液丢失量，约占体重的2%，然后摄入规定容量的饮料，通常为体液丢失量的100%～150%，并持续观察尿液特征、血浆渗透压和未来3～6小时的体重变化。

椰子汁天然富含钾，已被证明是比普通水更好的复水饮料（Pérez-Idárraga & Aragón-Vargas，2014），而在体液保留方面的作用，与含钠运动饮料相当（Saat et al. 2002；Kalman et al. 2012；Pérez-Idárraga & Aragón-Vargas，2014）。牛奶也受到关注，已经发现在运动性脱水后的体液平衡恢复方面，牛奶优于普通水或传统的运动饮料（Shirreffs et al. 2007；Watson et al. 2008；Desbrow et al. 2014）。豆浆也具有优异的补水特性（Desbrow et al. 2014）。尽管此类研究已经能够确定体液恢复的净效应，但往往无法确定其机制，因而不能很好地解释结果。毕竟，有很多因素会影响到复水。这些因素可改变胃排空速率、液体在肠道的吸收、体液保留和尿液产生。这些因素包含了饮料的各种特征，如容量、能量密度、渗透压、钠含量、钾含量、碳水化合物含量及蛋白质的含量和类型等。在许多复水饮料的对比性研究中，其中的数个特征可同时发生变化。

人们已经对其中的几个特征因素做了进一步的研究，以便解释其影响复水的作用机制，或研发具有良好复水功能的饮料。在这方面，尽管牛奶的钠含量有助于其复水的作用，但蛋白质含量也很重要（Seifert et al. 2006；Shirreffs et al. 2007）。的确如此，已有研究证明在糖＋电解质饮料中加入乳蛋白或乳清蛋白，可以提高该饮料的复水特性（Seifert et al. 2006；James et al. 2011），这种效果与饮料的能量密度、钠含量和钾含量无关（James et al. 2011）。饮料中的碳水化合物和蛋白质含量都有可能通过它们与钠的共转运吸收机制（sodium co-transported uptake），增加肠道对水的吸收。这些作用是加成的，尽管蛋白质起的作用更大（Hobson & James，2015）。这种饮料有利于复水的其他原因包括减慢胃排空和增加血浆渗透压，这两种作用都可以防止伴随血浆容量的突然增加而产生过量的尿液。在相同的能量密度下，复水饮料中蛋白质含量对于复水的有益作用，似乎存在一个上限。在一项研究中，发现40g/L蛋白质复水饮料的作用并不比20g/L蛋白质复水饮料更好（James et al. 2013）。然而，一种添加了能量和蛋白质的流体膳食，因能量、蛋白质和钠含量较高，发现其在整体复水方面的作用，优于普通的牛奶和豆奶。最后一点，在确定运动后补液的总体效果时，饮料的摄入量与蛋白质的含量之间的相互作用可能也产生影响。例如，当复水饮料的摄入量相当于运动后体液丢失量的150%时（James et al. 2012，2014），添加乳清蛋白似乎不会增强饮料在体内的保留量；而当复水饮料量等于体液丢失量时，添加乳清蛋白却可以增加饮料保留量（Seifert et al. 2006）。此外，与添加乳清蛋白相比，添加乳蛋白（包括酪蛋白和乳清蛋白，译者注）似乎对饮料的复水作用，即体液保留作用，效果更好（James et al. 2011，2013）。有人对此提出一个假设，即乳蛋白中的酪蛋白亚组分可以减慢胃排空，从而减缓血浆容量的增加，并抵消因大量低钠液体进入血液而导致的血浆渗透压下降，由此避免了尿量增加，保留了更多体液（James et al. 2012）。

遗憾的是，本部分引用的许多研究中，正好缺少一部分内容，即从自愿的角度摄入此类饮料，而不是仅仅按实验设计摄取。当我们希望运动员将饮用足量的饮料，并达到体液恢复的真实效果之前，一定要先考虑饮料的适口性、对渴感的影响、胃舒适性等问题。当然，饮料中是否提供与恢复有关的其他营养素，也是一个在应用上需要考虑的因素。

15.5.5　咖啡因和酒精：潜在的利尿剂

脱水的运动员发生多尿，可能与其所摄饮料中含有几种常见刺激成分有关。Gonzalez-Alonso及其同事称，与饮用普通水和运动饮料相比，饮用含有咖啡因的可乐饮料的受试者，体水恢复的效果下降。受试者可乐饮料的摄入量相当于汗水的丢失量，结果只引起体重丢失量54%的恢复。与其他组受试者相比，尿液丢失显著增加，并且还有因持续出汗和呼吸而导致的体液损失，虽然丢失不大，但差别明显（Gonzalez-Alonso et al. 1992）。这一发现符合常见的建议，即含有咖啡因的饮料不是理想的复水饮料，应避免在运动性脱水或其他脱水情况下（如空中旅行中）使用。然而，一篇对咖啡因与水合状况关系的长篇综述发现，在证明咖啡因摄入会损害体水状态方面，还缺乏严格收集的数据（Armstrong，2002）。该综述的结论是，咖啡因对利尿的作用可能被夸大了，对于那些习惯性使用咖啡因的人来说，其作用可能微不足道。事实也可能真是如此，最近有一项研究，先让受试者习惯于每日摄入咖啡因3mg/kg，然后将咖啡因剂量改为0mg/（kg·d）、3mg/（kg·d）、6mg/（kg·d），连续5日摄入（Armstrong et al. 2005）。结果，不同的咖啡因摄入量，并没有导致体重、尿液量和血清渗透压的不同，这一结果对咖啡因是一种慢性利尿剂的理论形成挑战。而且，咖啡因饮料造成体液任何少量的丢失，都可能会被运动员自主摄入咖啡因饮品（如咖啡）的增加而抵消，因为运动员很享受喝咖啡的感觉，而咖啡又是社会活动和饮食行为的一部分。假如运动员突然被要求从日常餐饮或运动后餐中去除此类饮品，他们可能无法用等量的不太熟悉或不太喜欢的其他饮料来替代。

酒精具有利尿作用，其机制包括抑制抗利尿激素等。这对于具有高酒精含量的饮料（即在少量液体中有大量酒精）而言，是要特别考虑的，因为有可能引起体液不足。具有大量饮用啤酒的能力，也许是实现补水目标的一个潜在有利因素。几项研究表明，与饮用低酒精含量（1%～2%）或无酒精（0～0.5%）的啤酒相比，饮用高酒精含量（4%～5%）的啤酒，尿液丢失量更多，体液净恢复量更少（Shirreffs & Maughan，1995；Flores Salamanca & Aragón-Vargas，2014）。然而，酒的利尿作用似乎取决于现有的水合状态。在Hobson和Maughan的研究中，受试者通过运动导致2%体重的体液亏损，然后一组完全复水，另一组整晚继续保持脱水状态。第二天早上，受试者分别饮用1000ml的无酒精啤酒或4%酒精啤酒。研究者发现，在随后的4小时内，前一晚已经完全复水的受试者的尿液产生量比一夜未复水者的多（约1100ml相比于200ml）；另外，在一夜未复水者中，饮用酒精啤酒者的尿液量与饮用无酒精啤酒者相差无几；而在前一晚已经完全复水者中，饮用酒精啤酒者的尿液量比饮用无酒精啤酒者多约200ml。研究者的结论是，当受试者处于体水不足的状态下，酒精的利尿作用减弱（Hobson & Maughan，2010）。

Desbrow等做了系统性研究，他们针对啤酒中的钠含量和酒精含量，研究是否可以在人群接受度和适口性之间，找到一个满意的平衡，并观察对体液保留是否有负面作用。他们采用了相同的试验方案，监测运动后的体液平衡，让受试者在运动后恢复期的第一个小时内，摄入不同品牌的啤酒，摄入量等于体液亏损量的150%。在第一项研究中，他们比较了2种酒精浓度啤酒（2.3%的低酒精度啤酒和4.8%的高酒精度啤酒）之间的差别，这两种啤酒又分为添加钠（25mmol/L）或不添加钠啤酒。经过4小时的恢复后，加钠低度啤酒的体液净平衡（-1.02kg±0.35kg）均显著高于加钠高度啤酒（-1.64kg±0.28kg）和不加钠高度啤酒（-1.59kg±0.32kg）。体液净平衡的差别与尿液排出量有关，三者的排尿量分别为

（1477±485）ml、（2101±482）ml和（2175±372）ml（译者参阅文献原文后加入这些数据）。高酒精度啤酒是否加钠，似乎与体液净平衡无关（Desbrow et al. 2013）。在第二项研究中，研究者比较了含有25mmol/L钠或50mmol/L钠的低度酒精（2.3%）啤酒与含有25mmol/L钠或不含钠的中度酒精啤酒（3.5%）的作用。高钠低度酒精啤酒的总排尿量较低，约为1.4L，而低钠低度啤酒、低钠中度啤酒和无钠中度啤酒的尿排量分别约为1.8L、1.8L和2L。虽然与之前的研究一样，体重恢复的净效应很显著（+300～600ml），但体重比运动前依然低约1kg或更多。他们总结为，比起啤酒中酒精含量的少许变化，低度酒精啤酒中电解质（钠）的浓度似乎对运动后体液的保留有更加明显的作用（Desbrow et al. 2014）。然而，由于所有研究试验中的受试者在饮用大量啤酒后4小时，身体依然处于体液负平衡状态，因此研究者给出的结论是：尽管可以通过一些调控，改变啤酒的成分，能够对体液平衡产生少许的改善，但啤酒并不是一种理想的复水饮料（Desbrow et al. 2013，2014）。

15.5.6　静脉补液

在严重脱水的情况下，特别是当脱水者胃肠功能障碍或晕厥时，无法进行口服补液，此时，可尝试通过静脉快速补充生理盐水。近期反兴奋剂的规则有所变化，然而在此之前，运动员在比赛结束后，甚至在比赛期间（例如足球比赛中场休息期间），进行静脉补液加快复水的现象很普遍。这种补液方法对于环法自行车赛和网球锦标赛等赛事来说是可以理解的，因为在这些赛事中，中度到重度的体液丢失比比皆是。这类赛事中，两场比赛之间或赛段之间的时间很短，运动员必须做好时间安排，以便获得足够的睡眠时间和营养恢复时间。对于中度脱水，采取静脉补液方法可以节约一半的时间，还能避免经口补液引起的胃肠障碍问题。虽然静脉补液目前已经列入"世界反兴奋剂机构条例"（World Anti-Doping Agency Code）中，在条例签署国运动员参与的体育赛事中，如果没有体检或诊断书证明，则会被禁止使用，但在其他一些体育运动项目（如美式橄榄球）中，则依然允许使用静脉补液，因为这些体育运动有着不同的兴奋剂规则和要求。许多运动员和教练都认为，静脉补液有助于加快恢复和提高后续运动的表现。对这种观念需要仔细斟酌，衡量利弊，要兼顾静脉补液的费用和实施过程中所带来的轻微医学风险（特别是在比赛场地操作时）。

一系列研究比较了运动试验中口服补液和静脉补液对恢复体液平衡、体温调节、新陈代谢和后续运动能力的作用（Blom，1989；Castellani et al. 1997；Riebe et al. 1997；Casa et al. 2000a，2000b；Maresh et al. 2001）。试验方案包括运动诱导脱水，设立无补液的对照组、口服补液组和静脉补液组，补液量与脱水量相等。经过一段时间的恢复后，受试者在高温条件下进行第二次运动。这些研究表明，与无补液对照组比较，其他2个补液组的补液方案使第二次运动中的血浆容量和体温调节都得到了同等的改善（Castellani et al. 1997）。然而，在减少口渴感和降低第二次运动中的费力感方面，口服补液组要优于静脉补液组（Riebe et al. 1997）。在这项研究中，与静脉补液相比，口服补液后运动耐受力更好，这似乎是因为运动负荷感减少所致。在其他的系列研究中，与无补液对照相比，口服补液和静脉补液对改善运动能力同样有效，尽管口服补液似乎有更好的生理参数恢复数据（Casa et al. 2000a，2000b；Maresh et al. 2001）。可见，证据已经表明，口服补液在处理中度和不复杂的轻度脱水方面，至少与静脉补液有同样的效果。经口摄入饮料的心理感受似乎成为恢复的重要组分，使运动员在进入下一场比赛或训练时，心理感觉更好一些。另一方面，口服补液后，渴感会消失，但静脉补液却做不到这一点，甚至渴感一直会持续到体液完全恢复之时。

15.6　酒精与恢复

酒精与现代体育密切相关。虽然很难获得有关运动员饮酒习惯的可靠数据，但有合乎情理的证据表明，包括许多现场目击和媒体的报道，显示某些运动员有酗酒行为，特别是在赛后阶段（Burke & Maughan，2000；O'Brien & Lyons，2000；Burke et al. 2003；O'Brien et al. 2005；Barnes，2014）。这似乎在团队项目运动员中最为普遍，他们有赛后聚众饮酒狂欢的风俗习惯，也没人劝阻。大量摄入酒精，可能会以多种方式干扰运动后的恢复。酒精最重要的影响是判断力受损和控制力减弱。大量饮酒对运动员在运动后恢复期的行为产生重大影响，引起一些高风险行为，可导致形象受损、意外事故、伤害、有时候甚至死亡。酒精饮用与溺水事故、脊髓损伤以及其他娱乐性水上活动中的安全问题高度相关（O'Brien，1993；O'Brien & Lyons，2000），并且是道路交通事故的主要因素。运动员醉酒很可能会影响运动后恢复计划，包括营养、运动性损伤治疗和睡眠等。

本章前几节列举了酒精可直接影响生理过程如复水（参见15.5.5相关内容）和糖原储存（参见15.3相关内容）的证据。这些内容得出结论：摄入酒精可干扰体液丢失后的最佳恢复；虽然酒精可能对糖原储备恢复有一些直接的影响，但可间接导致碳水化合物摄入不足，其后果可能就是对机体肌糖原储备的再恢复产生更大的影响。许多体育运动与骨骼肌和软组织的损伤有关，这是运动的直接后果，可能因为运动中的事故、抢断、碰撞所致，特别是在肢体接触性运动中。现场处理软组织损伤的标准医疗方法是使用血管收缩技术（如休息、冰敷、压迫和抬高）。由于酒精是皮肤血管的有效扩张剂，因此人们一直认为，摄入大量酒精可能会导致或增加损伤部位的血管扩张和组织肿胀，并可妨碍组织的修复。尽管尚未系统地研究过这种作用，但有些个案病例报告了这一现象。

正如有学者在综述（Barnes，2014）中所言，运动后大量摄入酒精可能产生一系列负面影响，包括抗炎反应、免疫应答、内分泌系统、血管血流量、睡眠的时间和质量等方面，这些都会影响运动后恢复。在一项观察酒精对肌肉蛋白质合成影响的研究中，受过良好训练的受试者在实验室执行模拟团队的运动方案。在运动后即刻和运动后4小时，让受试者分别服用乳清蛋白（25g）、乳清蛋白（25g）＋酒精（1.5g/kg，相当于约12个标准酒杯的酒品）、麦芽糊精（25g）＋酒精（1.5g/kg）。运动后2小时后，各组还摄入富含碳水化合物（1.5g/kg）的食物（Parr et al. 2014）。上述3组的肌肉蛋白质合成率均比静态条件下高，但与运动后仅服用蛋白质组相比，蛋白质＋酒精组减少24%，麦芽糊精＋酒精组减少37%，各组结果之间呈显著性差别（$P < 0.05$）。（译者注：本章作者在叙述本研究实验方法和结果时，与原论文有所不符。译者根据原论文，做了纠正）。研究者得出的结论是，即使与蛋白质共同摄入，酒精也会降低合成代谢反应和运动后肌肉蛋白质的合成，因此可能会影响适应性训练和恢复以及随后的运动能力（Parr et al. 2014）。

对运动员进行酒精摄入的研究确有难度，其结果是否能够反映真实生活，还值得讨论。首先，伦理上具有挑战性，伦理委员会通常会对酒精的摄入量及研究的程序步骤设置限制。当然，这些研究中，受试者的酒精摄入量非常重要。事实上，在大多数有关运动后饮酒的研究中（Burke et al. 2003；Desbrow et al. 2013；Parr et al. 2014），受试者血液酒精浓度非常高，已经远超汽车驾驶限制的水平。然而，这些摄入量却通常远低于许多运动员酗酒后自我上报的饮酒量（Burke，1988；O'Brien et al. 1993；Prentice et al. 2014，2015）。此外，在许多因素影响下，人体对酒精的反应变化很大，对于那些受试者样本数较少的研究，当对实验结果进行统计检验时，差异有显著性的可能性会降低。另外实验时，酒精的味道和酒精产生的作用都很难掩饰，使得实验难以达到双盲的目的。最后，大多数研究都没有包括通常在现实生活中酗酒带来的后果，如睡眠丧失、无法摄入推荐的饮食、无法执行恢复计划等。在这方面，一些关于运动员使用酒精的研究已经引入了一些设计方案：将受试者分为2组，一组避免酒精摄入，另一组遵循运动后常见的酗酒行为（O'Brien et al. 1994；Prentice，2014，2015）。即使这样，这些研究还是没能找到在酗酒后第二天运动能力下降的一致性证据，研究结果也有矛盾，包括跳跃能力降低（Prentice et al. 2015）、有氧运动能力下降（O'Brien et al. 1993）、跳跃能力无改变、身体力量下降、重复冲刺能力降低等（O'Brien et al. 1993；Prentice，2014，2015）。无论如何，由于许多原因，运动员一次性或长期酗酒，均有可能干扰身体健康和运动表现。

对于运动员的酒精摄入量和饮酒模式，值得进一步研究，并需要考虑行之有效的教育计划，特别要关注通常在赛后与社交有关联的酗酒行为。除了将合理饮酒习惯作为教育计划的目标之外，还可以让运动员作为社区教育信息的代言人。运动员在社区中很受推崇，很可能成为这方面有说服力的教育工作者，同时也教育和约束了自己。

小结

  运动后恢复这一课题对当代运动员提出了各种挑战，恢复目标的类型和严格程度有所不同，需要根据具体的运动内容、运动员训练或比赛的目标和营养计划中的优先选项而定。因此，不能简单地认为每次训练课或比赛后，运动员积极摄取食物和饮料就可以了。相关的研究已经有了许多进展，对于恢复性营养措施的真正好处和需要，应进行更加具体的分析评估，然后制订更加具体的计划方案，只有这样才能做到真正获益。面对限制能量摄入的运动员，以恢复的名义摄取不必要的食物和饮料，可能会导致不必要的花费和不必要的能量物质摄取。

  剧烈运动后的恢复涉及一系列依赖营养素供应的过程。营养素的数量很重要，但这些营养素摄取的时间也很重要。在某些情况下，运动后即刻摄取营养素对于恢复的刺激最强，而此时若缺少营养素的摄取，将降低对运动刺激的总体反应能力。而在一般情况下，只有提供营养素，才会产生有效的恢复。当恢复过程受到限制（如肌糖原合成），以及两次运动之间的休息时间有限时，延迟摄入营养素，可能会使机体功能恢复到最佳状态受到严重影响，进而影响到随后的运动表现。应该制订运动后恢复指南，就能量补充、复水和蛋白质合成给予指导，但指南必须针对每场比赛或训练及个体运动员的目标来定制。未来的研究应面向恢复过程中其他领域的指南制订，如抗氧化反应、炎症反应和免疫反应。由于运动员经常在国外进行训练和比赛，因此在为运动后营养提出建议时，必须考虑食品供应和食物制备设施等实际问题。对运动刺激产生适应和恢复最佳运动功能，这是两个互有重叠但又有所不同的过程，将其有机结合起来的想法很好，也许会引出一套不同的营养实践方案，找到更为合理的训练方式。有意不做到完全恢复，以便在随后的运动中造成"低练"的环境，这个理念还会被应用和发展，成为加强运动适应的训练方式。执行灵活的时段性碳水化合物可利用性，以支持不同要求的训练适应和训练目标，这是一项具有挑战性但可能获益的策略。

应用提示
Louise Burke

  ▶ 不同类型的运动可打乱身体平衡，形成刺激，机体对此可以产生适应。需要摄入营养素，以恢复体内平衡和运动能力，并促进适应的过程。全身性恢复可能需要整合各系统的恢复过程，包括肌肉和肝糖原储备的恢复、体液损失的恢复、肌肉中新蛋白质的合成等。表15.4概述了促进每个过程的实用措施，举例说明了主动性恢复的价值，列出了现实中可能发生的一些不利因素。

  恢复目标的确定

  ▶ 运动员应对其训练或比赛项目进行评估，以确定每次运动后或全部运动结束后，各种恢复措施跟进的程度，以及他们的正常饮食是否能够满足这些需求。额外添加或立即摄取营养素，有助于增强重点恢复目标的落实。运动员应规划制订食物和饮料的摄入量，以达到这些目标。还应注意，一餐或零食中含多种食物或食物组合，可同时实现系列恢复目标的完成（表15.4）。

表15.4 不同恢复策略的利与弊

	能量补充	蛋白质修复和适应	补液
大化恢复的策略	• 训练结束后立即开始补充碳水化合物 • 恢复性目标：从小吃或膳食中获得1g/kg体重碳水化合物（例如，50kg体重女性约50g，80kg体重男性约80g） • 继续摄入更多的小吃、饮料或膳食，在恢复期的前4小时内，每小时达到摄入1 g/kg体重碳水化合物的目标，然后回到可以满足总产能营养素和能量要求的饮食模式 • 碳水化合物总需要量范围为每日3～12g/kg体重（表15.1）	• 运动结束后，立即摄入富含优质蛋白质的食物，食物中蛋白质含量应达20～25g。根据运动员的体型大小和肌肉重量，蛋白质摄入的范围可能需要扩展，如15～40g • 设计一种适宜的零食和正餐模式，满足能量和其他营养素的摄入目标，也满足饮食习惯的需要，并将优质蛋白质的摄入目标也融入这一模式，可以每3～5小时摄入一次蛋白质 • 在睡前摄入富含蛋白质的零食或正餐，使蛋白质合成可整晚保持最佳状态	• 手边准备好可口、适量的饮料，可满足运动员身体状况和其他营养需求的恢复 • 当液体丢失为中等量到大量（即＞2L），且补液时间小于6～8小时时，可根据丢失量和需要补充的量，计划饮料摄入量 • 通常，运动前和运动后体重之差可作为快速判断体液丢失的指标（丢失1kg体重约等于丢失1L体液），尽管某些情况下这个指标可能有偏差，如运动员开始运动时体水过多或体水不足，或者因运动时间较长，能量物质如糖原和脂肪消耗所导致的体重下降 • 请注意，需要补液的摄入量可能大致是体液估损量的125%，以便可以将还在损失的体液量（尿液、继续丢失的汗液）也包含在内 • 在运动结束后立即开始摄入饮料，并在随后2～4小时达到目标摄入量。在实际情况中，最好在这段时间内少量多次摄入饮料，不要快速大量饮用。这样的补液模式对胃肠舒适性较好，并且通过较小的尿液损失，最大限度地保留体液 • 在补充液体的同时，因汗液而丢失的电解质也得到了补充，这样不但可以维持口渴感，还可通过减少尿液损失，最大限度地保留体液。可以通过选择电解质饮料（主要是含钠饮料）或者同时食用高盐食物来实现 • 避免过量摄入酒精，因为这对体液恢复起反作用，酒精的利尿作用可能会降低补液的效果
益处	• 为下一场训练或比赛的能量需要做准备，使肌糖原储备最大化	• 可使肌肉蛋白质合成最大化（作为对训练刺激的反应），从而使运动适应性增强 • 注意，刺激反应时间至少持续24小时	• 快速恢复体水平衡，以便进入下一场训练或比赛
应该实施主动恢复措施的时间	• 在比赛或训练耗尽肌糖原后，运动员在8小时内或更短时间内要备战下一场训练或比赛 • 当进行总糖原需求量很高的训练或比赛时：大运动量训练、系列赛事（例如自行车巡回赛、网球锦标赛）	• 在有较大运动性刺激或有肌肉损伤的竞技比赛或大训练课（抗阻力课、高强度课）之后 • 当训练的主要目的是增加肌肉质量和体积时	• 运动员刚刚经历过大量出汗的一场运动，8小时内或更短时间内将迎来另一场运动，而且将在高温条件下进行

续表

	能量补充	蛋白质修复和适应	补液
缺点	• 有可能会使运动员摄入超过所需的能量，导致体重增加，或因糖类食物不断摄入，对牙齿健康造成潜在危害 • 有可能促使运动员选择营养素单一贫乏的食物，因为这类食物携带方便，运动后容易获取，也容易立即食用 • 有可能会缩短运动后适应性增强状态的时间，因为有一种新理论认为，肌糖原恢复的延迟可能会使肌肉处于积极适应状态的时间更长	• 有可能使运动员以为昂贵的蛋白质补充剂必不可少 • 有可能需要重新安排各餐膳食，因为大多数西方饮食往往在晚餐摄入大量蛋白质，而不是在全天各餐均匀分布	• 如果没有注意饮料中的糖含量，有可能使运动员摄入过多的能量，导致体重增加 • 如果快速摄入大量液体，有可能会导致胃肠不适，或者排尿增加
可以采取省略模式的时间	• 当训练量较少或强度较低时；肌糖原不可能耗尽时；没有全力进行比赛时 • 当可选的恢复性食品营养价值较低时，可以稍做等待，直到获得更有营养的膳食或小吃 • 当运动员将一些"低练"任务定期安排进训练计划中时，可能需要拖延肌糖原恢复的时间，以便试图延长训练的适应时间，或在肌糖原耗尽状况下开始下一次训练	• 当训练量较小或强度较低，不太可能形成较强的运动适应性时；运动员的实际情况不允许进食；因能量限制而限制食物摄入。运动员可能不需要在运动后立即按照计划摄入特定的蛋白质补充品，在这种情况下，可以在当日的剩余时间内分若干次等量摄入蛋白质，最后达到较大的蛋白质摄入量目标 • 如果希望能达到蛋白质的最大恢复率，但又同时限制能量摄入，不允许在当日摄入额外的食物。在这种情况下，运动员只能在能量限制餐中，设法提高蛋白质的利用效率，方法就是通过改变训练的时间，使训练结束时间正好赶上开饭时间，让运动员在训练刚刚结束就可以立即进餐，以此法提高蛋白质的利用和合成速率	• 就寝前不要补液，否则运动员有可能一晚多次去厕所排尿，使睡眠中断 • 在睡前最好少喝一点，然后在第二日早晨补充水分 • 如果体液丢失不大，而随后的运动又会在凉爽环境下进行，此时不要补液

注：低练，指在低肌糖原状态下或低碳水化合物可利用性下进行训练。

▶ 当需要在正常饮食计划之外采取恢复性营养措施时，运动员应特别注意其运动环境或生活圈子的位置在不断改变，需要面对食物在储存、准备和摄入等事宜上的实际问题。运动营养师的创新能力和经验知识可能在制订适合这些情况的计划时特别有帮助。此外，许多包装性食品，包括专业运动食品（例如流体膳食补充剂、蛋白粉、运动棒）很实用，也很方便，但要合理花费。

▶ 许多运动员的生活环境使他们无法控制进餐的时间和食物的选择（例如住在学生宿舍，或前往外地或国外的旅途中），因此难以获得有助于运动恢复的餐食和营养物质。如果训练或比赛的时间很不利，营养恢复的计划将难以落实。在某些情况下，可能需要特别注意安排更为灵活的食物供应。在一些情况下，可以改变训练时间，以便与进餐时间更好地对接，如安排训练的结束时间点就是开饭的时间点，使运动员训练后可直接进入餐厅就餐。

对高能量需求运动员的特别提示

▶ 当能量需求很高时，运动员应该在每次训练后立即"恢复性进食"，把此作为一日中摄取能量的额外机会，以便尽可能获得运动后快速进食的多种效益。一日中少量多餐的模式可以帮助运动员实现高能量摄入，而且又不会出现因过量进食导致的胃肠不适。

▶ 当能量或碳水化合物需求很高而食欲受到抑制或胃部不适成为问题时，运动员应该多关注小包装食品和低纤维食物。液体食物一般纤维含量低，可能对疲劳和脱水的运动员有吸引力。液体食物包括运动饮料、软饮料、果汁、流体形式的商业性膳食补充剂、奶昔、水果冰沙等。

对能量摄入受限运动员的特别提示

▶ 对于限制能量摄入的运动员，不应在恢复期使用零食，以避免摄入多余的能量。相反，当需要快速恢复时，限制能量摄入的运动员应该改变他们现有的进餐时间，使他们能够在运动后立即进食。一种选择是重新安排训练课和开饭的时间，以便让运动员在训练后尽可能快地吃上正餐。如果实际中无法做到，为了让运动员训练后能够立刻补充能量，可以让运动员在训练后立即食用零食，并在他们的常规正餐中等量扣除这部分零食。同理，也可在抗阻力训练前摄入零食，然后在正餐中扣除。通常此类零食是作为餐后甜点的，例如水果和加味酸奶。在常规进餐时间内摄入剩余的正餐部分即可。

▶ 由于训练计划的需要，运动员对蛋白质和微量营养素的需求量可能增加，对于整体营养素的摄入目标和快速恢复的要求来讲，恢复期零食或小食品的作用非常重要。选择蛋白质和微量营养素丰富的零食或小食品，如水果、调味奶饮料、乳制品、带肉和沙拉馅的三明治，比选择这些营养素较少的食物，如棒棒糖、软饮料、夹果酱或蜂蜜的面包，更有促恢复的价值。

▶ 限制能量摄入的运动员，还应该多使用如下的食物：纤维含量高的食物，如新鲜水果而不是果汁；大体积和低能量密度的食物，如添加蔬菜沙拉的三明治；低GI值的食物，如轧制燕麦谷物（燕麦片）而不是玉米片。这样可以最大限度地增加饱腹感，减少食物能量的摄入。在膳食和零食中增加蛋白质，如水果酸奶、肉三明治、奶酪三明治，也可以增强饱腹感。认真落实低脂饮食指南也很重要。

▶ 限制能量摄入的运动员，不太可能实施充足的能量摄入计划，满足指南中对一些常量营养素理想摄入量的建议，如满足糖原合成的最佳日常碳水化合物的理想摄入量。运动营养师的专业性饮食建议，应确保运动员的能量需要和体质需求可以达到一个合理的目标。还要根据运动员的能量摄入限量，提出膳食构成模式，优化营养素摄入。可以轮流实施以下2个营养目标：①在适合体脂丢失的时候，限制能量的摄入；②在涉及重点训练和比赛后复能和身体恢复的时候，放开能量和碳水化合物的摄入。

关于补液的特别提示

▶ 运动员经常受到教育，被告知出现"大量清亮的尿液"是一种令人满意的状态，也是良好水合状态的标志。有时还会测量尿比重或尿渗透压，作为判断真水合（euhydration）和水合状态是否良好的指标。虽然这在一般情况下可能是正确的，但是应该提醒运动员，在脱水后立即进行补液的急性期间，如果使用不合适的饮料和电解质进行补液复水，可能导致产生大量稀释的尿液，出现所谓的清亮尿液，然而严重的脱水可能依然存在。因此，在严重失水的情况下，运动员应该意识到补充电解质很有必要，并且应该懂得在补液后第一个小时的所谓"尿液检查"，通常会提供错误的信息。在复水期间，要执行尽量减少尿液量的膳食措施，这不仅能够提高恢复体液平衡的速度，还有助于运动员获得更好的休息或睡眠质量，而不会被频繁出现的排尿所打断。具体建议详见表15.4。

关于抗氧化和抗炎营养素和食物的特别提示

▶ 在恢复方面，有关抗氧化、抗炎和免疫系统营养支持的指南，还没有像其他恢复领域的营养建议那么复杂。虽然有证据表明运动会导致氧化损伤和炎症，并且摄入大量特定营养素或食品化学物质可以减少这种情况，但尚不清楚如何处理运动能力恢复和促进训练适应之间的平衡。在紧急情况下，如比赛时，限制这些补充剂的使用，可能是明智的。比赛时段较短，此时优先采取的营养措施是提高运动能力，而不是针对抗氧化等。而在日常训练中，选择富含这些保护性营养物质的饮食并给予额外补充，可能是最佳措施。

酒精摄入与运动

▶ 酒精并不是膳食的必要成分。是否饮酒，根本就是运动员的个人选择。然而，当合理饮酒时，没有证据表明健康和运动能力会受损。

▶ 运动员应参考生活指南中有关"安全和健康"的酒精一般推荐摄入量来饮酒。这一推荐摄入量在不同国家有所不同，但总体而言，平均每日酒精推荐摄入量应低于40～50g（女性每日可能要低于20～30g），并不鼓励"狂饮"。由于个体对酒精的耐受性因人而异，因此很难确定大量饮酒和狂饮的准确定义。但是，一次饮入80～100g的酒精对于大多数人来说，可能已经属于大量饮酒。

▶ 酒精是一种高能量、低营养价值的食物，当运动员试图减少体内脂肪时，应限制饮酒。

▶ 大量饮酒可能会对运动后恢复产生重大影响，可能对复水、糖原恢复和软组织损伤的修复直接产生生理上的不良作用。更重要的是，运动员在酩酊大醉时，早就将运动后恢复措施忘得一干二净。因此，运动员应先落实恢复措施，然后再饮酒。软组织受到严重损伤的运动员，24小时内不应饮酒。

▶ 运动后饮酒之前，运动员应该先吃一些零食或正餐，摄入达标量的碳水化合物和蛋白质。摄入食物，不仅可以解决恢复的需求，还将有助于降低酒精吸收率，从而减小酒精中毒的可能性。

▶ 一旦运动后恢复措施优先得到落实，对于那些想喝酒的运动员，应鼓励其"适可而止"。每个国家均有关于酒后驾驶的警示教育，可利用这些信息，劝阻运动员有节制地适量饮酒。

▶ 赛后或在其他时间大量饮酒的运动员，应避免驾驶或参与其他有危险后果的活动。

▶ 似乎很难改变运动员对酒精的态度和行为。然而，教练、领队和队医应该针对性设立一些规章制度，打破运动员饮酒无法管理的陈词滥调，约束运动员的饮酒行为。重要的是，要强化这些规章制度，构建一个杜绝饮酒的环境氛围。例如，更衣室内不准带入酒精，而有利于运动后恢复的饮料和食物则可以带入。在很多情况下，一群同龄的运动员在一起时，很容易发生饮酒行为。而改变这种容易发生饮酒行为的环境，比改变运动员对饮酒的态度，可能更为容易。

在低碳水化合物可利用性下进行时段性训练的特别提示

▶ 在任何运动项目中，在碳水化合物可利用性上实施灵活的时段性变化策略，均没有单一的解决方案。但现有的证据表明，应该在个性化和谨慎的基础上，综合考虑此种策略的所有目标，来制订针对性方案。因为除了通过耐力训练刺激获得运动适应性增强的目标外，还有其他目标，如提高运动能力的目标。有许多研究的实验设计，采取在训练周期50%～100%的时间里实施"低练"方案，但大多数研究都没有出现运动能力改善的预期结果，这提示，"低练"方案需要有选择性地偶尔使用，而不是长期应用。

▶ 许多运动员已经开展过一些低碳水化合物可利用性下的训练课，例如：禁食情况下晨练；长时间训练中仅补充水分；每日2～3次的大运动量训练课，但训练课之间肌糖原恢复不足等。这可能是因为经验主义，或者是一种体育文化，亦或是一种试错行为，希望能从中获得有益的经验和方法。理解这些训练方法的科学基础，可能有助于巩固训练水平，继续深入训练；有助于使用更恰当的时间段重新组织训练，并采取更适当的训练方法；有助于将"低练"训练课与"高练"训练课更好地结合，将整个训练周期中的各个时段、模块和要素更加优化。

▶ 运动员、教练和体育科学研究团队之间需要良好沟通，确定如何实施个性化和时段性的碳水化合物可利用性研究。应该记住，在低碳水化合物可利用性条件下进行训练，将影响训练的强度，增加运动的费力感，并增大对免疫系统的压力。因此，最好先进行一些低强度的外围训练，特别是优先考虑以改善一般身体条件为目的的体能训练。不同的运动员可能对同一训练计划有不同的反应。因此，收集有关这些训练实施期间的信息也很重要，以确保在出现严重问题之前得以发现。

（艾 华 译 艾 华 校）

参考文献

第16章
增强有氧运动中脂肪氧化的营养策略

Louise Burke and John Hawley

16.1 引言

碳水化合物（carbohydrate，CHO）在人体内的储备量极为有限，相比之下，人体的内源性脂肪库则十分丰富，可以在有氧运动期间作为骨骼肌代谢所需能源的潜在无限来源。但是，肌肉脂肪酸（fatty acid，FA）的氧化十分有限，尤其是运动员在训练和比赛中保持高功率输出和高强度运动的情况下。有研究人员提出，在运动过程中促进肌肉脂肪酸氧化以降低肌糖原的利用率并提高运动表现，是通过有氧训练来达到运动适应的关键之一。本章将回顾性汇总该方面已经尝试的各种方法，其中将特别关注低碳水化合物高脂肪（low-carbohydrate high-fat，LCHF）饮食（简称低碳高脂饮食），这种饮食模式近年来一直受到热烈追捧。本章还将重点介绍相关的研究背景，包括运动过程中内源性脂肪作为骨骼肌能量底物的作用，运动强度对脂肪代谢调节的影响，以及运动过程中可能限制脂肪酸代谢的环节。

本章概述了运动期间脂肪代谢的过程，该部分内容可结合第1章及若干篇精彩的运动代谢综述（Hargreaves & Spriet 2018，2020）一起来看，这样可更好地理解不同能量物质代谢途径的调节和整合。

16.2 作为肌肉能源储备的脂肪

脂类为维持生命活动所需提供了最为丰富的化学能量储备（图16.1）。与碳水化合物相比，三酰甘油（triacylglycerol，TG）作为储能物质具有以下几个优点：能量密度相对较高（硬脂酸为37.5kJ/g，而葡萄糖为16.9kJ/g）；储能一样时重量较小；完全氧化时，每分子三酰甘油比葡萄糖能提供更多的三磷酸腺苷（ATP）分子（147∶38）。但是，和碳水化合物相比，脂肪酸完全氧化要消耗更多的氧气（完全氧化时，每摩尔葡萄糖和硬脂酸消耗的氧气摩尔数分别是6，26），这意味着当输送到肌肉的氧气较为有限时，碳水化合物可以作为更经济的能量来源。实际上，每消耗1L氧气，碳水化合物氧化比脂肪氧化多提供5%～10%的ATP；而较高的碳水化合物储备量与较高的运动总效率（每升氧耗量或每千焦能量消耗所做的功）直接相关（Cole et al. 2014）。

16.2.1 脂肪组织中的三酰甘油

脂肪组织中三酰甘油储备量的多少很难估量，主要取决于个体的脂肪存量，在体脂含量为10%～30%的男性和女性中，三酰甘油储备量范围可能在50 000～100 000kcal（200～400MJ）（图16.1）。为了将脂肪组织中的三酰甘油作为氧化代谢的能量底物，必须将三酰甘油从脂肪组织动员出来并释放至血液中，然后通过血液运送到相关组织中加以利用。

16.2.2 骨骼肌内三酰甘油

三酰甘油的另一个重要生理储存部位在骨骼肌细胞中，称为肌内三酰甘油（intramuscular triacylg-

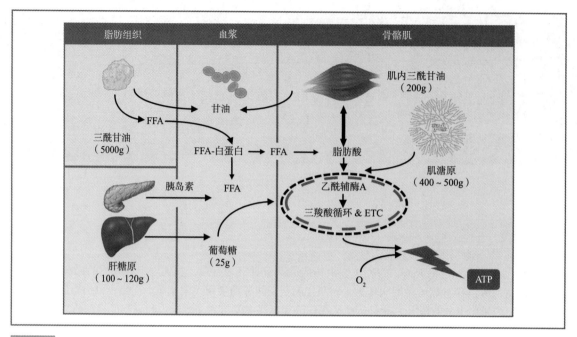

图16.1   训练有素的耐力运动员骨骼肌收缩的内源性燃料储备

注：FFA.游离脂肪酸；ETC.电子传递链；O_2.氧气。
来源：改编自Coyle，1997.

lycerol，IMTG）。肌内三酰甘油大部分分布在线粒体周围。在所有工作肌的肌细胞内，可能总共含有高达300g的三酰甘油小脂滴，但是个体的含量可能随着个体肌纤维类型（Ⅰ型肌纤维内肌内三酰甘油含量比Ⅱ型肌纤维高）、耐力训练情况（Kiens et al. 1993；Martin et al. 1993）和饮食情况（Starling et al. 1997）的差异发生显著变化。

肌内三酰甘油与胰岛素抵抗：代谢上的合理解释

一些研究认为，肌内三酰甘油储存量的增加与久坐、肥胖和胰岛素抵抗个体中肌肉对胰岛素敏感性的降低有关（Ebeling et al. 1998；Goodpaster et al. 2001），但并非所有研究都支持以上观点（Bruce et al. 2003）。相反，有些研究认为，定期耐力训练能够使健康个体的肌内三酰甘油含量增加（Kiens et al. 1993；Pruchnic et al. 2004），同时对胰岛素的敏感性升高（Staudacher et al. 2001）。肌内三酰甘油在运动员中的储存量增加，使得肌内三酰甘油能量储存库能够在运动期间提供更多的氧化代谢底物，这反映了人体对耐力训练的适应性。相反，在肥胖和2型糖尿病患者中，肌内三酰甘油储存量的增加，似乎继发于脂肪酸的可利用度、储存和氧化三者之间的不平衡（Kelley，2002）。因此，各类研究中所报道的肌内三酰甘油含量与胰岛素抵抗之间的相关性不一定能够代表与功能之间的相关性，因为功能相关性主要通过训练状态、规律性体力活动和肌纤维构成进行调节。相比于"全身最大有氧能力"这一传统评估方法，测量"骨骼肌氧化能力"能够更好地反映"身体健康素质"（Bruce et al. 2003），因此，有学者提出，肌内三酰甘油含量应该相对于肌肉氧化能力来表示，而不应单独表示（Van Loon & Goodpaster，2006）。

16.2.3 血循环中的脂类

最后，脂肪酸也可来源于饭后从食物吸收入血的脂肪所形成的三酰甘油（乳糜微粒）和极低密度脂蛋白（VLDL）。有证据表明，在亚极量运动过程中，如果血液中所有VLDL中的三酰甘油被用于氧化，那么，降解氧化的VLDL三酰甘油有可能占脂类氧化的50%（Kiens，1998）。

16.3 运动过程中可能限制脂肪酸氧化的环节

尽管人体储备了大量的内源性三酰甘油，但运动过程中脂肪酸的氧化能力是有限的。已经证实碳水化合物的氧化与工作肌的能量需求密切相关，但尚未发现脂肪酸的可利用性和利用率与能量消耗速率之间对应的机制（Holloszy et al. 1998）。脂肪酸的氧化可能存在许多潜在的终控位点（图16.2），而每个位点的重要性相对不同，这取决于许多外部因素，如个体的有氧训练状态、日常饮食摄入、运动前和运动中能量物质（碳水化合物和脂肪）的摄入、性别、运动的相对和绝对强度等。全面介绍运动过程中可能限制脂肪酸氧化的环节超出了本章的讨论范围，感兴趣的读者可参考 Spriet（2014）发表的精彩综述。

16.3.1 从脂肪组织三酰甘油到脂肪酸的动员：脂解过程

三酰甘油不能被骨骼肌直接氧化，首先，它们必须水解成下级组分：非酯化脂肪酸和甘油。这个过程即所谓的脂解，很大程度上取决于脂肪组织中激素敏感脂肪酶（hormone-sensitive lipase，HSL）的激活。激素与脂肪细胞上的质膜受体结合，激活腺苷酸环化酶，并启动脂解级联反应（图16.2）。肾上腺素和胰高血糖素能够激活HSL，而血浆中高浓度的葡萄糖和胰岛素则会抑制HSL的活化，减少脂解。从脂肪组织中分解出来的脂肪酸和甘油会释放到血液中，脂肪酸与血清白蛋白结合并转运到相关组织，用于氧化和产生ATP（随后讨论），而甘油则返回肝，或经过磷酸化形成3-磷酸甘油，用于合成三酰甘油，或转化为二羟基丙酮，进入糖酵解或糖异生途径。骨骼肌中还存在HSL的同工酶，其作用是分解肌内三酰甘油。

16.3.2 脂肪酸穿过肌膜进入骨骼肌

在脂肪酸从血液转运到肌肉的过程中，存在几个潜在的环节限制了脂肪酸的最终摄取。脂肪酸需要依次经过血管内皮细胞膜、内皮与肌肉细胞之间的组织间隙，最后到达肌肉细胞膜。尽管最初认为脂肪酸通过肌肉细胞膜进入肌纤维细胞的过程，完全以顺浓度梯度的简单被动扩散方式实现，但现有的证据充分表明，长链脂肪酸（long-chain fatty acid，LCFA）的转运系统涉及脂肪酸结合蛋白（fatty acid binding proteins，FABP）、脂肪酸转位酶（fatty acid translocases，FAT）和脂肪酸转运蛋白（fatty acid transport proteins，FATP）的参与［请参阅Glatz等（2001）和Glatz等（2002）的相关综述］。引人注意的是，有研究发现脂肪酸结合蛋白在 I 型（慢肌）肌纤维中的含量高于 II 型（快肌）肌纤维，并且也会随着耐力训练而增加。上述发现提示：肌肉中脂肪酸的结合能力与氧化代谢程度之间存在功能性相关（Kiens，1998）。一旦脂肪酸进入肌细胞的细胞质，它们可经过酯化，以肌内三酰甘油的形式储存，也可以与脂肪酸结合蛋白结合并转运至氧化位点，经酰基辅酶A合成酶活化为脂肪酰基辅酶A。

16.3.3 脂肪酸的氧化

尽管大多数脂酰辅酶A最终在线粒体外形成，但其氧化过程位于线粒体内膜内基质，而辅酶A无法直接通过内膜进入。为了解决该问题，线粒体中存在特殊的肉碱依赖性转运机制，以协助脂酰基穿过线粒体膜而进入（图16.3）。线粒体膜两侧的酶把脂酰基从辅酶A转移到肉碱。在线粒体外膜上，脂酰基经过肉碱棕榈酰转移酶 I（carnitine palmitoyltransferase I，CPT I）催化被转移到肉碱上，然后脂酰肉碱通过肉碱-脂酰肉碱反转运体转运酶（carnitine-acylcarnitine antiporter translocase）的作用，与游离肉碱跨过线粒体内膜进行交换。最后，位于内膜基质侧的肉毒碱棕榈酰转移酶2（CPT2）将脂酰基转移回辅酶A。脂酰辅酶A的线粒体转运主要与链长在C12～C18之间的长链脂肪酸（long-chain fatty acid，LCFA）有关。中链脂肪酸（medium-chain fatty acid，MCFA）和短链脂肪酸（short-chain fatty acid，

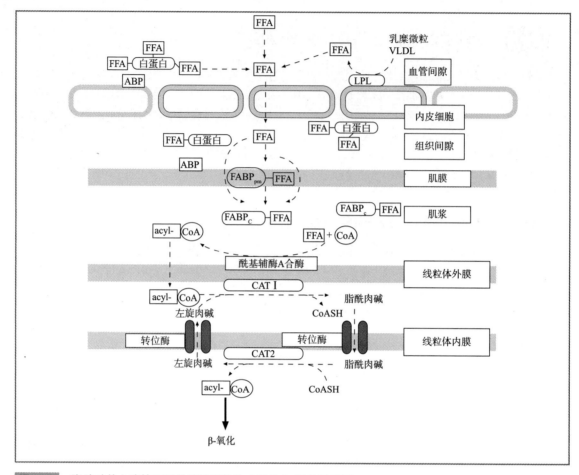

图16.2　脂肪酸从血液转运到骨骼肌线粒体内发生 β- 氧化示意图

注：正文详细描述了图中各环节。

CAT I.肉碱酰基转移酶I，也称肉碱棕榈酰转移酶1（CPT1）；CAT 2.肉碱酰基转移酶2；FABPc.胞质脂肪酸结合蛋白；FABPpm.质膜结合脂肪酸结合蛋白；FFA.游离脂肪酸；VLDL.极低密度脂蛋白；LPL.脂蛋白脂酶；CoASH.辅酶A；acyl-CoA.酰基辅酶A。

来源：经许可转载自 Jeukendrup, 1997.

SCFA）可以自由扩散到线粒体基质中，不需要肉碱依赖性转运机制来协助穿过线粒体内膜。有证据表明，肉碱依赖性长链脂肪酸向线粒体的转运过程可能是脂肪酸氧化的限速步骤（见下文）。

发生在线粒体中的 β- 氧化过程包括4个独立的反应，其中脂酰辅酶A依次降解为乙酰辅酶A和少2个碳原子的脂酰辅酶A残基。乙酰辅酶A进入三羧酸（tricarboxylic acid，TCA）循环，并遵循丙酮酸乙酰辅酶A的代谢途径。脂肪酸的氧化速率取决于链长和饱和度，中链脂肪酸的氧化相比于长链脂肪酸，更迅速也更完全。

16.4　运动过程中脂质代谢量化的方法

了解基于实验室检测的能量物质代谢方法的背景知识，对于运动营养师非常重要，这样可以理解研究结果的意义，进而可以合理有效地向运动员和教练员解释和说明。通过稳定同位素技术和传统的间接量热法的现代综合研究方法，我们对脂肪代谢调节的认识已经有了显著进步（Romijn et al. 1992，1993）。由于血浆总脂肪酸中3种含量最为丰富的脂肪酸可以成比例地氧化，因此，可通过输注稳定同位素标记的油酸或棕榈酸，对总血浆脂肪酸代谢动力学进行估算。脂肪酸（棕榈酸酯）在血流中的显现率（rate

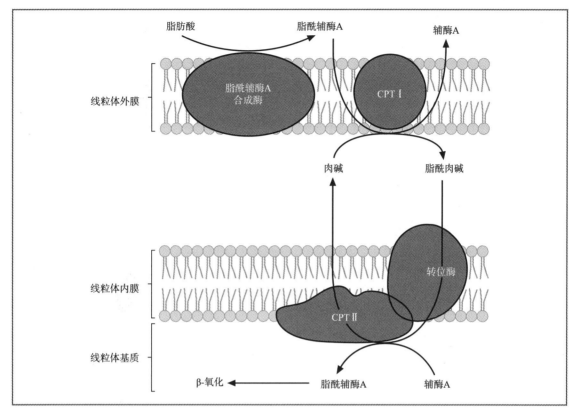

图 16.3　长链脂肪酸从细胞溶质穿过线粒体内膜进行氧化时，其转运依赖于肉碱棕榈酰转移酶复合物

注：图中细节详见正文。CPT Ⅰ.肉碱棕榈酰转移酶Ⅰ；CPT Ⅱ.肉碱棕榈酰转移酶Ⅱ。

来源：转载自 Devlin，1997.

of appearance，Ra）表明脂肪酸释放至血浆中，并表示脂肪组织脂解速率与脂肪酸摄取和再酯化速率达成净平衡。另外，甘油除经脂肪分解生成外，不能经其他方式由机体生成。此外，脂肪分解过程中释放的所有甘油，无论其来自脂肪组织还是骨骼肌，均显现于血浆中。因此，甘油显现率是全身脂肪分解速率的有效指标。稳态运动期间，总能源物质利用率（脂肪和碳水化合物）可通过呼吸交换比值，即二氧化碳生成体积（VCO_2）除以耗氧量（VO_2）进行估算。

$$碳水化合物氧化率（g/min）= 4.585\ VCO_2 - 3.226\ VO_2$$
$$脂肪氧化率（g/min）= 1.695\ VO_2 - 1.701\ VCO_2$$

能量物质氧化速率通常以相对于个人体质量（有时为其瘦肌肉质量或无脂肪质量）的形式表示。因此，假设氧化 1 摩尔葡萄糖（180g），要消耗 6 摩尔 O_2，并生成 6 摩尔 CO_2，则通过将碳水化合物氧化速率（g/min）转换为用摩尔当量来计算碳水化合物氧化速率［μmol/（kg·min）］。同样，脂肪酸氧化率［μmol/（kg·min）］通过将三酰甘油氧化的 g/min 速率转换为摩尔当量来计算，假设三酰甘油的平均分子量为 855.26g/mol，由于每分子三酰甘油含有 3 分子的脂肪酸，因此应将三酰甘油氧化的摩尔速率乘以 3。

鉴于通过示踪剂可获取总脂解速率和释放至血浆中的总脂肪酸的速率，因此有可能区分来自外周脂肪组织三酰甘油的脂解和肌内三酰甘油的脂解。

肌内三酰甘油脂肪酸氧化＝总脂肪酸氧化－脂肪酸摄取
［μmol/（kg·min）］ ［μmol/（kg·min）］［μmol/（kg·min）］

从肌内三酰甘油库每释放 3 个脂肪酸，同时就有 1 个甘油分子被释放至血浆中。因此，可从肌内三酰甘油库中释放甘油的最低速率给出肌内三酰甘油脂解的估值，且可通过下列公式进行估算：

$$肌内脂肪酸氧化 [μmol/(kg·min)]/(3μmol 分离脂肪酸 ÷ μmol 甘油)$$

总甘油释放速率（甘油显现率）等于从脂肪组织三酰甘油释放的甘油与肌内三酰甘油库释放的甘油之和。因此，可通过以下公式计算脂肪组织（外周）三酰甘油脂解的速率：

$$脂肪组织脂解 [μmol/(kg·min)] =$$
$$总甘油显现率 [μmol/(kg·min)] - 肌内三酰甘油脂解 [μmol/(kg·min)]$$

通过联合应用上述技术方法，可估算运动强度和运动持续时间对脂肪代谢的影响（Romijn et al. 1993）。

16.5 运动强度对脂代谢的影响

脂肪酸被骨骼肌吸收后，脂肪酸的氧化提供了骨骼肌能量需求的主要部分：静息状态下，总脂肪酸氧化速率大约为 4 μmol/(kg·min)，约占氧气消耗量的 50%。静息时的脂肪分解速率通常超过能量需求所需的速率，因此，在低强度至中等强度运动开始时，即使脂肪分解没有立刻加强，脂肪酸氧化也可能显著增加。在低强度运动中（25% 最大摄氧量，相当于步行的运动强度），大部分能量需求可由血浆脂肪酸氧化提供，而血浆葡萄糖的氧化贡献极小。低强度运动时，血浆中脂肪酸显现率与脂肪酸氧化速率十分匹配。即使低强度运动持续 1 ～ 2 小时，能量物质利用模式也不会发生显著变化。据推测，这是由于肌肉能量需求几乎完全可由大型脂肪组织三酰甘油储备动员出来的脂肪酸氧化供给，而且这种脂肪分解不受血流的限制。

随着运动强度从最大摄氧量的 25% 增至 65%，在这种运动强度下，训练有素的人可以持续长达 8 小时的运动，尽管血浆脂肪酸的显现率略有下降，但总脂肪氧化达到峰值。与最大摄氧量 25% 相比，运动强度为最大摄氧量 65% 时，出现了更大的总脂肪酸氧化率，这表明肌内三酰甘油氧化显著增加。有趣的是，即使脂肪酸氧化的绝对速率处于峰值，脂肪对运动总能量需求的供给仅占 50%，其余能量均来自碳水化合物（图 16.4）。

与中等强度运动相比，在最大摄氧量为 85% 的高强度运动中（耐力比赛中此速度可持续约 90 分钟），总脂肪酸氧化下降（图 16.4）。这主要由血浆脂肪酸显现率显著降低所致。因为不充分的血流量和白蛋

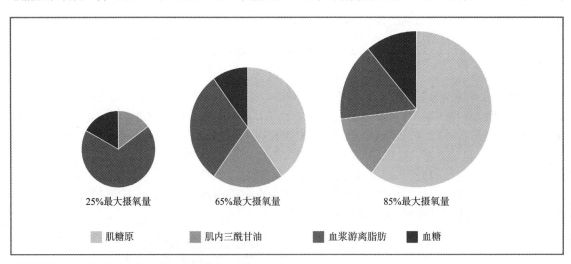

| | 25%最大摄氧量 | 65%最大摄氧量 | 85%最大摄氧量 |

肌糖原　　肌内三酰甘油　　血浆游离脂肪　　血糖

图 16.4 运动强度对 4 种主要能量物质供能占比的影响

来源：改编自 Romijn et al. 1993.

白，不足以将脂肪酸从脂肪组织转运至血循环中，因此血浆脂肪酸的显现率可能随着运动强度的增加而降低。另一方面，甘油是水溶性物质，因此其在血浆中的显现不依赖于血流量或白蛋白，所以甘油的显现率不受影响。此外，持续的高强度运动伴随着高糖原分解率（图16.4）和肌肉中乳酸的生成和积累，血液乳酸也会升高。糖酵解供能的增加也可抑制骨骼肌脂肪酸氧化（见下文）。

16.5.1 脂肪酸氧化不能支持剧烈运动的原因

静息状态下，血浆脂肪酸（来自脂肪组织脂解）的显现率通常超过了骨骼肌的能量需求。低强度运动中，当脂肪分解进一步增加时，仍有足够的脂肪酸为肌肉供能。然而，当运动强度增至最大摄氧量的65%时，脂肪组织脂解（脂肪酸显现率）增加甚微；该运动强度下，脂肪酸显现率与脂肪酸氧化非常匹配。高强度运动期间，脂肪分解被显著抑制，而且脂肪酸氧化在供能中占比减少。这些观察结果将支持这样的观点，即脂肪酸的可利用性降低（即脂肪组织脂解减少），可能导致在剧烈运动期间肌肉脂肪酸氧化的部分下降。

为了评估高强度运动期间脂肪酸可利用性下降导致脂肪酸氧化率降低的程度，Romijn及其同事（1995）开展了一项试验，在训练有素的耐力受试者中进行为期30分钟的高强度蹬车运动（最大摄氧量的85%）。首先在血浆游离脂肪酸浓度正常时（0.3mmol/L）进行了一次蹬车测试，做为对照；随后通过输注脂质（Intralipid）及肝素，将血浆游离脂肪酸浓度升高至约2mmol/L时后，再次进行了蹬车测试。与对照结果相比，脂质输注使总脂肪酸氧化增加了27%［从26.7增至34.0μmol/（kg·min）］。然而，剧烈运动期间血浆游离脂肪酸浓度的升高（可利用性增加），仅使脂肪酸氧化部分恢复，最大摄氧量85%时的总脂肪酸氧化速率仍低于正常情况下观察到的最大摄氧量65%时的总脂肪酸氧化速率。这些发现表明，由于脂肪分解无法满足肌肉的能量需求，高强度运动期间脂肪酸氧化受损。因此，理论上讲，三酰甘油分解决定了高强度运动期间脂肪酸氧化的上限。

然而，即使高强度运动期间的脂质输注超过了肌肉需求，脂肪酸氧化仅能满足不到1/2的总能量需求。这是因为在高强度运动过程中，肌肉也是控制脂肪酸氧化速率的主要部位。特别是在高强度运动期间，糖原分解速率的增加似乎可抑制长链脂肪酸进入线粒体。Sidossis及其同事（1997）报道，在最大摄氧量为80%的蹬车运动中，伴随高运动强度的糖酵解速率增加，丙酮酸和乙酰辅酶A生成率升高，该现象可抑制肉碱棕榈酰转移酶Ⅰ（CPT-Ⅰ）活性，进而抑制脂肪酸进入线粒体。Coyle及其同事（1997）的研究也表明，碳水化合物代谢（糖酵解速率）可调节运动过程中的脂肪酸氧化。研究中，受试者在运动前摄入碳水化合物（旨在生成高浓度的血浆葡萄糖和胰岛素），随后测定了长链脂肪酸（棕榈酸酯）和中链脂肪酸（辛酸酯）的氧化速率。棕榈酸酯需要CPT-Ⅰ将其转运进入骨骼肌线粒体中，与此不同是，辛酸酯不受线粒体运输的限制，可直接进入线粒体氧化供能。运动前葡萄糖摄入后使糖酵解速率增加，可显著降低棕榈酸氧化，但对辛酸氧化没有影响。即使可通过输注脂质维持脂肪酸的可利用性，碳水化合物摄入仍然可抑制长链脂肪酸的氧化（Sidossis et al. 1996），这可能是由于胰岛素浓度升高产生的抗脂解效应所致。综上所述，这些发现表明，尽管脂肪分解速率极为重要，但中等强度运动期间，脂肪酸氧化的主要控制部位仍位于肌肉组织（Wolfe，1998）。此外，糖酵解速率的增加要么来自碳水化合物的摄入（Coyle et al. 1997；Horowitz et al. 1997，1999）和同时升高的血浆胰岛素，要么来自运动强度的增加（Romijn et al. 1995；Sidossis et al. 1997），这些均可直接抑制长链脂肪酸氧化。鉴于相比于碳水化合物，脂肪氧化时消耗每升氧气的ATP产量较低，而从运动能力的角度来看，这种高强度运动上调碳水化合物氧化供能的作用是显而易见的（Krogh & Lindhard，1920）。事实上，在较高的运动强度下，能量底物氧化可能受限于肌肉和线粒体的氧气供应，而不是底物的可利用性。

16.6 运动过程中增加脂肪氧化的营养补充剂及快速补充方案

运动员、教练和运动营养师对于各种营养方法有时冷时热的兴趣，至少从理论上讲，这些营养方法有可能促进脂肪酸氧化，减少正常的碳水化合物利用率，并改善运动能力。本书之前的各版本提供了涵盖广泛可短期收到效果的系列策略，或可能增强脂肪氧化的补充剂。但随着时间的推移，人们发现，这些方法要么在增强运动能力方面没有效果（即使可增加运动中的脂肪氧化），要么就是通过其他机制提高运动成绩。因此，在本章中，只简单总结这些方法的起因、推测的作用机制及不再流行的缘由和证据（表16.1）。读者可以参阅 Hawley 等（2000b）、Spriet（2014）、Hargreaves & Spriet（2020）等的精彩综述，进一步了解。相反，本章将把更多的注意力放在如何提高训练中利用脂肪的能力及其长期策略上，也包括重新引起关注的生酮低碳高脂饮食（K-LCHF）。

16.7 低碳水化合物高脂肪饮食的适应

尽管已知耐力训练会增加休息和运动期间的脂肪氧化，但只有少数人认为这些影响是绝对的（如当运动绝对负荷量不变时，耐力训练水平的上升与脂肪利用的增加有关），而多数人则认为这些影响是相对的（如运动的相对最大强度或功率输出百分比不变，脂肪能量对运动的贡献百分比也相对不变，因为运动员增加了他们的有氧"上限"），详细内容请参见相关综述（Hawley & Leckey，2015）。然而，耐力运动员对低碳高脂（LCHF）饮食的适应，会显著上调肌肉脂肪代谢，使脂肪氧化率提高了200%，并将最大脂肪氧化强度出现的运动强度，从最大摄氧量的45% ～ 50%上升到约70%［请参阅Burke（2021）综述］。在过去40年低碳高脂饮食研究的周期中，包含有两种主要的探索方法，即观察暴露于非生酮低碳高脂饮食模式（Lambert et al. 1994；Goedecke et al. 1999a）和生酮低碳高脂饮食模式（Phinney et al. 1983；Burke et al. 2017，2020）对运动的影响。如本书第15章所述，这些饮食模式根据对碳水化合物的限制程度而有所不同（蛋白质一般为适中水平），从而使血液中的酮体水平长期积累。然而，正如本章进一步阐述的那样，这些策略在提高耐力运动的成绩方面基本无效，至少在高强度训练负荷很重要的项目中是如此。因此，人们又开始了新的研究，即在非生酮LCHF饮食（Burke et al. 2000，2002；Carey et al. 2001；Havemann et al. 2006）和生酮LCHF饮食（Webster et al. 2018；Burke et al. 2020，2021）的背景下，先进行LCHF饮食后的短期适应，然后对高碳水化合物（饮食）可利用性的分阶段调控进行研究。本部分基于研究的相似关注点，而不是研究的时间进程，总结了这些不同研究方法的发展历史。

表16.1 声称可改变运动中脂肪代谢的快速营养措施和补充剂汇总表		
营养措施	建议的作用机制	与运动表现有关的影响或问题
静脉滴注脂质（脂肪乳）＋肝素	这种配伍是一种有效的脂肪分解刺激剂，可在不同强度的运动中增加脂肪酸氧化，节省肌糖原（Dyck et al. 1993，1996；Odland et al. 1996，1998）	尽管这一措施可能会提高运动能力，但并不是切实可行的，同时也不被管理竞技体育的反兴奋剂法规所允许
运动前高脂饮食	早期研究表明，高脂肪饮食加肝素能够增加后续运动的脂肪氧化和糖原节约作用（Costill et al. 1977；Vukovich et al. 1993），认为对提高运动能力和运动表现有好处	一些采用非常规方法进行的研究发现，运动前食用高脂饮食可以增强耐力和耐力运动成绩（Pitsiladis et al. 1999；Murakami et al. 2012）。然而，一般文献的结论是，即使上述现象存在，高脂肪赛前餐的代谢影响也是轻微和短暂的。更重要的是，它们对中等强度（Okano et al. 1996；Whitley et al. 1998；Wee et al. 1999）或高强度（Hawley et al. 2000a；Hulton et al. 2013）运动的后续表现影响微乎其微

续表

营养措施	建议的作用机制	与运动表现有关的影响或问题
运动中摄入中链三酰甘油（medium-chain triglyceride，MCT）	由中链脂肪酸（medium-chain fatty acid，MCFA）组成的三酰甘油比长链三酰甘油具有更简单的消化和利用特性。具体来说，中链三酰甘油可以在肠腔内消化，不需要胆汁和胰液。然后中链脂肪酸通过门静脉循环被吸收进入线粒体，而不需要肉碱辅助运输。它们可以在长时间运动中提供额外的燃料来源，特别是与碳水化合物联合使用时，似乎可以提高它们的吸收率（Jeukendrup et al. 1995）	涉及大剂量中链脂肪酸的研究只此一项。该研究表明，血浆游离脂肪酸浓度、糖原节约和长时间运动能力均增强（Van Zyl et al. 1996）。大多数研究表明，运动中摄入中链三酰甘油，增加脂肪氧化的能力非常轻微，最多是短期作用（Angus et al. 2000；Goedecke et al. 1999b，2005；Jeukendrup et al. 1998；Vistisen et al. 2003）。最重要的是，中链三酰甘油的胃肠道耐受性限制在30g左右（典型超耐力运动总能量消耗的3%～7%）（Jeukendrup et al. 1995）。超过该摄入量，受试者报告有肠道不适，程度从轻微（Van Zyl et al. 1996）到影响运动成绩（Jeukendrup et al. 1998；Goedecke et al. 2005）。因此，在运动中使用中链三酰甘油作为重要能量来源似乎有些不切实际
咖啡因	关于补充咖啡因和运动关系的最初研究提出了一种"代谢理论"来解释咖啡因对运动能力和运动表现的好处。运动前摄入咖啡因，被认为可以刺激游离脂肪酸的释放，增加运动期间脂肪氧化和糖原节约（Costill et al. 1978；Essig et al. 1980；Ivy et al. 1979）。这引出了能获得益处的咖啡因推荐补充方案（运动前1小时6mg/kg）	其他研究（Chesley et al. 1998；Graham et al. 2000；Greer et al. 2000）发现摄入咖啡因后糖原节约作用是一种可变的、短暂的反应。咖啡因补充通过影响运动中的脂肪代谢来提高运动成绩的概念现在被认为已过时。咖啡因使用的新方案侧重于剂量和摄入时间，以促进对中枢神经系统的影响（Burke，2008）
肉碱	肌肉肉碱可由膳食中动物性食物提供，也可自身合成。肉碱有助于长链脂肪酸运输到线粒体，并在高强度运动期间稳定碳水化合物进入三羧酸循环［参见Stephens等（2007a）综述］。假如肌肉肉碱水平可以增加，那么这些功能的有效性可能会增强。素食者的肌肉肉碱含量低于食肉运动员（Stephens et al. 2011）。尽管早期研究发现，即使补充较长时间，对提高肌肉肉碱含量也无效，但后来有研究（Stephens et al. 2007b；Wall et al. 2011）发现，肉碱与碳水化合物一起摄入，以促进胰岛素刺激摄取，进而有效增加20%的肌肉肉碱储存量（1.4g×2/d，80g碳水化合物，持续6个月）	关于补充肉碱对中等程度训练个体和训练良好运动员新陈代谢和运动表现的影响，大多数早期的研究都没有发现益处，这可能是由于肌肉肉碱浓度没有变化所致［参见Heinonen（1996）及Brass（2000）］。较新的研究表明，较长时间的肉碱和碳水化合物联合补充方案，可在低运动强度下增强脂肪代谢，在高运动强度下增强碳水化合物代谢（Wall et al. 2011；Stephens et al. 2013）。然而，这种作用还未对训练有素个体的竞技表现进行大量测试验证。在研究方案中需要考虑到提高肌肉肉碱含量所需要的大量时间及其难度（如在此期间难以控制其他因素），以及运动员在应用中的依从性

16.7.1 非生酮低碳高脂饮食的长期应用

高脂肪（大于总能量摄入的60%）、低碳水化合物（低于总能量的20%）饮食1～3日，可以增加亚极量运动期间的脂肪酸氧化，但运动能力和运动表现受损，因为脂肪利用率的增加不足以抵消肌糖原储备减少造成的损失（Hawley et al. 1998）。然而，长时间适应高脂肪饮食可能会诱导适应性反应，可以使一些有利于碳水化合物氧化的线粒体功能发生逆转性适应，重新改组工作肌，以增加对脂肪酸氧化的能力（Lambert et al. 1997）。表16.2汇总了耐力训练者长期适应非生酮低碳高脂（NK-LCHF）饮食的相关研究结果。在这些研究中，饮食干预的基本原理是重组肌肉以增加脂肪利用，但要避免酮症及其对运动中呼吸交换率（respiratory exchange ratio，RER）和能量底物利用之间关系的多重影响（Lambert et al. 1994）。

有研究观察到训练有素个体对LCHF饮食的一系列适应性反应。这些反应包括肌内三酰甘油含量增加（Yeo et al. 2008b），激素敏感脂肪酶（Stellingwerff et al. 2006）、脂肪酸转位酶/CD36蛋白（Cameron-Smith et al. 2003）和肉碱棕榈酰转移酶（Goedecke et al. 1999a）的表达增加。总的来说，这些变化表明，在肌肉对脂肪利用的复杂调节过程中，脂肪的可利用性、动员和转运活动增加。已经在许多不同的运动条件和饮食策略下，测试了这些适应性反应对运动能力和运动表现的作用，而这些饮食策略有可能增加或减少脂肪氧化增强所带来的益处［参见表16.2和Burke（2015）综述］。这些研究的设计变化性很大，使得研究者难以像常规那样，对低碳高脂饮食对运动的影响进行全面评估。虽然从理论上讲，这有助于确定一些条件，在这些条件下，对高脂肪饮食的适应可能对运动表现也许有益或也许有害，但是由于研究数量少，且样本量小，导致无法充分进行研究。然而，总体而言，现有文献中没有发现非生酮低碳高脂饮食的长期适应对运动能力有任何明显的益处。

与此同时，人们注意到其中一项研究的重要结果，在这项研究中，对适应低碳高脂饮食的时间过程进行了探讨。Goedecke等（1999a）追踪了暴露于低碳高脂饮食5日、10日和15日后肌肉中能量物质利用率的变化，发现第5天时脂肪氧化显著增加，碳水化合物利用率降低，且此后脂肪氧化没有进一步增强。这一发现，即接受过训练的肌肉可以在较短时间内重新调整并优化肌肉脂肪的利用，部分导致了下一阶段的研究，即试图分别优化肌肉对脂质和碳水化合物利用的能力。

表16.2　非生酮低碳高脂饮食[a]适应28天对受过耐力训练的运动员运动表现的影响

运动员和试验设计	低碳高脂饮食适应方案	运动能力测试方案	营养状态/营养策略	低碳高脂饮食在运动表现上的优势
训练一般的公路自行车运动员（$n=7$，女）交叉设计（O'Keefe et al. 1989）	7日低碳高脂饮食（脂肪=59%总能量，CHO[b]=1.2 g/kg）高碳饮食（CHO=6.4 g/kg）	80% VO_{2max}运动强度下运动力竭时间测试（TTE）	餐后3～4小时，运动过程中无CHO摄入	**无优势。**事实上，低碳高脂饮食组运动表现较差低碳高脂饮食组的运动力竭时间减少了47%
经过良好训练的自行车运动员（$n=5$，男）交叉设计（Lambert et al. 1994）	14日低碳高脂饮食（脂肪=67%总能量，CHO=17%总能量[c]）高碳饮食（CHO=74%总能量[c]）	30秒蹬车Wingate测试+90% VO_{2max}运动力竭时间测试+60% VO_{2max}运动力竭时间测试	过夜禁食+运动过程中无CHO摄入	**无优势。**2项高强度测试中**有优势。**次高强度蹬车测试中低碳高脂饮食组运动力竭时间增加了87%。由于之前的运动，次高强度蹬车开始时，糖原储备已经减少
经过良好训练的自行车运动员（$n=16$，男）平行组设计（Goedecke et al. 1999a）	16日低碳高脂饮食（脂肪=69%总能量，CHO=2.2 g/kg）高碳饮食（CHO=5.5 g/kg）	70% VO_{2max}下蹬车160分钟+40km计时试验成绩（在试验开始0日、5日、10日和16日测试）	运动前1.5小时中链三酰甘油摄入（约14g）运动过程中摄入中链三酰甘油[0.3g/(kg·h)]和CHO[0.8g/(kg·h)]	**无优势。**2组计时测试成绩随试验天数的增加而改善，可能是训练的结果第10天时，两组均观察到显著改善，但2组间平均值无差异重要的研究发现：对高脂饮食仅需5日就可达到适应
经过良好训练的自行车运动员（$n=7$，男）交叉设计（Rowlands et al. 2002）	14日低碳高脂饮食（脂肪=66%总能量，CHO=约2.4 g/kg）高碳饮食（CHO=约8.6 g/kg，CHO=70%总能量）	5小时蹬车，包括15分钟计时测试+100km计时测试	低碳高脂饮食=运动前高脂餐高碳饮食=运动前高CHO运动过程中两组均摄入0.8 g/(kg·h) CHO	**有优势。**在次极量强度训练中**无优势。**高强度运动中相对于基线：高碳饮食组15分钟计时成绩和100km计时成绩下降较小，不显著。低碳高脂饮食组15分钟计时成绩下降较多，但不显著，100km计时成绩稍微改善，但差异不显著

续表

运动员和试验设计	低碳高脂饮食适应方案	运动能力测试方案	营养状态/营养策略	低碳高脂饮食在运动表现上的优势
经过良好训练的铁人两项运动员（$n=11$，男） 交叉设计 （Vogt et al. 2003）	5周低碳高脂饮食（脂肪＝53%能量，CHO＝约3.6 g/kg） 高碳饮食（CHO＝约6.9 g/kg，CHO＝68%总能量）	蹬车40分钟递增方案＋20分钟计时测试89% VO$_{2max}$强度跑步（不在同一日），室外21km计时测试	低碳高脂饮食＝运动前高脂餐 高碳饮食＝运动前高CHO 半马拉松跑之前和期间摄入情况未说明	无优势。低碳高脂饮食组和高碳饮食组蹬车计时测试的自选总功输出相似，分别为（298±6）W和（297±7）W，差别不显著 两组半马拉松跑时间无差异〔分别为80分钟（12±86）秒和80分钟（24±82）秒〕

注：[a] 低碳高脂饮食产能营养素构成：脂肪60%～65%，碳水化合物15%～20%，蛋白质15%～20%；[b]CHO.碳水化合物；[c]g/kg摄入量数据不详。

来源：改编自Burke，2015.

16.7.2 非生酮脂肪的适应和碳水化合物的恢复

有学者认为，通过对低碳高脂饮食进行短期适应，然后恢复碳水化合物，可以在竞争性赛事中实现耐力或超耐力运动的最佳表现。这种策略的目的是促进运动期间脂肪和碳水化合物可利用性和利用率的同时增加。事实上，有研究直接比较脂肪适应后次极量运动中能量物质的利用率，以及碳水化合物恢复（如利用碳水化合物负荷、富含碳水化合物的运动前餐、运动期间补充碳水化合物等手段）后能量物质的利用率，研究结果表明，肌肉重新调整的能力足够强大，在运动中可维持脂肪利用率的增加，而不管碳水化合物的可利用性如何（表16.3）。从理论上讲，高水平的碳水化合物可利用性，较高的肌糖原节约能力，脂肪在肌肉能源物质使用中的高贡献率等，均有助于耐力和超耐力运动的发挥。

如前一节所述，存在一系列饮食策略和运动方案组合的可能性。可以对脂肪适应和碳水化合物恢复与训练方案的组合进行研究，以测试这种分阶段饮食策略对运动能力或运动表现的影响。现有文献（表16.3）显示，虽然这些措施可能比运动期间增强脂肪利用能力更加有益，但没有明确证据表明脂肪适应策略可提高运动能力。然而，在这组研究中，只有一项完整发表的研究（Havemann et al. 2006）采用了与真实体育比赛相似的运动测试。该实验设计的特点包括只专注于运动表现，而不是新陈代谢和运动表现两者都兼顾，另外还包括参与者需要自我调整运动方案，在中等强度运动的背景中穿插一段高强度运动，这反映了许多真实比赛中的随机现象。在对相关文献进行概述之前，这项研究值得特别一提。

这是一项交叉设计的实验，接受过良好训练的自行车运动员要么接受为期6日的低碳高脂饮食和随后1日的高碳水化合物饮食，要么接受为期7日的高碳水化合物饮食，然后进行了基于实验室的蹬车运动方案，测试一些相关耐力方面的指标（表16.3）。具体而言，自行车运动员需要完成100 km的自定车速的蹬车运动，在这个过程中，以峰值功率输出78%～84%的运动强度进行一系列4 km冲刺，在峰值功率输出＞90%强度下进行1km冲刺。总体结果显示，100km计时测试的表现差异无统计学意义，但高碳水化合物组的平均时间少用3分44秒，比低碳高脂饮食适应组快约2.5%（分别为153分钟10秒和156分钟54秒，$P=0.23$）。虽然4km冲刺时间两组间没有差异，但低碳高脂饮食适应组的所有受试者在1km冲刺的表现明显受损，其中还包括在100km蹬车计时测试中总成绩更快的3名受试者。Havemann等（2006）指出，虽然低碳高脂饮食的适应和随后的碳水化合物恢复策略增加了运动期间的脂肪氧化，但降低了高强度冲刺的功率输出，而高强度功率输出与肌肉募集的增加、主观费力感及心率有关（Havemann et al. 2006）。有研究解释了这一机制，该研究发现，在面对高碳水化合物可利用性时，由于糖原分解减慢和丙酮酸脱氢酶（pyruvate dehydrogenase，PDHa）活性形式减少，机体处理碳水化合物氧化的能力受损，而脂肪适应与这些现象有关（Stellingwerff et al. 2006）。因此，有证据表明，当对非生酮低碳高脂饮食适应后，机体的代谢灵活性降低（即现有糖原的氧化能力受损）。

表16.3 低碳高脂饮食的适应（5～10日）和碳水化合物的恢复对受过训练运动员运动表现的影响

受试者特征	低碳高脂饮食适应方案	CHO恢复	运动表现测试方案	营养状态/营养策略	低碳高脂饮食适应+CHO恢复对运动表现的效益
经过良好训练的自行车/铁人三项运动员（$n=8$，男）交叉设计（Burke et al. 2000）	5日低碳高脂饮食适应（脂肪=68%总能量；CHO=18%总能量，2.5g/kg）；或高碳饮食（CHO=74%总能量，CHO 9.6g/kg）	1日休息+高CHO（CHO=75%总能量，10g/kg）	70% VO2max运动强度下蹬车120分钟+约30分钟运动计时测试（7J/kg）	禁食+运动过程中无CHO摄入	可能有效益。对个别人有效益高碳饮食组2例受试者表现不佳，可能因为低血糖低碳高脂饮食适应组血糖维持良好虽然两组间运动计时测试没有显著差异，低碳高脂饮食和高碳饮食试验组分别为（30.73±1.12）分钟和（34.17±2.62）分钟，但平均值差异达8%，即低碳高脂饮食组所用时间减少8%（$P=0.21$，95%CI=−6%～21%）
经过良好训练的自行车/铁人三项运动员（$n=8$，男）交叉设计（Burke et al. 2002）	5日低碳高脂饮食适应（脂肪=68%总能量，CHO=18%总能量，2.5 g/kg）；或高碳饮食（CHO=70%总能量，CHO 9.3g/kg）	1日休息+高CHO（CHO=75%总能量，10 g/kg）	70% VO2max运动强度下蹬车120分钟+30分钟计时测试（7 J/kg）	补充CHO：运动前2小时（2g/kg）运动中 [0.8g/（kg·h）]	无效益。由于运动期间摄入CHO，两组运动测试中血糖得以维持两组间的计时测试差异很小：低碳高脂饮食适应组（25.53±0.67）分钟；高碳饮食组（25.45±0.96）分钟（$P=0.86$，无显著差异）。计时测试时间值平均差异=0.7%，低碳高脂饮食适应组运动成绩略微下降（95%CI=−1.7%～0.4%）
高水平训练的自行车/铁人三项运动员（$n=7$，男）交叉设计（Carey et al. 2001）	6日低碳高脂饮食适应（脂肪=69%总能量，CHO=16%总能量，2.5g/kg）；或高碳饮食（CHO=75%总能量，CHO 11g/kg）	1日休息+高CHO（CHO=75%总能量，11 g/kg）	65% VO2max蹬车240分钟+60分钟计时测试（约1小时的距离）	摄入CHO：运动前（3g/kg）运动中 [1.3g/（kg·h）]	无效益或个别人可能有效益。低碳高脂饮食适应组和高碳饮食组之间240分钟蹬车距离没有显著差异（44.25km±0.9km与42.1km±1.2km），但低碳高脂饮食适应组运动能力有所增强（平均值差异=4%，$P=0.11$，95%CI=−3%～11%）
高水平训练的自行车/铁人三项运动员（$n=7$，男）交叉设计（Noakes，2004）	5日低碳高脂饮食适应（脂肪=69%总能量，CHO=16%总能量，2.5g/kg）；或高碳饮食（CHO=75%总能量，11 g/kg）	1日休息+高CHO（CHO=75%总能量，11g/kg）	65% VO2max蹬车240分钟+60分钟计时测试（1小时的距离）	摄入CHO：运动前（3g/kg）运动中 [1.3g/（kg·h）]	无效益。另外有6名受试者接受了在先前研究中的1型错误统计检验（Carey et al. 2001）不同组之间的240分钟蹬车差异不显著：低碳高脂饮食适应组和高碳饮食组的完成距离分别为42.92km±1.46km和42.94km±1.41km（$P=0.98$），差异=0.02km或0.1%
经过训练的自行车/铁人三项运动员（$n=5$，男）交叉设计（Lambert et al. 2001）	10日低碳高脂饮食适应（脂肪=65%总能量，CHO=15%总能量，1.6g/kg）；或高碳饮食（CHO=53%总能量，5.8g/kg）	3日高CHO（CHO=65%总能量，7g/kg）+1日休息	70% VO2max蹬车150分钟+20km（约30分钟）计时测试	运动前1小时摄入中链三酰甘油（约14g）；运动中摄入中链三酰甘油 [0.3g/（kg·h）] 和CHO [0.8g/（kg·h）]	有效益。计时测试差异=4%，低碳高脂饮食适应组运动能力增强：低碳高脂饮食适应和高碳饮食组的计时测试时间分别为（29.35±1.25）分钟和（30.68±1.55）分钟（$P<0.05$）

续表

受试者特征	低碳高脂饮食适应方案	CHO恢复	运动表现测试方案	营养状态/营养策略	低碳高脂饮食适应+CHO恢复对运动表现的效益
经过良好训练的自行车运动员（n＝7，男）交叉设计（Rowlands et al. 2002）	11.5日低碳高脂饮食适应（约2.4 g/kg，15% CHO；66%脂肪）；或高碳饮食（CHO＝约8.6 g/kg，70%总能量）	2.5日　高CHO（6.8g/kg）	蹬车5小时方案，包括15分钟计时测试＋100km计时测试	高CHO：运动前高CHO餐两组均在运动过程中摄入0.8g/kg/h CHO	可能有效益。次极量强度运动无效益。高强度运动相对于基线测试成绩：高碳饮食组显示，15分钟计时和100km计时的成绩均小幅下降，但差别不显著。低碳高脂饮食适应组的15分钟计时没有变化，但在100km计时有小幅改善，但无显著性
经过良好训练的自行车运动员（n＝8，男）交叉设计（Havemann et al. 2006）	6日低碳高脂饮食适应（脂肪＝68%总能量，CHO＝17%总能量，1.8g/kg）；或高碳饮食（CHO＝68%总能量，7.5 g/kg）	1日休息＋高CHO（8～10 g/kg）	蹬车100km计时测试，包括4×4 km冲刺＋5×1 km冲刺	骑行过程中摄入CHO	无效益。事实上，1km冲刺表现下降两组间：100km计时测试差异无显著性（低碳高脂饮食适应与高碳饮食分别为156分54秒和153分10秒）。4km冲刺期间，功率输出差异无显著性。然而，1km冲刺期间（在＞90%最大功率输出下进行），低碳高脂饮食适应组的功率显著降低

注：所有数值均为均值±SEM。

CHO.碳水化合物，CI.置信区间，VO$_{2max}$.最大摄氧量。

来源：改编自Burke，2015.

16.7.3　生酮低碳高脂饮食

对生酮低碳高脂（K-LCHF）饮食与耐力运动关系的兴趣源于1983年Phinney等的一项研究，将因纽特部落的饮食模式纳入研究目标（Volek et al. 2015）。该研究在代谢房条件下进行，让5名训练有素的自行车运动员按如下方案先后摄入两种饮食：首先进行1周的习惯性碳水化合物饮食摄入（碳水化合物约占总能量的57%），然后进行4周能量匹配的、高度限制碳水化合物的饮食（碳水化合物＜20g/d，80%能量为脂肪）及适应。随之进行运动测试：在63%最大摄氧量运动强度下蹬车至力竭。该生酮饮食导致肌糖原含量降低了约50%，但受试者的运动能力并没有下降。虽然糖原可利用性的重要性得到普遍认可，但肌肉脂肪氧化能力的大幅增加表明机体生理适应后可利用脂肪作为重要能源底物（Phinney et al. 1983）。然而，该研究关于生酮饮食可维持耐力的重要发现其实掩盖了受试者对K-LCHF饮食适应的高度可变性反应（图16.5），由于其中一个受试者的运动能力大幅增加，使该组的平均水平出现偏差（Phinney et al. 1983）。而根据呼吸交换率（RER）值，脂肪氧化的改善与蹬车耐力之间没有明显的一致关系。

尽管这项研究为运动代谢提供了新颖而富有启发性的新观念，但将其应用在精英耐力运动时需要谨慎（Burke，2021）。酮适应后产生有益效应的原因可能有以下方面：①顺序效应，K-LCHF试验受益于额外的4周训练和方案熟悉因素；②在中等运动强度（63%最大摄氧量）下运动到精疲力竭，该方案与实际比赛时的配速和较高运动强度特征不同；③未能为高碳水化合物/高碳水化合物可利用性饮食（HCHO）试验（涉及一夜禁食和运动时喝水）提供最佳条件。此外，该研究作者在分析K-LCHF饮食组进行最大强度运动（VO$_2$ peak）测试结果时指出："在运动期间为保存碳水化合物所付出的代价似乎是限制了所能发挥的运动强度……，在进行最大强度运动时呼吸商（RQ）值明显减少，表明受试者进行无

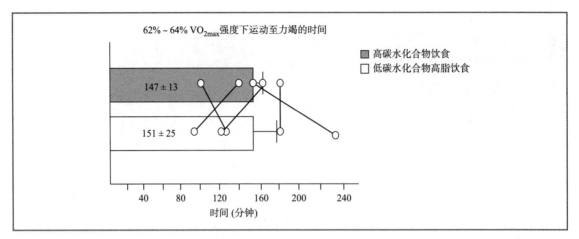

图16.5　高碳饮食7日＋低碳高脂饮食28日后的运动能力测试，以62%～64%VO$_{2max}$（相当于185W）运动至力竭的时间表示。数据表示为5名接受良好训练自行车运动员的均值±标准误（与高碳饮食35日组相比没有显著差异，试验为交叉设计），其中个体数据用o表示

来源：根据Phinney等（1983）结果重新绘制。

氧运动的能力受到严重制约"（Phinney et al. 1983）。他们猜测，"控制因素似乎不是肌纤维细胞中能量底物的存在与否"。相反，更可能是对能量底物动员或肌纤维招募的限制。无论是哪种情况，结果都是在进行最大强度运动时产生功能性遏制。

2012年，学术界一些人士（Volek & Phinney，2012；Noakes et al. 2014；Volek et al. 2015）和社会媒体（Brukner，2013）开始热情推广K-LCHF饮食对耐力运动的作用，尽管这些声称和假设缺乏进一步科学研究（Burke，2015）。为了解决设计严谨、以竞技运动为侧重的科学证据缺乏的问题，我们开始了一系列关于生酮饮食和世界级耐力运动员的研究（Burke et al. 2017，2020，2021；Whitfield et al. 2022），人体试验持续时间与Phinney最初的研究相似，应用一系列检测来观察新陈代谢和运动表现。表16.4汇总了我们的研究结果，以及进行了3～12周干预试验的其他研究团队的结果。尽管有明确的证据表明，在运动过程中脂肪利用发生了实质性的变化（例如，在训练有素的运动员中，脂肪氧化率翻倍，达到1.8g/min），但运动能力测试的结果显示，对于中等强度的耐力运动（＜70% VO$_{2max}$）而言，益处并不明确，并且有充分的证据表明，对于无氧阈值（例如，80%～90% VO$_{2max}$）附近及以上的高强度耐力运动而言，运动表现会受损（Burke et al. 2017，2020，2021）。事实上，来自不同群体的研究一致发现，受试者对生酮饮食的反应具有很大的可变性，即使受试者来自运动领域且具备潜在的适应能力，情况也是如此（Phinney et al. 1983；Shaw et al. 2019）。我们将高强度运动能力的降低归因于运动经济性的损失（相同速度下的耗氧量增加），这在我们的每一项研究（Burke et al. 2017，2020，2021）及其他实验室的研究工作中（Shaw et al. 2019）都得到了明确证明。此外，我们注意到，根据与脂肪和碳水化合物氧化途径相关的化学计量学定律（Leverve et al. 2007），这是完全可预测的，但根据我们研究小组的其他研究（Leckey et al. 2018）和别的团队的研究（Shaw et al. 2019），这种现象可能会因线粒体呼吸改变等其他因素而恶化。在生酮饮食问题上一直存在一个有争议的概念，即"酮适应"对于参加训练和比赛的运动员而言很有价值，而这些运动员进行高强度训练是提高运动成绩的关键，但是上述研究结果却为此说法指出了一个根本性缺陷。在K-LCHF饮食研究和实践领域，还存在一条重要的批评意见，即认为未观察到生酮饮食的益处是因为酮适应的时间不够长，而我们的上述研究结果也对这一批评意见做出了回应。尽管对K-LCHF饮食的其他适应可能需要几个月而不是几周，但围绕能量底物利用的关键生化途径改变肯定会在3～4周实现（Phinney et al. 1983；Burke et al. 2017，2020；Shaw et al. 2019），甚至可能在5～6日完成（Burke et al. 2021），正如同高脂饮食的非生酮模式研究结果所显示的那样（Goedecke et al. 1999a）。

事实上，对自行选择坚持6个月至2年K-LCHF饮食运动员的横断面研究表明，在脂肪氧化率或对碳水化合物代谢的补偿方面，并没有显示出额外优势（Webster et al. 2016）。其中有一项研究结果显示，肌肉糖原含量完全恢复，但在运动中没有利用，这令人困惑，很有可能是人为因素造成的（Burke，2021），并不能作为生酮饮食长期适应的客观证据，尽管如此，仍有必要进行进一步的研究。

16.7.4　碳水化合物饮食与生酮低碳高脂饮食分阶段结合应用

鉴于K-LCHF饮食在高强度耐力运动中缺乏明显的成绩优势，研究人员探索了通过分阶段策略分别优化脂肪和碳水化合物氧化，以达到"两全其美"目标的可能性。在一个训练年度周期中，一系列不同的饮食模式都有可能被采用，包括简单地纳入K-LCHF饮食并坚持一段时期，以便获得酮适应性，一旦恢复到高碳水化合物可利用性（即恢复高碳饮食）需要的训练或比赛阶段，酮适应效应还可以延续下去。这就是两全其美的饮食策略模式之一，与高原训练海平面比赛的训练策略有异曲同工之妙（Burke et al. 2020）。第二种模式是在耐力比赛之前24小时和比赛期间，简单地恢复碳水化合物的可利用性，这样就几乎没有时间发生"去适应"（de-adaptation）。这一模式的目的旨在比赛中，从内源性和外源性两方面，提供碳水化合物的高可利用性。最后一个模式，是在比赛期间只恢复外源性碳水化合物，给肌肉和中枢神经系统提供额外的益处（参见第14章）。此模式也可以在关键的训练阶段中实施，以提高训练的质量。

表16.5总结了这些模型的理论基础及对代谢和运动能力影响的研究结果。该表显示，一直缺乏对这种分阶段方法学的研究，但现有证据并不支持同时优化脂肪氧化和碳水化合物氧化途径。事实上，当有足够的时间来完全恢复碳水化合物氧化途径时，分阶段使用LCHF饮食，似乎并没有表现出增强运动表现的延续效应（Burke et al. 2020）。与此同时，与已经适应NK-LCHF饮食的运动员快速恢复碳水化合物可利用性的运动表现结果相似（Burke et al. 2002；Havemann et al. 2006），如果高可利用性碳水化合物叠加在酮适应个体身上，而同时该个体没有足够时间使脂肪氧化"去适应"，那么碳水化合物支持最佳高强度运动能力的效果将持续受损（Burke et al. 2021）。

最后，对第三个模式（外源性碳水化合物可利用性的比赛期恢复）的研究仅限于一名竞技性超级铁人三项运动员的案例，该运动员接受了帮助，以探讨长期（约2年）酮适应是否限制了他在高强度运动领域的表现（Webster et al. 2018）。由于这似乎是最有希望的模式，因此有必要关注一下这个案例情况。运动学家将他的习惯性训练期饮食计划与同一训练计划进行了3周的比较。在该训练计划中，他在高强度训练中1小时内分8次摄入60g外源性碳水化合物，试图扭转运动中碳水化合物吸收（Costa et al. 2017）和利用的下降（表16.5）。虽然无法直接研究假设的作用机制，但这项研究提供了一些对照数据及相关的策略，让许多运动学家、教练和运动员在其他媒体上以推荐的形式进行讨论。在每个阶段结束时，以流行饮食策略补充能量，进行一系列运动测试，结果表明，对依赖于碳水化合物氧化的运动（持续时间为30秒至20分钟的高强度运动）有明显的好处，但对低强度运动（$< 60\% \sim 65\%$ VO_{2peak}）和超最大强度运动（超过最大有氧能力）没有效果。这些好处的产生并没有妨碍脂肪氧化的高速率。笔者承认，他们的试验设计不能排除运动时摄入碳水化合物对肌肉或中枢神经系统的益处（Burke & Maughan，2014）。在针对性训练课中，更高质量的运动训练也无法与碳水化合物吸收和利用的适应性上调分开。虽然本个例研究鼓励进一步探索LCHF和高碳水化合物可利用性的其他分段模式，但它缺少运动员在急性或慢性存在高内源性碳水化合物可利用性时的运动表现及相互比较。

综上所示，根据成功运动员和业余运动员的推荐或证明，K-LCHF和高碳水化合物可利用性相结合的各种模式有可能应用于训练和增强运动表现方面。但这方面很少有人进行过系统的调查研究。现有的文献表明，酮适应可能会损害肌糖原的利用，妨碍脂肪和碳水化合物可利用性和氧化能力的完美模式。然而，在训练期间和需要更高强度训练的比赛期间，可能有机会战略性使用外源性摄入的碳水化合物。

表16.4　经验证的训练个体生酮低碳高脂饮食的研究

运动员和试验设计	K-LCHF饮食适应方案（持续时间及每日摄入量）	运动能力测试方案及营养支持	K-LCHF饮食在运动表现上的优势	评论
经过良好训练的自行车运动员（n＝5，男）交叉设计先进行HCHO饮食（Phinney et al. 1983）	28日HCHO（7日）：CHO 57%总能量；蛋白质1.75g/kg K-LCHF：CHO＜20g；蛋白质＝1.75g/kg；脂肪＝85%总能量进行了能量匹配和平衡。有监督的控制饮食；测定血酮以证实酮症	蹬车：约63%VO$_{2peak}$强度下至力竭两个试验组均是：• 运动前餐＝隔夜禁食• 运动时摄入＝水	无优势力竭时间无显著差异（LCHF和HCHO组分别为151分钟和147分钟）在LCHF组，1名受试者的运动至疲劳时间增加了156%，导致组数据倾斜（图16.1）	研究质控良好，但涉及顺序效应，未能为HCHO试验提供最佳条件。K-LCHF＝空腹β-HB：13mmol/L；运动脂肪氧化率：1.5g/min
精英（国际水平）竞走运动员（n＝19，男；LCHF＝10；HCHO＝9）平行组设计，非随机处理（按喜好/信仰分配）（Burke et al. 2017）	24日HCHO：231kJ/kg；CHO 8.6 g/kg或60%总能量；蛋白质2.1 g/kg或16%总能量K-LCHF：223kJ/kg；CHO 0.5g或3.5%总能量；蛋白质2.2g/kg或16%总能量进行了能量匹配，但允许小的能量不足。有监督的控制饮食；测定血酮以证实酮症	竞走：10000m真实田径赛赛前2小时吃运动前餐HCHO＝2g/kg CHO竞赛2 LCHF＝能量匹配的高脂饮食2场比赛＝赛道上有水站；与现实生活中使用的功能补剂相匹配（如咖啡因）	无优势实际上，尽管K-LCHF组有氧能力有所提高，但未显示成绩改善现象HCHO：运动成绩提高了6.6%（4.1%～9.9%，90% CI），相当于快了190秒K-LCHF：无显著改善，-1.6%（-8.5%～5.3%），相当于慢了23秒	脂肪氧化率[（0.7～1.57）±0.32g/min]和空腹β-HB（1.8mmol/L）均增加
经过训练的耐力运动员（跑步/自行车/铁人三项）（n＝20；K-LCHF＝9；HCHO＝11）平行组设计，非随机处理（按喜好/信仰分配）（McSwiney et al. 2018）	12周HCHO：147kJ/kg；CHO 5.2 g/kg或61%总能量；蛋白质1.2 g/kg或14%总能量K-LCHF：158kJ/kg；CHO 0.5 g/kg或5%总能量；蛋白质1.6 g/kg或17%总能量；脂肪77%总能量在自由生活方式、上课、每周接触条件下摄入阶段性饮食记录以检查依从性测试当天检查空腹血浆酮浓度以验证酮症	蹬车：实验室测功仪：6秒冲刺＋100km计时测试＋在实验室测功仪上进行临界功率测试HCHO：• 赛前2小时吃运动前餐＝富含CHO饮食• 运动中：30～60g/h CHO（可能不是最优的）赛后K-LCHF：2小时＝高脂饮食（比赛期间水+电解质）	可能有优势K-LCHF可显著提高峰值，但是对6秒内功率和临界功率测试均无显著改善作用；100km加快倾向（166分钟±12.4分钟 vs 161.5分钟±8.4分钟；2.5%）HCHO组无显著变化（169.6分钟±8.4分钟 vs 168.4分钟±9.1分钟）。然而，有2人未能完成干预后测试	两组有氧能力均增加了7%。K-LCHF在12周内体重减少5.9kg，其中包括体脂4.6 kg，HCHO组变化极小。K-LCHF＝空腹β-HB：0.5mmol/L；运动脂肪氧化率：不详K-LCHF存在大量受试者脱落和较大的个体变异性

续表

运动员和试验设计	K-LCHF饮食适应方案（持续时间及每日摄入量）	运动能力测试方案及营养支持	K-LCHF饮食在运动表现上的优势	评论
经过训练的耐力跑步运动员，铁人三项运动员（n=8，男） 交叉平衡设计（14～21日洗脱期）（Shaw et al. 2019）	31日 "习惯性" HCHO饮食：178 kJ/kg；CHO 4.6g/kg；蛋白质2.0g/kg K-LCHF：191kJ/kg；CHO 0.5g/kg；蛋白质2.0g/kg；脂肪78%总能量 能量匹配。在自由生活方式、上课教育和定期监测饮食下摄入食物，监测酮症（血/尿酮），检查依从性	跑步： 在跑步机上以约70%VO$_{2peak}$强度至力竭 HCHO： • 赛前2小时吃运动前餐＝2g/kg CHO • 运动中：55g/h CHO（可能不是最优的） LCHF： • 赛前2小时吃运动前餐＝能量匹配的高脂饮食 • 运动中＝能量匹配的高脂食物	无优势 两种饮食干预前后力竭时间（约50km）无显著差异：HCHO＝237分钟±44分钟 vs 235分钟±35分钟，尽管LCHF饮食处理后与结果的变异性增加相关（239分钟±27分钟 vs 219分钟±53分钟），而HCHO干预后结果范围有所缩小	其他测试表明，在＞70% VO$_{2peak}$强度时进行K-LCHF饮食会降低运动效率，增加氧消耗量。K-LCHF提高了最大脂肪氧化率［0.57～1.12］±0.10 g/min，同时Fat$_{max}$从43%的VO$_{2peak}$变为70%。禁食β-HB：＞0.5mmol/L
业余长跑运动员（n=7，男） 交叉设计（14日洗脱期）（Prins et al. 2019）	42日 HCHO：173kJ/kg；CHO 5.8 g/kg或56%总能量；蛋白质1.5 g/kg或15%总能量 K-LCHF：179kJ/kg；CHO 0.6 g/kg；蛋白质2.5g/kg或25%总能量；脂肪69%总能量 能量匹配。在自由生活方式、上课教育和定期监测饮食下摄入食物，监测酮症（血/尿酮），检查依从性	跑步： 在跑步机上进行5km计时测试（不断收集呼吸气体） 分别于第4日、14日、28日和42日进行 所有测试： • 赛前＝隔夜禁食 • 运动中＝无特别操作	无优势 与HCHO组相比，K-LCHF组第4天计时测试的表现受损（1231秒 vs 1182秒，P＜0.011），但与其他时间点的表现无显著差异。 计时测试步速平均强度＝约82% VO$_{2peak}$	K-LCHF饮食比通常观察到的蛋白质更高，脂肪更低，但受试者在计时测试日出现酮症。计时测试日平均空腹β-HB：0.5mmol/L。超过6周的K-LCHF可使运动最大脂肪氧化率从（1.01±0.21）g/min显著增加到（1.26±0.2）g/min
精英（国际水平）竞走运动员（LCHF=9男，1女；HCHO=6男，2女） 平行组设计，非随机处理（按喜好/信仰分配）（Burke et al. 2020）	25日 HCHO：223kJ/kg；CHO 8.6 g/kg或65%总能量；蛋白质2.1 g/kg或15%总能量 K-LCHF：234kJ/kg；CHO 0.5 g或4%总能量；蛋白质2.1g/kg或16%总能量 进行了能量匹配，但允许小的能量不足。有监督的控制饮食；测定血酮以证实酮症	竞走： 10000 m真实田径赛赛前2小时吃运动前餐 • HCHO＝2g/kg CHO • 竞赛2 LCHF＝能量匹配的高脂饮食 2场比赛＝赛道上有水站；与现实生活中使用的功能补剂相匹配	无优势 事实上，K-LCHF组表现为比赛成绩受损，而HCHO组表现为改善 HCHO：运动成绩提高了4.8%（快了134秒），但是，K-LCHF：慢了2.3%（86秒）（两者均P＜0.001）	在新队列中对Burke等2017年的研究进行了重复 之前的研究结果得到了明确的重复，包括各组之间比赛成绩改善的差异幅度。两组的有氧能力均有小幅增加 K-LCHF组体重降低了2.6 kg，最大脂肪氧化水平从0.6 g/min增加到1.3g/min，禁食β-HB：0.8mmol/L

注：β-HB.血浆β-羟基丁酸酯浓度；CHO.碳水化合物；HCHO.高碳水化合物饮食；K-LCHF.生酮低碳水化合物高脂饮食。
来源：改编自Burke，2021.

表16.5　生酮低碳高脂饮食与各种碳水化合物可利用性恢复模式结合的不同分段策略对运动表现的影响			
分段模式	理论上的益处	模式的实效试验	评论
在基础训练阶段给予K-LCHF饮食并适应，比赛前回归HCHO饮食，赛前逐渐减少	该模式与高原训练类似，K-LCHF饮食产生代谢适应，但伴随着运动表现的立即下降。一旦恢复到高CHO可利用性，适应的好处就会"延续"。CHO逐渐减少能够去除残余疲劳感。由于酮适应的遗留效应和更经济的CHO燃料的即时支持，使比赛成绩受益	Burke et al. 2021 男性和女性竞走精英运动员进行20 km国际田径联合会批准的公路赛，赛期进行6周的准备，严格控制试验： ● CHO＋HCHO（$n＝11$）：为期6周的CHO支持 ● K-LCHF＋HCHO（$n＝8$）：3.5周K-LCHF＋2.5周HCHO 20km比赛成绩与10 000m基线成绩比较	没有明显改善的证据 由于准备过程中的LCHF适应性分期出现问题，研究性比赛的成绩没有出现额外的改善。事实上，对20km比赛时间进行标准化统计后表明，K-LCHF-HCHO组在6周训练后的成绩没有提高（197%±6%），而CHO-HCHO组的比赛时间更短（191%±6%，$P＜0.01$）。然而，将比赛时间换算为国际田联积分，两组运动员在20km比赛中的成绩均较基线有所提高
慢性K-LCHF饮食适应加上急性CHO负荷和比赛日采用HCHO	赛前急性CHO负荷（比赛前24小时和赛前餐）可以恢复肌肉和肝脏糖原含量，但是没有时间使增强的脂肪氧化率去适应化。能够恢复糖原的高可利用性，支持高强度运动	Burke et al. 2020 对精英男性竞走运动员进行严格对照试验，7日HCHO（$n＝6$，9.3g/kg，2g/kg）或6日K-LCHF（$n＝7$）：＜50g/d，2g/kg，脂肪＝80%总能量＋1日HCHO。所有比赛都进行相同的1天CHO负荷、轻度运动和赛前膳食（2g/kg），以达到相似的糖原储存。在国际田联规则条件下进行10 000m比赛，作为基线值，随后是为期7日的HCHO协调期，然后是干预和干预后的比赛	运动表现没有改善，可能会是降低 K-LCHF增加了运动中脂肪氧化率（4阶段经济试验期间峰值为1.4g/min，基线为0.5 g/min）。经过1日恢复的HCHO可利用性未能使CHO氧化速率完全复原，即使是高强度运动（在50km和20km比赛速度下，与基线相比，分别降低了41%和27%）。从第一场比赛到第二场比赛，各组之间的成绩变化有显著差异（$P＝0.009$），6/7 K-LCHF＋HCHO组的成绩较慢（慢了2.1%或56秒）（95%CI：慢170秒至快58秒），而所有HCHO组的成绩都有所改善（快了5.7%或163秒（40～286秒））
K-LCHF饮食＋训练日和比赛日战略性补充外源性CHO	根据运动营养指南，在慢性K-LCHF饮食背景下的高强度或高质量训练期间，偶尔和有针对性地摄入外源性CHO，可以更好地支持训练，保持CHO的转运（如肠道吸收）和利用（如丙酮酸脱氢酶活性和氧化途径能力），而不会失去酮适应的好处，当采用这些能源物质支持策略的情况下，可以获得更好的比赛成绩	Webster et al. 2018 遵循K-LCHF饮食2年的精英（国际水平）铁人三项运动员（$n＝1$）的个案研究 2个3周的标准化训练，最后包括3日的测试模块： ● 区组1＝K-LCHF：1 g/kg CHO＝8%总能量；2.0g/kg蛋白质；脂肪＝75%总能量；运动期间补充水和电解质 ● 区组2＝K-LCHF饮食＋在高强度游泳/自行车/跑步训练的1小时内，分8次摄入60g外源性CHO 测试模块： ● 第1日＝快速分级次极限运动测试＋2次30秒冲刺，4分钟冲刺（区组2＝3次CHO摄入，每次10g，从热身到冲刺阶段） ● 第2日＝20km自行车计时测试（区组2：计时测试期间30g CHO摄入） ● 第3日＝100km自行车计时测试（区组2：计时测试期间180g CHO）	在特定场景中可能会有一些改进 ● 4分钟冲刺能力的小幅提高（1.6%） ● 20km计时测试出现有益改善（时间2.8%，功率8.1%） ● 100km计时测试出现小幅不利影响（1.1%时间，2.7%功率） ● 1分钟计时测试功率无差异（0.5%） LCHF试验表明，在分级最大测试和65% VO_{2peak}强度下的100km计时测试中，脂肪氧化率为1.5～1.7g/min 在100km的计时测试过程中，摄入CHO使CHO氧化率略有增加（最大增加约1 g/min），而脂肪氧化率降低，最小约1.2 g/min

注：CHO.碳水化合物；HCHO.高碳水化合物饮食；K-LCHF.生酮低碳水化合物高脂饮食。

小结

　　人们已经采用了许多营养策略，试图促进脂肪酸氧化，降低内源性碳水化合物储备的利用率，从而提高运动成绩。快速提高脂肪氧化的策略（例如赛前摄入脂肪餐、在比赛中摄入中链三酰甘油）似乎无法提高耐力表现。与此同时，人们最感兴趣的是长期用于促进运动中脂肪氧化能力增强的饮食变化，目前的热点是生酮低碳高脂（K-LCHF）饮食。这需要把碳水化合物可利用性的阶段性作用区分开来，根据训练的阶段性目标，在不同的训练时期，使用不同的（低或高）碳水化合物可利用性（参见第14章）。就生酮饮食而言，仍有一些悬而未决的问题，可能有助于搞清楚生酮饮食是否就如声称的那样对运动员的健康有好处，另外也要搞清楚生酮饮食可以对哪些小范围的竞技体育运动有帮助作用。然而，我们根据目前的理解概述如下（Burke，2021）。

▶ K-LCHF饮食可以使训练有素的耐力运动员在运动期间的脂肪最大氧化率大幅增加（≥200%），在70%最大摄氧量运动时可达峰值，为1.5g/min。

▶ 在高水平运动员中观察到对K-LCHF饮食的相当大的个体差异，但3～4周的K-LCHF饮食可以维持其中等强度的运动能力和运动表现。但高强度耐力运动（>80% VO_{2peak}）的表现会受到影响，这可能是由于脂肪产生能量时氧气消耗增加所致。

▶ 关于K-LCHF饮食最佳适应期是有争议的。能量底物利用率的显著性变化可能在5～10日发生。关于较长时间适应K-LCHF饮食（3～4个月）会对能量底物利用和运动耐力表现产生额外变化的观点目前尚未得到证实，需要进一步研究。

▶ 将高碳水化合物可利用性与K-LCHF饮食相结合的掺入模式或分时段模式有可能缓解K-LCHF相关的高强度运动能力受损。然而，即使碳水化合物可利用性在比赛前已经急剧恢复，但K-LCHF饮食带来的碳水化合物氧化水平的下调，可能会在比赛中继续限制肌糖原对比赛能量需求的贡献。这可能会妨碍在高强度运动项目中取得最佳成绩。

　　正在考虑使用生酮饮食的运动员应该仔细斟酌自己参赛项目的营养需要，这种饮食模式是否有助于提升高强度运动的能力，是否可以避开肌糖原耗竭的风险。

（刘　伟　译　艾　华　校）

参考文献

第17章
体育运动补充剂和运动食品

Louise M Burke, Gary Slater

本章基于一篇文献综述，旨在支持澳大利亚体育学会（Australian Institute of Sport，AIS）关于高水平体育运动中补充剂和运动食品使用的立场声明。

AIS运动补充剂使用框架的立场声明和资源见 https：//www.ais.gov.au/nutrition/supplements。

17.1 引言

运动营养指南为能量、营养素和其他膳食成分的摄入提供建议，以支持训练适应、实现身体成分目标、促进健康和预防损伤、提高比赛成绩。虽然"食物优先"是实现这些目标的核心理念，但补充剂和运动食品也可以在运动营养计划中发挥作用。事实上，由于这些产品在体育运动环境中的热情营销，补充剂和运动食品在运动员中的使用非常普遍，而且也反映了在普通民众中补充剂的大量使用。关于运动员使用补充剂和运动食品的问题需要专门讨论，包括潜在效益及不利因素和风险。在过去，体育组织和专家团队都持保守的观点：关注负面的主题，给补充剂贴上无效和不必要的标签，并劝阻运动员使用补充剂。

然而，运动补充剂的生产和营销已经蓬勃发展，许多运动员无法获得感同身受的内行建议，也很容易受到没有循证依据主张的影响。许多运动员所依赖的体育组织之外的信息来源既不公正也不可信。在2000年，AIS启动了开拓性的AIS运动补充剂方案，提倡一种平衡方法，将运动食品和补充剂纳入运动员的运动营养计划。开展与教育、研究、供应和管理有关的活动，让高端运动员对使用补充剂和运动食品的利弊做出明智的决定。2018年国际奥林匹克委员会（International Olympic Committee，IOC）关于膳食补充剂和高端运动员的共识声明中，对补充剂使用理念的改变证实了这种务实方法的益处，确认了该项目的国际领导力（Maughan et al. 2018）。本立场声明概述了在体育运动中合理使用补充剂和运动食品的原则和实施情况，并重点介绍了澳大利亚高端体育运动系统的特点和要求，参考AIS运动补充剂方案/使用框架和国际奥委会膳食补充剂工作组的专业知识。

17.2 补充剂的含义

由于对这些产品缺乏单一和通用的分类方案或监管方法，补充剂或运动食品的定义是有问题的（Dwyer et al. 2018）。此外，随着制造商对其"功能性食品"的生产创新，或向传统运动食品中添加新的成分，食品、运动食品和补充剂之间的区别变得更加模糊。可能会出现一系列不同的分类主题（表17-1），但没有一个能够单独满足高端体育运动教育和实践的需求。

一些权威机构对理解补充剂在体育运动中的用途做出了有益的贡献。其中包括IOC补充剂工作组，该工作组对运动员使用的补充剂制订了一个工作定义："在习惯性饮食的基础上，为了实现特定的健康和（或）运动成绩的改善而有意摄入的一种食物、食物成分、营养素或非食品化合物"（Maughan et al.

2018）。

澳大利亚提出的补充剂和运动食品的工作定义，与其他产品相比，它们可能有一些重叠或共同的特征。

（1）补充剂：含有一种或多种成分的粉状、限定体积的液体、片剂或胶囊形式的产品，提供营养素或其他膳食成分以改善特定的健康和（或）运动成绩。

（2）运动食品：通过为运动员提供一种方便的一般营养支持或在运动中有针对性的使用，来帮助人们实现特定的营养或运动成绩目标的食品或饮料。

（3）强化食品：添加了维生素或其他营养物质以增加营养价值的常规食品。

（4）功能性食品：添加了营养物质或其他膳食成分以实现健康声称/特性的常规食品。

17.3 澳大利亚对补充剂和运动食品的监管

在澳大利亚，补充剂和运动食品受到《食品标准规范》和《治疗用品法1989》（联邦）的保护。一种产品是被归类为食品还是治疗用品，取决于各种因素，包括成分、市场宣传和呈现形式（如药丸、棒块状、粉末、饮料）。澳大利亚治疗用品管理局（Therapeutic Goods Administration，TGA）提供的一个工具可以指导食品和药物之间的常规区别（https：//www.tga.gov.au/food-medicine-interface-guidance-tool-fmigt）。

食品标准规范由澳大利亚政府卫生部内管理食品生产、安全和标签的澳大利亚新西兰食品标准法定机构（Food Standards Australia New Zealand，FSANZ）监管。虽然这是一项全国性的活动，但是该规范的遵守情况受到每个州和地区的各部门的监督。运动食品被包含在运动辅助配方食品标准2.9.4内。在准备本篇综述时，应部长级要求，正在对该标准进行审查。

表17-1 运动食品和补充剂的不同分类系统

定义	类别示例	注释
法律/监管定义	• 美国食品药品监督管理局（FDA）对膳食补充剂的定义：一类旨在补充膳食的产品（烟草除外），含有一种或者多种下列膳食成分：维生素、矿物质、草本植物或其他植物、氨基酸，通过增加每日总摄入量来补充膳食食物成分；或浓缩品、代谢物、提取物或上述成分的组合产品等 • 澳大利亚新西兰食品标准（FSANZ）对配方运动食品补充剂的定义：一种专门为帮助运动人群实现特定营养或运动成绩目标而配制的产品。它们旨在运动人群的膳食补充，而不是唯一或主要的营养来源 • 澳大利亚治疗用品管理局（TGA）对作为治疗用品的运动补充剂的定义：以片剂、胶囊、药丸的形式提供用于（明示或暗示）改善或维持运动、训练或休闲活动中的身体或心理表现的口服用品	• 监管机构的管辖范围可能不涵盖可以找到/购买产品的所有环境 • 在包括澳大利亚在内的一些国家，不同的监管机构涵盖了不同类型的产品。这可能会让消费者感到困惑。此外，有些产品处于这些机构管理之间地带，可能难以监管 • 由于许多定义是从法律监管角度定义的，它们不覆盖这些产品的实际用途
形式	• 食品 • 饮料 • 粉末 • 胶囊/片剂 • 药水/小体积液体	• 从历史上看，这个定义可以帮助运动员识别产品相关风险因素；例如，一种运动食品的生产环境和成分清单可能与日常食品相似，而药丸可能含有更不寻常/危险的成分，或者生产时采用不同的卫生和安全规程 • 随着新产品的开发，这个区别变得越来越模糊，特别是随着功能食品和运动食品的成分增加

续表

定义	类别示例	注释
可利用/可及性	<ul><li>仅处方药房</li><li>非处方药房</li><li>体育用品商店</li><li>保健食品商店</li><li>超市</li><li>互联网和邮购</li><li>多层次直销</li></ul>	<ul><li>运动食品或补充剂的来源可提供一定程度的安全性和有效性风险评估，与监管较少的产品（如互联网网站）相比，在某些监督下（如药店）销售的产品信誉更高，或者允许对其摄入量提供一些建议</li><li>随着所有产品在网上销售的增加，这些区别变得更加模糊</li></ul>
功能	<ul><li>直接影响运动成绩</li><li>体重减轻</li><li>体重/肌肉增加</li><li>恢复</li><li>疾病预防</li><li>能量支持</li><li>预防/治疗营养缺乏</li></ul>	<ul><li>这就是许多补充剂的销售方式</li><li>这种类型的许多补充剂是多成分的，这些成分实现其宣称的功能的能力各不相同</li><li>产品的功效不能从它们的宣称中判断，因为许多宣称没有受到监管或强制执行</li></ul>
证据基础	<ul><li>有良好证据支持</li><li>未确定证据支持</li><li>最低限度的科学支持</li></ul>	<ul><li>这些类别的产品是在动态变化的，因为根据新的研究结果，围绕不同产品的研究证据会有起伏</li><li>基于证据的产品应该与特定的用途相关，而不是普遍适用于所有情况（如体育运动、运动员）或所有的时间/剂量方案</li><li>这种分类系统可以帮助运动员对一种补充剂产品的潜在用途做出一些判断，这是AIS运动补充剂使用框架的主要特征，但是在决策过程中应考虑产品的其他方面（污染风险、费用）</li></ul>

资料来源：美国食品药品监督管理局（FDA），《膳食补充剂健康与教育法》（1994）103-417号公共法案，国会103号，https://ods.od.nih.gov/About/DSHEA_Wording.aspx#sec31994；澳大利亚新西兰食品标准（FSANZ），运动食品，https://www.foodstandards.gov.au/consumer/nutrition/sportfood/Pages/default.aspx；澳大利亚治疗用品管理局（TGA），澳大利亚运动补充剂法规的变化，https://www.tga.gov.au/changes-regulation-sports-supplements-australia。

TGA负责管理治疗用品的制造、供应、销售和广告，其中包含了药品和"补充类药品"，包括膳食补充剂。澳大利亚采用了一种基于风险评估的方法，即低风险药物/补充类药物可以在"澳大利亚治疗用品注册（Australian Register of Therapeutic Goods，ARTG）"上以AUST-L编号注册，而高风险药物必须在ARTG上注册AUST-R号。虽然注册表明TGA已经对产品的安全性、质量和功效进行了评估，但包括大部分补充剂在内的低风险上市药物，仅对安全性和质量进行了监管。

2020年11月30日，在就运动补充剂/运动食品的安全和市场问题进行广泛协商后，对《治疗用品法》第7（1）款进行了更新（TGA，2020a）。这次更新针对的是将含有具有治疗性要求的高风险成分的运动补充剂转移到ARTG的管辖范围，及其对安全、质量和广告方面的要求。新的规定适用于那些声称与运动、训练或休闲活动有关的产品，并提出运动补充剂分类管理如下：

（1）含有适合食用的成分并作为食物呈现的运动补充剂（如蛋白粉、营养棒、运动饮料），则作为食品进行管理。

（2）以药丸、片剂或胶囊形式呈现，且只含有较低风险成分的运动补充剂，被规定为"登记类药物"，标以AUST-L编号。它们可以从超市和保健食品商店等一般零售店购买，无须处方。此类产品必须在2023年11月之前过渡到这些要求。

（3）以药丸、片剂或胶囊形式呈现，但含有高风险成分的运动补充剂被归类为"注册类药物"，必须在标签上标AUST-R号。高风险成分包括澳大利亚毒药标准的附表中列出的物质（如处方药成分）或世界反兴奋剂机构（World Anti-Doping Agency，WADA）禁止在体育运动中使用的物质。根据它们的成分和健康声明，这些运动补充剂可以凭药剂师的建议或者医生的处方在一般零售店或药店购买。

作为这次更新的结果（TGA，2020b），交互式决策工具可以帮助制造商或消费者确定一种运动补充剂是否具有治疗作用。

17.4 运动员补充剂应用情况

许多调查证实，膳食补充剂是一个价值数十亿美元的产业，以只增不减的速度被大多数普通民众普遍使用。例如，由补充剂行业资助的机构"责任营养理事会"（Council for Responsible Nutrition）每年对美国境内的补充剂使用情况进行一次调查。2019年的一次活动，通过伊普索斯民意测验（Ipsos poll）调查2000名成年人，据说这是在其20年的历史中补充剂使用率最高的一年（Council for Responsible Nutrition，2020）。事实上，77%的受访者表示使用了膳食补充剂（女性79%；男性74%），其中35～54岁的人中使用率最高（81%），18～34岁的年轻人中为70%（Council for Responsible Nutrition，2020）。尽管对澳大利亚社区进行的官方调查很少，但从2014～2015年全国营养调查（超过19 000人）中获得的信息发现，43%的成年人（男性35%，女性50%）在过去2周服用过膳食补充剂，青少年的使用率为20%（O'Brien et al. 2017）。在这2项调查中，维生素和矿物质的补充剂是使用最广泛的产品。

关于补充剂使用率的信息存在差异的原因包括膳食补充剂定义的差异，但最重要的是构建和收集这些信息的方式（例如，"你服用补充剂吗？"与"你在过去两周服用了补充剂吗？"）。

关于运动人群中补充剂使用的信息收集，使用的方案不同（通常既不标准化也没有验证）、期限不同和补充剂定义不同，这些问题直接影响了研究结果（Knapik et al. 2016；Garthe & Maughan，2018）。一些研究调查了"兴奋剂控制站"提供的补充剂使用情况，要求运动员说明其在前几日服用的产品（Corrigan & Kazlauskas，2003；Tsitsimpikou et al. 2009）。在这种情况下，运动员在提供真实陈述的意愿/能力方面面临着不同的压力，并可能暂时停止使用某些产品。此外，这些数据并不能代表更广泛的运动员群体。另外，已经对一系列的运动群体使用补充剂的调查进行了几次综述和（或）荟萃分析，其中大多数信息是通过问卷和（或）访谈形式收集的，以确定过去3～12个月补充剂的使用情况（Sobal & Marquart，1994；Knapik et al. 2016；Garthe & Maughan，2018）。其中一项综述发现，运动员补充剂的平均使用率为46%（Sobal & Marquart，1994），而其他综述更多地关注于研究结果的变异性及现有研究的不同方法学的质量（Knapik et al. 2016；Garthe & Maughan，2018）。根据调查人群和补充剂定义，很有可能40%～100%的运动员都是补充剂和运动食品的消费者（Garthe & Maughan，2018）。表17-2总结了此类综述的典型定性结果，并包括根据运动员的不同特点在补充剂使用方面的明显差异。尽管有必要提高普通运动员补充剂使用研究的数量和质量，但是尤其缺乏关于残疾运动员等特殊人群的需求和应用

表17-2 不同类型运动员补充剂使用的特点

特征	补充剂使用的特点
性别	一些研究报道男性服用补充剂的比例更高，而另一些研究则相反（Sobal & Marquart，1994）。这些差异可能与所使用的补充剂类型或这项体育运动的文化/特征有关（Garthe & Maughan，2018）。例如，男性运动员更可能使用肌酸和改善运动表现的补充剂，而女性运动员更可能使用维生素补充剂（Knapik et al. 2016；Garthe & Maughan，2018）
年龄	根据Garthe和Maughan（2018）的综述，有证据表明运动员开始使用补充剂的年龄较年轻，且其使用率高于普通民众。此外，他们对体育运动中补充剂使用的调查分析发现，随着运动员年龄和训练负荷的增加，补充剂的使用率、类型和数量都有所增加
运动水平	一致的证据表明，精英运动员补充剂的使用率高于较低水平的对手（Sobal & Marquart，1994；Knapik et al. 2016；Garthe & Maughan，2018）
运动/活动类型	运动员补充剂的使用率、数量和类型，因生理需求、运动或赛事的限制性和文化差异而有所不同（Knapik et al. 2016；Garthe & Maughan，2018）

信息。对这些运动人群的少数研究表明，特别需要对与运动成绩、潜在医学问题和营养缺乏特定风险相关的研究（Madden et al. 2017；Madden et al. 2018）。

许多关于运动员补充剂使用的调查都对使用补充剂的理由或动机进行了评论。虽然这些信息也会受到这些研究的方法学设计的局限性，但显示了促进运动员使用补充剂的因素的定性信息。尽管这些信息也会受到研究方法设计的限制，但图17.1还是显示了促进运动员使用补充剂的影响因素。

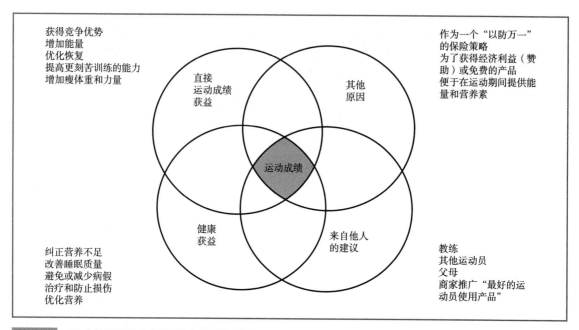

图 17-1　运动员使用补充剂和运动食品的原因

来源：Garthe & Maughan，2018.

17.5　使用补充剂的风险与回报

17.5.1　回报：运动食品和补充剂的可贵用途

在过去的60年里，运动营养已经发展成为一门科学与实践相结合专业学科，帮助运动员实现他们的运动成绩目标，同时支持身心健康（Burke & Hawley，2018）。一个成功的运动营养计划应该在相关体育运动的规则或规范范围内，以证据为基础的、个性化的、周期性的并切实可行，与运动员营养目标和要求的更大框架相一致（Thomas et al. 2016）。"食物优先"的方法是一个基础目标，它促进在营养实践和饮食选择中要关注未加工食品和常规食品。这种方法的好处包括食物的可获得性、营养密度、费用和可持续性（Meyer et al. 2020），促进食物摄入的社会和文化作用，并认识到食物的许多健康益处来自于食物基质和尚未确认的食物成分及它们的相互作用，而不是单个营养素（Aguilera，2019）。

然而，一些补充剂和运动食品的使用可以帮助运动员满足他们的基本营养需求，或实现与运动相关的特殊营养目标。由于补充剂的各种特性，从补充剂/运动食品而不是从全食物或常规加工食品中摄入营养素可能是有益的。

（1）与食物相比，补充剂中的营养素的量是已知的，较大剂量体积更小的营养素。

（2）补充剂/运动食品可以提供单一来源的关键营养素组合。

（3）补充剂/运动食品的形式可能比常规食物更适合储存、准备或消费，特别是在训练或运动员的特殊生活方式的情况下。

以营养为中心的补充剂和运动食品的价值需要根据个体运动员的背景营养状况、持续的营养需求和满足现有食物供应中的营养需求的能力进行评估（Larson-Meyer et al. 2018）。

或者，运动补充剂/食品可以提供直接或间接支持运动能力的其他食物元素/成分。

（1）已知一些食物成分/元素可以直接提高特定类型运动的能力。

（2）已知一些食物成分/元素可以帮助解决训练适应、睡眠、身体成分的控制及生病和受伤风险等问题，这可以间接提高运动成绩。

符合这些描述的产品或成分的示例标识在澳大利亚体育学会（Australian Institute of Sport，AIS）补充剂使用框架相关材料（参见本章的附录，以及https：//www.ais.gov.au/nutrition/supplements上的资源），以及国际奥委会关于膳食补充剂和高端运动员的共识声明中（Maughan et al. 2018；Peeling et al. 2018；Rawson et al. 2018）。

本节总结了补充剂/运动食品在协助运动员实施运动营养计划方面可能比常规食品更具有优势的原则。表17-3总结了补充剂或运动食品的特点，这些特点可能有助于实现运动营养中的共同目标。

17.5.2　回报：安慰剂效应

安慰剂效应表现为某一个体仅仅因为相信自己接受了有益的治疗或经历而引起的有利结果。在临床或研究环境中，安慰剂通过一种惰性的物质或治疗的形式给予，以满足患者/参与者接受"治疗"的象征性需求。在体育运动环境中，运动员对一种新补充剂的热情评价往往归因于与产品期望相关的积极心理效应。这种安慰剂效应通常被认为不是"真实的"。然而，尽管关于安慰剂效应的体育专项研究的规模和质量较低，但有证据表明这是一种强大的神经生物学现象，就其对体育运动成绩的影响程度而言是值得的（Hurst et al. 2020；Raglin et al. 2020）。

表17-3　针对指定的运动营养目标，常见的补充剂或运动食品的不同优势	
运动营养目标	食物与补充剂/运动食品的作用
提供足够的能量供应，以满足身体对健康和功能以及运动训练的特定能量消耗的要求	食物应为运动员提供大部分能量需求，同时提供实现其他运动/健康目标所需的营养素，并在运动员的生活中发挥食物的其他作用
	具有高能量需求的运动员可以利用运动食品的便利性，在常规食物难以摄入的时候/场景下（例如，由于生活方式或运动期间的后勤问题导致的食物供应不足）摄入能量。在需要小体积、低纤维和易摄入的能量来源的情况下，运动食品可能会很有用
为了实现肌肉和中枢神经系统的特定能量需求，包括碳水化合物（CHO）摄入的量和时间，优化关键时期或比赛中CHO的可用性	我们供应的食物中富含CHO的食物种类繁多，为满足CHO的摄入目标提供了多种选择，同时还具备提供其他可能根据场合/个人需要而有价值的特征（如微量营养素密度、蛋白质含量、能量含量、肠道吸收特性和消费的实用性）
	富含CHO的运动能量棒、饮料、凝胶和其他形式的产品，由于其特性（如目标剂量/浓度/CHO类型、方便的包装、小体积、易食用、肠道吸收），可以为运动期间的能量摄入提供便利。因体积小、低纤维、易食用和CHO吸收快等特点而适合用于更广泛的场景
提供蛋白质保证其质和量以及摄入时间，以优化训练适应和恢复的目标	供应的食物中富含蛋白质的食物种类繁多，为满足蛋白质的摄入目标提供了多种选择，同时还具备根据场合/个人需要而提供对运动员们有价值的其他特征（如微量营养素密度、蛋白质质量、能量含量、消费实用性、食品来源）
	当不能摄入常规食物时，富含蛋白质的液体、粉末、棒状物或其他形式的产品，可以切实提供高质量蛋白质，以满足关键时间点的摄入或需求增加的目标。蛋白质补充剂的便利性可能与食物可获得性（如运动后）、食欲/肠道舒适性（如高能量饮食）或现有食物供应中蛋白质质量不佳或来源不足而需要补充等挑战有关

续表

运动营养目标	食物与补充剂/运动食品的作用
有时，为了达到预期的减重或减脂，或者达到期望的瘦体重和体重的增加	改变身体成分不仅涉及训练特点而且需要控制能量和宏量营养素摄入。改变食物选择的种类、进食时间和分量可以实现能量密度和营养密度的变化，以满足需求
	虽然减肥和增重产品是市场上最受欢迎的补充剂之一，但没有任何成分能提供捷径或是灵丹妙药。一些运动食品的便利性可能有助于增加能量摄入。利用蛋白质补充剂的便利性，有策略的增加蛋白质摄入可以作为增加瘦体重或减体重时保持瘦体重的营养计划的一部分
满足与健康和适应有关的微量营养素的需求，包括满足固定期训练所导致的需求增加	食物提供各种微量营养素和其他促进健康的化合物。虽然经常锻炼可能会增加对其中一些化合物的需求，但这通常伴随着能量需求的增加而增加。选择良好的膳食，包括一系列营养丰富的食物，在适当的能量摄入范围内能满足所有已知的需求，同时提供有其他作用的未知化合物。强化食品和功能性食品可以在以食物为基础的饮食计划中提供额外数量的这些物质
	有些情况下（如旅行）和有些人群（例如，接受能量限制饮食或由于文化或个人喜好而导致食物不耐受/回避的人）不可能从饮食中摄入足够的微量营养素。此外，一些运动员还面临着关键营养素（如铁、钙、维生素D）缺乏或营养状况不佳的风险。使用微量营养素补充剂可以预防或治疗欠佳的营养状况，特别是在经过适当培训的营养/医学专家的监督下使用
通过为修复和恢复的各个阶段提供营养支持，来减少损伤风险，并加强损伤康复过程	与能量可利用相关的营养状况以及蛋白质、钙和维生素D等关键营养素，有助于减少损伤风险和训练相关的损伤/疼痛。在营养丰富的食物中各种非营养素植物化学物质（如各种多酚）也可能起到作用。这些目标应该包括在饮食计划的食物选择中。一名受伤的运动员可能需要根据能量消耗的变化来调整能量摄入。增加关键营养素的饮食策略可能有助于恢复，即使无法测量到直接增益效果
	一些补充剂以浓缩和方便的形式（如水果浓缩物、肌酸、鱼油、胶原蛋白）提供食物中的这些关键营养素（蛋白质）或"恢复"成分。使用这些特殊成分的证据仍在不断发掘，但随着时间的推移，它可能会被证明是可靠的
通过支持免疫系统来降低患病的风险	选择良好的膳食，提供各种营养丰富的食物，包括含有益生元和益生菌的食物，很可能支持维护一个健康的肠道微生物群和免疫系统。在运动前或运动期间摄入某些食物成分可能会导致一些人肠道不适，在这些时间中需要控制食物的选择
保持肠道健康和舒适，包括尽量减少运动时不适/损伤的风险	益生菌补充剂在肠道健康和支持免疫系统的运动营养应用方面可能有循证证据。其他补充剂或补充成分也可能在免疫支持或对疾病的反应中发挥作用；对于一些有这种说法的化合物的研究正在进行中。大多数运动食品的开发都是为了排除在运动中可能导致肠道问题的成分，增加运动时使用的方便性
保持足够的水合状态，以防与运动、汗液和电解质损失相关的体液流失，特别是在炎热和（或）潮湿的环境下	我们通常会通过摄入液体和食物来补充每日的液体损失。运动员体液损失及需要增加，有时需要在运动前、运动中或运动后注意补充液体，以达到水合目标。饮食中的盐含量通常足以可补充汗液中流失的电解质
	在运动中和运动后的某些情况下，使用运动饮料或电解质补充剂可以很方便地达到液体和电解质补充目的
充分考虑使用性能卓越的补充剂成分：可以直接提高运动成绩的化合物。虽然许多物质声称能产生这种效果，但绝大多数没有证据。然而，一些产品——咖啡因、肌酸、碳酸氢钠、β-丙氨酸、甜菜根汁/硝酸盐和甘油——根据既定方案在适当的场景中使用时，被认为是有证据支持的补充剂（图17-2）	许多有证据支持的性能卓越补充剂是食物中的成分，已经发现就存在于运动员的饮食中。β-丙氨酸和肌酸是分别存在于"白肉"或"红肉"中的氨基酸/多肽。甜菜根汁和绿叶蔬菜是膳食中硝酸盐的丰富来源。几乎所有的成年人都经常从各种饮料中摄入咖啡因。碳酸氢钠是一种常见的用于烹饪和清洁的家用产品，而甘油作为增稠剂或质地改良剂被添加到许多食物中。虽然它们存在或用于我们的食物中，但运动科学研究已经确定了提高运动成绩的特定摄入方案
	肌肉最大化储备所需的β-丙氨酸和肌酸的摄入量相当于每日1～2kg肉，因此从日常饮食中摄入是不切实际的。运动补充剂可以让运动员以更小体积的形式摄入已知的剂量，并为素食者提供膳食替代品。甘油和碳酸氢盐可以以"家庭"形式购买，以满足既定的方案，不过补充剂形式可以通过包装成实用的剂量来方便使用。甜菜根汁浓缩物和其他的形式（如粉末），少量即可保证硝酸盐定量摄入，而不用通过摄入500～1500ml含硝酸盐的果汁。与此同时，含咖啡因的运动食品和补充剂（如口香糖）可以使运动员在体育运动的目标时间点摄入少量而有效的咖啡因。这有时可能比摄入咖啡更好，因为咖啡中咖啡因含量不一，摄入量可能无效或过量

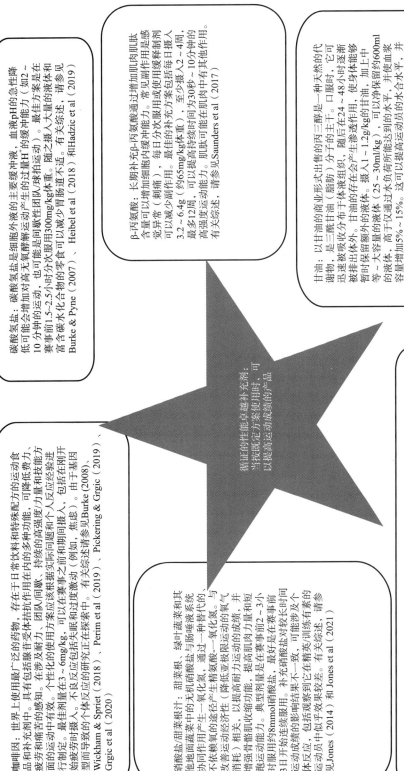

碳酸氢盐：碳酸氢盐是细胞外液的主要缓冲液，血液pH的急性降低可能会增加对高无氧解酶运动产生的过量H的缓冲能力（如2～10分钟的运动），也可能是同歇性团队/球类和运动）。最佳方案是在赛事前1.5～2.5小时分次服用300mg/kg体重。随之摄入大量的液体和富含碳水化合物的零食可以减少胃肠道不适。有关综述，请参见Burke & Pyne（2007），Heibel et al（2018）和Hadzic et al（2019）

β-丙氨酸：长期补充β-丙氨酸通过增加细胞内缓冲能力肌肉肌肽含量可以减少（刺痛），常见副作用是使用缓释制剂每日分次服用或使用缓释制剂每日摄入。最佳的补充方案包括每日摄入3.2～6.4g（约65mg/kg体重），至少摄入2～4周，最多至12周，可以提高持续时间为30秒～10分钟的高强度运动能力。肌肽可能在肌肉中有其他作用。有关综述，请参见Saunders et al（2017）

甘油：以甘油的商业形式出售的丙三醇是一种天然的代谢物，是三酰甘油（脂肪）分子主干。口服时，它可迅速被吸收分布于体液组织，随后在24～48小时逐渐被排出体外。甘油的存在会产生渗透作用，使身体能够暂时保留额外的液体。摄入25～30ml/kg的液体，加上中等一大容量的液体（25～30ml/kg），可以净留约600ml的液体。高于次摄入水负荷可提高运动员的水平，并容量增加5%～15%。这可以提高运动员的水平，并提升在炎热环境下的运动能力。当与钠结合使用时可增添一个独立的渗透效应。高水合策略进一步增强。参见Rosendal & Coombes（2013），Goulet et al（2018）和Perim et al（2019）

咖啡因：世界上使用最广泛的药物，存在于日常饮料和特殊配方的运动食品和补充剂中。具有促进副交感体抗作用抗作用的多种功能，下降低疲劳和睡觉苦的感知。在兴奋及时的，团队和科技博方面中有效。个性化的使用方案应该根据实际个人反应经验进行制定。最佳补充量在3～6mg/kg，可以在赛事之前和赛间摄入，包括在刚开始疲劳时摄入。不良反应包括失眠和过度激动（例如，焦虑）。由于基因型而导致的个体反应的研究正在探索中。有关综述请参见Burke（2008），Wickham & Spriet（2018），Perim et al（2019），Pickering & Grgic（2019），Grgic et al（2020）

硝酸盐/甜菜根汁：甜菜根，绿叶蔬菜和其他富类菜中的无机硝酸盐与肠唾液系统协同作用产生一氧化氮，通过一种替代的、不依赖氧的途径产生一氧化氮。与改善运动经济性（降低亚极限运动的氧气消耗）相关，以提高耐力运动的成绩，并增肌骨骼肌收缩功能，提高肌肉力量和短跑运动能力。典型剂量是在赛事前2～3小时服用约8mmol硝酸盐，最好是在赛事前3日开始连续服用。补充硝酸盐对较长时间运动成绩的影响结果不一致，可能涉及个体反应，包括观察到它在精英训练有素的运动员中似乎效果较差。有关综述，请见Jones（2014）和Jones et al（2021）

循证的性能卓越补充剂：可当按既定方案使用时，可以提高运动成绩的产品

肌酸：一水肌酸是最常见的膳食补充剂，补充来源于肉类肌肉内的肌酸，可增加肌肉内肌酸储存约30%，在反复的高强度运动中通过增加磷酸肌酸储备的恢复运动收益，或支持运动员刻苦训练，在肌肉中可能有其他作用。最佳补充方案是连续5日4×5g（每日4次，每次5g）的快速负荷或持续1个月或持续1个月~调合蛋白质合成。有关综述，请参见 Kreider et al（2017）

图17-2 当根据既定方案使用时，可能会提高运动能力的产品

一项对安慰剂效应与运动成绩研究的荟萃分析指出，运动补充剂经常被作为研究主题（Hurst et al. 2020），当安慰剂治疗据说是咖啡因时，研究可能会出现运动成绩提升的结果。例如，运动员10km自行车测试时间变化与他所认为自己在测试前摄取的咖啡因的量成剂量-反应关系（Beedie et al. 2006）。尽管在任何一次测试中都没有摄入咖啡因，但是在受试者认为自己接受了安慰剂治疗时，平均输出功率比基线降低了1.3%；而当他们认为自己摄入了4.5g/kg和9.0g/kg的咖啡因时，其平均功率分别增加了1.3%和3.1%（Beedie et al. 2006）。

需要更多控制良好的研究来更好地描述安慰剂效应的潜在作用结果和持续时间，以及它是否同样适用于所有运动员和所有类型的运动能力。虽然个体的特征似乎会影响对安慰剂效应的反应性，但环境因素也参与其中（Hurst et al. 2020）。总的来说，以营养为基础的安慰剂对提高运动成绩有小至中等的效果，其效果根据受试者的预期而变化（Hurst et al. 2020）。这些可以通过以前的经验和训练活动来增强，包括一份关于他们正在接受的他们相信的安慰剂的详细介绍（Clark et al. 2000）。报告说打算使用补充剂的运动员从传说是一种新补充剂的安慰剂效应中获益更多（Hurst et al. 2017）。此外，有学者指出，运动员认为已被禁止的惰性物质可能对运动表现产生更大影响（Hurst et al. 2020）。尽管对体育运动中安慰剂效应的主要兴趣往往是指向研究中使用的方法，以适当地掩盖治疗和（或）解释受试者的心理驱动动机，但是使用运动补充剂对运动能力的直接影响也不应被忽视。虽然它有时被作为使用任何补充剂的正当理由（即使该产品没有生理益处，但运动员仍然可能从心理改善中获益），但是我们并不能保证这种情况会发生。事实上，一个更有价值的应用将与循证产品的使用相结合，因此，应该告知运动员正确的产品使用情况和优势，以最大限度地提高生理和心理上的获益（Hurst et al. 2020）。

17.5.3　风险：费用问题

使用运动食品和补充剂的一个明显的担忧是费用问题；许多产品价格昂贵，大多数比他们所替代的常规食品更贵。这反映了附加加工或包装的价格，包含有新颖或特殊成分、第三方审计等额外费用需求，或者简单地说就是市场要为此买单。尽管一些运动员因为运动上的成功获得了很好的奖励，或者得到了补充剂制造商的赞助，但是许多运动员仍面临着经济挑战。对于必须满足一组运动员需求的团队和体育项目来说，费用的问题更加复杂。使用补充剂/运动食品可能会给运动员的财务经济状况带来额外的负担，或取代了其他可能更有价值项目的支出。

当几乎没有科学证据支持一种产品对运动成绩有直接或间接的益处时，必须仔细考虑费用问题。但是，即使确实存在益处，运动员（或团队）也必须要确认成本效益，并在总预算中适当地优先考虑。有时候，补充剂或运动食品的费用可能被认为是值得的，特别是当该产品以最实用和最美味的方式来实现一个营养目标时，或者当其增能作用已经获得很好的证实时。在其他情况下，运动员可能会在最重要的赛事或训练期间限制使用昂贵的产品。对于一个担心预算问题的运动员，可以找到一些低价位的补充剂和运动食品替代品，尤其是在不太关键的场合。例如，与大多数蛋白质补充剂或液体膳食相比，强化奶粉的水果奶昔是一种补充能量和蛋白质较便宜的选择，而自制运动饮料可以用稀释的果汁和盐来制作。

17.5.4　风险：健康和安全问题

使用补充剂和运动食品存在一个与产品本身的安全性和成分及使用不当相关的小但真实的不良反应的风险。尽管澳大利亚的法规要求补充剂和运动食品必须符合良好的制造规范标准，并在其上市/注册申请中提供安全信息，但是它们被认为是自愿遵守适当规范的低风险产品。此外，对合规性的监控通常是针对在上市后发现不合规或安全问题的情况。其他国家的监管和监测阈值可能会有所不同（Dwyer et al. 2018）。来自互联网数据库［美国FDA（https：//www.fda.gov/safety/recalls-marketwithdrawals-safety-alerts）和澳大利亚TGA（https：//www.tga.gov.au/recall-actions-database）］的补充剂召回信息指出了一系列产品召回的原因。这些包括未获得上市/注册、含有毒物清单或处方清单上未申报的成分、存在杂质（如铅、玻璃）或细菌污染，以及未列出成分的剂量。因为这些严重的健康问题，已从市场上清除这些产品或成分，或用不同成分重新组方，包括色氨酸补充剂（Kilbourne et al. 1996）、麻黄（Phillips，2004）、甲基丙烯酰胺（也称为 DMAA）（Brown& Buckley，2013）、羟基柠檬酸（也称为藤黄）（Crescioli et al. 2018），以及流行的减重补充剂燃脂杀手（Hydroxycut）和减脂精英（Oxy-elite Pro），尽管对所报道的不良事件的原因还存在一些疑问（Ronis et al. 2018）。关于补充剂成分不规范的报告有很多。例如，DNA 分析发现，约 25% 的草药补充剂（如人参）掺假或不真实，在澳大利亚的产品尤其面临风险（Ichim，2019；Ichim & De Boer，2021）。在澳大利亚销售的运动前补充剂中，咖啡因含量为标签声明的 59% ～ 176%（Desbrow et al. 2019）。即使是在循证产品中，活性成分的剂量也存在相当大的差异：对面向运动员宣传的 21 种不同的甜菜根汁产品的分析发现，同一产品不同批次的硝酸盐含量的变异系数为 30%，不同产品的硝酸盐含量相差约 50 倍，只有两种产品的单份剂量是正对的（Gallardo & Coggan，2019）。发现一种商业肌酸产品不含肌酸或在使用后不能使血浆肌酸水平升高（Harris et al. 2004）。一项对 134 种蛋白粉的研究表明，70% 以上的蛋白粉含有可检测到的铅和其他重金属，其中植物蛋白粉中的含量高于动物蛋白粉（如乳清和鸡蛋），而有机产品比非有机品牌更容易受到污染（Clear Label Boject，2018）。

　　虽然有与这些和其他补充剂相关的严重不良反应的病例报告，但很难获得关于这些问题有多普遍的数据。有关补充剂的不良反应的大部分信息来自于监管机构对产品上市后的监测、消费者对制造商的投诉和医院的报告。例如，Geller 等（2015）收集的 2004 ～ 2013 年美国 63 家医院急诊科的全国代表性监测数据。他们估计，每年有 23 005 次急诊室就诊和 2154 次住院可能与膳食补充剂相关的不良事件有关。在 20 ～ 34 岁的年轻人中，其中 1/2 以上的患者是由减肥或能量产品引起的（Geller et al. 2015）。与此同时，美国 FDA 食品安全和应用营养不良事件报告系统提供的同一时期的独立数据（Timbo et al. 2018），表明制造商对消费者不良事件投诉发出通告先是自愿的，然后才是强制的。结果显示，在过去 10 年中，与补充剂相关的不良事件共发生了约 15 400 起，在强制报告期间的数量更多，且女性消费者报道更多；在 20 ～ 35 岁人群使用的产品中，大多数与塑形、减肥和能量补充剂有关。25% 的报告事件需要住院治疗，2% 的报告涉及死亡。通过比较这 2 个来源的数据，Timbo 等得出结论，只有 2% 的与补充剂使用相关的不良事件报告给了政府（Timbo et al. 2018）。虽然这些信息属于美国而不是澳大利亚或其他国家，但是它突显了在获取有关补充剂使用安全问题数据方面的一些困难。此外，这些报告没有考虑可能因此而干扰运动员运动成绩或训练一致性的小问题。

　　应该注意的是，即使是循证支持的产品也会产生副作用和不良反应，特别是更高剂量下，而且一些不良反应是由于消费者的行为而不是成分引起的。例如，碳酸氢钠补充剂会产生胃肠道不适（Carr et al. 2011）和运动能力损害而不是改善（Grgic，2020），大剂量（＞9mg/kg）咖啡因会增加焦虑、心率加快、紧张和糟糕的睡眠卫生不良习惯等问题的风险，这也可能出现在一些低剂量使用的个体中（Burke，2008；Wikoff et al. 2017）。同时服用其他产品可能产生相互作用（Burke，2017），每日服用多种补充剂的运动员，特别是服用多种成分产品的运动员，更容易发生意外的相互作用或大剂量成分导致的风险。与补充剂使用相关的极端剂量咖啡因（＞10g/kg）已发生过严重毒性和死亡事件（Burke，2019）。

17.5.5　风险：违反反兴奋剂规则和意外服用兴奋剂

　　在补充剂中发现一些成分被列入在《世界反兴奋剂法》（WADA，2021b）的国际标准禁止清单（WADA，2021a）中。按法规分类，这些发现的物质如下：

　　（1）S1：合成代谢剂（包括合成代谢雄激素类固醇如雄烯二酮，脱氢表雄酮和 19- 去甲雄烯二酮和其他药物如克仑特罗）。

　　（2）S2：多肽类激素，生长因子，相关物质和类似物（包括多肽类激素及其释放因子，如生长激素释放肽）。

　　（3）S3：β 受体激动剂（如去甲乌头碱）。

　　（4）S4：激素和代谢调节剂（包括芳香化酶抑制剂，抗雌激素物质和代谢调节剂如 AMPK 激动剂）。

（5）S4：在比赛中禁用的刺激剂［如西布曲明和章鱼胺（苯乙醇胺）］。

尽管其中的一些物质可能禁止在澳大利亚销售，但在美国等其他地方可以作为非处方药在网上购买。其他禁用的物质，如选择性雄激素受体调节剂，在澳大利亚和美国都是非法的，但仍然可以作为补充剂通过互联网购买。药物教育计划强调，运动员需要仔细阅读补充剂和运动食品的标签，以确保它们不含有此类违禁物质。这是运动员必须掌握的一种责任，以减少违反反兴奋剂条例（ADRV）的风险。然而，由于普遍缺乏迫切性，认为补充剂是"天然"的，而且由于运动员无法识别用于描述各种违禁物质的不同化学物质和通俗名称，所以在许多情况下面临着挑战。

即使运动员采取了这样的预防措施，仍然可能会无意中从补充剂产品中摄入违禁物质。这是因为一些补充剂中含有违禁物质，但却没有将它们作为禁用成分公布；这通常是在不严格的制造过程中产品受到污染或标签中不公开这些成分造成的结果，尽管有一些案例表明，在补充剂中检测到了治疗剂量的类固醇化合物，但当产品使用确实有效的口头证明不断传出时，制造商有意采取商标瞒报策略以积攒产品的"街头人气"（Geyer et al. 2008；Judkins et al. 2013）。成品补充剂的污染可能发生于使用掺假原料，或在已知含有禁用成分的产品与不应该存在禁用成分的其他产品在生产和运输过程中的交叉污染。由国际奥林匹克委员会认可的一家实验室进行的一项调查研究首先揭示了产品污染的可靠证据（Geyer et al. 2004）。这项研究分析了来自13个国家215家供应商提供的634种补充剂，这些产品分别来自零售网点（91%）、互联网（8%）和电话销售（1%）。这些补充剂都没有在标签上标有激素原成分，它们来自生产其他含有激素原补充剂的制造商及不销售这些产品的公司。分析结果发现，其中94种补充剂（占样本的15%）含有产品标签上没有标明的激素或激素原。另外10%的样品由于分析技术困难，不能保证其不含激素。在检测"阳性"的补充剂中，68%含有睾酮原激素，7%含有诺龙原激素，25%两者均含。其中49种补充剂含有1种类固醇，45种含有1种以上，8种产品含有5种或以上类固醇成分。根据这些产品的标签，含有类固醇的补充剂生产商来自美国、荷兰、英国、意大利和德国，然而这些产品都是在其他国家购买的。事实上，在西班牙和奥地利购买的产品中有10%～20%被发现受到了污染。销售激素原的公司所生产的产品中有20%含有激素原但没有写进标签，而不销售含类固醇补充剂的公司生产的产品中也有10%的产品呈阳性。研究中未提供检测"阳性"产品的品牌名称，但这些补充剂包括氨基酸补充剂、蛋白粉和含有肌酸、肉碱、核糖、巴西可可（guarana，瓜拉那，含有咖啡因）、锌、丙酮酸盐、β-羟基β-甲基丁酸盐（HMB）、刺蒺藜（*Tribulus terrestris*）、草药提取物和维生素/矿物质的产品。值得注意的是，即使只服用了少至1μg的诺龙激素原，在接下来的数小时内都会存在诺龙代谢物的尿检阳性。检测阳性的补充剂产品中含有的类固醇浓度范围在0.01～190μg/g（Geyer et al. 2004）。

此后，在独立研究（Baume et al. 2006；Geyer et al. 2008）和商业公司对补充剂产品进行的特定审核报告中（Judkins et al. 2007），又陆续出现了产品标签不标明产品成分、故意掺假和污染的报道，包括在澳大利亚的一例（HASTA 2015）。在某些案例中，有数据表明产品污染的风险已经降低；而在其他案例中，则仍有证据表明所涉及的违禁成分依然存在，仅在类别和含量上有一些变化。在最早期，使用补充剂最大的风险似乎是激素原物质引起的"无意"的违反反兴奋剂条例（ADRV）事件，可能的结果之一就是类固醇诺龙检测呈阳性。促进增重的"健美"补充剂是最有可能含有这些物质和其他合成代谢类雄激素的产品。在其他时候，激动剂已经成为最普遍的与服用补充剂相关的违反反兴奋剂条例（ADRV）的原因，许多国家的反兴奋剂机构报告，使用二甲基丙基酰胺（DMAA）等产品的案例有所增加（Outram & Stewart，2015）。刺激剂污染或标签错误的事情最有可能发生在针对减肥的产品中，或是作为"能量强化剂"在运动训练前特别准备（"运动前补充剂"）的产品中。无论如何，有证据表明，世界反兴奋剂机构（WADA）禁止清单中几乎所有类别的产品都被发现是补充剂中未申报的成分（Ayotte et al. 2001；Catlin et al. 2000；Green et al. 2001；Kamber et al. 2001；Mathews，2018；Walpurgis et al. 2020）。

关于补充剂和运动食品中存在违禁物质问题，包括从大剂量危害健康到即使是微量可能引起兴奋剂后果。许多被认可的实验室所使用的分析技术都足够敏感，可以检测出生物样本中可能存在的极其少量的违禁物质，远远低于可能需要摄入产生治疗效果的水平。然而，尽管摄入这些物质的运动员的生物样本可能会也可能不会检测到含有违禁物质，但这取决于污染程度、摄入频率和受污染产品的分量大小（例如，服用30～60g的粉末与服用600mg的胶囊）、从摄入到检测之间的持续时间、补充剂的吸收特性和个体的新陈代谢（Watson et al. 2009；Watson et al. 2010；Walpurgis et al. 2020）。

当然，根本没有办法收集证据来无条件地支持运动员的辩解声明，解释是因为他们不知道该补充剂含有违禁物质，才导致服用后尿液检测阳性（Walpurgis et al. 2020）。即使在随后对补充剂的检测表明它确实含有违禁物质，也不能证明该补充剂是运动员使用违禁物质的唯一来源，或者是无意服用。此外，根据WADA严格的责任原则，每个运动员都要对他们的生物样本中存在的违禁物质或其标志物/代谢物负责，不管ADRV是否无意或故意造成的（WADA，2021b）。在现实生活的各种案件中，实际的制裁措施根据所涉及的体育当局/组织而有所不同，包括从暂缓执行到全面禁止参加竞技运动，还可能进一步提交仲裁法庭，并调查是否有其他减轻处罚的情节（Abrahamson，2005；Futterman，2012；Walpurgis et al. 2020）。无论哪种处罚，运动员都会因违反反兴奋剂条例（ADRV）而声名狼藉；即使在有的情况下，运动员从补充剂生产商那里获得了巨额经济补偿，或者缩短禁赛期，但是他们的名誉损失已经给其造成了极大的个人困扰和收入损失。因此，因补充剂使用导致的违反反兴奋剂条例（ADRV）风险必须引起体育界的足够重视（Abrahamson，2005；Futterman，2012；Walpurgis et al. 2020）。

还应该指出的是，许多运动员认为，反兴奋剂条例只适用于精英或专业运动员，特别是那些不监测/很少监测生物样本的体育竞赛不存在ADRV的风险。这在不同的司法管辖区中可能会有所不同。在澳大利亚，《2020年澳大利亚体育诚信法案》（联邦）承认国家反兴奋剂计划适用于签署了反兴奋剂条例国家所属体育组织的所有运动员（注册会员/竞赛者）（Australian Government，2021）。这包括"国际级"运动员和以国家级申报的体育赛事和比赛的"国家级"运动员，以及在澳大利亚体育诚信组织测试库的其他运动员。然而目前的WADA反兴奋剂条例（WADA，2021b）包括11种不同类型的有证据可以用来证明ADRV的行为，而不是简单的分析结果（检测生物样本中的违禁物质）。这些违规行为包括运动员购买、进口、持有或供应含有违禁物质的补充剂。事实上，过去曾有过海关当局扣押此类货物，牵出了业余和非精英运动员违反反兴奋剂条例（ADRV）和兴奋剂制裁的案例（Australian Sports Anti-Doping Authority，2012）。澳大利亚体育诚信组织现在承认一类"低级别运动员"，有权决定是否继续处理此事，如果证明存在未经测试的违规行为，则在建议制裁时有更大的灵活性。澳大利亚运动员需要及时了解这些由澳大利亚体育诚信组织提供的信息（https：//www.sportintegrity.gov.au/）。

在总结对反兴奋剂风险的考虑之前，重要的是要考虑到一些食物可能是违禁物质的来源，其中最应关注的是合成代谢剂的使用，如在中国和墨西哥等国家的畜牧业使用的克仑特罗（Walpurgis et al. 2020），以及强化食品或功能性食品含有可能被污染的原料。前一个问题通常会引起国际旅行运动员的注意，最近在澳大利亚高端体育系统的背景下对蛋白质强化食品（PFF）的相关风险进行了调查（O'Brien et al. 2021）。该报告包括对产品标签的成分表中注明添加有一种或多种分离蛋白质来源的加工食品的审查，并包含在FSANZ条例中。还对咖啡馆和餐饮服务网点进行了审查，以涵盖现成的蛋白质强化食品（果汁、球状物、棒状物），这些食品有的是在添加蛋白粉补充剂的前提下制作的，有的是作为蛋白质来源不明的预制产品采购的（O'Brien et al. 2021）。该报告的一个发现是，这些食品并不包括在现有的补充剂/运动食品框架中，如AIS运动补充剂使用框架，但它还可能涉及需要在高端运动中解决的类似问题。然而，进一步的发现是，与其他含有混合成分的加工食品相比，商业生产包装的PFFs不存在包含WADA禁用物质的额外风险。因此，应适当告知运动员，与其他加工食品相比，根据FASNZ在澳大利亚境内商业生产的PFF不会带来额外的风险。然而，由咖啡馆和餐饮服务商店储存准备的PFF存在一种未知的风险，因此应该被认为是存在与其他商业蛋白粉产品相当的风险。运动员在考虑使用这些PFFs时，应采取与含蛋白质补充剂类似的风险管理策略。最后，我们发现大麻蛋白有可能含有四氢大麻酚（THC）和原植物来源固有的其他大麻素的风险。目前，关于大麻蛋白污染情况的科学证据不足；因此，应避免使用含有大麻蛋白的PFF和补充剂（O'Brien et al. 2021）。

17.5.6　风险：关于年轻生长发育运动员的特殊问题

与使用补充剂和运动食品相关的风险适用于所有运动员。然而，无论是在年龄上还是在他们的人才发展道路上，对于生长发育期的年轻运动员来说都有一些特别的关注。很多专家组织都强烈反对年轻运动员使用补充剂。例如，美国儿科学会运动医学与体质委员会（Gomez & American Academy of Pediatrics Committee on Sports Medicine and Fitness，2005）谴责给儿童和青少年使用能增强体能的物质，包括各种膳食补充剂。澳大利亚运动营养师协会（Sports Dietitians Australia）关于青少年运动员营养的立场声明中，建议将重点放在核心食品类别和营养实践上，而不是使用补充剂。特别指出，生长发育中的运动员使用补充剂则过于看重补充剂提高运动成绩的作用，而忽视了其他训练和饮食方法（Desbrow et al. 2014）。某些补充剂可能会产生未知的、潜在的不良健康后果，使用补充剂可能会对年轻运动员道德观念的发展产生影响，而这些政策就是针对这些问题提出的。一些研究者认为，使用补充剂是决定采用作用更强的化合物（包括违禁物质）的"门户"（Backhouse et al. 2013），尽管任何关于补充剂和违禁药物使用之间相关性的证据都无法理解"补充剂"的定义和使用的复杂性，以及在两者间建立强有力的因果关系的困难。

基于较低的训练负荷和资源水平，以及注重围绕食物建立运动营养基础，18岁以下的运动员不得使用某些类型的补充剂，特别是专门的功效补充剂，这个原则是合理的。然而，还应该注意的是，在某些运动和个体，运动员的运动能力可能达到了世界级水平，在训练负荷和生理特征方面已然成熟，远超青少年的正常特征。因此，虽然关于增强体能物质及其使用的安全问题仍然至关重要，但在满足个人情况方面可能有一些操作空间（Kreider et al. 2017）。尽管如此，制订一种渐进分层的训练和运动营养战略的理念应该得到保留（图17-3）

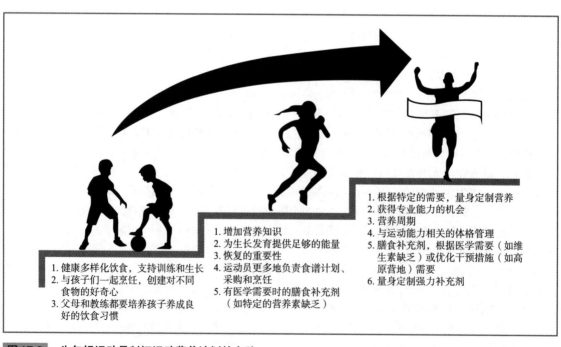

图17.3　为年轻运动员制订运动营养计划的台阶

17.6　决定是否使用补充剂：一种实用的方法

在生活的许多领域，二元论（好/坏，对/错）使行为简单明了，当可能涉及安全因素或健康问题时，通常会采取谨慎或保守的选择。因此，体育主管部门，包括国家/国际管理机构、反兴奋剂机构和运动医学/科学主管部门，采取传统的立场，建议运动员不要使用补充剂是可以理解的。由于没有切实可行的方法来完全消除使用补充剂和运动食品相关的兴奋剂风险，这很可能仍然是反兴奋剂机构的官方政策。然而，在过去的10年里，其他主管部门的态度发生了转变，他们认识到补充剂和运动食品的使用是复杂的，需要采取更灵活和实际的方式。澳大利亚体育学会运动补充剂方案/使用框架的案例研究说明了这种复杂性。其中包括需要与已经在使用补充剂的运动员和教练进行接触，认识到在更广泛的群体中使用补充剂的前景，以及在某些情况中使用运动食品、营养补充剂和功效补充剂有助于现实运动员的运动营养计划和运动能力提升。这种理念的改变促进了支持在运动营养计划中充分考虑使用补充剂的教育活动，国际奥委会（IOC）等重要机构采用了由AIS运动补充剂方案首次推广的方法（Maughan et al. 2018）。这种实用方法是使用决策树，使运动员能够将特定产品用于特定用途之前，经过深思熟虑再决定：

- ► 它安全？
- ► 它有效吗？
- ► 它被允许在体育运动中使用吗？

此外，还提出了一个运动员首要考虑的问题，特别是考虑到青少年运动员及他们对运动食品和功效补充剂的使用。

- ► 现在是我考虑使用该产品的适当时机吗？

使用支持营养状况的补充剂（图17-4）和功效补充剂（图17-5）的决策树是由国际奥委会膳食补充剂和高端运动员共识声明的撰稿人编制的（Maughan et al. 2018）。值得注意的是，这些方案确定了指导或要求运动员寻求专业的评估和建议（Larson-Meyer et al. 2018），包括针对其预期使用场景的个性化计划，或对所使用产品的循证讨论。即使对普遍支持使用的功效产品，在模拟要用于的真实运动的特征，如与其他补充剂的交互作用、在预赛/决赛或多个项目中重复使用的必要性及个体的反应性等方面进行深入研究也有额外的价值（Burke，2017；Burke & Peeling，2018）。

在采购运动员使用的产品时，特别是功效补充剂，强烈支持使用由第三方监查公司批量检测的产品。其中包括在澳大利亚经营的澳大利亚人体补充剂测试（HASTA）和英国皇家化学实验室（LGC）（Informed Sport知情体育），以及其他国家的项目（如美国的NSF），可用于认证国际来源的产品（Charsesas，2018）。运动营养支持团队和高水平运动环境的各个成员，在帮助运动员对补充剂和运动食品的使用做出明智决定，然后采取适当的行动方面有着明确的作用。

17.7　在高端体育运动中补充剂使用相关人员承担的角色和职责

澳大利亚体育诚信组织和澳大利亚体育协会等权威机构致力于为所有运动员和参与体育运动的其他人提供一个安全和公平的环境。根据澳大利亚体育诚信法案（Australian Government，2021），针对澳大利亚体育运动诚信挑战的各种审查，成立了一个单一的机构，即澳大利亚体育诚信组织，负责监督包括国家诚信框架和国家反兴奋剂计划在内的一系列事项，履行澳大利亚对WADA法规的责任（WADA 2021b）。澳大利亚体育协会资助国家体育组织承担体育运动的管理责任，包括遵守反兴奋剂要求，体育系统内的体育科学和运动医学专业人员的实践标准和指南，以及实施有关补充剂使用的计划、政策或指导方针。虽然履行这些角色和职责可能会因体育组织不同有所不同，表17-4对此进行了全面总结。

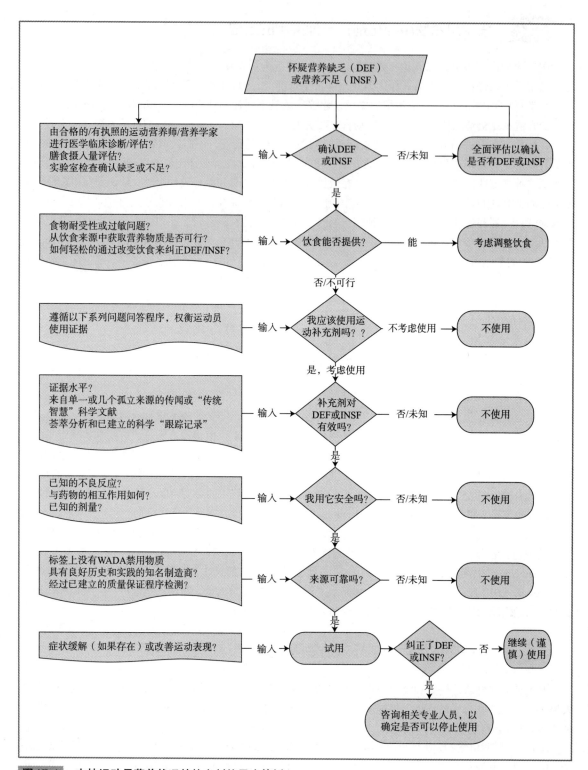

图17-4　支持运动员营养状况的补充剂使用决策树

注：IOC.国际奥林匹克委员会；WADA.世界反兴奋剂机构。

来源：Maughan et al. 2018.

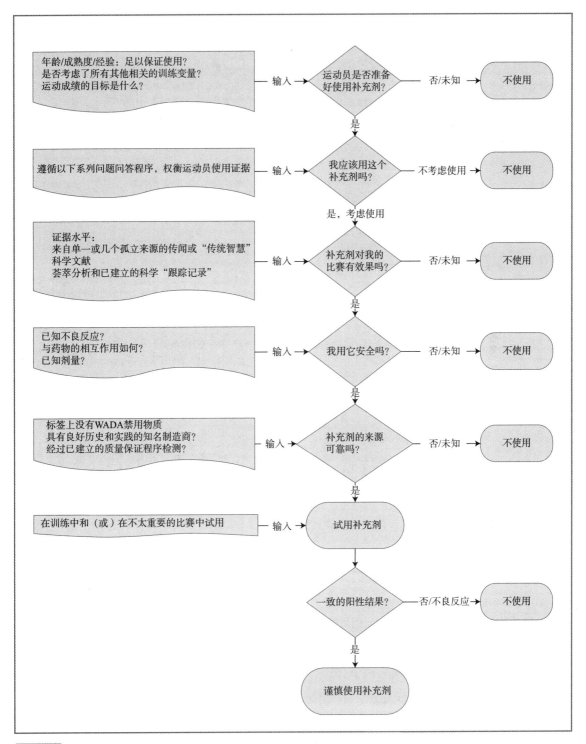

图 17-5　使用直接或间接改善运动成绩的运动补充剂决策树

注：IOC. 国际奥林匹克委员会；WADA. 世界反兴奋剂机构。

资料来源：Maughan et al. 2018.

表17-4　在澳大利亚的高端运动环境中关于补充剂使用承担的角色和职责

群体	角色和职责
体育组织	• 在内外部专家和从业人员的参与下，制订和实施符合澳大利亚体育诚信组织国家反兴奋剂计划要求的运动补充剂政策、计划或指南。这包括提供足够的资源来实施政策、协调所有的组织活动（如维护运动员补充剂使用登记或为运动员提供产品的方案）及实现其目标和实践的理念（例如，赞助） • 聘请符合澳大利亚体育科学/运动医学（SSSM）标准的从业者，并提供一个环境，使他们可以满足在整体健康和运动能力方案中使用补充剂的最佳实践指导 • 根据该组织的补充剂计划/政策/指南，开展和实施与补充剂使用有关的教育活动 • 注意并遵守国家反兴奋剂计划和其他SIA活动对补充剂的要求和做法的所有更新
体育科学/运动医学（SSSM）从业者	• 保持适当的认证和专业能力，以满足SSSM执业人员的标准和准则 • 承认有关支持个人行为的反兴奋剂规定 • 为国家体育组织（NSO）的运动补充剂计划/政策/指南做贡献或保持了解 • 实施相应的教育和实践，包括运动员补充剂登记的管理，向运动员提供相关的补充剂/运动食品的方案及产品清单 • 根据专业知识和个人专业能力，帮助运动员合理使用补充剂（例如，进行能量和营养支持的营养评估；组织实验室检查以监测营养状况；向运动员提供关于功效补充剂的个性化信息，以便在补充剂的使用方面做出明智的选择；将运动食品的有效使用纳入运动营养计划；协助进行有关功效补充剂有效性的案例管理或研究活动） • 为运动员/教练提供补充剂使用信息，以确保运动员了解补充剂使用的证据基础，确信能够达到符合自身的最好实践，并意识到他们在NSO运动补充剂计划/政策/指南中的责任
教练	• 了解NSO运动补充剂计划/政策/指南及其应遵守的义务，包括有关支持个人行为的反兴奋剂规则 • 与SSSM从业者就补充剂问题进行沟通，并确保促进运动实践活动是适合运动员的、安全的、有效的，且符合NSO运动补充剂计划、政策和指南 • 为运动员文化和安全有效使用补充剂的知识做出贡献
运动员	• 了解NSO运动补充剂计划/政策/指南及其应遵守的义务，包括维护补充剂的登记 • 与SSSM的从业者就补充剂的问题和活动进行沟通，以确保他们能够在NSO运动补充剂计划/政策/指南范围内，就个人安全有效地使用补充剂和运动食品做出明智的选择 • 确认他们对遵守WADA法规应负的最终责任

注：NSO.国家体育组织；SIA.澳大利亚体育诚信组织；SSSM.体育科学/运动医学；WADA.世界反兴奋剂机构。

17.8　澳大利亚体育学会运动补充剂方案/使用框架

AIS运动补充剂方案/使用框架的发展，对于在澳大利亚的高端体育运动环境中补充剂和运动食品的使用管理具有指导意义，可提供方案案例研究和来源。它展示了一个有关补充剂和运动食品使用的最佳实践模式，支持、允许运动员安全、有效使用。

17.8.1　AIS运动补充剂方案的背景

AIS运动补充剂方案是在AIS体育奖学金群体内，对补充剂和运动食品使用运用多学科方法进行研究。该方案由AIS运动营养系/学科主导，在2000年对运动员和教练群体中关于补充剂和运动食品的文化、知识和实践进行内部回顾调查。表17-5总结了本次调查与过去10年中发生的补充剂使用环境变化相关的结果，并对这些变化如何影响AIS环境进行了具体分析。

17.8.2　2000～2012 AIS运动补充剂方案的实施

针对这一调查结果，AIS在其奖学金群体内实施运动补充剂方案，由多学科运动补充剂小组领导，运动营养系/学科进行日常管理。进行这个计划的关键原则是新颖，在起初就与传统的建议不同。

▶ 当运动员和教练愿意在运动营养计划中支持使用具有一定作用的补充剂和运动食品时，他们将与运动科学家/医学专业人员和运动管理人员进行有效合作。

▶ 补充剂和运动食品可以通过分类分层进行管理，该分类分层结构根据使用产品的证据级别强度进行分组，并评估ADRV风险。在AIS运动补充剂方案中，确定了4个组（ABCD）（见本章的附录），并进一步分层确定某些产品可以促进运动营养计划。在这些类别中补充剂和运动食品的定位是一个动态的过程，随着知识和实践的更新而变化发展。

在AIS运动补充剂方案中进行的活动能够实现在特定环境/人群中补充剂使用相关的最佳实践，并为更大规模的高端运动网络提供全面资源（表17-6）。

17.8.3 2013～2020 AIS运动补充剂使用框架的演变

2012年奥运会后，澳大利亚高端体育系统的重组，改变了其各部门和组织的角色、责任和资源。简而言之，AIS逐步下放权力，取消了其对运动员日常准备事项的直接责任和参与。与此同时，它与国家体育运动学术机构［组成的国立研究院网络（National Institutes Network，NIN）］一起担任了新的领导角色，以开发澳大利亚高端体育系统的技术专长和资源。这些变化促进了AIS运动补充方案从一种运营活动演变为国家体育组织和其他组织可利用的使用框架，以促进定制运动补充剂政策或解决其特定需求和资源方案的发展，同时遵守国家诚信框架。

2013～2018年，在AIS体育科学运动医学机构之前的管理结构下，分类系统和教育资源仍在继续演变，但2018年AIS的进一步重组，取消了参与这些活动的关键资源和人员。对主要利益相关者（国家体育组织、NIN、SSSM专业人士巅峰团队、澳大利亚体育诚信组织）的审查，确定了AIS运动补充剂使用框架的价值，并在这些利益相关者的更多参与下有机会发挥持续和扩大的作用。

表17-5 2000年澳大利亚体育学会对补充剂和运动食品的内部回顾调查结果
与补充剂和运动食品相关问题的变化，已经改变了这些产品的使用环境	• 尽管许多主要体育组织的立场是运动员不需要使用补充剂，但这与大多数运动员的做法脱节，并忽视了科学证据，即一些产品是安全、有效的，并可用于提高运动成绩。这些教育信息并没有引起运动员的共鸣 • 一些功效补充剂（如咖啡因、肌酸）的新研究已经证实了其在一系列赛事或应用中有益，并制订了明确的使用方案 • "补充剂"和"运动食品"之间的界限越来越模糊。传统运动食品（运动饮料、棒状物、凝胶）可能含有被认为是功效补充剂成分。在体育运动中补充剂使用的实用方案需要包括所有这些产品 • 许多国家对补充剂的监管发生了重大变化，为新物质纳入产品创造了机会，并将产品安全性和有效性的举证责任从制造商转移出去。补充剂和单独成分的产品总数呈指数级增长，使运动科学家们很难跟上新产品和新想法/新主张的步伐。运动员和教练通常不知道补充剂的监管规定和许多发生的违规行为 • 对良好成绩的奖励更高和成功的概率通常很小，这激励了运动员和教练考虑声称可能提高运动成绩的任何策略或产品，即使提升作用很小 • 互联网显著增加了获取运动补充剂信息的机会，其中大部分信息都不受监管（如社交媒体、聊天室） • 运动员可以通过邮购、网络销售和增加国际旅行，本国市场和监管之外获得补充剂 • 补充剂通常是通过网络营销技巧来分销，包括招募独立的分销商，通过个人推荐向自己的客户群销售产品 • 由于精英运动员摄入的补充剂中发现违禁物质（通常是作为污染物质），因此存在严重的违背反兴奋剂条例（ADRV）的问题

续表

特别关注有关 AIS 运动员补充剂使用的问题	• AIS 的运动员和教练不认为 AIS 体育科学/运动医学（SSSM）专业人员在运动补充剂方面有专业知识或信誉，因为体育当局对补充剂使用持保守态度。这个主题很少有人参与。运动员/教练可能从没有信誉的来源（互联网、补充剂公司、健康食品店、同行）寻求建议，而非从经过适当培训的专业人士寻求建议 • 由于有关补充剂的益处被大肆宣传，已经被证明对运动成绩有重大作用的措施（如日常饮食、训练、装备、恢复策略）被忽视，而去支持补充剂 • 运动员对具有有限证据/没有证据的补充剂和产品特别感兴趣，因为它们通常比传统的产品有更多的营销炒作 • 由于缺乏与体育科学家的沟通，已知在体育运动成绩中发挥着重要作用的补充剂和运动食品被忽视或使用不当（不适当的使用场景，没有证据的方案） • 许多运动员都对补充剂使用毫无头绪：间歇性使用产品或同时使用一系列产品/成分，从而失去了展现单个产品益处的任何机会 • AIS 运动员使用的产品提供了一个"背书"，这往往使产品在不需要任何科学研究的情况下蓬勃发展 • 补充剂有不良反应的风险，包括 AIS 运动员违反反兴奋剂条例 • 处理来自网络销售补充剂的独立分销商的咨询是很耗时的

注：ADRV. 违背反兴奋剂条例；AIS. 澳大利亚体育学会；SSSM. 体育科学/运动医学。

表 17-6　澳大利亚体育学会运动补充剂方案活动及其结果

AIS 运动补充剂方案特点	结果
教育活动	
开发了一个网站，包括以从业者为中心的 A 组和 B 组补充剂的情况介绍，并不断更新	该网站平台不断更新有关补充剂的信息，允许 AIS 的成员（教练、运动员、SSSM 从业者、管理人员）快速访问。这些信息会免费提供给澳大利亚高端体育网络和民众/国际体育团体，为该方案及其对补充剂使用的立场赢得宣传和信誉。外部验证对于在 AIS 环境中实现变革非常重要。由那些对补充剂使用表现出学识和同理心的从业者们改进的补充剂教育，与在其他环境中更多地使用循证产品相关联（Wardenaar et al. 2017；Garthe & Maughan，2018）。它可以最大限度地提高与补充剂使用相关的心理（安慰剂）效应，从而有助于提高运动成绩（Hurst et al. 2020）
准备	
A 组的运动补充剂提供给 AIS 奖学金持有者，使用考虑了风险的方案：围绕其使用情况进行的效益分析，提醒运动员对有关补充剂使用的决策和行为负责，围绕最优化使用方案进行教育，以及采购被认为是引起 ADRV 的低风险产品	风险：关于补充剂使用的效益分析，以及促进不同类型产品（运动食品与营养支持补充剂与功效补充剂）的最佳实践方案，在展现不同产品及其用途之间的差异方面很重要。提高批量测试产品的可用性降低了 ADRV 风险，但并不能完全消除这种风险。然而，一项对精英游泳运动员使用补充剂行为的调查表明，与系统外类似队列的游泳运动员相比，AIS 系统内产品的提供有助于运动员更多地使用符合既定方案的循证产品，并减少了证据基础较差的产品的使用（Shaw et al. 2016）。因此，这可能有助于全面降低风险
研究	
对 B 组补充剂和特定的 A 组补充剂使用方案开展积极的研究活动	研究活动提供了一个可控的环境，使运动员和教练能够检测与补充剂使用相关的收益。研究和个案活动也有助于更好地制订补充剂使用的方案，包括针对关键比赛和个体运动员特点的个性化的特定策略
治理	
AIS 运动补充剂方案的透明度是通过开放访问资源实现的。保存了主要补充剂和运动食品的分发和使用记录	在系统报告之前，促进透明度和问责制活动在这个方案过程中逐渐形成，不断发展。根据 2013 年的《体育运动中有组织的犯罪和毒品》报告（Australian Crime Commission，2013）证明这是有价值的，该报告指出了以"补充剂方案"为幌子在体育运动中使用违禁物质的问题。本报告明确了在体育运动中对补充剂的使用进行监督的必要性，使澳大利亚体育诚信和澳大利亚体育协会在制订澳大利亚体育组织和机构治理要求方面发挥作用

注：ADRV. 违背反兴奋剂条例；AIS. 澳大利亚体育学会；SSSM. 体育科学/运动医学。

17.8.4　2021年运营和资源更新

AIS运动补充剂使用框架的复兴，于2021年3月启动，包括一个新的管理结构和澳大利亚高端体育网络利益相关者的更多参与。图17-6总结了管理概况，其中包括一个指导委员会，以确定战略方向并与监管合作伙伴沟通；一个咨询委员会，负责体育部门内的沟通；以及一个由内部（AIS）和外部专家组成的框架制订委员会，负责管理框架的分类和教育资源。定期更新和报告可以提高透明度、流通性和处理新项目的能力，这些项目将进一步加强运动员补充剂和运动食品使用的最佳实践。

AIS运动补充剂使用框架的新承诺和目标是不断提高澳大利亚高端体育运动中关于补充剂和运动食品使用的知识和实践。它与国家体育组织和其他主要利益相关者合作，提供指导方针、资源和论坛，以确定关键项目，使国家体育组织能够实施定制的运动补充剂政策、方案和指南，满足他们自己的需求和资源，同时实现运营和监管要求。主要教育资源ABCD分级系统（参见本章附录）和针对SSSM专业人员的概况介绍，可以通过访问AIS运动补充剂使用框架网站（https：//www.ais.gov.au/nutrition/supplements）获取，以提高民众体育群体补充剂使用素养，增加补充剂实践的透明度。在本章附录中提供了ABCD分级系统和教育资源的最新摘要，其中概述了在澳大利亚高端体育系统中使用补充剂和运动食品的关键建议。

未来的项目将与澳大利亚的监管机构就补充剂和运动食品进行合作，减少ADRV相关风险的活动，比如促进更好地获得经过批量测试的循证产品。尽管在澳大利亚高端体育系统中，安全有效地使用补充剂和运动食品将继续面临挑战，围绕AIS运动补充剂使用框架网络内所有利益相关者的合作将继续致力于实用的解决方案，以优化运动能力、促进运动员健康和保持公平。

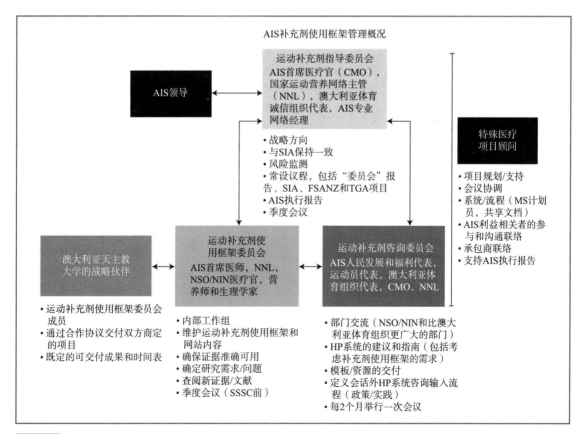

图17-6　最新的AIS运动补充剂使用框架监管

注：AIS.澳大利亚体育学会；CMO.首席医疗官；FSANZ.澳大利亚新西兰食品标准；HP.高功效；NIN.国立研究院网络；NNL.营养网络主管；NSO.国家体育组织；SIA.澳大利亚体育诚信组织；SSSC.体育科学/运动医学；TGA.澳大利亚治疗用品管理局。

小结

　　运动食品和补充剂可以在高端运动员的运动营养计划中起着一个小但重要的作用。体育组织、体育科学和医学从业者、教练和运动员都致力于采取一种实用和透明的方法，平衡补充剂/运动食品使用的利弊，并考虑：它安全吗？它有效吗？它允许在体育运动中使用吗？

（陈燕波　译　常翠青　校）

参考文献

附录

　　澳大利亚体育学会（AIS）运动补充剂使用框架ABCD分类系统2021。

　　请注意，这个系统的更新和从业者想了解的情况介绍可以访问https：//www.ais.gov.au/nutrition/supplements。

经澳大利亚体育委员会许可转载		
A级		
AIS运动补充剂使用框架内的类别概述	亚类	举例
证据水平： 强有力的科学证据，支持在体育运动特定情况下使用的	**运动食品** 用于提供某（些）营养素的专门产品，在无法从日常食物中满足该营养素摄取时使用	运动饮料
		能量胶
补充剂方案使用原则： 根据最佳使用方案，允许已确定的运动员使用		运动糖果
		能量棒
		电解质补充剂
		分离蛋白补充剂
		混合宏量营养素补充剂（棒、粉末、液体餐）
	医用补充剂 用于预防或治疗临床问题的补充剂，包括确诊的营养素缺乏症	铁
		钙
		维生素D
		复合维生素
		益生菌
	应在医生/合格的运动营养师的专业指导下用，可在更多的膳食计划中使用	锌
	功效补充剂 能支持或提高运动成绩的补充剂/成分	咖啡因
		β-丙氨酸
		碳酸氢钠
		甜菜根汁/硝酸盐
		肌酸
	最好在合格的运动营养师的专业指导下，个性化、有针对性使用	甘油

B级

AIS运动补充剂使用框架内的类别概述	亚类	举例
证据水平： 新兴的科学证据支持，值得进一步研究 **补充剂方案使用原则：** 考虑在研究或临床监控下，供已确定的个别运动员使用	**食物多酚** 可能具有生物活性（包括抗氧化和抗炎特性）的食物化合物。以食物形式（全部或浓缩物）或作为分离的提取物食用	水果多酚
	抗氧化剂 常见于食物中的化合物，可防止自由基氧化损伤	维生素C
		N-乙酰半胱氨酸
	促味剂 与口腔/肠道中的受体相互作用以激活中枢神经系统的食物衍生化合物	薄荷醇
		瞬时受体电位通道激动剂
		奎宁
	其他	胶原补充剂
		姜黄素
		酮类补充剂
		鱼油
		左旋肉碱

C级

AIS运动补充剂使用框架内的类别概述	亚类	举例
证据水平： 科学证据不支持运动员会从中受益，或没有进行任何研究来指导使用 **补充剂方案使用原则：** 不提倡运动员在补充剂方案中使用 经运动补充剂专家小组特批（或报备），可允许个别运动员使用	在批准的补充方案之外使用的A级和B级产品	详见A、B级产品清单
	知名产品 关注那些已经移到新类别的产品	镁
		A-硫辛酸
		β-羟基β-甲基丁酸盐（HMB）
		支链氨基酸（BCAA）/亮氨酸
		磷酸盐
		益生元
		维生素E
		酪氨酸
	其他产品 不存在于A、B或D类中的成分/产品，可归于本亚类	

D级

AIS运动补充剂使用框架内的类别概述	亚类	举例
证据水平： 禁止使用，或可导致兴奋剂检测呈阳性的物质污染高风险	**兴奋剂** 参考WADA禁用清单了解所有示例：https://www.wada-ama.org/	麻黄碱
		士的宁（番木鳖碱）
		西布曲明
		二甲基丙烯酰胺（DMAA）
		1,3-二甲基丁胺（DMBA）
		其他草本兴奋剂

补充剂方案内的使用原则： 运动员不应使用	激素原和激素促进剂 参考WADA禁用清单了解所有示例：https://www.wada-ama.org/	脱氢表雄酮（DHEA）
		雄烯二酮
		19-去甲雄烯二酮/醇
		其他激素原
		刺蒺藜和其他睾酮刺激素 *
		玛咖根粉 *
	生长激素释放酶和"肽" 参考WADA禁用清单了解所有示例：https://www.wada-ama.org/	
	β₂受体激动剂 参考WADA禁用清单了解所有示例：https://www.wada-ama.org/	去甲乌药碱
	选择性雄激素受体调节剂（SARMS）	安达林（Andarine）
		奥斯塔林（Ostarine）
		利甘多洛（Ligandrol）
	代谢调节剂	GW1516（Cardarine）
	其他 参考WADA禁用清单了解所有示例：https://www.wada-ama.org/	初乳——WADA不推荐，因为其成分中包含了生长因子

*这些产品没有出现在WADA禁用清单上，因此也没有被特别禁止。然而，它们经常出现在含有违禁成分或被污染风险较高的多成分产品中。因此，不建议使用它们。

注意：此分类中条款标识为需要注意的"举例"，可能不完整。

（陈燕波　译　常翠青　校）

第18章
年轻运动员的营养问题：儿童和青少年

Ben Desbrow，Michael Leveritt

18.1 引言

体育运动成功的前景令许多年轻运动员及其家属心动。有组织的体育运动为年轻人提供诸多好处，包括规律的身体活动、社交及自信和自尊的培养。事实上，在居民膳食指南中，无论在哪个年龄段都提倡进行有规律的身体运动。虽然居民膳食指南和营养素参考摄入量适用于解决参与大多数运动的儿童和青少年的微量营养素和能量需求，但参与高强度运动训练的儿童和青少年对营养素和能量需求更高。推荐给成人运动员的运动营养基本原则也适用于年轻运动员。

对年轻运动员来说，在快速生长期不仅要满足更高的营养素及能量需求，同时还需要应对不断变化的身体组分、代谢和激素的波动，这是一项挑战。社会和情感因素、发育阶段及成熟时机对个人如何看待自我和运动成就影响重大。儿童和青少年时期是人一生中培养长期饮食习惯及食物、运动与体型之间联系的关键时期。在此期间，可能会获得与食物有关的新的实践、信仰和启示，如素食主义、时尚饮食和补充剂使用。认识到这一点也很重要，即体育成绩的发展是非线性的，少年时比赛成功并不意味着成年后也成功。因此，重要的是，年轻运动员要形成一种饮食模式，保障运动成功，并确保健康成长和发展。此外，当代儿童和青少年身体活动指南认为，不应孤立考虑睡眠、久坐行为和身体活动。被称之为"24小时综合运动指南"认为，在评估其与儿童健康和发育的关系时，需要考虑全天的事情和个体活动行为（如身体活动、久坐行为、睡眠）之间的相互关系（AGDoH，2019）。在这方面，还必须考虑体育运动儿童和青少年的营养需求。

本章考虑了参加运动的儿童和青少年对运动的生理反应和营养需求与成年运动员的不同。明确身体成分在生长、发育和成熟过程中的变化，对建议年轻运动员了解身体成分的预期变化、营养需求和对运动的反应至关重要。

本章按人口分类，儿童是指5～12岁年龄段人群，青少年是指13～18岁年龄段人群（NHMRC，2013）。

18.2 年轻运动员的生长发育变化

生长期分为三个特别阶段：婴儿期、儿童期和青春期（Karlberg，1989a，1989b，1990）。识别年轻运动员的生长发育阶段及成熟过程中身体成分的变化，是运动营养师评估营养需求并就训练计划的预期身体反应提出建议的基础。尽管训练的要求和教练的期望对所有运动员来说都是一样的，但在相同年龄的年轻运动员的成长和发育阶段，个体差异很大。青少年运动员与成年运动员一起参加团体运动的情况并不罕见，特别是成熟早具有专业技能和才能的青少年运动员。这些青少年运动员可能已经出现身体上的成熟，但对训练可能仍有不成熟或不适应的生理、代谢和酶反应（参见18.3相关内容）。与成年运动员相比，青少年运动员受伤的风险可能更高，特别是应激性骨折和关节损伤。

18.2.1　婴幼儿期

根据人群调查估计，大多数婴幼儿在出生后的头2年会进行生长调整（增加或减慢速度），以达到遗传决定的生长潜力（Karlberg，1989b；Rogol，1995）。在出生后的第二年，骨骼的长度会大幅增长。在这一阶段，一些环境因素和（或）疾病可能会延迟生长激素（GH）依赖性生长突增的发生（Karlberg，1989b）。GH依赖性儿童期生长的特点是在6～12月龄出现生长突增。在此生长突增期的峰值速度约为17cm/年（Karlberg 1989a，1989b；Wollmann & Ranke 1996）。此外，2岁婴儿在生长曲线上的位置在婴儿期往往保持不变（Smith et al. 1976；Karlberg，1989b；Cooper et al. 1995）。在生命的第3年，生长通常是稳定的。

18.2.2　儿童期

儿童期阶段，通常被称为青春期前生长，女孩和男孩的生长情况几乎是相同的，如图18-1所示。在这个阶段，刚开始生长速度快速下降，然后是以一个缓慢连续的速度下降到青春期前最低生长速度，男女均约5cm/年（Karlberg 1989a，1989b；Prader 1992）。在2/3的健康儿童中，可观察到在7～8岁时出现儿童中期生长突增。这种短暂的身高增长被认为与肾上腺雄激素有关，包括各方面的生长，而且男女相似的。紧接着的青春期前生长下降往往突出了这种童年中期的生长突增（Karlberg 1989a，1989b；Prader，1992）。

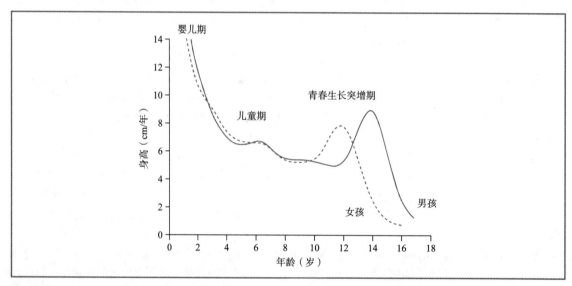

图18-1　骨骼的生长速度。儿童期阶段，通常被称为青春期前生长，女孩和男孩的骨骼生长几乎是相同的。这期间，在生长速度上有一个初始的快速下降，然后维持缓慢下降。青春期阶段的特征是生长陡增。女孩通常开始出现生长突增，达到峰值时的速度（PHV）比男孩早约2年

来源：摘自Preece et al. 1992.

与婴儿期和青春期相比，儿童期的长骨生长模式是非常有序的。随着年龄的增长，百分位水平变化最小（Maresh，1955；Karlberg，1989b）。与躯干的生长相比，童年期的生长主要是腿部的生长，躯干的生长则保持不变（Karlberg，1989b）。在12岁时，男女儿童的身高增长量在儿童生长期大致相同（Karlberg，1989b）。

18.2.3　青春期

青春期的生长比儿童期（生长速度相对恒定）更为复杂。与婴儿期生长阶段类似，青春期也有生长突增期。与婴儿期相比，青春期的生长突增主要是躯干长度的增加；腿的生长以恒定的速度进行。有约

15%的最终身高在青春期生长突增期达到，而对于女孩约97%的最终身高在月经初潮时达到（Faulkner et al. 1993；Bass et al. 1999）。青春期生长阶段，骨骼成熟的速度也会增加，最终导致骨骺软骨融合（Bourguignon，1988）。这种青春期生长突增与伴随性发育的激素变化直接相关，其特征有3个阶段（Cara，1993）：

- ▶ 生长突增前最小身高增长速度（青春期前生长滞后）。
- ▶ 最大生长——峰值身高增长速度（PHV）。
- ▶ 身高增长速度减缓（骨骺端闭合，达到最终身高）。

女孩通常比男孩早2年开始进入生长突增及达到PHV（图18-1）。在青春期早期，女孩往往比男孩高，因为她们的生长突增开始得更早，且在生长突增早期长得更快（Buckler，1990；Preece et al. 1992）。

18.3 影响运动或体育锻炼反应的儿童和青少年生理特征

年轻运动员的生理、代谢和激素内分泌系统也在发育中，甚至在青春期后期，还没有达到完全的功能。遗憾的是，很少有针对年轻运动员，特别是儿童和青春期前的青少年的纵向研究，评估高水平运动训练和抗阻运动对生长、成熟时间及营养需求的影响。表18-1列出了与成年人相比，影响儿童和青春期前青少年进行高水平训练项目能力的主要生理因素。一些年轻的运动员从小就参加严格的训练项目（如体操、芭蕾、足球、游泳、田径），每个人对训练的反应多种多样。

表18-1 年轻运动员与成人的生理差异比较

生理指标	功能特性
体温调节反应	与成人相比，调节体温的机制有所改变
体液调节	血浆容量比成人小，以出汗形式丢失水分
进行有氧代谢的能力	目前尚不清楚儿童和青春期前的少年是否可以达到与成年人相同的最大摄氧量（这被测量误差和偏倚所混淆） 与成人比较，心率较高和心排血量较低，表明长时间高强度训练的能力较低 运动时血压增加的幅度比成人小 除了某些组的青少年运动员外，没有关于底物使用或酶的适应性影响的信息，或有关信息很有限
进行无氧代谢的能力	仅能耐受低水平的乳酸，但肌肉中线粒体的含量比成人多
骨骼	骨矿物质沉积和骨骼成熟（女孩比男孩早）
排汗机制	汗液中钠含量比成人低 运动时出汗率比成人低
肌纤维	肌肉量比成人少

与成人相比，儿童更适合进行有氧活动而不是无氧运动，因为他们的肌肉线粒体含量较高。较小的体型和心排血量表明其进行长期高强度能量消耗的项目的能力低于成年人。这种能力的降低反映在一些运动项目中，青少年参赛者（年龄为7～15岁）的比赛距离短于成人。例如，在铁人三项中，技术高于平均水平的运动员可以进入青年和少年精英组，有资格参加模拟奥运会短距离跑比赛项目（详见www.usatriathlon.org/elite-international/junior-elite.aspx）。在铁人三项和大多数耐力运动（如自行车、长跑）中，16～19岁是"青年"组，15岁及以下是"少年"组。

18.3.1 年轻运动员的肌肉质量变化及抗阻运动的影响

儿童时期不鼓励进行抗阻运动，因为相对于其他组织，他们的肌肉组织量少，而且关节和韧带存在潜在的不稳定。出生时，肌肉量占瘦体重的25%左右。在年轻成人中会增加到40%左右，随着年龄增长及身体活动（或使用）而增加。在青春期，肌肉的生长主要是长度上的增长，而不是宽度。在青春期后，主要是肌纤维增粗，不再是拉长。在某种程度上，这种"正常"的肌肉生理发育可以解释青少年运动员常经历的延迟现象，他们想增加肌肉质量，而他们的肌肉仍在延长。

青少年运动员参加阻力训练项目可以增加肌肉质量和力量，提高运动技能，降低受伤风险，某种程度上，获益受其成熟阶段的影响（Bloemers et al. 2012；Fukunaga et al. 2013）。传统意义上认为，生长一旦减缓或停止（即PHV后），力量开始最大增加。然而，最近的一项调查采用一项为期6周的对照训练计划，结果表明，男性青少年足球运动员的腘绳肌离心力量得到了改善，而不太成熟的球员获得了更大的益处（Drury et al. 2020）。在年轻青少年中观察到的力量增加可能归因于神经适应，而不是肌肉肥大（Granacher et al. 2011）。与处于同一生长阶段的女性相比，进行抗阻运动的青春期前男性肌肉肥大更常见，因为循环雄激素水平增加（Faigenbaum et al. 2009）。据报道，在肥胖和超重的儿童和青少年中，抗阻训练也有类似的好处，而且还能显著改善身体成分（Schranz et al. 2013）。

儿童和青少年身体活动指南主要强调每日积累至少60分钟的中等至高等强度的体育活动，超过这个时间还能获得额外的健康益处（WHO，2010）。指南包括建议每周进行至少3次强健肌肉和骨骼的活动，作为游戏、跑步、转身或跳跃的一部分进行（与抗阻训练相反）。早在1989年，Kraemer等在其里程碑式的综述中提出担忧——接近最大阻力的运动（例如举重）会增加年轻运动员结构性损伤的风险——强调了非结构化运动员发展路径上的风险。Granacher等（2016）在总结了抗阻训练对年轻运动员的作用效果的相关研究后，开发了一个概念模型（图18.2），旨在指导青少年运动员在发育阶段安全有效地进行抗阻训练。

儿童早期	儿童晚期	青少年期	成人期
实际年龄			
女：6～8岁	女：9～11岁	女：12～18女	女：>18岁
男：6～9岁	男：10～13岁	男：14～18岁	男：>18岁
生理年龄			
Tanner分期Ⅰ期	Tanner分期Ⅰ～Ⅱ期	Tanner分期Ⅲ～Ⅳ期	Tanner分期Ⅴ期
成熟			
青春期前（PHV前）	青春期前（PHV前）	青春期（PHV中）	青春期后（PHV后）
长期运动发展阶段			
打基础	学习训练	为训练而训练	为竞赛而训练
肌适能的长期发展（力量，爆发力、耐力）			
低　　　　　　　　　抗阻训练技能能力　　　　　　　高 ⟹			
－ 协调性训练 － 灵敏性训练 － 平衡训练 － 使用自身重量/训练工具（如健身球）进行肌肉耐力训练，重点是练习技巧	－ 平衡训练 － 增强式训练是有意游戏（如跳绳）的一部分，重点是正确的跳跃和下落机制 － 核心力量训练 － 使用自身重量/训练工具（如健身球）进行肌肉耐力训练 － 自由重量训练，重点是练习技巧	－ 平衡训练 － 增强训练（从较低的落差高度进行深度跳跃） － 核心力量训练 － 轻至中度负荷自由负重训练 － 重度抗阻训练（肥厚） － 离心抗阻训练 － 运动专项抗阻训练	－ 平衡训练 － 超等长训练（从中等下落高度深度跳跃） － 核心力量训练 － 中至高度负荷自由负重训练 － 重度抗阻训练（神经肌肉激活＋肥厚） － 运动专项抗阻训练
适应性诱导训练			
神经适应性		激素/神经元/肌肉/腱	
根据专家意见和Lesinski等（2016）、Faigenbaum等（2016）、Lloyd等（2011，2015）、Balyi等（2013）及Kraemer & Fleck（2005）综述，将RT方案分配到LTAD阶段。			
说明：PHV，身高增长速率峰值			

图18.2 在运动员发展阶段实施抗阻训练（RT）计划的概念模型，安全增强肌肉健康和运动表现

来源：改编自Granacher et al. 2016.

18.3.2　高温环境下训练对年轻运动员的潜在影响

历来的观点认为，儿童和青少年在调节体温方面能力较差，在高温环境下表现出运动耐受性低，因此被认为比成人更容易患热病和热应激的风险高（Drinkwater et al. 1977；Bar-Or et al. 1980；SMA，2008）。事实上，高中和大学足球运动员最常见的死因是心力衰竭、脑损伤和热病（Boden et al. 2013）。

儿童和青少年与成人体温调节的差异因素如下：

▶ 更大的表面积-体重比：在炎热环境中从外界吸取更多的热量（Drinkwater et al. 1977）。

▶ 身体活动中单位体重产生更多代谢热（Astrand，1952）。

▶ 出汗率较低：汗液蒸发是保持身体凉爽的机制（吸热反应）；儿童开始出汗的阈值高于成年人（Shibasaki et al. 1997）。

▶ 心排血量较低：通过血液中的对流（热传导）也能够使机体冷却；心排血量低与血液流向皮肤速度慢有关（因此散热）。

然而，在一些关于儿童的研究中，使用严格的方法使运动强度、体质水平、环境条件和水合状态都与成年人一样，结果显示儿童在炎热的环境中锻炼时耐热能力与成人相似（Shibasaki et al. 1997；Inbar et al. 2004；Rowland et al. 2008）。有趣的是，儿童在运动过程中散热的机制与成人有所不同（Falk 和 Dotan，2008；Rowland，2008）。儿童和青少年更多地依赖外周血的再分配（辐射和传导使身体冷却）而不是通过出汗的方式（蒸发冷却）来维持热平衡。也有证据表明，接受有规律训练的青少年通过增强外周血管扩张来适应环境（Roche et al. 2010），这可能会提高非蒸发冷却能力。从儿童期到成人期的体温调节机制转变的时机可能与青春期发育有关，但到青春期结束后这些变化似乎才会在生理上表现出来（Falk et al. 1992）。

已发表的关于儿童肥胖对体温调节的影响的有限研究显示，瘦儿童的核心温度高于超重儿童（Leites et al. 2013）。然而，这些发现可能仅是在同样的相对运动强度下评估时的一个结果，即瘦人在同样的相对有氧强度下产生更多热量。来自成年人的证据表明，身体脂肪较多的个体，其核心温度升高幅度较大，与体重和热量产生的差异无关（Dervis et al. 2016）。虽然这些效应尚未在年轻人中得到重复，脂肪组织的含水量和比热低于肌肉 [2.97kJ/（kg·℃）与3.66kJ/（kg·℃）]，这意味着增加脂肪组织温度所需的热量更少。因此，似乎可以合理地假设，与瘦个体相比，肥胖个体（无论年龄）在给定的产热情况下会经历更高的核心温度（Smith，2019）。

综上所述，大多数儿童都能耐受轻度到中度的热应激。然而，当环境温度非常高或环境蒸气压很高时（即较高的相对湿度，从而减弱了蒸发冷却机制），而儿童又不适应在高温下运动时，发生热应激的风险就很高。儿童可能无法识别热应激的体征或症状，除非提醒他们才会喝水，不然会一直跟同伴继续运动。当环境和自身状态因素（如运动强度、持续时间、衣着等）结合在一起增加体温调节风险时，对年轻个体实施调节代谢热负荷策略很重要。

18.3.3　寒冷环境下训练对年轻运动员的潜在影响

儿童也很难适应非常低的温度，并有低体温风险。年轻运动员参加水上活动和低温、高风寒的陆地活动都有低体温风险。在某种程度上，这种风险取决于儿童的肥胖程度及体温调节反应的成熟阶段。瘦儿童由于皮下脂肪或隔热层脂肪含量较低，患低体温的风险高于体脂多的儿童。身高较高的儿童患低体温的风险较高，因为他们每单位体重的体表面积较大。体表面积越大，热损失就越多。

在游泳池或水上项目活动

代谢热在水中的流失比空气中快25～40倍。一项早期的研究显示，8～9岁的儿童在水中游泳18～20分钟被带出泳池，原因是核心体温下降，而18岁左右的青少年可以比儿童多游泳30分钟，这项研究说明了成熟对体温调节功能的影响很突出（Sloan & Keatinge，1973）。因此，提高泳池温度（比室温高出1～2℃）有助于保持正在进行游泳训练或学习游泳的儿童的核心温度。

18.4　年轻运动员的补液建议

补液仍是年轻运动员运动营养的重要优先事项。水合状态差是导致年轻运动员在体育运动和身体活动时热病高发的主要原因（CDC，2011）。意外体力耗竭、训练间期冷却不充分及服装选择不适当（包括防护装备和质量低劣的运动服）也是热病的影响因素（CSMF & CSH，2011）。很遗憾，目前为止仍没有证据可以确定补液（如果有的话）在多大程度上可以降低年轻运动员患热病的风险。针对儿童和青少年体液监测的研究很少，而且常无法得到实际已患热病的人数（Somboonwong et al. 2012）。相反，现场研究显示，青少年运动员通常在缺水状态下开始训练（Arnaoutis et al. 2015）和（或）在高温下训练和比赛中会经历液体的显著变化（丢失≥4%的体重）（Silva et al. 2011；Aragon-Vargas et al. 2012）。这种程度的体液变化可能损害运动表现（Walsh et al. 1994），为进一步监测年轻运动员的体液消耗和平衡提供理由。成人的补液指南建议，运动员在运动中应该补水，以避免体重丢失超过运动前体重的2%（Sawka et al. 2007）。这些指南可能适用于儿童和青少年。但是，在不同的环境条件下，可能需要采取不同的补液策略（Kenefick，2018）。

18.4.1　液体类型

运动饮料很容易买到，并作为软饮料的替代品销售给普通大众，特别是儿童和青少年（O'Dea，2003）。然而，对于仅从事日常体育活动的活跃年轻运动员来说，没有必要用运动饮料代替水，原因如下。

▶ 与成人相比，年轻运动员的钠流失通常较低（Meyer et al. 2012），因此补充电解质不是那么重要。

▶ 过量摄入运动饮料可能会导致能量摄入过多，增加超重和肥胖的风险（Committee on Nutrition & CSMF，2011）。

运动饮料是为特定的运动情况而配制的。其适用于在长时间剧烈运动期间快速输送水分和营养素［碳水化合物（CHO）和电解质］，也旨在尽可能减少因摄入固体食物而可能产生的胃肠道并发症。如果在运动前或运动中，和（或）在运动之间恢复的有限期内（≤4小时）情况下发生胃肠紊乱，运动饮料是合适的选择。令人担忧的是，许多年轻运动员在临近比赛时饮用含咖啡因的能量饮料。认识到年轻运动员对运动饮料与含咖啡因能量饮料之间的差异了解不够很重要（O'Dea，2003）。能量饮料含有较高的CHO和其他兴奋剂，不建议年轻运动员在体育运动或锻炼时饮用。

18.5　年轻运动员的能量补充建议

在儿童和青少年时期，需要足够的能量来满足生长和发育的需要，以及与日常体育活动、训练和比赛有关的基本需求（Aerenhouts et al. 2011）。虽然已有报道，青少年运动员能量消耗估计为男性（3640±830）kcal/d，女性（3100±720）kcal/d（Carlsohn et al. 2011），但很难精确地估算出一个年轻运动员的能量需求。这是因为个体内部和个体之间存在广泛的代谢变化差异（Petrie et al. 2004），而且在估算能量消耗方面存在方法上的困难（Burke et al. 2001）。此外，受诸多因素影响（如训练和比赛负荷、季节变化、参与多种竞技运动、同时的代偿性久坐行为），与青少年运动员的运动相关的能量消耗有很大差异。

生长期的能量需求由两部分组成：储存在生长组织中的能量以及用于合成这些组织的能量（Torun，2005）。储存在生长组织中的能量很少，通常估计为每日体重增长1g需储存8.6kJ，例如，15岁的男孩体重每年增加6kg，能量需要量约为140kJ/d（WHO，1983）。合成新组织所消耗的能量被纳入总能量消耗的测量中，如双标记水法。然而，使用标准成人预测方程来评估青少年的静息代谢率（RMR）往往低估了青少年的RMR（Loureiro et al. 2015），这促使专家们最近尝试开发专门针对青少年的方程（Reale et al. 2020）。青少年总能量消耗的测定结果显示，与身体活动和（或）训练相关的能量变化对能量需求的影响可能比生长相关的能量增加大得多（Torun，2005）。针对不同水平习惯性身体活动青少年人群，相关的能量需求建议（包括总能量消耗加上存储在生长组织中的能量）已经在其他地方发表（Torun，2005）。

对于一些儿童和青少年，长期能量摄入过多会增加超重/肥胖、代谢紊乱（如2型糖尿病、高脂血症、动脉粥样硬化和高血压）的风险，同时也会增加运动损伤的风险（AIHW，2012；NHMRC，2013）。对于需要减重的超重的儿童或青春期前的运动员，不推荐严格的长期的能量限制方式。维持体重比减重更可取。

相比之下，低能量可利用性在进行高强度训练的青少年运动员群体中似乎很常见（Muia et al. 2016）。年轻运动员长期处于低能量可利用状态（参见第5章）可能会造成几种不良的健康后果，包括青春期推迟、月经不调、骨骼健康状况不佳、身材矮小、饮食行为紊乱和运动损伤风险增加（Meyer et al. 2007；Nattiv et al. 2007；Bass & Inge，2010）。考虑到青少年运动员在这个年龄段的生长和发育程度，长期低能量可利用状态对青少年运动员的长远健康影响可能比成年运动员更重要。估算能量可利用性的测定方法及低能量可利用性（LEA）的治疗方法详见第6章。

表18.2概括了不同运动项目青少年运动员的膳食能量摄入量。通常，这些研究是以病例为单位收集前瞻膳食摄入数据（即没有非运动员对照组进行比较）。膳食摄入量调查数据显示，青少年运动员报告的膳食摄入量变化很大（即使是同一项目的运动员）。此外，像体操和游泳女运动员尤其容易受到低能量可利用性的影响。

参考文献	运动项目	样本量	年龄（岁）	身高（cm）	体重（kg）	（MJ/d）	（1000kcal/d）
表18.2 年轻运动员自我报告的平均能量摄入量							
女性							
Aerenhouts et al. 2011	短跑（约400m），随访3年	24例（基线）	13～15	167.1	52.6	8.6	2.1
		18例（3年后）	16.5～18.5	169.1	56.4	8.8	2.1
Benardot et al. 1989	体操	29	7～10	134.9	30.6	6.9	1.7
Benson et al. 1985	舞蹈	92	12～17	160.2	46.8	8.1	1.9
Berning et al. 1991	游泳	22	15～18	N/A	58.2	15.0	3.6
Heaney et al. 2010	精英运动员（7种不同运动方式）	72	19.2±3.6（mean±SD）	N/A	68.7	10.6	2.5
Perron & Endres, 1985	排球	26	13～17	N/A	N/A	7.5	1.8
男性							
Aerenhouts et al. 2011	短跑（约400m），随访3年	24	12～16	172.2	57.9	11.2	2.7
		22	15～19	177.4	66.4	13.2	3.2
Berning et al. 1991	游泳	42	15～18	182.0	75.1	19.1	4.5
Hawley & Williams, 1991	游泳	9	11～14	N/A	56.4	12.9	3.1
Hickson et al. 1987	美式足球	46	11～14	N/A	60.9	10.6	2.5
		88	15～18		75.9	14.1	3.4
Steffl et al. 2019[a]	英式足球（2000～2009）	335	10～19	N/A		11.8	2.8
	（2010～2019）	312	10～19	N/A		11.9	2.8
Schemmel et al. 1988		4	7～10	N/A	N/A	8.2	2.0
	跑步	14	11～14	--	--	10.6	2.5
		4	15～18	--	--	11.4	2.7
		4	7～10	--	--	7.9	1.8
	摔跤	50	11～14	--	--	10.3	2.5
		20	15～18	--	--	11.3	2.7

注：[a] Meta分析；N/A.数值不可用。

18.6   年轻运动员的身体形象与节食行为

参与体育运动可以发展和促进大多数青少年对身体形象和心理健康的自我认识（Ekeland et al. 2005）。尽管有这些积极的影响，一些参与强调精瘦或审美特征的运动项目（如芭蕾舞、体操、滑冰）的年轻运动员有不寻常的饮食态度，发生饮食行为紊乱的风险高（Ferrand et al. 2005；Rouveix et al. 2007；Monthuy-Blanc et al. 2012）。他们为了运动项目对理想体型和体质的看法可能被扭曲了。

与其他同龄的青少年一样，青少年和青春期前的运动员可能为了控制体型和体重而采取不恰当的饮食和训练行为，以增加瘦体重或减少脂肪量，甚至延迟生长（Bonci et al. 2008）。虽然严格节食在男女青少年运动员中都很常见（Huon，1994；Boutelle et al. 2002；Neumark-Sztainer et al. 2006；Martinsen et al. 2010），但那些高能量需求的运动员生理和心理状态更容易受节食行为的影响。谨慎的做法是，大多数青少年运动员需要知识、技能和支持，才能与食物建立健康的终身关系。

18.7   年轻运动员的蛋白质推荐摄入量

建议成年运动员在训练日和剧烈运动后恢复期常常摄入高质量的蛋白质（Phillips & Van Loon，2011）。这种膳食模式可促进蛋白质合成途径的激活，并为瘦组织增长提供底物。除了最大限度地提高运动训练的刺激反应外，儿童和青少年还需要额外的蛋白质来维持生长和发育（Aerenhouts et al. 2011）。低能量可利用状态的年轻运动员，在进行限能量饮食期间对蛋白质需求可能会更高。

能量摄入不佳的情况下（无论是每日摄入的能量不足，还是两餐间隔时间过长），由于内源性蛋白质（即瘦体重）和肝糖原被动员以维持血糖的稳态，从而可能降低蛋白质的主要功能的可用性（Petrie et al. 2004；Campbell et al. 2007）。每日总能量摄入与消耗的平衡有助于维持内源性蛋白质，防止蛋白质作为糖酵解的底物。这是一日中需要频繁进食（和优质蛋白质）的生理原因。

推荐的儿童和青少年蛋白质需要量（即估计平均需要量，EAR），根据体重和年龄来确定，并要考虑生长和发育的需要（NHMRC & NZMH，2006）。EAR值是基于要因加算法，通过对全身蛋白质周转率的估计，以及基于去脂体重估算生长和维持所额外需要的估计值（NHMRC & NZMH，2006）。如表18.3所示，青少年蛋白质的EAR和推算的推荐膳食摄入量（RDI）或推荐膳食供给量（RDA）仅略高于成年人（NHMRC & NZMH，2006）。值得注意的是，已确认用于确定青少年年龄组的EAR及由此推算的RDI值的证据水平低（NHMRC & NZMH，2006）。

表18.3   澳大利亚新西兰营养素参考值——蛋白质[a]

	年龄（岁）	EAR（g/kg/d）	RDI/RDA [g/（kg·d）]
儿童（两性）	4～8	0.73	0.91
男孩	9～13	0.78	0.94
	14～18	0.76	0.99
女孩	9～13	0.61	0.87
	14～18	0.62	0.77

注：[a] 摄入量以支持生长和维持去脂体重；应用于活跃的青少年；EAR.估计平均需要量；RDI.推荐膳食摄入量。
来源：NHMRC & NZMH，2014.国家健康医学研究咨询中心和新西兰卫生部，2014。

人群参考值可作为有用的初筛标准评估大多数年轻运动员蛋白质摄入不足的可能性。然而，一些青少年运动员所需要蛋白质可能略高，特别是有发达的肌肉组织，高于年龄别体重参考值或参与高强度的训练者。通过对年轻运动员（包括短跑运动员、足球运动员）进行的氮平衡研究证实了这一点。这些研究显示，年轻运动员每日的蛋白摄入量为1.35～1.6g/kg时可以达到正氮平衡（Boisseau et al. 2007）。在最近对青少年运动员的研究中，不管青少年的生长速度或瘦体重增长量如何，蛋白质摄入量均需要在这个范围内［1.5g/（kg·d），如0.3 g/kg×5餐次］，才能达到净蛋白质平衡（Aerenhouts et al. 2011，2013；Mazzulla et al. 2018）。这些文献报道值明显高于RDI/RDA。

实际上，居住在发达国且能满足能量需要的青少年和年轻运动员的蛋白质摄入量能达到或超过上述文献报道的蛋白质摄入量范围（Gibson et al. 2004；Petrie et al. 2004；Heaney et al. 2011）。这个范围［即1.2～1.6g/（kg·d）］与成年运动员蛋白质推荐摄入量相似（参见第4章）。因此，青少年运动员通常不需要额外摄入蛋白质补充剂（Gibson et al. 2004；Petrie et al. 2004；Aerenhoutset et al. 2011；Heaney et al. 2010）。然而，在特殊情况蛋白质补充剂可以提供一种方便的蛋白质来源，如旅行中和跑步中需要进食。

在过去的20年里，技术和研究方法的创新性改进使得人们重新认识骨骼肌对食物、运动及其相互作用的反应（详见第4章）。这项研究的研究对象是成人和老年人，并非儿童或青少年。青少年和儿童的骨骼肌对食物和运动是否有类似的细胞反应还是未知的，所以任何相似性都是基于类似的生理功能推断出来的。

18.8 年轻运动员碳水化合物推荐摄入量

成年运动员在高强度训练计划和耐力运动前、期间和急性恢复期摄入碳水化合物（CHO）的益处已得到充分证明（参见第13～15章）。然而，在运动过程中，儿童和成人可能存在CHO储存和底物利用的差异。这些差异可能归因于年轻运动员的成熟时机、训练负荷及参加体育运动的模式。尽管可能存在这些差异，但对于参加高水平运动训练的儿童和青少年，目前尚无明确的CHO建议。

在20世纪70年代早期，几项斯堪的纳维亚人（Scandinavian）研究已经使用肌肉活检技术来比较年轻男性运动员（11～16岁）与成年运动员适应性运动训练的差异（Eriksson et al. 1973，1974；Eriksson & Saltin，1974）。最初的研究表明，年轻运动员适应训练的方式与成人相似（如增加肌糖原、最大极限测试中的糖原利用、氧化和无氧酶活力）。然而，以酶水平变化衡量无氧活性，青少年增加的幅度低于成人，表明青少年的适应能力还在发展（Eriksson et al. 1973，1974；Eriksson&Saltin，1974）。其他研究也有类似的结果，在高强度负荷运动下，年轻的个体（即6～12岁）在满足能量需求方面更依赖氧化或有氧代谢，而不是无氧代谢（Taylor et al. 1997）。此外，运动过程中的CHO代谢，青春期前和青春期早期的男孩摄入（外源性）CHO的相对氧化水平高于成年男性（Timmons et al. 2003，2007）。

然而，并非所有的研究人员都证明酶活力有变化，或认同酶活性的下降表明人类糖酵解代谢是成熟依赖性的（Haralambie，1982；Petersen et al. 1999）。在一项对22种与能量代谢相关酶活性的研究中，包括果糖-6-磷酸激酶在内的糖酵解酶，其活性在成人与青少年无显著差异（Haralambie，1982）。其他研究者已开始关注，许多早期研究使用特定酶活性的绝对值作为CHO代谢的标志。相对于在青春期变化的去脂体重（FFM），调整这些值是更准确的测量标准（Brandou et al. 2006）。在一项训练有素的青春期前和青春期女游泳运动员的研究中，Petersen等（1999）证明在进行高强度训练时体内糖酵解代谢没有差异，特别是当考虑肌肉横截面积时。总之，有关成熟对能量代谢影响的现有证据表明，青少年的CHO推荐量与目前成人的膳食CHO推荐量差别不大。

一次运动的持续时间和运动强度决定了CHO的利用模式及底物需要。因此，膳食CHO的需要量应根据年轻运动员的训练负荷和竞技特征而定。这些因素在许多方面有别于成人；一些运动项目针对年轻选手有不同的规则、比赛时长或赛程长度，而另一些运动项目则有不同的竞赛形式（例如，体育嘉年华、代表性比赛、选拔赛）。与成人运动相比，青少年运动训练任务可能会更少（例如，一周的训练次数较少，持续时间更短），有抱负的青少年运动员也可能参加几种不同的运动项目。这些不同的能量需求及因此对CHO的要求必须根据参与的项目是实时性还是季节性（如夏季的板球、冬季的足球）来增加或调整。

在耐力运动过程中，通过CHO负荷或整个运动过程中摄入多种CHO提高成人肌肉中CHO可用性，可以提高持续运动时间超过90分钟的赛事成绩（参见第13章）。考虑到年轻运动员参加的赛事持续时间通常较短，减少了积极补充CHO的需要。

18.9　年轻运动员膳食脂肪的推荐摄入量

膳食中需要摄入足够的脂肪才能满足脂溶性维生素和必需脂肪酸的需求，也有助于提供能量维持生长和成熟（Petrieet et al. 2004）。虽然人们开始关注饮食策略促进肌肉内三酰甘油对运动表现的影响及在CHO耗尽状态下的训练效果，但这些策略对青少年运动员耐力运动表现的影响尚未见报道。

由于长期高脂肪摄入与正能量平衡及随之发生的超重和肥胖风险增加关系密切（NHMRC，2012），推荐青少年运动员摄入的脂肪类型和总量应该符合公共卫生指南标准。虽然总脂肪摄入量没有营养素参考值，但宏量营养素可接受范围（AMDR）膳食脂肪占总能量的20%～35%可降低慢性疾病风险，其中饱和脂肪酸和反式脂肪酸供能比不能超过总能量的10%（NHMRC & NZMH，2006），该推荐量可用于年轻运动员。青少年运动员的膳食调查表明，日常膳食提供的脂肪量通常占总能量至少30%（Croll et al. 2006；Juzwiak et al. 2008），这个数据接近于大众人群目标。

一些训练要求很高的青少年运动员存在因能量不足而出现并发症的风险（参见第5章）。鉴于脂肪是能量密度最大的营养素，某些个体通过增加脂肪摄入量，主要是不饱和脂肪，有助于提高总能量摄入量和能量可利用性。

18.10　年轻运动员铁的推荐摄入量

在青少年和年轻成年运动员（特别是耐力运动员）的研究中，经常观察到无临床症状的储备铁不足（Malczewska-Lenczowska et al. 2017；Shoemaker et al. 2020）。解释运动员，特别是青少年运动员一次性的铁营养状态指标（即血清铁蛋白）应谨慎，原因为：运动员铁蛋白水平通常比非运动员水平低；青春期男性和女性之间存在明显的性别差异；在年轻运动员的研究中铁蛋白的判断标准（切点）没有标准化；在轻度感染或生理应激状况下铁蛋白水平下降可能是假阳性（参见第11章）。一项对24种不同运动项目中的193名优秀年轻运动员（男性96名，女性97名；年龄16.2岁±2.7岁）的研究，以血清铁蛋白＜35μg/L作为判断标准，男运动员铁缺乏率为31%，女性为57%，（Koehler et al. 2012）。对同一组运动员，当应用血清铁蛋白＜12μg/L为标准时，4%的男性和7%的女性被诊断为铁缺乏（Koehler et al. 2012）。仅略高于已报道的成年运动员和未经训练的对照组缺铁性贫血的患病率，约为3%（Weight et al. 1992；Fogelholm，1995；Sandström et al. 2012）。

对儿童和青少年的铁缺乏症进行检测和早期治疗是必要的（参见第11章）。与年龄较大的运动员相比，青少年生长增加铁需要量，因此，低铁储备进展到铁缺乏状态的速度会更快。对成年运动员的研究显示，即使是轻度的组织缺铁也会对耐力表现和训练的有氧适应产生不利影响（Rodenberg & Gustafson，2007）。最近一项纳入70多名青少年女运动员的研究表明，运动成绩与可溶性转铁蛋白受体的浓度和膳食铁摄入量中等相关，这突显了铁摄入量对有高追求目标的年轻女运动员的重要性（Shoemaker et al. 2019）。

在青少年女性耐力运动员中，铁营养状态欠佳主要是由于铁摄入量低，铁的生物利用度低及与训练和失血有关的高铁需求（红细胞数量增加、月经、血尿和溶血）（Gropper et al. 2006；Koehler，2012）。相反，青少年男性运动员的铁状态欠佳与高生理需求（例如训练和生长发育）更相关，饮食因素影响相对较小（参见第11章）。对生长发育期女孩的铁EAR应考虑月经流失的铁。在设定人群参考值时，月经初潮的年龄切点是14岁（NHMRC & NZMH，2014）。食品与营养委员会（2000）建议，运动员铁需要量应该比EAR值高1.3～1.7倍，素食者（非运动员）应高1.8倍，因为素食者的饮食铁生物利用度低。显然素食的年轻运动员缺铁的风险更高（参见第11章）。详见表18.4。

年轻运动员的膳食摄入研究结果表明，男性的铁摄入量通常超过RDI/RDA切点。相反，虽然女性的平均膳食铁摄入量达到或超过了RDI/RDA切点，但个体摄入量存在很大差异（Hosseinzadeh et al. 2017；Shoemaker et al. 2020；Martínez et al. 2011）。铁补充剂的使用应该由具备资格的保健专业人员（如全科医生、运动队医生）进行指导，并定期随访。

表18.4　澳大利亚和新西兰营养素参考值——铁

	年龄（岁）	EAR（mg/d）	RDI/RDA（mg/d）
儿童（两性）	4～8	4	10
男孩	9～13	6	8
	14～18	8	11
女孩	9～13	6	8
	14～18	8	15

来源：NHMRC & NZMH，2014.

18.11　年轻运动员钙和维生素D推荐量

第10章详细介绍了运动员钙稳态的调节、骨形成和相关的危险因素。

儿童和青少年的钙需要量在生长突增期最高。青春期骨骼钙的增加速率约为300 mg/d（Matkovic，1991）。考虑到尿液和汗液中的损失量，假设膳食钙的净吸收率约为25%～35%，男性和女性（14～18岁）的RDI/RDA为1300mg/d（NHMRC & NZMH，2006）。在这个年龄段，尽管成熟时间上有所不同，但男孩和女孩对钙的需求无差异。女孩生长突增早于男孩，但男孩生长突增期持续的时间更长。与未进行训练的对照组相比，负重训练和抗阻训练确实能在一定程度上增加青少年骨骼矿物质含量，尽管效果很小（差异＜6%）且难以区别于正常生长的增加值（Nichols et al. 2001；Stear et al. 2003；Weeks et al. 2008）。然而，这种相对小的额外骨矿物质增加不可能使运动青少年钙的需求显著增加高于不运动的青少年。尽管如此，在这优化骨量峰值的关键时刻，即使是很小幅度的矿物质含量增加也可能导致青春期末活跃青少年的骨密度比不活跃个体更高（Bailey et al. 1999）。目前还没有针对运动员钙摄入量的具体建议，因此在开展进一步研究之前，大众人群参考标准可以作为评估钙摄入量是否适量的标准。也就是说，即使没有提高需求，令人担忧的是，许多报道的青少年男女运动员的钙摄入量远低于RDA，偶尔甚至低于EAR（Juzwiak et al. 2008；Martínez et al. 2011；Gibson et al. 2011）。

与成年运动员相似，年轻运动员如果很少晒太阳，生活在＞35°的高纬度地区，长期在室内训练，皮肤黝黑，使用防晒霜或者穿防护服，那么他们患有维生素D缺乏症的风险很高（参见第10章）。在一项青少年女子体操运动员室内训练的研究中，18名运动员中有6名有维生素D缺乏（即血清维生素D水平＜50nmol/L）（Lovell，2008）。通常，相比于晒太阳，膳食维生素D对维生素D的影响较小，但在冬季阳光强度不足以提供足够的紫外线时，膳食摄入成为维生素D的重要来源。2010年Heaney等研究报告称，各种运动项目的女性运动员（包括许多青少年）中超过90%的维生素D摄入量低于目前的建议量。一项对美国青春期女孩（$n = 6700$）的前瞻性研究显示，维生素D状况与年轻个体的骨骼健康有关，摄入较高的维生素D，而不是钙，与较低的应力性骨折发生率相关，特别是那些经常从事高强度运动的人（其中90%发生应力性骨折）（Sonneville et al. 2012）。

虽然维生素D最广为人知的作用是骨骼健康，但它在其他生理系统（例如免疫系统、肌肉系统）中也具有许多功能（参见第10章）。维生素D缺乏也与骨骼肌功能、肌肉疼痛和体质虚弱有关，可能会增加运动损伤易感性，并且延缓损伤的康复速度。因此，维生素D的营养状况（特别是在成年运动员中）最近得到了相当多的科学关注。目前，对于已被诊断为维生素D缺乏的年轻运动员，维生素D状况的影响以及补充维生素D的益处在很大程度上仍然未知。然而，最近的前瞻性研究表明，在年轻运动员中，血清25（OH）D水平与运动成绩之间几乎没有相关性（Orysiak et al. 2018），即使维生素D缺乏得到纠正（Bezuglov et al. 2019）。

患有闭经（或月经初潮延迟）或低能量可利用性的青少年女性运动员也有抑制骨量累积的风险（Barrack et al. 2010）。在几个关于青少年女性的研究中已得到证实，表现为骨质减少（Carbonet et al. 1990; Nattiv et al. 2007）。与月经正常的运动员和非运动员对照组相比，闭经青少年运动员骨骼微结构明显受损（Ackerman et al. 2011）。通过增加能量摄入、减少能量消耗或两者结合来提高能量可利用性是治疗和恢复闭经的优先选择（Nattiv et al. 2007）。

18.12　年轻运动员的膳食补充剂和营养强力助剂

合理使用特定的膳食补充剂和营养强力助剂可以改善成人的运动表现。然而，它们的有效性和潜在的长期效果尚未在年轻人群中进行严格的研究，很大程度上是由于获益的伦理观念问题（即成本与获益）。尽管缺乏科学证据，但以提高年轻运动员运动成绩为目的的补充剂使用是很常见的（McDowall, 2007; Evans-Jr et al. 2012）。在美国儿童和青少年（＜18岁）中，补充剂作为强力助剂的使用率为1.6%（Evans-Jr et al. 2012）。年轻男性运动员常使用增肌补充剂、维生素/矿物质片剂、中草药、瓜尔胶（Guarana，含有咖啡因）、肌酸和高蛋白牛奶等补充剂（O'Dea, 2003）。

青少年运动员使用"提高成绩"的膳食补充剂有几个原因，如迫于取得成就的压力、追求理想的身材、同伴效应、社会和市场的压力。另外，虽然一些年轻的精英运动员不认为运动取得成功需要膳食补充剂，但他们仍然认为膳食补充剂对于特定的训练适应性（如力量增强）有很重要的作用（Bloodworth, 2012）。

一般而言，鼓励年轻运动员服用膳食补充剂提高运动成绩是不合适的。这与主流运动组织和专家组的观点一致（Peeling et al. 2019; Meyer et al. 2007; IOC, 2010）。这条建议不包括临床使用膳食补充剂（如钙、铁、维生素D），即在有资质的保健专业人员（如医师，运动营养师）指导下适当服用。除了安全问题，发育中的运动员使用补充剂过分强调其增加运动表现能力。从本质上讲，年轻人有可能通过他们的熟练和运动经验，以及坚持适当的训练、营养和休息来提高成绩。也有学者认为，不鼓励使用膳食补充剂会淡化"不惜一切代价赢"的心态，为年轻运动员树立了一个好的榜样。

小结

年轻的运动员除了生长和发育的需要外，在日常训练和比赛方面也有独特的营养需求。对于这年龄段的运动员群体，膳食教育和建议应该更多强调饮食的长期健康效益。更具体地说，应鼓励正在发育的运动员调整饮食模式以应对日常运动的需要，在训练当日提供高质量CHO和蛋白质类食物，特别是在训练后立即补充。还应特别考虑低能量可利用性的潜在风险，以及年轻运动员的膳食钙、维生素D和铁摄入量，因为他们存在缺乏和高需求的风险。年轻运动员的营养素需要应该通过食物来满足，而不是补充剂。与其他训练和饮食策略相比，发育中的运动员使用补充剂过分强调了其增加运动表现的能力。

应用提示
Ben Desbrow

建立信任和融洽关系

▶ 许多年轻运动员（及其父母）不了解用于提高运动成绩和促进恢复的循证运动营养策略。一些运动员和家长对食物选择的信念和态度不符合运动营养建议。教练经常关注的是那些总是疲惫不堪或表现不佳的年轻运动员。年轻运动员通常由父母（或教练）陪同，因此可能会担心或不愿意透露自己真实的饮食习惯，尤其是在教练面前。在父母陪伴下进行咨询的孩子可能有防御性心态。

▶ 运动营养师的主要作用是促进建立食物、饮食、运动发展与自我关注之间的积极关系。一些体育机构（如澳大利亚体操协会）已经提供资源来支持年轻运动员建立积极关系（www.gymnastics.org.au/Ga/Athletes/Body_Positive）。

▶ 在没有父母或教练在场的情况下，对年龄较大的青少年运动员进行一对一的随访有助于建立融洽的关系，并鼓励其自立。对当前饮食情况和恢复习惯进行全面评估以突出需要改进的地方。给出的建议应可行，并符合家庭文化和平时的饮食环境。

膳食评估

▶ 年轻运动员进行高强度训练的能力在一定程度上受其成熟阶段的限制，同一队中同一年龄组的训练变化大。

▶ 应该定期评估生长（身高）状况。评估一个人或一组年轻运动员的体重、腰围和皮褶厚度等人体测量指标需要合理和谨慎的方式，特别是对身体形象敏感的青少年（包括男性和女性）。人体测量只能由经验丰富且合格的专业人员进行，并在获得父母/监护人书面同意的情况下，进行适当教育后测量。皮褶厚度的绝对值和相对变化可用于评测皮褶厚度数据。皮褶厚度测试不适用于儿童。

▶ 对于同一个国家而言，身高和体重的正常人群数据可用于评估儿童和青少年的生长情况（详见www.cdc.gov/growthcharts）。个人生长曲线严重偏差的应调查。生长迟缓或成熟延迟可能是长时间的能量限制和营养不良的结果。

▶ 第2章的"应用提示"概述了运动员膳食评估的原则。与成年运动员相比，年轻运动员更有可能参加包括学校、俱乐部、国家或代表性运动在内的多种不同的运动项目，因此对各项身体活动水平进行评估非常重要。

▶ 在临床实践中，对年轻运动员进行全面的营养评估通常包括膳食史（对年幼的孩子，由父母帮忙完成）。在某些情况下，儿童饮食无规律，可以使用食物记录方法或24小时膳食回顾法，这可借助电子（即数字食物记录或基于图像的食物记录）或人工辅助工具来完成。应用膳食摄入评估工具，包括膳食摄入清单和24小时膳食回顾法，对年轻运动员来说是很有用的，至少可以让他们了解饮食习惯。对于年轻运动员，短期回顾法比饮食记录更准确。

▶ 在咨询过程中询问身体成分目标及对营养和运动（如果有的话）的信念/态度，将有助于确定目标，优先考虑营养建议，以及确定最有效的饮食和行为干预措施。

▶ 不鼓励发育中的运动员使用强力膳食补充剂。与其他训练和饮食策略相比，这些产品通常过度强调其提高运动表现的能力。

▶ 重要的是，青少年运动员要意识到一些补充剂中可能含有禁用物质，如果误用会造成不良的副作用，或在质量控制检查时有问题。许多体育运动组织现在都有自己的补充剂政策。运动营养师的作用之一就是提供适当使用补充剂建议，熟悉体育运动组织的补充剂政策，加强了解《世界反兴奋剂条例》。运动员支持保障人员也应该意识到，当发现这些个人正在提供或贩卖给未成年运动员时，将对违反反兴奋剂规则的行为实施更严厉的处罚（第10.3.2条款，Wada，2009）。

▶ 青春期女运动员月经规律的任何变化是一个重要的健康考虑因素。如果月经规律发生变化≥3个月，应该引起关注。有必要转交给体育运动医生进行进一步评估。

▶ 一般饮食行为的变化通常发生于远离家乡的比赛中。鼓励家长和年轻运动员准备合适的食物和液体供比赛期间使用。赛事地的食堂不总是能提供合适的选择。

年轻运动员的咨询与营养教育策略

▶ 针对不同情况下食物摄入的类型和时间（而不是强调营养素）及伴随科学理由的实践和交互式营养教育可以改变食物选择行为，特别是在年轻运动员中。公共烹饪之夜很受年轻运动员团队的欢迎，在非正式场合提供营养教育机会（参见第26章应用提示）。确定不同年龄的男孩和女孩的饮食习惯差异，运动文化和种族背景对食物选择的影响，对于任何一群运动员进行有效的营养教育是至关重要的。饮食策略和改变建议需要切合实际、成本效益高，运动员和家长能接受。

▶ 为年轻运动员父母举办烹调之夜也是家长社交活动的理想机会，是营养师处理膳食相关关键问题和与年轻运动员有关的问题的平台。

▶ 许多年轻运动员，尤其是青少年，都将注意力集中在自己的体重和身体形象上。一种强调运动成绩的咨询方法，认识解决生长、体重变化和身体形象问题的重要性，即使在很小的时候，也有助于缓解这一关注。

▶ 在为儿童和青少年提供咨询时，建议采取积极的强化措施。对所做的改变进行表扬，而不是一直批评现有的不良做法和监督食物选择。

▶ 孩子们应该接受承担一些食物选择和饮食行为的责任。鼓励食物供应商、家长和教练与年轻运动员合作，实现自力更生。运动员应参与评估自己的饮食，发现问题，制订目标和发展建立自己的策略，从中获益。

满足营养需要

▶ 目前还没有针对年轻运动员的能量摄入的具体建议。在临床和研究环境中，有多种方法可用于估算能量消耗，从而估算能量需求（参见第5章）。按年龄和性别制订的人群参考指南或预测方程式可用来作指导（参见第5章"应用提示"）。可以预测总能量消耗的其他身体活动监测器（如运动传感技术、心率监测器、加速度计、GPS监测器）的日益普及可能在年轻运动员中很受欢迎。利用这些设备估算的能量消耗不代表个人的能量需要，但可能有助于显示一日中不同时间的能量消耗变化。

▶ 长期负能量平衡或低能量可利用性与长期健康风险有关，在年轻运动员中应禁忌。应定期评估高风险运动员，如体操运动员、舞蹈运动员、游泳运动员、长跑运动员和分体重级别运动员。

▶ 为了满足每日训练和恢复的能量和营养素需要，年轻运动员每日至少要吃三顿营养餐和餐间零食。可提供方便、便携和易获得的合适零食，包括外卖店和学校食堂的适当快餐选择。避免高脂、高糖食物的建议是一种过度限制，可能会增加对这些食物的渴望。理想情况下，营养目标应该鼓励摄入富含营养素的食物以满足能量需求，包括根据居民膳食指南酌情选择食物。

▶ 需要增加体重或日常能量消耗较高的年轻运动员经常难以满足能量需求，或艰苦训练后可能没有食欲。这些运动员需要个性化的营养策略，如何在他们的饮食中添加体积小、能量和营养密度高的食物而不会感到太饱，如干的、炖的水果或果汁，高能量水果、坚果和谷物棒。可能需要高能量饮料［如奶昔和（或）商业化液体膳食补充剂，如Sustagen Sport］来满足高能量需求。

▶ 大多数年轻的运动员很容易达到每日总蛋白质的需要。需要关注蛋白质摄入可能不足的运动员，素食者或经常错过进餐的运动员，特别是早餐。蛋白质的储存有限。建议每餐进食富含蛋白质的食物，以防止蛋白质分解进行糖异生。对于那些蛋白质摄入量少的人，鼓励在早餐和运动后恢复期摄入CHO和蛋白质，这是一个有用的基础策略。

▶ 对于年轻运动员，没有特别推荐CHO摄入量，尽管儿童比成年人更多地使用CHO作为能量底物。每日需要定时摄入富含CHO食物，以满足高运动量的需要和防止蛋白质分解。警惕成年人由于受社会压力和常见误解影响而限制CHO摄入。

▶ 含糖食物，特别是黏性食物，糖果和运动凝胶会增加口腔中的酸性物质，导致龋齿。与软饮料和甜酒一样，运动饮料也是一种高风险饮料，特别是使用带盖容器饮用时，因为靠近门牙。漱口并不一定能保护牙齿，但可减少酸性物质，诱发唾液流动，从而降低风险。在比赛期间不鼓励儿童依赖运动饮料。澳大利亚运动营养师制订的减少龋齿风险指南见（www.sportsdietitians.com.au/factsheets/dentalhealth）。

▶ 年轻运动员铁储备耗竭可能没有临床症状。年轻运动员出现任何疲劳和嗜睡症状，习惯性摄入低铁且生物利用率低的食物，应定期查血常规，筛查铁营养状态（参见第11章）。这些症状也可归因于恢复不良、休息不足、睡眠差、抑郁或焦虑或感染。建议进一步看运动医学医生。

▶ 早期发现和干预铁耗竭对预防铁缺乏很重要。一些年轻运动员不吃红肉。第11章概述了增加铁摄入量和生物利用度的策略。

▶ 在儿童和青少年时期，钙的需要量高，限制或避免乳制品，又没有补充适当的替代品，很难满足年轻运动员的需要。在儿童时期直到青春期早期，男孩和女孩的钙摄入量是一样的，女性比男性大幅减少乳制品的摄入会减少钙摄入。

▶ 除非食物难以满足年轻运动员的需要（如素食者，限制能量饮食或确诊营养素缺乏），不鼓励使用维生素和矿物质补充剂。

体液和温度调节受损

▶ 参与定期训练计划的年轻运动员的补液指南应该个性化定制。为了确保充足的水合，建议年轻运动员一日在学校定时饮水直到不渴，在学校使用水瓶，在休息和午餐时间通过排尿检查尿液呈淡黄色。

▶ 监测运动前后体重变化（或液体丢失）确定体液流失情况。教练可能需要注意，在极端的环境条件下进行训练时，为年轻运动员多提供饮水、降温或保暖的机会。

▶ 年轻运动员放学后开始训练常是低水合或饥饿状态。轻度头晕或头痛是低血糖和液体摄入不足的症状。

▶ 在训练和比赛过程中，对于年轻运动员而言水是最佳的液体选择。运动饮料可能对CHO需要量高、训练前无法进食的人有用。也可用于在非常炎热和（或）潮湿条件下延长活动期间补充液体和电解质。

▶ 不鼓励年轻运动员使用含有咖啡因的能量饮料。

比赛期饮食

▶ 应该有赛前饮食、赛事间和恢复期进食指南（参见第13章）。不鼓励年轻运动员在比赛时进行尝试新食物实验，但可以在训练时进行实验。训练期间可以练习补充能量物质策略。考虑提供一份建议的食品和饮料选择清单，并推荐运动员在比赛期间坚持摄入熟悉的食物和液体。

▶ 在训练和比赛后立即或尽快进食（食品和液体或两者结合）（特别是连续几日或一日内比赛超过一次时），促进能源物质快速恢复（参见第15章）。液体膳食补充剂适用于那些在同一日的活动中赛事之间没有食欲、不想吃东西或不能忍受固体食物的年轻运动员。

随访

▶ 通常需要与年轻运动员进行几次咨询。一次面谈可能不足以达到融洽和影响食物选择的变化。行为改变是一个需要鼓励和支持的习得反应。短而频繁的咨询提供了这样做的机会。

▶ 儿童和青少年对带回家的任务或活动（即使用现有技术方法评估他们的液体和食物摄入量）反应良好。这有助于提高自立和实践建议策略，以及给予鼓励和积极强化。

多学科方法

▶ 多学科团队方法在年轻运动员的临床咨询和教育方面具有优势。医疗队应有其他成员如运动医师和心理学家，与教练之间的定期沟通是必不可少的。教练经常参加面谈，既可以抑制也可以促进交流。对年轻运动员进行辅导和教育时，家长交流和参与是必不可少的，但不应干扰与运动员个人的沟通。

特殊问题

▶ 有明显饮食失调的，就需要多学科方法来解决。

▶ 不鼓励快速减体重。建议维持体重或逐渐减轻体重（如果需要）。孩子和父母都需要了解快速减重的危害，且定期监测体重是必不可少的。

▶ 要增重的青少年运动员，应鼓励每日吃5～6次能量密度高的餐食或零食。可以选择强化牛奶（高钙奶）制成的高能量奶昔和冰沙，以及高能量零食，如棒状和液体膳食补充剂。

（玉应香　译　常翠青　校）

参考网站

www.sportsdietitians.com.au/factsheets
澳大利亚运动营养师：各种情况说明

参考文献

第 19 章
老将运动员的营养问题

Peter Reaburn, Thomas Doering, Nattai Borges

19.1 引言

老将运动员（masters athlete）通常是指年龄超过 35 岁、经过系统训练、参加专门为其年龄组设置的体育比赛的运动员（Reaburn & Dascombe，2008）。乐趣、健康、强身健体、促进交往和竞赛是老将运动员参与比赛的主要出发点（Medic，2010；Walsh et al. 2018a）。老将运动员被分为三类：①持之以恒者（continuers），他们从小到现在一直从事体育运动；②重温旧业者（rekindlers），年轻时曾从事体育运动，老年时重新开始体育运动的人；③大器晚成者（late bloomers），他们在 50 多岁或更大的年龄才开始运动。每个群体的老将运动员都有参与比赛的独特动机（Dionigi，2015）。

在过去 50 年中，参加老将体育赛事的老将运动员数量呈指数级增长。1970 年在得克萨斯州举行的第一届美国游泳老将赛只有 46 名选手，而到了 2018 年，在印第安纳州举行的该项赛事有 2378 名选手参加。在国际上，首届世界老将运动会于 1985 年在加拿大举行，共有来自 61 个国家的 8305 名选手参加了 22 个项目的比赛，而 2017 年新西兰世界老将运动会则有来自 100 个国家的 28 000 名选手参加 28 个项目的角逐。老年人参加体育比赛的人数也明显增加。老年人的身体活动，特别是剧烈活动，可以降低慢性生活方式相关疾病的风险，延长寿命，并带来更好的健康结果（综述请参见 Oja et al. 2015；Ito，2019）。与不参加体育运动相比，任何年龄段参与运动都会使全因死亡率降低 20% ～ 40%（Khan et al. 2012；Oja et al. 2015）。

与年轻运动员类似，老将运动员的营养素需要量，尤其是微量营养素的需要量，尚未确定（见第 12 章）。因为有关老龄运动员膳食摄入和营养素需要量的研究有限，故而老将运动员营养素推荐量的确定一般参考以下内容。

- ▶ 与增龄相关的生理改变及其对营养素需要量影响的已知数据。
- ▶ 从年轻运动员的研究数据进行推算。
- ▶ 普通健康老年人群膳食摄入量的数据。
- ▶ 不同年龄段老年人群营养素参考摄入量标准。
- ▶ 是否存在需要进行特定饮食干预的疾病状况。
- ▶ 是否使用了可能干扰营养素吸收的药物。

19.2 老将运动员的生理改变

增龄的过程，至少在久坐不动的人群中，会伴随着许多生理变化，这些变化可影响营养素和能量的需要量及对食物的偏好。与增龄伴随而来的改变包括体脂量（fat mass，FM）与瘦体重（fat-free mass，FFM）比值增加，瘦体重大量降低（瘦体重主要包括肌肉量和骨量），某些营养素吸收和利用降低，免疫力下降，胃萎缩，味觉和嗅觉敏感度减弱，渴觉敏感度降低。

体脂量增加

在普通人群中，体脂量和体脂百分比随着年龄增长而增加的现象持续至80岁（Jackson et al. 2012），之后逐年下降（Going et al. 1994）。类似的表现也出现在老年男性和老年女性耐力跑步运动员、游泳运动员和自行车运动员中，但其体脂增加量远低于一般人群水平（Van Pelt et al. 2001；Peiffer et al. 2008；Wroblewski et al. 2011）。

肌肉量和力量下降

与年龄相关的肌肉量下降是未参加运动的老年人肌肉力量下降的主要原因（Grimby & Saltin，1983；Doherty，2003；Lauretani et al. 2003）。虽然与年龄相关的肌肉量在生命的第3个十年间开始小幅下降，但在第5个十年结束时观察到显著下降，主要表现为下肢肌肉的下降（Janssen et al. 2000）。尽管还涉及其他次要因素，但卫星细胞激活受损和蛋白质合成障碍是导致肌肉量下降的主要原因（Walker et al. 2012；Dickinson et al. 2013）。

在一项对91名运动表现优异的资深田径短跑运动员（18～84岁）的研究中，股四头肌的肌肉大小每10年下降约4.4%（Korhonen et al. 2006）。在同一受试者人群中，慢收缩肌纤维的大小在该人群的年龄范围内保持不变，而老年跑步者的快收缩肌纤维大小则随年龄增长而显著减小。一项针对115名年龄在40～78岁的老将运动员的早期研究显示，与17～26岁的年轻运动员相比，力量型运动员、耐力型运动员和未经训练的年龄匹配对照组的腿部体积减小与增龄有关，尤其是在45岁之后（Grassi et al. 1991）。从这些有限的研究中可以看出，体育锻炼对预防典型的与衰老相关的瘦体重下降的作用似乎微乎其微。

骨密度降低

虽然运动锻炼可延缓骨密度（bone mineral density，BMD）的降低速度，但男性和女性的骨密度均随年龄增长而降低。在女性中，骨量加速丢失发生的年龄（约45岁）比男性要早，而且更快（每年丢失1%骨量）。对于男性来说，骨质加速丢失约开始于50岁，之后以每年丢失0.3%左右骨量的速度持续发展。因此，男性发生退行性骨质疏松症的风险要低于同年龄的女性。

在一项具有里程碑意义的前瞻性研究中，调查了普通人群（398名女性，222名男性，年龄在20～89岁）2年内的骨质流失情况。在研究开始的2年后，绝经后女性和男性的所有部位都出现了与增龄相关的骨质流失（Warming et al. 2002）。研究开始时的基线测试显示，仅在绝经前妇女的臀部发现骨质丢失的情况。2年后，绝经后早期女性髋部和腰椎的骨质丢失几乎增加了2倍。老年女性的髋部骨质流失速度低于绝经前，而腰椎的骨质流失速度相对稳定。

负重运动和抗阻运动均有助于在整个生命周期内保持骨密度（参见10.4.1相关内容）。在一项针对87名老将运动员（平均年龄73岁）的研究中，与不活跃的年龄匹配的对照组相比，跑步运动员的总骨密度明显更高，游泳运动员的总骨密度略高（Velez et al. 2008）。跑步运动员臀部和足跟的骨密度高于游泳运动员和对照组，这证实了特定部位冲击力对骨质重建的影响。事实上，最近的研究表明，与同龄长跑运动员相比，中年（Nowak et al. 2010；Gast et al. 2013）和老年（Wilks et al. 2009；Piasecki et al. 2018）短跑运动员的腿、臀部、下脊椎和中脊椎的骨密度更高，这可能与其总体重高有关。正如预期的那样，由于负重运动的冲击，所有田径运动员的总骨密度都高于年龄匹配的非运动对照组。

另外2项研究表明，随着时间的推移，男子和女子老将跑步运动员的髋部和脊柱骨密度都保持不变，这突出显示了冲击力对骨结构和骨强度的直接的和持续的影响（Wiswell et al. 2002；Hawkins et al. 2003）。与预期的增龄有关的骨密度下降相反，绝经后5年内骨密度并没有明显下降，但在这段时间内钙摄入量的显著增加可能有助于保持骨密度，这可能掩盖了运动对骨密度的独立效应（Hawkins et al. 2003）。有研究显示，尽管绝经后女性的骨密度仍低于年轻女性，但与年龄匹配的未经训练的对照组相比，持续参与运动者显示出更高的骨密度（Beshgetoor et al. 2000）。

体温调节受损

老年运动员发生热应激、寒冷不耐受和体水不足的风险比年轻运动员高，对温度调节的生理性反应随着衰老而逐渐退化。对寒冷耐受能力下降，是因为血管收缩功能下降（收缩血管可保持热量），以及响应寒冷加强代谢的速度减慢（如颤抖），这是产热的一种生理反应（Kenney & Munce，2003）。相反，在炎热的环境中，衰老与心排血量下降有关，当心排血量减少时，血液流向皮肤减少，散热能力降低，并导致汗液产生减少，降低了汗液蒸发的散热冷却效果（Kenney & Munce，2003；Kenney et al. 2014），因而增加了热应激的风险（Balmain et al. 2018）。然而，年老的耐力运动员仍然比年龄匹配的非运动员保持了更好的体温调节能力（Tankersley et al. 1991），不过在整个生命周期中，男性运动员热损伤的风险似乎高于女性运动员（Gifford et al. 2019）。

与增龄相关的其他一些生理和生活方式因素也可直接或间接地降低机体对热或冷的耐受性。这些因素如下。

▶ 最大心血管功能下降，有氧能力下降。

▶ 口渴感降低，液体摄入量减少。

▶ 体表面积潜在减少，体脂量潜在增加，虽然这可以抵御寒冷，但会增加热应激的风险。

▶ 处方药（如利尿剂、β受体阻滞剂、血液扩张剂、抗胆固醇药物）的使用增加，影响了体温调节和体液平衡。

这些生理效应增加了老将运动员对体水不足、冷热损伤的易感性，需要在比赛期间和耐力训练中特别关注。

影响营养需求的增龄性生理变化

表19.1总结了与增龄相关的生理变化，相对于年轻运动员而言，这些变化可能影响老年运动员的营养需求。

表19.1 可影响老将运动员营养需求的增龄性生理改变

增龄相关性改变	对营养的影响
肌肉量、静息代谢率、肌糖原储备及有氧运动能力下降	总能量需要量降低
肌肉蛋白质合成下降（合成代谢抵抗）	蛋白质需要量增加
骨密度降低	钙和维生素D的需要量增加
胃酸分泌减少	维生素B_{12}、叶酸、钙、铁、锌的需要量增加
皮肤合成能力降低	维生素D的需要量增加
钙的生物利用率降低	钙和维生素D的需要量增加
肝脏摄取维生素降低	维生素A的需要量降低
维生素B_6参与代谢的效率降低	维生素B_6的需要量增加
氧化应激状态增加	膳食抗氧化物质的需要量增加
同型半胱氨酸水平增高	叶酸、维生素B_6、维生素B_{12}的需要量增加
渴感降低	对液体摄入量监测的需求增加
肾功能降低	液体需要量增加

19.3 老将运动员营养素与能量的推荐摄入量

针对老将运动员的营养素和能量需要量尚未被确定。由于缺乏确切的需要量，只能将普通人群营养素参考摄入量与年轻运动员营养素参考摄入量研究结果的推算数据相结合，用于制订老将运动员的营养素推荐摄入量和饮食计划。普通人群的对应年龄段的营养素需求标准适合于老将运动员的大多数营养素需要量。其中，超过70岁的男性与女性的蛋白质、维生素B_2、维生素B_6、维生素D和钙的推荐量要略高于51～70岁的人群（NHMRC，2006）。其他营养素的推荐量与年轻成年人没有什么不同，只是能量除外。然而，上述标准的年龄区间很宽，且没有考虑高强度或长时间运动训练引起机体代谢和生理改变所带来的额外营养素需求。对于参加高强度训练的老将运动员，参考标准可能需要做出一些调整。如果想了解老将运动员的营养素推荐量，请进一步参阅相关综述（Rosenbloom & Dunaway，2007；Tarnopolsky，2008a）。

只有少量的研究发表了老将运动员的膳食摄入量数据（表19.2）。这些数据显示，进行有氧训练的老将运动员比锻炼较少的对照者，摄入了营养密度更高的饮食。

表19.2　老将运动员膳食调查汇总

研究	年龄（岁）	被调查者	参考标准或对照	营养素摄入量结果
Butterworth et al. 1993	72.5±1.8	女子 耐力 （n=12）	同龄健康对照组	↑能量 ↑↑碳水化合物、脂肪、蛋白质 ←↑膳食纤维 ←↑维生素B₆、维生素E、叶酸 ←↑维生素B₁、维生素B₂、烟酸 ←↑钙、磷、镁、铁、锌、钠、钾、铜
Hallfrisch et al. 1994	66.6±1.3	男子 耐力 （n=16）	同龄健康对照组	←↑能量 ←↑碳水化合物、蛋白质
Chatard et al. 1998	63±4.5	男子 耐力 （n=18）	RDA	↓镁、维生素D、钙 ←↑能量 ←↑碳水化合物、脂肪、蛋白质 ←↑铁、维生素A、维生素B₁、维生素B₁₂、维生素C、维生素E
Beshgetoor et al. 2000	49.6±7.9	女子 耐力（n=9）	RDA	↓正常饮食中的钙摄入量 ↑补充钙
Beshgetoor & Nichols，2003	48.4±2.4	女子 耐力 无补充剂使用（n=25）	RDA	↓维生素E ↓正常饮食中的钙摄入量 ↑补充钙
Doering et al. 2016a	57.7±6.6	男子 耐力 （n=27）	年轻耐力	↓碳水化合物摄入（g/kg体重） ↓蛋白质摄入（g/kg体重） ↓能量摄入（kJ/kg体重）

注：RDA.推荐的膳食营养素供给量。

19.4　老将运动员的能量推荐量

能量消耗估算值可用来确定任何群体的能量需要量。随着年龄增长，每日能量需要量减少，这是由于以下原因。

► 能量静息代谢率和体力活动消耗的能量下降（Manini，2010）。

► 瘦体重下降（Going et al. 1994；Jackson et al. 2012）。

► 体力活动水平和训练量水平下降（Van Pelt et al. 2001；Weir et al. 2002）。

以前未经训练的人进行体能训练，将增加能量的需要，有助于维持肌肉量，并减少因年龄增长而丢失的新陈代谢活跃肌肉的比例（Fiatarone Singh，2002；Lucas & Heiss，2005）。有研究报告，老将自行车运动员（＞55岁）在某些情况下，比那些较年轻的运动员（35～44岁）的训练量更大（Peiffer et al. 2008）。因此，其能量需要量应根据实际的体力活动消耗量得出，而不是人群的平均估计值。

进行常规体力训练的老将运动员的能量摄入量要高于久坐不动的对照者（Butterworth et al. 1993；Hallfrisch et al. 1994；Beshgetoor & Nichols，2003），尤其当以能量摄入/千克体重的来进行校正时，其差别更加明显（Van Pelt et al. 2001）。有研究报道，老将运动员（55～75岁）的能量摄入量在11 300

（Hallfrisch et al. 1994）～ 11500kJ/d（Chatard et al. 1998），这些数值仍低于年轻运动员的研究结果（Burke et al. 1991；Hawley et al. 1995）。尽管在膳食调查中存在受调查者低报能量摄入的潜在可能性，但某些老将运动员可能仍处于能量摄入不足或体能恢复不佳的风险中，即使他们的体重显得还算平稳，这与年轻运动员的情况类似。

19.5　宏量营养素

宏量营养素即碳水化合物、脂肪和蛋白质三种产能营养素，其总体摄入量随年龄增长而降低（Giezenaar et al. 2016）。老将运动员和中年有氧训练的运动员的膳食调查发现，其产能营养素的摄入量接近普通人群的水平。事实上，老将运动员的产能营养素摄入量及运动前后的饮食建议与年轻运动员非常相似。然而，在为大多数老将运动员制订产能营养素策略时，需要考虑一些与年龄相关的生理变化，特别是瘦体重的丢失及训练适应的年限。

19.5.1　碳水化合物

大量训练和运动后恢复推荐高碳水化合物饮食的基本原理已在第13章和第15章进行了详细介绍。老将运动员训练和恢复所需的碳水化合物推荐摄入量与年轻成年运动员类似。训练有素的老将运动员，在没有任何与年龄相关疾病的情况下，似乎保持了胰岛素敏感性（Seals et al. 1984），在亚极量强度下碳水化合物利用率与代谢灵活性方面，与年轻运动员相似（Dube et al. 2016）。然而，当推荐老年运动员的碳水化合物摄入量时，应考虑身体成分。事实上，即使是训练有素的耐力型老将运动员，也可能比年轻运动员拥有更多的身体脂肪（Doering et al. 2016a），尽管这些老将运动员的瘦体重和体重指数（BMI）数据高于同年龄匹配的对照组（Walsh et al. 2018a）。因此，仅根据总体重一项数据来提供碳水化合物摄入量，可能会导致数值过高，因为忽略了与衰老相关的身体成分变化和瘦体重减少。

老年运动员储存肌糖原水平的能力明显低于年轻运动员（Meredith et al. 1989；Dube et al. 2016）。虽然与糖原合成相关的一些代谢产物随年龄增长而保持不变，如GLUT-4、胰岛素敏感性（至少在未经训练的老年人中是这样），但是与训练情况类似的年龄较小运动员相比，年龄较大运动员总肌糖原储存能力降低的原因可能是由于2型肌纤维细胞的体积出现了增龄相关的降低，这一现象已经得到充分证明（Dube et al. 2016）。尽管在老年耐力运动员中观察到糖原储存能力较低，但这不会导致基础底物氧化速率或胰岛素刺激下的底物氧化速率的改变（Dube et al. 2016）。而且，能量底物氧化功能相关性改变仅在最大强度运动时才能被观察到。总之，这些数据支持这样一种观点，即终身耐力训练可以更好地帮助老年运动员在进行中等强度运动时保持相对较高的脂肪氧化，而年轻运动员则可以进行高强度运动（即糖原较高）。因此，通过终身耐力训练可以增强中高水平的脂肪氧化能力。

最大限度增加糖原储备的一个关键因素是运动后碳水化合物摄入。在对182名澳大利亚铁人三项运动员进行的一项定性调查中，约60%的老将选手（≥50岁）不知道耐力运动后恢复期蛋白质和碳水化合物的推荐摄入量（Doering et al. 2017）。在这项研究中，与年轻运动员碳水化合物的摄入量（1.1g±0.6g/kg）和推荐量（约1.0g/kg）相比，老将运动员在运动后摄入了较低的碳水化合物（0.7g±0.4g/kg）。有报告称老年耐力运动员糖原水平较低，可能只是由于每日总碳水化合物摄入量长期低于最佳水平，但尚需精心设计的、对饮食摄入控制的研究来证实这一假设。到目前为止，还没有看到在严格控制饮食摄入的条件下，对老年运动员肌糖原储备开展的研究。

在没有与吸收不良相关的炎症性肠病或肠道感染的情况下，碳水化合物的吸收似乎不受衰老的影响，不过关于年龄增长对所摄食物的胃肠功能、消化反应和餐后代谢适应的影响，人们还知之甚少。然而，随着年龄的增长，肠动力下降，这可能与腹部不适和便秘有关。根据碳水化合物食物的人群膳食摄入建议，血糖指数从低到中、纤维含量较高的食物，均适用于老将运动员。然而，对于任何年龄段的一些易感人群来说，高碳水化合物和高纤维摄入会加剧腹部不适和胀气，不过这很容易得到治疗。

19.5.2   脂肪

在居民膳食指南中，关于减少总脂肪与饱和脂肪酸摄入的建议，同样也适合老将运动员。老年人群保留了消化、吸收和利用脂肪的能力（Saltzman & Russell，1998；Toth & Tchernof，2000）。有研究称一些高龄运动员摄入了比一般人群和对照组更多的脂肪（表19.2）。事实上，尽管对竞技或高耐力训练期之前短期使用低碳水化合物高脂肪（LCHF）饮食，然后进行碳水化合物负荷（参见第16章）的研究兴趣很高，但没有关于老将运动员的可用数据。任何类型的脂肪负荷或碳水化合物限制饮食（如生酮饮食），都应谨慎用于老年运动员，因为可能会存在不良副作用的风险（参见第16章）。

事实上，相对较低的脂肪摄入量对老将运动员仍很重要，特别是参与高强度耐力训练的老将运动员，以便同等程度消耗能量时，有更多的能量来自碳水化合物。需要指出的是，极低的每日总脂肪摄入量（如脂肪供能不足20%），可能会降低脂溶性维生素（维生素A、维生素D、维生素E和维生素K）的摄入，以及降低两餐之间的饱腹感。

19.5.3   蛋白质

根据澳大利亚营养素参考摄入量，70岁以上的老年男性蛋白质的推荐摄入量比19～70岁男性要略高一些，前者为1.07g/kg体重，后者为0.84g/kg体重。女性的推荐值比男性略低，但也保留了年龄相关的变化趋势，70岁以上为0.94g/kg体重，19～70岁为0.75g/kg体重（NHMRC，2006）。

无论是耐力型老将运动员还是在力量型老将运动员，蛋白质代谢周转量和需要量均比一般人群参考值要高（参见第4章）。传统上一般认为，老将运动员的每日蛋白质需要量低于年轻成年运动员，主要因为随着年龄增长，肌肉质量下降（Proctor & Joyner，1997），运动后摄入蛋白质后全身和肌肉蛋白质合成减少（Rennie et al. 2010）。尽管老将运动员的瘦体重随着年龄的增长而降低，但肌肉蛋白质合成速率的降低通常在40～50岁后出现，并且可以通过更高的蛋白质摄入量来改善（Doering et al. 2016a）。

肌肉收缩和蛋白质摄入可刺激合成代谢，老年机体对该合成代谢过程的抵抗称为合成代谢抵抗（Moore et al. 2015；Morton et al. 2018a）。因此，摄入定量的蛋白质，与年轻人相比，老年人肌肉蛋白质合成受到抑制。一项研究表明，在3日的艰苦耐力训练中，摄入蛋白质约每日1.6g/kg体重时，训练有素的老将运动员［平均年龄为53岁，平均VO_2峰值56.3ml/（kg·min）］的肌肉蛋白质合成速率低于年轻运动员（Doering et al. 2016b）。这项研究得出结论，与增龄相关的合成代谢抵抗导致肌肉蛋白质合成下降。肌萎缩是随着年龄增长而发生的肌肉质量、功能和力量的退化，可归因于多种因素，包括肌肉蛋白质合成反应减弱（Pennings et al. 2011；Morton et al. 2018a）。

Morton等（2018b）基于一篇关于未经运动训练老年人研究的系统综述提出，当蛋白质摄入量超过每日1.6g/kg体重，不会使抗阻运动训练对瘦体重的增加有进一步的作用。在一项针对50名优秀高年男女运动员（年龄约72岁）的研究中，使用尿肌酐和尿素作为蛋白质摄入量的标志物，发现蛋白质摄入量较高［1.34g/（kg·d）］的运动员，其腿部和躯干的力量大于蛋白质摄入量较低（每日1.21g/kg BM）的运动员（Di Girolamo et al. 2017）。在另一篇关于老年人临床护理的综述中，对于骨骼肌萎缩迅速的情况，建议摄入比通常人群参考标准更高的蛋白质［即1.2g/（kg·d）］，以帮助保持瘦体重（Morton et al. 2018a）。

对老将运动员的膳食调查表明，大多数年龄较大的运动员每日蛋白质总摄入量为1.25～1.45g/（kg·d）（表19.2），接近每日推荐摄入量。然而，对于那些处于高强度训练中的老年耐力型运动员，尤其是那些从事重复离心运动训练的老年运动员，由于年老相关的合成代谢抵抗，可能需要更接近年轻运动员的推荐蛋白质摄入量［即1.6g/（kg·d）］（Doering et al. 2016c）。

训练后餐/赛后或零食中蛋白质（和碳水化合物摄入）的数量、时间和质量是肌肉蛋白质合成和整体恢复的重要刺激因素，尤其是对于一名老将运动员而言。在一项里程碑式的研究中，以老年男性和年轻男性（平均年龄分别为71岁和22岁）为受试者，研究了单餐优质蛋白质对肌肉蛋白质合成的影响。与年轻组约0.24g蛋白/kg的摄入量相比，老年组约0.40g蛋白/kg可产生最大化肌肉蛋白质合成反应（Moore et al. 2015）。笔者认为，老年组的这种高蛋白摄入，可以很轻易地以运动后膳食或零食的形式摄入，可使老将运动员最大限度地恢复、修缮和重塑肌肉（Doering et al. 2016c）。该策略满足了当前蛋白质分布的最佳应用效果，其目标是每隔3～4小时（非睡眠）进行一次蛋白质摄入（Areta et al. 2013），并最终使每日蛋白质总摄入量约为1.6g/（kg·d）（Doering et al. 2016b）。

某些蛋白质由于其特殊的物理和化学结构，并不能被完全消化和吸收。含有优质蛋白质（具有高生物利用度，如牛奶）和亮氨酸含量丰富（如乳清蛋白补充剂，牛奶提取物）的食物最适合快速吸收和最大化肌肉蛋白质合成（Pennings et al. 2011；Burd et al. 2012；Yang et al. 2012）。在一项针对老年男性蛋白质补充剂的研究中，20 g乳清蛋白补充剂的吸收速度比相同剂量的酪蛋白和酪蛋白水解物补充剂更快，并可产生更大的肌肉蛋白质合成反应（Pennings et al. 2011）。为了使用方便和胃肠舒适，同时含有碳水化合物的液体乳清蛋白补充剂可能是一种有优势的蛋白质补剂或全食物辅食，供老将运动员在剧烈运动或耐力赛后不久食用。高质量和低质量蛋白质的常见食物来源可参见表4.2。

总之，可以合理地建议，随着运动员年龄的增高和持续的高强度训练，总蛋白质摄入量应更高，超过1.2g/（kg·d），可高达1.6g/（kg·d），应优先从具有高生物利用度的蛋白质食物来源（即肉、鱼、蛋、牛奶）获得优质蛋白质（Tarnopolsky，2008b；Doering et al. 2016c）。第4章提供了实用的饮食策略，以满足推荐的蛋白质摄入量。

19.6 微量营养素

成年运动员对微量营养素（如维生素、矿物质和抗氧化剂）的需要量以及微量营养素对成年运动员运动表现的影响详见第12章。因为关于老将运动员或高龄运动员对微量营养素（维生素、矿物质和抗氧化剂）需要量的研究有限，其营养素推荐量主要根据静态生活老年人群研究中得到的数据进行推算。关于微量营养素和健康老年的详细内容，请参见Maggini等（2018）的综述。

无论年龄如何，运动员对若干种维生素和矿物质的需要量都略高于普通人，尤其是耐力项目运动员（参见第12章）。然而，根据年龄、训练强度和训练年限，老将运动员可能比年轻运动员更有可能面临微量营养素缺乏的风险，其原因如下。

▶ 据报道，有几种营养素（维生素B$_6$、维生素B$_{12}$、维生素D和钙）的吸收随年龄增长而下降（Saltzman & Russell，1998）。

▶ 老将运动员个体间营养素需要量的差异很大。

▶ 老将运动员可能使用某些药物，可干扰营养素的吸收和利用。

▶ 老将运动员可能患有慢性疾病。

据报道，老年耐力运动员的钙、铁、锌，以及维生素D和维生素E的摄入量低于普通人群的推荐量（如RDI、RDA）（表19.2），虽然低于这些推荐量，但不一定代表不足。与年轻运动员类似，当老将运动员能量摄入得到满足并摄入多种食物时，其微量营养素的摄入也令人满意（Brisswalter & Louis，2014）。然而，随着低能量摄入或营养素摄入不足的时间延长，从事高强度或大运动量训练或比赛的老年运动员的微量营养素状况可能会迅速变差（参见第12章）。此外，对于任何一名运动员来说，微量营养素缺乏的风险可能会因慢性疾病、药物的使用或肠道功能的改变而加剧，这些改变会损害营养素的吸收。

19.6将讨论与增龄相关的主要微量营养素的作用及需要量的潜在变化，还将讨论运动对老将运动员营养素需要量的影响，并对高危人群提出推荐量建议。

19.6.1 维生素

（1）维生素A和维生素C：年龄不会影响维生素A的需求。也没有证据表明维生素C的吸收或利用会随着年老而受损（Chernoff，2014）。目前的证据表明，老将运动员的维生素A推荐摄入量符合普通人群的参考推荐量标准（RDI/RDA）（Chatard et al. 1998；Beshgetoor & Nichols，2003）。膳食调查显示，老将运动员维生素C的摄入量很容易达到或超过人群的参考推荐摄入量（Butterworth et al. 1993；Chatard et al. 1998；Beshgetoor & Nichols，2003；Braakhuis，2012）。一项关于维生素C补充剂对成年运动员运动表现影响的综述发现，在12项被评估的研究中，大多数研究显示，维生素C摄入量超过1000mg/d，运动员的运动表现受损或没有改善，而另外4项研究显示，未见这种受损有统计学差异（Braakhuis，2012）。该综述得出结论，通过进食5份或更多的水果和蔬菜，所摄入的200mg/d的维生素C可能足以在不影响训练适应的情况下减少氧化应激。通过膳食从富含维生素A和维生素C的食物获得这些维生素，比从补充剂获得更合适，可避免对健康和运动能力潜在的不利影响（参见述评4）。

（2）B族维生素：身体活动增加了能量消耗和代谢活动，进而增加了几种B族维生素的周转（参见表12.1）。与年轻运动员类似，如果老将运动员能量可利用性低、训练量大、不吃强化食品，也可能存在B族维生素（维生素B_1、维生素B_2、叶酸和维生素B_6）营养状况不佳的风险。叶酸和维生素B_{12}对红细胞的血红素合成很重要。10%～30%的老年人（＞50岁）中存在维生素B_{12}吸收随着年龄增长而减少的现象，通常与增龄相关的萎缩性胃炎有关（Otten et al. 2006）。

普通人群老年人维生素B_1、维生素B_2和维生素B_{12}的膳食参考摄入量（即RDI/RDA）与年轻人相似，但维生素B_6在50岁后有所增加，且男性略高于女性。原因尚不清楚，但理论上可能间接与该年龄组的高蛋白质（或肉类）摄入量有关。少数关于老将运动员的膳食调查表明，膳食来源的所有B族维生素摄入充足（Chatard et al. 1998；Beshgetoor & Nichols，2003）。然而，考虑到在20世纪90年代小麦粉叶酸强化之前，美国、澳大利亚、加拿大老年人群中维生素B_{12}缺乏及叶酸摄入量不足的发生率相对较高（Bannerman et al. 2001；De Wolfe，2007；Pfeiffer et al. 2007），在那些尚未采取强化措施的国家，监测老将运动员体内这些营养素的生物标志物可能是必要的。

（3）维生素D：作用不仅限于钙稳态，还包括调节骨骼肌和心肌功能、免疫细胞功能和抗癌活性，这些都与老年运动员有关。维生素D缺乏或不足在世界范围内普遍存在，并随着年龄的增长而大幅增加。从整体人群来看，风险最高的群体是绝经后女性、老年男子、生活在高纬度地区的深色皮肤人群及所有年龄段的蒙面/遮盖身体人群（Marwaha et al. 2011；Vatandost et al. 2018；Esmaeili et al. 2019）。维生素D缺乏也与肌肉疼痛和少肌症有关（参见第10章）。除了从膳食来源（如强化谷物和牛奶、人造黄油和鸡蛋）中获取少量维生素D外，大多数维生素D（80%～90%）是通过暴露于阳光中的紫外线继而作用于维生素D前体而在皮肤内产生的，维生素D在肝和肾中转化为最终的活性形式（Bikle，2014）。衰老降低了皮肤合成维生素D前体的能力，并且减少了活化形式（维生素D_3）的产生。因此，在高纬度地区或室内训练的老将运动员，以及那些因为使用防晒霜或防护服而很少暴露在阳光下的老将运动员，发生维生素D水平低下的风险很高。

与年轻人相比，70岁以上男性和女性维生素D的人群膳食推荐值更高，反映了正常情况下维生素D的增龄性合成下降（Muir & Montero-Odasso，2011）。根据有限的膳食研究，老将运动员维生素D的摄入结果从低至足够均有分布（Beshgetoor & Nichols，2003；Chatard et al. 1998）。然而，除了极少暴露于阳光下的个体（Larson Meyer & Willis，2010）和某些老年人，饮食摄入对维生素D营养状况的影响很小。鉴于老年男性和女性中维生素D缺乏/不足的高发生率及其与肌肉减少症（Antoniak et al. 2017；Yang et al. 2020）和骨质疏松症的相关性，以及老年男性和女性还可能使用降低维生素D营养状态的药物（参见表10.4），使用生化指标监测处于较高风险中的老将运动员的膳食钙摄入量和维生素D状况可能是有必要的。有关维生素D和运动表现的更多内容，请参见Wilson Barnes等（2020）和Yagüe等（2020）的综述，以及第10章相关内容。

（4）维生素E：主要作用是作为抗氧化剂来防止生物膜发生脂质（脂肪）过氧化损伤。短期、大剂量使用剂量维生素E和其他抗氧化剂补充剂（如维生素C、维生素E和β-胡萝卜素），对改善抗氧化防御作用和运动表现的益处是相互矛盾的（参见述评4）。来自随机临床试验和系统综述的流行病学证据证实，抗氧化剂补充剂不能预防癌症或心血管疾病（Bjelakovic et al. 2012）。证据表明，习惯性补充β-胡萝卜素、维生素A和维生素E，实际上可能会增加死亡率（Bjelakovic et al. 2014）。维生素E作为补充剂用于治疗的主要适应证是脂肪吸收不良，如克罗恩病（Crohn disease）。短期补充维生素E（和维生素C）还有其他潜在的健康益处，如增强胰岛素敏感性、降低血压、减少肌肉酸痛（参见述评4）。然而，维生素E补充的剂量、持续时间及可能产生不利影响的阈值仍然不太清楚，并且变异很大，特别是存在与增龄相关的生理变化的情况下。

老将运动员的研究表明，与人群的推荐摄入量相比，其维生素E的摄入是足够的（Chatard et al. 1998）。因为维生素E存在于脂肪和植物油中，与脂肪一起吸收并不会受到年龄衰老的影响。维生素E的人群膳食推荐摄入量能够保证合适的维生素E需要。维生素E可以很容易地从食物中获得，而不是来自补充剂。

19.6.2　矿物质

（1）钙：除了众所周知的钙在骨骼健康中的作用外，其他潜在的益处如防止高血压和结肠癌，也可能与老年运动员有关。

虽然负重运动和抗阻运动能够在较小程度上增加骨密度（Beck et al. 2017），但已经处于骨密度低、雌激素不足、钙摄入量可能长期不足的老将运动员，在进行重复性冲击运动时，发生应力性骨折的风险很高（McDonnell et al. 2011；Wentz et al. 2012）。男性和女性钙的吸收随年龄增长均会有所下降，很大程度上是因为维生素D的吸收与合成减少（Aloia et al. 2011）。由于雌激素耗竭导致钙吸收下降，围绝经期女性的钙平衡急剧恶化。萎缩性胃炎患者的钙吸收进一步减少，这是老年人的常见问题（Hershko et al. 2007）。因此，钙的摄入非常重要，应该引起重视，尤其是在围绝经期和绝经后女性及老年男性中，有助于保持骨骼健康（参见第10章）。

澳大利亚绝经后妇女（51～79岁）和老年男子（＞70岁）钙的推荐每日摄入量（RDI）为1300mg/d，反映了钙损失的增加，可作为评估老年运动员钙摄入量充足性的标准。这是以美国医学研究所钙摄入标准（RDA）为参考的修订数值（参见第10章）。然而，由于种族和文化的多样性及不同的钙强化应用，各国对人群钙的摄入推荐值差异很大。Dai等（2019）和Rodríguez-Rodríguez等（2010）发表的精彩荟萃分析涉及中年及老年人群钙推荐摄入量的未来更新问题，还包括运动对骨骼健康的影响，值得一阅。目前尚不清楚运动是否会进一步增加钙需求。根据对年轻运动员的有限研究，每日钙摄入量稍高于1500mg可能有助于减少应力性骨折（Tenforde et al. 2010）。

对老将运动员膳食调查的结果表明，许多老将运动员的钙摄入量还达不到人群标准（通常是RDA）（表19.2），这令人担忧。对于食物摄入难以满足钙需要量的运动员而言，钙补充剂可能是一种选择，但是补充剂来源的钙，其生物利用度远远低于乳制品来源钙。在老年人群中，尤其是男性中，长期高剂量的钙补充剂也存在潜在的不良影响（例如，心血管疾病风险增加）（Wang et al. 2014；Reid et al. 2015；Reid & Bollard，2019）。柠檬酸钙或苹果酸钙补充剂中的钙，比碳酸钙吸收得更好，至少在对低钙饮食摄入的绝经后女性的研究中是如此。而且，在减少绝经后妇女骨矿流失和降低骨折率方面，柠檬酸钙和苹果酸钙比碳酸钙更有效（参见第10章）。此外，柠檬酸钙是患有肠道吸收问题的老年人的首选形式（Straub，2007）。想了解与骨骼健康相关的其他营养素和食物的更多详情，以及补充剂对与增龄相关的骨质流失影响的证据，请参见第10章。

（2）铁：对于任何年龄的运动员，特别是耐力运动员，铁是氧气运输至细胞和组织以及线粒体产生能量过程中不可缺少的一种微量元素。

缺铁性贫血可大幅度降低运动员的运动表现和最大有氧能力（参见第11章）。即使组织铁状态的轻微不足（即铁缺乏第2阶段），也会降低成年运动员的最大摄氧量、有氧效率和耐力（参见第11章）。任何年龄段的运动员，伴有或不伴有贫血的缺铁原因是多因素的，可能是由于膳食铁摄入量低，并同时伴有铁需求的增多，如红细胞总量增加，还包括因出汗、失血和受伤引起铁损失增加而导致的铁需求增多。在老年人中，缺铁与慢性炎症疾病的存在、习惯性使用抗炎药物以及抗酸剂有关（Pieracci & Barie，2006）。

一般情况下，体内铁储备量随着年龄增长而增加，男女都是如此，最后达到一个稳定的状态（Garry et al. 2000；Liu et al. 2003）。没有证据表明铁的吸收会随衰老而降低（O'Connor et al. 2011）。与年轻人相比，健康的老年人需要的膳食铁更少一些，这也在人群铁摄入参考值中有所体现。据报道，在不同文化中，尤其是女性，随着年龄增长，膳食铁摄入量减少（Wakimoto & Block, 2001；Marriott & Buttriss, 2004）。少数已发表的关于老将运动员膳食铁摄入量的研究显示，与人群推荐摄入参考值相比，其铁摄入量充足，不过这些参考资料有些老旧，且可能没有根据目前的铁摄入推荐值进行调整（表19.2）。

为了满足高周转率，运动员铁的摄入参考值比人群参考标准高1.3～1.7倍。对于素食者（非运动员）来说，其参考值比人群参考标准高1.8倍，这主要是考虑到素食中铁的生物利用度比较低的缘故。因此，无论是男子老将运动员还是女子老将运动员，尤其是那些参加耐力训练项目的老将运动员，铁缺乏的情况可能仍然令人担忧。

（3）锌：作为辅助因子，参与能量代谢、组织修复、抗氧化和免疫功能，由于老龄运动员易发生运动性骨骼肌肉损伤，因此锌对他们来说非常重要。大多数的锌通过尿液、粪便和汗液排出，因此在炎热、潮湿气候环境中训练的运动员，不管任何年龄，锌的需要量都有可能增高。锌的众多功能及潜在的从汗液大量丢失，提示锌的需要可能会提高，尤其是进行高强度间歇训练的老将运动员。然而，并没有证据表明摄入相同膳食模式的年轻成年人和老龄成年人群体之间，存在锌平衡的差异。随着年龄增长，锌的吸收下降，但排泄也减少，因此与年轻人相比，老年人的锌平衡能够更好地维持（Turnland et al. 1986）。

然而，许多老年人包括老年运动员可能由于摄入富锌食物不足，将面临锌缺乏的风险，尤其是限制摄入肉类及素食者。有报道称，老将运动员的锌摄入量呈略微不足或边缘性不足的状况（表19.2）。类似于非血红素铁的吸收，锌的吸收受天然存在于食物中的抑制物的作用而下降，如植酸（存在于全粒谷物、大豆、花生），也因一起服用钙补充剂而降低。由于植酸盐对锌吸收的抑制作用，素食者对锌的估计平均需求量（EAR）可能比肉食者高出50%，特别是以谷物和豆类为主要食物的严格素食者（NHMRC, 2006）。

总之，如果老将运动员大量出汗，或大量摄入全谷物食物或吃素，或经常随餐一起服用钙和铁补充剂，将会抑制食物中锌的吸收，可能存在锌缺乏的风险（参见第11章）。

19.7 液体

短时间内中等程度的体重丢失（≥2%）是定义运动员运动能力受损和心血管压力增加的分水岭。然而，与年轻运动员相比，这种失水量对于老龄运动员来说可能更为严峻，会使他们面临更高风险的失水和热应激，原因如下。

▶ 机体总水量随年龄增长而减少，血浆容量也随之减少，因此热应激的风险增加。

▶ 肾中抗利尿激素受体的工作效率下降，从而增加了尿液排泄率，导致体液丢失量增多，因此体液不足的风险增加。

▶ 渴感降低，这是因为渗透压感受器出现减少而引起，而渗透压感受器对血液中的体液调节激素浓度和电解质浓度非常敏感（Hansen et al. 2011），因此摄入液体的潜在可能性降低。

▶ 随年龄增长，汗液分泌减少，同时出汗反应延迟（Dufour & Candas, 2007；de Paula Viveiros et al. 2012），这将导致汗液从皮肤蒸发的降温效应下降。

尽管存在上述增龄相关的改变，但终身运动或高水平有氧运动可以阻止随年龄增长而发生的排汗量下降（Buono et al. 1991；Best et al. 2014）。Viveiros等（2012）发现，训练有素的中年跑步者（54岁±2岁）可通过增加热激活汗腺的数量而补偿出汗率的降低。尚不清楚这种适应现象是否也可发生于老年群体。

年轻成年运动员在比赛的前、中、后补水的推荐指南，同样也适用于老将运动员（参见述评5）。笔者发现，许多老年运动员的液体摄入不足。对于老将运动员来说，运动补液处方有助于减少体水不足的风险，尤其是对于那些在炎热环境下训练和比赛的老将运动员（Goulet, 2012）。运动补液计划包括先前训练中测量的体重丢失量（或汗液丢失量），应根据预计的体重丢失量匹配性补液。

与年轻运动员类似，当提供的是运动饮料而不是水时，老将运动员可以摄入更多的液体。上述反应在一项实验室条件下设计的蹬车方案中被证实，当提供运动饮料时，27位54～70岁的男女体育爱好者的补液量和血浆恢复量要快于单纯提供水时（Baker et al. 2005）。

通常在炎热气候下进行耐力比赛或训练时，发生的补液过量与运动相关低钠血症有关（参见第14章）。低钠血症主要由长时间过量饮用淡水引起，是超长距离比赛中所观察到的最常见医学并发症。鉴于本章19.2节中概述的与运动有关的增龄性生理改变，老将运动员比年轻运动员患低钠血症的风险更高。使用药物时的风险更大，特别是存在高血压（如利尿剂）、癫痫和抑郁症时（Liamis et al. 2008）。

在长时间（＞1小时）的训练或比赛中，特别是在炎热的环境中，含有6%～8%碳水化合物和电解质的饮料（如运动饮料）是预防体水不足的理想选择，尤其是对于老年运动员而言（Sawka & Noakes, 2007）。定时饮用少量的水（加上食物摄入）或电解质饮料或运动饮料，而不是大量饮用，可快速补充体液损失，最大化减小肠道不适，降低产生不良影响的风险，尤其是在非常炎热或寒冷的条件下。

19.8　药物与营养素的相互作用

随着年龄的增长和药物使用的增多，药物与营养素的相互作用与不良反应呈指数级增加，这在老年人中并不罕见（Salazar et al. 2007；Guisado Clavero et al. 2019）。有高达34%的老将运动员服用治疗高血压、心血管疾病、哮喘、焦虑/抑郁和炎症的药物（DeBeliso et al. 2011；Fien et al. 2017；Chalmers et al. 2019）。一些处方药和非处方药（和补充剂）会干扰营养素的吸收和利用，并掩盖或改变对运动的正常生理反应。例如，治疗高血压的β受体阻滞剂可以减缓运动时心率的升高。相反，一些食物或食物中的营养素会干扰药物效果。有关药物与营养素相互作用的更多内容，请参见相关综述（Little, 2018）。

19.9　膳食补充剂

尽管膳食补充剂与全因死亡率没有关联或关联微弱，膳食补充剂在发达国家的使用量已经明显增加（Sebastian et al. 2007；Chen et al. 2019）。澳大利亚2012年全国调查（$n = 4895$）显示，47%的女性和34%的男性使用了补充剂。有趣的是，在年龄较大的人群中，尤其是71～85岁的人，还有那些符合体育活动指南的人，使用补充剂更为普遍（Burnett et al. 2017）。这一发现与前期对老年人的研究一致（Sebastian et al. 2007），也与精英年轻运动员的补充情况相似（相比于体力活动不太活跃的对照组）（Knapik et al. 2016）。

毫无疑问，在老将运动员中也普遍使用补充剂（Striegel et al. 2006；Guthrie & Erickson, 2016；Gifford et al. 2018；Chalmers et al. 2019）。在一项对美国老将游泳组织（US Masters Swimming）成员使用补充剂的调查（$n = 1042$，52岁±13岁）中，62%的老将游泳运动员使用了补充剂。相比之下，在2009年美国健康和营养调查（2009 National Health and Nutrition Examination Survey）（$n = 6209$）中，普通人群中服用补充剂仅占37%（Guthrie & Erickson, 2016）。老将游泳运动员最常用的补充剂依次是维生素（55.8%）、钙（23.1%）、氨基葡萄糖或软骨素（11.6%）和辅酶Q10（5.4%）。据报道，使用补充剂的主要原因是受伤（25.5%）、健康（19.9%）和提高运动能力（如提高比赛成绩、增强耐力、增强力量）（10.3%～18.3%）。补充剂的使用频率与前期的一项调查相似，世界田径老将锦标赛（World Masters Athletics Championships）上有61%的老将运动员（$n = 598$）使用了补充剂（Striegel et al. 2006）。值得注意的是，在对25名女性耐力运动员（平均年龄为50.4岁）的早期研究中，无论是服用补充剂的人还是未服用补充剂的人，均未达到钙和维生素E的RDA（Beshgetoor & Nichols, 2003）。这是一个有趣的发现，且在这个年龄段并不罕见。

对于考虑服用维生素或矿物质补充剂的定期进行体育锻炼的老年人来说，服用不超过RDI/RDA 2倍的复合多种维生素矿物质补充剂，比联合服用几种单一补充剂更加安全，后者通常是RDI/RDA的5～10倍（参见第12章）。尽管人们认为，在缺乏维生素和矿物质的情况下服用某些单一维生素和矿物质补充剂，可能会降低心血管疾病（Kim et al. 2018）、癌症（Fortmann et al. 2013）和糖尿病（Balbi et al. 2018）的发病率和死亡率，但没有确凿的证据支持。然而，有充分的证据表明，通常高剂量的单一维生素补充剂会产生不良影响和生理障碍（参见第12章）。

抗氧化补充剂（通常是维生素C和维生素E）已被建议用于积极锻炼的老年人群（Szentesi et al. 2019；Cruz Jentoft et al. 2020；Pastor & Tur，2020），尽管最近的几项系统性综述表明，抗氧化补充剂在老年人群中的效果有限（Machado et al. 2019；Das et al. 2020）。尚无证据支持抗氧化补充剂可在慢性病的初级预防中应用，且抗氧化补充剂可以抑制训练的适应过程，抵消运动的有益影响（参见述评4）。食用富含抗氧化维生素、矿物质和多酚类物质的饮食对健康有益。

关于肌酸的补充效果，尽管在老将运动员中几乎没有直接证据，但理论上，在无氧型比赛（短跑和场地自行车赛）之前服用肌酸，可能会有一些益处（Wiroth et al. 2001）。骨骼肌功能会随着年龄的增长而下降，当习惯性服用肌酸以帮助保持骨骼肌功能时，可能会带来更多的益处。事实上，最近一项纳入了17项随机对照试验的系统综述发现，通过补充肌酸并配合中高强度训练计划，可使老年人的肌肉功能得到积极改善（Stares & Bains，2020）。为了改善肌肉功能，至少需要连续12周的每日低剂量肌酸补充并配合训练，女性比男性受益更大。该综述介绍的另一个令人感兴趣的结果是，补充12个月的肌酸并配合抗阻锻炼，骨密度得到了改善（Stares & Bains，2020）。

类似于肌酸，补充β-丙氨酸（肌肉肌肽的氨基酸前体）似乎在1～10分钟的高强度运动中可改善运动表现，大多数数据支持2～4分钟的最大强度运动，如短跑项目（Forbes et al. 2020）。肌肉中肌肽随着年龄的增长而减少。在一项针对22名女性老将自行车运动员（54岁±2岁）的研究中，持续28天每天服用4次β-丙氨酸补充剂（800mg），可显著改善肌肉力量（Glenn et al. 2016）。有趣的是，同一组研究人员对受过训练的年轻自行车运动员（26.6岁±1.3岁）进行的另一项研究结果显示，补充β-丙氨酸对运动成绩没有明显的益处（Glenn et al. 2015）。

小结

还没有针对老将运动员的营养素推荐摄入量。估算的平均需要量（estimated average requirement，EAR）被认为是评估个人和群体营养素需要量的最佳参考值，年轻运动员碳水化合物和蛋白质的EAR值可用于健康的老将运动员，如果能量需要得到满足的话。EAR界值的变化说明，随着增龄，营养素需要量在生理上有所变化。然而，如果现存慢性疾病或用药情况，应该对营养素需要量进行一些调整，因为药物的使用可能会干扰营养素的生物利用率，对那些参加高强度、大运动量训练的老将运动员更应该如此。

对老将运动员饮食状况数量有限的研究表明，某些项目老将运动员的微量营养素（维生素B_6、维生素B_{12}、维生素D、维生素E、叶酸、钙、铁和锌）摄入量属于亚理想状态，或至少低于RDI/RDA的界值。RDI/RDA并不是评估营养素摄入量"充足"或"不足"的界值，因为它可能会高估实际需求量。然而，对于那些习惯性摄入较低微量营养素的健康老将（或年轻）运动员来说，改善摄入量最好的方式是通过膳食而非补充剂。如果老将运动员出于某种原因想要使用微量营养素补充剂，最好补充不超过2倍RDI/RDA剂量的多种维生素矿物质混合补充剂，既能保障安全，又足以保障最佳运动表现。

随着参与休闲式和竞技式体育活动的老年人数量增加，在制订老将运动员营养素推荐量之前，需要对不同活动水平的老将运动员进行更多的研究，以进一步明确饮食、衰老、体力活动、药物使用和现存慢性病之间的相互作用。

应用提示

Janelle Gifford，Rebecca Hay

前言

"典型"老将运动员的概况难以描述，他们有很宽的年龄范围，多样的参与动机，以及以往参与体育活动的不同经历。由于慢性疾病的发生风险随着年龄的增长而增加，因此为患有疾病的老将运动员提供竞技运动营养建议可能是一项挑战。参赛多年的运动员可能具有长期持有的信念和需要更新的老旧观点。老将运动员并没有专门的营养指南。借用年轻运动员的营养指南应考虑衰老过程、训练水平和存在的健康状况。

能量、营养素和身体成分

▶ 老将运动员的能量需求计算方法与年轻运动员相同（参见第5章）。老将运动员可利用可穿戴技术来计算所需和消耗的能量，然而这种内置的算法通常并不准确。心率监测器不适合于服用某些抑制心率的降压药物（如β受体阻滞剂）的老将运动员。如果使用预测方程来计算能量需求，那么在应用于老将运动员时，可能需要对公布的体力活动水平（physical activity level，PAL）值进行实质性调整，并考虑具有代谢活性的瘦体重随着年龄增长而发生的潜在丢失，以及对训练强度和持续时间下调的适应。

▶ 对于那些需要减少能量摄入以达到目标体重和减少体脂目标的老将运动员，建议增加可提高饱腹感的食物（如高蛋白、高纤维含量）。其最佳策略是确保训练及比赛时段能量充足（根据运动类型、强度和持续时间，在训练/比赛前、后进行补充），而在休息日减少能量摄入（对年轻运动员而言）。食物的选择往往取决于肠胃的舒适度，固体食物应少选，而酸奶或冰沙等流体食物通常胃肠耐受性更好。应在既保证能量充足又满足最低能量供应的情况下，控制每份食物的量和选择低脂食物。

▶ 食欲缺乏是剧烈运动的常见生理反应，在停止运动后会持续很长时间。随着年龄的增长，食欲、味觉和嗅觉的变化也会减少食物和能量的摄入。对于一名老将运动员来说，要确保训练和恢复所需的营养素得到满足，需按饮食计划而非食欲来进食，这很重要。

▶ 虽然耐力训练可以增强老年运动员的糖原储备能力，但对于参加长跑比赛的老将运动员，可能需要考虑随着年龄增长而带来的糖原储存能力降低的问题。关于老年运动员在训练前后的食物摄入量和摄入时间的建议与年轻运动员相同，但能量摄入量可能会降低。能量摄入最好是通过食用营养丰富的食物，而不是依靠精制碳水化合物来实现。

▶ 与增龄相关的蛋白质吸收减少和合成代谢抵抗增加了蛋白质需求。富含亮氨酸的蛋白质食物有助于维持并可能增加抗阻训练后的肌肉质量。多种食物可提供亮氨酸，如瘦肉和鱼、奶酪、牛奶、鸡蛋、豆类、豆腐和南瓜子。含有高生物利用度蛋白质的食物是严格限制能量摄入的老年运动员的最佳选择。

▶ 由于吸收减少（如钙及一些B族维生素）和机体生理功能变化（如维生素D），某些微量营养素的需求可能会随着年龄增长而增加。全种类食物人群膳食指南适用于老将运动员，以优化微量营养素的摄入。当能量摄入受到限制时，满足这些营养需求可能是一项挑战。通过减少随意性食物摄入来严格规划食物摄入，有助于在各种微量营养素密集的全种类食物中满足所推荐的营养素。应关注食物的质量而非食物的数量。

水合作用

▶ 温度调节功能、肾功能及渴感随年龄增长而降低，增加了老将运动员发生热应激和体液不足的风险。没有为任何运动员包括老年运动员设立特定的液体需求量。根据不同的环境条件和训练情况制订个性化的补液计划，是所有运动员（无论年龄）的推荐策略。训练前后体重的测量、尿液标志物（如颜色）和尿液渗透压等体液变化监测技术是可靠的选择。建议年龄较大的运动员摄入足够的液体，将训练前后体重损失限制在基线值2%之内的可接受范围内，因为老年运动员可能耐受不住2%的体液损失量。

▶ 出现增龄性或病情相关的夜尿的老将运动员，通常会故意减少液体摄入量，以减少尿频和睡眠中断。降低大量摄入液体的频次有助于减少夜间尿的频次。老年运动员也倾向于比年轻运动员减少液体的摄入，并可从包括训练、比赛和日常生活的个性化液体摄入计划中获益。

▶ 在耐力项目中以较慢步速比赛的老年运动员有更多的时间去补液，并可能补液过多，而当选择饮用普通白水时，他们有低钠血症的风险（参见第14章）。对于有这种情况的老将运动员，建议在耐力训练（或耐力比赛）中选择电解质饮料或适当的食物，特别是新参加这些耐力项目的老将运动员。

▶ 汗液中钠的测量可用于那些采用限钠饮食的人（如糖尿病、肾病或高血压患者），以便为其制订更有针对性的补液计划。

▶ 随着运动员年龄增长和生理功能下降，需要不断修订液体的摄入计划。

骨与关节健康

▶ 老龄会导致身体平衡功能的改变和骨密度的降低，从而导致跌倒和骨折的高风险。那些长期参加非负重运动（如骑自行车和游泳）、长期低能量摄入、绝经较早而没有激素替代治疗的老年运动员，具有发生骨折的高风险。还需对其他可预防的风险因素（如长期低水平的阳光照射）、低水平的负重活动和慢性钙摄入量不佳进行评估和建议。各国的癌症预防小组通常会提供维生素D合成所需的最安全的阳光照射时间信息。

▶ 尽管规律锻炼可以降低许多慢性疾病的风险，但在最近对814名参加澳大利亚比赛的老将运动员（平均年龄为53.7岁±10.7岁）的调查中，笔者观察到骨关节炎的患病率与普通人群相似（Halar et al. 2020）。如果出现了超重或肥胖，减肥及增加患侧关节周围肌肉质量的特定运动训练通常是减轻关节负荷和帮助减轻疼痛的首选干预措施。

慢性病和注意事项

▶ 很多老将运动员从事竞技运动，是为了预防或治疗健康相关疾病和慢性病。学习相关的最新知识和进行培训，对于安全有效的运动营养建议和管理至关重要。这些学习和培训的重要领域包括治疗性营养干预（医学营养治疗），药物和营养的相互作用，与个体运动员年龄、健康素质和训练计划相关的运动营养原则等。

▶ 以前接受过运动营养教育的老将运动员可能需要更新以往的知识体系，包括慢性疾病管理的具体建议和运动参与最佳化的具体建议。

▶ 对于那些患有糖尿病的老将运动员来说，按运动员推荐量摄入碳水化合物通常不妥，特别是之前曾被建议监测碳水化合物摄入量以控制血糖水平者。原则上，为没有糖尿病的运动员推荐的碳水化合物指南也适用于那些代谢控制良好的糖尿病运动员（参见第20章）。推荐的干预策略是，根据个人对运动的反应及密切的血糖监测来调整碳水化合物摄入方案。应强调饮食的质量，而非单纯限制。必要时倾听糖尿病教育者和内分泌专家的建议。

▶ 高血压和其他心血管疾病的患病率随着年龄的增长而增加。减少钠摄入量，增加钾和硝酸盐（主要存在于水果和蔬菜中），可能有助于控制血压。电解质补片中，钠和钾含量高于血浆。在高温下进行长时间运动、汗液中钠含量高（因此钠损失高）、脱水风险高、具有高血压的运动员，可使用电解质补片。关于高血脂的管理，需要改变摄入脂肪的类型，特别要增加不饱和脂肪与饱和脂肪的比值；还要尽量减少精制碳水化合物（精制糖）的摄入；同时增加可溶性膳食纤维的摄入量，有利于胆固醇吸收的抑制。

▶ 鉴于药物与营养素相互作用的复杂性，运动营养师需要解决处方药物对营养干预的潜在干扰。

▶ 一些用于慢性疾病的药物在国际和国家比赛中被禁止使用，为避免误服，赛前可到指定医疗机构开具不含违禁成分的药物。

补充剂

▶ 在发达国家，特别是在老年群体和老将运动员中，营养补充剂的广泛使用令人担忧（参见19.9相关内容）。老将运动员可能会服用多种补充剂。需要考虑补充剂和药物之间的相互作用及潜在的不良反应风险。

▶ 老将运动员往往出于健康原因而使用补充剂，而不是因为运动损伤或为了增强运动能力。但在有关体育运动的咨询中，他们往往回避使用的原因。

▶ 在慢性病的初级预防中使用单一或联合抗氧化补充剂（即维生素E和维生素C），但这可抑制训练适应，从而抵消运动的有益影响（参见述评4）。食用富含抗氧化维生素、矿物质和多酚类物质的食物，可产生最大的健康效益。

▶ 与服用几种单一补充剂（通常是RDI/RDA的5～10倍）相比，服用量不超过RDI/RDA 2倍的复合维生素矿物质补充剂是一种更安全的选择（参见第12章）。当某些营养素超过其上限值时，应引起注意。

▶ 关于补充剂对老年运动员成绩的益处或不利影响的研究很少。对于年龄较大的运动员，运动补充剂的使用和建议剂量需要谨慎。在应用于比赛之前，应在训练期间对其使用及剂量进行安全性和有效性的测试。

▶ 老将运动员在国际比赛和国家比赛中都要遵守反兴奋剂规则，他们可能在不知不觉中使用了禁用的兴奋剂。更多内容请参见世界反兴奋剂机构（WADA）网站（https：//www.wada-ama.org/）及第17章。

（丁　一　译　艾　华　校）

参考文献

第20章
特殊需要：糖尿病运动员

Barbora Paldus, Steve Flint, David O'Neal

20.1 引言

糖尿病是由胰岛素分泌和（或）胰岛素作用（敏感性）缺陷导致的一组代谢性疾病，如果不予以治疗，会导致碳水化合物（CHO）、蛋白质和脂肪代谢异常，从而危及生命。糖尿病有多种类型，每种类型都有不同的临床表现，具有不同的并发症风险及管理要求。

糖尿病的急性并发症包括高血糖和低血糖。高血糖可引起脱水、酮症、电解质紊乱、体重减轻和视物模糊；使用胰岛素或磺脲类药物易引起低血糖，甚至导致低血糖性昏迷。血糖控制不佳的长期并发症（如心血管疾病、肾衰竭、视力丧失、截肢）是不可逆的，发病率和死亡率都很高。短期和长期的治疗目标包括维持血糖水平（BGL）在最佳范围内和预防长期并发症的发生、发展。

糖尿病患者可以成为精英运动员，以高水平运动强度和耐力进行训练及比赛。著名的糖尿病运动员，如1985～2000年连续获得5枚赛艇金牌的 Sir Steven Redgrave，一支美国职业自行车队（诺和诺德车队，他们都患有1型糖尿病）及巴基斯坦快速投球手 Wasim Akram，证明他们可以克服糖尿病带来的障碍。然而，对于使用胰岛素的糖尿病运动员而言，使胰岛素剂量与运动期间补充葡萄糖和CHO摄入相匹配以保持最佳BGL可能是一项挑战。

本章重点介绍糖尿病运动员的临床实践和营养指南，特别是使用胰岛素的运动员，他们参与不同类型和不同强度身体活动。糖尿病运动员在运动前、运动中和运动后CHO和蛋白质推荐摄入量与非糖尿病运动员相似，但可能需要调整。因为运动前的BGL和循环胰岛素水平会影响运动代谢反应。所以，定期自我监测BGL（特别是在运动期间）及保持咨询合格的临床医师团队（包括具有糖尿病管理经验的营养师、糖尿病教育者和医生），对于帮助糖尿病运动员精准调整胰岛素剂量，满足能量和CHO需要至关重要。

20.2 糖尿病的分型

大多数糖尿病病例可以分为两大类：1型糖尿病和2型糖尿病。然而，如表20-1所示，还有其他类型糖尿病，包括胰腺β细胞遗传缺陷、胰岛素作用和分泌遗传缺陷型。糖尿病也可能发生在妊娠期（即妊娠期糖尿病）及其他疾病或胰腺创伤（如损伤、炎症、酒精滥用和药物或化学诱导）后继发。1型糖尿病是不可逆的，但其他类型的糖尿病可能是暂时性的，这取决于糖尿病的类型、病因和干预的效果。世界卫生组织提供了最近更新的不同类型糖尿病和糖尿病前期的分类和诊断标准的详细信息（www.who.int/health-topics/diabetes）。

1型糖尿病或免疫介导型糖尿病不如2型糖尿病常见，占糖尿病患者的5%～10%。1型糖尿病（以前称为胰岛素依赖型糖尿病，Ⅰ型糖尿病或青少年糖尿病）可以发生在任何年龄，但通常在30岁之前发病，如果不及时治疗，发病初期就可能危及生命。成人隐匿性自身免疫性糖尿病（latent autoimmune diabetes in adult，LADA）可能需要数年时间发展，通常在成年时发病。1型糖尿病和LADA涉及胰腺β细胞的自身免疫破坏，而胰腺β细胞是胰岛素产生的部位。管理方法包括终身使用外源性胰岛素治疗，可以通过每日多次注射（MDI）或持续皮下胰岛素输注（胰岛素泵），饮食调整和自我血糖监测。

表20-1 常见类型糖尿病的病理生理学和医学治疗选择		
糖尿病分型	病理生理学	药物治疗方法
1型糖尿病	免疫介导的β细胞破坏和绝对胰岛素缺乏；最常见于儿童期和成年早期	胰岛素
2型糖尿病	最常见的类型，不同程度的β细胞功能障碍和胰岛素抵抗；通常与超重和肥胖有关	改善生活方式；口服药物（如双胍类、磺脲类）；非胰岛素注射疗法；可能发展到使用胰岛素
LADA	免疫介导的，并缓慢发展为1型糖尿病	胰岛素
易致酮症的2型糖尿病	非免疫介导，胰岛素不足	改善生活方式；口服药物；非胰岛素注射治疗；可进展为长期胰岛素治疗；尽管有间歇性酮症发作，也可能不需要胰岛素治疗
MODY β细胞功能单基因缺陷； 胰岛素作用单基因缺陷	由特定基因突变引起，具有多种临床表现；在新生儿和成年早期可见到；具有严重的胰岛素抵抗而不肥胖的特征； 当β细胞不能补偿胰岛素抵抗时，糖尿病就会发展	根据MODY的类型，需要不同的治疗方法，如磺酰脲类药物；MODY很少导致并发症，也不需要治疗

注：LADA.成人隐匿性自身免疫性糖尿病；MODY.年轻人的成年型糖尿病。
来源：改编自WHO，2019.

最常见的糖尿病类型是2型糖尿病（以前称为非胰岛素依赖型糖尿病、2型糖尿病或成人糖尿病），该类型糖尿病约占90%（IDF，2019）。2型糖尿病患者有胰岛素抵抗，通常有相对（非绝对）的胰岛素缺乏。葡萄糖耐量受损可能发生在诊断前5～10年（Goldberg，1998）。在澳大利亚，2型糖尿病在土著居民和其他民族（南太平洋岛民，南欧国家的以及来自中东、北非和南亚国家）的老年人发病率最高，特别是超重或肥胖人群（AIHW，2020）。

全球各年龄段2型糖尿病患病率的增加与肥胖症的流行程度相当（Di Cesareet et al. 2019；IDF，2019）。肥胖与糖尿病密切相关，因为脂肪或脂肪细胞中过量的脂质会导致胰岛素抵抗，并抑制葡萄糖进入细胞。2型糖尿病的早期阶段通常没有症状，也不需要胰岛素治疗。尽管早期会有胰岛素相对缺乏，但仍有足够的β细胞功能残留，以预防酮症酸中毒，并能够通过口服药物维持BGL在健康范围内。然而，随着病情的进展，出现嗜睡、多尿、夜尿和多饮等典型的高血糖症状，通常会恶化。2型糖尿病高血糖的治疗方法包括饮食和生活方式改善、口服降糖药物、非胰岛素注射药物和胰岛素使用。根据病情的严重程度和发展阶段，通常会使用多种治疗方案。

糖尿病、糖尿病前期和妊娠期糖尿病的诊断标准由美国糖尿病协会发布（ADA，2020a）。

20.3　运动的生理效应

对于所有类型的糖尿病，规律的身体活动包括抗阻运动和中等强度的有氧运动，可改善胰岛素的作用，增加胰岛素敏感度，降低心血管并发症的风险（Colberg et al. 2016；Turner et al. 2019）。这一效应是独立的，与运动引起的脂肪量改变无关（Duncan et al. 2003）。这种运动诱导的胰岛素敏感性增加发生在运动期间，可持续到运动后76小时，大运动量和高强度运动产生的效果更大、更持久（Bird & Hawley，2017）。在18名患有2型糖尿病的肥胖成年人（平均年龄约50岁）中，与对照组相比，7日的有氧运动（以60%～70% VO_{2max} 步行）可显著改善全身和外周胰岛素敏感性（Winnick et al. 2008）。

胰岛素是一种合成代谢激素，主要作用于CHO、蛋白质和脂肪代谢。胰岛素具有以下作用。

▶ 促进细胞摄取葡萄糖，糖酵解及肌肉、脂肪和肝细胞糖原合成的速率。

▶ 降低肌肉和肝中糖原分解（肝糖原分解）的速率。

▶ 抑制肝葡萄糖生成（糖异生）。

▶ 抑制肝和肌肉中储存的脂肪酸释放及脂肪酸氧化的速度。

▶ 增加脂肪组织和肌肉从血液中摄取三酰甘油。

▶ 增加肝中低密度脂蛋白（LDL）的合成速率。

▶ 促进蛋白质合成。

胰岛素敏感性的增加促进上述作用，是糖尿病运动员可能减少胰岛素和口服胰岛素增敏剂类降血糖药物用量的主要原因（参见20.4.6相关内容）。

20.3.1　非糖尿病运动员葡萄糖代谢的急性运动效应

急性运动能刺激肌肉组织摄取和利用葡萄糖。这些作用及能量代谢对底物利用的需求与非糖尿病运动员无异。作为对运动的反应，胰岛素分泌减少，胰高血糖素（特别是）及其他反调节激素（儿茶酚胺、生长激素和皮质醇）分泌增加，从而促进糖异生和肝糖原分解增多。这些激素共同调节葡萄糖代谢，在所有形式的运动中，即使是高强度运动，能维持葡萄糖稳态在一个很小的范围（4～6 mmol/L）。这些激素还影响运动中的心血管反应、体温、体液和电解质。在运动过程中，血液中来自肝糖原分解和糖异生所产生的葡萄糖量与其他生理系统（呼吸系统，神经系统和心血管系统）代谢需求增加的需要量相匹配。因此，在没有补充CHO的情况下，持续进行中等至高等强度运动约90分钟，BGL仍可以在这一范围内保持相对稳定。当肝糖异生不能满足运动肌肉对葡萄糖的需求及肝糖原耗尽时，BGL会下降。

20.3.2　1型糖尿病运动员葡萄糖代谢的急性运动效应

在急性中等强度有氧运动中，使用胰岛素治疗的糖尿病运动员，血浆胰岛素不会降低。1型糖尿病运动员在进行任何类型和强度的运动期间，胰岛素从注射部位的吸收仍在继续，尽管反调节激素的释放可能减少，但其分泌的量仍与体力消耗的程度成比例（Bally et al. 2015）。循环中过量的胰岛素阻止了糖异生的适当增加，并加速运动诱导刺激葡萄糖摄取，导致有氧运动期间和之后的低血糖风险（图20-1）。

相反，高强度运动（如短跑）和高强度间歇训练（HIIT）（如足球）或以无氧运动为主的运动生理

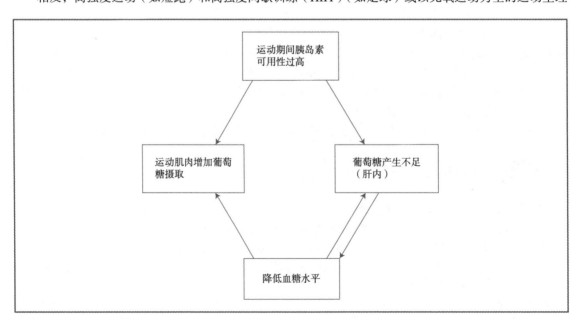

图20-1　糖尿病患者运动的血糖反应

效应可在急性运动期间和之后立即引起胰岛素依赖个体的高血糖症。有关糖尿病患者运动后 BGL 急性变化的研究，请参见 García-García 等（2015）的系统综述。

运动过程中，调节葡萄糖代谢（和身体其他系统）的激素的平衡受到干扰的程度取决以下因素。

- ▶ 运动的强度和持续时间。
- ▶ 运动前 BGL。
- ▶ 运动前注射胰岛素的时间、类型和剂量。
- ▶ 胰岛素的注射部位。
- ▶ 赛前一餐的进食时间和进食内容。
- ▶ 对低血糖发生及严重程度认识不够。
- ▶ 体质健康状况。

20.3.3　高胰岛素血症时的运动

运动时胰岛素水平高会增加低 BGL 和低血糖的风险（如图 20-1 和前面相关内容所述）。运动前减少胰岛素用量或补充 CHO 可减少低血糖发生风险（参见 20.4.6 和 20.6.2 相关内容）。由脂肪分解产生的游离脂肪酸及脂肪氧化是长时间运动中的重要能量来源，而升高的胰岛素会抑制脂肪氧化，导致能量产生的可利用性降低（Wasserman et al. 2002）。

20.3.4　低胰岛素血症时的运动

在中等至高等强度运动中，低胰岛素或缺乏胰岛素和高分解代谢激素的联合刺激下，肝葡萄糖产量大幅增加，降低运动时肌肉对葡萄糖的摄取，从而导致高血糖。在极度剧烈的急性运动和间歇性高强度运动中，这些分解代谢激素刺激肝糖产生的量超过了外周组织利用的极限。此外，脂质动员和生酮增加可诱导酮血症，即使在胰岛素存在的情况下，1 型糖尿病仍可能发生酮血症。通过在运动前调整胰岛素剂量和饮食摄入，可降低高血糖和酮症酸中毒的风险（参见 20.4 和 20.5 相关内容）。

20.4　1 型糖尿病

1 型糖尿病是一种自身免疫性疾病，由于胰腺 β 细胞破坏，导致胰岛素缺乏。需要终身外源性胰岛素治疗来预防危及生命的糖尿病酮症酸中毒。维持 BGL 在目标范围（3.9 ~ 10mmol/L）是预防高血糖并发症和预防低血糖的最佳方法。然而，皮下注射胰岛素的吸收存在延迟，使胰岛素剂量与 BGL 相匹配可能具有挑战性，特别是在代谢快速变化的时候，如运动时。糖尿病技术和新型胰岛素的日益普及促进了糖尿病管理。基于对糖尿病运动员研究的共识声明，1 型糖尿病患者运动管理的详细指南，包括胰岛素调整和食物（特别是 CHO）的摄入量（Riddell et al. 2017）。最新的综述和研究报道了活跃的 1 型糖尿病患者（包括儿童）使用新技术［如自动胰岛素输送系统、运动可穿戴设备（Fitbit）、智能手机］和对不同运动方式的反应（Zaharieva & Riddell，2017；Teich et al. 2019；Zaharieva，2020；Riddell et al. 2020b）。

20.4.1　1 型糖尿病运动员的糖尿病管理策略

使用胰岛素和监测血糖是 1 型糖尿病的管理基础，监测 BGL 的不同技术包括以下几种。

- ▶ 指尖血糖。
- ▶ 扫描式葡萄糖监测——间断扫描连续血糖监测（isCGM）。
- ▶ 连续血糖监测装置（CGM）或实时血糖监测装置（rtCGM）。

针对胰岛素依赖者的新技术，如 CGM，每 5 分钟提供一次实时 BGL，由胰岛素泵或智能手机等设备接收（针对 MDI 依赖者）。根据所使用的 CGM 类型，数据可以连接到智能手表或与其他人共享以进行实时监控（如教练或家庭成员）。

20.4.2 根据运动开始时的BGL进行运动建议

BGL为7～10mmol/L是开始任何类型运动的理想血糖范围（Riddell et al. 2017）。较高的起始BGL可能适合某些已知运动性低血糖发生率较高的个体。表20-2总结了基于运动前BGL的运动开始建议。如果BGL在运动开始时很高（15mmol/L以上），且不归因于食物摄入，则应查酮体。轻到中等强度的运动会进一步升高BGL。可以使用小剂量的胰岛素校正，但当BGL很高且存在酮症时，运动的持续时间和强度应减少。当酮体含量为＞1.4mmol/L（血液）和≥2.0mmol/L（尿液）时，禁止一切运动（Riddell et al. 2017）。

表20-2 开始运动前的血糖浓度和建议

运动前BGL（mmol/L）	运动前CHO推荐摄入量（g）	运动建议	可能的不良反应
＜5	10～20	延迟运动时间，直到血糖＞5mmol/L	低血糖
5～6.9	10	开始以有氧运动为主；可以开始无氧运动或HIIT运动	低风险
	0		
7～10	0	所有类型运动	低风险
＞10～15	0	所有类型运动	无氧运动会有高血糖
＞15	0	无法解释的高血糖症状，或有疾病或感染证据，需查酮体	酮血症

注：BGL.血糖水平；CHO.碳水化合物；HIIT.高强度间歇运动。
来源：改编自Riddell et al. 2017.

20.4.3 1型糖尿病的胰岛素递送方式选择

输注外源性胰岛素旨在模拟正常的内源性胰岛素释放。基础胰岛素是在空腹和非空腹状态下持续释放的胰岛素。餐前大剂量胰岛素提供大量的短效胰岛素，在进餐时使用或用于校正高BGL。胰岛素输注方式主要有2种：①皮下注射；②胰岛素泵（框20-1）。

框20-1 胰岛素递送方式的选择

多次皮下注射（MDI）
- 每餐前大剂量皮下注射短效或超短效胰岛素。
- 中效或长效胰岛素每日使用1～2次（睡前或早餐前）。
- 早餐前和晚餐前注射固定比例的短效和中/长效胰岛素的预混制剂不常用于1型糖尿病，但在2型糖尿病中很常用。

持续皮下胰岛素输注（CSⅡ）或胰岛素泵
- 泵在餐前通过皮下注射针头大剂量连续输注短效或超短效胰岛素（基于预先设定的基础速率）。

传感器增强型胰岛素泵治疗
- 这种类型的胰岛素泵还包括CGM。
- 根据所用泵的类型和CGM，传感器葡萄糖水平显示在屏幕上，或在低血糖发生时（低血糖暂停）或低血糖发生前（预测低血糖暂停）泵自动停止

闭环胰岛素治疗（人工胰腺，自动胰岛素输注系统）
- 这种类型的胰岛素泵包括一个连续的葡萄糖监测器和一个算法，该算法根据传感器葡萄糖读数自动调节胰岛素的输送。
- 混合闭环泵只能自动进行基础量输送，大剂量胰岛素输送仍需要手动操作。

注：CGM.持续葡萄糖监测

20.4.4 可用的胰岛素

可用的胰岛素制剂包括超短效胰岛素和短效胰岛素（通常用于餐时、校正和胰岛素泵），长效胰岛素和中效胰岛素（作为基础胰岛素在MDI中每日注射1～2次）。大多数制剂来自重组DNA技术或改良人胰岛素。胰岛素类似物因其改善的作用而受欢迎。进行MDI的患者通常使用两种类型的胰岛素：长效基础胰岛素（每日注射1～2次）和用于餐时和（或）纠正的超短效胰岛素（通常主餐时注射，每日注射3次）。表20-3和表20-4总结了不同类型胰岛素的起效时间、作用持续时间及达到峰值时间。

预混胰岛素通常用于2型糖尿病成年人（通常是每日注射2次，早餐和晚餐）。限制性的每日注射次数减少了可能因运动需要调整胰岛素剂量的灵活性（表20.4）。

表20-3 可用胰岛素的类型、起效、峰值和作用持续时间

胰岛素类型		品牌例子	起效时间（分钟）	峰值时间（小时）	作用持续时间（小时）	典型的注射方案
餐前大剂量胰岛素	**超短效（类似物）**					
	速效门冬胰岛素	Fiasp	5～15	0.5～1.5	3～5	餐前（或开始后20分钟）或纠正，可用于胰岛素泵作为基础胰岛素和大剂量胰岛素
	超短效（类似物）					
	赖脯胰岛素	Humalog	10～15	1～1.5	3～5	餐前（有些人可能需要在饭前15分钟注射）；可用于胰岛素泵作为基础量和大剂量进行注射
	门冬胰岛素	NovoRapid				
	谷赖胰岛素	Apidra				
	短效胰岛素					
	中性人胰岛素	Actrapid	30	2～3	6～8	饭前或纠正；不常用
		Humulin				
基础胰岛素	**中效胰岛素**					
	中性低精蛋白锌人胰岛素	Humulin NPH	1～2.5	4～12	12～24	每日2次，作为基础量
		Protaphane				
	长效胰岛素（类似物）[a]					
	地特胰岛素	Levemir	1～2	6～8	12～24	每日2次，作为基础量
	甘精胰岛素	Lantus	1～2		24	每日1次，作为基础量
		Semglee				
		Optisulin				
		Toujeo	1～6		24～36	

注：[a]通常长效基础胰岛素的分布基本上是平稳的。

来源：改编自Diabetes Australia 2020（www.diabetesaustralia.com.au）和National Diabetes Services Scheme（https://www.ndss.com.au/）。

表20-4 预混胰岛素（短效和中效胰岛素）

胰岛素类型	品牌例子	作用持续时间（小时）	一般注射方案
门冬胰岛素/精蛋白门冬胰岛素	NovoMix 30/70 NovoMix 50/50	12～24	随主餐每日1次
中性胰岛素/低精蛋白锌胰岛素	Mixtard 50/50 Mixtard 30/70 Humulin 30/70	12～24	每日2次，早餐和午餐
门冬胰岛素/德谷胰岛素	Ryzodeg	24～36	随主餐每日1次

来源：改编自Diabetes Australia 2020（www.diabetesaustralia.com.au）和National Diabetes Services Scheme（https://www.ndss.com.au/）。

20.4.5　胰岛素的注射部位

最常见的胰岛素注射部位是腹部皮下组织，其他部位包括上臂、臀部和大腿上部。肌内注射不是常规使用的方法，因其吸收更快，可能导致低血糖。

20.4.6　运动时胰岛素调整

对运动员个体的胰岛素管理包括监测不同类型、持续时间的运动及一日中不同时间的食物摄入对BGL的影响，并建议如何调整和匹配胰岛素与饮食需求。

日常运动或训练的胰岛素调节主要受以下因素影响。

▶ *运动类型*　中等强度的运动（如游泳、慢跑、骑自行车等有氧运动）通常会降低BGL，进行此类运动需要减少胰岛素用量。高等强度运动（主要是无氧运动，如短跑、举重）可能会在运动期间和运动后几小时内增加BGL（Yardley & Colberg，2017；Riddell et al. 2017）。如果这种反应有规律性，通常需要在开始运动之前适量增加胰岛素用量。尽管有氧运动和无氧运动相结合的混合活动可能会使BGL波动，但该运动形式与更好的葡萄糖稳定性相关（Riddell et al. 2017）。然而，所有类型的运动都可能导致延迟性或夜间低血糖发生。

▶ *运动强度*　运动强度的增加（在有氧范围内）会增加葡萄糖的使用，通常需要大量减少胰岛素的用量。在无氧运动或BGL下降时，反调节激素被激活，从而增加糖异生并诱导短暂性高血糖。

▶ *持续时间*　当运动少于30分钟且强度较轻时，通常不需要减少胰岛素剂量。对于更长时间的运动，胰岛素应适当减量（Riddell et al. 2017）。减少的量取决于运动强度及胰岛素使用时间，并且个体差异很大。

影响胰岛素调整的其他因素可能包括以下几点。

▶ *比赛*　可能涉及日常生活和饮食习惯的巨大改变。训练减少、离家旅行、不同的食物、睡眠障碍以及压力或焦虑的潜在影响（即皮质醇和其他分解代谢激素的增加）会改变以往的血糖管理。Riddell等（2020a）的一篇优秀综述提出了解决运动员比赛期间使用胰岛素的风险因素策略，包括比赛中调整胰岛素和饮食摄入，这些策略不在本章讨论的范围内。

▶ *运动频率*　规律运动的1型糖尿病患者每日所需的胰岛素总量应更少，这主要是因为与运动相关的胰岛素敏感性会增加。休息日通常需要调整胰岛素用量。

▶ *无计划运动*　如果运动是计划外的，并且在已经注射了胰岛素的情况下，需要在运动期间或运动前调整CHO的摄入量。根据运动强度和持续时间，也可能需要调整运动后的胰岛素剂量和食物摄入量。

▶ *刚开始运动或伤后重返运动*　对于刚开始进行运动的个体，胰岛素剂量最初是针对安全性和低血糖预防而制订的，直到对运动和训练的反应被建立。一旦建立了个体对某种特定运动类型反应的模式，就可以更好地预测并适当地调整胰岛素。

▶ *运动的目的（如减肥、运动成绩）*　如果运动的目的是减肥或体重管理，胰岛素管理策略旨在降低胰岛素和避免额外的CHO，以预防低血糖。如果为了运动成绩，胰岛素管理旨在支持运动员的运动营养需求。

餐前大剂量胰岛素的剂量调整

如果餐后（2～3小时）要进行长时间的运动（＞30分钟），建议减少25%～75%的餐前大剂量胰岛素（Rabasa-Lhoret et al. 2001；Riddell et al. 2017）。胰岛素减量的程度取决于运动的持续时间和强度。

基础胰岛素的剂量调整

对于进行MDI患者，由于基础胰岛素作用时间长，通常不建议减少基础胰岛素（Riddell et al. 2017）。对于作用时间为24～36小时的长效胰岛素（如甘精胰岛素和德谷胰岛素），减少剂量可能导致在一日中的任何时间出现高血糖。然而，如果在同一日进行有计划的运动（如精英/专业运动员在训练营期间的典型情况），则可能需要减少基础剂量。

胰岛素泵使用短效胰岛素的连续输注进行基础输送，并在一日中的任何时间（包括运动期间）可以灵活降低基础速率。它们是无计划运动或混合训练的理想选择。由于循环胰岛素量减少的延迟，建议在长时间运动开始前90分钟降低基础速率，并持续整个运动期间（McAuley et al. 2016；Zaharieva et al. 2019；Riddell et al. 2020a）。运动后或夜间也可能需要减少基础速率，以防止迟发性低血糖。

混合闭环胰岛素泵根据葡萄糖水平的变化进行自动基础输送。根据系统的类型，可以设置一个临时目标（或运动目标），增加针对目标BGL的自动基础胰岛素剂量目标。在有低血糖风险的情况下，这是一种选择，应该在有氧运动前1～2小时设置，以达到预期的运动时间。运动BGL目标也可以用于运动后几小时或夜间，如果有迟发性低血糖问题。

高强度短时间运动的胰岛素调整

在高强度无氧运动（可能导致高血糖）期间，可能不需要在运动前和运动期间减少胰岛素剂量；如果存在酮症或由于循环胰岛素不足（例如漏打）而发生高血糖，则可能需要小剂量胰岛素纠正。由于迟发性低血糖的风险，运动后或夜间仍然需要减少胰岛素剂量。

运动胰岛素剂量调整小结

对身体活动的代谢反应和胰岛素调整的需求在糖尿病患者之间差异很大。开始运动前应监测BGL，然后在运动期间或运动后定期监测BGL，以检查血糖反应。开始时，BGL > 15mmol/L，酮体 > 1.4 mmol/L，禁止运动。Zaharieva和Riddell（2017）对不同类型胰岛素的胰岛素剂量调整进行了全面综述，以备在不同强度和持续时间下进行安全运动。

20.5 糖尿病运动员的总体营养指南

糖尿病医学营养治疗的目标是个性化食物和营养摄入，以实现维持血糖目标、营养状况和促进长期健康（Evert et al. 2019）。具有糖尿病和运动营养经验的营养师是支持1型糖尿病运动员的理想人选。

糖尿病运动员训练和比赛的营养指南与非糖尿病运动员相似。CHO是影响BGL的主要宏量营养素，对有氧训练和恢复的营养支持至关重要。对患有糖尿病（尤其是1型糖尿病）的运动员的营养管理，推荐有氧运动的CHO摄入量，是血糖管理的重大挑战。最近确诊为1型糖尿病或LADA的运动员的首要任务是稳定BGL，以实现维持血糖目标。在血糖达到稳定之前，预计训练和常规比赛会出现短期中断。对于一名经验丰富的运动员来说，维持训练（或比赛）的营养需求是首要的，其次是调整胰岛素剂量，以匹配运动的血糖反应。

自我管理实现可接受的长期血糖管理，包括频繁的血糖监测、食物中CHO计算技能以及有信心适当调整胰岛素剂量。CHO计算的准确性随着CHO摄入量的增加以及食物、饮料和混合餐食中不同类型CHO的消化率的不同而降低（Meade & Rushton，2016）。当量化食物中的CHO含量而对BGL没有实质性影响时，存在一定的测量误差。在一项进行MDI和CS Ⅱ进行强化胰岛素治疗的儿童和青少年研究中，餐后BGL不受含有约70g CHO（±10g CHO）餐食的影响（Smart et al. 2009）。

从营养的角度来看，任何1型糖尿病患者，如果经常参加中等至高等强度的运动，都需要考虑以下几点。

▶ 正餐和加餐的宏量营养素和进餐时机。
▶ 根据不同类型的运动调整胰岛素剂量。
▶ 在运动前、运动中及运动后进行BGL的常规监测。
▶ 随时可用快速CHO治疗低血糖。

20.5.1　推荐的糖尿病运动员碳水化合物类型

每日总膳食中摄入的食物的血糖指数（GI）对改变生物标志物HbA1c（糖化血红蛋白）的影响不大，HbA1c用于评估糖尿病患者过去平均3个月的平均BGL（Evert et al. 2019）。为了维持长期健康，应鼓励患糖尿病运动员优先选择富含膳食纤维、维生素和矿物质及植物化学物质的富有营养的CHO食物。

低GI零食适用于低血糖的后续（非立即）治疗或睡前，以降低夜间低血糖的风险。与高GI餐食相比，运动前摄入的低GI餐食引起餐后血糖增加较小，运动期间和运动后血糖下降较小（West et al. 2011）。低GI零食也有助于在低-中强度的长时间运动中保持血糖稳定（Riddell et al. 2017）。高GI食物CHO来源（如运动饮料、能量凝胶、葡萄糖片）非常适合治疗低血糖并迅速降低BGL恢复到目标水平。虽然低血糖在糖尿病运动员中更常见，但非糖尿病运动员在长时间和高强度运动中如CHO摄入不足也可能发生低血糖。

20.6　1型糖尿病运动员

20.6.1　运动前的饮食模式和用餐时间

当运动员摄入高蛋白或高脂肪膳食、定时摄入CHO并遵循低CHO和低能量饮食时，可能需要调整胰岛素剂量。低CHO饮食普遍用于减少1型糖尿病患者的血糖变异性和胰岛素剂量（Evert et al. 2019；Scott et al. 2019）。虽然这种饮食选择可能适合娱乐活动，但从对代谢和运动表现影响的角度，它是否适合患有1型糖尿病的运动员尚不清楚。一些证据表明，低CHO状态下重复训练会招致疾病、受伤和过度训练的潜在风险（参见第23章）。应鼓励患有糖尿病的运动员灵活地摄入CHO（以配合他们的训练和比赛日程），并与他们的糖尿病团队一起调整他们的胰岛素使用方案。

在长时间有氧运动前2小时进食，需要根据运动的持续时间将胰岛素的剂量减量25%～75%，以防止运动期间高循环胰岛素水平（Riddell et al. 2017；Turner et al. 2019）。如果运动开始时的BGL＜7mmol/L，即使在调整了大剂量胰岛素后，建议在长时间有氧运动前即刻食用富含CHO的零食（表20-2）。为了避免高循环胰岛素运动，最好在开始运动前3～4小时进食富含CHO的食物，但并不实际。根据不同的运动强度和持续时间对餐前大剂量胰岛素或基础胰岛素的调整参见20.4.6相关内容。

20.6.2　基于不同起始的BGL的运动和恢复的CHO建议

（1）短时间（＜30分钟）的有氧运动：如果运动前BGL为5～10mmol/L（表20.2），在短时间的轻度有氧运动（如早餐前跑步）之前或期间通常不需要再补充CHO。有氧运动开始时BGL＜5～7mmol/L或循环胰岛素水平较高的情况下，可能需要在运动前吃富含CHO的零食（10～20g）以防止低血糖，运动应推迟至BGL为＞5mmol/L时再进行（McAuley et al. 2016；Riddell & Milliken，2011）。

（2）中等时长（30～60分钟）的有氧运动：如果BGL在短时间运动期间呈下降趋势，运动期间可能需要少量补充CHO（约15g）。这种干预在25名青少年（8～17岁）中很明显，他们安装了RT-CGM设备，该设备在运动期间当BGL低于目标水平时触发警报（Riddell & Milliken，2011）。在高循环胰岛素水平下运动时，可能需要补充更多的CHO（30～60g/h）（Riddell et al. 2017；Scott et al. 2019）。如果不使用餐前大剂量胰岛素并且开始运动前的BGL略高于目标水平，早餐后进行运动不需要或只需要补充少量CHO。

（3）长时间（≥60分钟）的有氧运动：≥60分钟的有氧运动期间，建议补充0.4～1.3g/（kg·h）的CHO预防低血糖，这符合耐力运动的一般建议（见Riddell et al. 2017和第14章）。如果在长时间运动（＞2.5小时）期间循环胰岛素水平较高，则可能需要更多的CHO（高达90g/h）来维持代谢需求和预防低血糖。一项针对6名患有1型糖尿病的职业男性公路自行车运动员的观察性研究中，在为期7日的世界巡回赛阶段比赛中，摄入（76±23）g/h的CHO在白天能保持良好的BGL，尽管有报道夜间低血糖的发病率很高（Scott et al. 2020）。虽然比赛过程中有很高的CHO摄入量，但在这场比赛中没有常规注射胰岛素。在另一项设计良好的干预研究中，16名职业男性公路自行车运动员（平均年龄为27岁）在为期9日的训练营中进行每日高等强度训练，夜间低血糖与第2日3倍低血糖风险相关，与训练中2倍低血糖风险相关（McCarthy et al. 2020）。在这项研究中，CHO摄入量（持续4.5～6小时的骑行期间，45～58g/h）远低于推荐量。在持续的剧烈运动中推荐的90g/h是摄入的上限。由于潜在的肠道问题和运动员（尤其是在比赛期间）实际可获得食物的途径，很少能实现这一目标，而且对于耐力运动员来说，这一目标可能不切实际（Cox et al. 2010）。在耐力训练（如铁人三项、自行车、马拉松跑步）前进食富含CHO的大餐，以及在运动期间补充运动饮料，有助于减少胃肠道不适，并维持血糖正常。

（4）高强度运动（无氧）和抗阻训练：在短时间的高强度无氧运动期间，如短跑、举重或HIIT，如果运动前BGL＞5.0mmol/L，通常不需要补充CHO（表20-2）。这种类型的运动，特别是HIIT，显著增加了刺激糖酵解的反调节激素分泌，导致高血糖，这种情况在运动停止后立即出现。如果BGL升高得非常高且有持续上升表现，则可能需要谨慎增加基础胰岛素或减少大剂量胰岛素的调整，以避免循环胰岛素过多导致低血糖的相反效果（Aronson et al. 2019；Riddell et al. 2017）。

抗阻训练（如举重训练、足球）通常包括相对短时间的无氧运动，中间穿插着休息或有氧运动。在这种类型的训练中，BGL比持续有氧运动更稳定。当存在高循环胰岛素水平时或在长时间训练期间，可能需要在阻力训练之前或期间补充10～20g的CHO（Riddell et al. 2017）。

（5）耐力项目赛前碳水化合物负荷：第13章讨论了为准备耐力项目而进行糖原储备CHO负荷的不同饮食方案和训练方法。CHO负荷取决于胰岛素的可用性以储存肌糖原和肝糖原，对于患有1型糖尿病的运动员应谨慎使用。胰岛素方案需要进行重大调整，以适应CHO摄入量的巨大变化和最大限度地增加糖原储备所需的运动减量效应。即使使用简化的方法，任何运动员也很难达到推荐的高CHO摄入量［7～10g/（kg·BM）］。对于1型糖尿病患者，证据表明，在准确量化CHO摄入量方面存在很大差异，特别是在摄入量较高的情况下（Brazeau et al. 2013；Bell et al. 2014；Meade & Rushton，2016）。在患有糖尿病的运动员尝试任何CHO负荷方案之前，先进的CHO计算技能和管理良好的BGL是必不可少的。

（6）运动后进食及恢复：在中等至剧烈的耐力运动后一段时间内摄入足量CHO和蛋白质可以促进糖原和蛋白质的快速合成（参见第15章）。患有糖尿病的运动员在长时间运动后，摄入富含CHO的食物或饮料应优先于高蛋白来源食物（如乳清蛋白）。这一策略有助于防止在运动恢复的早期出现潜在的低血糖，适用于那些每日训练2次或训练量大的运动员。CHO摄入量不足会增加迟发性和夜间低血糖的风险，特别是训练时间在下午，20.6.2内容概述的2项关于骑自行车者的研究中可以明显看出这一点。为了预防迟发性低血糖，可能需要将夜间基础胰岛素降低20%（或更多）。如果在高强度运动和抗阻训练后立即发生高血糖，则不需要摄入CHO和蛋白质，但当BGL接近目标水平时，摄入CHO和蛋白质是有益的，以防止反弹性低血糖发生，并促进运动后恢复。

20.7　2型糖尿病运动员

现在有较确切的证据表明，通过综合生活方式干预，包括规律体育锻炼、减肥（如果超重或肥胖），以及摄入富含蔬菜、水果和全谷物产品的低饱和脂肪酸饮食，可以预防或至少延缓许多高危人群2型糖尿病发生。最近关于生活方式干预预防2型糖尿病作用的人群研究的系统综述和荟萃分析可参见Uusitupa等（2019）的综述。

所有类型的规律的身体活动，包括抗阻训练，都可有效改善2型糖尿病患者的血糖、降低HbA1c、增加胰岛素敏感性和降低心血管死亡风险。2型糖尿病的身体活动建议包括每周至少3日累计150分钟中等强度的运动（连续不运动时间不超过2日），每周至少进行2日的抗阻训练（Mendes，2016）。

在基线时糖尿病风险升高的人群中［如肥胖患者、有阳性家族史的人及糖耐量和（或）空腹血糖受损的人］，增加身体活动量能最大程度降低糖尿病发生的风险（Gill & Cooper，2008）。在一项长期（即6年）干预试验（中国大庆研究）证实，在糖耐量受损的人群（平均年龄为45岁）中，与对照组人群相比，运动组人群仅进行运动锻炼（不减肥或改变饮食），该组人群患2型糖尿病的风险降低了41%（Pan et al. 1997），这一结果可能受到该组健康体重指数的影响。而减重加运动组的风险降低了46%。然而，一些糖尿病患者对体育锻炼和减肥等作为预防或降低风险的干预措施没有反应。6项大规模糖尿病预防干预试验的汇总数据发现，仍然有2%～13%的糖耐量受损的受试者发生了2型糖尿病（Gill & Cooper，2008）。

与单独的饮食干预或运动锻炼相比，饮食干预与结构化运动锻炼和行为改变相结合能更有效地改善血糖管理（Nield et al. 2008），有更好的减重效果（Wing，2002）和保持长期的体重减轻（Boule et al. 2001；Saris et al. 2003）。虽然不运动的饮食干预对改善血糖管理有明确的效益，但2型糖尿病患者长期坚持单独饮食控制（和保持体重下降）的效果欠佳（Nield et al. 2008）。此外，为了在单独运动干预后保持体重减轻，以前肥胖的人需要进行大量的中高强度运动（每周最多7小时）来维持体重减轻。显然，这些目标对大多数人来说是不切实际的。

2型糖尿病更常见于老年人，他们有各种与年龄相关的肢体功能障碍，限制了进行锻炼的可行性。尽管如此，越来越多的"年轻老年人"正在参与规律的体育锻炼，而且达到竞技水平的也很常见（参见第19章）。对于2型糖尿病的老年人和年轻老年人，在开始运动锻炼计划之前进行心脏评估是必要的。该年龄段的人群也可能患有某种程度的外周血管疾病，所以在冲击运动中应该注意足部护理。使用胰岛素或磺酰脲类药物（促进胰岛素分泌）的2型糖尿病患者容易发生低血糖；而仅使用二甲双胍、胰岛素增敏剂（如阿卡波糖、格列酮或胰高血糖素样肽剂）、DDP4抑制剂或SGLT2抑制剂的患者很少发生低血糖。对于超重或肥胖并正在服用糖尿病药物的2型糖尿病患者，运动期间血糖管理的优先选择是减少药物，而不是增加CHO摄入量。

20.7.1　2型糖尿病运动员的营养指南

2型糖尿病患者可以选择一系列健康的饮食。习惯性低CHO饮食和短期低热量饮食有助于快速减肥和血糖的快速改善（Hallberg et al. 2019），但不可持续或不适合维持运动训练。对于超重或肥胖的糖尿病运动员，一线干预策略是减肥以降低胰岛素抵抗。运动员安全、可持续的减重策略请参见第7章。如果使用胰岛素或磺脲类药物，在运动前、运动中和运动后应常规监测BGL，这对于确定CHO需求量是必不可少的。在运动中战略性地使用CHO食物有助于训练，并有利于运动后延长胰岛素敏感性。对于使用胰岛素的2型糖尿病患者，运动前后CHO推荐量遵循1型糖尿病患者的指南。

20.8　补液

糖尿病患者在运动中有体温调节受损的风险。过度口渴可能是高血糖的一个征兆，不一定表明体液的真实状态。患有1型糖尿病的运动员经常忙于更换CHO，而忽略了对液体的需求。糖尿病运动员日常训练和比赛所需适宜液体的成分和量的指南与非常糖尿病患者无异（参见第14章和述评5）。

20.9　酒精

酒精是肝葡萄糖生成的有效抑制剂，可促使1型糖尿病患者在胰岛素作用下发生迟发性严重低血糖。过量饮酒还会损害个体对低血糖症状的识别能力。而饮酒时适当进食可降低夜间低血糖风险。相反，当加糖软饮料与酒精混合使用，或饮用甜葡萄酒或烈性甜酒时，可能会产生相反的效果——短期高血糖症。对于患有糖尿病的运动员，如果饮酒，建议的安全摄入量水平与普通人群相同（Evert et al. 2019）。

20.10 糖尿病运动员胰岛素治疗的特殊问题

使用胰岛素的糖尿病患者时常会出现BGL非常低或非常高的情况。虽然规律性的身体活动可以改善血糖，但与非糖尿病运动员相比，使用胰岛素的运动员经常会受到运动急性代谢影响，特别是长时间或高强度的运动。运动时可能发生低血糖或高血糖，运动后常发生迟发性低血糖。在比赛日，由于生理和心理压力以及循环儿茶酚胺和其他分解代谢激素的增加，可能会意外地出现更高的BGL。例如，一名使用胰岛素的运动员在平时训练日更容易出现低血糖，但在比赛中常出现高血糖情况，即使他的能量消耗和营养措施与平时训练日相似。

20.10.1 低血糖症

使用胰岛素的糖尿病运动员最常见的问题是低血糖。儿童和青少年，特别是生长突增期，比成年人更易发生低血糖。大多数使用胰岛素的儿童和青少年在长时间运动后（如 > 30分钟），BGL会大幅下降（Riddell et al. 2017）。低血糖相关症状，如出汗增多、焦虑、恶心和定向障碍很容易混淆或被通常的运动生理反应所掩盖。如果不能识别低血糖的早期症状，可能会发展为严重的低血糖。未经治疗的低血糖，与胰岛素使用过多或食物摄入过少有关，可能导致低血糖昏迷。这在对低血糖意识不高的人群中尤其值得关注。

20.10.2 运动后迟发性低血糖

使用胰岛素的运动员存在的另一个问题是运动后发生迟发性低血糖。这种情况可能发生在运动后36小时，在非常活跃的儿童中尤其普遍（Tupola et al. 1998）。迟发性低血糖与胰岛素敏感性增加（参见20.3相关内容）、不当的胰岛素剂量调整或不适当的营养干预有关（Riddell & Iscoe，2006）。如果运动员经常发生迟发性低血糖，那么在运动后进餐时减少胰岛素剂量通常可以避免这种结果。过量饮酒也会导致迟发性低血糖，并掩盖低血糖的早期症状，从而增加低血糖昏迷的风险。

20.10.3 低血糖的饮食治疗

虽然含有15g快速吸收CHO（如葡萄糖）的食物（高GI）可以在正常情况下缓解低血糖的早期症状，但治疗剧烈运动后发生的低血糖可能需要2～3倍的CHO量。饮食治疗必须持续到血糖水平达到稳定（参见本章"应用提示"）。

20.10.4 低血糖昏迷

如果不能经口进食液体或食物，可予以静脉内注射50%葡萄糖溶液治疗低血糖昏迷。如果不能静脉注射葡萄糖，可以使用肌内注射1mg胰高血糖素，以诱导肝脏糖原释放葡萄糖。然而，长时间运动后如果肝糖原储备耗竭（如马拉松或铁人三项），肌内注射胰高血糖素可能无法发挥作用。快速医疗救助对于任何处于低血糖昏迷状态的人都至关重要。

20.10.5 体温调节障碍

另一个与低血糖有关的风险是体温调节受损。如果有体温过低（如越野滑雪等运动）或高热及潜在低水合（马拉松赛事）风险，个性化的补液和营养计划是必不可少的。

20.10.6 高血糖症

除外运动的影响，高血糖的常见原因是感染、过量进食、胰岛素不足，在某些情况下还包括饮酒（当饮用甜葡萄酒、烈性甜酒或软饮料时）。严重高血糖的人不建议运动，因为运动增加糖原和脂肪分解，导致血糖更高和可能出现酮症。一名运动员血糖水平很高时运动可能会迷糊和定向障碍，并且由于多尿症和酮症的影响，有很高的脱水风险。如果血中酮体含量为＞1.4mmol/L，则禁止运动（Riddell et al. 2017）。

运动后高血糖可发生在非常高强度的剧烈无氧运动或运动中过量摄入食物（特别是CHO）后。糖尿病运动员害怕在运动中出现低血糖，作为预防措施，经常在运动前或运动中摄入过量的食物。在这种情况下，频繁监测BGL很重要。

20.11　长期糖尿病管理不佳的并发症

糖尿病控制不佳与几种长期并发症有关，其中包括心血管疾病、导致肾衰竭的肾病、视网膜病变、潜在的视力丧失、周围神经病变、足部溃疡和截肢风险、自主神经病变、导致胃肠道、泌尿生殖系统和心血管症状及性功能障碍（ADA，2020b）。这些并发症随着年龄的增长和糖尿病病程的延长而增加，但通过改善血糖可以显著降低发病风险。

20.11.1　心血管疾病

糖尿病控制不佳与大血管损害相关（大血管疾病），增加糖尿病相关并发症的风险。微血管疾病（小血管受损）可导致肾病、视网膜病变和神经病变。大血管疾病（大血管受损）可加速动脉粥样硬化，导致心脏病、周围血管疾病和卒中的发生。任何患有1型糖尿病的运动员在考虑进行一个高强度训练项目时，应事先进行详细的心血管评估。随着越来越多的老年人参加运动锻炼，在开始锻炼计划之前，强力建议进行正规的心脏评估。对于大多数人，包括儿童，规律的身体活动对心血管及心理的益处远远超过运动风险（APEG & ADS，2011）。

20.11.2　周围神经病变

随着时间的推移，1型糖尿病患者可能会出现周围神经病变（四肢神经的损害）。这导致感觉丧失，如疼痛和酸痛在四肢总是感觉不明显，特别是在脚上，这将增加足部受伤的风险。重复运动（在坚硬的地面上敲打或鞋的摩擦）增加糖尿病运动员足部溃疡风险。足部溃疡特别难愈合，通常需要长时间住院治疗。对于所有参与负重运动的糖尿病运动员来说，选择合适的鞋及遵从足病科医生的建议非常重要。

20.11.3　自主神经病变

自主神经病变是自主神经系统的一种异常表现，可能由长期糖尿病控制不佳引起，这可能导致察觉低血糖的能力丧失或者对运动的心血管和体温调节反应异常。这种并发症可能会限制运动能力，并增加运动中不良心血管事件的风险。与自主神经病变相关的血压控制障碍在刚开始参加运动锻炼的人群中比经常运动锻炼的人更常见。在开始中等至剧烈运动锻炼计划之前，强烈建议进行医学评估，以确定自主神经病变的损害程度。

管理欠佳的糖尿病也会损害支配胃的迷走神经，导致胃轻瘫。早饱、恶心、呕吐和进食后血糖反应不稳定是与胃轻瘫相关的症状。饮食调整有助于改善这些症状。

20.12　高风险运动

低血糖可能发生在任何运动情况下，但当一个人单独运动，不会识别低血糖症状或在无法用葡萄糖作为治疗手段的情况下，风险会增加。进行高风险运动（如乘风滑翔、水肺潜水、单人游艇或赛车）需要咨询医疗团队，以评估安全性和资格，并制订血糖管理计划。在一些国家，一些运动可能是糖尿病患者的禁忌。

20.13 胰岛素滥用与体育运动

胰岛素是促进蛋白质合成和抑制肌肉蛋白质分解的促合成代谢类药。它还可将电解质和体液运送到肌肉细胞中，使细胞饱满，使肌肉称之为肌肉。20多年前，发现健美运动员有误用和滥用胰岛素现象，这种现象至今仍存在。也有人声称，有意地使用胰岛素产生低血糖效应来启动生长激素的生理释放。这些做法并不是没有风险，有报道称一位健美运动员在静脉注射胰岛素诱发低血糖后患上严重的永久性脑损伤（Elkin et al. 1997）。共用针头注射胰岛素也有风险。处方使用胰岛素或其他降糖药治疗的糖尿病运动员在进行兴奋剂检测时需要医疗澄清。胰岛素及其类似物，以及其他代谢合成物是禁用药品。

小结

糖尿病运动员几乎可以参加所有类型的运动，但参加一些高风险运动时仍需要小心谨慎，以防发生低血糖。对糖尿病运动员训练和比赛的饮食建议与非糖尿病运动员相似，但需要考虑通过调整胰岛素剂量和CHO摄入量来预防、治疗低血糖和高血糖。运动员受益于关于预防和治疗运动引起的低血糖、高血糖、低水合和血糖监测频率的个性化建议。年龄较大的运动员和长期患有糖尿病的运动员，在开始运动之前需要进行并发症筛查，如心血管疾病、视网膜病变和神经病变。

在出现不明原因的高BGL、酮症或近期严重低血糖时，不应进行运动。运动教练应熟悉糖尿病对运动表现的生理影响，并有能力识别和处理低血糖。

参考网站

澳大利亚资源

www.diabetessociety.com.au

糖尿病学会：糖尿病研究、医疗实践和教育的专业机构。

www.diabetesaustralia.com.au

澳大利亚糖尿病：为普通公众和医疗及相关卫生专业人员提供的资源。

www.glycemicindex.com

血糖指数：关于食物的GI和澳大利亚食品标签上使用GI符号的信息。

国际资源

https：//idf.org/

国际糖尿病联盟。

www.who.int/health-topics/diabetes

世界卫生组织修订了《2019年糖尿病分类》、概况介绍及卫生专业人员的多种资源和出版物。

www.diabetes.org

美国糖尿病协会：包括糖尿病管理各方面的立场声明。

www.runsweet.com

英国糖尿病运动员参加各种运动的网站。

应用提示
Steve Flint

▶ 由于不同个体血糖反应的显著差异，患有1型糖尿病和2型糖尿病的运动员可以从针对运动的个性化CHO建议中受益。因此，运动营养师、医生、糖尿病教育家和教练之间的合作是必不可少的。

膳食基础

▶ 糖尿病运动员膳食与非糖尿病运动员的膳食推荐无差异。

▶ 1型糖尿病运动员应调整胰岛素剂量与CHO摄入量和需求相适应，而不是调整食物摄入量来适应胰岛素剂量。

▶ 针对日常训练、休息日和比赛日前后的变化制订个性化饮食计划，有助于更好地管理与运动相关的BGL大幅波动，并维持目标HbA1c浓度。

▶ 结合运动员的日常饮食摄入量、血糖数据和胰岛素治疗方案，有助于为运动提供饮食干预，这些干预应基于已建立的血糖模式，而不是单次血糖。

胰岛素治疗的影响

▶ 运动员胰岛素治疗方案需要考虑的因素包括以下几点。

— 不同类型胰岛素的作用时间、起始、峰值和持续时间。

— 胰岛素的输送方法（MDI或CS Ⅱ）。

— 针对不同运动类型的胰岛素调整（如临时基础率、大剂量胰岛素的减量）。

— 针对训练、休息日和比赛周期，饮食习惯变化及身体成分改变而调整胰岛素。

▶ 与临床团队的持续沟通以确保营养干预、运动目标和胰岛素治疗与运动变化相匹配。

针对运动的胰岛素剂量调整和食物摄入量建议

▶ 表20-5总结了最新的运动管理共识声明中关于1型糖尿病成年患者的规律运动、体育运动和比赛期间的胰岛素剂量调整和营养素的主要建议。

▶ CHO的建议与非糖尿病运动员相同，但如果运动前有胰岛素或BGL较低，则可能需要调整CHO摄入量。

▶ 当出现明显的高血糖时，不应在运动前进食，特别是进食富含CHO的食物。

表20-5 针对糖尿病运动员运动的胰岛素调整和CHO摄入量建议[a]

	短暂的高强度运动，包括混合和抗阻训练	长时间的耐力运动
胰岛素调整		
运动前		
餐前大剂量胰岛素	不建议减量，如果高血糖，可能需要谨慎调整；如果胰岛素剂量大可能需要减量[b]	如果运动时间约为120分钟，需要减量25%～100%
基础胰岛素	不变	胰岛素泵：运动前90分钟直至运动结束需减量50%～80% MDI：如果在同一日反复进行类似的训练，可以考虑运动前胰岛素剂量减少20% 运动时间＞60分钟需额外补充CHO（见下文） 混合闭环输送系统：运动前1～2小时的临时/运动目标，直到运动结束
运动中		
基础胰岛素	不变； 必要时提高速率[b]	胰岛素泵：运动期间、等待时间和血糖反应减量50%～100% MDI：同"运动前" 混合闭环输送系统：同"运动前"

续表

	短暂的高强度运动，包括混合和抗阻训练	长时间的耐力运动
运动后		
夜间基础胰岛素	考虑减少约20%	考虑减量约20% 混合闭环输送系统：通常不需要减少，但如果有低血糖风险，可以考虑临时/运动目标
CHO或膳食摄入		
运动前一餐		2～4小时，避免运动时循环胰岛素水平过高 高蛋白、高脂肪和中等CHO膳食可能需要额外的胰岛素和（或）调整餐前大剂量胰岛素方案（如双相大剂量胰岛素）
运动前的CHO零食	通常不需要	无（＜30分钟运动） 10～30g（30～60分钟运动），特别是如果BGL＜7mmol/L 早餐前可在空腹状态下进行轻度有氧运动，前提是BGL为5～10mmol/L
运动中的CHO[b]	通常不需要	10～60g/h，取决于运动时间和强度及循环胰岛素 无（＜30～60分钟的运动） 最高60g/h，中等时间运动（＞60分钟），定期少量食用 最高90g/h（上限），长时间持续运动（＞2.5小时）
运动后的CHO[b]	有助于减少迟发性低血糖，促进恢复，如果出现高血糖，则可延迟补充	有助于减少迟发性低血糖，运动后可能需要减少胰岛素用量

注：[a]基于开始运动时BGL在目标可接受范围7～10mmol/L；[b]运动期间或运动后可能需要额外的CHO来预防或治疗低血糖，特别是当循环胰岛素水平高时。BGL.血糖水平；CHO.碳水化合物；MDI.多次胰岛素注射。

来源：改编自 Riddell et al. 2017.

血糖监测

► 第一次尝试新运动的糖尿病运动员需在运动前、运动中和运动后监测BGL。

► rtCGM和isCGM为了解不同运动情况下的血糖反应提供有用信息，是营养干预的基础。例如，当运动期间葡萄糖传感器读数呈下降趋势时，尽管BGL处于目标水平，也可能需要补充富含CHO的饮食，因为细胞间质与血糖摄取之间存在延迟效应。

► 血糖仪可能会因为手指上残留的糖（如凝胶、运动饮料）而给出假性高度数。监测BGL前洗手可以避免干扰和潜在的交叉污染。

碳水化合物计算

► CHO计数是一项需要持续练习的技能，以确保大剂量胰岛素的准确剂量。在做饮食宣教时，运用运动员饮食习惯中典型的CHO食物和分量。确保运动员了解如何阅读和理解营养标签中的信息，特别是在推荐新食品、更换品牌或参加比赛时。

低血糖和高血糖

► 对运动中低血糖的恐惧是最常见的担忧，这可能导致过度摄入CHO，可以通过提供一份针对运动员个人习惯的CHO零食清单来解决这个问题。

► 确保运动员能快速获取CHO，以便在运动过程中随时使用。

► 为了立即治疗低血糖症，最初摄入15g快速CHO。10～15分钟后，重新监测BGL，以确保其已升至＞4mmol/L。如果未达到此水平，再摄入15～30g CHO，并在10～15分钟重新监测BGL。

► 教练和训练同伴应警惕低血糖症状（如头晕、颤抖、定向障碍、恶心）并积极治疗，特别是当运动员对低血糖的认知受损时。

► 使用带警报的CGM和与同伴一起运动有助于降低运动期间低血糖的风险。

► 如果运动员反复出现迟发性高血糖（餐后3～6小时）或复发性低血糖，尽管CHO计算准确，请咨询临床团队调整胰岛素。

▶ 在高强度运动或比赛前出现明显的高血糖，可能需要谨慎调整餐前大剂量胰岛素的剂量。

▶ 在比赛开始前，生理上的压力和焦虑会导致意想不到的高血糖。由于BGL升高，在赛前餐中避免摄入CHO会影响运动表现，并增加耐力运动期间低血糖的风险。

▶ 轻度升高的BGL可作为预防比赛期间低血糖的策略。

▶ CHO负荷，特别是涉及力竭阶段，需要临床团队的指导。胰岛素的调整取决于比赛前的负荷方案和减量计划。

▶ 即使是血糖管理出色的运动员，胰岛素调整也是不精确的，因为在比赛中，血糖反应往往比训练中有更多的不稳定性和不可预测性。

饮食紊乱

▶ 1型糖尿病患者的饮食紊乱和临床进食障碍的发生率较高。运动员可能会限制饮食摄入，少用或不使用胰岛素来控制体重。为运动员提供饮食建议至关重要，以培养食物和身体形象之间的健康关系（参见第8章）。

（玉应香　译　常翠青　校）

参考文献

第21章
运动性胃肠综合征、胃肠道紊乱、食物不耐受和过敏

Stephanie Gaskell, Ricardo Costa, Dana Lis

21.1 引言

本章回顾了运动相关胃肠道症状（gastrointestinal symptoms，GIS）的发生率和严重程度，定义了运动性胃肠综合征（exercise-induced gastrointestinal syndrome，EIGS）的概念，详细说明了加重该综合征的因素。本章还讨论了胃肠道微生物群在运动性胃肠综合征中的作用，并概述了运动性胃肠综合征与食物不耐受、过敏和胃肠道功能紊乱的关系，以及诊断路径和推荐的营养管理措施。本章还介绍了一款经过验证的胃肠道症状评估工具，并提供了在运动前、中、后使用该工具的说明，包括全面进行胃肠道评估的方法和建议。另外本章还提出了运动性胃肠综合征的预防和管理策略。

21.2 运动相关胃肠道症状的发生率与严重程度

运动相关胃肠道症状的研究结果差异很大，这一巨大差异是由于各种各样的因素，如运动类型和持续时间、环境温度、训练状态、食物摄入量、水合作用等。当运动应激的时间≥2小时，强度为60% VO_{2max} 时，似乎是中度或重度胃肠道症状发生的阈值（Costa et al. 2017b）。在更长时间的超耐力项目中，超过60%的运动员报告了胃肠道症状，这与他人的报告一致（Costa et al. 2017b）。相比之下，约10%的参加半程和全程马拉松比赛的运动员报告了胃肠道症状（ter Steege et al. 2008）。运动类型也是影响胃肠道症状的一个核心因素。Pfeiffer等（2012）调查了一系列耐力项目（如马拉松、铁人三项、公路自行车）运动员胃肠道症状的发生率和严重程度，并说明了在不同项目中4%～32%的运动员出现严重的胃肠道症状，而超级铁人三项中的胃肠道症状发生率最高。与骑自行车和游泳相比，跑步多次被证明与胃肠道症状的较高的发生率和较重的症状程度有关（Pfeiffer et al. 2012；ter Steege & Kolkman，2012）。上消化道症状（upper-gastrointestinal symptoms），特别是恶心和呕吐冲动，似乎是各种耐力赛事中最常见的症状（ter Steege et al. 2012；ter Steege & Kolkman，2012；ter Steege et al. 2008；Costa et al. 2016；Pfeiffer et al. 2012；Snipe & Costa，2018a；Stuempfle & Hoffman，2015；Hoogervorst et al. 2019）。此外，环境温度、性别、易感体质和胃肠道症状既往史进一步影响胃肠道症状风险和发生率（Costa et al. 2017b）。当环境温度≥30℃时，胃肠道症状的发生率更高，程度更严重（Costa et al. 2016），并随环境温度升高成比例增加（Snipe et al. 2018a；Snipe et al. 2018b）。一些研究表明，女性胃肠道症状的发生率较高，这可能与功能性胃肠道紊乱（即肠易激综合征）的发生频次和每月激素变化有关（Alonso et al. 2008；Costa et al. 2017a；Kim & Kim，2018；Lovell & Ford，2012；Snipe et al. 2018a）。与运动相关胃肠道症状发生率和严重程度的各因素之间似乎存在相互作用。

21.3　运动性胃肠综合征及其加重的内在因素和外在因素

运动性胃肠综合征描述了因劳累性运动而对胃肠系统功能和完整性产生的生理性干扰，并导致的全身结果（图21.1）。

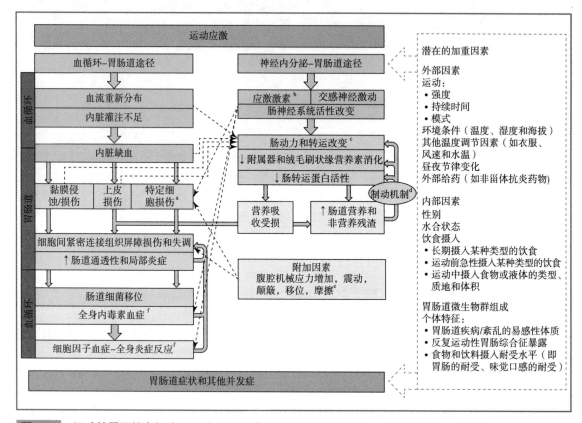

图21.1　运动性胃肠综合征（EIGS）原理示意图：运动开始后血循环和神经内分泌系统的生理变化导致胃肠道组织完整性和功能紊乱，进而引起胃肠道症状和急慢性并发症（Costa et al. 2017a）

注：[a]专门的抗微生物蛋白分泌细胞（潘氏细胞）和黏液分泌细胞（杯状细胞）有助于阻止肠道来源的致病微生物进入全身血循环；[b]运动应激诱导的对胃肠动力的直接改变（如肠神经系统和肠内分泌细胞）或间接改变（如制动机制），导致内脏血流灌注不足，并继发肠缺血和损伤（包括黏膜侵蚀）；[c]神经内分泌活性的增加及黏膜下和肌间神经丛的抑制，导致上皮细胞丢失和随后的细胞间紧密连接组织损伤（Holzer et al. 2017；Barrett, 2012）；[d]胃肠制动机制：运动应激导致小肠（包括末端回肠）里的营养性和非营养性食物残渣蓄积，进而引起肠道神经和内分泌对胃活动的负反馈抑制（Miall et al. 2018；Shin et al. 2013；Layer et al. 1990；van Avesaat et al. 2015；van Citters & Lin, 2006）；[e]侵袭性的急性或低度长期肠道机械应力增加被认为可导致肠道上皮完整性的紊乱（即上皮细胞损伤和细胞间紧密连接组织受损），以及胃肠功能反应的后续"连锁"效应（Lin et al. 2014）；[f]细菌和细菌内毒素微生物相关分子模式（MAMP），以及应激诱导的危险相关的分子模式（DAMP），被认为与全身免疫反应的大小有关（如全身炎症状况）（Fleshner & Crane, 2017）。[g]详见表21.1中"膳食摄入"一栏中的举例。

来源：改编自 Costa, 2017b；Holzer et al. 2017；Barrett, 2012；Lin, 2014；Fleshner & Crane, 2017.

21.3.1　主要调节通路

运动开始后有2条核心调节通路发挥作用：一条涉及神经内分泌系统，另一条涉及循环系统。当运动开始后，交感神经活性增加，血流重新分配到工作肌和周围皮肤组织。通过抑制肌间和黏膜下神经丛活动，导致胃肠道整体功能容量降低，并减少流向内脏的循环血流，称为内脏低灌注。存在于胃肠道中并调节平滑肌收缩的间质细胞的活性也可能受损（Hirst & Ward，2003；Hansen，2003）。如果这些主要的调节通路信号足够强大，就会引发继发结果，干扰胃肠道的完整性和功能，并产生全身性反应，出现运动相关胃肠道症状，营养素和水分的可利用性降低，以及其他临床后果（包括胃肠道症状、短暂可逆性结肠炎，甚至感染性休克死亡）（Costa et al. 2017b；Gill et al. 2015a，2015b）。最终的结果是运动表现受损（即运动能力下降、暂停运动或完全退出运动）。

21.3.2　继发性结果

作为交感神经活动增强和胃肠功能改变的结果，胃排空减慢，胃肠道转运延迟（Horner et al. 2015；Leiper，2015；Strid et al. 2011；van Nieuwenhoven et al. 2004），最后运动中和运动后营养吸收受到损害（Costa et al. 2017a；Lang et al. 2006；Miall et al. 2018；van Wijck et al. 2013），这可能是由于肠神经系统神经支配减少和肠上皮细胞损伤，随之影响了局部转运蛋白的功能。作为营养素吸收障碍的结果，更多的食物进入到回肠远端和结肠，使这些吸收不良的营养物质暴露于细菌发酵进而气体（如 H_2、CH_4、CO_2 和 H_2S）产生增加，导致肠道管腔扩张。由于吸收不良的碳水化合物的渗透效应，导致肠道含水量增加。此外，回肠食物残渣的增加有可能通过神经激素控制的回肠制动反馈机制，减弱胃肠道的动力学功能（Costa et al. 2017a；Layer et al. 1990；Miall et al. 2018；Putkonen et al. 2013；Shin et al. 2013；Yao et al. 2016；Zhu et al. 2013）。另外，运动的神经内分泌反应可能会引起危险相关分子模式（danger-associated molecular pattern，DAMP）的激活，这被认为可能会加剧胃肠道局部上皮细胞炎症和随之而来的全身炎症反应（Fleshner & Crane，2017）；然而，这需要在运动员群体中得到证实。

胃肠道血流灌注不足和随后引发的胃肠道缺血后果是肠上皮细胞的损伤，包括肠细胞、杯状细胞、潘氏细胞和肠内分泌细胞。作为结果，这些细胞的活性可能受损，影响营养素吸收，以及黏液和抗菌物质的产生和分泌，并干扰肠道蠕动和食欲（Costa et al. 2017b；Grootjans et al. 2016）。由于肠上皮细胞物理断裂、细胞间紧密连接复合体的破坏或紧密连接组织调节的功能障碍，导致胃肠上皮细胞损伤和保护屏障破坏，从而引起肠通透性增加（Costa et al. 2017b；Costa et al. 2019b）。肠通透性的这种增加会导致致病性成分，如微生物相关分子模式（microbe-associated molecular pattern，MAMP）（包括全细菌或脂多糖、鞭毛、脂质A、肽聚糖、外膜囊泡等细菌结构残基）和过敏原（包括食物过敏原）从肠腔内进入全身血循环，导致全身炎症反应（Costa et al. 2017b；Janssen Duijghuijsen et al. 2017；Gill et al. 2015a，2015b）。局部肠上皮损伤的结果是局部炎症反应，这可能进一步促进上皮的损伤、失调和高通透性（Capaldo & Nusrat，2009；Kaparakis-Liaskos & Ferrero，2015），形成正反馈环路。

21.3.3　加重因素

外在因素和内在因素都会加剧运动性胃肠综合征（EIGS）。外在因素包括运动负荷（即强度和持续时间）、运动类型、环境条件（即环境温度、相对湿度、海拔）、体温调节因素、昼夜节律变化和外部给药（如非甾体抗炎药的使用）（Caradonna et al. 2000；Costa et al. 2017b；Gaskell et al. 2020a；Gaskell & Costa，2019；Hodgin & Moss，2008；van Nieuwenhoven et al. 2004；van Wijck et al. 2012；Warden，2010）（图21.2，表21.1）。内在因素包括现存某种胃肠道疾病、易患体质、胃肠道微生物组成（即多样性和相对丰度）、水合状态、性别、运动期间个体进食耐受性等（Bennett et al. 2020；Costa et al. 2019a；Costa et al. 2017a；Miall et al. 2018；Snipe & Costa，2018a，2018b）。当身体的体温调节系统受到挑战，并超出了自我调控范围，也可引发运动性胃肠综合征（Donoghue，2004；Fortune et al. 2013；Hunt，2013；Hyman et al. 2011；Nag et al. 2007；O'Connor et al. 2010；Rav-Acha et al. 2004）。在竞技运动领域内，当运动能力下降如运动功率输出减少、退出运动、运动期间和运动后进食耐受性降低、舍弃比赛、营养恢复受阻等，更有可能是胃肠道紊乱造成的（Costa et al. 2009，2011，2012，2016，2017a；Hoffman & Fogard，2011；Jeukendrup et al. 2000；Lang et al. 2006；Miall et al. 2018；Stuempfle & Hoffman，2015；van Wijck et al. 2013）。

表21.1　运动性胃肠综合征（EIGS）和运动相关胃肠道症状（GIS）的外在因素和内在因素

因素	结果	参考文献
外在因素		
运动强度	按比例增加运动强度，会导致更严重的运动性胃肠综合征和胃肠道症状表现	Costa et al. 2017b
持续时间	运动持续时间按比例增加，会导致严重的运动性胃肠综合征和胃肠道症状表现。运动持续时间对运动性胃肠综合征和胃肠道症状的影响，似乎比运动强度更为显著（如超耐力运动与高强度间歇性运动对比）	Costa et al. 2017b
运动类型	与自行车相比，跑步可导致更明显的运动性胃肠综合征和胃肠道症状表现。其他耐力和超耐力运动［如开放水域耐力活动（游泳、划船和皮划艇）、冒险或障碍赛、越野滑雪、汽车耐力赛等］对运动性胃肠综合征的影响仍值得探索	Costa et al. 2017b
环境条件	与在寒冷（约20℃）和温热（30℃）环境条件下的运动相比，无论相对湿度如何，在≥35℃的环境下运动，可导致核心体温≥39℃，这会导致显著的运动性胃肠综合征和胃肠道症状表现	Costa et al. 2019b
海拔	在高海拔地区运动，可能会引起胃肠道症状，如恶心	Gaskell & Costa, 2019; Hoffman et al. 2014
温度调节	导致核心体温升高（即≥39℃）的其他体温调节因素（如衣服、风速、相对湿度、水浸温度）会导致明显的运动性胃肠综合征和胃肠道症状表现	Costa et al. 2019b
昼夜变化	与白天锻炼（如上午9时）相比，夜间锻炼（如晚上9时）会导致更严重的运动性胃肠综合征（即神经内分泌-胃肠道）和胃肠道症状表现	Gaskell et al. 2020a
内在因素		
性别	根据对运动和在运动中进食的反应，女性比男性更容易引起运动性胃肠综合征（即神经内分泌-胃肠道途径）和胃肠道症状，症状也更明显	Costa et al. 2017a; Snipe & Costa, 2018a
水合状态	从正常水合开始，与运动期间保持正常水合相比，运动诱导的脱水可导致明显的运动性胃肠综合征和胃肠道症状表现。超过个人承受能力的程序化补水策略，可能会人为地诱发胃肠道症状	Costa et al. 2019a
膳食摄入	长期（≥1周）和急性（约24小时）饮食摄入可能加重或减轻运动性胃肠综合征和胃肠道症状表现。例如，与正常产能营养素均衡饮食相比，精英竞走运动员3周生酮饮食在运动中引起了比基线更明显的运动诱导性上皮损伤、全身性内毒素血症、炎症因子血症及胃肠道症状。竞技耐力跑步运动员运动前24小时摄入低FODMAP饮食，运动中出现运动性热应激，虽然胃肠道症状严重程度降低，但引起碳水化合物肠吸收不良，并出现更严重的上皮损伤和全身内毒素血症	Gaskell et al. 2020b; Costa et al. 2020
肠道微生物群组成	产生短链脂肪酸（short-chain fatty acid，SCFA）的共生菌和致病菌的α多样性和相对丰度，可能导致更多或更少的运动性胃肠综合征和胃肠道症状表现。例如，缺乏产生短链脂肪酸的共生菌，会导致更严重的全身炎性细胞因子血症和胃肠道症状，并降低耐力跑步运动员对运动热应激的体温调节不耐受	Bennett et al. 2020
个人特征	存在或易患胃肠道炎症/功能紊乱、反复暴露于运动性胃肠综合征、食物饮料摄入耐受水平（即个体胃肠道动力、消化和吸收能力、味觉口感耐受等），都可能影响运动性胃肠综合征和胃肠道症状的程度	Costa et al. 2017a; Costa et al. 2017b; Costa et al. 2019b

注：低FODMAP饮食.是一种治疗肠易激综合征的饮食方法。FODMAP的字母含义是：F.可发酵的（fermentable）；O.低聚糖（oligosaccharides）；D.双糖（disaccharides）；M.单糖（monosaccharides）；A.和（AND）；P.多元醇（polyols）。这类小分子碳水化合物可将水分吸入肠腔，并容易被肠道内产气细菌发酵，导致肠腔内液体、气体增多，诱发腹痛、腹胀、腹泻、排期增多等一系列症状。减少这类物质的饮食摄入，有利于减弱或消除其引起的消化道症状。

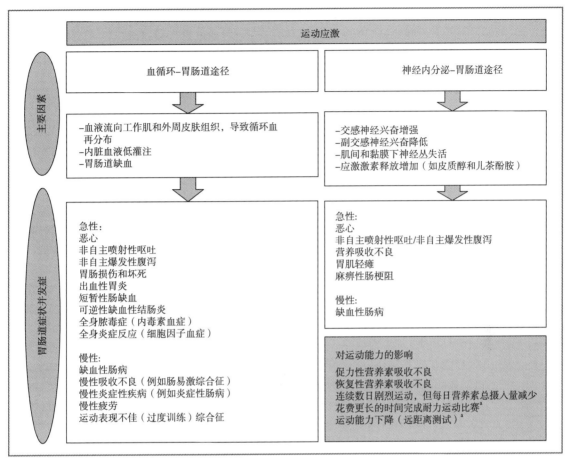

图21.2　运动性胃肠综合征（EIGS）的生理性改变和潜在急慢性并发症及其对运动能力的影响

注：[a]诱发的症状和营养状况。

来源：经许可改编自Costa et al. 2017b.

21.4　肠道微生物群

在"肠道菌群"和人类生物体系之间的相互作用方面，存在大量的研究和公众的兴趣。共生菌和致病菌及其代谢产物（如短链脂肪酸）和结构残留物（如内毒素和其他潜在的微生物相关分子模式（microbe-associated molecular pattern，MAMP），似乎在一系列临床状况的病理生理变化（缓解或加重）过程中发挥作用，包括心脏代谢、心理健康、胃肠道疾病和紊乱、全身炎症状况等。大多数机制研究来源于体外上皮细胞模型和动物模型。然而，利用肠道微生物群进行修饰和干预的研究结果，转化为人类的实际应用，这种趋向越来越明显（Cani，2018；Gilbert et al. 2018；Sekirov et al. 2010）。肠道微生物群的有益影响可能与以下方面有关。

▶ 肠道共生细菌（如钩吻螺科和瘤胃球菌科家族，阿克曼菌属、拟杆菌属、双歧杆菌属、乳杆菌属、梭菌属（如莱普菌属）、玫瑰菌属和粪杆菌属），可产生短链脂肪酸（即丁酸盐、乙酸盐和丙酸盐）和其他代谢副产物（如抗炎因子），被认为可以刺激肠道管腔宿主免疫（如管腔分泌抗微生物蛋白和激活先天免疫反应），增强肠上皮结构屏障（如黏液产生、肠细胞增殖和紧密连接组织蛋白表达），减少致病菌或致病物质黏附于肠上皮顶端表面，并改善胃肠道动力，包括促进肠蠕动（Brestoff & Artis，2013）。

▶ 致病菌（如大肠埃希菌、沙门菌、志贺菌、弯曲杆菌）常见的细菌结构残基（如内毒素脂多糖、肽聚糖、鞭毛蛋白、脂磷壁酸、胞壁二肽等），是局部上皮细胞免疫反应和全身系统免疫反应的有力刺激物（通过NF-κB通路和吞噬免疫细胞激活）。机体免疫细胞可通过TLR-4活化途径，识别病原细菌表面的病原体相关分子模式和微生物相关分子模式（MAMP），产生激活效应（Fleshner & Crane，2017；Gnauck et al. 2016）。

这种局部和全身免疫激活具有通过炎症应激和氧化应激诱导组织损伤的作用，此外还可能损害胃肠道黏膜完整性和功能反应（Grootjans et al. 2016；Gnauck et al. 2016；Imhann et al. 2018）。例如，粪杆菌属、玫瑰菌属与α多样性的减少与胃肠道炎症疾病风险有关，而大肠埃希菌、沙门菌、志贺菌、弯曲杆菌与明显的全身炎症反应有关联（Cerdá et al. 2016；Gnauck et al. 2016；Imhann et al. 2018）。因此，就肠道微生物群组成而言，肠道细菌α多样性的增加，可产生短链脂肪酸的共生细菌相对丰度的增加，产生内毒素的致病菌相对丰度的下降，似乎符合最佳"肠道健康"的标准。

来自横断面和纵向研究的新证据表明，坚持进行运动应激（如3周30～60min/d的训练负荷），可能会影响肠道微生物群的组成，因为运动活跃组和久坐组受试者肠道菌群中可产生短链脂肪酸的菌群类的α多样性和相对丰度增加，这也导致粪便中短链脂肪酸含量增加（Mailing et al. 2019）。每日剧烈运动的运动员和久坐对照组之间肠道微生物群细菌类群的差异也印证了这一现象，这有利于运动员和心肺健康状况增强的人群（Mailing et al. 2019）。然而，不同研究之间，运动员和对照组中肠道微生物群的门、科、属分布不一致，并没有发现一致的细菌谱。因此，在当前阶段，仍不可能为运动员群体建立基础的肠道微生物群图谱。

除了实验设计差异和缺乏实验对照外，饮食摄入的季节时间等差异（如训练期或休息期、季节性变化、补充剂使用及程度等），已被认为是研究报告中菌群分类结果的干扰因素（Brown et al. 2012；Clarke et al. 2014；Mailing et al. 2019）。最近一场为期多日的越野滑雪行军研究导致士兵中肠道菌群α多样性急剧增加，其特征是拟杆菌门减少，厚壁菌门增加，而且在有些门属（如疣菌属、软壁菌门、梭杆菌门、螺旋体、广域古菌界）及潜在有害的和致病菌群（如链球菌属、链球菌属和梭杆菌属）中，相对丰度也有所增加。有报道称，肠道通透性增加，但其对细胞因子谱的探索有限。这些休息和运动诱导的肠道微生物种群变化与保持胃肠道完整性和功能的关系仍不清楚，因为只有一项研究在测定胃肠道细菌种群的同时，全面评估了运动性胃肠综合征标志物和胃肠道症状（Bennett et al. 2020）。该研究中，22名接受耐力训练的运动员在高温环境条件下（35.2℃，25%相对湿度）以60%VO$_{2max}$跑步2小时，以引起体温调节应激、胃肠道完整性改变、全身炎症反应和胃肠道症状，针对所发现的细菌门、科和属，对运动性胃肠综合征标志物进行分析。

总之，没有一个单独的共生菌属或致病菌属被确定为一个突出的或主要的胃肠道微生物。肠道微生物群与运动性胃肠综合征和随后的胃肠道症状之间的关系似乎有利于肠道细菌组成，该组成呈现出多种可产生短链脂肪酸的共生细菌（即存在多种共生细菌及其潜在的动态共生）。这与那些认为精英运动员状态与单一菌属（即韦荣球菌属）相关的研究结果（Scheiman et al. 2019）相反。不过，该结果并未在其他研究中观察到或被证实（Mailing et al. 2019；Bennett et al. 2020；Karl et al. 2017）。另外，该研究还认为，可产生短链脂肪酸（即丙酸盐）的各个菌种（即非典型韦荣球菌属），可能通过乳酸代谢途径增强运动能力。不过该研究结果来自啮齿类动物模型（Scheiman et al. 2019）。值得注意的是，已观察到运动相关性韦荣球菌属繁殖增长（Grosicki et al. 2019；Scheiman et al. 2019）可能与运动热应激中全身炎症状况呈正相关（Bennett et al. 2020），这构成了运动性胃肠综合征致死性病理生理学途径（如全身炎症反应综合征和感染性休克中多器官衰竭的机制）。

然而，肠道微生物群组成可能在改善或加重运动性胃肠综合征方面发挥作用，因此对于患有运动相关胃肠道症状的运动员，应在病理生理和病情加重评估程序中予以考虑。很明显，未来的研究有必要确定是否在运动前给予人类肠道微生物群调节剂（如饮食、运动、营养补充剂、药物制剂），以优化细菌分类群靶标，改善运动相关的胃肠道完整性损伤和症状。

21.5　食物不耐受、食物过敏和胃肠道紊乱

食物和饮料是运动员生活中的重要组成部分，运动员依赖食物和饮料来促进健康、运动和恢复。在某些情况下，运动会加剧人体对食物不耐受和过敏反应。据自我报告，普通人群有1/5发生了对食物的不良反应（Turnbull et al. 2015），然而，不良反应的性质和原因可能不同。自2000年悉尼奥运会以来，因食物过敏和不耐受要求特殊膳食的运动员人数在每届奥运会上都在增加。这一现象是否是由于食物过敏或不耐受的"确诊"尚不清楚。由于症状交叉，食物不耐受和过敏常常混淆。鉴于食物不耐受和过敏的模糊性质，运动员有自我诊断不耐受的倾向，并随后限制食物或食物组（Lis et al. 2015a，2016a）。对食物不耐受和过敏者，运动能量和营养素的摄入管理非常重要，需要清楚了解真实的食物触发因素；不必要的食物限制会损害最佳的能量和营养素补充，并导致某些健康问题。

对食物的不良反应可分为4类。

（1）免疫介导的不良反应（如鸡蛋、鱼、坚果）。

（2）非免疫介导的不良反应（普通食品触发，如同免疫介导，具有不同的全身反应和随后的症状）。

（3）接触毒素（如组胺）。

（4）遗传（先天性代谢缺陷，如苯丙酮尿症）。

本部分重点介绍运动员中最常见的食物不耐受和食物过敏（Lis et al. 2016a）。在确定食物不良反应的来源方面存在不确定，部分原因是食物不耐受和过敏之间的症状交叉。不耐受和过敏的共同症状包括肠道不适、腹泻、恶心和呕吐。然而，食物过敏的反应通常发作更快、更严重（Patriarca et al. 2009）。

区分食物不耐受与食物过敏的要点是，食物不耐受是一种非免疫介导的反应，涉及消化系统（即吸收不良），通常以剂量-反应的方式发生，在症状出现之前可能有一个阈值水平的暴露（指不耐受食物的摄入量）。而食物过敏则涉及一种免疫球蛋白E（IgE）抗体或细胞介导的对食物或食物成分（如蛋白质或肽）的免疫反应，会影响身体的许多器官。图21.3总结了确定食物不良反应性质的关键区分点。

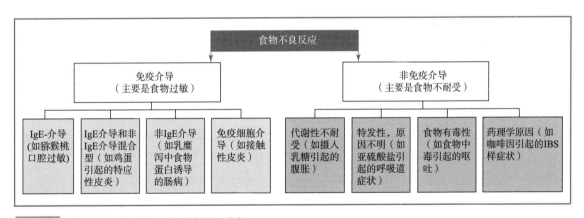

图21.3　**食物过敏与食物不耐受的辨识途径**

注：IgE.免疫球蛋白E；IBS.肠易激综合征。

21.5.1　食物不耐受

食物不耐受是酶活性不足（如乳糖不耐受中的乳糖酶）或转运蛋白功能降低（如果糖吸收不良）所致（Barrett et al. 2009；Fedewa & Rao，2014；Jones et al. 2011；Levitt et al. 2013）。人类流行病学数据表明，从婴儿期开始，随着某些地理种群对母乳的依赖性降低，乳糖酶活性逐渐下降，但乳糖酶的持久性人群差异很大（Segurel & Bon，2017）。研究人员还推测，可能是运动引起的交感神经兴奋对肠道组织和

功能造成反复和叠加的损伤，最后引发临床性状况的发展，出现吸收不良（如运动相关的食物不耐受），类似于肠易激综合征（irritable bowel syndrome，IBS）（Costa et al. 2017b；Miall et al. 2018）。无论如何，由于存在许多食物不耐受的情况，有必要制订运动营养计划，来应对食物暴露和随后的损害，以避免运动成绩和生活质量受到影响。

原发性乳糖酶缺乏症是与年龄相关的乳糖酶活性下降。当小肠上皮受损引起乳糖酶水平下降时，会发生继发性乳糖酶缺乏症。继发性乳糖酶缺乏症可能只是暂时的，因为当肠上皮愈合后，乳糖酶水平可能会恢复到正常。知道这一点很重要，当乳糖酶活性水平仅为50%时，正常消化乳制品仍有可能（Keith，2020）。乳糖不耐受是运动员中报告最多的食物不耐受之一（Lis et al. 2016a），但不一定是确诊的食物不耐受（Costa et al. 2020；Russo et al. 2019）。流行病学资料表明，乳糖不耐受的患病率因种族和族裔而异，欧洲人和欧洲裔美国人的患病率最低，非洲裔美国人、西班牙裔美国人、亚洲人、亚裔美国人和美洲原住民的患病率较高（Levitt et al. 2013；Lomer et al. 2008）。由于富含蛋白质、钙和益生菌，含乳糖的食物（如牛奶和酸奶）通常是运动员饮食中的重要食物。由于乳糖含量不同，并非所有的牛奶和乳制品都需要受到限制。例如，牛奶中乳糖含量最高，每份（250 ml）约含12g。相比较而言，希腊酸奶每份的含量只有这个量的1/2，而无乳糖牛奶的含量可以忽略不计。根据传闻性报道，运动员中存在牛奶蛋白或乳清蛋白粉或酪蛋白粉补充剂引起的胃肠道症状（如腹胀或伴有腹痛）和其他反应。有必要强调，胃肠道症状的发生率和严重程度是多因素引起的，可能不是摄入乳制品所致的。例如，最近有研究表明，以牛奶为基础的运动前餐和牛奶恢复饮料不会在运动期间显著加剧胃肠道症状，而且任何积极的反应似乎都取决于个人的知识和态度（Costa et al. 2019a；Costa et al. 2020）。明确乳制品不良反应的根本原因很重要，这样所有乳制品食物就不会受到不必要的限制。

除乳糖外，其他几种食物、食物成分［如FODMAPS（详见21.8.4相关内容和表21.1的注释部分）、水杨酸盐、胺］、天然存在或人工添加的化学化合物（如味精、食用色素、亚硫酸盐）可能耐受性较差，并引发不良反应。表21.2总结了常见的食物过敏，以及在制订运动营养策略应对时需要考虑的关键因素。必须使用循证方法论证过的食物过敏和食物不耐受的诊断标准，因为不必要的饮食限制会损害能量和营养素供应，并产生不必要的食物相关焦虑（Hammond & Lieberman，2018；Lieberman & Sicherer，2011）。

表21.2　常见的食物过敏和运动营养专用解决方案

触发食品或食品添加剂	食品来源	作用机制	运动营养建议
牛奶	牛奶和牛奶制品。来自其他养殖动物（如山羊）的奶也可能导致某些人产生不良反应	对牛奶蛋白或其他养殖动物的奶蛋白（如山羊）过敏	如果耐受豆浆，可用其代替。豆浆的蛋白质含量通常高于其他非乳制品 其他牛奶替代品包括亚麻（籽）、燕麦、大麻（籽）、椰子肉、杏仁等，但这些不应作为蛋白质来源
蛋	鸡蛋和蛋制品。如果对鸡蛋过敏，可能也需要避免其他养殖禽类的蛋	对卵蛋白和其他类似养殖禽类的卵蛋白过敏	遵循特定的蛋过敏建议 大多数孩子长大后将不再对蛋过敏
花生和坚果	特定的坚果或含坚果的食品	所含蛋白质（肽序列）和晚期糖基化终产物的组合，刺激IgE和先天免疫应答	遵循特定的坚果过敏建议 根据具体的过敏情况，避免坚果、黄油和含坚果的运动食品（如杏仁黄油能量棒、冰沙杏仁牛奶、花生黄油能量球）
大豆	大豆和大豆制品（如毛豆、大豆素肉、大豆酱油、含大豆的运动食品、大豆蛋白粉）	基于蛋白质的IgE介导的反应	避免含大豆的食物和食物成分 许多运动棒和恢复饮料粉含有大豆成分，应避免食用 使用乳清蛋白、豌豆、大米和其他蛋白质来源 如果也不耐受乳清蛋白，可考虑将支链氨基酸添加到较低质量的蛋白质食物来源中

续表

触发食品或食品添加剂	食品来源	作用机制	运动营养建议
小麦	小麦和含小麦食物成分	IgE介导的过敏反应 可能需要从临床上与其他小麦类反应进行鉴别，这些反应是由非上皮性谷蛋白敏感性或乳糜泻引起的	消除含小麦的食品和添加剂，使用不含小麦的运动食品（如米糕、运动饮料）
鱼和贝类	各种鱼类和贝类（如鲑鱼、金枪鱼、龙虾、对虾）	IgE介导的过敏反应 成年人比儿童更常见	避免含鱼的食物和食物成分 不是常见的运动食品成分 遵循特定过敏原建议
猕猴桃	猕猴桃或含有猕猴桃成分的食品	IgE介导的过敏反应 少数人对这种水果过敏 有一个地理因素：在桦树较多的地方，猕猴桃过敏的发生率似乎较高	避免猕猴桃和含有猕猴桃成分的食物
谷蛋白肽	含谷蛋白的食物（谷物、面包、硬质小麦意大利面）和食物成分（如小麦制酱油）	非IgE介导的过敏反应（乳糜泻）	无谷蛋白饮食 避免含谷蛋白的运动食品 例如，用大米和无谷蛋白棒代替燕麦和小麦棒
亚硫酸盐	天然存在于干果中，也可作为防腐剂添加到食品中以防止褐变	主要影响哮喘患者 亚硫酸盐会导致气道收缩 反应也可能涉及皮肤和胃肠道	食品配料表中有许多不同的名称（如亚硫酸氢钾、亚硫酸盐） 避免含有天然亚硫酸盐作为添加剂的运动食品（如干果、带干果的什锦早餐、新鲜葡萄、果酱）
咖啡因	咖啡、可可和含咖啡因的运动食品和饮料	不常见 IgE介导的过敏反应 咖啡因不耐受被认为与CYP1A2酶活性有关	避免含咖啡因的饮料和食物 选择不含或极少量咖啡因的运动食品（如无咖啡因能量胶、自制米糕、大多数能量棒）
芝麻	芝麻和芝麻制品	芝麻中含有几种主要的过敏原，如种子贮藏蛋白、豌豆球蛋白和油质蛋白	遵循特定过敏原的建议

注：IgE. 免疫球蛋白E。

来源：Voitenko et al. 1997；Manuyakorn & Tanpowpong，2019；Anvari et al. 2019；Cianferoni，2019；Guest et al. 2018.

21.5.2 食物过敏

对IgE介导的食物过敏进行诊断（确定引起过敏的食物）时，应从详细的病史和食物营养史开始，以确定诊断的检测项目（Platt & Wulu，2017）。已确立的测试方法包括皮肤点刺试验、血清食物特异性IgE水平检测、双盲安慰剂对照食物激发试验（金标准）（Turnbull et al. 2015）。进行这些试验有一些固有的风险，影响结果的因素众多，试验耗时长，成本高（Shtessel & Tversky，2018；Tapke et al. 2018）。还有多种辅助的食物不耐受测试可供选择，例如微生物组学测试、vega测试或皮肤电测试、毛发测试、人体应用运动功能、血清特异性IgG、淋巴细胞刺激、面部热成像、胃液分析、内镜下过敏原激发、细胞毒性测定、介质释放测试等。这些辅助检查方法未经验证，因此不推荐使用。由于测试结果不明确，食物规避可能导致相当多的食物受到限制，增加不必要的心理上厌恶和恐惧食物的风险。已确定的食物过敏测试应由有执照的医学专家（如过敏学家、免疫学家）指导，应避免对大量过敏源进行不加选择的测试（Turnbull et al. 2015）。

21.5.3　胃肠道紊乱

功能性胃肠道紊乱和食物不耐受之间存在独特的重叠，这与反复运动引起胃肠道损伤并造成并发症发展的假说有些矛盾。已知低度至中度运动可调节炎症参数并改善炎症性肠病（inflammatory bowel disease，IBD）的症状（Bilski et al. 2016；Hajizadeh Maleki et al. 2018；Shephard，2016）。然而，剧烈运动诱发生理变化，从而可能加剧炎症性肠病和肠易激综合征（irritable bowel syndrome，IBS）等胃肠道疾病。大多数患有肠易激综合征的运动员（估计占耐力运动员的9.8%）未被诊断，另外一些运动员经历了胃肠道症状（gastrointestinal symptoms，GIS），但不符合诊断标准（Killian et al. 2018；Killian & Lee，2019；Vork et al. 2018）。

在进行剧烈运动时，胃肠道完整性或功能受损相关性胃肠道紊乱（即炎性肠病、乳糜泻、肠易激综合征）患者，可能会增加并发症的风险（Costa et al. 2017b）。例如，剧烈运动会对上皮细胞造成损伤。如果2次运动之间的恢复时间不够，可能会使已经受损的胃肠道完整性受到进一步伤害。动物研究表明，感染结肠炎的小鼠进行适度运动后，炎症会减轻。当运动变得剧烈时，炎症会增强，并与死亡率有关（Bilski et al. 2016）。在一项研究报告中，与对照组相比，当回肠克罗恩病缓解期患者以60% VO$_{2max}$强度运动1小时后，其胃肠道通透性、口盲肠传输时间、胃肠道症状并没有发生进一步的紊乱。然而，在克罗恩病患者中观察到氧化应激和中性粒细胞活化增加（D'Inca et al. 1999）。另一项针对克罗恩病患者的研究发现，在50%峰值功率输出下蹬车30分钟，然后在100%峰值功率输出下冲刺15秒，炎症反应增加。这种炎症反应与匹配的对照组类似（Ploeger et al. 2012）。尽管这2项研究都观察到克罗恩病患者在进行中等强度运动时出现全身炎症反应，但没有证据表明该疾病短期内会加重。有必要对炎性肠病等胃肠道疾病患者进行进一步研究，包括长期耐力运动对胃肠道紊乱的影响，以及对疾病缓解期和活动期患者的影响。目前尚不清楚剧烈运动是否会诱发炎性肠病、肠易激综合征等胃肠道疾病（Costa et al. 2017b）。

食物不良反应、运动性胃肠综合征（EIGS）和潜在的功能性胃肠道紊乱的组合，可能会损害训练能力和运动业绩。对于食物不良反应的任何病例，无论是与功能性胃肠道紊乱有关，还是与运动性胃肠综合征的反应有关，系统性检测方法都应该旨在确定触发食物及其触发条件，并制订个性化策略，包括重新评估，因为耐受性可能会随着时间而发生变化（表21.2）。

21.6　胃肠道症状评估工具

考虑到现场和实验室运动胃肠病学研究正在不断增加，而胃肠道症状（gastrointestinal symptom，GIS）是竞技运动领域的一个重要问题，一个标准化的、经过验证的、可靠的胃肠道症状评估工具非常必要。在目前的研究环境中，评估胃肠道症状缺乏一致性，因为研究者们正在使用各种各样的评估工具，包括从内部自创的评估工具到设计良好经过验证的评估工具，如视觉模拟评分量表（visual analogue scale，VAS）（Gaskell et al. 2019）。胃肠道症状通常分为上消化道症状（upper-gastrointestinal symptom）、下消化道症状（lower-gastrointestinal symptom）或其他胃肠道症状，是运动性胃肠综合征（EIGS）原发病因机制的继发结果（Costa et al. 2017b）。缺乏可靠的胃肠道症状评估工具，会导致胃肠道症状的过诊（过度诊断）、漏诊和误诊，从而影响竞技运动领域胃肠道症状的发病率调查和诊治。可靠的胃肠道症状评估工具应包括一致的胃肠道症状术语，对评估工具的应用实施控制（如培训参与者如何解释和完成评估）；应实时性报告而不是回顾性报告胃肠道症状发生的时间，包括运动前、运动中和运动后发生的症状；应相对频繁多次地记录和评估胃肠道症状（每15分钟一次，而不是30分钟一次）（Gaskell et al. 2019）。

使用"黄金标准"（100mm或10cm）视觉模拟评分法（visual analogue scale，VAS）临床胃肠道症状工具（Bengtsson et al. 2013），开发了一种改良和新型VAS（mVAS），用于评估运动期间的胃肠道症状，并确定了其有效性和可靠性（Gaskell et al. 2019）。已通过胃肠道完整性标志物（如损伤、通透性、局部炎症）、功能反应（如吸收不良）、全身反应（如内毒素血症、细胞因子血症）、生理性和体温调节性应激的总体反应（如心率、主观体力感觉、体温、热舒适度评分、血浆皮质醇反应）等评价指标，对mVAS胃肠道症状工具的有效性进行了评估（Costa et al. 2017a；Gill et al. 2015a，2015b；Snipe et al. 2017；Snipe & Costa，2018a，2018b）。

每个胃肠道症状（GIS）都会获得一个分数，当除以特定干预的时间点数时，所得数值会提供一个平均校正评级数。这可以在研究内部和研究之间产生一个比较分值，表明不同的运动应激模型和加重因素对胃肠道症状发生率和严重性的影响程度。有关该工具的更多详细信息，请参考Gaskell等（2019b）相关综述。

21.7 肠道评估

考虑到导致运动性胃肠综合征（EIGS）和相关胃肠道症状（GIS）的诸多因素，每个经历过胃肠道症状的运动员都应该进行全面的胃肠道评估，其中环境条件（如环境温度）反映了训练和比赛期间发生胃肠道症状的情况（Costa et al. 2020）（图21.4，图21.5）。运动性胃肠综合征的预防和管理没有标准方法。肠道评估旨在确定致病因素及加重的因素，这些因素可能因个体而不同（Costa et al. 2017b）。预防和管理策略需要根据肠道评估结果为每个人量身定制。评估中应包括习惯性进食和水合现况和方法，以确定对测试环境条件的胃肠道耐受性。减少与运动相关胃肠道紊乱和胃肠道症状的最有效的方法是管理导致运动性胃肠综合征的主要因素和加重因素。在运动前和运动期间采取特定的饮食和营养干预，可能对促进胃肠道健康有效，这取决于这些干预措施是否能针对运动员的特定因素（Costa et al. 2020）。

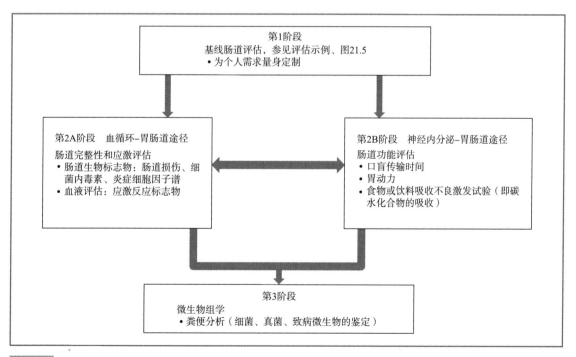

图21.4 肠道评估的三阶段方法

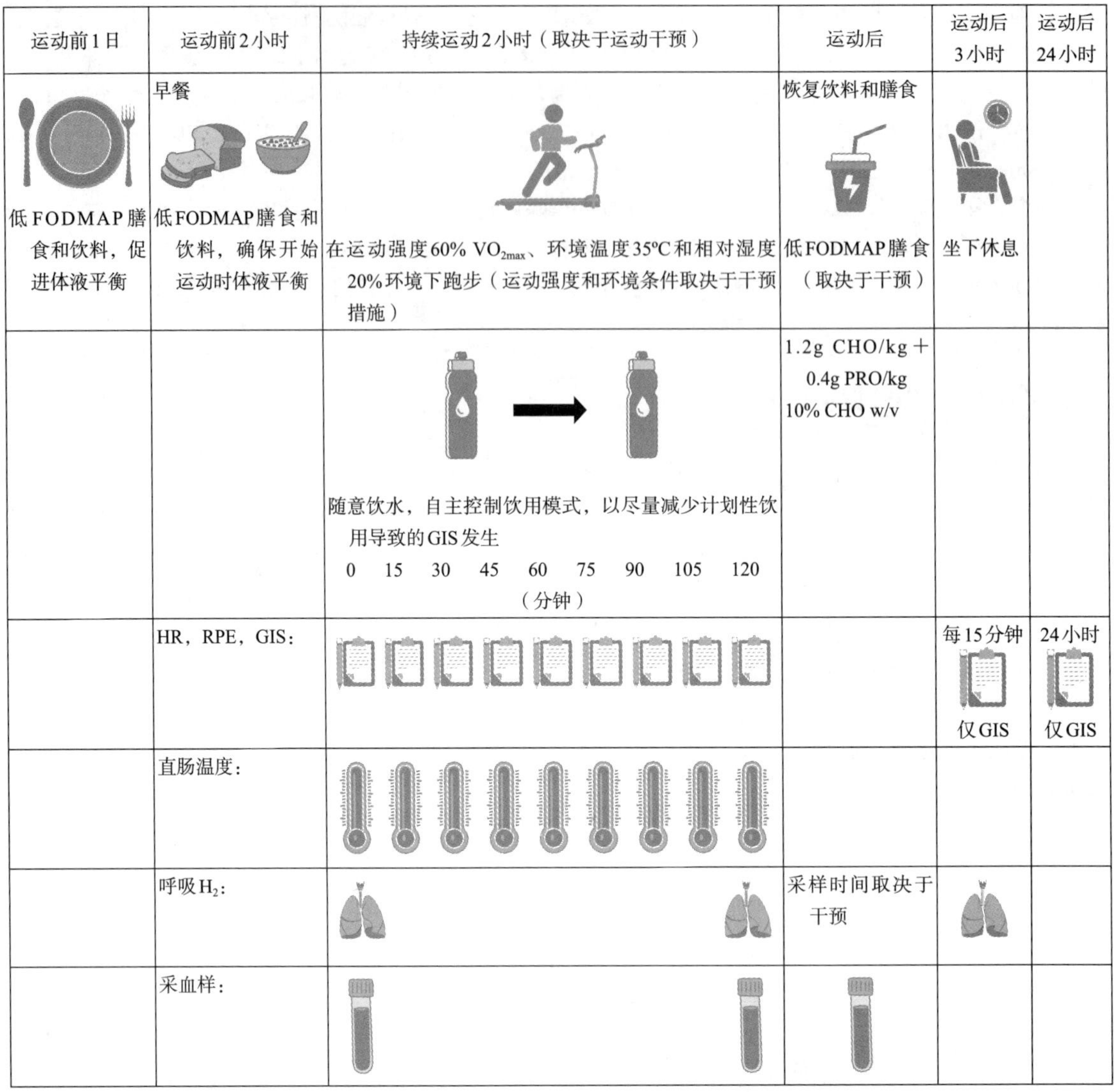

运动前1日	运动前2小时	持续运动2小时（取决于运动干预）	运动后	运动后3小时	运动后24小时
低FODMAP膳食和饮料，促进体液平衡	早餐 低FODMAP膳食和饮料，确保开始运动时体液平衡	在运动强度60% VO$_{2max}$、环境温度35℃和相对湿度20%环境下跑步（运动强度和环境条件取决于干预措施）	恢复饮料和膳食 低FODMAP膳食（取决于干预）	坐下休息	
		随意饮水，自主控制饮用模式，以尽量减少计划性饮用导致的GIS发生 0 15 30 45 60 75 90 105 120 （分钟）	1.2g CHO/kg ＋ 0.4g PRO/kg 10% CHO w/v		
	HR，RPE，GIS：			每15分钟 仅GIS	24小时 仅GIS
	直肠温度：				
	呼吸 H$_2$：		采样时间取决于干预		
	采血样：				

图21.5   胃肠道评估设计

注：CHO.碳水化合物；GIS.胃肠道症状；低FODMAP饮食，详见本章21.8.4和表21.1的注释部分；HR.心率；PRO.蛋白质；RPE.主观劳累分级；w/v ＝ g/ml。

21.8   预防和管理策略

21.8.1   低纤维

营养摄入与胃肠道症状（GIS）之间的联系并不总是明确的。目前，还没有研究调查运动前、运动中和运动后膳食纤维摄入对运动性胃肠综合征（EIGS）标志物的影响。然而，在运动前和运动中摄入高纤维可能会导致症状，如胃肠道食物通过时间加速或延迟、腹胀、胀气和不舒服的饱腹感（Eswaran et al. 2013）。运动前选择低纤维食物可能会减少运动前、运动中和运动后的胃肠道症状（Pfeiffer et al. 2012）。

对一些运动员来说，改变纤维摄入量是一个挑战，因为纤维具有多种益处，并且在碳水化合物需求高时很难限制（Jeukendrup，2017；Melin et al. 2016）。在改变纤维之前，应该了解一下纤维的习惯性摄入，然后采用个性化方法。如果不加区别地减少高纤维食物，食物在胃肠的通过时间可能会减缓，从而对比赛前的排便产生不利影响。可溶性纤维含量高的食物（如燕麦麸、大麦、坚果、种子、豆类、扁豆、豌豆，以及一些水果和蔬菜的皮）可能会加速排便（如腹泻）。改用不溶性纤维含量较高的食物（如去皮的水果和蔬菜、燕麦片、苹果、胡萝卜、深色绿叶蔬菜），可能会维持纤维摄入，但会减缓胃排空（Yu et al. 2014）。改变纤维摄入量的另一个挑战是，大多数食物都含有可溶性和不可溶性纤维，以及许多其他食物成分，这些食物成分组合在一起，可能导致胃肠道症状（如FODMAP饮食模式。有关该模式详见21.8.4相关内容和表21.1的注释部分）。纤维的比例也会随着烹饪和冷却方法而改变。例如，土豆和黑豆可溶性和不溶性纤维含量都很高，在烹饪和冷却后，这些纤维会发生显著变化（Acevedo et al. 1994；Zhao et al. 2018）。需要一种关注运动员习惯性摄入的个性化方法。

21.8.2 低残渣

虽然低残渣和低纤维膳食是两种不同的膳食（表21.3），但通常推荐交替使用。

▶ 残渣是指消化后进入大肠的任何固体成分（如未消化的食物、膳食纤维、细菌、胃分泌物）。低残渣饮食每日含纤维＜10～15g，并限制可能刺激肠道活动的食物。这种饮食模式设计的目的是减少大肠内的粪便量，并减小大肠的体积和蠕动的频次。它类似于低纤维饮食，只是进一步限制了增加结肠残渣和粪便重量的食物（Ong et al. 2012；Tarleton et al. 2011；Vanhauwaert et al. 2015）。

▶ 低纤维饮食只限制天然纤维和添加的纤维。

表21.3 低纤维饮食和低残渣饮食的一般限制

食物类别	低纤维饮食所限制的食物	低残渣饮食所限制的食物
水果和蔬菜	不能去皮的水果，带籽或膜的水果（浆果、无花果、橙子）、干果、所有生蔬菜、蔬菜皮（如甘薯皮）	除香蕉和去皮土豆以外的所有水果和蔬菜
豆类、坚果、种子	所有豆类、豌豆、扁豆、坚果或松脆的坚果黄油	所有的豆子、豌豆、小扁豆、坚果或松脆的坚果黄油（光滑即可）
肉、鱼、禽、蛋	无限制	带软骨的纤维肉（如香肠）
牛奶	无	全脂牛奶（脂肪含量高的食物会在大肠中留下残渣，应加以限制）
谷物	全谷物（如黑麦、全小麦、全谷）、麦麸、糙米或野生米、藜麦	全谷物（如燕麦、荞麦、小米、亚麻、爆米花、黑麦、全麦、全谷）、麦麸、糙米或野生米、藜麦

注意：在运动环境中，这2种饮食模式中的任何一种或两者的组合，都可能有助于减少结肠中的食物残渣量，并改善胃肠道症状。

21.8.3 无谷蛋白

无谷蛋白饮食（gluten-free diet，GFD）在非乳糜泻的耐力运动员中呈指数级增长，以解决胃肠道症状（Lis et al. 2015a），但其有效性证据有限。高达41%的运动员，临床上并不需要规避谷蛋白，却坚持要吃无谷蛋白饮食，他们认为这种饮食会减少胃肠道炎症和症状，总体上更健康，并可能提供增力优势（Burks et al. 2013；Lis et al. 2016b）。一项开创性研究调查了为期7日的含谷蛋白饮食和无谷蛋白饮食对非乳糜泻自行车运动员的影响，如无谷蛋白饮食对胃肠道完整性和症状指标、全身炎症反应、感知健康和运动计时测试表现，既没有产生有益作用，也没有产生负面影响（Lis et al. 2015b）。同样，在一般人群中，在缺乏临床条件必须规避谷蛋白（如乳糜泻患者、非乳糜泻谷蛋白敏感者）的情况下，没有证据证实消除谷蛋白可以改善健康或胃肠道症状。甚至在很大一部分明显的非乳糜泻谷蛋白敏感患者中，通过适当的研究，不断发现了可替代的诊断方法（Lerner et al. 2019）。由于能量和营养素摄入不足对运动成绩造成不利影响，以及由于食物限制产生的心理焦虑，建议仅在有正当的临床理由情况下，采用无谷蛋白饮食（Bulka et al. 2017；Reilly，2016；Vici et al. 2016）。

在向无谷蛋白饮食转变的同时，可能会发生一些饮食变化，运动员可能会下意识产生整体健康和运动成绩受到影响的想法。有研究称，30%～80%的运动员无谷蛋白饮食与更强的均衡饮食意识有关，包括食用更多的水果、蔬菜和无谷蛋白全谷物食品（Lis et al. 2015a；Lis et al. 2016b）。然而，FODMAP（详见21.8.4相关内容和表21.1的注释部分）的摄入量减少是由于小麦谷物的去除（Rej et al. 2019）。在临床环境和健康运动员群体中，越来越认识到这些饮食之间具有重叠性（Dieterich et al. 2019；Lis，2019）。FODMAP限制是治疗症状性肠易激综合征（IBS）的一线策略，同时也显示了减轻运动性胃肠综合征（EIGS）症状的有效性。

21.8.4 可发酵低聚糖、二糖、单糖和多元醇

对于患有肠易激综合征（IBS）的个体，低可发酵低聚糖、二糖、单糖和多元醇（Fermentable oligo-, di-, monosaccharides and polyols, FODMAP）饮食是一种公认且在很大程度上有效的饮食疗法（Barrett et al. 2010；Staudacher & Whelan，2017）。FODMAP是一组短链快速发酵的碳水化合物，存在于各种食物中，包括水果（如苹果、梨、芒果）、含乳糖产品（如牛奶、酸奶）及各种蔬菜和谷类食物（如豆类、洋葱、大蒜、小麦、黑麦和大麦）。它们也常见于运动营养产品（如运动能量胶、能量棒、电解质片、运动饮料、恢复饮料）中。FODMAP成分在肠道吸收很差，但肠道细菌可发酵FODMAP中的碳水化合物成分，产生气体（H_2、CH_4、CO_2、H_2S），使肠道胀气和膨胀。而且FODMAP小分子成分可造成肠内渗透压升高，使肠腔外水分进入肠腔，导致肠腔内容物量增多。肠腔膨胀和内容物增多，导致腹部不适，营养物质吸收不良。在内脏敏感性较高的个体中，肠内容物增多可触发肠道症状，如肠道气多、下腹胀、排便冲动和下腹疼痛（Barrett et al. 2010；Staudacher & Whelan，2017；Zhu et al. 2013）。参与运动应激的运动员经常报告这些胃肠道症状。运动应激会损害胃肠功能，影响消化和吸收。运动员在训练或比赛中食用含有FODMAP成分的食物，可能存在营养素吸收不良的风险（Costa et al. 2017b；Costa et al. 2017c）。此外，由于回肠制动机制，FODMAP引发的吸收不良可触发快速发作的上消化道症状（Costa et al. 2017a；Layer et al. 1990；Miall et al. 2018；Shin et al. 2013），这是因为未被吸收的食物成分进入回肠，通过神经激素信号途径，反馈性抑制胃和肠道的运动。

在910名运动员中，发现超过50%的人直觉上避免摄入FODMAP含量高的食物，以防止运动相关的胃肠道症状，其中有研究称80%的人总体症状得到改善（Lis et al. 2016a）。考虑到运动员有很高的能量需求，他们的饮食中膳食来源的FODMAP量很高并不罕见，有1名多项目运动员在其典型的膳食中，FODMAP的摄入量达到80g/d（Lis et al. 2016c），而西方的平均摄入量约为25g/d（Halmos et al. 2014）。

在个案研究和随机对照试验中，已证明膳食性FODMAP的调整可以减少运动员在休息、运动期间和运动后的胃肠道症状（Lis et al. 2016c，2018；Gaskell & Costa，2019）。

试验设计最全面的是一项双盲随机交叉对照研究，调查了运动应激前摄入膳食性FODMAP对运动性胃肠综合征（EIGS）标志物和相关胃肠道症状的影响。这涉及18名非热适应的男性和女性耐力跑步者，他们在完成高温环境条件下60% VO_{2max} 2小时跑步前24小时，摄入高FODMAP饮食（47g/d）或低FODMAP饮食（2g/d）（Gaskell et al. 2020b）。与低FODMAP饮食相比，高FODMAP饮食导致跑步前和跑步期间，上、下胃肠道症状的发生率更高，程度更严重。与高FODMAP饮食相比，低FODMAP饮食者肠道损伤程度明显更大，同时全身内毒素谱有更大的紊乱趋势。根据这项研究的结果，低FODMAP饮食显示出减少运动相关胃肠道症状和严重程度的潜在作用。

21.8.5 水合状态

水合作用在影响运动性胃肠综合征方面起着重要作用。运动前液体摄入不足或摄入过量均可增加胃肠道症状（van Nieuwenhoven et al. 2000；Plunkett & Hopkins，1999）。在运动过程中，体液不足可能加剧胃肠紊乱。由于血浆容量减少，内脏区域血流灌注不足增加，交感神经激活增强，并随后下调副交感神经系统，导致胃肠运动、食物输进、营养物质的消化和吸收减慢减少。运动期间保持体液充足会降低胃肠道症状的可能性（Lambert et al. 2008；Gill et al. 2015a，2016）。一项研究比较了在25℃的环境温度下70% VO_{2max} 跑步2小时的完全水合和脱水的作用，发现体液充足可导致64%的总胃肠道症状发生率，其中下消化道症状略有增加，而脱水可导致82%的总发生率。完全水合组上消化道症状轻微增加，这可能是由于完全水合组按计划摄入液体（844ml/h），引起胃内压力升高，影响胃调节和胃耐受性，这需要试验予以证明（Costa et al. 2019a）。建议运动员进行液体耐受性训练，反复暴露于摄入的液体，可显著改善胃肠舒适度，这可能是由于胃耐受性增加所致（Goulet，2011）。

第14章提供了关于运动期间液体摄入的更多信息。

21.8.6 内部和外部冷却

（1）内部冷却：由于运动性热应激，胃肠道温度升高，外周血流量增加，这会影响胃肠——血循环通路，引起运动性胃肠综合征，并导致胃肠道紊乱。已证明，在运动热应激之前和期间摄入冷液体，会减弱局部胃肠道温度和外周血流量，进而对肠道血流灌注产生积极影响（Morris & Jay，2016；Morris et al. 2016）。此外，内部冷却措施可以积极影响神经内分泌－胃肠道通路，减少交感神经系统的刺激，导致运动性胃肠综合征减弱，胃肠道功能紊乱减少（Costa et al. 2017b）。

（2）外部冷却：缺乏关于运动前（预冷却）和运动期间（每次冷却）外部冷却技术对胃肠道紊乱影响的研究。外部冷却方法旨在从外向内冷却身体，其中皮肤温度降低，导致外周血流量的需求将减少，从而减少内脏血流灌注不足。一些研究表明，外部冷却策略有可能缓解运动导致的核心体温升高，并消除或减少运动相关的细胞因子血症（Lee et al. 2018；Snipe & Costa，2018a；Rhind et al. 2004）。第25章将进一步讨论冷却策略。

21.8.7 肠道训练（碳水化合物和液体）

有相当多的传闻性证据表明，肠道具有适应性，可以进行训练，因此通过训练，摄入高碳水化合物饮食或在运动中摄入碳水化合物的个体，会增加肠道的吸收能力。Costa等（2017a）研究了运动期间进行重复营养补充，是否会影响胃肠功能反应，是否使肠道能够适应胃负荷。耐力运动员（$n=25$）进行了为期2周的肠道训练方案，使用碳水化合物能量胶盘、匹配的能量胶盘安慰剂或富含碳水化合物的食物。肠道训练方案包括90g/h碳水化合物或安慰剂，同时以60% VO_{2max} 跑步1小时。在基线和2周的训练干预后，参与者接受了一项肠道负荷测试方案，包括按90g/h摄入碳水化合物能量胶盘，同时进行2小时的次极量跑步，随后立即进行1小时的运动时间试验，其间自由饮水。结果显示，能量胶盘肠道训练显著降低了44%的肠道不适，总的胃肠道症状严重程度降低了60%。此外，干预前发生的碳水化合物吸收不良在干预后肠道负荷测试中消失，葡萄糖可利用性提高。通过富含碳水化合物食物的肠道训练，总体肠道不适（49%）和总胃肠道症状严重程度（63%）也有所降低，但在干预前后仅观察到呼吸 H_2 的轻微的、非显著降低，葡萄糖可利用性没有显著变化。安慰剂组在干预前后无显著变化。碳水化合物能量胶盘和富含碳水化合物的食物肠道训练改善了运动时间测试成绩，这很可能是由于胃肠道症状的减少，并且能量胶盘增加了葡萄糖的可利用性（Costa et al. 2017a；Miall et al. 2018）。肠道训练可能增加肠道葡萄糖转运蛋白（即SGLT1和GLUT-5）的表达，促进肠道葡萄糖吸收，并影响胃调节，改善胃内压力反应和耐受性（Jeukendrup，2017）。

21.8.8　运动前和运动中的碳水化合物

考虑到摄入碳水化合物后会导致内脏区域血流灌注增加，因此在运动期间定时摄入营养物质可能会减少与运动相关的内脏血流灌注不足（van Wijck et al. 2012；Matheson et al. 2000；Qamar & Read，1987）。代谢性血管扩张剂，如NO，是随着碳水化合物等营养物质吸收而产生的，推测可以促进绒毛微血管的血管扩张，增强胃肠道的血液灌流（Matheson et al. 2000）。有学者以非碳水化合物安慰剂作对照，在环境温度30℃以70% VO_{2max}跑步，每20分钟用250ml水摄入一次碳水化合物凝胶（27g，葡萄糖∶果糖为2∶1），观察运动1小时对运动性胃肠综合征标志物的影响。与运动前相比，碳水化合物补充组运动后20分钟血浆内毒素、肠道脂肪酸结合蛋白（I-FABP）和肿瘤坏死因子（TNF-α）浓度显著升高（Sessions et al. 2016）。在运动后20分钟与安慰剂相比，碳水化合物组肠道脂肪酸结合蛋白水平增加的幅度更大（Sessions et al. 2016）。摄入碳水化合物后，血浆肠道脂肪酸结合蛋白浓度（约88pg/ml）和血循环内毒素（约0.6pg/ml）增加的绝对值与生理无关，代表正常的静息波动值（Costa et al. 2017a；Snipe et al. 2018a）。

跑步者在运动前摄入15g葡萄糖溶液（6%w/v），并在高温条件下（35℃）以中等运动强度（60% VO_{2max}）跑步2小时，期间补充葡萄糖溶液（45g/h），每20分钟摄入一次，与随意饮水组相比，肠道损伤和小肠通透性显著降低（Snipe et al. 2017）。此外，与补水组相比，葡萄糖补充组的血浆抗内毒素抗体、皮质醇和IL-6浓度较低。有证据表明，在温和的环境条件下，在70% VO_{2max}运动强度下进行1小时自行车运动期间，与仅摄入水相比，运动前和运动中摄入碳水化合物在更大程度上保持了门静脉血流（Rehrer et al. 2005）。另一项研究表明，与安慰剂相比，在70% W_{max}运动强度进行60分钟的运动，运动前和运动中摄入蔗糖，可以显著降低运动后血浆肠道脂肪酸结合蛋白（I-FABP）（Jonvik et al. 2019）。这些发现表明，在运动前和运动期间定时摄入碳水化合物，可能有助于在运动相关性内脏血液低灌注超出生理意义范围之前（如运动后20分钟），将其逆转（Rehrer et al. 2001）。

据一项交叉设计试验报道，竞技铁人三项运动员进行运动测试（50分钟跑、骑自行车、73%最大摄氧量跑步），运动中或补充7%碳水化合物+电解质运动饮料，或补充自来水，测定运动中运动员胃食道反流时间长度和次数。结果显示，补充自来水组的运动员运动中胃食道反流时间长度（均数±标准误）为跑（7.4±2.9）分钟、自行车（0±0）分钟、跑（2.4±1.4）分钟，补充7%碳水化合物+电解质运动饮料组的运动员为跑（24.0±4.6）分钟、自行车（8.2±4.8）分钟、跑（17.6±8.4）分钟，补充7%碳水化合物+电解质运动饮料组的运动员胃食道反流时间较长（$P < 0.05$）（Peters et al. 2000）。相比之下，竞技铁人三项运动员在实验室的运动测试中，与补充自来水组的运动员相比，7%碳水化合物+电解质运动饮料组的运动员的胃肠道症状及胃食管反流发生率没有显著差异（Peter et al. 2002）。这些发现与Snipe等（2017）的发现一致。在Snipe等的研究中，在35℃下进行2小时亚极量跑步，其间2组分别常规摄入自来水和每20分钟摄入10%葡萄糖溶液。2组在运动期间的胃肠道症状没有观察到显著差异。另外，2组的饮料摄入量（平均值和95%CI）分别为饮水组1.59（1.30～1.88）L，葡萄糖组1.84（1.66～2.03）L。

21.8.9　药物和补充剂

非处方非甾体抗炎药（non-steroidal anti-inflammatory drug，NSAID）在运动员耐力运动之前和期间被广泛使用（Lundberg & Howatson，2018）。NSAID与上消化道并发症风险增加相关，应在运动前避免使用（de Oliveira et al. 2014；Gabriel et al. 1991；van Wijk et al. 2012）。

有学者建议补充抗氧化剂、L-精氨酸、谷氨酰胺、牛初乳、姜黄素和益生菌等补充剂来预防运动员的运动性胃肠综合征。有限的研究调查了营养补充剂在预防和管理运动性胃肠综合征方面的有效性。在目前阶段，还不能对补充剂的使用提出任何建议。请参见Costa等（2019b）的综述。

表21.4概述了预防和管理运动性胃肠综合征的策略。

表21.4　运动性胃肠综合征（EIGS）的预防和管理策略

策略	机制	证据水平	实施
保持水分充足	与正常水合相比，脱水1.5% ~ 2.7%，可能会增加肠道通透性，引起更高的循环血内毒素水平，损害胃排空，增加胃肠道症状	高	开始运动时保持充足的水分 运动期间保持水分充足或尽量减少脱水 避免过度补水
碳水化合物	运动过程中持续和频繁摄入碳水化合物，可通过刺激血液流向消化道并降低肠道通透性，来防止运动性胃肠综合征（运动性胃肠综合征） 高碳水化合物负荷及其高渗透压可增加胃肠道症状（蛋白质摄入已被证明可以改善肠道完整性，但会加重胃肠道症状）	高	遵循碳水化合物摄取指南（运动≥2小时），在整个运动应激期间均匀且频繁地摄入碳水化合物
肠道训练（适应）	运动期间对碳水化合物摄入的耐受性增加和碳水化合物吸收不良的减少，被认为是通过肠道碳水化合物转运蛋白的上调所致	高	耐力训练期间定期肠道训练（＞3小时；如高达90g/h碳水化合物，葡萄糖：果糖为2:1）
避免非甾体抗炎药	该类药物影响胃分泌和十二指肠释放碳酸氢盐，引起胃肠道黏膜糜烂 加剧运动相关的肠道损伤和通透性	高	运动前避免服用非甾体抗炎药
低纤维饮食，低残渣饮食	可通过减少结肠中的可发酵物质来减少腹胀和胀气 可降低粪便稀松和腹泻的风险 运动员可能感觉更舒适、更轻盈	高	根据个人耐受调整
蛋白质、脂肪	减少运动前和运动中的摄入可能会减少胃肠道症状	高	根据个人耐受调整
无谷蛋白饮食	谷蛋白可增加胃肠道通透性、炎症和全身症状	低	没有证据支持无谷蛋白饮食对没有谷蛋白排除临床必要的运动员有益（或不利）
FODMAP	剧烈运动前1 ~ 3日减少摄入，可减少碳水化合物吸收不良和运动相关胃肠道症状	高	在重要的剧烈运动/比赛前1 ~ 3日，遵循短期的低FODMAP饮食
膳食补充剂			
L-精氨酸 L-瓜氨酸	一氧化氮产生的前体，作为血管扩张剂，可能增加内脏血流，减少内脏血液灌注不足和缺血	可变的	现阶段无建议
牛初乳 谷氨酰胺	可增强热休克蛋白的表达，保护肠细胞，降低肠道通透性，并减弱局部炎症信号通路 （热休克蛋白在应激期保护细胞膜）	可变的	现阶段无建议
益生菌	可能对肠道上皮完整性产生有利影响	低/可变的	现阶段无建议
抗氧化剂（如抗坏血酸即维生素C）	可保持肠道屏障的完整性，减少细菌移位（如脂多糖）引起的内毒素血症所导致的氧化应激 （高剂量的外源性抗氧化剂补充可能会产生其他自由基（如抗坏血酸自由基），这可能会产生其他不利影响）	低	富含抗氧化剂的饮食

注：FODMAP.详见21.8.4相关内容和表21.1的注释部分。

小结

　　一些运动员经历了与运动相关的不良胃肠道症状，或者可能有潜在的疾病，包括胃肠道紊乱、食物不耐受和食物过敏。为了有效地与患有胃肠道紊乱、食物不耐受和食物过敏的运动员合作，运动营养师应该具备足够的诊断和管理这些疾病的能力。对于一些运动员来说，自我诊断食物过敏或食物不耐受是很常见的，这可能会使他们面临营养不足的风险，或者可能会导致潜在的饮食失调或其他医学状况。胃肠道紊乱、食物过敏和食物不耐受的诊断应由合格的医学专业人员做出。如果需要饮食管理，则应由合格的营养师和过敏症专科医生提供。运动相关的胃肠道紊乱可对运动成绩和健康造成影响，其严重程度取决于运动应激和所遇到的加重因素。对于受到不良胃肠道症状影响的运动员，建议使用运动性胃肠综合征（EIGS）特有的既定标志物进行全面的胃肠道评估。这将有助于确定运动性胃肠综合征最可能的因果联系路径（即血循环-胃肠道途径或神经内分泌-胃肠道途径），因此也是最有效的预防和治疗策略。用于检测运动性胃肠综合征的评估方法需要具备有效性和可靠性，可以准确解释结果，指导合理的实际应用。

应用提示

Stephanie Gaskell，Ricardo Costa，Dana Lis

基本内容

▶ 为了帮助确定运动性胃肠综合征（EIGS）的主要激发路径和继发结果（即胃肠道完整性和功能反应），在运动应激期间进行胃肠道评估（即肠道激发方案）。尽可能模拟个人在经历运动性胃肠综合征和相关胃肠道症状时所处的环境和体力消耗状况。

▶ 为了建立个人的食物和液体耐受性（即摄入量、浓度、类型）档案，在可能的情况下模拟环境和体力消耗状况（如训练、比赛），在运动应激期间进行胃肠道评估。

▶ 识别和管理外在和内在的加重因素，包括药物、补充剂、胃肠道状况、食物不耐受、食物过敏、昼夜节律变化、温度、海拔等。

▶ 确保胃肠道评估使用最佳的实用性方法（包括有效和可靠的分析程序、胃肠道症状评估工具和已建立的运动性胃肠综合征标志物）。

胃肠道评估的注意事项

▶ 尽可能减少或控制干扰因素。在完全水合的状态下开始运动，并在整个过程中自由饮水，保持完全水合（在个人的耐受范围内）。

▶ 确定运动应激期间的能量氧化要求和耐受性（即碳水化合物的氧化供能和耐受性）。

▶ 在胃肠道评估中，考虑测试运动相关的营养素吸收不良。此外，用于补充或包含在运动员饮食中的常见运动营养产品，可能不被很好地吸收，并可能引发胃肠道症状，如FODMAP（详见21.8.4相关内容和表21.1的注释部分）。

评估运动前、运动中和运动后营养素吸收不良情况

▶ 一旦运动员能够实施所建议的胃肠道干预措施并在需要时改进，应持续进行评估和监测进展情况。

胃肠道干预的注意事项

▶ 避免过量摄入普通白水，以免出现运动相关的低钠血症风险。

▶ 在胃肠道症状通常较轻的比赛/运动早期，改变急性摄取率（即在几分钟内饮用250ml饮料），并试验较高的摄取率。

▶ 当长时期使用（全日）或在运动应激期间使用碳水化合物能量胶/能量粉时，尝试不同品牌的瓶装水，以尽量减少不同电解质和提纯成分的影响。当在不同国家比赛时，这一点尤其重要。

▶ 根据运动应激的需要，在运动前和运动中必要时补充碳水化合物。在允许的情况下，建议尽可能少量多次摄入。

▶ 采取肠道训练策略，在训练中试验和练习比赛时的营养措施，包括特定的营养产品和液体的质量、数量，特别是碳水化合物的类型（如葡萄糖、果糖、麦芽糊精）及摄入频率和时间。

▶ 一些人可能会采取在训练中进食和补液的策略，超出他们在比赛中的目标量，以挑战胃负荷和对肠道进行调节训练。要连续试验不同的碳水化合物摄取率（即调整碳水化合物浓度），以找到最佳的个体解决方案。从增加液体体积开始，然后尝试增加碳水化合物的浓度。

▶ 可使用小分子碳水化合物溶液口腔含漱方法，以最大限度地提高运动成绩，同时最大限度地减少或减轻胃肠道症状。这一方法在胃肠道症状普遍较差的比赛后期尤其有效。

▶ 在长时间的比赛中，尝试各种易消化的固体食物能量来源（如低纤维卷饼/三明治、姜糖软糖、饭团、椒盐卷饼、煮小土豆）。

▶ 在长时间的运动中要注意口感疲劳，注意不要过量摄入过甜过咸食物或饮料。应将所选的各种食物或补充品合理安排，达到最佳平衡。

▶ 要考虑白天和晚上比赛的影响。夜间运动时食物在胃肠道传输可能会变慢，因此在晚上要选择容易消化的食物，可能会更好地耐受。在进行肠道训练时，要根据比赛的时间选择对应的时间进行训练。

▶ 最佳的比赛营养训练应该以正式比赛的速度进行，而且最好是在比赛条件下（如环境温度、地形等）。

▶ 在不太重要的比赛中进行练习，尝试找出"外部"因素（如旅行影响、竞争压力、习惯性食物供应的变化、天气条件、比赛节奏等）。

▶ 尽可能避免在运动前一天、运动前和运动期间使用非甾体抗炎药。选择不会激惹肠道的适当的镇痛药（如对乙酰氨基酚）。

▶ 尝试短期（24～48小时）的低FODMAP饮食、低残渣饮食和低纤维饮食，经胃肠功能评估后，以建立耐受性。

▶ 特殊情况下可考虑使用镇吐剂。

▶ 运动前尝试排便或排空肠道。

▶ 在必要和可行的情况下，通过内部和外部冷却方法，包括运动前和运动中冷却策略，帮助体温调节，控制体温过高。

▶ 在炎热环境条件下比赛前，实施适当的热适应方案。

▶ 以下益处值得质疑（结果不明确或需要进一步证实）。

— 对未确诊乳糜泻或谷蛋白不耐受的运动员进行无谷蛋白饮食干预。

— 某些营养素（如氨基酸和抗氧化剂）补充干预（表21.4）。

— 益生菌补充干预（表21.4）。

— 运动或饮食方案，以改变胃肠道微生物群细菌的相对丰度、多样性和功能特性。

（张建刚 译 艾 华 校）

参考文献

第22章
残奥会运动员的特殊需求

Elizabeth Broad, Siobhan Crawshay

22.1　引言

　　长期以来，运动和锻炼一直被认为是身体或智力障碍者治疗和康复的重要组成部分。然而，自1960年夏季残疾人奥林匹克运动会（简称残奥会）和1992年冬季残奥会举办以来，参加高水平训练和比赛的残障人士数量急剧增加。比赛成绩和标准不断提高，因此残奥会运动员需要与健全运动员一样，以同样的强度、同样的结构和计划进行训练。即使在非残奥会运动项目中，也有残疾运动员完成具有挑战性的壮举，如截瘫的人在英吉利海峡游泳，完成夏威夷铁人三项运动。

　　尽管残奥会运动在国际上得到了发展，但关于这些运动员的科学研究却未能与健全运动员相提并论。可以将运动营养原则直接应用于其中一些运动员，因为他们的运动项目及损伤的性质与健全运动员几乎没有生理上的差异。其他人则需要运动营养师根据运动员个人情况调整运动营养原则和（或）其实际应用。本章概述了一些可能需要适应性调整的常见领域，并提供了简单的策略来帮助优化训练成绩、健康和最终的运动表现。

22.2　残奥会运动

　　残奥会运动员可以参加的运动项目很多，为许多残障类型的运动员提供了参与的机会。在夏季残奥会上，运动员在22个项目中进行角逐，而在冬季残奥会上运动员参加6个项目的比赛，尽管每届运动会都会有变化（参见www.paralympic.org）。在每个项目中都有特定的标准或分级规则，规定了运动员的残障类型，符合标准的才能参赛。例如，轮椅橄榄球只限于在轮椅上活动并且四肢有障碍（通常是四肢瘫痪）的运动员，而门球、柔道和五人制足球只适合视力障碍的运动员。

　　国际残奥会（IPC）网站（www.paralympic.org）上概述了每个项目的规则。为了确保参赛者安全，有些项目的比赛规则可能不同于健全运动员的比赛规则。

22.3　残奥会运动员分级

　　残奥会运动员必须属于10种符合条件的损伤类型中的一种（参考IPC 2016）。在本章中，主要的损伤类型被分为5类；其相关的运动营养问题将在本章中概述。除残奥会外，还有一些针对残疾运动员的大型国际比赛，如特殊奥林匹克运动会（智力障碍）、听障奥林匹克运动会（听力障碍）、"勇者不败"残疾老兵国际运动会（受伤或生病的国防军退伍军人）和移植运动会（器官移植）。本章讨论范围未包含所有残障类型。

　　每个残奥会运动项目都有自己的分类体系或方法，根据运动员的身体能力进行分类（www.paralympic.org）。这种分类体系有助于确保大多数运动员能够在一个更公平的环境中竞争。为残疾运动员举办比赛是很复杂的一件事，因为残疾运动员只能与同等分级的对手较量，如在男子和女子100m田径短跑项目中，有超过10个不同的类别。在残奥会运动员中进行的运动科学/营养研究寥寥无几，而且因为参加测试的样本数量少，个体在功能能力方面差异大（如一组脊髓损伤的运动员表现出的能量消耗和运动能力的差异巨大），多年来训练状态和竞技标准的快速变化，以及与精英运动员相比在临床或康复环境的重视程度不同，其研究结果的应用可能受限。一般来说，从事残奥会运动员工作的运动营养师必须运用健全运动员的运动营养知识，需要深入了解特定的运动/活动和运动员的损伤表现。《残奥会运动员的运动营养》（Broad et al. 2019）提供了更详细的文献回顾和实用建议。

22.3.1　脊髓损伤

脊髓损伤（spinal cord injury，SCI）运动员包括患有创伤性脊髓（SC）病变、脊髓灰质炎和脊柱裂的运动员。图22.1解释了脊柱分段及每段损伤可能造成的影响。在SC病变水平以下的运动和感觉功能被破坏，其损伤程度取决于病变的位置和脊髓完整性。脊柱裂是脊柱的先天性发育缺陷，其中椎弓未能融合，导致脊柱异常裂缝（CDC，2020）。由于神经组织可以通过这个间隙伸出，易受损而导致腿部和下躯干不同程度的瘫痪和感觉丧失。至于创伤性脊柱损伤，其具体表现取决于裂缝（或病变）的位置和脊髓损伤量。因此，脊柱裂和创伤性脊髓损伤个体的生理反应非常相似。

SCI（尤其是T_6段及以上损伤）运动员对运动的正常生理反应可能通过多种机制被破坏：SC病变下方的血管调节无效，总的外周阻力增加，由于缺乏来自下肢骨骼肌肉泵的作用，导致血液淤积，增加每

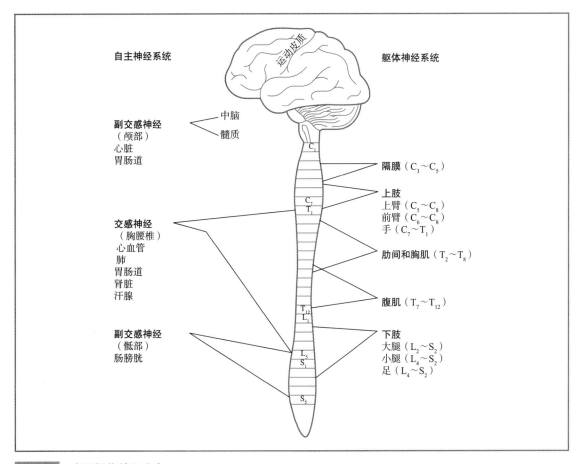

图22.1　脊髓损伤神经分布

来源：Glaser，1985：269（已获准使用）。

搏量的能力下降，总的活跃肌肉质量减少。因此，SCI患者的峰值摄氧量（VO_{2peak}）（Shephard，1988）和无氧代谢能力（van der Woude et al. 1997）通常减弱，其变化程度与SC病变的水平位置和脊髓的完整性有关。在正常情况下，四肢瘫痪的运动员与截瘫的运动员相比，其最大心率（HR）（分别为129次/分和184次/分）和VO_{2peak}（分别为1.67L/min和2.47L/min）最低（Leicht et al. 2012）。即使是在$T_1 \sim T_6$有SC病变的运动员，相对于健全运动员来说，他们的最大心率和VO_{2peak}也更受限（Wicks et al. 1983；Hopman et al. 1993；Barfield et al. 2005）。尽管这可能限制了他们的绝对运动能力，但他们维持任意最大能力百分比功率输出和速度的能力仍然与健全运动员相似。在这些人群中，自觉用力程度评级对于确定相对于最大力量的运动强度很有用（Goosey-Tolfrey et al. 2019）。

据报道，SCI患者的静息代谢率（resting metabolic rates，RMR）比参考标准低30%（Nightingale & Gorgey，2018），主要原因是活跃的肌肉量减少。然而，使用瘦体重的方程可以准确估计（Pelly et al. 2018），甚至略微低估（Broad et al. 2020）患有SCI的运动员的RMR。Price（2010）对SCI的能量消耗进行综述，包括运动期间能量消耗的参考估计值。据报道，运动期间的能量消耗比健全人群低26%～85%，并且随运动类型、SCI水平，以及运动员的经验/竞技水平而变化，如精英轮椅网球和篮球运动员在训练过程中表现出比非精英运动员高约10%的能量消耗（Goosey-Tolfrey et al. 2019）。最近一项针对五名精英男性和女性轮椅马拉松SCI运动员的研究表明，在25km的现场计时赛中，范围为1610～3020kJ/h（Edwards et al. 2018）。

患有SCI的运动员在运动中的供能体系是否与健全运动员不同尚无定论。只有一项研究调查了SCI患者的肌糖原水平，该研究受受试者人数少（4人）和耐力运动时间短（1小时）的限制。研究人员发现肌肉糖原使用率与健全运动员相似，但运动前的糖原水平较低，他们认为这是因为简单的日常行走更依赖糖原储存（Skrinar et al. 1982）。其他的解释可能包括肌肉糖原储存能力或饮食中碳水化合物（CHO）总摄入量有差异。Goosey-Tolfrey等（2006）对四肢瘫痪的运动员（轮椅橄榄球和网球）研究发现，与截瘫运动员相比，这些运动员的无氧运动能力相对较高。没有强有力的证据表明SCI运动员的功能性肌肉的反应会因为训练状态和运动类型而不同于健全运动员（Goosey-Tolfrey et al. 2019）。CHO是公认的高强度运动的主要能量来源的原则适用于SCI运动员。为健全运动员制订CHO摄入指南需要根据运动员的总能量需要和身体组成（即一些患有SCI的运动员的活动肌肉量与身体质量的比例比非残疾精英运动员要低）。

由SC病变引起的神经中断意味着这些运动员出汗引起的蒸发降温减少（Hopman et al. 1993；Price，2006）。通过出汗可进行降温的皮肤表面积与SC病变的水平和完整性有关，即病变发生位置越高，皮肤表面积越小（Price，2006）。虽然较低的出汗率似乎有利于最大限度地减少SCI运动员的脱水情况和减缓每搏输出量的下降，但这种下降实际上并不利于控制体温。此外，一些药物，如抗胆碱能药物（用于控制肌肉痉挛）也会损害体温调节能力（Kennedy，1995）。最后，轮椅运动中独特的身体姿势和运动可能会进一步限制散热（Sawka et al. 1984）。

在炎热的条件下，SCI个体将经历净热量增加，特别是那些具有高位SC病变的个体（Griggs et al. 2015）。因此，SCI个体的体温在高温下更难有效调节（Price&Campbell，2003），即使他们的运动量不大（如射箭和射击项目）（Pritchett et al. 2019）。运动代谢产热加剧了这种热负荷，而它的调节能力取决于个体的出汗能力（Price，2006）。在运动前和运动中积极主动降温，可以降低体温的升高和自觉用力程度（Webborn et al. 2005），并提高运动表现（Goosey-Tolfrey et al. 2008a；Webborn et al. 2008）。降温方法包括让运动员尽可能待在阴凉处，在风扇前喷水，应用冷却装置（如头罩、颈套、冷却夹克、冰毛巾），冰浴和摄入冰饮料（Pritchett et al. 2019）。需要定期进行降温，特别是在高温下运动或比赛时，因为产生的代谢热可能超过所使用的机制降温能力。采用主动降温时，应监测个体的液体摄入量和总汗液丢失，因为它可以极大减少液体摄入量（Goosey-Tolfrey et al. 2008b），根据个体情况，可能增加脱水风险，或有助于确保液体摄入量与汗液丢失量更加一致。

在寒冷的环境中，主动升温和防止热损失是必要的。因为外周血管的收缩能力通常受损（Petrofsky，

1992），导致高位SCI运动员散热迅速。在这种情况下，重要的是运动员要注意保暖，支持保障人员要注意观察，以防止体温过低。在舒适环境条件下（20～22℃），低位SC损伤者与健康人对运动的体温调节反应差异不大，但那些高位SC损伤者在运动中控制体温能力明显受限（Price，2006）。

SCI患者的下肢骨密度比健全人低25%左右（Thompson，2000；Miyahara et al. 2008；Sutton et al. 2009），并且与受伤后的年限呈负相关（Miyahara et al. 2008）。然而，与健全对照组运动员相比，轮椅运动员手臂的骨密度更高（Miyahara et al. 2008；Sutton et al. 2009）。由于许多SCI运动员体内存在金属（如脊柱中的支撑杆、臀部的金属板）和在扫描床上的定位，骨密度的评估可能会变得复杂。

SCI运动员的胃肠道转运时间也会延长（Goosey-Tolfrey et al. 2019）。这可能会影响运动前后食物摄入的时间和类型、食物与药物的相互作用、药物摄入的时间，以及围绕摄入运动营养补充剂，如咖啡因的方案（Graham-Paulson et al. 2017）。

22.3.2　脑瘫和获得性脑损伤

脑瘫（cerebral palsy，CP）是一组主要影响肌肉组织自主控制的永久性致残症状，由大脑运动控制区的非进行性损伤导致（CPA，2018）。最常见的症状包括肌肉协调能力受损，维持姿势和平衡能力下降，以及执行正常运动和技能的能力下降。这些神经肌肉症状常伴随感觉、认知、交流、知觉和（或）行为障碍，和（或）伴随着癫痫等突然发作性疾病（Rosenbaum et al. 2007）。很多导致类似功能障碍的神经系统疾病被归入这一分类，包括脑卒中和获得性/创伤性脑损伤。CP导致的症状差别很大，从步态和神经肌肉控制几乎没有明显的改变，到行走和进行日常生活活动的能力严重受限，以至于需要电动轮椅行动。对于一些人来说，CP只影响某一侧肢体（单瘫）。更常见的是，它会影响身体的一侧（偏瘫），或下肢多于上肢（双侧瘫痪）。症状可能有所不同，包括肌肉持续收缩；肌张力下降或波动，出现不受控制的不自主肌肉收缩（失语）；或无法激活正确的肌肉群，影响步行和空间感知能力（Colver et al. 2014）。

这种跨度很大的神经肌肉功能变化导致能量消耗水平在休息、日常生活活动中（包括行走）和运动时差别很大。在一项对非运动员的研究中，使用DXA来确定能量消耗，依赖轮椅者的总能量消耗（8430kJ/d）低于可以行走者（10 360 kJ/d）（Johnson et al. 1997）。无论走动时状态如何，手足徐动症患者估计的RMR值增加（Johnson et al. 1996）；然而，手足徐动症患者也减少了日常活动的量。因此，与非手足徐动症者相比，总的能量消耗并无差异，而总能量消耗的最主要预测因素是行走状态（Johnson et al. 1997）。Juzwiak等（2016年）测量了8名有混合症状的残奥会田径运动员的RMR，发现男性和女性的平均RMR为105kJ/kg FFM/d，这与有视力障碍的运动员相似。对于运动营养师来说，能量消耗的估计需要考虑到运动员的行走状态和手足徐动症运动员正在进行的运动类型。

脑瘫患者的液体需求量和出汗率可能有很大差异。与未受累的一侧相比，身体受影响侧的汗腺数量和结构可能有所不同（Unnithan & Wilk，2005）。因此，确定个体液体需求量和出汗率对于脑瘫运动员很重要。

如果脑瘫患者的活动受限是由于承重活动减少，则可能导致骨密度较低。应特别注意通过补充足够的钙和维生素D状态来优化骨密度。

从实践的角度来看，运动营养师需要意识到进食能力的任何潜在限制，尤其是对于更衰弱的脑瘫患者。对于进食困难的人来说，可能需要改良食物质地，有些甚至可能需要肠内营养。精细运动控制受损及与在厨房周围站立和工作相关的疲劳会影响准备饭菜的能力和动力。运动营养师可以帮助修改食谱和膳食准备技术。

22.3.3　截肢者

被归类为截肢者的运动员可能有一个或多个肢体截肢，主要原因是癌症或外伤，或者有先天性肢体畸形。一些截肢者在比赛中可能使用假肢或适应性装置，一些下肢截肢者可能通过轮椅运动和比赛。

准确估计截肢者能量消耗的困难之处包括难以确定身高（双侧下肢截肢）、通过轮椅活动及大部分肢体丧失。在可能的情况下，对瘦体重的评估［如通过双能X射线吸收测定法（DXA）］将能够通过使用瘦体重的方程式对能量消耗进行更准确的预测。另外，Osterkamp（1995）对不同身体比例/肢体的能量消耗贡献进行综述，可有助于调整RMR的估计值。由于平衡假肢所需的能量（Genin et al. 2008）或肢体残缺（对于手臂截肢者），截肢的运动员在行走时可能会有更高的能量消耗（Yizhar et al. 2008）。例如，Schmalz等（2002）的研究表明，使用假肢的胫骨截肢者在跑步机行走或自由行走时的VO$_2$（运动能量消耗指标）比健全个体高25%，使用假肢的股骨截肢者的VO$_2$比健全个体高55% ～ 65%。为了平衡这一点，较少的肌肉质量将减少RMR，所以总的能量消耗可能与健全个体的能量消耗差别不大。

使用表面人体测量学（未转换为体脂百分比的原始数据）和（或）DXA评估截肢运动员的身体成分是最准确的。生物电阻抗分析和任何形式的身体密度评估（如BodPod）的固有假设都会因失去部分或全部肢体而受到影响。根据肢体缺陷的确切性质和位置，可能需要对标准的表面人体测量程序进行修改，包括测量的部位、体侧和身高评估。在双侧下肢截肢者中，坐高是一种适当的替代身高的测量方法，特别是当运动员仍在生长发育时。体重/体成分变化会对假肢的安装产生很大的影响，在身体成分发生变化时必须考虑。

在医学上，佩戴假肢的截肢运动员在与假肢接触部位发生压疮的风险更高。与完整肢体相比，患肢的骨密度通常较低。许多人也可能经历幻肢疼痛，这种疼痛往往很严重（Tuakli-Wosornu et al. 2019）。

从实践的角度来看，上肢截肢的运动员可能需要适应性工具来协助烹饪。下肢截肢者在需要长距离行走或长时间站立（如杂货店购物或做饭）时更容易疲劳。因此，如果对他们进行实用的营养教育应考虑这一点。

22.3.4　视力障碍

视力障碍运动员按视力受损严重程度从轻到重被分为三类。有些运动员需要引导者支持才能进行运动，有些运动只适合有视力障碍的人（如门球和五人制足球）。视力障碍有许多潜在原因，包括外伤、色素性视网膜炎、遗传性视网膜疾病（如白化病、先天性眼球震颤）及视神经发育不全。对于一些运动员来说，视力会随着时间的推移而继续恶化，导致分级发生变化。

从生理上讲，视力障碍运动员和有完全视力的运动员在运动过程中没有已知的差异，因此运动营养原则可以随时适用。视力障碍会导致睡眠模式混乱，这与缺乏光感机制和超过24小时的自然昼夜节律有关。这些潜在的影响会对恢复产生负面影响，并导致每天运动表现变化（Squarcini et al. 2013）。白化病患者可能会因为皮肤对阳光的敏感性增加及其避免接触阳光，而导致维生素D水平降低。摄入ω-3脂肪酸可能对一些进行性眼部疾病有益（Querques et al. 2011）。

对于有视力障碍的运动员来说，无论是在家里还是在旅行期间，仍有许多实际考虑因素。这些运动员通常无法驾驶，从而增加了他们对公共交通和（或）其他支持工具的依赖，以便往返于训练场地和超市。这可能会明显延长旅行时间，因此需要组织简便、实用的恢复策略。因无法使用视觉提示监测水合作用状态的运动员，尿比重可以成为评估水合作用的有用工具。由于无法很好地阅读食物标签，因此可能需要对食品选择进行更具体的教育。当运动员依赖销售人员的建议时，需要对补充剂的选择提高警惕。出于安全考虑，视力障碍运动员也可能更不愿意自己准备食物，需要考虑各种策略以最佳方式支持他们的需求。

22.3.5　智力障碍

智力障碍被归类为智商低于75，发病年龄在18岁以下，并伴有适应性行为受限（如自我照顾、沟通、社交互动，学习）的个体。这一类别诊断范围很广，包括唐氏综合征、阿斯伯格综合征和自闭症。智力障碍者目前在夏季残奥会上参加游泳、田径和乒乓球比赛。相比之下，特殊奥林匹克运动会（简称特奥会）是为智力障碍者举办的比赛，吸引了来自170多个国家的6500多名参赛者。

智力障碍者的最大摄氧量（VO_{2max}）低于健全个体，这在自主神经功能障碍的唐氏综合征患者中尤其明显（Fernhall & Pitetti，2001）。但对训练的生理适应与其他任何运动员相似（Tsimaras et al. 2001）。如果存在明显的生物力学缺陷，如不协调或夸张的粗大活动，则可能需要调整运动和行走期间的能量消耗估计值（Lante et al. 2010），因为能量消耗可能高于健全运动员。

对智力障碍运动员进行身体成分评估可能很困难。他们往往对接触很敏感或对另一个人的近距离存在感到不适。许多人很难在评估时保持静止（如进行DXA检查时）。评估应该事先向这些运动员仔细解释和演示，并从专业的角度进行适当的论证。

运动营养教育的模式可能需要对这些运动员进行调整。注意力集中的时间很短，理解复杂解释的能力有限，需要采取灵活的教育方法，尽可能让照顾者参与进来以加强信息传达。

22.3.6　其他

还有许多不适合以上分类的其他损伤，包括侏儒症、多发性硬化症、Friedreich共济失调、肌强直性营养不良、肌肉骨骼或神经通路损伤和下肢畸形。这一类别中损伤的多样性导致无法对生理、实际或医疗问题进行概括。鼓励运动营养师花时间研究和了解具体的损伤，并根据运动员的表现来调整方案。

22.4　特别注意事项

22.4.1　身体成分评估

残疾运动员身体成分的测量和操作与健全运动员相同。对于某些运动员来说，测量身体成分的传统方法可能需要修改。如存在肌肉萎缩，可能很难用皮褶厚度测量体脂成分（Gass，1988），其他损伤（如烧伤）会影响皮褶厚度。用于估计水下称重、生物电阻抗分析、BodPod和皮褶厚度的体脂百分比的回归方程不适合许多残疾运动员，因为尚未在该人群中得到验证（参见第3章）。

对于大多数残奥会运动员来说，同时测量体重、腰围和皮褶厚度有助于评估和跟踪身体成分随时间的变化。体重可能难以在一套便携式秤上测量，因此需要为依赖轮椅者提供坐式或轮椅式体重计。皮褶部位需要从无法进行正确标示的常规位点进行改变，如SCI患者的棘上标志。此外，肌肉萎缩导致皮褶厚度分化不良（Gass，1988）。训练有素的国际人体测量学学会从业者可以对人体表面测量方案进行必要的修改。这可能涉及减少测量的部位总数（例如，脊柱损伤运动员的4个皮褶厚度之和，分别是二头肌处、三头肌处、肩胛下和腹部）或测量偏瘫性CP的左侧（受累的是身体右侧）。

如果有条件，DXA可用于评估身体成分，当使用标准化的程序时，对跟踪一段时间内身体成分的变化很有价值（参见第3章；Goosey-Tolfrey et al. 2016），但在身体形态和大小不正常的情况下可能不准确。使用DXA作为验证测量的19名女性轮椅运动员的腰围与体脂密切相关（Sutton et al. 2009）。由于DXA可以测量瘦体重，因此也可以合理估算静息能量消耗值。区域划分身体成分对于身体不匀称的个体，以及如何设计和调整假肢以确保截肢者的均匀平衡很有用。但是，由于在测量过程中需要保持静止，因此它不适合频发肌肉痉挛的个体，如手足徐动CP的患者。

由于残奥会运动员的体形在同一运动项目和不同项目之间都有很大的差异，目前还没有规范的人体测量数据。

22.4.2　医疗

残疾运动员出现医疗问题的概率较其他运动员更高（Tuakli-Wosornu et al. 2019）。例如，依赖轮椅的运动员患压疮、尿路感染和伤口感染的风险很高，并且根据其损伤的原因可能有其他医疗并发症。截肢者在假肢附着部位周围出现伤口的风险很高。因事故而受损的个人也可能有内伤和其他问题，如结肠造口术、回肠造口术或部分肠或肠切除。CP患者癫痫发作的发生率较高，尤其是在压力和疲劳下，这归因于该病的神经系统影响。一些患有CP的运动员也存在喂养困难的问题，因此需要特殊的膳食干预。

SCI的一个常见后果是膀胱和（或）肠道控制受限（Tuakli-Wosornu et al. 2019）。由于脑瘫、下肢截肢或其他疾病而导致的活动受限也会干扰正常的肠道功能。运动员通常会仔细管理自己的如厕行为，以适应运动和训练时间，并可能受到饮食变化的急性影响，特别是摄入膳食纤维或液体。患有SCI的运动员下肢骨密度低，维生素D营养不足的患病率很高，因此骨折的风险很高。此外，骨折的运动员由于输送至下肢的血流量和营养减少，愈合缓慢。鉴于这些危险因素，应常规检查维生素D营养状况和钙摄入量。

虽然对于维持生活质量和功能是必要的，但一些处方药的不良副作用，特别是对食欲和肠道功能的影响（表22.1），使医疗和饮食方面的问题进一步加剧。必要的处方药可能违反世界反兴奋剂机构（WADA）的禁用物质清单，并需要治疗用药豁免（参见 https://www.wada-ama.org/en/what-we-do/science-medical/therapeutic-use-exemptions）。一些运动员可能会寻求替代疗法（包括草药和营养补充剂）来达到类似的结果。运动营养师需要了解运动员使用补充剂或寻求替代疗法的原因，并帮助他们找到不违反世界反兴奋剂机构规定的有效解决方案。

表22.1　残奥会运动员常用药物		
主要分类	常用药物	可能的副作用
肠道管理/粪便软化剂和泻药	多库酯钠（Coloxyl™） 番泻叶苷（Senokot™） 灌肠剂（Bisalax™）	胃痉挛、恶心、腹泻
膀胱管理/抗菌药	盐酸奥昔布宁（Ditropan™） 马洛丹丁 硝基呋喃妥因 蔓越莓汁或片剂	口干、便秘（与蔓越莓汁/片无关）
解痉药/肌肉松弛药	地西泮（Valium™） 丹曲林钠（Dantrium™） 加巴喷丁/普瑞巴林 苯巴比妥 巴氯芬（Clofen™，Lioresal™） 注射用肉毒杆菌素	反应迟钝、嗜睡、口干、便秘、胃部不适 可能导致维生素D和钙的缺乏
镇痛药/抗抑郁药	盐酸阿米替林（Tryptanol™） 卡马西平（Tegretol™） 加巴喷丁/普瑞巴林 含有可待因的药物	胃肠道溃疡和出血、便秘、尿潴留。可能有与其他药物的相互作用
其他	支持睡眠的药物（如褪黑素、唑吡坦、泰马西泮）：视障运动员用来调整生物钟，截肢者用来帮助控制幻肢疼痛 肉毒毒素（或肉毒杆菌毒素）：可用于缓解痉挛（通常用于脑瘫运动员）	虚弱、浅呼吸、意识模糊、言语不清、烦躁和潜在的攻击性，头痛，恶心 肉毒杆菌毒素的副作用（如头痛、萎靡不振、轻微恶心）很少被报道，通常是一过性的

来源：改编自MIMS Australia，2005.

注意：许多镇痛药禁止运动员使用（参见 https://www.wada-ama.org）。如果用于治疗，则必须在使用前授予治疗用药豁免。

22.4.3　残奥会运动员维生素、矿物质或运动补充剂的使用

与健全运动员一样，残疾运动员对营养补充剂的需求也是根据具体情况确定的。例如，当运动员难以摄入多种食物或足够的能量来满足营养需求时，或者当胃肠道功能受损，营养吸收减少时，可能需

要补充维生素和矿物质。另外，一些药物会损害特定维生素和矿物质的代谢（如苯妥英与维生素D的代谢）。特定的医疗条件可能需要专门的营养补充剂和治疗干预措施（如精氨酸用于治疗压迫性伤口）。

运动营养补充剂（如运动饮料、运动食品）可以为残奥会运动员提供能量、蛋白质和其他营养素来源，以支持残奥会运动员的运动表现，其作用与对健全运动员一致。然而，对残奥会运动员进行的研究有限，无法提供任何明确的指导方针。Spendiff和Campbell（2003）证明，在运动前摄入8%的CHO饮料可以提高轮椅运动员在1小时稳态运动后的计时赛表现。一项针对8名截瘫的男性运动员的随访研究表明，他们在1.3小时的耐力运动前分别摄入了4%和11%的CHO饮料，发现生理和代谢反应与健全运动员相似。2种浓度的饮料对运动表现和功率输出方面没有显著差异（$P = 0.08$）（Spendiff & Campbell，2005）。在这项研究中，11%CHO饮料有更大的功率输出趋势，因此笔者推荐更高CHO浓度的饮料。当需要小体积补充时，只要耐受性良好，就是合理的选择。

迄今为止，关于残奥会运动员使用营养强化剂的研究很少，这限制了对其结果的解释。具体来说，只有咖啡因、肌酸和柠檬酸钠被研究过，并且只在轮椅运动员中进行研究（Perret & Shaw，2019）。运动营养师可以帮助经验丰富的残奥会运动员考虑适合其运动生理需求的营养强化剂的潜在功效。可能需要根据耐受性、身体功能、潜在副作用和运动员的体型调整常规给药方案。

22.5　残障运动员的膳食摄入和潜在问题

关于残奥会运动员的运动营养需求和建议的研究有限，但总的来说，运动营养原则可以随时调整。残障运动员的每日能量需求可能较低，需要修改每千克体重的CHO和蛋白质建议，存在特殊的水合问题；并且与健全运动员相比，对影响膀胱和胃肠功能的饮食变化更敏感；这些调整取决于损伤的性质和损伤造成的活动限制。

22.5.1　已报道的膳食摄入量

少量研究报道了残障运动员的饮食摄入量。据报道，SCI运动员的每日能量摄入量在6 300～12 550kJ（Goosey-Tolfrey et al. 2019）。CHO摄入量为每日3.4～4.4g/kg体重，蛋白质为每日1.0～1.5g/kg体重。这些研究一致报告铁、钙、镁、维生素B$_1$、维生素B$_2$、膳食纤维、维生素C和维生素D的摄入量不足（Scaramella et al. 2018）。毫不奇怪，较低的能量需求使运动员更难达到推荐的营养素摄入水平。然而，同样有可能的是，一些残障运动员不必要地限制能量摄入，以防止脂肪量的潜在增加，特别是那些行动不便的运动员。这些研究强调需要教育这些运动员优化饮食中的营养密度，以便在较小的能量需求内实现营养素的需求。

22.5.2　膳食纤维、食物摄入时间和肠道控制

当活动受限且发生胃肠道损伤时，大肠（有时是小肠）功能可能会受损。因此，排便频率、粪便形成和黏稠度都会受到不良影响。一些运动员可能接受结肠造口术或回肠造口术。便秘很常见，轮椅运动员经常使用大便软化剂。排便的时间和频率需要得到相当好的控制，以便在适宜的时间发生；因此，膳食纤维的类型和数量可能需要相应调整（这可能并不总是意味着增加）。持续膳食和液体摄入，结合定期排便习惯训练，有助于控制肠道功能。

从实践的角度来看，教练在考虑训练时间及从进餐到下一次训练之间的可用时间时，以及团队旅行时，需要注意运动员的肠道管理常规。许多肠道损伤的运动员对益生菌补充剂有正向反馈。

22.5.3　液体摄入

由于一些残奥会运动员的独特需求，在运动前、运动中和运动后根据对个人出汗率的评估，提供液体摄入建议是很重要的。对于无法站立者，必须使用适当的体重秤（如坐姿秤）。评估水合状态的其他

方法（如尿液颜色）可能有助于监测液体摄入不足情况；然而，一些药物会影响尿液颜色，这可能会导致假阴性。用于尿比重评估的折射计更准确，被认为是评估每日水合作用状态的最佳方法。

虽然保持体内充足水分对所有运动员都很重要，但对于许多残障运动员来说，摄入足够液体的实际后果需要注意。需要考虑临近厕所和供水设施，以及使用尿液收集袋，特别是对于轮椅运动员。接受回肠造口术的运动员可能无法耐受大量饮水。如前所述，一些残奥会运动员的出汗率极低，因此重点可能更多地放在有效的降温策略上，而不是摄入额外的液体。运动和（或）环境中的产热会增加饮水的欲望。四肢瘫痪的运动员在训练期间因为液体摄入量超过出汗率导致体重增加的情况并不少见。就低钠血症的风险而言，如果摄入的液体量仍然相对较低则不必考虑。营养师需要考虑液体的类型及能量和电解质的相对浓度，以优化运动表现而不会使运动员过度补液。

22.5.4　身体成分管理

残疾运动员即使在同一项运动项目和同一残疾类型中也表现出多种体格。虽然一些身体成分特征与损伤本身有关，但运动员的遗传和训练背景也是一个促成因素。每个运动员都需要根据损伤的类型、损伤对代谢率的潜在影响及身体成分的影响来单独考虑关于他们运动中的运动表现。

由于各种原因，有智力障碍的运动员通常难以管理体重（或低或高），包括缺乏洞察力而导致食物选择不佳、安慰饮食、有限或过度的自发性活动和遗传情况（如唐氏综合征）。必须与智障运动员的主要照顾者一起来协助管理运动员食物供给。

许多非卧床下肢截肢者或患有CP的运动员似乎具有更高的能量需求，这与行走的更大生物力学需求有关。相比之下，依赖轮椅的运动员（包括SCI和CP）可以降低运动的新陈代谢率和能量成本，但与其他运动员具有相似的微量营养素需求（或更高，特别是当伤口愈合活跃时，例如压力性伤口）。

由于缺乏关于运动、行走/日常生活活动中的能量消耗和RMR的公开数据，准确估计一些残奥会运动员能量消耗的能力受到限制。为了估计残疾运动员的能量消耗，要综合使用目前报告的饮食摄入量和标准方法（如第5章所述）。使用间接方法计算能量需求并设计具有指定千焦耳摄入量的菜单计划是基于估计值，这突出了定期监测饮食、身体成分变化、疲劳水平、训练能力和恢复的重要性。餐饮计划可能需要改变食物供应时间，以切实、营养密度高的方式优化训练的准备和恢复，并摒弃传统的训练饮食习惯，其中大量营养素以比例较大的膳食提供。

22.6　残障运动员中的进食困难和行为问题

无论是与个体还是群体残障运动员一起工作，运动营养师都应该了解他们在进食或饮食的各个方面与健全运动员不同之处。示例包括但不限于以下内容。

▶ 手功能受损（如由于四肢瘫痪、手臂截肢/畸形）的人可能难以操控标准餐具或用具（如自助餐伸手把食物放到盘子里，特别是如果自助餐的高度和深度不适）。塑料器皿即使对于手部灵活的人来说也很难控制。在自助餐中，切碎的肉比整块肉更容易拿到，通心粉比意大利面也更容易。在与酒店、餐馆或涉及这些运动员的任何餐饮情况进行联络时，这些考虑是必要的。

▶ 一些残奥会运动员遇到进食困难，可能需要肠内营养或质地改良的食物来补充有限的经口摄入量。

▶ 有视觉障碍的运动员通常按"时钟"表盘定位盘子上的食物（如12点钟位置放肉类，6点钟位置放豌豆），并可以用手协助进食。进食时高标准的个人卫生和手部卫生对食品安全很重要；这可能需要强调和鼓励，特别是在年轻运动员中。他们可能还需要助手来帮助拿取食物（尤其是在自助餐和陌生的环境中）。

▶ 有智力障碍的运动员会对食物和饮食表现出一些"不寻常"的反应。如由于食物的特殊外观而产生莫名其妙的恐惧，无法按照习惯的方式使用餐具及进食过量，但他们不明白为什么这种行为是不合适的。解决这些问题需要时间、耐心和理解。

小结

　　作为一名运动营养师，与残障运动员一起工作，既具有挑战性，也很有意义。只要营养师对运动员的需求和他们所参加的运动的生理基础有很好地了解，运动营养原则就可以很容易地应用到残奥会运动员。缺乏针对运动和运动员的研究不应该被认为是一种障碍，而应该是探索我们所拥有的知识并将其非常具体地应用于个人的理由。

应用提示
Elizabeth Broad，Siobhan Crawshay

▶ 直接观察残奥会运动员在训练和比赛或进食时的生理和功能能力。这些观察有助于运动营养师更好地针对提高成绩进行营养干预，并考虑饮食建议的可行性和实用性。对于大多数运动员来说，运动营养的一般原则是适用的。然而对于某些运动员来说，需要采取新的方法。残奥会运动员通常适应性强，对他们的个人需求很了解，可以帮助营养师设计解决方案。因此，有效的策略是对运动员的食物选择和饮食行为持开放态度，逐渐优化而不是将自己的解决方案强加给他们。

▶ 注意与运动员一起使用的术语，并了解不适当的语言可能对残障运动员产生的影响。了解他们的具体运动项目及其规则/要求，以及他们在运动中的分级也很重要。

▶ 当与运动员一起工作时，确保资源是实用的和易于阅读理解的（例如，放大文件或提供电子格式以便在触摸屏或电子阅读器上为视障运动员使用）。在咨询中，交流板对某些运动员可能是有用的。

▶ 虽然用于评估营养状况的标准技术可以应用于残障运动员（参见第2章），但还需要其他信息，包括损伤的持续时间、类型、原因和严重程度、活动能力、药物、进食问题、在家中使用的实用支持工具和病史（即合并症）。采用筛查或咨询表格以反映这些额外问题。如果运动员在获得损伤后的前12个月内（如创伤后），他们可能正在经历许多身体和心理适应。

▶ 皮褶厚度和腰围提供了比单独的体重更有用的身体成分信息；对于一些运动员来说，可能需要测量的部位更少。

▶ 一些运动员在比赛中需要支持（如为视障自行车手提供领航员，或在投掷比赛中为患有脑瘫的运动员提供坡道助手）。重要的是要尊重这种关系，以及对这类运动员的深入了解，并让他们参与讨论。

▶ 一些残障运动员的能量需求可能较低，这与不理想的营养素摄入和潜在的体重增加的高风险有关。食用营养丰富的食物是这一群体的重中之重。相比之下，一些运动员可能很难将摄入量与消耗相匹配。这对准备和食用食物具有挑战性，以及其他医疗问题影响食物摄入的情况下更有可能。在这些情况下，需要能量补充剂和能量密度高的食物和液体。

▶ 一些运动员可能会因上厕所所受限故意限制液体的摄入（如长途飞行，训练前，或晚上睡觉前），因此可能会出现脱水现象。在管理这些运动员的液体摄入和膀胱控制方面，一定要采取个性化的方法，并与运动员一起找到最佳的解决方案，以防止潜在的肾损伤，减少脱水的风险并提高表现能力。

▶ 尿比重是定期监测水合状态的最佳方法。考虑使用电解质饮料，以帮助保持体液平衡，降低脱水和尿路感染的风险，并促进长途飞行和艰苦训练后的恢复。

▶ 患有脊柱损伤的运动员出汗反应受损，与脊髓病变相关，并存在过热风险。考虑在训练和比赛中使用降温方法，特别是在高温下，以管理核心温度，同时将有助于防止液体需求量实际上可能较低的群体摄入过多的液体。

▶ 肠道管理是许多残奥会运动员的关键考虑因素。在提出有关饮食改变或补充剂时间（如粪便软化剂）的任何建议时，始终要考虑个人的日常生活习惯。膳食纤维和液体的摄入量，以及膳食模式和食物选择的一致性有助于肠道控制；因此，在旅行期间和海外比赛场地，肠道管理可能更具挑战性（见下文）。

▶ 准备好在运动员离开家乡环境时为他们提供实际帮助。准备食物、在餐厅用餐和购物可能具有挑战性，因此需要工作人员和其他团队成员的帮助。

▶ 残奥会运动员的维生素D水平可能不理想，特别是SCI运动员（参见22.4.2相关内容）；其他接受日照有限的残疾运动员也应接受常规筛查和监测。

▶ 对使用运动营养补充剂的建议应包括考虑总体能量需求和它们可能与药物的潜在相互作用。

▶ 残奥会运动员需要慎重考虑营养强力剂。除了评估实际需求外，重要的是要考虑个体间的细微差别（或许不同于健全运动员）。在试用新补充剂时，考虑到与药物和副作用的潜在相互作用，可能需要采用更完善的方法。

▶ 与肢体截肢或脑瘫等残障运动员进行实践训练时，请注意与行走相关的疲劳。在烹饪过程中提供椅子以便增加休息时间，并缩短逛超市的时间。

与残奥会运动员一起旅行

残奥会运动员在旅行和生活在不熟悉的环境中会面临更多挑战。运动营养师和其他支持人员的协助策略如下。

▶ 确保运动员在航班上的手提行李中携带必要的医疗和进食装备，以避免抵达时出现任何重大问题。

▶ 在用餐时间为智障运动员提供额外支持（如协助自助餐、个人卫生和安全使用食品）。

▶ 有些运动员需要对食物进行加工或浓缩成液体。确保适当的设备是可用的（如当自助餐时用于打浆的迷你搅拌机），并与厨房工作人员联系，以便他们能够提供合适的膳食。

▶ 确保训练和进餐时间安排允许运动员进行个人护理（如肠道管理程序）。

▶ 在训练场地提供零食和补液便于恢复，确保提供熟悉的运动后食物选择。

▶ 确保餐厅/自助餐的布置适合运动员群体。考虑自助餐桌的高度，并检查桌子之间的空间是否允许轮椅安全移动。椅子可能需要移走。在与运动员群体相关的情况下，检查菜单选项不需要切割（即没有大块的肉），只需用叉子或勺子就能轻松处理，并提供金属餐具（而不是塑料餐具，后者可能难以控制）。

（吴一凡　译　常翠青　校）

参考网站

www.paralympic.org

International Paralympic Committee：provides information on events，class of athletes，history of Paralympic sports

国际残疾人奥林匹克委员会（IPC）：提供赛事、运动员分级、残奥会历史的相关信息。

参考文献

第23章
免疫力，感染性疾病和损伤

David Pyne, Gary Slater, Kevin Tipton and Rebecca Alcock

23.1 引言

连贯性训练是成功运动员的共同特征。受伤或生病的运动员可能需要减少训练负荷或退出训练和比赛。由于训练刺激不足，会出现去训练效应，这包括对训练的代谢和生理适应性的部分丧失和完全丧失。这种丧失率取决于运动员的训练阶段，训练负荷减少的程度及中断发生的时间段。虽然治疗干预措施（如药物治疗结合各种物理治疗）是损伤管理考虑的主要因素，但营养也发挥着重要作用。

一些运动员发生训练诱导的免疫抑制已有报道。在高强度训练期间或当食物摄入不足时，免疫系统可能会受损，从而增加机会性感染的易感性，减缓恢复速度。所有宏量营养素和几种微量营养素都与免疫功能有关。

本章主要关注营养因素，这些因素有助于最大限度地减少与重复高强度运动相关的潜在免疫抑制引起的不良影响；预防运动员常见的短期感染性疾病［如上呼吸道感染（upper respiratory tract infection，URTI）、胃肠道（gastrointestinal tract，GIT）感染、皮肤感染］；有助于运动员从伤病中恢复。第21章更详细地阐述了GIT状况和GIT疾病，包括与运动相关的胃肠道症状的治疗。

23.2 免疫系统：在感染和损伤中的作用

高强度运动的生理压力会损害免疫功能，增加对感染的易感性。运动员经常去参加比赛，由于他们与其他人密切接触，所以暴露于机会性感染的风险很高。疾病和受伤是参加体育运动的不幸后果。为从感染和受伤中恢复的运动员制订有效的治疗和管理计划，需要全面了解免疫系统过程及其与各种营养干预和营养生物标志物的联系。

免疫系统由物理、细胞和可溶性成分组成，这些成分共同防御病原体并修复因损伤或疾病而受损的组织。免疫系统的物理成分包括皮肤、上皮细胞、纤毛和黏膜液。细胞成分包括白细胞，可细分为淋巴细胞、单核细胞和粒细胞（中性粒细胞）。许多内源性蛋白质，包括免疫球蛋白、补体、乳铁蛋白和溶菌酶，构成了免疫系统的可溶性成分。病原体包括病毒、细菌、真菌、过敏源和毒素。外伤、割伤、烧伤和手术可能会损伤身体组织和细胞；在锻炼和运动中，感染或急性/慢性损伤也会损伤身体组织和细胞。免疫和炎症反应通常涉及细胞和可溶性成分的协调过程，这些成分协同作用，以破坏和清除受感染或受损的细胞。在一些个体中，免疫反应的调节受到损害，导致自身免疫性疾病，如1型糖尿病或类风湿关节炎，免疫系统攻击宿主组织和细胞，导致炎症和损伤。

在没有先天性自身免疫疾病的健康运动员中，在高强度训练期间、极端环境温度和（或）海拔高度、病原体暴露增加或食物和（或）液体摄入不足时，免疫力也可能受损。肠道中的微生物群和微生态可增强黏膜免疫力，如果它们的多样性受到饮食或能量限制的损害，那么GIT感染的易感性就会增加。关于运动在促进健康肠道微生态中的作用及肠道微生态对健康的影响（包括组织修复）的其他潜在作用，请参见Mohr等的综述（2020）和第21章。

病原体感染或损伤刺激细胞因子（免疫系统的蛋白质调节因子）的产生，这些细胞因子受营养物质的调节，并触发恢复和愈合过程中涉及的多种炎症过程（Moreira et al. 2007）。细胞因子主要引发急性期反应（如儿茶酚胺释放增加）和感染的副作用（如发热、食欲缺乏、食物摄入量减少、细胞代谢过度）。机会性感染频率高的运动员可能存在潜在的免疫相关疾病（如乳糜泻和系统性红斑狼疮），这增加了他们的易感性（Spence et al. 2007）。免疫球蛋白M（immunoglobulin M，IgM）缺乏在这些个体中存在明显，但也可能发生在没有这些自身免疫疾病的无症状个体中。另一种免疫蛋白补体C3缺乏的个体也容易受到细菌感染。

急性损伤后的炎症会刺激与感染性疾病类似的代谢反应，并影响身体多个系统（是构成受损组织修复的基础）（Scott et al. 2004）。肌肉损伤和氧化应激参与了这一过程（Bessa et al. 2016）。"炎症"一词是运动医学中广泛使用的一个概括性术语，尽管其含义并不总是很清楚。与炎症相关的生理过程包括凝血、血管舒张、局部代谢改变、血管生成和偶尔的肌肉痉挛。炎症（与损伤相关）的恢复情况也受到血小板、肥大细胞、内皮细胞和白细胞相互作用的影响。在临床层面，炎症和感染可影响几种营养生物标志物的浓度，从而导致对营养状态的误判（参见第11章和第12章）。

23.3　高强度运动的免疫抑制作用

在一些运动员中，高强度训练计划和急性高强度运动诱导短暂性免疫抑制，这增加了感染疾病（如URTI和GIT感染）的易感性，并可能损害对损伤的"正常"炎症反应。在这一反应中似乎存在"J曲线关系"（Nieman，1994）。中等强度的运动可以增强免疫功能，降低患病风险，而重复的高强度运动则会短暂降低免疫功能，增加患病风险。对运动员这种短暂免疫损伤的解释与免疫细胞浓度和功能活动的变化或其他免疫调控机制的变化有关。低水平的唾液免疫球蛋白A（immunoglobulin A，IgA）分泌和抗原暴露时的高水平抗炎细胞因子是运动员感染风险的关键决定因素（Gleeson & Pyne，2016）。异常免疫反应可能反映了对病原体的促炎反应增加、免疫调节反应降低或两者结合。运动诱导的免疫信使（细胞因子和C反应蛋白）和应激相关激素（儿茶酚胺和皮质醇）血浆浓度的变化也会影响免疫反应（Menicucci et al. 2013）。

免疫系统和宿主防御受损可以通过几种方式确定。临床表现为疲劳、乏力、睡眠紊乱、情绪改变及反复和频繁的感染（Jaworski & Rygiel，2019）。其他迹象还包括训练或竞技表现受损，以及运动后恢复时间延长。这些临床症状在任何进行高强度训练的健康运动员身上都很常见，但可能掩盖了免疫系统的损伤。病理检查可能有助于明确免疫抑制的诊断。

运动员感染易感性增加的其他可能原因包括营养状况不佳、环境和遗传影响（Simpson et al. 2020）。URTI的高发病率还与其他非营养风险因素有关，包括高训练量和强度、与其他人近距离接触（如通过旅行和身体接触运动）、健康状况不佳、睡眠不足、恢复不良和焦虑（Bermon et al. 2017；Walsh，2019）。这些风险因素可以单独存在，也可以同时存在，在向个体运动员提供咨询时需要设法解决。如果报告焦虑和睡眠不良，可能需要将高危运动员转介到其他专业服务人员（如心理学家）。

23.4　营养与免疫系统

几乎所有免疫系统都受到蛋白质-能量营养不良的不利影响，尽管非特异性防御和细胞介导的免疫受到的影响最为严重（Calder，2013a）。微量营养素缺乏和低能量可利用性（low energy availability，LEA）会对免疫功能产生负面影响，并可能增加对致病性疾病的易感性。有证据表明，在一般人群中，微量营养素缺乏会导致免疫功能受损（Taylor & Camargo，2011），但诊断出的微量营养素缺乏（铁和维生素D除外，它们与免疫功能有关）在运动员中很少见（参见第11章和第12章）。其他选定的微量营养素缺乏也可能影响免疫功能，这在运动员中并不罕见。然而，由于获取途径有限、样本量小和伦理原因，很难在受伤或患病的运动员中进行特定微量营养素作用或不足的临床试验，甚至是不可能的。

考虑到营养素相互作用的复杂性及营养素在免疫功能中的多重作用，当代维持或改善运动员免疫功能的饮食方法是以食物为主，而不是以营养素为基础，尤其是在训练和恢复方面（Walsh，2019）。根据当前的人群参考标准，需要制订一个满足或超过微量营养素推荐摄入量的全面膳食计划，以保持强健和有弹性的免疫系统。充足的能量摄入和恢复营养实践将有助于支持训练和比赛的需求（Bermon et al. 2017；Walsh，2019）。值得注意的是，L-谷氨酰胺作为补充剂的一种必需氨基酸，由于其多重代谢和免疫功能作用，特别是在癌症、炎症和慢性感染等急性或慢性分解代谢情况下，在医学研究中受到了相当大的关注。谷氨酰胺的需求在分解代谢过程中显著增加。近年来，这种补充剂的功效被吹捧为与高强度运动、慢性炎症和复发性感染相关的高代谢状态的运动员的潜在治疗或预防方法。对于这些适应证，运动员使用谷氨酰胺补充剂的常规使用、最佳剂量、摄入时间、有效性和安全性是目前研究的重点，参见Cruzat等（2018）的综述。

23.4.1 低能量摄入/可利用性

虽然运动员本身不太可能被诊断为营养不良，但长时间的LEA伴随微量营养素的中度不足可改变免疫功能。在了解LEA及其与许多健康结局的关系方面取得了重大进展，包括免疫功能受损、潜在感染易感性和组织修复受损（Montero et al. 2002）（参见第6章）。

然而，一些慢性LEA患者对感染原免疫反应受损的风险增加，部分原因是自然杀伤细胞功能受损和炎症反应改变（Gardner et al. 2011）。长期或间歇性限制能量摄入并丢失大量体重的柔道运动员，即使在短期体重减轻的情况下，免疫细胞活化、免疫球蛋白和补体都有所下降。尽管这些标志物的急性变化很小，但重复体重循环的潜在累积效应对免疫系统的影响可能比本横断面研究中观察到影响的更大。对一组女性运动员的综合基因组学分析表明，多种免疫变化与体重减轻相关，包括造血功能失调、免疫细胞增殖抑制，以及抗体和细胞因子分泌减少（Sarin et al. 2019）。需要在其他运动员群体中进一步证实这些发现，并调查急性或慢性能量限制运动员的感染频率是否增加。

总之，尽管膳食摄入研究报告能量摄入明显不足，但报告慢性低能量摄入或进行体重循环的运动员需要进一步明确LEA诊断（参见第6章）。在诊断为LEA的运动员中，免疫功能障碍和潜在铁缺乏是明显的病理表现。

23.5 益生菌与免疫功能

益生菌是存在于某些发酵乳制品和营养补充剂中的活细菌，可以预防或减少URTI和GIT感染的影响。益生菌通过增强肠道对GIT感染的免疫力来补充正常的GIT菌群（West et al. 2009）。对活跃个体进行的几项临床试验表明，服用益生菌可以适度降低呼吸系统疾病和GIT疾病发生的频率、严重程度和（或）持续时间（Pyne et al. 2015）。一项对37项研究的系统综述得出结论，特定的益生菌有益于改善患有肠易激综合征和抗生素引起的腹泻症状（Hungin et al. 2013）。最近一项对24项研究的系统综述报告了补充益生菌的类似积极效果，包括减少运动员和非运动员的URTI、免疫标志物和GIT症状（Möller et al. 2019）。益生菌也可能对在高强度运动之前或期间出现与进食相关的GIT不适急性症状（即恶心、腹胀、腹泻、腹痛）的运动员有益。根据累积证据，益生菌补充剂的通常剂量为1亿～500亿菌落形成单位（colony-forming units，CFU），具体取决于它们是单菌种还是多菌种制剂。

摄入富含益生元的饮食，或添加益生元补充剂（如抗性淀粉，这是一种天然存在于植物性食物中的不易消化碳水化合物），作为益生菌增殖和肠道微生态修饰的底物，也有利于肠道健康和黏膜免疫（Calero et al. 2020）。

23.6　损伤

本部分考虑严重损伤后恢复和康复的生理学，以及营养和干预措施在预防和恢复中的效果（即充足的能量供应、蛋白质摄入和特定氨基酸、鱼油、肌酸、维生素和多酚类物质的补充）。急性和慢性损伤的治疗方法包括休息、冰敷、按摩、热疗、电刺激、针灸和手法治疗（Gao et al. 2018）。具体的治疗方法不在本章讨论范围之内。

参加大型多项目比赛时约10%的运动员受伤（Engebretsen et al. 2010，2013）。约1/2的受伤是严重的，导致训练中断3周（平均）至70日（Malliaropoulos et al. 2010）。完全或部分固定（包括肢体损伤）会引起特定部位肌肉肌腱重塑的改变，导致骨骼肌萎缩，随后强度和功能降低（Anderson et al. 2019）。这些生理变化也可能增加再次受伤的风险（Silder et al. 2008）。

23.6.1　损伤前：损伤前的预防和营养状况影响

虽然先前的损伤是未来损伤的一个预测因素，但其他风险因素包括力量缺陷和失衡、缺乏灵活性、肌肉僵硬和营养状况不佳（Hrysomallis，2013）。低能量可利用性和维生素D缺乏会增加应力性骨折风险（参见第10章）。低铁状态常伴有疲劳、注意力下降和头晕。这些症状增加了受伤的风险。脑外伤时，神经元组织中二十二碳六烯酸（docosahexaenoic acid，DHA）减少。在动物研究中，缺乏DHA会增加脑损伤的有害影响。然而，仅有一项针对运动员（美国足球运动员）的研究使用DHA补充剂作为头部损伤事件的预防措施，结果尚无定论（Oliver et al. 2016）。请参见Oliver等（2018）关于营养补充剂［即ω-3脂肪酸（DHA）、肌酸和姜黄素］对运动相关头部损伤的潜在神经保护作用的研究综述（主要是动物）。

23.6.2　损伤阶段：概述

因运动损伤导致停训或肢体完全制动到部分制动的绝大多数人，在恢复过程中要经历2个主要的（虽然不是分开的）生理阶段。第一阶段的特征是不活动和肌肉萎缩，出现肌肉力量和功能下降（Jones et al. 2004）。尽管包括肌腱和韧带在内的其他组织也会减弱，但肌肉的损失是受伤部位特有的（de Boer et al. 2007）。

第二阶段包括活动恢复和主动性康复。这一阶段的特点是受伤肢体的活动性增加，萎缩的骨骼肌和附属组织恢复，并伴随功能的恢复（Jones et al. 2004）。不幸的是，因损伤而制动的肢体力量和功能的完全恢复需要的时间比萎缩花费的时间长得多（Jones et al. 2004）。例如，在腘绳肌拉伤2年后（Silder et al. 2008）和前交叉韧带（anterior cruciate ligament，ACL）重建手术10年后（Snow et al. 2012）的形态学缺陷仍然很明显。

精心设计的运动和有针对性的营养干预可以帮助最大限度地减少损伤后无脂肪组织（FFM）和结缔组织的损失（Milsom et al. 2014；Shaw et al. 2019），并在康复过程中促进恢复。

23.6.3　停止训练对生理和代谢的影响

由于受伤、疾病或休息而中断训练的后果是一种停训效应，最终导致训练诱导的适应能力丧失，而这种适应能力是高水平运动和运动表现的基础。这种影响可能会持续几周甚至几个月，这取决于停训的时间。早在完全固定后3日就会出现骨骼肌萎缩和显著的力量减弱（Demangel et al. 2017）。据报道，骨骼肌损失约为150g/d（约每周1kg）（Wall & van Loon，2013）。值得注意的是，2型肌肉纤维似乎比1型纤维更容易萎缩（Edgerton et al. 1995；Hvid et al. 2010）。因此，如果存在损伤，应在损伤后在可耐受的情况下尽早采取措施（即运动或电刺激和营养干预），以抑制与不活动相关的肌肉进一步损失（Wall et al. 2015）。在停训一个月后，运动员的身体成分、体能和新陈代谢也会发生重大变化（Ormsbee & Arciero，2012）。在一项关于停止抗阻训练的影响的荟萃分析中，与业余运动员和竞技运动员相比，肌肉力量、力学和爆发力的变化幅度随着年龄的增长而增加，特别是在＞65岁和不运动的人群中（Bosquet et al. 2013）。虽然没有观察到性别差异，但在停止训练的第三周和第四周，可以看到显著的差异（这些指标均下降）。

有助于抵消停训影响的锻炼策略包括交叉训练、休赛期短暂的休息和积极的恢复，而不是完全休息或中断训练。这些策略是运动员在淡季的标准做法。

23.6.4　第一阶段：组织修复，不活动和萎缩

损伤第一阶段的干预措施旨在促进受损组织（如伤口、骨折、撕裂或受损的肌腱、韧带和肌肉）的愈合和修复，并最大限度地减少与制动或减少活动相关的萎缩。

（1）组织修复：伤口愈合是一个复杂的过程，涉及几个生理途径，包括炎症、细胞增殖和重塑。这是一个连续的过程。对伤口愈合的干预措施（包括营养干预）的详细描述不在本章的范围，可以在其他地方找到［参见Arnold & Barbul（2006）；Demling（2009）综述］。

代谢修复过程几乎在损伤后立即开始，并根据损伤的严重程度持续数天至数周。炎症反应是对损伤的初始生理反应，是愈合过程的重要组成部分。急性期炎性生物标志物（如血清铁蛋白、C反应蛋白、细胞因子）的升高可持续数小时至数日。除需要免疫抑制的患者外，长期服用抑制炎症反应的抗炎药物可能会对康复产生反效果。长期服用具有抗炎作用（如鱼油）或抗氧化作用的微量营养素补充剂也可能适得其反，至少在组织修复的早期阶段是这样（Galland 2010；Lopez 2012a，2012b）（参见述评4）。

（2）与不活动相关的组织萎缩：在完全不活动的情况下，会出现全身的肌肉萎缩和肌肉力量下降，特别是在制动的肢体。这些变化是肌肉蛋白质合成（muscle protein synthesis，MPS）下降和合成代谢抵抗开始的结果，即骨骼肌对合成代谢刺激（包括胰岛素、氨基酸和蛋白质摄入以及运动）引起的MPS增加的敏感性受损（Glover et al. 2008；Rudrappa et al. 2016；Wall et al. 2016）。虽然肌肉减少主要归因于MPS的减少，但在损伤的最初几日内，肌肉蛋白质分解代谢的短暂增加也是一个促进因素（Urso et al. 2006；Tesch et al. 2008；Wall et al. 2014）。在不活动的肌肉中，线粒体代谢和功能的几乎所有方面都受到抑制，包括氧化能力、酶和参与线粒体生物发生的信号通路（Abadi et al. 2009）。肌肉细胞中葡萄糖转运蛋白4（glucose transporter 4，GLUT-4）含量的降低与胰岛素抵抗有关，胰岛素抵抗会限制蛋白质和氨基酸的可用性和摄取（Op't Eijnde et al. 2001）。

骨骼、肌腱和韧带也会受到制动和活动减少的负面影响。在固定的关节中，肌腱功能的恶化似乎比肌肉功能的恶化更快（Kubo et al. 2010），这可能是一个未被充分认识的肢体固定的有害表现。从生物化学角度来看，肌腱中的胶原蛋白合成随之而来，导致运动和灵活性受损（de Boer et al. 2007）。与胶原蛋白合成有关的肌腱、骨骼和韧带愈合的其他方面尚不清楚。

肌肉和肌腱蛋白质的基础合成减少，以及氨基酸的刺激减少，导致肌肉大小和力量、肌腱结构和功能在运动性损伤中迅速显著下降。

用于治疗损伤的医疗和特定物理干预措施［如药物、神经肌肉电刺激（neuromuscular electrical stimulation，NMES）、针灸、按摩］不在本章的讨论范围内。值得注意的是，对受伤肢体进行有针对性的机械负荷以抑制MPS的下降，是最大限度减少肌肉损失的最有效方法。韧带和肌腱也对机械负荷有反应，这刺激胶原蛋白合成和组织肥大，并改善组织力学（Kjaer et al. 2009；Galloway et al. 2013）。在受伤期间，如果可行的话，身体活动可以提高心率，也可以促进血液流动和营养物质向受损组织输送，从而进一步促进修复过程（Fenwick et al. 2002）。

第一阶段的营养支持：组织修复，不活动和萎缩

一般而言，营养干预的原则在第1阶段（修复）和第2阶段（康复）是相似的，应根据损伤的部位和严重程度及所涉及的外科手术进行微调。

（1）总蛋白质摄入量对蛋白质合成的影响：受伤后一旦重新开始进食，特别是在严重受伤后的早期恢复期，蛋白质需求量很高。虽然运动员在受伤前每日蛋白质摄入不足的情况很少见，但受伤、药物或

不运动导致的食欲下降会减少食物摄入，从而减少蛋白质摄入。总膳食蛋白质摄入不足会阻碍伤口愈合并延迟恢复（Arnold & Barbul，2006；Demling，2009）。损伤后早期营养干预，重点是抑制MPS的降低，是一种有效的策略。在没有损伤的情况下，蛋白质摄入会在休息和运动后刺激MPS。然而，由于制动的肌肉中出现合成代谢抵抗，增加总蛋白质摄入量对MPS没有相同的刺激作用（Wall et al. 2015；Rudrappa et al. 2016）。在未受伤的运动员中，每餐摄入0.25 ～ 0.30g/kg BM的高生物价蛋白质时，MPS的最大速率最高（Witard et al. 2014）。Macnaughton等（2016）建议在全身抗阻训练后摄入40g蛋白质，以使运动后的MPS最大化。尽管损伤和制动后存在合成代谢抵抗，但略高的总蛋白质摄入量（即＞0.30g/kg BM）是必要的。

（2）特定氨基酸对肌肉蛋白质和胶原合成的影响

1）肌肉蛋白质合成：必需氨基酸（essential amino acids，EAA），特别是亮氨酸（leucine，LEU），主要负责激活最终导致MPS的级联反应，至少在没有合成代谢抵抗的情况下发生（Tipton et al. 1999）。在动物模型中，LEU摄入改善了制动中的肌肉丢失的情况（Baptista et al. 2010），但对人类的作用仍存在争议。

在一项对健康成年男性的研究中，与饮食摄入匹配的对照组相比，在两餐之间摄入高剂量的EAA（每日摄入16.5g EAA，含3.1g LEU，3次/天）减少了28日卧床休息结束时负重肢体肌肉质量的损失（Paddon-Jones et al. 2004）。在最近一项精心设计的研究中，10名未受伤的健康年轻成年男性在28日内食用相同的标准化饮食（蛋白质1g/kg BM）和一种新型多种氨基酸补充剂（含约4g LEU，3次/天，自愿制动7日），与安慰剂对照组相比，制动腿部的肌肉萎缩显著减少（Holloway et al. 2019）。相比之下，在另一项纳入15名健康年轻男性的研究中，与匹配的未补充LEU的对照组相比，补充LEU（每日2.5g，3次/天，自愿制动7日）未导致股四头肌肌肉或腿部肌力量有任何差异（Backx et al. 2018）。Holloway等（2019）研究控制了膳食蛋白质摄入量和每日总食物摄入量，因此目前尚不清楚氨基酸补充剂或LEU对减少制动期间肌肉量丢失方面的有利影响是否具有独立效应。控制饮食以证实氨基酸补充剂对MPS的独立益处，需要进一步的研究。

2）胶原蛋白的合成：在伤口愈合和其他受损组织修复时进行的胶原合成需要多种氨基酸（如甘氨酸、脯氨酸、赖氨酸和精氨酸）。在组织工程韧带模型中，体外处理培养基中添加等量（50μM）的脯氨酸和抗坏血酸可刺激韧带的胶原含量增加近7倍（Paxton et al. 2010）。

肌腱和肌肉中的胶原合成速率好像不受营养调节（Babraj et al. 2005a），表明摄入蛋白质或特定氨基酸对损伤愈合影响不大。胶原蛋白中脯氨酸占1/3，高剂量的脯氨酸前体精氨酸（约20g/d分次给予）可增加伤口胶原蛋白沉积（Barbul et al. 1990），但补充脯氨酸无效（Barbul，2008）。在另一个类似的研究模型中，Shaw等（2017）使用摄入5g和15g膳食胶原（明胶）的8名成年男性的血清测试在工程化韧带胶原合成的效应。虽然明胶中的氨基酸成分在摄入后30 ～ 60分钟达到吸收峰值，并改善了工程化韧带的机械性能，但目前尚不清楚摄入的补充氨基酸是否达到了目标组织部位。然而，研究组受试者进行几次垂直跳跃之后，血液中胶原合成标志物的水平出现了平行增加，这表明修复被激活。运动也独立地刺激胶原合成，因此任何被吸收的氨基酸的叠加效应都很难分离出来。在最近的一项随机对照试验中，与匹配对照相比，34例参与者在ACL重建术后90日随访期间服用了一种新型口服补充剂Progen（含有水解胶原肽、新型猪血浆蛋白、透明质酸-硫酸软骨素复合物和维生素C），显著改善了疼痛、功能和移植物成熟度（Lopez-Vidriero et al. 2019）。尽管使用这种营养补充剂似乎有助于促进ACL手术的恢复，但需要进一步的研究来证实该产品的广泛使用及其在韧带修复中的功效。

胶原蛋白的合成是骨愈合及肌肉和韧带修复的重要组成部分，对蛋白质摄入和膳食胶原蛋白有反应。在对老年人的研究中，补充蛋白质可促进髋部骨折手术后的恢复（Delmi et al. 1990；Schurch et al. 1998）。关于水解胶原蛋白对骨代谢的生物学效应及其辅助骨愈合的潜力，请参见Daneault等（2017）的综述。

综上所述，基于已发表的有限研究，EAA补充剂和较高的蛋白质摄入可能对受伤运动员组织愈合有一定促进作用。膳食胶原［即明胶或水解胶原和（或）与胶原合成相关的氨基酸前体］可能有助于其他药物治疗策略，以减少胶原分解并促进受损组织的再生，特别是韧带损伤，以及可能的骨和伤口愈合。高蛋白摄入（补充总蛋白或氨基酸）和补充胶原蛋白促进受伤运动员恢复的效果仍有待确定。

（3）蛋白质和氨基酸摄入时间对蛋白质合成的影响：在抗阻训练期间，与随意摄入蛋白质相比，未受伤的运动员全天均匀分配蛋白质摄入量可能更能刺激肌肉蛋白质合成，但这种效应在卧床休息期间减弱（Dirks et al. 2019）。这种结构化的蛋白质摄入分布可能对受伤后恢复训练的运动员产生类似的刺激效应（Paddon-Jones et al. 2004）。然而，对运动员的调查表明，蛋白质摄入偏向于午餐和晚餐，而早餐的摄入量欠佳（Burke et al. 2003；Anderson et al. 2017；Gillen et al. 2017）。对于那些能够对未受伤的身体部位进行交互训练或单侧力量训练的运动员，在运动后不久摄入约0.3 g/kg BM的高生物价蛋白质（即动物源性）或NMES可促进最大程度的MPS（Hendy et al. 2012）。与未接受治疗的健康老年男性相比，联合使用NMES和睡前摄入蛋白质可使20名健康老年男性腿部肌肉夜间MPS速率提高约18%（Dirks et al. 2017）。

在损伤恢复过程中，全天摄入富含蛋白质的食物，而不是一餐或两餐大量摄入，可抑制升高的儿茶酚胺对蛋白质分解代谢的影响，最大限度地提高MPS的氨基酸可用性，并且结合运动或对受伤关节或肌肉的电刺激，可刺激MPS并促进更快恢复。

（4）损伤恢复期的能量需求：能量需求在恢复的不同阶段是不同的，并由损伤的严重程度和康复计划决定。在严重损伤和创伤（如股骨骨折）恢复的早期阶段，能量需求最高（比通常需求高20%）（Frankenfield，2006）。

在恢复期间，至少在组织重塑的初始阶段，保持能量平衡对于最大限度提高恢复率至关重要。不幸的是，大多数受伤的运动员会减少能量摄入以避免体重增加，这会适得其反。令人惊讶的是，尽管人们普遍认为在不运动时体重会过度增加，但受伤的运动员在长时间不运动时通常比非运动员能更好地调节能量平衡（Bergouignan et al. 2010）。恢复期间持续中度的能量不足会启动细胞内信号蛋白的下调，从而抑制MPS并加速肌肉量的丢失（Biolo et al. 2007；Pasiakos et al. 2010）。

（5）ω-3脂肪酸和ω-6脂肪酸补充剂：ω-3脂肪酸（fatty acid，FA）［如亚麻酸、二十碳五烯酸（eicosapentaenoic acid，EPA）和二十二碳六烯酸（docosahexaenoic acid，DHA）］具有抗炎和免疫抑制特性。高剂量补充剂（如鱼油胶囊）用于治疗慢性炎症性疾病，如治疗持续过度炎症导致组织损伤（如骨关节炎、炎性肠病）（Galli & Calder，2009，Gammone et al. 2018）。通常从膳食摄入的ω-3 FAs量不具有相同的治疗性抗炎作用。炎症是损伤后的正常和必要反应，并启动免疫防御系统以抵御病原体，以及启动组织和伤口愈合过程（Calder，2013b；Chazaud，2016）。值得注意的是，在人类（McDaniel et al. 2008）和动物（Burger et al. 2019）模型中，ω-3 FA补充剂可抑制调节伤口和组织愈合的必要促炎细胞因子的产生。需要进一步的研究来确定ω-3 FA补充剂是否会损害肌肉组织愈合。

然而，损伤后的炎症反应具有自限性，通常可迅速消退。一旦损伤引起的急性炎症效应消退，ω-3FA补充剂可能有助于减轻失用期间的肌肉丢失（McGlory et al. 2019a；Philpott et al. 2019）。在人体研究中，高剂量的ω-3FA补充剂可提高健康老年人（Smith et al. 2011a）和健康年轻人及中年人（Smith et al. 2011b）的MPS速率，并促进胰岛素和氨基酸输入肌肉的代谢效应。最近的研究显示，在健康年轻女性单侧腿部制动2周期间，ω-3 FA补充剂（提供约3g/d EPA和约2g/d DHA）可减轻骨骼肌失用性萎缩（McGlory et al. 2019b）。ω-3FA补充剂限制炎症作用的剂量至少需要2g/d（约30 mg/kg BM）（Calder，2013b）。对于失用性萎缩期间的肌肉质量衰减，建议至少4g/d（Wall et al. 2015）。至少需要2周的补充才能有效，建议补充4周，以便最大限度地吸收进入肌肉中的磷脂膜（McGlory et al. 2019b；Philpott et al. 2019）。

ω-6FA，如亚油酸，也具有免疫调节作用，并通过复杂的代谢途径对抗ω-3FA的抗炎作用。最近，由于干预性研究中缺乏炎症标志物，ω-6FA具有促炎作用的概念受到了挑战（Innes & Calder，2018）。

总之，在损伤引起的急性炎症反应期间补充ω-6和ω-3FA对愈合起反作用。在制动和积极恢复期间短期服用ω-3补充剂可能有一定益处，但ω-3FA和ω-6FA及其衍生物在炎症和减少肌肉损失方面的相互作用复杂且不明确。根据现有证据，运动员应谨慎使用ω-3 FA补充剂。其对受伤运动员的安全性和有效性尚不清楚。尽管如此，仍应鼓励健康和受伤运动员从膳食中摄入充足的ω-6FA（如主要存在于植物油、坚果和种子中）和ω-3FA（如鲭鱼、金枪鱼、鲑鱼、核桃、亚麻籽）。

（6）特定微量营养素：骨折愈合过程中摄入充足的钙和维生素D对于优化骨形成非常重要。营养不良不利于伤口愈合，锌、维生素C和维生素A等微量营养素亚营养状态也影响伤口愈合。请参见Stechmiller（2010）和Wild等（2010）综述。在没有诊断出微量营养素缺乏（或营养不良）的情况下，没有明确的证据表明使用微量营养素补充剂或较高的微量营养素摄入可以促进损伤的恢复（Arnold & Barbul，2006）。富含天然抗氧化剂、植物化学物质和生物活性化合物的植物性食物的总膳食可以促进剧烈运动后的肌肉恢复（Bowtell & Kelly，2019）。抗氧化补充剂可能损害肌肉适应过程和削弱抗阻训练对FFM、力量和爆发力的改善（Ismaeel et al. 2019；参见述评4）。虽然有一些证据表明绿茶中的多酚（如儿茶素）可以减轻过度炎症（如肌腱炎）（Vieira et al. 2015），但需要更多的人体研究来确定其疗效。

（7）肌酸（一水合物）补充剂：有报道称，尽管肌肉组织中肌酸的摄取量变化很大，而且没有被摄取的频率很高（约30%）（参见第17章），但在力量和抗阻训练期间短期补充肌酸可增强肌肉肥厚。没有证据表明它能减轻运动员因不活动而引起的肌肉损失。在其他人群中研究使用肌酸来拮抗制动期间的肌肉损失。健康志愿者（平均年龄为23岁）（Hespel et al. 2001）或全膝关节置换术后的老年男性和女性（平均年龄为63岁）（Roy et al. 2005），自愿在2周的下肢固定期间补充肌酸（10～20g/d）并不能减少因制动造成的肌肉损失。此外，健康男性（年龄23岁）在腿部制动7日后和康复9日后，补充肌酸（对肌酸"反应者"）对防止肌肉质量或力量丢失没有明显作用，尽管制动肌肉的肌酸显著增加（Backx et al. 2017）。在这项研究中，参与者在制动前5日服用肌酸20g/d，然后在余下的研究期间将剂量降低至5 g/d。相比之下，只有一项对健康男性（18～25岁）的研究表明，使用20g/d肌酸补充剂可以缓解固定7日手臂肌肉量的减少（Johnston et al. 2009）。这种积极反应可能归因于手臂和腿部之间的差异反应或个体对肌酸的不同反应。只有少数研究测定了负荷后肌肉的肌酸摄取。

根据这些和其他对老年人的研究，肌酸补充剂并不能防止短期制动引起的肌肉质量损失或肌肉功能变化。

（8）乙醇摄入对恢复的影响：乙醇摄入不利于创面愈合（Radek et al. 2009），可能与降低炎症反应有关（Jung et al. 2011）。在大鼠动物研究中，乙醇过量会损害MPS（Lang et al. 2000），增加制动时肌肉丢失（Vargas et al. 2008）。最近关于人体的研究报道，抗阻运动后乙醇摄入对MPS有类似的损害（Parr et al. 2014）。鉴于此，建议在肢体制动期间限制或避免饮酒。

23.6.5 阶段2：康复和肌肉增长/肥大

损伤恢复的第二阶段是在活动开始时的康复。康复过程中的代谢和功能需求不同于肢体制动期。

康复过程中的整体能量消耗可能会增加，尤其是在使用拐杖时。挂拐行走的能量消耗可能比不拐行走高2～3倍（Waters et al. 1987）。康复期间较高的活动水平为MPS提供了直接刺激。所进行的运动类型决定了受伤部位特定蛋白类型的反应（Wilkinson et al. 2008）。抗阻运动通过刺激肌原纤维蛋白合成使萎缩的肌肉肥大。肌腱胶原合成也增加。高能耗的MPS也需要高能量支持。在康复诱导肌肉生长期间，肌肉蛋白质分解代谢也增加，这可能是对促进肌肉重塑的一种适应（Jones et al. 2004），尽管这种适应似乎不利于肌肉合成。有充分证据表明，抗阻运动可以增加肌肉蛋白质的分解，尽管在这一阶段肌肉蛋白质的总体转化率增加了。肌肉蛋白质转化率的增加也促使恢复期间能量需求的增加。总之，由于在康复过程中身体活动和代谢的增加，康复期间的能量需求更高。康复期间不应限制能量摄入。

第二阶段的营养支持：康复

在损伤导致肢体制动后，康复的主要营养目标是支持MPS，肌肉生长和肌力增加。一般而言，康复的营养策略与任何其他寻求增加肌肉量的运动员的营养策略相似。满足能量和蛋白质需求至关重要

（Tipton & Ferrando，2008；Burd et al. 2009；Little & Phillips，2009）。第一阶段的蛋白质推荐摄入量和摄入时间将在第二阶段继续（参见第4章相关内容，为想要"壮起来"的运动员提供的蛋白质建议）。在康复期间不建议限制碳水化合物的摄入量，因为当肌糖原水平低时，运动过程中和运动后的碳水化合物摄入不足会损害MPS和净肌肉蛋白质平衡（Howarth et al. 2010）。此外，在训练前和（或）训练期间，补充碳水化合物可以提高抗阻运动成绩Lambert et al. 1991；Haff et al. 1999）。我们需要调整碳水化合物的摄入总量和时间，以解决康复期间运动和训练增加的问题。

虽然肌酸似乎不能减轻恢复期因肢体制动引起的肌肉损失，但在积极康复期使用肌酸可能有一定益处。目前，支持肌酸对受伤运动员（或其他人群）促进肌肉肥大或肌腱和韧带修复有益的证据很少。在一项对22名健康年轻人（平均年龄为23岁）的研究中，在自愿制动2周后的10周康复期期间，肌酸补充剂促进了肌肉质量和功能的恢复（Hespel et al. 2001）。在另一项新的研究中，18名过度使用肌腱损伤的青少年（12～18岁）蹼泳运动员，在渐进式康复期期间（2周固定后），肌酸补充组（5g/d，持续6周）运动员的肌肉恢复速度和时间比安慰剂组运动员更快、更早（Juhasz et al. 2018）。尽管该研究未测定肌肉的肌酸摄取量，且样本量较小，但年轻人的受损肌肉和其他组织再生速度比老年人快。在另一项60名较年长的男性和女性（36岁±1.2岁）研究中，与年龄匹配的对照组相比，在ACL手术后12周的康复期间补充肌酸（5g/d）并没有改善肌肉质量或力量（Tyler et al. 2004）。这些研究中对肌酸治疗的不同反应可能是由于损伤类型和严重程度、固定时间（和炎症反应）、年龄、损伤前健康水平和小样本量的差异导致的。在Tyler等的研究中，肌酸在最长期的补充（即12周）后没有效果，尽管在制动期间使用20g/d的剂量相同。也许炎症或完全或部分制动的持续时间会进一步增加受伤运动员肌肉的合成代谢阻力。

在提出明确的建议之前，需要对肌酸用于增强年轻成人和青少年康复期间损伤和制动后肌肉肥大和肌腱修复的疗效、剂量和安全性进行更多的研究。

23.7　颌面部骨折

运动相关的颌面部骨折在所有骨折中占相当大的比例（Antoun et al. 2008）。足球、自行车、球类运动和滑雪是发生这些骨折的高风险运动（Tanaka et al. 1996）。对于大多数病例，手术是首选的治疗方法。平均住院时间为3.5日，但恢复运动可能需要40日或更长时间（Roccia et al. 2008）。在这段时间内，由于长期无法摄入固体食物，导致肌肉量大幅减少，这可能也是缺乏活动、肌肉废用，以及营养和能量摄入欠佳等综合原因引起的。当营养状况在受伤前和恢复期间受损时，恢复速度减慢。营养转诊和持续的营养监测对于制订出符合恢复和康复期间能量和营养需求的改良质地的膳食计划至关重要（表23.1）。

小结

高强度训练计划和比赛的生理压力可诱发免疫抑制，并增加部分运动员对感染性疾病的易感性，改变对损伤的炎症反应。摄入富含多酚（类黄酮）和益生菌的食物和补充剂对治疗URT和GIT感染的益处正在显现。在制动期间，肌肉量减少，这归因于MPS降低和合成代谢受阻。在恢复和康复期间，LEA和低蛋白质摄入会增加肌肉量的损失。在大多数日常饮食/零食和运动（或电刺激）中适量摄入富含LEU的高质量蛋白质可促进MPS。当恢复和愈合时，建议谨慎使用高剂量的ω-3 FA补充剂。在制动后的康复过程中，补充肌酸（一水合物）可能有助于恢复肌肉肥大和肌腱修复，尽管其有益作用可能取决于损伤的类型、年龄和制动的时间。在损伤的2个阶段都应密切监测身体成分和能量摄入，以便调整营养干预，促进恢复。

应用提示
Bronwen Lundy

疾病

▶ 虽然疾病管理属于医生的工作范畴，但可能需要营养专业人员给予相应的营养干预。

▶ 对于感染性疾病（如URT和GIT感染）发生率高的运动员，对长期营养相关危险因素（包括铁、锌、维生素A、维生素D、维生素E、维生素B_6、维生素B_{12}和叶酸摄入量欠佳，以及低能量可利用性）的回顾性评估可能有用。恢复期不良的营养、生活方式、睡眠和卫生习惯也使运动员容易受到感染。

▶ 在缺乏对运动员微量营养素的明确建议的情况下，通过回顾性膳食调查，使用一般人群参考标准来评估营养素摄入不足的可能性（参见第2章）。

▶ 对于遵循限制能量摄入的运动员（如按体重级别参赛的运动项目需减轻体重）来说，选择增加食物营养密度支持免疫功能很重要。低能量可利用性（LEA）是易感染的独立危险因素。早期干预以达到减重目标和缓慢减重，可以最大限度地减少对极端能量限制饮食的需求。

▶ 对于有高能量需求的受伤运动员，应评估其膳食纤维摄入量，因为膳食纤维摄入量过多可能会导致LEA。

▶ 避免极低脂肪饮食，吃富含ω-3 FA的食物如肥鱼、牛油果和坚果，可能有助于增强免疫功能。维生素D缺乏会对免疫功能产生不利影响。

▶ 提倡健康的微生态可能有助于增强免疫弹性，符合健康饮食建议，并有助于预防和治疗感染性疾病（参见第21章）。推荐摄入益生菌（作为补充剂、强化食品或饮料摄入，如酸奶饮料）、泡菜、康普茶、开菲尔、酸菜等发酵食品和饮料或富含益生元和多酚的食品和饮料。益生菌的运输形式取决于实际情况如成本、冷藏需求和生物活性菌株的可用性。

▶ 尽管人们普遍相信并实践，补充维生素C并不能降低普通人群中普通感冒的发病率。适度稳定的剂量（500～1000 mg/d）可减少感冒症状的严重程度和持续时间（证据参见第12章）。长期服用这些高剂量补充剂会对训练的正常适应和铁/锌平衡产生不利影响（参见第11和第12章）。

▶ 根据世界反兴奋剂法典（World Anti-Doping Code，WADA 2020），不建议运动员使用初乳（初乳中含有其他被禁止的生长因子），尽管声称初乳有潜在的免疫益处。

▶ 在可能的情况下，在训练期间应该用小口喝水来保持口腔湿润，以保持足够的唾液，即第一道防线。

▶ 良好的个人卫生和充足的睡眠是降低患病风险的基础，值得研究。

▶ 由于高强度运动可以抑制一些运动员的免疫系统，谨慎的做法是提醒运动员的教练注意这种影响，有必要在这种情况下调整训练强度。

损伤管理

▶ 从损伤中恢复是一个多阶段的过程，不同恢复阶段营养和能量需求不同。在制订营养干预方案时，应考虑创伤、手术、愈合过程阶段和运动能力下降时的能量消耗。

▶ 对于面临长时间康复的运动员来说，不必要的体重增加通常是他们最关心的问题，他们可能需要安抚和调整营养重点。营养评估应检查LEA，并提供关于可能延缓骨和软组织损伤恢复速度和愈合过程的科普。

第一阶段：愈合，不活动和肌肉萎缩

▶ 术后开具的镇痛药和不运动常与便秘相关，可能需要饮食建议来解决这一问题。

▶ 虽然维生素C、维生素A、锌是伤口愈合的辅助因素，但补充维生素并不能加速伤口愈合。与感染后恢复相似，充足的营养和能量摄入是促进伤口愈合的动力。低钙摄入会对骨重建产生负面影响，因此应检查饮食钙是否充足（参见第10章）。

▶ 对于受伤的运动员，社会支持、膳食准备和购物可能会很困难，这取决于家庭状况。对这些任务进行规划和支持，并考虑方便准备的饭菜和零食会促进恢复。

▶ 在需要长时间卧床休息或制动的情况下，每天少量摄入高生物价蛋白质和富含必需氨基酸（特别是LEU）的食物或零食，可能会减少一些肌肉损失。当使用电刺激或单侧训练时，以同样的方式在这些训练前后定时摄入蛋白质是最佳做法。

▶ 肌酸补充剂似乎不能防止因制动引起的肌肉质量和功能的丧失。

▶ 颌面骨骨折对满足能量和营养需求提出了很现实的挑战。下颌缝线/包扎带或两者均有，阻碍大张口和咀嚼。创伤、手术、选择限制和厌烦情绪都会加剧体重大幅下降的风险。饮食通常从流食开始，经过几周的时间逐渐过渡到软食，然后是完全膳食。表23.1和表23.2列了改变食物质地的技巧，以及能量需求约为15000kJ/d的运动员流食和软食示例。

表23.1　制作流质和软食贴士

流食	软食
• 包括甜味和咸味两种选择，以及减少味觉疲劳的各种不同口味组合 • 需要满足高蛋白质能量需求时，可使用商业或医院配制的液体膳食补充剂 • 高脂肪食物可增加能量摄入，并可增加适口性（例如，黄油、奶油、融化的奶酪） • 使用能量或碳水化合物改性的饮料［如果汁或Polyjoule™（葡聚糖）］	• 将不同的湿菜肴混合或做成糊状可以增加食物多样性。在制订饮食计划时，可参考婴儿添加固体食物的食谱书 • 虽然湿菜肴效果最好，但大多数常规家庭餐可以添加高汤或牛奶
早餐和加餐的建议 • 各种用牛奶、水果、蛋白或安素粉、巧克力粉、花生酱、维他麦、混合燕麦、冰淇淋、蜂蜜制成的奶昔 • 婴儿食品挤压包：蔬菜或水果	早餐 • 炒鸡蛋 • 粥 • 软/湿谷物（如牛奶软化的早餐饼干，牛奶什锦麦片） 零食/甜点建议 • 冰淇淋，奶油冻，果冻，奶昔 • 大米布丁 • 甜味薄饼/小圆饼
午餐/晚餐建议 • 添加了奶酪、奶油、葡聚糖的汤。也可以添加肉泥、土豆、意大利面/米饭和蔬菜	午餐/晚餐建议 • 炒蛋，牛油果（泥状） • 土豆泥和其他根茎类蔬菜 • 煮熟的意大利面和米饭 • 咸味薄饼

表23.2　流食示例

餐次	食物	备注
早餐	早餐奶昔 • 300ml全脂牛奶 • 1汤匙脱脂奶粉 • 1个熟香蕉 • 200g原味酸奶 • 2份早餐饼干 • 1大杯橙汁	• 使用不同水果来增加多样性
早茶	220g糊状米饭与1份安素ª混合，加少许牛奶稀释至合适的稠度	• 使用酸奶或奶油冻/牛奶沙司增加多样性 • 将50g安素粉加到糊状米饭中搅拌

续表

餐次	食物	备注
午餐	鸡肉蓉蘑菇汤 婴儿食品：鸡肉意大利面和焙烤蔬菜（商店购买） "蜘蛛"饮料：1大杯软饮料，加2~3勺冰淇淋 200g浓蛋奶沙司（全脂）	• 将汤和婴儿食品混合，然后添加14g（2份）Bene-protein[a] • 饮用之前让冰淇淋先融化一点
下午茶	奶昔 • 250ml全脂奶 • 1勺冰淇淋 • 1根熟香蕉 • 1份蛋白粉 • 1汤匙花生酱 • 1汤匙蜂蜜 • 1盒水果泥	
正餐	1~2份即食马铃薯泥（用牛奶稀释至适当稠度＋1汤匙人造奶油） 搅拌2个鸡蛋 1大杯甜果汁饮料	轻轻打散鸡蛋后加入土豆泥搅拌
晚餐	奶油焦糖 麦芽奶昔 • 250ml全脂奶 • 1汤匙脱脂奶粉 • 2勺冰淇淋 • 1茶匙香草油/云尼拿油 • 1汤匙麦芽粉	• 选择其他乳制甜点，如巧克力慕斯、风味酸奶、蛋奶沙司 • 使用其他风味增加奶昔多样性：Milo、草莓酱、巧克力粉
营养	平均/日	
能量（kJ）	15 000	
蛋白质（g）	145	
碳水化合物（g）	480	

注：[a]由药剂师提供。

第二阶段：康复和肌肉增长/肥大

▶ 一些身体组成的变化是不可避免的，但适当的建议和监测可以帮助设定切合实际的预期，以避免LBM的过度流失和体脂增加。人体测量指标，如肢体周长结合皮褶厚度和双能X射线吸收测定法（dual energy X-ray absorptiometry，DXA）扫描身体成分的局部评估是评估肌肉萎缩和肥大的有用监测工具。使用DXA扫描进行的全身评估及皮褶厚度和体重的变化反馈能量平衡。每月测量身体成分即可。

▶ 损伤急性期后，除非使用拐杖，否则能量需求可能会下降。全天食用低能量密度食物和高生物价值蛋白质（而不是单次餐）可能有助于在支持MPS的同时增加饱腹感。理论上，肌酸补充剂可能会在损伤后的积极康复过程中增强肌肉肥大，但很少有研究证实这一作用。

▶ 炎症是愈合和恢复的正常生理过程。物理治疗师和（或）运动医师可以确认对损伤的慢性或过度炎症反应，以及用于减少炎症的营养策略是否合适。

营养专业人员在降低受伤风险方面的作用

营养状况差（近乎营养不良）和不合理的身体成分是损伤和感染的危险因素。定期的营养状况和身体成分评估可用于评估运动员受伤的风险。以下2种情况显示，营养专业人员有助于运动员受伤风险管理。

示例1：肌腱病

髌骨肌腱病是篮球、排球和羽毛球运动中的常见损伤。作为筛查过程的一部分，人体测量指标包括体重指数、Q角度、相对于身材的胫骨长度和较大的腰围绝对值或腰臀比会增加这种损伤的风险。这些因素可由营养专业人员识别并通过营养干预加以改善。

示例2：应激性骨折

应力性骨损伤在高训练负荷的运动中很常见（参见第10章）。营养专业人员可以：

▶ 定期调查能量可利用性，并根据训练负荷适当调整饮食。

▶ 提醒医务人员注意体重或身体成分变化或月经紊乱等危险因素。

▶ 如果这些生理或饮食风险因素明显，请咨询医务人员进行骨密度检查。

（郭成成 译 常翠青 校）

参考文献

第24章
旅行运动员的医疗和营养问题

Lisa Elkington, Shona Halson, Christine Dziedzic

24.1 引言

运动员在国内、国际旅行时保持健康很重要，因为疾病明显影响运动成绩，（Gordon et al. 2017；Raysmith & Drew，2016）。感染，尤其是呼吸道和胃肠道感染（Edouard et al. 2014，2019；Dvorak et al. 2011；Sell et al. 2013；Soligard et al. 2017），是常见病因，且可能在团队成员间快速传播。管理好睡眠、饮食摄入和情绪也很重要。

运动员在旅行中有多种策略可以保持健康（Schwellnus et al. 2020）。包括严格的个人卫生、接种疫苗、食品安全教育、隔离和检疫（Derman et al. 2013；Schwellnus et al. 2020）。出行前的合理规划对预防疾病和优化管理至关重要。充分掌握目的地和团队成员的情况也很重要。

本章撰写于新冠肺炎疫情全球大流行期间，疫情极大地改变了所有体育比赛的格局，尤其是国际赛事（Mann et al. 2020）。许多国际比赛被取消或推迟，其中包括2020年东京奥运会。国际旅行在许多国家被限制，且旅行中的感染风险明显增高（Carmody et al. 2020；Dores &Cardim 2020；Wilson et al. 2020）。越来越多的证据表明感染COVID-19可能会遗留长期后遗症（Dores &Cardim 2020；Wilson et al. 2020），运动员应采取所有可能措施，避免感染。

24.2 运动员旅行相关疾病

在团队旅行和参加大型比赛时，疾病报告是常见的医学筛查方法（Derman et al. 2013；Schwellnus et al. 2012a，2012b；Soligard et al. 2015，2017；Theron et al. 2013）。涉及最多的是呼吸系统和胃肠道系统，最常见的是感染（Dvorak et al. 2011；Edouard et al. 2014，2019；Sell et al. 2013；Soligard et al. 2017）。

在大型赛事中，运动员的发病率为5%～8%（Derman et al. 2013；Schwellnus et al. 2012a，2012b；Soligard et al. 2015，2017；Theron et al. 2013）。运动员与普通人群疾病谱相同（Carmody et al. 2020）；然而由于疾病导致训练时间缩减或无法参加重大比赛，所以对于运动员的影响更严重（Gordon et al. 2017；Raysmith&Drew，2016）。运动员回家后，感染的风险回到基线水平，这意味着之前风险升高与比赛目的地和比赛本身相关，与旅行本身无关。

有研究对大型赛事中疾病发生的风险因素进行报道。在里约奥运会举办期间，患病率较高的项目是跳水、公开水域游泳和帆船比赛。女性运动员的患病风险高于男性（Soligard et al. 2017）。同样是在里约残奥会举办期间，患病率较高的项目为轮椅击剑、游泳和轮椅篮球。年龄较大的运动员（35岁以上）和女性运动员患病风险较高（Derman et al. 2018）。在筹备里约奥运会期间确定的疾病风险因素包括女性、低能量可利用性、精神状态和睡眠质量差（Drew et al. 2017）。

疾病对于运动员的影响是巨大的，如果感染发生在比赛前几日，可直接影响成绩；如果发生在一个赛季，因为训练时间减少可间接影响成绩。赛前坚持训练，运动员更容易取得成功；然而，一项针对国际田径运动员的前瞻性队列研究中发现，在重要比赛的前2个月内，运动员的患病比例很高（Raysmith & Drew，2016）。因此，采取预防措施降低疾病发生次数和出现感染后给予最佳处理是对高水平运动员和团队进行医疗管理的基石。

24.3　降低旅行中患病风险的策略

适当的赛前准备对于旅行至关重要。赛前准备计划应包括对以下各个方面的评估。

24.3.1　目的地特定的健康风险

了解目的地的健康风险至关重要。主要包括当地流行的传染病、环境条件、海拔高度、当地食品和水源安全，或不可避免地暴露疫水（如在公开水域游泳、铁人三项、帆船）。

需要管理的事宜包括以下内容。

▶ 对运动员及随行人员进行有关预期风险教育（如食品安全问题、防蚊策略及相关的疫苗接种要求）。

▶ 获得安全可靠的食物选择。

▶ 运动员在高海拔或高温环境下进行训练或比赛前的适应期考虑个人健康风险和管理计划。

▶ 为极端高温天气制订可行的降温计划。

24.3.2　当地医疗支持

队医应就训练和比赛地的当地医疗支持水平和当地保健系统可利用的照护水平进行摸底。为以下准备事项提供指导意见，包括医药箱、携带药品入境的许可证及如何应对文化及语言障碍。

24.3.3　离境前的医疗筛查

队医应了解包括运动员和随行成员在内的每一位成员的基本病史。包括相关的既往病史、目前的药物使用情况及过敏史。药品必须根据世界反兴奋剂机构（World Anti-Doping Agency，WADA）和国际体育联合会（International Sports Federation，IF）的规定进行准备。如果竞赛期间必须用药，需通过IF寻求治疗用途豁免申请。

24.3.4　预防疾病的一般措施

卫生措施可以有效降低胃肠道和呼吸道感染发生率（Aiello et al. 2008；Sandora et al. 2005；Warren-Gash et al. 2013）。加强卫生预防策略可使超级橄榄球队感染性疾病发病率降低49%（Schwellnus et al. 2020）。应对所有运动员和团队成员宣教卫生预防措施对预防感染的重要性。这包括经常洗手或手卫生，不共用饭菜、饮品、餐具及个人物品（如牙刷），以及食品安全措施。

24.3.5　补充剂

使用补充剂需要认真考虑（参见第17章）。常推荐的预防疾病的两种补充剂是锌和益生菌。评价补充锌缩短上呼吸道感染（upper respiratory tract infection，URTI）持续时间有效性的研究结果不一。一项随机对照研究的meta分析结果表明，锌补充剂可以缩短上呼吸道感染持续时间1.65日（Science et al. 2012）。另一项研究显示，每日补充75mg以上的醋酸锌可缩短病程40%（Hemilä，2017）。

2015年，Cochrane对益生菌在预防和治疗URTI方面的有效性进行了文献综述，该综述纳入12个随机对照试验数据，发现益生菌可使URTI降低47%，持续时间缩短1.89日（Hao et al. 2015）。同时Cochrane指出，纳入的研究质量偏低。

24.3.6　疫苗接种

评估疫苗接种情况是医疗筛查的一部分。对于特定的旅行目的地，需要额外接种疫苗的，应在出发前安排足够的时间进行疫苗接种，保证运动员获得接种保护。

24.3.7　蚊媒传播疾病

在相关情况下考虑蚊媒传播疾病。如果目的地建议，医疗队应准备预防疟疾措施。本章末尾的旅游网站上有关于全球的最新信息推荐。防蚊的措施包括睡觉用的蚊帐、防护服和驱蚊剂。

24.4　时差和旅行疲劳

许多运动员需要在相对较短的时间内跨越多个时区、穿越很长的距离。旅行疲劳或时差通常会导致疲劳、注意力下降、警觉性降低、睡眠障碍和胃肠道等症状（Halson et al. 2019）。

旅行疲劳和时差是2个截然不同的问题，但也可能同时发生。旅行疲劳是一种短暂的紊乱，是任何长途旅行中或旅行后即刻出现的累积疲劳，不管旅行方式如何（Samuels，2012）。常见症状包括睡眠不足和不适引起的疲劳、定向障碍和头痛，如果乘坐的是飞机，还会出现身体脱水和缺氧（Roach & Sargent，2019）。时差也是暂时的，但发生在飞越3个及以上时区后的几日内（Roach & Sargent，2019）。这会导致昼夜节律系统与目的地新时区不同步（Samuels，2012）。时差反应的症状包括头痛、易怒、白天嗜睡、夜间睡眠困难、胃肠道问题及精神和身体体能下降（Roach & Sargent，2019）。

时差反应不是立即发生的，它是由于人的昼夜节律系统需要重新适应新的时区而引起的。此外，许多心理和生理功能变量通常在清晨达到最低点，傍晚达到峰值，这与目的地新时区的节律不一致（Janse van Rensburg et al. 2020）。因这些变量受昼夜节律的影响，因此运动成绩可能受到影响，取决于需要运动的时间和类型。

24.4.1　降低时差与旅行疲劳的策略

目前有大量研究昼夜节律的文献，但用这些研究结果来减轻旅行疲劳和时差对运动员的影响仍具有挑战性。研究表明，光线、睡眠、运动和褪黑素是调整时差反应的最佳选择（Janse van Rensberg et al. 2020）。营养、镇静剂和兴奋剂可能发挥次要作用（Janse van Rensberg et al. 2020）。

人类的昼夜节律是由昼夜节律调节中心控制的，并通过环境信号和"生物钟（时间赋予者）"维持24小时节律（Roach & Sargent，2019）。阳光是最强大的环境生物钟，可以用来使昼夜节律与新环境重新同步。其他非光刺激方法包括进餐时间和身体活动（Roach & Sargent，2019）。光线对于重新同步至关重要，因此通过避光睡眠或小憩来克服睡眠不足可能是一项重要策略。然而，在家时区的夜间长时间小睡可能会减缓对目的地时区的适应。既往人们建议在飞行时将手表设置为目的地时区；然而，最新建议是根据出发地时区安排旅行期间的睡眠时间（即在出发时区的生物钟夜间睡眠）（Roach & Sargent，2019）。

时差管理策略最重要的就是保持良好睡眠。在缺乏具体建议的情况下，Walsh等（2020）建议优化睡眠方法如下。

▶ *夜间睡眠量*　健康成人适宜时间为7～9小时，青少年8～10小时；然而，运动员运动后需要身心双方面的恢复，所以需要额外的睡眠时长。

▶ *白天睡眠量（打盹）*　当作息时间无法改变时，打盹可以补充夜间睡眠不足。打盹对于那些只想提高警觉性的人也有好处。

▶ *影响睡眠量的其他因素*　睡眠量包括夜间和白天的睡眠，一周内睡眠可以正盈余或负积累。运动员可以从每周的睡眠目标（如60小时）开始，如果夜间睡眠确实不好，可以尝试灵活一些的方式来弥补一周的睡眠不足。这有助于缓解急性睡眠不足引起的焦虑。

▶ *睡眠质量的定义* 运动员的睡眠质量是多个实际睡眠参数的函数，即入睡时间不超过30分钟、每晚醒来不超过1次、最初入睡后醒来时间不超过20分钟、在床上睡觉时间≥85%，以及运动员对睡眠质量好坏的自我感知。

▶ *良好的睡眠卫生* 睡眠卫生是保持良好睡眠和白天警觉性所必要的习惯。常见的睡眠卫生习惯包括睡前避免摄入兴奋剂（如咖啡因）、酒精和油腻食物，早上充分沐浴自然光线，避免醒来长时间躺在床上，睡前放松习惯。睡前设置闹钟提醒运动员放下电子设备、调暗灯光、进行一些放松的活动（轻度拉伸、呼吸训练、洗热水澡），这些均可帮助运动员为高质量睡眠做准备。

▶ *咖啡因* 在运动员中是一种很受欢迎的饮品，研究表明按3～6mg/kg体重摄入可提高运动员成绩（Desbrow et al. 2012）。然而，夜间摄入咖啡因后进行夜间比赛，20%的精英橄榄球运动员在比赛结束后不能入睡。因此，有策略的计划咖啡因摄入剂量和时间非常重要。

▶ *睡眠环境* 保持睡眠环境像一个洞穴：凉爽、黑暗和安静。睡眠时体温会下降，所以将室温保持在17～20℃非常重要。如果睡眠环境不佳，可使用眼罩和耳塞。

▶ *睡眠类型* 运动员更倾向于早起型（"百灵鸟"）。由于褪黑激素释放较晚，青少年更有可能为晚睡型（"夜猫子"）。夜猫子型往往更容易失眠。

▶ *作息规律* 与作息不规律的人相比，始终在同一时间睡觉和起床会带来更好的情绪、新陈代谢和运动表现。

运动可能有助于体内生物钟的重新同步（Roach & Sargent，2019）。最新研究观察了对1小时中等强度运动的阶段反应曲线（Youngstedt et al. 2019）。然而，没有关于精英运动员，最适合高水平运动员的特定运动类型或运动强度的研究信息。

管理时差反应的营养策略是基于饮食摄入与睡眠之间的相互作用。时机营养学这个术语可以用来解释食物与昼夜节律系统之间的关系，包括食物摄入的时间或食物成分对昼夜节律的影响（Tahara & Shibata，2014）。少量与睡眠-觉醒周期相关的神经递质，如5-羟色胺（血清素）可能受膳食的影响（Saper et al. 2005）。除了调整用餐时间来适应目的地时区外，饮食组成，尤其是碳水化合物的量，可能会影响色氨酸透过血脑屏障的摄取，从而提高睡眠质量和数量（Silber & Schmitt，2010）。有限的研究表明，食用富含色氨酸或褪黑素的食物（如火鸡、酸樱桃汁、猕猴桃、南瓜子）可能会在节律重新同步期间改善入睡潜伏期和质量。可详见Doherty等（2019）和Halson（2014）有关营养对睡眠影响的综述。

24.5　食物和水传播的疾病医疗

旅行者腹泻（traveller's diarrhoea，TD）是普通人群中最常见的与旅行相关的疾病（Harvey et al. 2013）。该定义为在24小时内出现3次及以上未成形的大便，同时合并呕吐、腹痛、恶心或发热。

作为出发前计划的一部分，要对目的地的食品和水安全有一个全面的了解。这包括提供食品和饮用水安全，以及水上运动的训练和比赛用水安全，特别是公开水域项目（如铁人三项、帆船、划船、公开水域游泳）。肠毒素性和肠聚集性大肠埃希菌是TD最常见的致病菌（Patel et al. 2018）。由于存在产生多重耐药菌的风险，一般不建议使用抗生素，但在疾病风险较高的情况下，可以考虑预防性使用抗生素，避免胃肠道感染。针对世界不同地区抗生素耐药率的增加，应寻求当地指南。

24.6　新冠肺炎疫情大流行期间的其他预防措施

本章撰写于新冠肺炎疫情全球大流行的最初几个月，由最近发现的冠状病毒SARS-CoV-2引起的。虽然形势在不断变化、信息也不完整，但如果不应对这种病毒将给未来的国际比赛带来的挑战，似乎是失职。

新冠肺炎疫情对高质量体育比赛的影响是巨大的。东京奥运会的推迟是奥运会历史上第一次被推迟。几乎所有运动项目的很多重要赛事均被取消。在一些国家，政府限制国际及国内比赛。在某些情况下，进入训练场地和进行户外运动的时间也受到限制。

随着新冠肺炎疫情大流行在世界上一些地区得到控制，但在其他地区越演越烈，运动员从新冠肺炎疫情感染率低的国家前往感染率较高的目的地，必须仔细评估旅行风险，以及是否值得前往。除了日常保健费用外，必须考虑财务支出。旅行保险政策可能不涵盖与新冠肺炎疫情感染相关的费用，运动员应在规划时考虑这一点。大多数国际联合协会针对重大赛事已将新冠肺炎疫情考虑在内。运动员、官员和队医应该熟知并遵守其要求。

随着信息越来越全面，预防建议会随之变得更为具体。以下是基本原则，并在本章末尾列出了相关网站，可以获得有关预防新冠肺炎疫情的最新信息。建议读者参考当地政府指南，获得有关新冠肺炎疫情的最新信息。

适用于旅行期间及日常训练的针对新冠肺炎疫情的基本预防措施包括良好的卫生习惯、保持适当的身体距离、适时佩戴口罩，以及尽早隔离团队/家庭中存在健康问题的成员。世界卫生组织建议保持身体距离可减少新冠肺炎疫情的传播。人与人之间至少保持1m线距离。各地政府均在限制室内和室外集会的人数，有助于保持距离。体育赛事也包括在内，然而在比赛中由于运动项目所限，这通常是不可能的。

目前一些国家的公共卫生机构建议戴口罩，降低传播风险。尽管缺乏明确的证据支持使用口罩预防传播，但最新研究证据表明，佩戴口罩至少能有效降低传播率（Eikenberry et al. 2020；Lyu & Wehby，2020）。

早期隔离和检测团队不健康成员对于降低通过团队或比赛传播的风险很重要。这对于新冠肺炎疫情尤为重要，因为其在感染早期和症状出现之前就具有传染性。隔离和追踪密切接触者是控制社区疫情的关键（Hellewell et al. 2020）。在旅行时，要考虑额外的隔离室，如果运动员在训练或比赛中出现身体不适，也要考虑有隔离区。

小结

许多运动员在旅行中会遭遇时差、旅行疲劳和疾病问题。回家时感染性疾病增加的风险回归至基线，这表明它与目的地相关，与旅行本身无关。疾病主要影响呼吸和胃肠道系统。在TD高危地区可以用药物进行预防。补充益生菌可能会增加运动员抗病毒感染的能力。对运动员及随行人员进行有关旅行风险的教育，积极的将这些风险降至最低，有助于避免潜在的旅行相关问题。教育提供了一个机会，强调个人卫生、食品卫生和食品安全实践的重要性，可降低疾病风险、交叉感染和潜在的团队疾病暴发。新冠肺炎疫情大流行突显许多卫生措施的重要性，同样可减少其他常见感染性疾病的传播。注意卫生、保持社交距离、适当时戴口罩、在团队成员出现症状时进行隔离和检测，均能降低新冠肺炎疫情的传播率。

参考网站

https://immunisationhandbook.health.gov.au
澳大利亚免疫手册
https://www.traveldoctor.com.au/
旅行医生
https://www.prokerala.com/travel/jetlag.php

时差计算器

https：//www.masta-travel-health.com/

Masta旅行攻略

https：//www.health.gov.au/news/health-alerts/novel-coronavirus-2019-ncov-health-alert

澳大利亚政府COVID-19信息

https：//covid19.who.int

世界卫生组织COVID-19疫情

https：//www.who.int/emergencies/diseases/novel-coronavirus-2019/advice-for-public

世界卫生组织对于COVID-19的建议

应用提示

Christine Dziedzic，Lisa Elkington，Shona Halson

计划旅行

▶ 出发前提前确定运动员旅程的所有方面（包括旅程安排、住宿、餐饮、训练和赛事安排和场地），以确保提供适当的和具体可行的建议和既定目标。框24.1提供了出发前要确认的事项清单。

框24.1　旅行前清单（供旅行计划者使用）

接种疫苗（必要的地区）。

建议所有旅行者接种流感疫苗。

运动员目前的健康状况（如乳糜泻）和相关的营养保健计划。

运动员目前的过敏症史及相关治疗药物（如肾上腺素笔、抗组胺药）。

行程，包括交通工具、旅行时间及旅程中可能的停留（如用餐、加油、夜间住宿）。

住宿类型和用餐安排。

驻地的旅行、训练和赛事活动安排。

团队/旅行经理的详细信息。

熟悉目的地情况（如气候、时区、海拔、食品安全和可利用性、传染病风险、当地医疗支持、进口医疗箱的海关规定）。

与运动员相关的当地习俗（如服装、语言、饮食文化）。

包括设备在内的行李重量限制。

食品、液体、营养补充剂和手消毒剂由团队管理人员携带或提供（如适用），注意海关条例。

本地旅行

▶ 自助式住宿为食物的选择和准备提供更大的灵活性。携带基本的食物和烹饪工具（如手摇搅拌机、电饭煲或电炒锅）。

▶ 明确旅途中食物的供应情况，建议携带一个可装便携零食的袋子（框24-2）。

▶ 对于参加持续几天训练营或比赛的团队，请提前联系住宿地，请求提供"内部"菜单，帮助安排落实膳食计划（参见第26章）。

框24.2　适合旅行携带的零食

水果（如果在本地旅行）或水果罐头。

干果和坚果。

米饼，椒盐脆饼。

易于储存的芝士棒。

金枪鱼或鲑鱼罐头。

牛肉干。

三明治、面包卷、小百吉饼、水果面包、煎薄圆饼。

普通爆米花。

优质谷物棒和能量棒。

干麦片（独立包装）。

酸奶。

水、果汁、运动饮料、液体膳食补充剂（如Sustagen Sport™）。

海外旅行

▶ 如去TD高发的国家，出发前几周和整个旅行期间可服用益生菌补充剂。

▶ 大多数航空公司可以提供特定餐点（如无麸质、素食），需要在预订机票时或至少在出发前48小时提出。

▶ 当去陌生国家旅行，没有常吃的食物可用，运动员应带上一些主食（框24.2）。携带任何食品去海外前，确定是否符合海关规定。

▶ 出发前，通过食用本地餐馆提供的类似目的地的饮食或参加以目的地饮食为主题的烹饪班，对运动员熟悉目的地的食物选择和饮食习惯有益。

▶ 鼓励运动员熟悉个人急救和"救生包"，尤其是海外旅行时。包括常用急救用品、补充剂（如锌、益生菌）、小袋电解质补充剂（呕吐和腹泻的情况下使用），抗菌湿巾或手卫生凝胶和一个食物温度计。这些建议同样适用于国内旅行。

时差管理

▶ 光照会使生物钟推后（延迟生物钟，这是向西旅行后调整生物钟的必要条件）或提前（提前生物钟，这是向东旅行后调整生物钟的必要条件）（Roach & Sargen，2019）。

▶ 储蓄睡眠或延长睡眠时间是管理预期睡眠时间不足（如旅行或重要比赛）的战略选择。

▶ 建议运动员保持规律的睡－醒作息时间。

▶ 避免安排过早或过晚的训练，保证运动员有充足的睡眠和恢复时间。

▶ 鼓励运动员养成良好的睡眠卫生习惯，如睡前避免摄入刺激性物质（如咖啡因）和酒精，上午充分接触自然光线，以及留有放松的就寝时间。

▶ 在可能的情况下，抽出时间进行户外运动，获得适当的光照，有助于运动员重新同步昼夜节律。

▶ 框24.3列出了可能有助于减少时差影响的实用营养建议。

框24.3　有助于预防和减少时差影响的饮食策略

在出发前24～48小时及飞行期间，按目的地时间调整餐饮和零食时间。

准备一些活动（如书籍、iPod、游戏），预防无聊进食。

保持记录饮食日记，以提醒最后一次的进食时间。

在抵达目的地时，采用规律饮食和零食，持续摄入较多的液体，保持良好的水合状态。

诱导睡眠

旅途中食用高碳水化合物、低蛋白饮食有助于诱导睡意。

由于机舱内干燥，呼吸水分流失增加，因此应饮用足够的液体。带上一个空饮料瓶，在飞机上装水，不断的啜饮。

避免或限制酒精饮料的摄入，因为在机舱环境中，酒精的副作用（即脱水、低血糖、头晕）会加剧。

预先安排提供碳水化合物和低脂肪饮食。

随身携带高碳水化合物的零食（包括水果）。

提高机敏性

考虑使用咖啡因，摄入80～200mg被认为是有效的。

预防食源性或水源性疾病

▶ 注意个人手卫生，避免摄入易污染的食物、采取卫生措施进行食品处理和储存，可降低食源和水源性疾病的风险。

▶ 易受污染的高危食物是指未煮熟的新鲜食物（肉、鱼、蔬菜、鸡蛋）、未经高温消毒的乳制品和反复加热的食物。当食物没有盖好放在冰箱里时，以及重新使用砧板、炊具、茶巾和抹布时，可能会发生食物的交叉污染。

▶ 框24.4列出了提高食品卫生和食品安全意识的实用贴士，有助于预防运动员，尤其是跨国旅行的运动员食源性疾病的发生。

框24.4　有助于预防旅行时营养相关疾病的策略

经常用肥皂洗手，至少持续30秒，尤其是在进餐前。理想情况下使用空气干燥机吹干手，或使用干净的毛巾擦。

如果当地饮用水不安全，请饮用开水。软饮料是"安全的"，但不应代替水。

除非能确定饮用水安全，否则应避免往饮料里加入冰块。

避免食用沙拉或生蔬菜，除非确定食物已用安全饮用水清洗。

所有的水果削皮。

避免食用其他生食如牡蛎、贝类和生鱼片（寿司）。

当地卫生条件差，避免在当地摊位和市场购买食物。

如果可能，检查原料食物（如肉类）是否被冷藏，熟食是否保持高温（＞60℃），没有被再加热或保温超过2小时。

避免食用未经高温加热或冷藏的自助餐，避免食用放置时间过长的食物。

在食品卫生和安全标准有问题的国家，应选择已经"定做"的食物，而不是选择预先烹制和重新加热的食物，如外卖或快餐。

治疗腹泻和呕吐的策略

▶ 如果旅行者发生腹泻或呕吐，优先考虑给予液体和电解质。能耐受的情况下逐渐给予低脂、低纤维食物。框24.5提供了饮食治疗恶心、呕吐和腹泻的详细策略。

框24.5　恶心、呕吐和腹泻的饮食治疗

恶心、呕吐

短期内不进食，但保持液体摄入。

进食应少量多餐（如一开始先吃干饼干、白米饭、面条，或干吐司，然后根据情况逐渐过渡为清淡、低脂食物）。

抬起头，慢慢吃。

腹泻

选择瓶装水、电解质饮料或运动饮料，保持多摄入液体。避免饮用牛奶、咖啡因饮料（如咖啡和可乐）、气体饮料（如软饮料）和果汁。

在急性期，应避免摄入高纤维食品和辛辣食品，以及其他导致食欲缺乏的食物。

避免进食高脂食物和高糖食物。

先摄入少量低纤维食物（如纯白米饭、面条、干白面包、干低脂薄脆饼干或梨罐头），一旦能耐受，逐步增加膳食纤维摄入量到正常水平。

考虑在旅行前和旅行期间服用益生菌，以减少腹泻和上呼吸道感染的发生率。

满足饮食目标

▶ 获得新鲜农产品的减少、食物选择的不恰当、自助餐式的用餐形式及不熟悉的食物，使运动员难以保持理想体重或达到平常训练的饮食计划。出发前最好提供应对这种环境变化的饮食策略，出发后由教练和管理者再进行强调（参见第26章）。监测体重（包括或不包括皮褶厚度评估）或许有助于预防长时间离家体成分发生实质性变化。

▶ 监测晨起体重和晨尿（尿比重）可以衡量运动员的水合状态（参见第14章）。

▶ 对一些运动员来说，每日记录食物摄入量对控制饮食很有效。它还为营养师更准确的评估运动员个人的食物选择和饮食习惯提供了一个机会，有助于解决未来旅行的任何问题。

▶ 与本地或海外旅行运动员定期进行沟通，这为运动员提供鼓励、支持和预防饮食或健康相关问题至关重要。

▶ 回国后，个人或团队的汇报对评估任何与食物相关的问题、检查所提供策略的有效性及为未来的旅行做出调整都非常宝贵。

（靳沙沙　译　常翠青　校）

参考文献

第25章
高原、寒冷和炎热

Megan Ross, Laura Lewis, David Martin

25.1 引言

当运动员在特殊的环境条件下进行训练和比赛时，营养干预是复杂的。高原和极端温度会引起运动表现能力发生巨大变化，改变运动的正常生理反应，从而影响营养建议。在恶劣的环境条件下，进行运动所需的"燃料"受运动员的体能、对液体和食物的耐受性及运动的特殊要求的影响。通常短时项目比长时间耐力项目更容易耐受高原、寒冷和炎热所造成的影响。本章综述运动员在高原和极端温度下训练和比赛的营养建议证据。

25.1.1 背景

高原和高热损害耐力项目运动表现（Nybo et al. 2014；Saunders et al. 2019）。国际奥林匹克委员会医学委员会的一项共识提到了在炎热、寒冷和低氧条件下运动的相关风险（Bergeron et al. 2012）。尽管急性寒冷条件对运动表现的影响不如高原和炎热那么深远，但在寒冷温度下长时间的训练会造成生理适应。本章补充了高原（Stellingwerf et al. 2019）、寒冷（Meyer et al. 2011）和炎热（McCubbin et al. 2020）环境对训练和比赛的营养需求的影响。

25.1.2 对高原和冷热的生理应激反应

在高原（Mazzeo et al. 1995）、高温（Febbraio，2001）和寒冷条件下（Shephard，1993）休息和运动会导致儿茶酚胺升高，反映了交感神经活动的增加。暴露在低氧、寒冷和炎热环境中，静息代谢率（resting metabolic rate，RMR）会升高。同样，在极端环境下休息和运动，液体流失往往更多。在高温下进行亚极限运动时，出汗率的增加导致液体流失，这是独特生理反应的完美例子（McCubbin et al. 2020）。交感神经活动提高增加对碳水化合物（CHO）代谢的依赖。这些影响在高原和高温下尤其明显（Febbraio et al. 1996；Katayama et al. 2010）。在高原、寒冷和炎热的条件下运动后可能会发生睡眠中断，从而会削弱恢复（Buguet et al. 2007）。相较于在海平面，极端环境条件下运动员最初可能会出现在相同负荷运动后更疲劳，以及运动能力下降的问题。随着时间的推移，在这些环境中训练的运动员将在生理上适应，并通过适当的营养和恢复，逐渐适应环境。

25.2 高原生理学

在高原地区，气压降低会降低氧气的利用度。高原海拔分为低海拔（1000～2000m）、中海拔（2000～3000m）、高海拔（3000～5000m）和极高海拔（＞5000m）（Levine & Stray-Gundersen，2002）。为了向代谢活跃的组织提供氧气，一般运动训练在高原进行时生理反应过大（Saunders et al. 2009）。即使是轻度缺氧，也会导致换气、心率和主观用力程度增加。与海平面相比，在高原运动时的正常内分泌反应（如肾上腺素、去甲肾上腺素、皮质醇）通常会增强，促进增加使用CHO供能。

在高原的最初几天内，由于血压升高和利尿，血浆容量减少，随后出现血液浓度下降。缺氧会刺激肾产生促红细胞生成素（erythropoietin，EPO），促进许多有益于运动员的适应性反应，包括红细胞生成（Gore et al. 2013）。如果运动员继续在中等海拔地区训练2～3周，就会发生许多生理性适应，增强组织氧合（Levine & Stray-Gundersen，2006；Lundby et al. 2012；Gore et al. 2013；Gore 2014）。最常见的中度高原训练（自然的和人工的）的适应性反应是血红蛋白质量（Hb_{mass}）的增加，增加反应的程度与缺氧量有关［计算方法为千米小时（km/h）＝海拔（m）/1000h暴露］（Garvican-Lewis et al. 2016a）。还有高原引起的肌肉缓冲能力增加和累积氧缺乏（Gore et al. 2001；Garvican et al. 2011），这对力量和爆发力运动员有影响。

从营养学的角度来看，了解与高原训练有关的独特的生理应激源和适应能力，可为有针对性的膳食干预提供依据。如果没有足够的营养支持，适应所带来的益处可能就无法实现。

25.3　高原训练

运动员可以根据他们的条件和地理位置选择进行各种类型的高原训练。传统的高原训练形式是在1600～2500m生活和训练，被称为高住高训（live high：train high，LHTH）。让运动员在不影响训练能力的情况下在较高海拔获得生理适应，然后在较低海拔或海平面进行训练被称为高住低训（live high：train low，LHTL）。对于没有机会进行高原训练的运动员来说，模拟高原环境（如低氧帐篷或公寓）创造了一种LHTL替代选择。低住高训（live low：train high，LLTH）包括许多类型的低氧条件下的训练（Girard et al. 2020）。LLTH经常用于优秀运动员在高原比赛前的适应。LLTH的生理适应主要集中在外周，因为暴露时间不足以诱导红细胞生成。关于这些高原训练方法效果及其不同的综述，请参见Millet等（2010）和McLean等（2014）的综述。

25.3.1　适应

适应性高原训练取决于许多因素。尽管早期的研究表明，基因决定了运动员对高原训练的适应性反应（Chapman et al. 1998），但一个对高原训练没有反应的人可能会对随后的训练产生巨大的反应，这突显了非遗传因素的作用。维持营养状态和能量平衡、充足的睡眠、整体健康状况和其他环境因素都与此有关。高原训练前的最佳饮食和恢复练习可能也很重要。运动员可以通过保持充足的铁营养、CHO摄入量和能量平衡增加他们在高原最大限度地积极适应的机会，并从以前的疾病或损伤中完全恢复。

（1）充足铁营养：高原训练增加了红细胞生成和血红蛋白的量，从而增加了铁的需求量。高原训练前和高原训练期间的低铁状态会影响这种反应。仅食用富含铁的食物可能不足以支持高原诱导的红细胞生成，以及铁需求和铁周转的增加，特别是对于在高原训练和生活的运动员（即LHTH）。训练前和高原环境下的训练期间可以口服补铁，作为一种支持性措施。

（2）充足的能量和碳水化合物摄入：在高原，低能量可利用性（low energy availability，LEA）影响适应性反应，特别是红细胞生成。在临床，服用475kcal/d（约2000kJ/d）能量补充剂可以改善长期血液透析患者的EPO（刺激红细胞生成）疗效（Hung et al. 2005）。对于这些患者，增加能量摄入可以刺激EPO活性。LEA健康运动员也可能出现EPO功效抑制效应（Hung et al. 2005）。

（3）伤病：长期损伤性炎症可能会干扰高原适应，并减缓伤口愈合的速度。从受伤中恢复的运动员可以留在低海拔地区，直到组织完全愈合。同样，严重的病毒和细菌感染会损害对高原训练的适应。患有持续性感冒、流感或胃肠道问题的运动员应该完全康复后再进行高原训练。

（4）训练强度：在高原训练营期间，逐渐增加训练量和训练强度的运动员（特别是那些刚接触高原的运动员）比那些激进训练的运动员更少发生不良反应，训练适应性更好（Wilber，2007）。在高原训练营的第一周内进行高强度的训练会增加过度疲劳的可能性。在中低海拔地区的头3～5天可能会发生睡眠障碍，在高原地区睡眠障碍持续的时间会更长（Kinsman et al. 2005a，2005b）。在高原地区训练的早期阶段，将训练负荷降到次最大极限有助于减少睡眠障碍的发生。睡眠周期一旦稳定，可能需要2周的时间（Roach et al. 2013），运动员就很有可能适应并应对高原的剧烈训练。

25.4　高原膳食建议

高原地区的营养干预一直是热门话题，尤其是对士兵、运动员和登山者（Kechijan，2011）。与海平面相比，高原对能量和液体的需求更高，需要为运动、恢复和最终适应提供最大支持，这是高原饮食设计的基础。不过有关高原饮食建议的研究主要集中在海拔高度＞3000m的地方，这可能不完全适用于在中低海拔地区训练的运动员。最近，Stellingwerff等（2019）回顾了与中低海拔地区的高原训练有关的新问题，包括水合、能量可利用性（energy availability，EA）、宏量营养素、铁、抗氧化剂和功效补充剂。这将在接下来的章节中论述。

25.4.1　液体

低氧环境中的空气通常干燥（低湿度）且寒冷，这增加了休息和训练时的液体需求。在这种环境下运动，汗液流失和呼吸增加（呼吸失水）进一步加剧液体需求，增加脱水风险。

对于在高原地区进行高强度训练的运动员来说，运动饮料是有用的。在一项针对1800m高度的男性滑雪者的研究中，运动饮料在防止血浆容量减少和维持液体平衡方面比水更有效（Yanagisawa et al. 2012）。与白开水相比，运动饮料可增加液体的自主摄入量，最大限度地减少运动中的尿液流失，维持细胞外液量（参见第14章）。在高原地区，通常不鼓励喝茶和咖啡，因为茶和咖啡有利尿作用。然而，也没有证据可以证实在高原地区喝茶、咖啡或补充咖啡因会影响水合状态。

虽然在高原地区运动时注意液体的摄入有好处，但是一些担心脱水的运动员在睡觉前会饮用过多的液体。这种行为会增加排尿频率，影响睡眠质量和时间。在高原地区，最好是通过增加白天的液体摄入量来满足液体的高需求，从而避免睡眠受影响。近年来，运动员们相当关注睡眠（包括午睡）的质量和时间在恢复、预防受伤和免疫功能方面的作用，不应忽略这个作用，特别是在高原地区。最近关于睡眠对运动表现和恢复的研究综述可参见Lastella等（2020）的综述和第23章相关内容。关于睡眠和运动员的共识建议可参见Walsh等（2020）的综述。

25.4.2　能量摄入

在高原，关于影响EA的因素（即能量摄入和估计能量消耗）或受EA影响的因素［RMR、内分泌系统、体重（body mass，BM）和体成分变化］的研究大多在高海拔地区进行。据报道，瘦素浓度增加，抑制食欲，能量摄入减少（Tschöp et al. 2001）。严重的低氧也会刺激交感神经活动，使RMR比海平面增加3倍（Butterfield，1999）。能量摄入与估计的能量消耗不匹配可导致低EA，结果使体重显著下降（Hamad & Travis，2006）。有研究显示，在暴露于≥4300m海拔高度后，体重下降5%～15%，其中瘦体重下降占体重下降的60%～70%（Fulco et al. 2002）。这种情况下肌肉萎缩的可能原因是睡眠中断、寒冷暴露、缺氧和蛋白质代谢受损（Wing-Gaia，2014）。此外，动物研究表明，EA在优化缺氧适应方面具有重要作用（Heikura，2018a）。大鼠在禁食18小时后，缺氧诱导的EPO生产减少了85%（Jelkmann et al. 1983）。与低EA相关的性激素变化也可能影响Hb_{mass}的适应，并可能增加疾病和损伤风险，进一步损害高原适应（Heikura et al. 2018a，2018b）。

在高原地区，由于血浆容量的变化，也会出现急性但短暂的体重下降。事实上，在长期红细胞生成适应之前，通气和利尿增加导致的身体水分流失是一种有益的短期适应，这使血红蛋白浓度和动脉含氧量增加（Heinicke et al. 2003）。与LEA的生理效果不同，因血浆容量变化导致的体重（BM）下降通常在回到海平面后会恢复（Wachsmuth et al. 2013）。

只有2项研究调查了低至中度海拔训练对RMR的影响。在海拔2200m 4周时间里，5名优秀跑者RMR增加了19%，而体重保持稳定（Woods et al. 2017a）。相比之下，4名优秀赛艇运动员在海拔1800米12日后，RMR没有变化，而体重（−1.2%）和体脂肪（−4.1%）下降（Woods et al. 2017b）。看来，当EA充足时（体重没有变化），RMR在中等海拔地区会增加，尽管其程度比在高/极端海拔地区要小。

由于低EA导致的体重丢失可能会对低至中度海拔的血液学适应产生负面影响，在高海拔时有类似的影响。McLean等（2013）研究表明，在海拔2100m训练的足球运动员体重下降≥2kg而Hb_{mass}增加了2.5%，而体重维持不变的球员Hb_{mass}则增加了5%。此外，在31日的高原训练营中，优秀男自行车运动员体重显著减少（−1.18kg）且瘦体重减少（−1.01kg），但Hb_{mass}没有增加，这可能是由于过度训练和（或）疾病造成的（Gore et al. 1998）。其他高原地区研究证实，男性耐力和团体运动员（Hauser et al. 2018）以及优秀女性和男性长跑运动员（Heikura et al. 2018a），Hb_{mass}增加但体重稳定。

在高原训练营，有意的食物摄入减少可能是由于缺氧引起的食欲抑制和（或）有意识的减肥。长期能量摄入减少加上相应的RMR增加，最终会导致能量不足，损害训练适应性并使体重下降。这完全可以通过增加能量摄入以匹配能量消耗来预防，从而保持最佳的EA。然而，在实践中，由于食物的可获得性（在种类和数量方面）和食欲减退，这可能不容易实现。

25.4.3　宏量营养素

高原地区的宏量营养素摄入指南是基于高海拔以及极端海拔地区的研究，代表了在低海拔到中等海拔地区训练的运动员需要调整的上限。在低氧环境中，蛋白质合成被下调，蛋白质需求增加（Pasiakos et al. 2017）。在中高海拔地区，Wing-Gaia（2014）基于回顾维持去脂体重策略的研究，建议含有亮氨酸的蛋白质补剂可能有用，尽管只有三项研究显示有效。在对亮氨酸补充剂提出明确建议之前，还需要更多的研究来证实，谨慎的做法是在高原地区确保更高的日总蛋白质摄入量和运动后蛋白摄入量。

在高原地区的早期，CHO使用会增加，以满足运动中交感神经活动（即应激激素的增加）和代谢率增加的能量需要。在高原地区适应后，CHO的使用和需求可能仍然升高。在海拔4300m，7名已适应的男子在运动中和运动后恢复期对CHO的利用高于海平面（Brooks et al. 1991）。相反，一项对16名女性在同一高原地区运动的研究显示，运动中CHO供能减少（Braun et al. 2000）。作者认为，雌激素可部分解释在高原地区能量利用的性别差异。两项研究中样本量小和不同的适应期可能会使结果产生偏差。至少在高海拔地区的早期阶段，高CHO饮食（只要满足能量需求）可以改善身体和精神对低氧的不耐受（Consolazio et al. 1969）。

在高海拔地区，多摄入富含脂肪的食物似乎具有很好的耐受性。一项对海拔3800m生活和训练的士兵的研究中，每日摄入324g的脂肪（占膳食总能量的47%），不会引起胃肠道问题，如便秘或腹泻（Rai et al. 1975）。即使在更高的海拔地区（高达4700m），这项研究中的士兵对高脂肪摄入耐受良好，且无任何与其他代谢或胃肠道功能紊乱发生。登山者依赖于高脂食物（如巧克力、坚果），因为这些食物的能量密度高、适口性好、便于携带。高脂肪摄入对那些在高原训练和生活时难以保持体重和需要摄入大量食物以满足高能量需求的运动员也很有用。

总的来说，有限的研究表明，比海平面摄入更高的CHO和蛋白质可能有利于运动员在高原地区或低氧环境下的训练和生活，特别是在适应的早期阶段和适应后。

25.4.4　微量营养素

作为补充剂，几种微量营养素（如铁、抗氧化营养素，特别是维生素C和维生素E）被用于改善高原适应性和运动表现，尽管支持使用抗氧化剂补充剂的证据是有争议的。本节列举了在高原训练中补充部分微量营养素的研究证据。

（1）铁：促进红细胞生成是高原训练的一个主要目的。因此，在高原地区对铁的需求会增加，以支持红细胞的生成（Gassman & Muckenthaler，2015）。虽然已经证实铁在血红蛋白合成中的作用，但关于铁补充剂是否需要及其适当的补充剂量建议仍未确定。

Stray-Gundersen 等（1992）最早证明了铁缺乏（血清铁蛋白＜30μg/L男性，＜20μg/L女性）会损害了高原训练的适应性反应，铁缺乏的跑者在海拔2500m训练4周后，红细胞量未能增加。然而，由于此后的研究没有观察到上高原前的铁蛋白储备与红细胞生成反应有关（Ryan et al. 2014；Garvican-Lewis et al. 2018），在高原期间增加铁的可利用性（即使用铁补充剂）可能更有益（Garvican-Lewis et al. 2016b）。根据一项回顾性分析（Govus et al. 2015），在高原训练中，补铁运动员Hb$_{mass}$升高比不补铁的运动员更多。此外，在模拟的LHTL过程中，尽管机体铁充足，但不补铁的（安慰剂）运动员红细胞生成反应相对迟钝（Garvican-Lewis et al. 2018）。相比之下，Ryan等（2014）观察到，在不补充铁的情况下，休闲活动活跃的女性在海拔5260m 16日后，其Hb$_{mass}$增加了5.5%。然而，铁缺乏运动在暴露于高原前口服铁补充剂3周。这3项研究的作者都表明，先前铁的可用性及快速动员铁的能力可能是引起Hb$_{mass}$增加的原因。

传统上，在高原地区使用口服铁补充剂。静脉注射铁制剂的进步和改进，使其可及性和安全性发生了根本性改变（Macdougall，2009）。然而，Garvican-Lewis等（2018）发现，在模拟高原环境3周后，与口服铁剂相比，无贫血的耐力训练运动员使用静脉注射铁剂没有增强Hb$_{mass}$反应。因此，考虑到在高原环境下实施静脉补充的后勤和伦理问题，口服铁补充剂仍然是需要铁补充者的最佳选择。

目前的建议是在进行高原训练前4～6周评估铁的状态，以便有时间纠正不良的铁蛋白水平（Stellingwerf et al. 2019）。在高原的整个期间，继续口服铁补充剂，除非有禁忌证（如血色病、地中海贫血）（Clénin et al. 2015；Garvican-Lewis et al. 2016b，2018）。如上所述，高原训练时口服铁补充剂的剂量并不确定。Govus等（2015）观察到，在海拔1300～3000m训练的优秀耐力运动员，与105mg和0mg相比，使用210mg元素铁的运动员Hb$_{mass}$收益更大。在这项研究中，没有报告剂量如何分配（即一次或分次服用）。在海平面，每次65mg，3次/日，可导致铁缺乏女性的铁调素（hepcidin，最重要的铁调节剂）长期升高（Moretti et al. 2015）。

有关单次高剂量元素铁疗效的研究仅有一项，该研究对象是精英中长跑运动员，在海拔2106m服用铁补充剂（富马酸亚铁）3周（Hall et al. 2019）。与分次（2×100mg）使用富马酸亚铁相比，单次服用剂量200mg元素铁的跑者具有较高的Hb$_{mass}$。然而，在第1周和第2周，更多使用单剂量补充铁的跑者报告出现胃肠道问题，尽管在第3周的症状报告两组间没有差异。Stoffel等（2017）在另一项针对铁缺乏妇女（非运动员）的研究中，与隔日服用相比，连续每日服用铁剂的恶心和腹痛症状发生率更高（33%）。出乎意料的是，在这些受试者中，与连续每日给药相比，隔日给药的累积铁吸收率更高。隔日服用方案的效果还有待在高原地区的运动员中进行研究。

为了补充耗竭的铁储存，建议每日口服60～200mg的铁元素，对于较严重的铁缺乏，或者在高原准备和训练时，可以使用较高的剂量（即可达200mg/d）（Stellingwerff et al. 2019）。想了解更多关于铁补充剂量和潜在副作用的详细证据，请参见11.10.2相关内容。

（2）抗氧化剂：缺氧和高强度运动增加氧自由基的产生和与运动相关的氧化应激风险。在海拔2500～3500m LHTL训练18日后，观察到优秀耐力运动员的氧化状态受损（Pialoux et al. 2010）。虽然在高原训练中使用抗氧化剂直觉上可以减弱氧化应激，但抗氧化剂的补充可能是不当的，实际上会损害高原训练的适应。但是，多摄入富含抗氧化剂的食物似乎并不影响适应（参见述评4）。

（3）维生素D：习惯在高原地区生活和训练的冬季项目运动员，特别是那些居住在低纬度地区的运动员，处于低维生素D营养高风险中。由于衣服的保护，皮肤暴露于紫外线光的机会减少，以及可能是维生素D摄入量低，导致维生素D水平低。低维生素D状态会损害肌肉和免疫功能（参见第10章）。对主要在高原地区训练和比赛的冬季项目运动员进行维生素D营养状况筛查是必要的。

25.5　高原：小结

在高原地区生活和训练或在低氧环境中，有许多特殊的生理需求，需要特定的营养相关干预。尽管鼓励在高原期间注重食物选择很重要，但在高原训练头 3～6 周饮食摄入的质量也同样重要，特别是与铁的营养状况、保持 BM 和整体健康有关的膳食。健康、铁充足、有足够营养和能量摄入的运动员，有可能在高原训练中达到预期的生理适应。

25.6　寒冷环境

寒冷条件下，单纯寒冷或暴露在高原寒冷环境中，可引起不良反应，如反应性气道呼吸不适（如寒冷引起的哮喘）、冷冻和非冷冻寒冷损伤及低体温。使运动员容易出现低体温的因素包括参与水上运动和雨天暴露、低体脂、低肌肉质量和低肌糖原储存（Castellani et al. 2006）。大多数运动员通过适当穿衣来尽量减少寒冷伤害。然而，在寒冷和潮湿的天气里，不合适的衣服（不透气的）和湿衣服增加低体温风险。大量出汗、寒冷引起的利尿和呼气时水蒸发导致的液体丢失会增加维持体液平衡难度（Marriott et al. 1996），尽管脱水对寒冷条件下运动表现的负面影响可以忽略（Cheuvront et al. 2005）。夏季运动员可能不用准备应对寒冷、潮湿、多风条件，但也可能因感到寒冷和肌肉温度低而出现体温过低、肌肉功能受损和协调性差的风险。在水中的热损失（约 4.2kJ/kg）大约是相同温度下空气中（约 1.0 kJ/kg）的 4 倍，根据暴露的时间、水温、风寒和暴露的体表面积而变化。讽刺的是，运动员可能试图通过加大运动强度来热身，但由于风速的增加而变得更冷，加速了热量的流失。

大多数研究寒冷暴露和运动寒冷适应对生理的影响都是在军事和职业场景中进行的。优秀运动员很少长期处在寒冷环境中，他们通常只在寒冷的环境中进行几个小时的训练或比赛。然而，经常旅行的运动员可能会暴露在过冷的空调房中、毯子供应不足或供暖环境恶劣，导致不必要的不适、发抖和睡眠障碍。

与高原适应相似，身体也会适应并能适应寒冷环境（van der Lans et al. 2013）。在实验室条件下急性暴露于寒冷环境中时，颤抖会引起甲状腺素、儿茶酚胺和 RMR 增加。葡萄糖和糖原的氧化也会增加。在一个人全身浸泡在冷水中时，颤抖的耗氧量高达 2.2L/min，是 RMR 的 6 倍，或约 VO_{2max} 的 50%（Eyolfson et al. 2001）。随着长时间的寒冷暴露，颤抖减少，棕色脂肪（代谢活跃的脂肪）量增加，这与运动无关。棕色脂肪在不发抖的情况下产生热量（非颤抖性产热）。关于预防运动中冷伤害的策略，请参见美国运动教练协会（Cappaert et al. 2008）和美国运动医学学会（Castellani et al. 2006）的立场声明。

25.6.1　寒冷条件下的饮食建议

在寒冷条件下，为了满足战栗和非战栗产热带来的静息代谢率的增加，能量需求也随之增加。实际上，在寒冷的环境中，摄入不足可能会影响产热，但也可能在摄入葡萄糖后使颤栗产热迅速恢复（Gale et al. 1981）。在寒冷的环境中运动之前，充足的食物摄入对最大限度地提高肌肉糖原储存量至关重要。当冷空气比较干燥时，液体需求也会随之增加。温热食物和水对预防和治疗低体温有效。对大多数人来说，在寒冷的环境中食欲可能增加，导致在多天的寒冷环境中自愿摄入更多的食物（Moellering & Smith，2012）。

25.7　高温环境下运动的生理反应

当空气温度和湿度较高时，人体和空气的温差很小，通过汗水蒸发将热量从身体中带走产生冷却效果。在空气不流通（或没有风）的任何极端环境下（如室内场地或城市化地区）进行运动会限制散热，值得人们关注。不合适的衣服（如不透气的、湿的）和（或）保护性运动服或设备也会限制散热。

在高温下运动会增加次极限运动中的有氧和无氧能量消耗，并降低最大有氧功率（Brearley & Saunders，2012）。尽管在高温下，对爆发性短时活动（如单次跳跃和冲刺）代谢和收缩肌肉功能有一些好处（Bergh & Ekblom 1979；Sargeant 1987），但反复短时爆发性活动和持续的耐力活动会逐渐受损（Ely et al. 2007）。关于在高温下运动对生理反应的影响，以及降低运动能力和中心性疲劳的影响因素的概述，请参见Nybo等（2014）的综述。尽管有这些潜在的不利影响，在一项新的研究中，对优秀运动员在真实世界条件下的观察显示，运动员经过训练能抵抗疲劳、有动力和热适应能力时，在高温下的表现不会受到影响（Stevens et al. 2020）。

当体温升高时，位于人体组织和皮肤深处的体温感受器会诱发外周血管扩张和出汗，以便热量从核心部位散去，促进散热并保持体温恒定［最近对使用部分量热法研究测量热平衡要素的方法回顾，请参见Cramer & Jay（2019）的综述］。运动产热使心率增加，对抗动脉压力和静脉回流减少，从而保持心排血量不变（Nadel et al. 1979）。在高温下运动时，血液流向骨骼肌（用于代谢动力学）和皮肤（用于体温调节）的竞争性需求在高强度运动中不能总是得到满足，从而导致过早疲劳和核心体温升高（Nybo et al. 2014）。在内源性产热和环境高温导致CHO储存耗竭之前出现疲劳的情况下，充分的液体摄入，无论液体中是否含有CHO或蛋白质，都可以延迟核心温度上升。血流的重新分配也是以牺牲胃肠道血流为代价的，这可能会诱发肠道缺血和轻度至重度的胃肠道紊乱。对造成运动性热应激和运动诱发的胃肠道综合征的因素的详细研究请参见Costa等（2019）的综述和第21章。

全身出汗率主要由活性汗腺的密度和每个汗腺的分泌量决定，受个体内和个体间的因素影响。关于汗液生理学、汗液速率和汗液钠浓度变化的起因的全面回顾见其他论文（Baker，2017，2019；Gagnon & Crandall，2018）。特别是在高温下运动会导致大量出汗。运动期间的出汗量及其成分在个体间变化很大（0.3 ~ 3.0L/h）（Baker，2017）。出汗率通常随着热适应（Kirby & Convertino，1986；Pandolf，1998）和有氧训练（Greenleaf et al. 1985；Buono & Sjoholm，1988）的增加而增加。大量的汗液流失足以引起脱水和电解质失衡，进一步给心血管系统带来压力。关于出汗率的标准数据，包括对不同运动项目的更新，请参见Barnes等（2019）的综述。

液体摄入不足的其他风险因素是在运动中摄入液体的机会有限、胃肠道不适和出汗效率低。在炎热的环境条件下，即使进行低强度运动，脱水也会改变体温调节反应，增加血液中的溶质负荷（高渗），减少血液或血浆容量（低血容量）。这些变化增加血管扩张和开始出汗的核心温度阈值，降低出汗的敏感性，以保存体水和维持中心血量（Fortney et al. 1981，1984）。大脑对血浆渗透压和血容量微小变化的高度敏感性，可引起一系列影响肾功能的自主神经内分泌调节，从而减少利尿并刺激口渴中枢，以维持体液平衡（Leib et al. 2016）。

热感觉和热舒适度与中枢驱动力变化有关。大脑在高温条件下会下调骨骼肌募集，减少代谢产热（Nybo，2007，2009）。观察高温条件下进行长时间计时赛发现，自我选择的骑行功率输出在早期就会减少，远远早于酸中毒、核心温度升高或糖原耗竭发生，表明其中有感知和预期机制参与（Tucker et al. 2004，2006）。尽管在给定的工作负荷下蛋白质和CHO氧化，以及由此产生的氧化应激反应在高温下比在常温条件下高，但运动员往往会降低运动强度来进行补偿。因此，高温条件下的能量需求可能比预期的低。需要更多的研究来确定在高温条件下运动时对宏量营养素和微量营养素的建议摄入量是否需要进行修改。

25.8 对热适应的生理反应

让运动员为高温比赛做好准备的最有效干预措施是在自然（驯化）或人为（适应）的高温条件下进行训练，以诱导生理和感知适应，从而提高热舒适度，增强散热过程并提高运动能力（Lorenzo et al. 2010；Racinais et al. 2015）。

对热适应反应的程度取决于暴露在热环境的频率和量以及运动方案。虽然在高温下休息（如桑拿、温泉）会引起一些适应反应，但在高温条件下，重复训练并逐渐增加训练强度和持续时间是实现最佳适应的最快速方法。大多数适应在第一周形成，此后进展缓慢。即使在高温下进行几天的训练也有好处。关于在高温/潮湿和高温/干燥环境中进行最大限度适应的方法及预期的生理反应的综述，请参见Racinais等（2015）和McCubbin等（2020）的综述。表25.1描述了高温条件下重复运动的主要生理反应。

健康志愿者在40℃环境中运动时，早在连续2日的热适应中即可出现汗液中的钠浓度明显而迅速降低（Buono et al. 2018）。出汗率增加触发这个反应，增加全身水潴留。然而，暴露于高温环境早期，口渴感可能会减弱，导致自主液体摄入量减少和低水合高风险。较高的汗液钠浓度减弱血浆渗透压升高，这可部分解释液体不足（Fitzsimons，1998）。随着时间的推移，适应性改善口渴反应，更好地满足体液需求（Périard et al. 2016）。

表25.1 适应热暴露的生理反应和获益		
	适应反应	益处
初期适应（2～5日）	• 血浆容量增加 • 运动时心率降低 • 出汗率增加 • 汗液中钠及氯浓度降低	• 增强体液平衡 • 在高温运动的感觉减弱 • 改善心血管稳定性（改善血压控制和心排血量）
后期适应（3～10日）	• 静息核心温度降低 • 出汗率持续增加 • 增加流向皮肤的血液 • 皮肤温度降低 • 静息代谢率降低 • 改善口渴感	• 较低的热应激和中暑风险 • 与初期适应阶段相比，能量消耗略有下降 • 热舒适性提高
无热暴露时适应效应损失（约2.5%/d）	• 3周内生理获益减少≤50%	• 热暴露的时机需要接近比赛，以提高适应效益

来源：Racinais et al. 2015；Daanen et al. 2018；McCubbin et al. 2020.

反复和长时间（≤14日）暴露在高温环境并进行引起大量出汗和体温升高的运动，可维持血浆容量及皮肤血流量增加、出汗率增加及给定工作量时核心体温的降低（Lorenzo et al. 2010；Garrett et al. 2012）。热适应还可以降低与高温运动相关的能量需求的增加，并降低次极限运动的心率（Pandolf，1998）。

25.9　高温下的饮食建议

从营养角度看，通过个性化的营养和水合干预措施可以预防热应激，这些干预措施针对高温环境下运动引起的生理反应、底物使用、液体需求和肠道功能的潜在变化。

25.9.1　液体

目前的液体摄入指南推行在各种运动场景中为运动员个人量身定制的策略，提升健康水平和运动表现（参见第13章和述评5）。为高温条件下运动员进行训练或比赛制订液体计划时，应考虑监测BM的急性变化（估计汗液流失量）或训练前后的排尿频率或尿渗透压。其他因素（如体质水平、运动强度、热适应、服装）也应考虑在内。相关的全面综述，请参见Baker和Jeukendrup（2014）综述。

刚到高温环境时可能会经历短暂的低水合，直到他们适应环境。适度的低水合可加快适应过程，并且耐受性良好，适合短期（如≤5天）或较长期（14天）的早期适应阶段，但不适于后期阶段（Garrett et al. 2012）。急性高温条件下，当皮肤温度超过27℃时，低水合开始损害耐力运动，且每升高1℃，损害增加1.5%（Sawka et al. 2012）。若出现严重低水合，会加剧与有氧运动有关的所有生理系统反应，特别是在高温条件下（参见第14章，表14.3）。在长时间耐力运动和比赛中，轻度低水合是可预期的，且在可耐受范围内不一定会抑制运动表现能力（Coyle，2004）。尽管在较凉爽或温带气候下，通常可耐受的BM损失（对低水合状态的估计）切点为≤2.0%初始BM，但在高温气候下应低于该值（Coyle，2004；Sawka et al. 2007；Sawka & Noakes，2007）。除非是连续或长时间的比赛（如自行车阶段赛、网球锦标赛），赛前中度低水合不会显著影响短时间高强度运动比赛成绩。

在高温下长时间活动或训练（＞3小时），严格遵循方案饮用水或运动饮料肯定会减少体液丢失，但可能无法满足机体体液需求。在长时间的耐力运动中过量饮用白开水（即饮用的液体多于出汗流失的液体）会导致低钠血症，严重时可导致恶心、呕吐、虚脱甚至死亡。超耐力或耐力项目业余运动员比精英运动员更容易发生低钠血症，他们有很多机会喝大量的白开水，通常是在很长一段时间内。低钠血症发生的危险因素，请参见14.8.1相关内容和框14.1。

对长时间运动后脱水的恢复，根据流失的液体量等量补充水和运动饮料可能不是最佳选择。在实验室条件下，9名男性自行车骑手在高温（30℃）下运动丢失2.5%BM（60%VO$_{2max}$，持续90分钟），在3小时恢复过程中饮用稀释的运动饮料150%液体丢失量，不足以恢复BM，只达到BM丢失量的68%（Mitchell et al. 1994）。当体温调节压力和（或）运动引起的胃肠道功能障碍明显时，如此大量的液体会进一步损害液体补充（Russo et al. 2019）。在液体中加入额外的营养素（例如钠、CHO、蛋白质）可通过增强液体潴留进一步促进恢复，改善体液平衡。在对体液平衡研究的综述中，Baker和Jeukendrup（2014）报告，与水或运动饮料相比，在高温条件下运动后饮用蛋白质-CHO饮料可以提高血浆容量恢复。若可耐受，在高温运动后急性恢复期间可选择饮用牛奶饮料（包括豆浆）。有关运动后再水合的饮料选择，更多详细信息请参见第15章。

（1）功能性脱水：一些运动员在比赛前和比赛期间故意限制液体摄入量，以便更轻或更快，或达到运动项目要求的BM切点（参见第7章）。为了解决普遍认为较轻的运动员比较重的运动员表现更好的问题，Ebert等（2007）使8名男性竞技自行车运动员在温暖潮湿的条件下（30℃）运动，检验这一假设。受试者在固定自行车上以中等速度（50% VO$_{2max}$，2小时）蹬车，然后以最大速度爬坡（约105%乳酸阈值功率），比较液体摄入量1.2L/h和0.4L/h对运动表现的影响。高液体摄入量的运动时间和力竭时间明显高于低液体摄入量，尽管受试者体重较轻液体摄入者多2kg，因此驳斥了这一观点。

（2）饮料温度：在高温运动前和运动期间，冷饮或冰沙饮料是快速冷却降温实用且有效的方法。14.9.5部分讨论了支持低温饮料对运动表现有益的证据。冷饮还可以提高适应性、自主液体摄入和水合状态（Mündel et al. 2006；Burdon et al. 2010）。如图25.1所示，冰沙饮料以更少的液体量获得相同的结果，因为将冰转化为液体需要消耗更多热量（Ross et al. 2013）。运动饮料比白开水可以更快促进水输送，且CHO和电解质对胃肠道的干扰最小。

25.9.2　感官冷却

口腔中冷液体的存在会刺激大脑中的温度敏感区，唤起一种冷却感觉的感知。Jeffries等（2018）证实，在35℃进行自行车计时赛的后期阶段，使用单一冰沙和含有L-薄荷醇（薄荷醇）的漱口水具有即时增强感知冷却效应，尽管核心温度、皮肤温度或心率没有变化。薄荷醇的冷觉效应有强有力的分子证据支持（McKemy et al. 2002；Peier et al. 2002）。薄荷醇激活口腔（和其他组织）中的特定神经受体离子通道［称为瞬时受体电位美伐他汀8（transient receptor potential melastatin 8，TRPM-8）］，给人感觉吸入空气或饮水是在＜28℃下的凉爽感觉。这种感觉可以触发理想的中枢驱动效应和其他免疫反应。经常和重复使用温热的薄荷醇漱口液（浓度为0.01%），在高温下运动时漱口吐出，可提高骑行能力（Mündel & Jones，2010）和跑步成绩（Stevens et al. 2016）。这些改善作用归功于自觉疲劳和热觉降低，尽管核心温度没有明显变化。在Jeffries等（2018）的研究中，与水（时间加快1%）相比，使用等量的冰沙（时间加快7%）、温热的0.01%薄荷醇漱口液（时间加快6%）和安慰剂（时间加快1%）改善了完成自行车计时赛的时间，进一步支持绝对冷却和感知冷却两者都有益。此外，据报道，薄荷醇漱口液具有超出单独热或非热冷却感知的积极作用，当与冰沙联合使用时，可能会进一步增强单独用冰的冷却效果（Riera et al. 2014；Tran Trong et al. 2015）。还需要更多的研究来了解这些发现的机制和本质，建议在运动期间使用薄荷醇漱口液时格外小心。薄荷醇可能掩盖热病的症状，滥用即使是小剂量也可能有毒（Stevens et al. 2016）。在其他地方可以找到为2021东京奥运会编写的关于使用薄荷醇作为营养强力物质的共识声明（Barwood et al. 2020）。

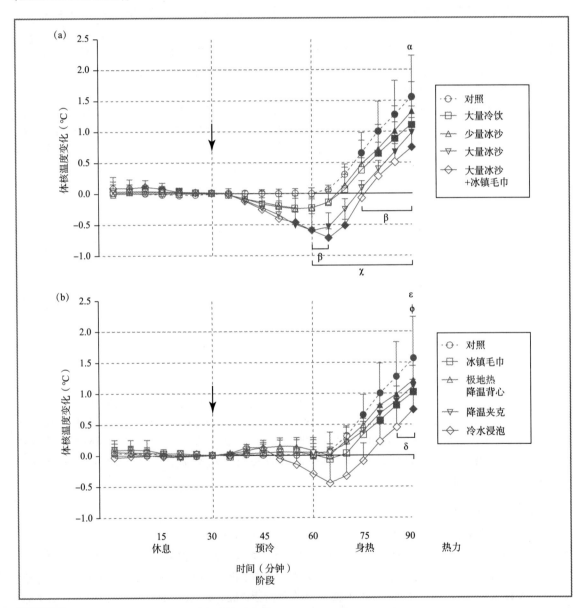

图25.1 体核温度对运动前冷却反应的相对变化

注：该图显示了在高温和运动期间，摄入冷饮和冰沙饮料增加身体热储备能力的有效性。在30分钟的热稳定阶段、30分钟预冷和30分钟蹬车热身期间，内部和组合预冷（a）及外部预冷（b）。显著的时间效应（从 $t=30$ 分钟）用深色符号表示。与对照组（CONT）相比，大量冷饮的显著效果用α表示，大量冰沙饮料用β表示，大量冰沙＋冰镇毛巾用χ表示，冰镇毛巾用δ表示，极地热降温背心用ε表示，降温夹克用Φ表示。预冷阶段的开始用箭头（↓）表示。统计学意义设定为 $P < 0.05$。数据用平均值±SD表示。

资料来源：来自Ross et al. 2011，经许可转载。

25.9.3　宏量营养素和能量摄入

（1）碳水化合物：运动中肌糖原利用和糖酵解使CHO利用率增加，而热应激运动员的脂质利用通常降低。循环肾上腺素增加（Febbraio，2001）使内源性葡萄糖产生增加，全身CHO氧化增强。在次极限运动中，核心温度升高与供能转变为CHO氧化为主有关。在高温下运动，CHO作为能量底物利用增加随着热适应得到改善（Febbraio et al. 1994a）。与在舒适温度下进行次极限运动不同，在极端高温下运动不受CHO可利用性的限制。然而，在轻度热应激期间，CHO可利用性和CHO快速递送对葡萄糖氧化和维持葡萄糖稳态很重要。

摄入CHO-电解质饮料（运动饮料）有益于在温热/高温条件下的运动表现。影响运动能力的一种独特机制涉及口腔中味觉受体受刺激的生理反应，这与口腔受体与中枢神经系统反应两者之间的联系有关，正如之前内容所述。有趣的是，无论是否摄入CHO饮料，这些味觉受体似乎都会产生强力作用（Burke & Maughan，2015）。然而，吞咽CHO和随后的吸收也需要将其维持在吸收后状态（Burke et al. 2011）。目前指南推荐的运动期间CHO摄入与运动的持续时间和强度相匹配，而不是考虑环境暴露的影响。因此，在热环境运动中，推荐CHO的量和类型需要调整（参见第14章）。在体液平衡研究的综述中，Baker和Jeukendrup（2014）报道，与单独摄入水或CHO相比，在高温条件下运动后饮用蛋白质-CHO饮料可以增强血浆容量恢复。

（2）蛋白质：与高原训练的早期影响类似，在高温下运动可损害肌肉蛋白质合成，增加蛋白质降解高于温带条件下运动（Febbraio et al. 1994b；Febbraio，2001）。肌肉蛋白质合成增强主要取决于摄入蛋白质来源的必需氨基酸含量（参见第4章）。所有形式的运动后摄入蛋白质都可增强肌肉蛋白质合成并改善净蛋白质平衡，是所有运动员"恢复"营养的关键营养素。如上所述，在运动后摄入添加CHO的蛋白质零食或饮料还有其他好处。有关不同运动情况下的食物选择、蛋白质摄入的时机和量的指南，请参见第4章。

在高温下长时间进行高强度运动（以及在温带条件下进行高强度运动），肠道的血流量可能会受到影响（肠道缺血），这会增加胃肠道通透性和吸收内毒素的易感性，并增加胃肠道感染的风险（参见第21章）。已有报道，运动员在耐力项目比赛期间和之后出现不适的副作用（如腹泻、肠痛、吸收不良）和消化道出血，这与肠道缺血及肠道功能的变化有关。高蛋白质密度补充剂牛初乳已被证明可以减少大鼠与高温运动相关的胃肠道高渗透性（Prosser et al. 2004）。然而，由于测量困难，牛初乳与人类肠道生理变化之间的任何类似关系尚未得到证实（Carrillo et al. 2013；Morrison et al. 2014）。尽管牛初乳补充剂在治疗人类胃肠道症状和上呼吸道症状方面具有明显的临床益处（Menchetti et al. 2016），但据报道，在运动员和身体活跃的人中，补充剂减轻这些症状的作用为零或很少（Williams et al. 2019；Główka et al. 2020）。然而，高强度运动引起的胃肠道通透性短期变化的临床反应在高温下似乎微乎其微。当运动强度降低时，训练有素的运动员的肠道功能和血流紊乱通常会改善，这表明训练有素的运动员可能正在适应。

25.9.4　微量营养素和其他营养补充剂

（1）抗氧化剂：高强度运动会增加氧化应激和自由基产生（参见述评4）。尽管由于伦理问题，关于高温运动对氧化反应的影响的对照试验很少，但一项试验发现，运动诱导的脱水，无论有没有环境热应激（33.9℃与23.0℃），都会使七名健康训练有素的男性自行车手的氧化应激标志物增加（Hillman et al. 2011）。维持水合作用通常会改善一些（但不是全部）测量的氧化应激标志物，与温度无关。虽然样本量和效量值很小，但这项研究强调了在高温下长时间运动时充分补水的重要性。

如第12章和述评4所述，为减少运动相关活性氧（ROS）的增加，长期补充抗氧化剂可能有不良影响。长期补充高剂量的抗氧化维生素，如维生素C（约1000mg/d）和维生素E（约400U/d），无论是联合服用还是单独服用，都会破坏抗氧化防御体系的平衡，降低刺激理想适应训练的氧化信号的有效性。

然而，作为补充剂的抗氧化剂营养素和其他抗氧化剂的潜在不利影响的证据并不一致，并且被所涉及的生理相互作用的复杂性所混淆。高剂量抗氧化剂补充剂是否会干扰高温训练的适应性效果需要进一步研究。目前的共识是应增加从食物来源的抗氧剂摄入，而不是补充剂（参见述评4）。

（2）咖啡因：是世界上最受欢迎的运动补充剂之一，在大多数成年人的日常社交生活和饮食习惯中根深蒂固。咖啡因在各种体育赛事和运动场景中的有益作用，可参见第17章。然而，在高温条件下或高原运动时使用咖啡因有几个问题。虽然咖啡因的生理效应与训练有素的个体高原暴露之间的相互作用尚未得到系统研究，但一些研究表明，在中等海拔（1500～2000m）摄入咖啡因可以提高运动能力。对使用双杆技术的越野滑雪（Stadheim et al. 2015）和高强度自行车（Smirmaul et al. 2017）的研究显示，补充咖啡因方案可以提高运动能力，其主要作用机制与减轻预期疲劳或自觉疲劳程度有关。咖啡因的潜在生理效应，如心率、体温和交感神经反应增加，应考虑可能因环境刺激而增强。在高温条件下，更应注意这些影响。

关于咖啡因在高热潮湿条件下的作用的研究有限且不一致。有研究显示，中等至低剂量的咖啡因可以提高部分人的运动能力并延缓高温下的疲劳（Pitchford et al. 2014；Beaumont & James，2017），但不是所有研究（Cohen et al. 1996；Cheuvront et al. 2009；Hanson et al. 2019）。据报道，训练有素的运动员在高温（30℃左右，50%相对湿度）下运动，使用高剂量（9mg/kg BM）（Cheuvront et al. 2009）和中等剂量咖啡因补充剂（6mg/kg BM）（Roelands et al. 2011；Hanson et al. 2019）可使核心温度升高，尽管试验中没有控制运动强度（即代谢热产生），这可能会出现结果偏倚。其他研究表明，咖啡因不会独立地提高核心温度，不会使个体在运动期间容易产生热应激（Ganio & Armstrong，2012）。然而，如果产热与中到高剂量的咖啡因补充剂结合有可能过快地提高核心温度，因此增加热应激风险。即使咖啡因本身不会增加核心温度，但通过掩盖疲劳来增加工作负荷能力可能导致不良的步调选择，从而导致热负荷积累。有时也有学者提出咖啡因具有利尿作用，特别是对不习惯喝咖啡的人，在高温条件下增加体液流失/不足。然而，研究结果显示，不用额外关注摄入低到中等剂量咖啡因与高温运动相结合时对水合状态的影响（Armstrong et al. 2007；Ganio et al. 2011a，2011b）。总之，打算在高温天气赛事中使用咖啡因的运动员应该在日常训练中实践练习补充策略，确定成功的补充方案。

（3）甘油和高水合：运动前使用甘油补充剂进行高水化是一种增加体液潴留和减轻运动诱导脱水影响的策略，适合高温下使用（van Rosendal et al. 2010）。甘油改善运动表现的作用机制、剂量和效果请参见13.10.1相关内容。正如第13章所述，由于甘油被列入2010～2018年《世界反兴奋剂机构条例》的禁用物质清单，有关研究零星且结果不一致。

摄入甘油时需大量的水，因此液体潴留增加多于单独摄入水（Goulet et al. 2007）。然而，用CHO-电解质溶液代替甘油混悬液中的水可进一步增强液体吸收并对代谢具有其他益处（Goulet，2009）。在一项研究中，12名训练有素的男性自行车手在高热潮湿条件下（约33.3℃，约50%相对湿度）进行3次46.4km的实验室自行车试验之前，饮用冷藏（4℃）的甘油-CHO电解质饮料后体温明显持续大幅降低（Ross et al. 2012）。液体潴留的确切机制尚不清楚。

最后，虽然报告与摄入甘油相关的副作用发生率较低，但建议采用长时间（90分钟）摄入方案以防止潜在的不良症状，其中可能包括头晕、恶心和不同程度的胃肠道不适（从腹胀到腹泻）及BM增加。计划以上述建议的剂量使用甘油的运动员需要在日常训练中试用，然后再在比赛中使用，以防出现副作用。

小结

　　高温训练和比赛会导致底物利用率发生变化，并增加早期和持续疲劳、脱水、中暑和热应激的风险。液体和CHO补充仍然是值得关注的关键话题，也是大多数营养干预的重点。强烈建议在比赛前适应和熟悉高温条件下的运动。健康运动员在1～3周对热暴露进行实质性适应，包括适应性训练计划、富含抗氧化剂的均衡饮食，以及理想的个性化液体补充计划。摄入冷却液体可提供体温调节优势和潜在的功效优势。虽然没有来自人体研究的直接证据，但牛初乳可能对运动和高温引起的胃肠道问题有益。若可耐受，运动后饮用牛奶可以满足液体和能量需求，并刺激肌肉蛋白质合成。尽管有关咖啡因补充剂对高温下运动的功效研究结果通常是积极的，但建议在类似的环境条件下进行训练实验。在高温下比赛之前，练习和熟悉任何营养干预措施对于成功都至关重要。

应用提示
Susie Parker-Simmons

　　下列营养建议是通用指南，需要根据运动员个人在高原、寒冷和高温条件下训练或比赛的历史和经验进行改进。

　　▶ **增加能量摄入**　海拔、寒冷和高温会增加能量需求，降低食欲并改变食物偏好。这种增加在高原地区及在极热和极冷的情况下是很显著的。建议更频繁地去摄入高能量密度的食物、零食和饮料。对于食欲受到抑制的运动员，高热量的冰沙是一个不错的选择。

　　▶ **增加CHO的摄入量**　在高原地区或者寒冷的环境中早期适应过程中发生寒战，即使在休息时也需要增加富含CHO的食物或CHO补充剂。可以选择运动饮料或其他富含CHO的液体、水果、谷物、麦片、运动棒或凝胶等高CHO和能量密度的食品。在食欲被抑制的情况下，这些食物也是合适的。

　　▶ **制订个人补液计划**　在高温环境和高原训练开始时，特别是在中高海拔地区，液体流失量很大，增加体温调节和水合状态紊乱的风险。建议在训练期间进行水合测试——包括尿比重（首次排尿）、尿液颜色、液体平衡测定和汗液测试等技术。这种测试可以更好地指导个性化的补液计划，在急热环境和高原训练的训练前、训练中和训练后都应该尽早采用。赛前、赛中和赛后的水合策略请参见第13章。

　　▶ **为恢复考虑摄入液体的类型和时间**　在高温、高原或模拟缺氧环境下运动，损害蛋白质合成，增加蛋白质分解代谢，并以比温带气候和低海拔地区更高的速度提高CHO的利用率。在运动后即刻食用含有CHO和蛋白质的食物/饮料组合，是所有运动员恢复营养的重要组成部分，尤其是那些在极端环境条件下训练的运动员。在高温、高原或寒冷的环境下运动引起的低水合状态的急性恢复阶段，饮用牛奶饮料可以增强液体的保留，并可能有助于提高肌糖原和肌肉蛋白的合成。

　　▶ **在高温中保持凉爽，在寒冷中保持温暖**　在极端高温下长时间运动有发生低水合的风险，冷饮［冷运动饮料（≥10% CHO），冰沙］可增加饮水动力，促进液体摄入增加。这些策略也具有预冷的益处。使用带有冰沙/普通冰块或薄荷的漱口液漱口也会给人以冷却的感觉。高温下的短时间训练使用冷水/冰即可。相反，在寒冷的天气条件下，运动饮料和恢复饮料最好是温的。

　　▶ **增加抗氧化食物**　在高原地区和高温下运动会增加ROS的产生并增加氧化应激的风险。高剂量抗氧化维生素补充剂（特别是维生素C和维生素E）损害耐力和基于海拔的训练适应，并破坏基本的氧化还原反应（参见述评4）。多摄入富含抗氧化剂的食物（如橙汁、柑橘类水果）和β-胡萝卜素（如胡萝卜、红薯、甜菜）是增强抗氧化系统防御适应运动中ROS产生增加的首选措施（参见第12章）。

　　▶ **评估维生素D营养状态**　建议对在高原地区和（或）冬季中训练的运动员进行筛选和监测维生素

D状态。血清25（OH）D浓度是检查维生素D水平变化的最佳指标。食物中的维生素D含量并不高，不足以满足日常需求，尽管一些国家将维生素D强化食品作为一项公共卫生措施。有关低维生素D状态对运动表现和健康结局的影响及干预策略参见第10章。

▶ *测定铁营养状态*　在高原地区训练会刺激激素EPO产生，从而增加红细胞数、血红蛋白和血浆容量，导致铁需求大幅增加。在中高海拔地区或缺氧训练环境下进行训练/比赛前4～6周测定铁营养状态，可以确定是否需要补铁和发生缺铁的风险。这个时间段补铁有助于铁恢复（参见第11章）。根据运动员个人的风险和耐受情况，有几种用药方案可供选择。对于某些病例，为了快速恢复，元素铁的剂量可能需要高于一般治疗剂量（如100～200mg/d）。方案还应考虑隔日给药。在高原训练前两周和整个高原训练期间，运动员应摄入富含铁的饮食（参见第11章）。停止高原和低氧训练后应继续监测铁状态。

（张志达　译　常翠青　校）

参考文献

第26章
运动员饮食的供给和服务

Fiona Pelly, Joanne Mirtschin

26.1 引言

为运动员提供餐饮服务，并为餐饮服务商提供建议，是一项令人兴奋和具有挑战性的任务。营养师的主要作用是设计满足运动员群体营养需求的菜单和食谱，并满足多样化的个人口味、偏好、饮食习惯和文化特色的需要。直接与餐饮服务商合作，可以有机会为运动员选择合适的食物，并可能影响运动员的饮食行为。不幸的是，为运动员提供食物的体育场馆和机构通常不会聘请餐饮服务营养师或充分满足运动员的饮食需求。通常，可用的食物与运动和一般营养原则的要求相矛盾。

本章重点介绍设计食谱所涉及的方法、它们对运动员食物选择的影响以及营养师在餐饮环境中的作用。大型活动（如奥运会）的运动员村餐厅和住家住宅［如澳大利亚体育学会（AIS）］是为精英运动员提供大规模住宿餐饮的工作模式案例。此外，还包括为远离家乡的运动员提供如何自备饮食的实用技巧和策略。

26.2 运动员食物选择的决定因素

个人和运动员选择食物的决定因素很复杂，并受到许多因素的影响（Sobal & Bisogni，2009；Birkenhead & Slater，2015）。一个人每日可能会做出200多个关于食物选择的决定（Wansink & Sobal，2007）。营养和饮食的决定因素（DONE）框架采用社会生态学的方法，解决个体、社交、环境和政策相关的因素，绘制了涉及多学科的成人食物决策预测模型（Stok et al. 2017）。在个人层面上，生理学（如感官知觉）、人口学（如年龄、性别、社会经济地位状态）、心理因素（如情绪、食物信念）和情景因素（如饥饿、时间限制）都可能起作用。

运动员认识到食物和营养在运动表现中的作用会影响食物选择（Birkenhead & Slater，2015）。其他决定因素包括对运动表现的期望、比赛阶段、对身体成分的关注和胃肠道（GI）舒适度（Smart & Bisogni，2001；Pelly et al. 2018；Pelly &T hurecht，2019）。

Thurecht 和 Pelly（2019）开发的《运动员食物选择问卷》可测量运动员食物选择的关键决定因素，包括食物的营养属性、情绪影响、食物健康意识、他人的影响、平时的饮食习惯、体重控制、食物价值观和文化信仰、感官吸引力和运动表现。在两次大型比赛活动中，使用该问卷评估385名运动员的结果发现，运动成绩是最大的影响因素（Thurecht & Pelly，2020）。

26.2.1 影响食物选择的个体因素

（1）生理因素：饥饿是进食的主要生理驱动因素。中等至高等强度的运动可以暂时抑制食欲（King et al. 1994；Deighton et al. 2013）。然而，对于某些人来说，运动会在几个小时后增加食欲，饮食过量的情况并不少见。尽管如此，一些运动员会故意减少食物摄入量（Robins & Hetherington，2005）或忽略饥饿信号（Pettersson et al. 2012）。因此，饥饿可能不是运动员食物选择的优先事项（Thurecht & Pelly，2020）。在英联邦运动会期间对81名运动员进行的一项研究中，只有少数人报道饥饿是食物选择的驱动因素；大多数人认为营养、感官、运动表现或通常的饮食习惯是更重要的驱动因素（Pelly & Thurecht，2019）。感官因素，特别是味道，是食物选择的另一个重要决定因素（Hess，1997；Buscher et al. 2001）。然而，在重大竞技赛事（即德里和墨尔本的英联邦运动会）期间，运动员报告说，对运动表现的好处和对食物的熟悉程度对食物选择的影响比感官上的吸引力更大（Pelly et al. 2018）。

关于运动员口味偏好的研究很少。Guinard等（1995）发现，男性运动员和久坐对照组对高脂肪动物性食物（乳制品和肉类）的偏好没有差异。相比之下，在另一项研究中，与久坐不动的对照组相比，女运动员对高脂肪食物的偏好显著降低（Crystal et al. 1995年）。有趣的是，Burkhart等观察到在2010年德里英联邦运动会期间，味道作为运动员食物选择决定因素的重要性有所下降（Burkhart & Pelly，2013a）。

30%～50%的运动员在运动期间出现胃肠道不适症状（de Oliveira et al. 2014）。例如，减少FODMAP饮食（可发酵的寡糖，二糖，单糖和多元醇）和含麸质的谷物的饮食调整可以缓解胃肠道症状（Lis，2019）。胃肠道舒适度是运动员食物选择的重要决定因素，尤其是在比赛期间（Thurecht & Pelly，2020）和耐力运动员在训练期间（（Robins & Hetherington 2005；Blennerhassett et al. 2019）。

（2）文化背景、食物信仰和偏好：对食物的熟悉程度对食物选择有重大影响（Pelly et al. 2018）。具有强烈文化认同感的人更有可能从他们的民族美食中选择食物（Robinson et al. 2013）。一些运动员在离家时不愿在陌生的环境中品尝不同的食物，尤其是在重大赛事期间。其他人则更具冒险精神（探索性饮食）。

那些习惯于西式饮食的人在亚洲国家比赛时经常会遇到选择类似食物的问题，因为亚洲国家通常是没有面包和早餐谷物的，而在家里却是他们的主食。亚洲人和非洲人在体验西餐时也会出现类似的反应。2010年德里英联邦奥运会上，这些问题在运动员要求的特定文化食品（如酵母咸味酱™、泡菜、南非产肉干、粗玉米粉）的频率和类型中很突出（Burkhart & Pelly，2013a）。

宗教信仰（如清真、犹太洁食）、医疗问题（如不耐受、过敏）和个人偏好（如素食主义）也会影响食物选择。在一项对参加2010年德里英联邦运动会的331名国际运动员自我报告的饮食制度的研究中，33%的受访运动员遵循基于宗教信仰（主要是清真食品）、避免过敏原（麸质/小麦和乳制品）、素食主义和治疗原因的饮食（Pelly & Burkhart，2014）。虽然这项调查中的大多数人遵循西式饮食，但22%的人仍然吃他们的传统饮食。在另一项对大运会和2018年英联邦运动会的385名运动员的综合研究中，24%的人说食物过敏或不耐受总是或经常影响食物选择（Thurecht & Pelly，2020）。宗教信仰（如穆斯林的斋月禁食）优先于食物选择的其他决定因素（Burke & King，2012）。

（3）人口学和心理因素：性别和年龄影响食物选择（Connor，1994）。与男性相比，女性的食物选择更容易受体重控制、情绪状态和健康问题的影响（Tapper & Pothos，2010；Renner et al. 2012）。在运动员中，不恰当的体重目标、对身体形象的不满，以及与饮食限制或暴饮暴食相关的控制体重的愿望会影响食物选择（Anderson & Petrie，2012；Thurecht & Pelly，2019）。女性运动员对食物选择的情感影响比男性运动员更大（Thurecht & Pelly，2020），并进一步受到食物香气和熟悉度的影响（Pelly et al. 2018）。女运动员似乎比男运动员和非运动者更注重能量摄入（Georgiou et al. 1996）。性别之间食物选择的差异可能反映了男性和女性之间的不同身体感知，特别是在青少年中。

当远离父母的影响生活时，青少年自我选择的食物也可能是营养不足的（Garrido et al. 2007）。年轻的成年运动员认为，金钱会影响食物选择（Thurecht & Pelly，2020）。这个年龄组也受到社会形象和社会规范的强烈影响（Renner et al. 2012）。

（4）教育和营养知识：营养知识与健康食品选择呈正相关，特别是在女性，以及那些具有高水平教育和社会经济地位的人（Hendrie et al. 2008；Spronk et al. 2014；Birkenhead & Slater，2015）。在对运动员营养知识的系统评价中，更高水平的知识也与更高的教育水平和比赛标准有关（Trakman et al. 2016），尽管这些营养知识并不总是能够转化为良好的食物选择。

（5）运动和比赛阶段：运动的类型和文化会影响食物的选择。力量/短跑运动员应遵循高蛋白饮食，而注重体重管理的运动员应遵循低脂饮食（Pelly & Burkhart，2014）。参与耐力、重量级和力量/技能运动的运动员认为食物的营养成分、健康意识和体重控制是食物选择的主要决定因素（Pelly et al. 2018；Thurecht & Pelly，2020）。值得注意的是，与其他组别相比，Burkhart等观察到力量/重量级运动员对英联邦运动会上提供的食物和可用性提出了更多批评（Burkhart & Pelly，2013a）。

运动员的食物选择也随着比赛阶段的不同而异。运动员对营养成分和对食物的认识在赛前的评价比赛后的评价更重要（Thurecht & Pelly，2020）。运动员在赛前减重时通常会担心体重增加，吃的食物很少，而且是极低脂肪的饮食，这又改变了平时的饮食习惯和食物选择。在一项对美国大学曲棍球运动员的研究中，决定比赛期间食物选择的关键因素是健康信念和对运动表现的益处，而在休赛期则是口味（Smart & Bisogni，2001）。

（6）环境影响：影响运动员食物选择的其他因素是季节、食物的成本、吃饭和准备食物时间受限，以及获得食物的机会。天气条件和季节都会影响食欲和随之而来的食物选择（Thurecht & Pelly，2020）。炎热的气候、高原训练和中至高强度的运动可以抑制食欲（参见第25章）。食物作为使用兴奋剂的潜在载体是一个新的问题，也可能影响食物的选择，特别是在比赛中（Thurecht & Pelly，2020）。

26.2.2　人际因素：他人的影响

社会因素强烈影响食物选择，甚至可以压倒饥饿和饱腹感。例如，如果被认为是社会规范，个体更有可能选择更健康的食物（Robinson et al. 2013）。其他人的存在同样可以促进或抑制所摄入的食物的数量和类型（Herman et al. 2003）。人们倾向于适应同伴的饮食行为，特别是如果试图给人留下好印象。彼此不太熟悉的人可能对一起就餐感到拘谨，并经常犹豫是否要暴饮暴食（Clendenen et al. 1994）。当与朋友一起进食时观察到的行为相反，据报道，其中膳食分量比单独食用时更多（Stroebele & De Castro，2004）。

在运动员中，主要影响来自其他竞争对手、朋友和家人（Thurecht & Pelly，2019）。年轻的运动员受到年长的、有经验的队友的影响，可能会改变他们的食物摄入，以取悦或打动他们（Smart & Bisogni，2001）。离家在外的运动员没有家庭支持，可能会受到队友和教练的影响。与来自西方国家的运动员相比，参加英联邦运动会的非西方国家的运动员更容易受他们教练的影响，这可能与教练作为权威人物和（或）营养顾问的角色有关（Pelly et al. 2018）。教练对重量分级运动的运动员的食物选择有很大的影响，特别是在比赛和与运动员离家旅行时（Pelly et al. 2018）。

26.2.3　餐饮服务环境

尽管对大多数人来说，从有多种选择的菜单中选择膳食可能是第一选择，但在为大规模运动员服务时，这是不可行的，也不经济。自助式的自助餐服务可以很容易地满足个人需求和食物偏好，因此受到青睐（Modulon & Burke，1997），尽管运动员在这种环境下往往会暴饮暴食（Stroebele & De Castro，2004）。有趣的是，餐饮业者认为，在运动员食堂，早期会对食物的摄入量增加，随后随着时间的推移反而减少。

自助餐式的自助服务是适宜的，因为这种形式提供现成的食物，具有成本效益，允许批量烹饪，并在食物选择和分量方面提供灵活性。参加奥运会和英联邦运动会的运动员的反馈表明，自助式食品服务足以满足他们的需求，在食物呈现形式、食物种类、食物温度和容易找到合适的食物选择方面得到了很高的评价（Pelly et al. 2009；Burkhart & Pelly，2014）。然而，根据研究人员的观察，以前接触过这种餐饮的运动员对自助餐式的自助服务持批评态度，这可能是由于零食、运动食品和无麸质食品的供应有限（Burkhart & Pelly，2013a；Pelly et al. 2014；Pelly & Parker Simmons，2019）。

餐饮业者承认，在大型赛事活动中提供的菜单需要定期更新，以满足运动员不断变化的需求和当前的饮食趋势。例如，利益相关者报告说，年轻的运动员较少使用餐具，喜欢可以用手食用的食物（Pelly

& Tweedie，2021）。住在公寓的运动员，由于总是被提供自助餐式的食物，经常抱怨形式单一、菜单缺乏多样性。对机械化环境的负面态度可能会改变对所提供的食物和食物选择的看法（Meiselman et al. 2000；Stroebele & De Castro，2004）。通过提供一个愉快的用餐环境（如颜色和灯光）和有吸引力的食物呈现方式来改变这种看法，可以改变用餐体验；物质方面（如改变食品放置的位置，改变餐盘）可以改善食物选择（Bauer & Reisch，2019）。

在自助餐内和自助餐之间轻松获得自助食物非常重要，尤其是在运动员用餐时间有限的情况下。食品摆放的位置和离消费者的距离可以改变食品和饮料的选择（Bucher et al. 2016）。在一项关于在军队食堂吃饭的人的研究中，上菜的速度和可用于吃饭的时间影响了食物的选择（Sproul et al. 2003）。

在大型赛事中，适当的标识和服务区域的布局、营养标签和多种多样的食物有助于运动员做出明智的食物选择。专家对2016年里约奥运会食堂的审查指出，缺乏标识和不准确的营养标签造成了不信任（Pelly & Parker Simmons，2019），直接影响了运动员的食物选择。

26.2.4   餐饮环境中的食物供应政策

制定餐饮政策，使运动员的食品供应、菜单和食谱标准化，对于质量控制和提供有关食品供应、食品卫生和营养信息的一致信息是一项有价值的战略，并且已经在AIS及一些奥运会（Pelly et al. 2011，2014；Pelly & Parker Simmons，2019）、英联邦运动会（Pelly et al. 2006）、大运会和国际大师赛（Burkhart & Pelly，2013a）的用餐区成功使用。

这些赛事的食品餐饮组织者的做法有很大不同，目前还没有现成的营养标准或指南。我们观察到的食物供应持续不一致，说明符合当前食品趋势及运动员和利益相关者调查的反馈领域需要改进（Pelly et al. 2014；Pelly & Parker Simmons，2019）。最近一项对这些活动的食品供应的利益相关者分析表明，尽管运动员的营养意识和知识不断增加，但组织者仍然持保守态度，抗拒改变（Pelly & Tweedie 2021）。

通过正规渠道［如国际奥委会（IOC）或AIS的政策］尽早将营养专业知识整合到餐饮中，是提供合适食物以满足运动员的运动表现需求的关键（Pelly & Tweedie，2021）。然而，餐饮业者通常更关心采购、预算和运动员风险，而不太关注营养和运动表现。AIS为常驻和短期访问的运动员提供餐饮的政策可以作为精英运动员自备饮食或离家比赛时的基准。在这种情况下，膳食服务由一个私人承包商提供，并包括一个餐饮服务运动营养师。

26.3   为运动员提供餐饮

大型比赛的餐饮组织机构面临的挑战是为代表数百个国家的数千名运动员提供适合各种运动项目的食物。例如，在2000年悉尼奥运会上，28日内提供了约116万份餐食（约49 000份/日）。根据表观消费数据，我们公布了悉尼奥运会食堂运动员菜单上的食物清单（Pelly et al. 2011）。这份清单和出版物让我们深入了解了运动员的大规模餐饮需求，并追溯了从1936年柏林奥运会到2000年悉尼奥运会及以后的食品供应历史。无论运动员停留的时间长短，为住宿或活动提供的菜单必须满足训练和运动表现的要求，以及运动员的文化和特殊饮食需求。提供各种菜肴可以解决不同个体的营养需求，并允许有广泛的个人选择。

26.3.1   菜单制订

在大型团体中很难提出满足每个人的菜单计划，如果不是不可能，也有可能提供足够的选择来满足不同类型的饮食和文化差异（如素食者、非红肉食者）。比赛项目的菜单通常由餐饮服务商或厨师设计，然后由营养师审查，评估是否适合目标群体。菜单分析可以从定量（使用饮食分析软件）和定性（食物品种、食物组分布、宏量营养素供给、文化适宜性和饮食疗法）进行。

自2007年以来，夏季和冬季奥运会菜单的独立审查由一组国际营养专家（营养和运动科学专业人员）进行，并向国际奥委会提供反馈意见。这一过程从文化、运动表现和健康的角度关注运动员村菜单的适用性，通常包括食品供应总量和旅行中的食物（Pelly et al. 2014）。虽然这项审查有助于餐饮业者为运动员提供合适的食物供应计划，但现场报告这些建议的实施有问题（Pell et al. 2014；Pelly & Parker Simmons，2019）。从早期规划阶段到食品计划的最终实施，需要密切参与，这对是否成功至关重要（Pelly & Tweedie，2021）。

26.3.2　食物成本

成本是菜单制订中的主要考虑因素。餐饮服务商有明确的预算，故采购受到可用资金的限制。削减成本的措施包括以批发价批量购买食物、调整菜单以使用更便宜的食材、使用豆类和谷物增加砂锅菜和肉沫菜量、购买当季农产品，以及批量预烹饪，并在后期重新加工成菜肴。只要食品安全和卫生问题得到解决，剩余的食物经常被重复使用。团体自备饮食比外出就餐便宜。

26.3.3　品种和营养平衡

在大型国际比赛活动中，运动员村的主食堂提供轮换菜单，包括按文化区域（如西方、非洲）分组服务区的传统热食，以及全天供应的麦片、酸奶、面包、糕点、水果、沙拉、调味品和饮料。通常会聘请专业厨师来满足不同文化的需求。在一些赛事活动中，还包括一个单独的清真食品服务区。在村子的其他地方有一个"休闲餐饮"区和街头小吃车。主食堂通常24小时开放，以满足深夜和清晨活动的需要，并提供过夜限量菜单。

虽然这些赛事活动提供了各种各样的个性化食物［2000年悉尼奥运会的769种食物（Pelly et al. 2009）］，但运动食品、高能量饮料/代餐、零食、文化特定食品、无麸质食品和热甜点的供应一直不足（Burkhart & Pelly，2013a；Pelly et al. 2014；Pelly & Parker Simmons，2019）。大型赛事的赞助权可能不包括提供运动员在家中使用的熟悉品牌的运动食品和饮料。

餐饮业者也认识到，食物过敏和不耐受是一个日益严重的问题，在准备食物和服务交付时需要更多关注（Pelly & Tweedie，2021）。在2018年英联邦运动会上，在主要服务区之外建立了一个冷食无麸质服务区。与过去相比，现在的运动员对健康和运动表现的营养有了更多的了解，并期望有特殊饮食要求的选择。

在如AIS的运动员宿舍，为300～600名运动员、教练员、工作人员和访客提供服务，菜单包括午餐和晚餐的热食选择，以及沙拉、新鲜水果和各种面包的冷食选择。特殊饮食要求的选择总是可以得到满足。为了增加食物的多样性并提供具有视觉吸引力的饭菜，提供了各种使用不同烹饪方法的肉类。来自世界不同地区的各种风味，具有不同的质地和"口感"，以保持运动员兴趣。

26.3.4　季节变化

在公寓设施中，菜单应适应季节和当地食物的季节性供应。在冬季，运动员更喜欢热餐，如浓汤、砂锅菜和咖喱。在夏季，清淡的菜肴包括炒菜、冷肉和沙拉是首选。为了增加沙拉菜肴的碳水化合物摄入量，通常会添加米饭、粗粮、汉堡、意大利面、土豆和玉米。在重大赛事活动中，通常有足够的品种来提供冷菜和热菜选择，以适应个人喜好和季节性。

26.3.5　菜单周期

菜单周期的长度取决于运动员居住的时间长短。对于长期居住的人来说，菜单周期可能更长。例如，在运动员经常居住较长时间的澳大利亚体育学院，菜单轮换为4周。在奥运会等比赛活动中，运动员在运动员村居住长达1个月。为避免在主要国际比赛中出现"菜单疲劳"和重复，5～10日的菜单周期是常见的。在2016年里约奥运会上，菜单周期每8日轮换一次。

26.3.6   食物可持续性

在人口层面，环境和经济对食品供应和储备的影响（即食品可持续性）的认识已经提高（Goona et al. 2015），体现在许多国际和国家体育赛事中。食品可持续性的做法包括使用当地的、可持续的和季节性的食品、减少包装、回收、减少一般性浪费。自助餐式的食物浪费率很高。在2010年伦敦奥运会上，可持续性标准首次被纳入餐饮业的招标中，现在已经成为后续奥运会的一个组成部分（Pelly et al. 2014）。

26.3.7   食品安全

在大型餐饮场所中，所有厨房工作人员都应接受食品安全和卫生实践方面的培训。在过去几届奥运会期间，对食品安全的担忧已经启动了对食品的GPS跟踪，并使用危害分析和关键控制点（hazard analysis and critical control points，HACCP）进行分析（Pelly et al. 2007；Wansink & Sobal 2007；Wanik 2009）。为了符合食品安全要求，食物不得从食堂拿走。对于自备饮食运动员来说，食品安全实践培训（包括食品处理技能、适当储存、食品再利用和个人卫生）至关重要。对于前往食源性疾病风险较高的国家并有机会在当地用餐的运动员，建议进行食品安全培训。

26.3.8   自备饮食和外出就餐

餐厅用餐和外卖食品为运动员提供了方便的餐食。然而，外卖食品的选择并不总是提供合适的运动前或恢复餐。在餐厅或固定服务区，超大量餐通常提供给运动员群体，无论他们的体重（BM）或运动项目如何。对于BM较大的运动员（例如重量级赛艇运动员），餐厅的份量通常太小，无法满足他们的能量需求。联络餐厅工作人员提前对厨师进行菜单规划和教育是确保提供合适食物和份量的最佳方法。如果训练或比赛日程时间紧迫，提前通知餐厅可以避免等待用餐的时间和食用不适合的食物。

许多离家参加比赛的年轻运动员预算有限，因此自备饮食是最佳选择。在饮食习惯上没有冒险精神或饮食单一的运动员在离家时通常会选择的食物不合适。如果出行很频繁（如每个周末）或时间很长，运动成绩和可能的营养健康状况都会受到不利影响。

26.3.9   进餐时间

提供与训练和比赛时间表相吻合的膳食，会给餐饮管理和人员配备带来问题。在长期住宿公寓中，运动员可能会在白天训练到很晚，而到深夜才吃饭。由于人员成本，用餐时间通常相对较短。但是，餐厅应该有足够的灵活性来安排赛前餐和赛后餐，并照顾经常吃得很晚的运动员。在重大赛事活动中，必须24小时供应食物。比赛场地可能离运动员村很远，因此，必须为前往比赛地点和在比赛地点时提供食物。

26.4   餐饮服务的营养支持

营养支持的目的是引导餐饮业者提供最合适的食物和膳食，从而帮助和教育运动员做出适当的食物选择。营养支持可以发生在餐饮服务提供的计划和操作阶段。计划阶段的策略包括协助制订适当的膳食食谱和菜单，教育餐饮人员，与运动员和团队进行沟通和教育，对菜单项目进行编码，制订营养标签和其他标志（Pelly et al. 2007，2009；Pelly & Tweedie，2021）。在操作阶段，运动营养师可以促成餐饮机构、服务人员和运动员之间的沟通，并在现场提供额外的营养指导，以提供满足运动员需求的食物（Burkhart & Pelly，2014；Pelly & Tweedie，2021）。

由于缺乏明确定义的营养政策，运动营养师在大型赛事中改善运动员的食物和膳食供应可能具有挑战性，如预算限制、组委会、餐饮供应商和食品或饮料赞助商的变更（Pelly & Parker Simmons，2019；

Pelly & Tweedie，2021）。为了提供有效的干预，运动营养师需要具有餐饮服务环境的经验、文化意识和对运动表现需求的良好理解（Burkhart & Pelly，2014）。

在澳大利亚体育学院（AIS），餐饮服务营养师向餐饮人员提供指导方针，为运动员提供适当的食物选择，开发和修订食谱，设计特殊饮食菜单计划要求，提供膳食和零食的标牌和营养标签，检查厨师对食谱的遵守情况，并培训餐饮服务人员。

26.4.1　餐饮服务人员的教育

餐饮服务人员可能没有为运动员提供食物的经验。应提供菜单指南，写清楚菜单建议的推荐食用量，鼓励适当的食物供应。有几本食谱可供大部分人使用，也有专门为运动员准备的（参见本章"应用提示"）。为前台和后台工作人员提供营养教育课程，有助于他们感受与运动员的互动，并提高工作人员对菜单更改和投诉的接受度。然后，前台工作人员可以在食物和份量的选择上帮助运动员。由于厨房操作的层次性，培训行政主厨和管理层是一个重要的策略（Pelly & Tweedie，2021）。在英联邦运动会、奥运会（Pelly et al. 2006，2009）和大运会上，已经成功为餐饮人员举办了营养教育课程。

26.4.2　营养标签

在用餐环境中提供有关膳食和零食的营养信息是"推动"用餐者做出适当食物选择的一种手段。营养标签对餐饮环境中健康食品选择的影响不一，似乎与标签设计和消费者的营养知识不一致有关。有背景信息支持的简单格式是有效的（Bauer & Reisch，2019）。根据个人的营养知识，标签有助于减少或增加能量的摄入（Bauer & Reisch，2019）。

营养标签最早是在1992年巴塞罗那奥运会时引入的，现在奥运会和英联邦运动会都强制要求主餐厅提供的食物有营养标签。在重大比赛活动中，运动员对标签的评价是有用的（Pelly et al. 2009），但使用的频率不高（Burkhart & Pelly，2013b）。一项调查2018年英联邦运动会81名运动员单次选餐的研究发现，37%的人在选择食物时使用营养标签（Pelly & Thurecht，2019）。在一个由353名运动员组成的队列中，女性对提供营养信息的重要性的评价高于男性，尽管在标签使用方面没有性别差异的报道（Burkhart & Pelly，2013b）。受教育程度较低的运动员、来自特定国家（即印度/斯里兰卡、非洲）及来自团队和体重类别运动的运动员报告说，他们更经常使用食品标签（Burkhart & Pelly，2013b）。营养标签是否能改善运动员的食物选择还不得而知。

针对运动员群体的标签格式差异很大，导致缺乏统一性和标准化（Burkhart & Pelly，2013b）。Burkhart 和 Pelly（2013b）对过去比赛活动中的标签信息进行总结。鉴于运动员在奥运会和英联邦运动会上报告的食物过敏和不耐受的频率，在每个营养标签上提供过敏原信息至关重要。智能手机应用程序是另一个可能的选择，可以向运动员提供有关食物选择、膳食成分和过敏原识别的建议（Pelly et al. 2014）。

26.4.3　技术使用

事先了解大型活动提供的食物/餐点可以帮助运动员选择他们的比赛饮食。在2000年悉尼奥运会开始前，每日和每周菜单在一个网站上发布（Pelly et al. 2009）。

最近，像 CaterNut 这样的应用程序提供了关于个别菜单项目和总菜单的详细信息。这个应用程序通过扫描条形码或快速反应代码来补充基于纸质的营养标签。尽管存在预算限制和组织委员会观点保守的障碍，餐饮业者认识到需要这种技术整合营养和饮食系统（Pelly & Tweedie，2021）。

26.4.4　现场营养支持

比赛场馆餐厅内的营养信息服务为运动营养师提供了与运动员和餐饮业者互动的机会（Pelly et al. 2006，2009；Burkhart & Pelly，2014）。虽然有些运动员在本国接受运动和一般营养咨询，但还有许多人无法获得任何的营养专业知识（Burkhart & Pelly，2016；Pelly & Tweedie，2021）。餐厅是一个可以帮助运动员选择合适的食物，并进行饮食摄入教育的理想地点。对2006年和2010年英联邦运动会营养服务的评估表明，它受到了运动员和官员的高度重视（Pelly et al. 2006；Burkhart & Pelly，2014）。

现场运动营养师的任务包括为运动员提供菜单信息、进行个人饮食评估和膳食计划、协助处理特殊饮食要求，以及回答运动和一般营养问题，最近还进行了体重和人体测量检查。2010年德里奥运会（Burkhart & Pelly，2014）、2017年世界大学生运动会（Pelly & Tweedie，2021）和2018年英联邦运动会（据说）的咨询主要是针对试图在比赛前增加或控制体重的运动员。营养咨询的重点是为有食物过敏和不耐受的运动员提供合适的食物。在这些大型赛事活动的餐厅中，是运动营养师与团队和餐饮部门联络的理想地点，并对菜单进行质量保证和合规性检查。

26.5 运动员教育

与运动员一起旅行的营养师需要具备多种技能，除菜单制定外还包括食品采购、烹饪和团队管理。例如，在出发前与团队一起上烹饪课，有助于为烹饪技能不佳的运动员增强信心。提供合适的零食、饭菜和食谱的指导也很受欢迎。

与运动员同住的营养师也会讲授教育课程，为运动员提供教育材料。通过频繁策划国际主题之夜活动，鼓励运动员参与菜单制订，减少在食堂吃饭的单调，并让运动员在访问前体验一个国家的美食。

小结

为运动员提供大规模的餐饮服务可直接影响运动员的食物选择。这种环境下的营养支持是多方面的。它为餐饮服务和运动营养师提供了教育运动员和餐饮服务人员的机会。也使餐饮人员有信心了解训练和比赛的营养目标，并将其转化为运动员的实际食物选择和菜单计划。

应用提示
Fiona Pelly，Joanne Mirtschin

1. 餐饮服务营养师的角色
当为运动员提供餐饮服务时，餐饮服务营养师的任务包括：

- ▶ 制订、分析或评审菜单或整个食品供应服务，考虑所有文化、治疗、运动表现和一般健康需求。
- ▶ 分析和修改菜谱。
- ▶ 对运动员、教练员和食品服务提供者进行教育。
- ▶ 餐饮服务人员的教育和专业发展。
- ▶ 质量保证系统的管理，包括通过正式调查、焦点团队小组和有运动员代表的口头反馈进行评估。
- ▶ 制作教育材料以完善食品配送。
- ▶ 设计或参与营养标签和支持性材料的工作。
- ▶ 参与食品安全计划。
- ▶ 开发特定膳食计划整合菜单条目。
- ▶ 设计适合不同饮食需求的便携式午餐/晚餐包。
- ▶ 与餐饮管理、团队营养师、教练员、训练员和其他健康专业人士的联络。

在运动员村的食堂里，营养师也可以：

- ▶ 与运动员和官员进行个人咨询，与团队进行小组讨论，提供教育材料和餐厅参观。

- ▶ 对运动员进行人体测量评估。
- ▶ 与运动员、团队、教练员、营养师、医务人员和其他人员就具体的餐饮要求保持联络。
- ▶ 参与餐饮管理和厨师会议，提供关于当前问题和要求的专家反馈。

2. 运动团体菜单制订

菜单必须照顾运动员的口味偏好，满足他们的营养需求，并满足各种年龄和文化背景的特殊饮食和运动项目需求。为了让餐饮服务机构接受，菜单必须具有成本效益，最大限度地减少浪费，满足预算限制、食品安全法规，以及可用的烹饪设施。

当为来自不同运动项目的大批运动员提供餐饮时，首选的是自助餐服务形式。食物有策略的摆放有助于运动员的获取。提供各种食物和与食物/饭菜相匹配的佐料，使运动员能够自主制订满足个人营养目标的膳食。

对于小批量运动员来说，晚上选择一种带有伴手礼的饭菜是可以接受的。有特殊饮食需求的运动员（如素食者、无麸质食品）可以单独满足。对于大规模的餐饮，应提供足够的普通菜单选择，以满足不同的口味偏好，特别是年轻运动员的喜好。还应提供方便携带和不易腐烂的餐间小吃。

文化交流和宗教习俗，特别是那些与比赛时间重合的习俗（如斋月期间的禁食）不能被忽视［指南可参见Burke & King（2012）及Kittler & Sucher（2016）］。为了最大限度地减少有特殊饮食需求的运动员单独用餐的需要，并解决预算限制，将食品和餐食（如无麸质、无乳糖、FODMAP饮食）纳入所有运动员都可享用的菜单。

3. 餐饮业者的食谱修订

专门为运动员编写的食谱在世界各地随时可用。任何低脂食谱或配方食物都适合运动员，但可能需要添加额外的富含碳水化合物的食物。大多数食谱都可以用低脂肪或替代成分修改，而不会在质地或风味上发生很大变化。修改最小化、有效且具有成本效益的策略是设计适合多种饮食要求的食谱。例如，在炒菜中使用蘑菇蚝油代替常规品种有可能满足素食、无麸质和无海鲜需要的人群的选择，而不会影响原始食物的味道。一些为运动员提供服务的餐厅倾向于从他们的菜单中完全去除脂肪和糖，这对某些群体来说并不总是必要或合适的。

4. 运动员自助餐食物选择指南

在集体环境中生活和进食的运动员经常暴饮暴食，经常多吃或少吃一种食物或多种（主要是蔬菜），或者吃自助餐时，习惯性吃得很不均衡。住在运动员公寓的缺点是缺乏参与食物的制备、烹饪，对食谱中的成分没有了解。这些问题可以在运动员到达时通过提供教育课程、使用营养标签和让运动员参与菜单制订的方法来解决。表26.1举例说明了可以向运动员提供关于食堂饮食策略的信息。

表26.1 运动员在自助餐厅用餐提示

1. 了解您的营养目标及如何选择食物来实现这些目标
2. 要有重点、有组织的计划用餐时间和零食时间，不要听之任之。坚持按计划执行
3. 像对待餐馆一样对待自助餐厅。先看菜单，然后在排队等候时做出决定
4. 不要在意其他运动员的食物数量和类型
5. 不要每样食物都在您的盘子里堆一点。这种吃法是杂乱无章的、不平衡的，最终可能会导致摄入的比需要的多
6. 选择平衡膳食，食物颜色越丰富越好
7. 阅读所提供的营养信息，了解更多信息帮助您选择食物
8. 不必担心，每个人都有足够的食物，菜单上的食物会重复供应
9. 计划好两餐之间的健康零食，尤其是当有高能量需求时
10. 进餐完毕后不要在食堂周围逗留，否则有可能吃到比需要的更多的食物

来源：改编自澳大利亚体育学院餐厅信息表。

5. 餐饮人员教育

为餐饮人员提供的教育课程的内容和形式需要针对工作人员的背景和他们所服务的对象，其中可能包括运动员、教练员、行政人员、志愿者和其他支持工作人员。内容方面可以包括标准食谱、服务标准、健康饮食指南、运动员的特殊营养需求、菜单制订、食谱修改及食品卫生和安全做法。这些教育项目的各个方面很容易被改编成书面指南，交给新的餐饮业者。这些信息对负责组织膳食的团队经理也很有用。

6. 自备膳食的菜单制订

出发前，营养师应与团队、教练和经理会面以确定餐饮要求和预算分配，评估比赛或培训时间表和运动员的食物烹饪技能。对于大多数地方性或全国性的比赛，如果运动员不是专业队，由于经济上的限制，自备膳食通常是首选方案。表26.2为旅行运动员提供了一些建议。

表26.2　给营养师的提示：如何安排运动员自备饮食
• 与运动员/经理/教练员讨论餐饮要求
• 确定运动队的烹饪技术。如果可行的话，计划临行前安排一次烹饪课程。或者营养师与运动队一起旅行，在到达住宿地期间进行协调
• 提前确定烹饪设备、食物预算、附近商店和可用的烹饪用具
• 围绕停留时间、比赛或训练情况计划菜单
• 给运动员分配采购和烹饪食物的任务。联系当地超市，确认他们是否会送货
• 列出一份可从家中携带并在团队中共享的基本原材料和烹饪工具的清单
外出就餐的计划
• 预订一家离运动员住宿地较近的餐厅
• 确认菜单，可以提供适合团队中不同年龄运动员就餐预算和食物偏好的食物
• 如果是为大规模运动队预定，要事先给餐馆发送合适的菜单选择，或要求查看餐馆菜单，看是否需要根据运动员团体需求建议进行一些小改动
• 对于大规模的运动团体，安排1～2个套餐的选择，或者自助餐
• 告知餐厅预计到达的时间
• 确保有足量的额外碳水化合物来源与餐食一起提供
• 确保在用餐期间保持充足水供应

（吴一凡　译　常翠青　校）

参考文献

缩略语

缩写	全称	中文翻译
3-MH	3-methylhistidine	3-甲基组氨酸
24HR	24-hour dietary recall	24小时膳食回顾
25（OH）D	serum 25-hydroxy vitaminD	血清25-羟基维生素D
AA	amino acids	氨基酸
ABP	Athlete Biological Passport	运动员生物护照
AC	activation coefficient	活化系数
ACL	Anterior cruciate ligament	前交叉韧带
ACSM	American College of Sports Medicine	美国运动医学会
ACT	Australian Capital Territory	澳大利亚首都直辖区
ADP	adenosine diphosphate	二磷酸腺苷
AI	adequate intake	适宜摄入量
AIS	Australian Institute of Sport	澳大利亚体育学会
ALA	alpha-linoleic acid	α-亚麻酸
AMDR	acceptable macronutrient distribution range	宏量营养素可接受范围
AMP	adenosine monophosphate	一磷酸腺苷
AMPK	AMP-activated protein kinase	AMP激活蛋白激酶
ASADA	Australian Sports Anti-Doping Authority	澳大利亚体育反兴奋剂管理局
AST	aspartate aminotransferase	天冬氨酸转氨酶
AT	adaptive thermogenesis	适应性生热作用
ATP	adenosine triphosphate	三磷酸腺苷
BIA	bioelectrical impedance analysis	生物电阻抗分析法
BIS	bioelectrical spectroscopy	生物电子光谱学
BM	body mass	体质量；体重
BMD	bone mineral density	骨矿物质密度；骨密度
BMI	body mass index [weight（kg）/height（m^2）]	体重指数 [体重（kg）/身高（m^2）]
BMR	basal metabolic rate	基础代谢率
CHO	carbohydrate	碳水化合物
CO_2	carbon dioxide	二氧化碳
CP	creatine phosphate	磷酸肌酸
CT	computed tomography	计算机断层扫描
CV	coefficient of variation	变异系数
CYP2R1	cytochrome P-450 system	细胞色素P450系统

编写	全称	中文翻译
DHA	docosahexaenoic acid	二十二碳六烯酸
DHEA	dehydroepiandrosterone	脱氢表雄酮
DIASS	Digestible Indispensable Amino Acid Score	可消化的必需氨基酸评分
DIT	diet-induced thermogenesis	膳食诱导产热
DLW	doubly labelled water	双标水
DNL	de novo lipogenesis	新生脂肪生成
DONE	Determinants of Nutrition and Eating	营养和饮食决定因素
DRI	dietary reference intake	膳食营养素参考摄入量
DRV	dietary reference value	膳食参考值
DXA	dual energy X-ray absorptiometry	双能X线吸收法
EA	energy availability	能量可利用性
EAA	essential amino acids	必需氨基酸
E-AC	erythrocyte enzyme activation co-efficient	红细胞酶活化系数
EAR	estimated average requirement	平均需要量
E-ASTAC	erythrocyte aspartate amino transferase activation coefficient	红细胞天冬氨酸转氨酶活化系数
EE	energy expenditure	能量消耗
EEE	energy expended in exercise	运动能量消耗
EER	estimated energy requirement	估计能量需要量
EFSA	European Food Safety Authority	欧洲食品安全局
E-GRAC	erythrocyte glutathione reductase activation coefficients	红细胞谷胱甘肽还原酶活化系数
EI	energy intake	能量摄入量
EI：BMR	ratio of reported energy intakes（EI）to predicted basal metabolic rates（BMR）	测量的能量摄入（EI）与预测的基础代谢率（BMR）之比
E_{in}	energy in（energy intake）	能量摄入
E_{out}	energy out	能量输出
EPA	eicosapentaenoic acid	二十碳五烯酸
EPOC	excess post-exercise oxygen consumption	运动后耗氧量过量
EXOS	exercise-oxidative stress	运动-氧化应激
FA	fatty acid（s）	脂肪酸
FDA	Food and Drug Administration（USA）	食品药品监督管理局
FFA	free fatty acids	游离/自由脂肪酸
FFM	fat-free mass	去脂体重
FFQ	food frequency questionnaire	食物频率问卷
FHA	functional hypothalamic amenorrhoea	功能下丘脑性闭经
FM	fat mass	脂肪质量，脂肪量
FODMAPS	fermentable oligo-，di-，monosaccharides and polyols	可发酵寡聚物、二聚物，单糖和多元醇
FRAR	food-related adverse reactions	食品相关的不良反应
FT	fast twitch	快速颤动
GER	gastro-oesophageal reflux	胃食管反流
GERD	gastro-oesophageal reflux disease	胃食管反流病
GH	growth hormone	生长激素
GI	glycaemic index	血糖生成指数

缩写	全称	中文翻译
GIT	gastrointestinal tract	胃肠道
GLUT	glucose transporter	葡萄糖转运蛋白
GnRH	gonadotropin-releasing hormone	促性腺激素释放激素
HACCP	hazard analysis and critical control points	危险分析和关键控制点
Hb_{mass}	haemoglobin mass	血红蛋白质量
HBV	high biological value	高生物价
IBD	inflammatory bowel disease	炎性肠病
IBS	irritable bowel syndrome	肠易激综合征
IDA	iron deficiency anaemia	缺铁性贫血
IDNA	iron deficiency non-anaemia	无贫血铁缺乏
IGF-I and IGF-II	insulin-like growth factors I and II	胰岛素样生长因子 I 和 II
IL-6	interleukin 6	白细胞介素 -6
IOC	International Olympic Committee	国际奥林匹克委员会
IPC	International Paralympic Committee	国际残疾人奥林匹克委员会
ISAK	International Society for the Advancement of Kinanthropometry	国际高级人体测量学会
ISCD	International Society for Clinical Densitometry	国际临床骨密度测定学会
IV	intravenous	静脉注射
LA	linoleic acid	亚油酸
LBM	lean body mass	瘦体重
LCHF	low CHO，high fat	低碳水化合物，高脂肪
LDL	low-density lipoprotein	低密度脂蛋白
LEA	low energy availability	低能量可利用性
LEU	leucine	亮氨酸
LH	luteinising hormone	黄体生成素
LMI	lean mass index	瘦体重指数
MCHC	mean corpuscular haemoglobin concentration	平均红细胞血红蛋白浓度
MCV	mean cell volume	平均红细胞体积
MDA	malondialdehyde	丙二醛
MET	metabolic equivalent of task	代谢当量
MPS	muscle protein synthesis	肌肉蛋白质合成
MRI	magnetic resonance imaging	磁共振成像
mRNA	messenger RNA	信使 RNA
MW	minimal weight	最小重量
NAD	nicotinamide adenine dinucleotide	烟酰胺腺嘌呤二核苷酸
NEAT	non-exercise activity thermogenesis	非运动活动产热
NHANES	National Health and Nutrition Examination Survey	全国健康与营养调查
NHMRC	National Health and Medical Research Council	国家健康和医学研究委员会
NMES	neuromuscular-electrical stimulation	神经肌肉电刺激
NRV	nutrient reference value	营养素参考值
NSAID	non-steroidal anti-inflammatory drug	非甾体抗炎药
NSW	New South Wales	新南威尔士州

缩写	全称	中文翻译
OC	osteocalcin	骨钙素
PAL	physical activity level	身体活动水平
PCOS	polycystic ovarian syndrome	多囊卵巢综合征
PHV	peak height velocity	峰值身高增长速度
PICP	procollagen carboxyterminal propeptide	前胶原羧基末端前肽
PINES	Professionals in Nutrition and Exercise Science	营养与运动科学专业人士
PLP	plasma pyridoxal-5-phosphate	血浆吡哆醛-5-磷酸
PTH	parathyroid hormone	甲状旁腺激素
RBC	red blood cells	红细胞
RCT	randomised controlled trial	随机对照试验
RDI（also RDA）	recommended dietary intake	推荐膳食摄入量
RED-S	relative energy deficiency in sport	相对运动能量缺乏
RER	respiratory exchange ratio	呼吸交换率
RMR	resting metabolic rate	静息代谢率
RMR$_{ratio}$	ratio between measured and predicted resting metabolic rate	测量与预测的静息代谢率之比
RN	recommended nutrient intake	推荐的营养素摄入
ROS	reactive oxygen species	活性氧
RPE	rate of perceived exertion	主观用力程度，自觉疲劳程度
RQ	respiratory quotient	呼吸商
SD	standard deviation	标准差
SDT	suggested dietary targets	建议膳食目标
SF	serum ferritin	血清铁蛋白
SMR	sleep metabolic rate	睡眠代谢率
SNRI	selective noradrenaline reuptake inhibitor	选择性去甲肾上腺素再摄取抑制剂
SPA	spontaneous physical activity	自发/自主身体活动
SSRI	selective serotonin reuptake inhibitor	选择性5-羟色胺再摄取抑制剂
sTfR	soluble/serum transferrin receptor	可溶性/血清转铁蛋白受体
sTfR-F index	ratio of sTfR to log SF	sTfR-F指数，血清转铁蛋白受体与血清铁蛋白对数之比
TBARS	thiobarbituric acid reactive substances	硫代巴比妥酸反应物质
TCA	tricarboxylic acid	三羧酸
TEA	thermic effect of activity	活动热效应
TEE	thermic effect of exercise	运动热效应
TEF	thermic effect of food	食物热效应
TEM	thermic effect of a meal	一餐热效应
TfR	transferrin receptors	转铁蛋白受体
TGA	Therapeutic Goods Administration（Australia）	治疗用品管理局（澳大利亚）
TK	transketolase	转酮醇酶
UIL	upper intake level	摄入量上限
UK	United Kingdom	大不列颠联合王国，英国
UL	upper level of intake	可耐受最高摄入量

缩写	全称	中文翻译
URTI	upper respiratory tract infection	上呼吸道感染
USA	United States of America	美利坚合众国，美国
UV	ultraviolet	紫外线
UWW	underwater weighing	水下称重
VDBP	vitamin D-binding protein	维生素D结合蛋白
$VO2_{max}$	maximal oxygen uptake	最大摄氧量
$VO2_{peak}$	peak oxygen uptake	摄氧量峰值
W	watt	瓦特
WA	Western Australia	西澳洲
WADA	World Anti-Doping Agency	世界反兴奋剂机构
WHO	World Health Organization	世界卫生组织
ww	wet weight	湿重

（谢　岚　译　常翠青　校）